FUNDAMENTOS DO TREINAMENTO DE FORÇA MUSCULAR

NOTA

Os autores desta obra consultaram as fontes consideradas confiáveis, num esforço para oferecer informações completas e, geralmente, de acordo com os padrões aceitos à época da publicação. As tabelas e as informações técnicas foram cuidadosamente revisadas, tendo como referência a obra original em inglês. Entretanto, tendo em vista a possibilidade de falha humana ou de alterações nas ciências, os leitores devem confirmar estas informações com outras fontes caso sujam divergências.

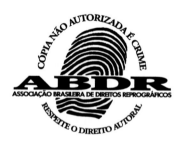

F593f   Fleck, Steven J.
            Fundamentos do treinamento de força muscular / Steven J. Fleck, William J. Kraemer ; tradução: Jerri Luis Ribeiro, Regina Machado Garcez ; revisão técnica: Ronei Silveira Pinto, Matheus Daros Pinto. – 4. ed. – Porto Alegre : Artmed, 2017.
            xvi, 455 p. : il. ; 28 cm.

            ISBN 978-85-8271-389-1

            1. Treinamento de força - Músculos. 2. Fisiologia – Músculos. 3. Condicionamento físico. I. Kraemer, William J. II. Título.

                                                                                            CDU 796.015

Catalogação na publicação: Poliana Sanchez de Araujo – CRB 10/2094

Steven J. Fleck, PhD
University of Wisconsin – Parkside

William J. Kraemer, PhD
University of Connecticut

FUNDAMENTOS DO TREINAMENTO DE FORÇA MUSCULAR

4ª Edição

Tradução:
Jerri Luiz Ribeiro
Regina Machado Garcez

Consultoria, supervisão e revisão técnica desta edição:
Ronei Silveira Pinto
Professor associado da Escola de Educação Física da
Universidade Federal do Rio Grande do Sul (UFRGS).
Mestre em Ciências do Movimento Humano pela UFRGS.
Doutor em Ciências do Desporto pela Faculdade de
Motricidade Humana da Universidade de Lisboa, Portugal.

Matheus Daros Pinto
Licenciado em Educação Física pela Escola de Educação Física da UFRGS.

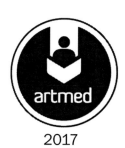

artmed

2017

Obra originalmente publicada sob o título
Designing resistance training programs, 4th Edition.
ISBN 9780736081702

Copyright © 2014, Steven J. Fleck and William J. Kraemer

Published in the English language by Human Kinetics.
All rights reserved.

Gerente editorial: *Letícia Bispo de Lima*

Colaboraram nesta edição

Coordenadora editorial: *Cláudia Bittencourt*

Editora: *Dieimi Deitos*

Capa: *Márcio Monticelli*

Leitura final: *Ronald Menezes*

Editoração eletrônica: *Formato Artes Gráficas*

Reservados todos os direitos de publicação à
ARTMED EDITORA LTDA., uma empresa do GRUPO A EDUCAÇÃO S.A.
Av. Jerônimo de Ornelas, 670 – Santana
90040-340 – Porto Alegre – RS
Fone: (51) 3027-7000 Fax: (51) 3027-7070

Unidade São Paulo
Rua Doutor Cesário Mota Jr., 63 – Vila Buarque
01221-020 – São Paulo – SP
Fone: (11) 3221-9033

SAC 0800 703-3444 – www.grupoa.com.br

IMPRESSO NO BRASIL
PRINTED IN BRAZIL

*Para meu irmão, Glenn, meu sobrinho, Brian, e
minha sobrinha, Jessica, que nos deixaram cedo demais.
Seu falecimento ensinou-me a importância de aproveitar cada
dia e que contribuir para a vida é algo a ser feito diariamente.*

Steven Fleck

*À minha esposa, Joan, e a meus filhos, Daniel Louis,
Anna Mae e Maria Rae – seu amor embasa minha vida.*

William Kraemer

Agradecimentos

Agradeço aos diversos amigos, colegas, treinadores e atletas que partilharam comigo seus conhecimentos e experiências relativos ao treinamento resistido, auxiliando-me a modelar a visão de que o desenvolvimento de programas de treinamento demanda um misto de ciência e experiência. Também quero fazer um agradecimento à minha esposa, Maelu; minha mãe, Elda; meu pai, Marv; e meus irmãos e irmãs, pessoas que sempre pareceram compreender o espaço de que eu necessitava para evoluir em minha carreira profissional.

Steven Fleck

O estudo do treinamento resistido tem sido uma paixão ao longo de minha carreira: sinto-me abençoado pelas experiências que tive nos cursos secundário e universitário, com instrutores que me ajudaram a moldar o contexto para aplicar a ciência nestes programas. Tenho sorte de ter sido um instrutor e agora um cientista, podendo assim acompanhar a transformação na área, preenchendo a lacuna entre a teoria e a prática. Assim, para que eu possa agradecer a todos que, de modo positivo, influenciaram minha vida profissional – modelando-me como pessoa, ex-treinador e instrutor e depois cientista –, cito-os adiante, mesmo que de forma desajeitada: a meus amigos e colaboradores científicos, seu apoio, auxílio e explicações possibilitaram meu sucesso no campo de atuação; ao grande número de estudantes de pós-graduação, em três universidades e, em especial, aos meus atuais alunos de doutorado, bem como os ex-alunos nesse nível, a família do Laboratório Kraemer, digo que vocês me propiciaram satisfação e orgulho extraordinários; finalmente, cito meu amigo Steven Fleck, ex-colega da equipe de futebol americano universitário, um grande companheiro neste livro, a quem agradeço o trabalho conjunto e a oportunidade de acompanhar a aceitação do treinamento resistido concretizada em nosso campo de atuação e no mundo atual. Este livro é para nossos leitores: desejo que aproveitem o livro e que Deus os abençoe!

William Kraemer

Autores

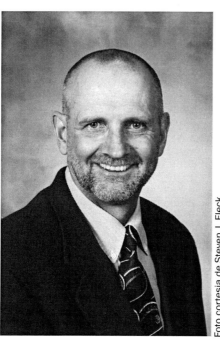

Foto cortesia de Steven J. Fleck

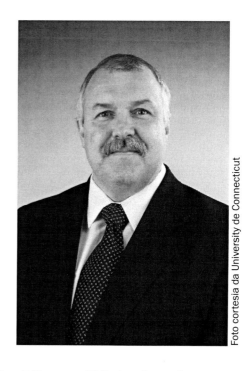

Foto cortesia da University de Connecticut

Steven J. Fleck, PhD, é professor associado de Saúde, Ciência do Exercício e Gerenciamento Desportivo, da University of Wisconsin-Parkside. Obteve o título de Doutor (PhD) em Fisiologia do Exercício pela Ohio State University, em 1978. Chefia o programa de condicionamento físico do Comitê Olímpico Norte-americano; trabalhou como treinador de força para a German Volleyball Association e foi treinador de corrida de pis-ta, basquete e futebol americano em escolas de ensino médio. Fleck foi vice-presidente de pesquisa básica e aplicada e é o atual presidente da National Strength and Conditioning Association (NSCA). Em 1991, recebeu o NSCA Sport Scientist of the Year, e o Lifetime Achievement Award da organização, em 2005.

William J. Kraemer, PhD, é professor do Departamento de Cinesiologia da Neag School of Education, da University of Connecticut. Mantém relações, como professor, com o Departamento de Fisiologia e Neurobiologia, sendo ainda professor de Medicina da Uconn Health School of Medicine Center of Aging.

Obteve o título de Doutor (PhD) pela University of Wyoming, em 1984. Kraemer ocupou o cargo de presidente na John and Janice Fisher Endowed Chair in Exercise Physiology e foi diretor do Human Performance Laboratory, bem como professor da Ball State University, de 1998 a junho de 2001. Também trabalhou como professor na Indiana School of Medicine. Na Pennsylvania State University, foi professor de Fisiologia Aplicada, diretor de pesquisa do Center for Sports Medicine, diretor-associado do Center for Cell Research e membro do corpo docente do Departamento de Cinesiologia e do Noll Physiological Research Center. Ex-presidente da NSCA, atualmente é membro do ACSM. Recebeu da NSCA o Outstanding Sport Scientist Award e o Lifetime Achievement Award, duas premiações honoríficas. Em 2006, o Outstanding Sport Scientist Award, da NSCA, recebeu o nome em sua homenagem. É o editor-chefe do *Journal of Strength and Conditioning Research.*

Prefácio

Damos boas-vindas a esta 4ª edição de *Fundamentos do treinamento de força muscular!* Há anos este livro tem sido uma das principais referências em ciência do esporte e do exercício, sendo utilizada por uma ampla variedade de leitores interessados no treinamento resistido – desde estudantes de graduação em cursos de treinamento resistido, preparadores de força e treinadores particulares, bem como cientistas do esporte que querem compreender melhor a base científica do treinamento resistido e, em especial, o treinamento de força. Como o conceito de individualização é de suma importância na elaboração de programas de treinamento, neste livro procuramos aplicá-lo tanto em relação às necessidades como aos ambientes – ou seja, são fornecidas as ferramentas para entender e elaborar programas de treinamento resistido para quase todas as situações ou necessidades. Ele também oferece fundamentos abrangentes sobre elaboração de programas de treinamento resistido a partir da perspectiva científica e prática. Assim, esperamos que você compreenda a natureza dinâmica do processo de elaboração do programa e desenvolva os diversos aspectos envolvidos para colocar a ciência do treinamento resistido em prática.

Quais as novidades nesta edição?

Todos os capítulos desta 4ª edição foram atualizados, pois as pesquisas no campo do treinamento resistido evoluíram rapidamente, uma vez que pesquisadores do exercício e ciências do esporte trouxeram avanços nos conhecimentos da área. Esta nova edição combina os conhecimentos do passado com a quantidade impressionante de novas informações reveladas nos últimos anos. Assim, os leitores de nossas edições anteriores encontrarão atualizações importantes que preencherão as lacunas do passado e ampliarão sua compreensão sobre treinamento resistido e elaboração de programas.

No início dos anos de 1980, percebemos a importância de ser compreendida a elaboração de programas de treinamento resistido. Procuramos desenvolver um paradigma teórico de base científica para auxiliar as pessoas a entenderem como elaborar programas de treinamento, resultando na identificação de variáveis agudas dos programas a serem abordadas no desenvolvimento de uma sessão de treino, bem como a necessidade de manipular tais variáveis ao longo do tempo para a ocorrência das adaptações almejadas pelo treinamento. Esse paradigma resultou num arcabouço teórico para as aplicações práticas e para o estudo científico do treinamento resistido. Também nosso trabalho com atletas e no laboratório foi beneficiado por essa abordagem mais quantitativa do treinamento resistido, e temos nos surpreendido ao longo dos anos com sua aceitação e utilização por diversos praticantes e pesquisadores.

Esta edição explora ainda as variáveis agudas dos programas e suas adaptações, usando as informações mais recentes disponíveis. Como ambos compreendemos que o processo de elaboração de programas de treinamento resistido está relacionado à arte de utilizar a ciência, as edições anteriores tentaram empregá-la para compreender e desenvolver ainda mais a concepção de programas de treinamento. Esta 4ª edição continua nessa linha e acrescenta informações recentes. Com o passar dos anos, estudantes, instrutores, treinadores de força, *personal trainers* e mesmo aqueles cujo interesse é somente saber o que estão fazendo na sala de musculação encontram neste livro uma referência valiosa e uma boa leitura. Acreditamos que esta edição não os desapontará!

Acrescentamos dois tipos de itens como novidades:

• Quadros de Pergunta Prática: tratam das prováveis perguntas suscitadas por profissionais e treinadores que trabalham com treinamento resistido, com a aplicação dos resultados de pesquisas recentes para responder as questões.

- Quadros de Pesquisa: explicam achados de investigações e aplicam-nos à elaboração de programas de treinamento resistido.

Organização

Adicionamos informações e reorganizamos todos os capítulos do livro. O Capítulo 1 traz os princípios básicos do treinamento resistido e da prescrição de exercícios, reunindo os fundamentos dos capítulos subsequentes. Por exemplo, uma das marcas do treinamento resistido é o conceito de especificidade do treino, que afeta desde os eventos no músculo no nível celular até o desempenho das habilidades esportivas. O Capítulo 2 faz um exame detalhado dos tipos de treinamento de força, desde isométricos até excêntricos, reunindo também algumas comparações exclusivas entre os tipos de treinamento resistido que o ajudarão a entender como o tipo de ação muscular influencia as adaptações e alterações do desempenho.

É fundamental que você entenda a fisiologia básica e as adaptações ao treinamento resistido para poder utilizar novas informações futuras, colocando no contexto os resultados esperados do treinamento. Você deve compreender o que causa os ganhos de força nas primeiras semanas do treinamento, além do que pode ser esperado em termos de hipertrofia muscular nas primeiras seis semanas de um programa. Um conhecimento básico da fisiologia irá ajudá-lo a distinguir fato de ficção durante o levantamento de dados das alterações físicas que ocorrem com o treinamento resistido e, em particular, com o de força. O Capítulo 3 fornece uma visão ampla e importante do treino resistido numa perspectiva fisiológica. Esse capítulo é um dos poucos na literatura que apresenta tal perspectiva e oferece um novo olhar para alguns conceitos básicos da ciência fisiológica. Ele também oferece a estudantes de cinesiologia, ciências do esporte, exercício e educação física a possibilidade de integrar conhecimentos adquiridos em disciplinas como anatomia, fisiologia e fisiologia do exercício, ao entendimento da reação aguda ao treino resistido e das adaptações crônicas que resultam desse treinamento.

Como o treinamento resistido é apenas um componente do programa de condicionamento completo, achamos que seria importante mostrar como os programas de treinamento resistido interagem com outros componentes do condicionamento, como o treino aeróbio, intervalado e de flexibilidade. O Capítulo 4 oferece uma visão geral de componentes importantes do condicionamento e explica como interagem com o treinamento resistido e até que ponto são compatíveis com ele.

O Capítulo 5 apresenta a elaboração de uma única sessão de treinamento. Um planejamento adequado de cada sessão é importante na medida em que sessões individuais vão construindo os programas de treinamento a longo prazo. O capítulo detalha as variáveis agudas do programa ao continuarmos a utilizar um paradigma específico útil para que você entenda o que está sendo pedido para alguém fazer na sala de musculação e os motivos. A discussão começa com uma análise das necessidades, auxiliando-o a desenvolver justificativas sólidas para uso das variáveis agudas do programa e a determinação de objetivos razoáveis do treinamento.

O Capítulo 6 apresenta uma visão geral a partir de uma perspectiva científica de alguns sistemas populares de treino resistido, para que você possa entendê-los à luz das variáveis agudas do programa apresentadas no Capítulo 5. No Capítulo 6, então, você tem a chance de utilizar o que aprendeu sobre as variáveis do programa no capítulo anterior a uma variedade de sistemas de treinamento. A habilidade de avaliar programas com base em uma análise da variável aguda utilizada será útil para levantar dados sobre o valor dos vários programas e sistemas novos a que você é exposto todos os anos. Esse processo permite prever o estresse fisiológico potencial dos programas que podem não ter sido cientificamente estudados, possibilitando também extrapolar as adaptações realistas do treinamento para esses programas.

O Capítulo 7 estuda estratégias avançadas de treinamento e explica como manipular suas variáveis à medida que quem treina evolui num programa de treino resistido de mais longa duração. Princípios como periodização são importantes para esse processo. Trabalhos de laboratório de diferentes partes do mundo mostram que, sem variação no treinamento, as adaptações e os ganhos podem atingir um platô bem antes de o potencial individual ter sido alcançado. Também abordamos a pliometria e o treino de potência, componentes importantes de várias estratégias de treino atualmente em uso.

Descanso é fundamental em todo programa de treinamento. Porém, pode resultar em destreinamento ou perda de suas adaptações do treinamento ou de ganhos no desempenho, em especial quando o treinamento é interrompido ou reduzido de forma significativa. Como isso afeta uma pessoa comum, um entusiasta da aptidão física ou um atleta? E o treinamento de temporada? Quanto tempo alguém pode ficar sem treinar ou treinar menos antes que sejam perdidos os ganhos de aptidão física? Esses são alguns tópicos abordados no Capítulo 8, auxiliando-o a planejar o descanso no treino prolongado sem grandes perdas dos ganhos de aptidão ou desempenho.

Nos três capítulos finais apresentamos uma abordagem minuciosa da prescrição de exercícios de treinamento resistido para diferentes populações. O Capítulo 9 trata das mulheres e o treinamento resistido: embora se assemelhem aos homens em muitos aspectos, existem algumas diferenças entre os sexos – o processo de prescrição de exercícios deve levar esses fatores em conta a fim de oferecer ganhos ideais. Esse tema continua no Capítulo 10, que aborda o treinamento resistido em crianças e adolescentes. Os benefícios desse treinamento estão estabelecidos de forma clara para crianças de todas as idades, mas essa população exclusiva exige análise criteriosa para o desenvolvimento de programas seguros e eficazes. Levando-se em conta a epidemia de obesidade e inatividade das crianças de hoje, o treinamento resistido é uma forma divertida de atrair mais crianças a um estilo de vida ativo. Esse capítulo ajuda a criar a condição mental apropriada ao trabalho com crianças pequenas e adolescentes, assegurando que não sejam encarados como pequenos adultos, algo que poderia resultar em programas ineficientes e sem segurança.

Encerramos o livro abordando os que se situam no outro extremo da faixa etária, os idosos. Essa área de estudo é importante, pois a população vive mais tempo e está claro que mesmo os mais idosos podem, com segurança, ser beneficiados pelo treino resistido em termos de saúde e desempenho – bastando levar em consideração as especificidades dessa população. Por exemplo, compressão e dor articular são problemas que devem ser abordados nesse grupo para que os programas de treinamento e a adesão dessa população sejam garantidos.

Fundamentos do treinamento de força muscular é um elemento fundamental à sua compreensão do assunto: entendemos que as ideias, filosofias e abordagens do treinamento resistido e aptidão física se alteram diariamente, mas, em última análise, os conhecimentos científicos criam a estabilidade necessária para a elaboração de programas efetivos de treinamento para todos os grupos de pessoas, de crianças a atletas de elite. Inserimos muitas citações da literatura científica e leituras selecionadas que contextualizam o que está sendo examinado, oferecendo ainda o entendimento do momento histórico nesse campo de atuação. Este livro será um componente importante em sua preparação para elaborar programas de treinamento resistido. Desejamos uma boa leitura e um bom treino!

Os organizadores

Sumário

Princípios Básicos do Treinamento Resistido e Prescrição de Exercícios

Após o estudo deste capítulo, você deverá ser capaz de:

1. definir os termos básicos geralmente usados na elaboração de programas de treinamento resistido;
2. demonstrar os três tipos de ações musculares;
3. explicar o uso de ações musculares voluntárias e seu papel no ganho de força e hipertrofia muscular;
4. discutir os princípios da elaboração de programas, incluindo intensidade, volume de treinamento, períodos de repouso, especificidade, periodização e sobrecarga progressiva; e
5. discutir a importância da segurança, incluindo técnica de auxílio, respiração, técnica de execução do exercício, amplitude de movimento e equipamento.

O treinamento resistido,* também conhecido como treinamento de força ou com pesos, tornou-se uma das formas mais populares de exercício para melhorar a aptidão física e para o condicionamento de atletas. Os termos *treinamento de força, treinamento com pesos e treinamento resistido* são todos utilizados para descrever um tipo de exercício que exige que a musculatura corporal se movimente (ou tente se movimentar) contra uma força oposta, geralmente exercida por algum tipo de equipamento. Os termos *treinamento resistido* e *treinamento de força* abrangem uma ampla gama de modalidades de treinamento, incluindo exercícios corporais com pesos, uso de tiras elásticas, pliométricos e corrida em ladeiras. O termo *treinamento com pesos* costuma se referir apenas ao treinamento resistido com pesos livres ou algum tipo de equipamento de treinamento com pesos.

O crescente número de salas de treino resistido em academias, escolas de ensino médio e universidades atesta a popularidade dessa forma de condicionamento físico. Os indivíduos que participam de programas de treinamento resistido esperam que ele produza determinados benefícios à saúde e aptidão física, tais como aumento de força, aumento da massa magra, diminuição da gordura corporal e melhoria do desempenho físico em atividades esportivas e da vida diária. Outros benefícios à saúde, como mudanças na pressão arterial, perfil lipídico e sensibilidade à insulina também podem ocorrer. Um programa de treinamento resistido bem elaborado e executado de forma coerente pode produzir todos esses benefícios, ao mesmo tempo enfatizando um ou vários deles.

O entusiasta da aptidão física, o praticante amador de musculação e o atleta esperam ganhos em força ou tamanho muscular (hipertrofia muscular) a partir de um programa de treinamento resistido. Várias modalidades desse treinamento (como isocinético, resistência variável, isométrico, pliométrico) podem ser utilizadas para atingir tais objetivos. Além disso, muitos sistemas ou programas de treinamento (tais como combinações de séries, repetições e cargas) podem produzir aumentos significativos na força ou na hipertrofia muscular, contanto

---

* N. de R.T.: O termo "treinamento resistido" faz referência a qualquer tipo de exercício contra uma resistência, quer seja ela uma carga opositora, o próprio peso corporal, resistências elásticas ou resistência do ar (p. ex.: paraquedas de corrida). Entretanto, o termo "treinamento de força", apesar de estar englobado no conceito de treinamento resistido, faz referência a exercícios contra uma resistência/carga externa facilmente conhecida/mesurável, condição que possibilita o controle minucioso das variáveis agudas do treinamento de força, principalmente a intensidade ou carga externa do exercício realizado.

que um estímulo de treinamento efetivo seja imposto ao sistema neuromuscular. A eficiência de um tipo específico de sistema ou programa de treinamento resistido depende de sua utilização adequada na descrição total de exercícios. Os ganhos em aptidão física continuarão enquanto o estímulo de treinamento permanecer efetivo, algo que requer aumento da dificuldade (ou seja, sobrecarga progressiva) de alguma forma e o uso de programas de treinamento periodizados.

A maioria dos atletas e entusiastas da aptidão física espera que os ganhos em força e potência produzidos por um programa de treinamento resistido resultem no desempenho melhorado das atividades esportivas ou da vida diária. O treinamento resistido pode melhorar o desempenho motor (tais como a capacidade de tiro de corrida, de arremesso de um objeto ou subida de escadas), o que pode levar a um melhor desempenho em diversos jogos, esportes e atividades cotidianas. A quantidade de transferência de um programa de treinamento resistido para uma tarefa física específica depende da especificidade do programa. Por exemplo: exercícios multiarticulares, como os arranques a partir dos joelhos, têm maior capacidade de transferência para a capacidade de salto vertical do que exercícios monoarticulares isolados, como as extensões e as flexões de joelhos. Tanto os exercícios multiarticulares quanto os monoarticulares aumentam a força dos grupos musculares do quadríceps e dos isquiotibiais. Entretanto, quanto maior a similaridade dos movimentos biomecânicos e dos padrões de recrutamento das fibras musculares entre um exercício multiarticular e a maioria das atividades esportivas e cotidianas, maior a especificidade e a transferência. Em geral, os exercícios multiarticulares têm maior especificidade e transferência para tarefas de desempenho motor que os monoarticulares.

A alteração da composição corporal também é uma das metas de muitos entusiastas da aptidão física e atletas engajados em programas de treinamento resistido. Normalmente, as alterações desejadas são diminuição na quantidade de gordura corporal e aumento da massa magra. Entretanto, alguns indivíduos também desejam um ganho ou perda de peso corporal total. As alterações na composição corporal estão associadas não somente a aumentos no desempenho, mas também a benefício à saúde. Os entusiastas da aptidão física e, em menor número, os atletas, também podem ter interesse nos benefícios à saúde advindos do treinamento com pesos, como as adaptações que diminuem o risco de doenças. A diminuição na pressão arterial de repouso, por exemplo, está diretamente associada a um menor risco de doenças cardiovasculares. O sucesso de qualquer programa de treinamento na produção de adaptações específicas depende da efetividade do estímulo de treinamento produzido por esse programa. Todas as mudanças anteriormente ressaltadas podem ser obtidas com um programa de treinamento resistido adequadamente elaborado e desenvolvido.

O treinamento resistido pode produzir as alterações na composição corporal, na força, na potência, na hipertrofia

muscular e no desempenho motor que muitos indivíduos desejam, além de outros benefícios à saúde. Para obter as alterações ideais nessas áreas, os indivíduos devem obedecer a alguns princípios básicos que se aplicam independentemente da modalidade ou do tipo de sistema ou programa.

Pessoas diferentes desejam mudanças diferentes a partir de um programa de treinamento resistido. Os fisiculturistas, na maior parte, desejam aumentar a massa magra e reduzir o percentual de gordura do corpo. Outros atletas talvez queiram melhorar a potência ou o desempenho motor, e os entusiastas da aptidão física costumam preferir tanto as mudanças referidas quanto os benefícios à saúde, tais como redução da pressão arterial e mudanças positivas no perfil lipídico.

Definições básicas

Antes de discutir os princípios do treinamento resistido, definiremos alguns termos básicos que costumam ser utilizados na elaboração de programas e princípios de treinamento. A existência de múltiplos significados para um mesmo termo leva a mal-entendidos. Esta é a grande importância da terminologia para a comunicação com outros indivíduos interessados em força e condicionamento.

• Quando um peso está sendo levantado, os principais músculos envolvidos estão se encurtando ou realizando uma **ação muscular concêntrica** (ver Figura 1.1*a*). Durante uma ação muscular concêntrica é desenvolvida força, ocorrendo o encurtamento do músculo; portanto, a palavra *contração* também é adequada para este tipo de ação muscular.

• Quando um peso está sendo baixado de maneira controlada, os principais músculos envolvidos estão desenvolvendo força e se alongando de maneira controlada, o que é chamado de **ação muscular excêntrica** (ver Figura 1.1*b*). Os músculos somente podem se encurtar ou alongar de maneira controlada; eles não podem empurrar os ossos em que estão inseridos. Na maioria dos exercícios, a gravidade levará o peso de volta à posição inicial. Para controlar o peso à medida que ele retorna para a posição inicial, os músculos devem se alongar de maneira controlada, senão o peso cairá de forma abrupta.

• Quando um músculo é ativado e desenvolve força, mas nenhum movimento visível ocorre na articulação, acontece uma **ação muscular isométrica** (ver Figura 1.1*c*). Isso pode ocorrer quando um peso é mantido estacionário ou quando uma carga é muito pesada para ser levantada ainda mais. A força em uma ação isométrica máxima é maior do que a força concêntrica máxima em qualquer velocidade de movimento, mas é menor do que a força excêntrica máxima em qualquer velocidade de movimento.

• Uma **repetição** é um movimento completo de um exercício. Ela normalmente consiste em duas fases: a ação muscular concêntrica, ou o levantamento da carga, e a

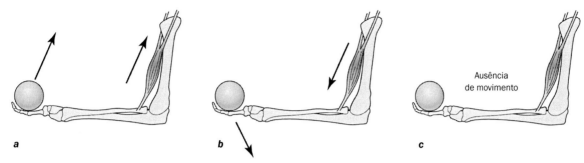

FIGURA 1.1 Principais tipos de ações musculares. (*a*) Durante uma ação muscular concêntrica, o músculo se encurta. (*b*) Durante uma ação muscular excêntrica, o músculo se alonga de maneira controlada. (*c*) Durante uma ação muscular isométrica, nenhum movimento articular ocorre e não há encurtamento nem alongamento total do músculo.

ação muscular excêntrica, ou o abaixamento da carga. Em alguns exercícios, uma repetição completa pode envolver vários movimentos e, consequentemente, várias ações musculares. Por exemplo: uma repetição completa da primeira etapa do levantamento de peso no estilo arremesso exige ações musculares concêntricas para acelerar o peso até a altura dos ombros, ações musculares excêntricas como a flexão dos joelhos e quadris para se posicionar por baixo do peso, e por fim ações concêntricas para assumir uma posição de extensão em pé.

• **Série** é um grupo de repetições realizadas continuamente, sem interrupção ou descanso. Apesar de uma série poder consistir em qualquer número de repetições, normalmente são utilizadas de 1 a 15 repetições.

• **Repetição máxima**, ou **RM**, é o número máximo de repetições por série que podem ser realizadas consecutivamente, com a técnica correta de levantamento e utilizando uma determinada carga. Portanto, uma série de determinada RM implica que ela seja realizada até que haja fadiga voluntária momentânea geralmente na fase concêntrica de uma repetição. A carga mais pesada que pode ser utilizada em uma repetição completa de um exercício é denominada de 1RM. Uma carga mais leve que permite completar 10 repetições, e não 11, com a técnica correta é chamada de 10RM.

• **Zona de treino por repetição** é um intervalo que costuma ter três repetições (como 3-5, 8-10). Ao fazer as repetições numa zona de treino por repetição, a carga usada pode permitir que a pessoa realize a quantidade desejada de repetições com relativa facilidade, ou pode resultar em falha voluntária momentânea. Se a carga usada resultar em falha, o nome dado à zona de treino por repetição é **zona de treino de RM.** No entanto, o uso de uma zona de treino de RM não resulta, necessariamente, na realização de uma série até a falha. Por exemplo: usar uma zona de treino de 8 a 10RM para 8 repetições não é treinar até a falha; realizar 10 repetições pode levar a pessoa perto da falha.

• **Potência** é a taxa de realização de trabalho (ver o Quadro 1.1). A potência durante uma repetição é defi-

nida como o peso levantado multiplicado pela distância vertical pela qual ele é levantado dividido pelo tempo para completar a repetição. A potência também pode ser aumentada levantando o mesmo peso pela mesma distância vertical num menor período de tempo. A potência também pode ser aumentada erguendo-se um peso maior pela mesma distância vertical no mesmo período de tempo que uma carga mais leve. Normalmente, fatores como o comprimento do braço ou da perna limitam a capacidade de aumentar a potência deslocando-se uma carga por uma distância maior. Portanto, o único modo de aumentar a potência é aumentar a velocidade de movimento ou levantar uma carga maior em velocidade igual ou maior do que a usada com uma carga mais leve.

• **Força máxima** é a quantidade máxima de força que um músculo ou grupo muscular pode gerar em um padrão específico de movimento a uma velocidade específica (Knuttgen e Kraemer, 1987). Num exercício como o supino, 1RM é a medida de força em uma velocidade relativamente lenta. A clássica curva força-velocidade indica que, à medida que a velocidade concêntrica aumenta, a força máxima diminui (ver o Capítulo 3). Por outro lado, aumentando-se a velocidade excêntrica, a força máxima aumenta até atingir um platô.

Ações musculares voluntárias máximas

As ações musculares voluntárias máximas, ou a realização de séries até a falha, parecem ser um meio eficiente de aumentar a força muscular (ver a discussão relativa ao treinamento dinâmico com resistência externa constante no Capítulo 2). Isso não significa que a carga máxima possível para uma repetição completa (1RM) deva ser levantada. A realização de **ações musculares voluntárias máximas** significa que o músculo produz o máximo de força possível de acordo com o seu nível de fadiga. A força que um músculo parcialmente fadigado pode gerar durante uma ação muscular máxima não é tão grande quanto a força gerada por um músculo que não se apresenta em condições de fadiga. A última repetição de uma série que provoque falha concêntrica momentânea é, portanto, uma ação muscular voluntária máxima, mesmo que a força produzida não seja a máxima absoluta devido à fadiga parcial do músculo.

Muitos sistemas de treinamento resistido utilizam a falha concêntrica momentânea, ou a carga de RM, como forma de assegurar o desempenho de ações musculares voluntárias máximas, o que resulta em aumentos de força, potência ou resistência muscular localizada (ver Capítulo 2). Em consequência de uma variação diária na força decorrente de vários fatores (como fadiga por outros tipos de treinamento, uma noite insatisfatória de sono), muitos programas utilizam zonas de treinamento por repetições, ou zonas de treinamento de RM para a prescrição de cargas de treinamento para uma determinada série.

Uma zona de treino que abrange uma pequena quantidade de repetições, como a zona 4-6 ou a zona 8-10, não necessariamente resulta em falha concêntrica momentânea. Uma zona de treino de RM também engloba uma pequena gama de repetições, embora não resulte em falha concêntrica momentânea. Uma justificativa para uso de zonas de treinamento no lugar de zonas de treinamento de RM é o fato de que sempre levar as séries à falha pode resultar em aumentos de potência inferiores aos ideais (ver Capítulo 6). Zonas de treinamento e zonas de treinamento de RM permitem variações diárias na força, ao passo que a prescrição de um número máximo e específico de repetições, como 6RM, demanda que o desempenho do executante seja exatamente seis repetições. A prescrição do número de repetições desta maneira resulta na prescrição de um treinamento por zonas de RM ou séries até a fadiga voluntária momentânea (ou falha concêntrica).

Aumentos na força máxima podem ocorrer com treinamentos sem a realização de ações voluntárias máximas ou séries realizadas até a falha em todas as sessões de treino ou até mesmo na ausência deste tipo de ações. Isso vale para idosos (Hunter et al., 2001) e também para adultos saudáveis (Izquierdo et al. 2006). No grupo de idosos, incrementos equivalentes na força e na massa magra são observados tanto em programas de treinamento em que são realizadas ações voluntárias máximas nas três sessões semanais de treino quanto em programas com ações máximas em apenas uma sessão dessas três. Nos adultos saudáveis, não realizar séries até a falha resultou em ganhos de força máximos equivalentes e maiores ganhos de potência após uma fase de pico no treinamento, comparado com a realização de séries até a falha (ver Capítulo 6). Portanto, realizar séries até a fadiga voluntária não é pré-requisito para aumentos da força. Todavia, a que distância da falha (a quantidade de repetições antes de atingi-la) uma série pode ser concluída e ainda resultar em ganhos máximos ideais de força é algo ainda desconhecido. Assim, em geral, recomenda-se que as séries sejam feitas pelo menos próximas à falha em algum momento no programa de treinamento.

Em alguns exercícios, o desempenho de ações voluntárias musculares máximas não significa necessariamente que a última repetição numa série não tenha sido feita. Por exemplo: quando algumas fibras musculares cansam durante levantamentos de peso olímpico, a velocidade da barra diminui e o peso não é levado tão alto quanto poderia na primeira repetição de uma série, mesmo que o atleta esteja realizando esforço máximo. Como o atleta desenvolveu força máxima numa condição de fadiga par-cial, por definição, trata-se de uma ação muscular volun-tária máxima.

 QUADRO 1.1 **PERGUNTA PRÁTICA**

Qual é a diferença entre trabalho e potência?

Trabalho é definido como força multiplicada pela distância em que uma carga é deslocada. Potência é a taxa de realização de trabalho, ou trabalho dividido por tempo. O trabalho pode ser aumentado, aumentando-se a distância de movimentação de um peso ou aumentando-se o peso que está sendo deslocado. A potência pode ser aumentada da mesma maneira como se aumenta o trabalho, ou pela redução do tempo de desempenho de determinada quantidade de trabalho. Quando o tempo para o desempenho de determinada quantidade de trabalho diminui pela metade, a potência é duplicada. Trabalho e potência podem ser calculados para um exercício de força, sendo geralmente calculados para durante a fase concêntrica de uma repetição. Se 100 kg (220lb) são erguidas por uma distância vertical de 0,9 m em dois segundos durante uma repetição do exercício supino, o trabalho feito é de 90 kg · m^{-1} (100 kg × 0,9 m), ou 882,9 joules (1 kg · m^{-1} = 9,81 joules). A potência média durante a fase concêntrica é 45 kg · m^{-1} seg^{-1} (100 kg × 0,9 m/2 seg), ou 441,5 watts (1 watt = 1 joule · s^{-1}). Durante a realização dos exercícios de força, há necessidade de gravar um vídeo da execução da(s) repetição(ões) em câmeras de alta velocidade, ou algum outro meio para a determinação precisa do tempo e da distância de movimento de um peso para a determinação exata do trabalho e da potência. Em alguns exercícios, como no supino neste exemplo, ignorar a massa das partes corporais movimentadas resulta em erro pequeno no cálculo do trabalho e da potência. Mas em outros exercícios, como o agachamento, em que a massa das partes corporais movimentadas é de elevada magnitude, a não inclusão dessa massa corporal pode resultar num erro enorme quando o trabalho e a potência são calculados.

Alguns equipamentos de treinamento resistido foram projetados especificamente para forçar o músculo a realizar ações voluntárias máximas tanto em maiores amplitudes de movimento como com mais repetições em uma série. O desenvolvimento de equipamentos como os de resistência variável, resitência duplamente variável e os isocinéticos (ver Capítulo 2) atestam uma crença na ne-cessidade de ações voluntárias quase máximas ou máximas no treinamento. Todos os levantadores de competições olímpicas, os levantadores de potência e os fisiculturistas competitivos utilizam essas ações voluntárias máximas em algum mo-mento de seus programas de treinamento. Eles reconhecem a necessidade de tais ações em algum ponto do processo de treinamento para os ganhos ótimos de força ou hipertrofia muscular. Entretanto, aumentos da força e hipertrofia podem ocorrer, sem dúvida, sem a realização de séries até a falha absoluta.

Intensidade

A **intensidade** de um exercício resistido é estimada como um percentual de 1RM ou qualquer carga de RM para o exercício. A intensidade mínima que pode ser utilizada para realizar uma série até a fadiga voluntária momentânea em jovens saudáveis a fim de gerar aumentos de força é de 60 a 65% de 1RM (McDonagh e Davies, 1984; Rhea et al., 2003). Entretanto, a progressão com cargas na faixa de 50 a 60% de 1RM pode ser efetiva e resultar em aumentos de 1RM superiores quando comparados ao uso de cargas mais pesadas em algumas populações (p. ex., em crianças e em mulheres seniores; ver Capítulos 10 e 11). Além disso, treinar com uma carga a aproximadamente 80% de 1RM resulta em ganhos máximos ideais de força em indivíduos treinados com pesos (Rhea et al., 2003). Fazer uma quantidade grande de repetições com bem pouca carga resultará em nenhum ganho ou em ganho mínimo de força. Entretanto, o número máximo de repetições por série de um exercício que resultará em ganho de força varia de exercício para exercício e de grupo muscular para grupo muscular. Por exemplo: o número máximo possível de repetições a 60% de 1RM no *leg press* para homens treinados é de 45,5 e para flexão de cotovelo é de 21,3 (ver a Tabela 1.1)

Além disso, o nível de treinamento também pode influenciar a quantidade de repetições realizadas em um equipamento de força; homens e mulheres treinados costumam fazer mais repetições em determinado percentual de 1RM em comparação com homens e mulheres não treinados (Hoeger et al., 1990). Indivíduos *treinados* foram definidos de forma bastante heterogênea, como aqueles que têm de dois meses a quatro anos de experiência com treinamento. Assim, parece que, ao usar um percentual de 1RM, o número de repetições possíveis é superior com grupos musculares maiores e em pes-soas treinadas, quando utilizam equipamentos de força. Todavia, nem todos os estudos confirmam que a quantidade de repetições possíveis, em um percentual de 1RM, aumente com o treinamento. O percentual de 1RM usado para 10RM em exercícios com equipamentos de força permaneceu idêntico, em geral, em mulheres destreinadas após 14 semanas de treinamento (Fleck, Mattie e Martensen, 2006).

Quando homens treinados se exercitam com peso livre, mais repetições por série são possíveis com exercícios para grandes grupos musculares (agachamento e supino) do que com exercícios para grupos musculares menores (flexão de braço). No entanto, estudos de metodologia transversal indicam que homens treinados podem realizar menos repetições a determinados percentuais do que os destreinados no agachamento, embora isso não aconteça para outros exercícios (Tabela 1.1). Além disso, 12 semanas de treino para jogadores de futebol americano não aumentaram a quantidade de repetições possíveis a 60, 70, 80 e 90% de 1RM no supino (Brechue e Mathew, 2009), mas incrementaram o número de repetições possíveis a 70% de 1RM no agachamento (Brechue e Mathew, 2012). Em média, exercícios similares realizados em equipamentos de força ou pesos livres, como a flexão de cotovelo no equipamento de força e com halteres, resultam em quantidades similares de repetições possíveis a um percentual específico de 1RM, com exceção do agachamento, que apresentou um menor número de repetições realizadas quando comparado ao exercício de *leg press,* sendo executados por homens treinados e destreinados. Estes resultados provavelmente se devem à menor participação da musculatura da região lombar durante o exercício de *leg press.*

TABELA 1.1 **Quantidade de repetições até falha concêntrica em percentuais variados de um exercício**

Hoeger et al. 1990	Leg press 60% de 1RM	Leg press 80% de 1RM	Supino 60% de 1RM	Supino 80% de 1RM	Flexão de cotovelo 60% de 1RM	Flexão de cotovelo 80% de 1RM
Destreinados	33,9	15,2	19,7	9,8	15,3	7,6
Treinados	45,5	19,4	22,6	12,2	21,3	11,4
Shimano et al. 2006	Agachamento 60% de 1RM	Agachamento 80% de 1RM	Supino 60% de 1RM	Supino 80% de 1RM	Flexão de cotovelo 60% de 1RM	Flexão de cotovelo 80% de 1RM
Destreinados	35,9	11,8	21,6	9,1	17,2	8,9
Treinados	29,9	12,3	21,7	9,2	19,0	9,1

A quantidade média de repetições possíveis em percentuais de 1RM em exercícios com equipamento e exercícios de peso livre.

Assim, RMs ou zonas de treino de RM variam de exercício para exercício, entre homens e mulheres, entre exercícios semelhantes executados com pesos livres ou equipamentos de força e, possivelmente com a condição de treinamento. É ainda importante perceber que há muita variação individual na quantidade de repetições possíveis a um percentual de 1RM em todos os exercícios (conforme mostram os grandes desvios padrão nos estudos antes referidos). Esses fatores precisam ser levados em conta quando o percentual de 1RM ou zonas de treino de 1RM são utilizados para a prescrição de intensidade e volume de treino.

Intensidades mais baixas, com a carga movimentada a uma alta velocidade, são usadas no treino de potência (ver Capítulo 7). Em grande parte, isso se dá porque, em muitos exercícios, intensidades mais baixas (carga leve) possibilitam maiores velocidades de movimento e resultam em maior potência do que outras combinações de intensidade e velocidade de movimento. Isso vale tanto para exercícios multiarticulares quanto monoarticulares (Komi, 1979), mas exercícios multiarticulares costumam ser usados para buscar potência.

Diferentemente do que ocorre com a intensidade de exercício aeróbio, a intensidade do treinamento resistido não é calculada pela frequência cardíaca durante o exercício. Essa frequência, durante exercícios de força, não varia de forma consistente com a intensidade do exercício (ver Figura 1.2). A frequência cardíaca atingida durante as séries até a fadiga voluntária momentânea entre 50 e 80% de 1RM pode ser maior do que a frequência cardíaca atingida durante as séries de 1RM ou séries realizadas até a fadiga voluntária momentânea em percentuais mais altos de 1RM (Fleck e Dean, 1987). A frequência cardíaca durante o treino varia conforme

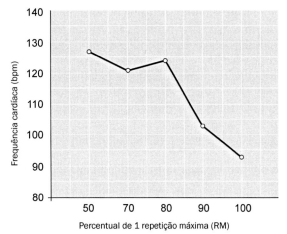

FIGURA 1.2 Frequência cardíaca máxima de um grupo de homens moderadamente treinados durante séries de extensões de joelho até a fadiga voluntária momentânea, em vários percentuais de 1RM. A frequência cardíaca não reflete a intensidade (% de 1RM) do exercício.

Baseada em Fleck e Dean, 1987.

os diferentes programas de treinamento de força com peso (Deminice et al., 2011). A frequência cardíaca máxima alcançada durante uma sessão de treino realizando-se três séries de 10RM e períodos de descanso de 90 segundos entre as séries e os exercícios, e realizando-se todos os exercícios de braço seguidos por todos os exercícios de perna, resulta numa frequência cardíaca média de 117 batimentos por minuto (60% da frequência cardíaca máxima). A realização deste mesmo modelo de treinamento, mas alternando a ordem dos exercícios de braço e perna e com pouco intervalo de tempo entre eles, resulta numa frequência cardíaca média de 126 batimentos por minuto (65% da frequência cardíaca máxima). Nas duas sessões, foram realizados os mesmos exercícios, número de séries, repetições e intensidade. A diferença da frequência cardíaca deveu-se à variação na ordem dos exercícios e nos tempos de descanso maiores ou menores, e não por diferença de intensidade ou volume de treino realizado. Estes conceitos serão abordados no próximo tópico. A recuperação entre as séries e os exercícios até determinada frequência cardíaca, entretanto, tem sido utilizada para determinar intervalos de recuperação entre as séries e os exercícios. (Piirainem et al., 2011).

Volume de treinamento

O **volume de treinamento** é uma medida da quantidade total de trabalho (em joules) realizado em uma sessão, em uma semana, um mês ou algum outro período de treinamento. A frequência do treinamento (número de sessões de treinamento por semana, mês ou ano), a duração da sessão de treinamento, o número de séries, o número de repetições por série e o número de exercícios realizados por sessão têm impacto direto no volume de treinamento. O método mais simples de calcular o volume é a soma do número de repetições realizadas em um período de tempo específico, como uma semana ou um mês de treinamento. O volume também pode ser calculado pela quantidade total de peso levantado. Por exemplo: 10 repetições são executadas com uma carga de 45 kg, o volume de treinamento é de 450 kg (10 repetições multiplicado por 45 kg).

O volume de treinamento é determinado mais precisamente pelo cálculo do trabalho total realizado. O trabalho total numa repetição é a carga multiplicada pela distância vertical em que o peso é levantado. Portanto, se 45 kg, ou 445 N, são levantados verticalmente 0,9 m em uma repetição, o volume ou trabalho total é dado por 445 N multiplicado por 0,9 m (445 N × 0,9 m = 400 J). O volume de treinamento para uma série de 10 repetições, neste exemplo, é 400 J por repetição multiplicado por 10 repetições, ou seja, 4.000 J. O cálculo do volume de treinamento é útil para a determinação do estresse total do treinamento.

Existe uma relação entre volumes mais altos de treinamento e resultados de treinamento, como hipertrofia muscular, diminuição do percentual de gordura corporal, aumento da massa magra e até mesmo de desempenho motor. Volumes maiores de treinamento também podem resultar em perdas mais lentas dos ganhos de força obtidos após a interrupção do treinamento (Hather, Tesch et al., 1992). Portanto, o volume de treinamento deve ser levado em consideração para a elaboração de programas de treinamento resistido (ver Quadro 1.2).

Períodos de descanso

Os **períodos de descanso** entre as séries de um exercício, entre os exercícios e entre as sessões de treinamento permitem a recuperação, sendo importantes para o sucesso de qualquer programa. Os períodos de descanso entre as séries e entre os exercícios durante uma sessão de treinamento são determinados, em grande parte, pelos objetivos do programa de treinamento. Sua duração afeta a recuperação e o lactato sanguíneo, uma medida da acidez, bem como as respostas hormonais a uma sessão de treinamento (ver Capítulo 3). Os períodos de descanso entre as séries e os exercícios, a carga utilizada e o número de repetições realizadas por série afetam o formato e os objetivos do programa (ver Capítulo 5). Em geral, se o objetivo é enfatizar a capacidade de exibir força máxima, períodos relativamente longos (diversos minutos), cargas pesadas e 3 a 6 repetições por série são sugeridos. Quando o objetivo é enfatizar a capacidade de realizar exercícios de alta intensidade por curtos períodos de tempo, os períodos de descanso entre as séries devem ser inferiores a 1 min. As repetições e a carga podem variar de 10 a 25 repetições por série, dependendo

do tipo de capacidade de alta intensidade que se deseja melhorar. Se o objetivo é o incremento da resistência aeróbia de longa duração (potência aeróbia), o treinamento de resistência em circuito, com curtos períodos de descanso (menos de 30 s), cargas relativamente leves e 10 a 15 repetições por série é uma prescrição recomendada de treinamento.

Períodos de descanso mais breves resultam numa sessão de treino, em geral, mais curta. Se a mesma sessão é feita com períodos de descanso de 1 minuto em vez de 2 entre séries e exercícios, a sessão é concluída em cerca de metade do tempo. Isso pode ter importância para pessoas que treinam com tempo limitado. Outras variáveis de treino, no entanto, como a quantidade de repetições por série, podem ser afetadas (ver Quadro 1.3). Os treinadores devem ainda garantir que a técnica dos exercícios realizados pelos seus clientes ou atletas não fique comprometida por períodos curtos de descanso; níveis mais altos de fadiga podem resultar em execução técnica imprópria, algo que pode aumentar o potencial lesivo.

Muitos entusiastas da aptidão física e alguns atletas permitem um dia de recuperação entre as sessões de treinamento de força para um determinado grupo muscular. Essa é uma boa regra geral, apesar de algumas evidências indicarem que outros padrões de sessões de treinamento e períodos de recuperação são igualmente ou até mais benéficos (ver a discussão sobre os períodos de recuperação entre as sessões no Capítulo 5 e a discussão sobre duas sessões de quantidade de treinamento por dia no Capítulo 7). Uma indicação prática da necessidade de mais descanso entre as sessões de treinamento é a dor muscular. Quando ela interfere no desempenho da sessão de treinamento seguinte, o período de recuperação entre as sessões de treinamento provavelmente foi insuficiente.

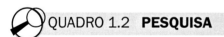

QUADRO 1.2 **PESQUISA**

O volume do treinamento influencia os ganhos de força

Ganhos de força são influenciados pelo volume total do treinamento. Diversas metanálises concluíram que programas de treinamento que usam múltiplas séries de um exercício resultam em aumentos maiores de força do que programas com uma única série (Peterson et al., 2004; Rhea et al., 2003; Wolfe, LeMura e Cole, 2004). Todavia, aumentar a quantidade de séries realizadas é apenas uma forma de aumentar o volume do treino. Esse volume é também influenciado por outras variáveis do treinamento, como sua frequência. A realização de nove exercícios durante seis semanas de treino para 3 vezes por semana com 2 séries de 10 repetições (10RM) ou 2 vezes por semana com 3 séries de 10RM resulta no mesmo volume total de treino (seis séries de 10 repetições de cada exercício por semana). A única diferença entre os programas é a frequência do treino. Não houve diferença significativa no supino ou no agachamento de 1RM entre os programas de treinamento. Os autores concluíram que o volume total do treino é mais importante do que outras variáveis do treinamento, como a frequência e a quantidade de séries, para resultar em ganhos máximos de força (Candow e Burke, 2007).

Candow, D.G., e Burke, D.G. 2007. Effect of short-term equal-volume resistance training with different workout frequency on muscle mass and strength in untrained men and women. *Journal of Strength and Conditioning Research* 21: 204-207.

QUADRO 1.3 **PESQUISA**

Períodos de descanso mais curtos influenciam muito o volume de treinamento

Períodos de descanso mais breves entre as séries e os exercícios oferecem a vantagem de concluir a sessão de treino em menos tempo. Ao decorrer a sessão de treino, o volume executado se torna menor devido a fadiga, conforme indicado pelo decréscimo da quantidade de repetições possíveis realizadas com uma intensidade específica. A Figura 1.3 apresenta a quantidade de repetições possíveis para uma carga de 8RM à medida que evolui uma sessão de treinamento. Períodos de descanso de 3 minutos possibilitam bem mais repetições por série do que períodos de descanso de 1 minuto. A quantidade de repetições possíveis numa série reduz-se de forma significativa em séries sucessivas de um exercício e, em especial, quando dois exercícios envolvendo os mesmos grupos musculares são feitos em sequência. Períodos de descanso, assim como a ordem dos exercícios, influenciam o volume de treino, pois afetam a quantidade de repetições feitas por série.

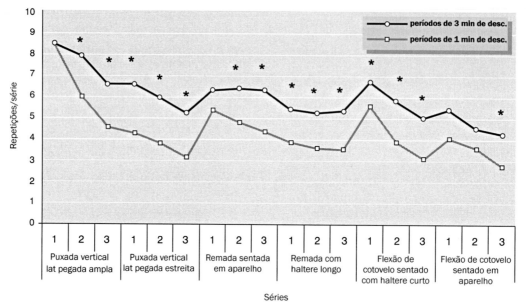

FIGURA 1.3 A quantidade de repetições possíveis numa sessão de treino, com períodos de descanso de 1 a 3 minutos entre as séries e os exercícios.

* = diferença significativa nas repetições, com períodos de descanso de 1 e 3 minutos numa mesma série.

Adaptada, com permissão, de R.Miranda, S.J. Fleck et al., 2007. "Effect of two different rest period lengths on the number of repetitions performed during resistance training," *Journal of Strength and Conditioning Research* 21:1032-1036.

Especificidade da velocidade

Diversos treinadores e atletas defendem que parte do treinamento resistido deve ser realizada na velocidade exigida pelo evento esportivo real. Para muitos desses eventos isso significa alta velocidade de movimento. A **especificidade da velocidade** é o conceito de que o treinamento resistido produz seus maiores ganhos de força e potência na velocidade na qual ele é realizado (ver Capítulo 7, que aborda a velocidade do movimento e o desenvolvimento da potência). Entretanto, se o objetivo do treinamento é aumentar a força em todas as velocidades de movimento, sendo usado somente um treino de velocidade, uma velocidade intermediária é a melhor escolha. Portanto, para o indivíduo interessado no ganho de força geral, uma velocidade de treinamento intermediária costuma ser a recomendação geral. No entanto, tanto treinamentos com velocidade rápida e carga leve quanto treinamentos com velocidade menor e carga pesada, demonstram ganhos de força específicos às velocidades. Assim, a velocidade específica de treinamento para maximizar ganhos em força e potência necessários durante uma competição deve ser adequada aos atletas em algum momento de seus programas de treinamento. Quando força e potência têm que ser maximizadas em velocidades variando de lenta a muito rápida, treinos em várias velocidades de movimento devem ser realizados.

Especificidade da ação muscular

Se um indivíduo treina isometricamente e avalia o progresso com ação muscular estática, um grande aumento na força pode ser encontrado. Entretanto, se o mesmo indivíduo determina o progresso utilizando ações musculares excêntricas ou concêntricas, pouco ou nenhum aumento na força poderá ser encontrado. Isso é chamado de especificidade da ação muscular. Essa **especificidade da ação muscular** indica que os ganhos na força são, em parte, específicos ao tipo de ação muscular utilizado no treinamento (tal como isométrica, de carga variável, isocinética). A **especificidade de teste** é um termo similar que se refere ao fato de que os aumentos na força são superiores quando testados durante exercícios ou ações musculares realizadas durante o treinamento e inferiores quando o teste é executado usando-se um exercício ou ação muscular envolvendo os mesmos grupos musculares, mas não durante o treinamento. A especificidade de teste fica também aparente quando o teste e o treinamento são feitos usando-se o mesmo exercício, embora em tipos de equipamento diferentes, como o treino com equipamento de supino (ou supino guiado) e o teste realizado com o o supino livre.

A especificidade dos ganhos de força é causada por adaptações neurais que resultam na capacidade de recrutar os músculos da forma mais eficiente para o desempenho de um determinado tipo de ação ou exercício muscular (ver a abordagem das adaptações do sistema nervoso no Capítulo 3). Em geral, os ganhos de aptidão física são avaliados com um exercício feito durante o treino, e o programa de treino para determinado esporte ou atividade deve incluir os tipos de ações musculares encontradas naquele esporte ou atividade. Por exemplo: ações musculares isométricas costumam ser realizadas na luta greco-romana; portanto, é benéfico incorporar um pouco de treinamento isométrico ao programa de treinamento de resistência desses lutadores.

Especificidade de grupo muscular

Especificidade de grupo muscular significa simplesmente que cada grupo muscular que requeira que ganhos de força ou outras adaptações ao programa de treinamento deve ser espeficamente treinado. Em outras palavras, o tecido muscular em que são desejadas adaptações deve ser ativado ou recrutado pelos exercícios feitos durante o treinamento (ver Capítulo 3). Quando se deseja aumento da força dos flexores (bíceps) e extensores (tríceps) do cotovelo, os exercícios para esses dois grupos musculares precisam ser incluídos no programa de treinamento. Os exercícios de um programa de treinamento devem ser especificamente escolhidos para cada grupo muscular para o qual se desejam adaptações ao treinamento, como aumento de força, potência, resistência ou hipertrofia.

Especificidade da fonte energética

Especificidade da fonte energética se refere ao conceito de que o treinamento físico pode provocar adaptações dos sistemas metabólicos predominantemente utilizados para suprir a energia necessária aos músculos que realizam determinada atividade física. Existem duas fontes anaeróbias e uma aeróbia de energia para as ações musculares. As fontes anaeróbias suprem a maior parte da energia para eventos de curta duração e alta potência, como o tiro de 100 m, enquanto a fonte aeróbia supre a maior parte da energia para eventos de longa duração e baixa potência, como a corrida de 5.000 m. Quando se deseja um aumento na capacidade de um músculo de realizar exercício anaeróbio, as sequências de exercício devem ser de curta duração e alta intensidade. Para aumentar a capacidade aeróbia, as sequências de treinamento devem ser de maior duração e menor intensidade. O treino resistido é geralmente utilizado para provocar adaptações das fontes energéticas anaeróbias. No entanto, o treinamento resistido pode ocasionar aumentos na capacidade aeróbia conforme indicam os aumentos no consumo máximo de oxigênio (ver Capítulo 3). O número de séries e repetições, a duração dos períodos de descanso entre as séries e os exercícios e outras variáveis do treinamento de força precisam ser adequados à fonte energética na qual as adaptações do treinamento são desejadas (ver Capítulo 5).

Periodização

A variação planejada no volume e na intensidade do treinamento, **periodização,** é extremamente importante para ganhos ideais contínuos em força, bem como para outros resultados do treinamento (ver Capítulo 7). Além disso, alterações em outras variáveis do treinamento, como a escolha do exercício (tal como a realização de mais exercícios voltados à potência, em algum momento do programa de treino) e a duração dos períodos de descanso entre séries e exercícios também podem ser feitas de forma regular de maneira periodizada.

Variações na posição de pés, mãos e outras partes do corpo que não afetem a segurança do levantador influenciam os padrões de recrutamento de fibras musculares, podendo ser utilizadas como variações no treino. A utilização de diversos exercícios para variar o estímulo de condicionamento de um determinado grupo muscular também é um meio válido para alterar os padrões de recrutamento das fibras musculares para produzir aumentos contínuos na força e na hipertrofia das fibras musculares (ver a discussão de ativação de unidade motora no Capítulo 3). A periodização é necessária para se obter ganhos ideais na força e na potência à medida que o treinamento progride (American College of Sports Medicine, 2009; Rhea e Alderman, 2004). Levando-se em consideração os fatores que podem ser manipulados, há um número infinito de possibilidades para periodização do treino resistido; em termos de pesquisa, entretanto, o volume e a intensidade do treino são as variáveis que costumam ser manipuladas (ver Quadro 1.4).

Sobrecarga progressiva

Sobrecarga progressiva refere-se à prática de aumentar continuamente o estresse imposto sobre o corpo à medida que capacidades de força, potência ou resistência aumentam, em consequência do treinamento. **Resistência progressiva** é um termo similar que se aplica, de modo específico, ao treino resistido; o estresse causado por este treino aumenta gradativamente à medida que são alcançados ganhos na aptidão física devido ao treino. O termo foi criado pelo médico capitão Thomas Delorme, após a Segunda Guerra Mundial, quando ele demonstrou, numa série de estudos, que o treino resistido era uma forma eficaz de tratamento na reabilitação de soldados feridos por lesões de guerra. Não sabendo como chamar essa forma de treino resistido em que ele, com cuidado, aumentava a resistência ou carga usada com o tempo, sua esposa, durante uma conversa no jantar, disse: "Por que não chamar de treino de carga progressiva?". E estava criado o termo (comunicação oral com o Dr. Terry Todd, Universidade do Texas, Austin). Por exemplo: no início de um programa de treinamento, 5RM para flexões do cotovelo podem ser de 23 kg, o que é um estímulo suficiente para produzir aumento de força. À medida que o treinamento progride, 5 repetições com 23 kg podem não ser um estímulo suficiente para produzir mais ganhos de forças, porque o indivíduo agora consegue realizá-las facilmente com esta carga. Se a esta altura o estímulo de treinamento não for aumentado de alguma forma, não ocorrerão mais ganhos de força.

Diversos métodos tem sido utilizados para a progressão da sobrecarga muscular (American College of Sports Medicine, 2009). O mais comum é aumentar a carga para realizar determinado número de repetições. A utilização de RMs ou zonas de treinamento de RM fornece automaticamente uma sobrecarga progressiva, porque, quando a força muscular aumenta, a carga necessária para realizar um RM ou ficar dentro de uma zona de RM aumenta. Por exemplo: uma zona de treinamento de 5RM, ou de 4 a 6RM, pode aumentar de 23 para 27 kg após diversas semanas de treinamento. Mas, conforme antes abordado, fazer séries até falhar não é necessário para que se tenha aumento da força. Se a resistência ou carga usada aumentar gradativamente, ocorrerá sobrecarga progressiva.

Outros métodos de sobrecarga muscular progressiva incluem o aumento do volume total de treinamento, aumentando-se o número de repetições, séries ou exercícios realizados por sessão; o aumento da velocidade de repetição com cargas submáximas; a alteração dos períodos de descanso entre os exercícios (como diminuindo-se o período de tempo para treinamento da resistência muscular local); e a alteração da frequência do treino (como fazendo-se múltiplas sessões de treino por dia, por um curto período de tempo). Para que seja dado tempo suficiente às adaptações e evitado treino excessivo, uma sobrecarga progressiva de qualquer tipo deve ser gradualmente introduzida no programa de treinamento. Há necessidade de tempo suficiente para que o indivíduo se acostume ao treinamento e tenha suas respectivas adaptações fisiológicas a ele.

Aspectos de segurança

Os programas de treinamento resistidos efetivos têm em comum uma característica – a segurança. O treinamento resistido apresenta um risco inerente, como todas as atividades físicas. O risco de lesões pode ser bastante reduzido ou eliminado pela utilização das técnicas adequadas de levantamento, presença de auxiliares e respiração adequada; pela manutenção dos equipamentos em boas condições de trabalho; e pelo uso de roupas apropriadas.

 QUADRO 1.4 **PERGUNTA PRÁTICA**

O mesmo volume e intensidade de treino podem ser usados para criar dois planos diferentes de periodização?

Volume e intensidade de treino são as variáveis mais frequentemente manipuladas nas pesquisas que investigam os efeitos do treino resistido com periodização. Essas variáveis são as que costumam ser alteradas por profissionais de força e condicionamento ao criarem programas para atletas ou clientes. A mesma intensidade e volume médios podem ser utilizados para a elaboração de programas muito diferentes. Quando três zonas de treinamento de 12 a 15RM, 8 a 10RM e 4 a 6RM são utilizadas, cada uma delas durante um mês de treinamento, sucessivamente (periodização linear; ver Capítulo 7), com três dias de treino na semana, um total de 12 sessões de treino é realizado com cada uma das zonas de treinamento de RM. Se as mesmas zonas de treinamento de RM forem realizadas apenas um dia na semana durante três meses de treino (periodização não linear), haverá também 12 sessões de treino realizadas com cada uma das três zonas de treinamento. Embora a organização do volume e intensidade do treino seja bastante diferente nesses dois programas, o volume e a intensidade totais de treino equivalem-se.

O risco de ocorrência de lesões durante o treinamento resistido é muito pequeno. Em jogadores universitários de futebol americano (Zemper, 1990), a taxa de lesões na sala de musculação foi muito baixa (0,35 por 100 jogadores por temporada). As lesões na sala de musculação foram responsáveis por somente 0,74% do total de lesões registradas durante a temporada de futebol americano. Essa taxa pode ser reduzida para níveis ainda mais baixos com uma atenção mais rigorosa aos procedimentos adequados na sala de musculação (Zemper, 1990), como a técnica adequada dos exercícios e a utilização de presilhas de segurança para as barras com pesos livres. As taxas de lesão em uma sala de treinamento e supervisionada que incluíam o treinamento resistido como parte do programa total de treinamento também foram muito baixas (0,048 por 1.000 participantes-hora) (Morrey e Hensrud, 1999). Uma revisão do U.S. Consumer Product Safety Commission National Electronic Injury Surveillance System indica que 42% das lesões pelo treinamento de força ocorrem em casa (Lombardi e Troxel, 1999) e 29 e 16% ocorrem em salas de treinamento esportivo e escolas, respectivamente. Distensões e entorses musculares durante treino com pesos são comuns em crianças e adultos, mas essa frequência é ainda maior entre 8 e 13 anos e 23 e 30 anos de idade (Meyer et al., 2009). Lesões acidentais são mais altas em crianças e reduzem-se à medida que a criança cresce.

Esses resultados indicam que a falta de supervisão contribui para lesões. Técnicas de exercício envolvendo o complexo do ombro também precisam de atenção especial, uma vez que 36% das lesões documentadas em treinos resistidos envolvem esta articulação (Kolber et al 2010). A taxa de lesão, mesmo em levantadores de peso competitivos, homens e mulheres, é baixa quando comparada à de outros esportes. Foi reportado que a taxa de lesão nesses atletas foi de 0,3 lesão por levantador/ano (1.000 horas de treino = 1 lesão) (Siewe et al., 2011). A taxa de lesão em levantadores de peso aumentou com a idade, com as mulheres tendo mais lesões que os homens. Vale resaltar que o uso de cintas de musculação na verdade aumentou a taxa de lesões na coluna lombar, muito provavelmente devido a uma estimativa exagerada do grau de proteção à porção inferior das costas oferecida por essas cintas durante levantamentos de cargas máximas. Portanto, apesar de o treinamento resistido ser uma atividade muito segura, todas as precauções de segurança apropriadas devem ser tomadas, com supervisão de profissionais presentes.

Auxílio

O auxílio adequado é necessário para assegurar a segurança dos participantes de um programa de treinamento resistido. **Auxílio** refere-se às atividades por parte de indivíduos que não estão treinando e que ajudam a garantir a segurança de quem se encontra em pleno treinamento. Os auxiliares possuem três funções principais: auxiliar o sujeito que está treinando a realizar uma repetição completa se necessário, criticar a técnica de exercício do praticante e buscar ajuda se ocorrer algum acidente. Resumidamente, os fatores a seguir devem ser considerados por quem presta auxílio a exercícios:

- Os auxiliares devem ser fortes o bastante para ajudar o sujeito que está treinando, caso necessário.
- Durante o desempenho de determinados exercícios (p. ex., agachamentos), mais de um auxiliar pode ser necessário para garantir a segurança do indivíduo em treinamento.
- Os auxiliares devem conhecer a técnica adequada de auxílio e do exercício para cada levantamento que auxiliam.
- Os auxiliares devem saber quantas repetições serão tentadas.
- Os auxiliares devem estar atentos, em todos os momentos, ao indivíduo em treinamento e à sua técnica de exercício.
- Os auxiliares devem buscar ajuda se um acidente ou lesão ocorrer.

Seguindo essas recomendações simples, pode-se evitar as lesões na sala de musculação. A descrição detalhada das técnicas de auxílio para todos os exercícios ultrapassa o propósito deste livro, mas podem ser encontradas em outras fontes (Fleck, 1998; Kraemer e Fleck, 2005).

Respiração

Uma **manobra de Valsalva** significa prender a respiração ao mesmo tempo em que se tenta expirar com a glote fechada. Essa manobra não é recomendada durante os exercícios do treinamento resistido, porque a pressão arterial aumenta substancialmente (ver a discussão sobre reações cardiovasculares agudas no Capítulo 3). A Figura 1.4 demonstra a resposta de pressão intra-arterial às ações musculares isométricas máximas durante extensões unilaterais de joelhos. A resposta da pressão arterial durante uma ação muscular isométrica na qual a respiração foi permitida é menor do que a observada durante uma ação isométrica simultânea com a manobra de Valsalva ou durante a manobra de Valsalva com a ausência de uma ação muscular isométrica. Isso demonstra que a elevação da pressão arterial durante o treinamento resistido é mais baixa quando a pessoa respira durante a ação muscular na comparação com a manobra de Valsalva feita durante a pressão muscular. Pressão arterial elevada aumenta a pós-carga sobre o coração; isso exige que o ventrículo esquerdo desenvolva maior pressão para ejetar o sangue, o que dificulta seu trabalho.

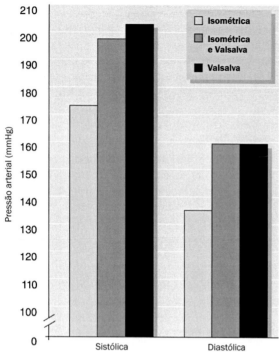

FIGURA 1.4 Pressões sanguíneas sistólica e diastólica durante apenas a ação isométrica, simultaneamente durante ação isométrica e manobra de Valsalva e apenas durante manobra de Valsalva.
N = 6.

Dados não publicados dos autores.

Expirar durante o levantamento de uma carga e inspirar durante a volta à posição inicial são procedimentos normalmente recomendados, apesar da pouca diferença observada na resposta de frequência cardíaca e pressão arterial durante o treinamento resistido se o inverso for usado com inspiração durante o levantamento da carga e expiração na volta à posição inicial (Linsenbardt, Thomas e Madsen, 1992). Durante a realização de um exercício de 1RM, ou durante as últimas poucas repetições de uma série realizada até a fadiga voluntária momentânea, a manobra de Valsalva ocorrerá. Entretanto, o ato de prender a respiração excessivamente deve ser desencorajado.

Técnica de exercício adequada

A técnica adequada para os exercícios de treinamento resistido é parcialmente determinada pela anatomia e pelos grupos musculares específicos que estão sendo treinados. Alterar a forma de um exercício faz com que outros grupos musculares auxiliem o movimento. Isso diminui o estímulo de treinamento para os músculos normalmente associados a determinado exercício. A técnica adequada é alterada em diversas técnicas avançadas do treinamento resistido (tal como na técnica da repetição forçada), mas essas técnicas não são recomendadas para iniciantes em treinos resistidos (ver Capítulo 6).

A técnica adequada também é necessária para prevenir lesões, especialmente em exercícios em que a técnica inadequada expõe a região lombar a estresse adicional (como em agachamento, levantamento-terra) ou em que a carga possa ser ricocheteada de uma parte do corpo (como no supino com peso livre). A forma inadequada frequentemente ocorre quando o levantador de peso realiza um exercício com cargas que excedem suas atuais capacidades de força para determinado número de repetições. Se a técnica do exercício começar a falhar, a série deve ser interrompida. A técnica adequada para uma grande variedade de exercícios já foi descrita em textos prévios (Fleck, 1998; Kraemer e Fleck, 2005).

Amplitude total de movimento

Amplitude total de movimento refere-se à realização de um exercício com a maior amplitude de movimento possível. Os exercícios são normalmente realizados com a amplitude total de movimento permitida pela posição do corpo e pelas articulações envolvidas. Apesar dos estudos disponíveis não serem definitivos para uma confirmação desta afirmação, o pressuposto é que, para o desenvolvimento de força na amplitude total de movimento articular, deve-se realizar o treinamento na amplitude total. Estudos que demonstram esta especificidade de ângulo articular com o treinamento isométrico indicam que, se o treinamento for realizado somente em um ângulo articular específico, os ganhos de força acontecerão em uma faixa estreita em torno daquele ângulo articular específico e não em toda a amplitude de movimento dessa articulação (ver Capítulo 2). Em programas de treinamento avançado, é usado um ângulo articular específico para aumentar a força e a potência numa determinada amplitude de movimento, aumentando então o desempenho motor (tal como no uso de agachamentos em amplitude de movimento reduzida a um quarto do total para o desenvolvimento da capacidade de saltar). Algumas técnicas de treinamento avançado (como repetições parciais) limitam intencionalmente a amplitude de movimento (ver Capítulo 6). Entretanto, em geral, os exercícios são feitos ao longo de uma amplitude total de movimento para garantir ganhos de força nessa amplitude.

Calçados para treinamento resistido

Um calçado seguro para treino resistido não precisa ter sido desenvolvido especificamente para o levantamento de peso ou levantamento de peso olímpico; deve, sim, ter um bom apoio para o arco do pé, uma sola não escorregadia, tamanho correto e solado que não absorva choque. Os três primeiros fatores têm razões de segurança; o último é importante por uma única razão: a força produzida pelos músculos das pernas para levantar o peso não deve ser usada na compressão do solado do calçado. Além disso, se a área do calcanhar for passível de muita compressão, como no calçado de corrida, em alguns exercícios, como os agachamentos com peso, a compressão do calcanhar durante o levantamento poderá resultar em desequilíbrio. Os calçados projetados para treino cruzado (*fross-training*) oferecem todas essas características, sendo adequados a todos, exceto ao atleta entusiasta da aptidão física avançada, de força ou potência, ou o levantador de peso olímpico.

Luvas para treino resistido

As luvas para treinamento resistido cobrem somente a área das palmas da mão. Protegem as palmas da mão contra a pegada ou arranhões em alças de peso livre ou de equipamentos de força, embora possibilitem uma boa pegada da barra ou alças com os dedos. As luvas ajudam a evitar bolhas e rompimento dos calos das mãos. Não são, entretanto, item obrigatório para a segurança durante os treinamentos resistido.

Cintos para o treinamento

Os cintos para o treinamento possuem uma parte posterior larga que supostamente auxilia no suporte da lombar. Os cintos para o treinamento de fato apoiam a região lombar, mas não devido à área larga posterior. Pelo contrário, fornecem resistência contra os músculos abdominais. Isso ajuda a aumentar a pressão intra-abdominal, que suporta as vértebras lombares a partir da região anterior (Harman et al., 1989; Lander, Hundley e Simonton, 1992; Lander, Simonton e Giacobbe, 1990). A pressão intra-abdominal aumentada previne a flexão da região lombar, o que ajuda na manutenção da postura ereta. Uma musculatura abdominal forte ajuda a manter a pressão intra-abdominal. Quando a pressão intra--abdominal aumenta, uma musculatura abdominal fraca projeta-se anteriormente, resultando em diminuição da pressão intra-abdominal e menor suporte para as vértebras lombares. O cinto para treinamento pode ser usado para exercícios que impõem estresse significativo na área lombar, como os agachamentos e os levantamentos-terra. Entretanto, ele não é necessário para o desempenho seguro desses exercícios, não devendo ser utilizado para abrandar problemas de técnica causados por abdominais ou musculatura lombar fraca.

Muitos levantadores de peso usam os cintos em situações inadequadas (como ao levantarem pesos leves ou executarem exercícios sem relação com estresse na lombar; Finnie et al., 2003). Conforme observado antes, o uso dos cintos para treino de peso aumenta a taxa de lesão na coluna lombar, provavelmente devido à crença de que protegem os levantadores competitivos quando eles avançam suas capacidades com pesos máximos ou supramáximos, em fase de preparação para as competições (Siewe et al., 2011). Além disso, a atividade eletromiográfica da musculatura extensora lombar aumenta quando se utiliza a cinta durante agachamentos a 60% de 1RM na comparação com a mesma atividade sem a cinta. Estes resultados sugerem que o uso do cinto não reduz a tensão sobre a lombar quando empregado com cargas relativamente leves, não devendo ser utilizado com resistências desse tipo (Bauer, Fry e Carter, 1999). Quando exercícios que colocam muito estresse na lombar têm que ser realizados, exercícios de fortalecimento da região lombar e abdominal precisam ser incluídos no programa de treinamento.

O uso de um cinto apertado durante um exercício aumenta a pressão arterial (Hunter et al., 1989), podendo acarretar no aumento do estresse cardiovascular. Assim, um cinto de treinamento apertado não deve ser usado durante atividades em bicicleta ergométrica ou durante exercícios em que a área lombar não receba uma tensão substancial. Normalmente, os cintos não devem ser usados na realização de exercícios que não exijam apoio para as costas, ou quando forem empregadas cargas leves a moderadas (tal como RMs superiores a 6RM ou percentuais baixos de 1RM).

Manutenção de equipamento

Manter os equipamentos em condição de uso apropriado é de fundamental importância para um programa seguro de treinamento resistido. Polias e cabos ou cintos devem ser conferidos com frequência quanto a desgaste, sendo substituídos quando necessário. O equipamento deve ser lubrificado conforme as indicações do fabricante. Anilhas de peso livre, halteres e anilhas de equipamentos de força com fissuras ou quebrados devem ser descartados de substituídos. Os estofamentos devem ser desinfetados diariamente. As barras olímpicas e outras barras com peso devem girar livremente nas mãos quando executados os exercícios, para evitar lacerações de pele nas mãos dos levantadores. Equipamentos que não funcionam adequadamente devem ficar claramente sinalizados como tal em uma academia. Uma lesão consequente de manutenção incorreta de equipamento jamais deve acontecer em academias ou programas de treino resistido bem administrados.

Resumo

Definições compreensíveis e claras da terminologia são importantes em qualquer área de estudo. Definições claras da terminologia do treinamento de força são necessárias para a comunicação precisa e a troca de ideias entre os entusiastas da aptidão física e os profissionais do condicionamento e da força. Precauções de segurança adequadas, como o auxílio durante as séries e a técnica de execução correta dos exercícios, são necessárias em todos os programas de treinamento resistido elaborados e implementados adequadamente. A compreensão da terminologia básica e dos aspectos de segurança do treinamento com pesos é importante quando se examina o tópico do próximo capítulo: tipos de treinamento de força.

LEITURAS SELECIONADAS

Deminice, R., Sicchieri, T., Mialich, M., Milani, F., Ovidio, P., and Jordao, A.A. 2011. Acute session of hypertrophy-resistance traditional interval training and circuit training. *Journal of Strength and Conditioning Research* 25: 798-804.

Fleck, S.J. 1998. *Successful long-term weight training*. Chicago: NTP/Contemporary Publishing Group.

Fleck, S.J. 1999. Periodized strength training: A critical review. *Journal of Strength and Conditioning Research* 13: 82-89.

Kraemer, W.J., and Fleck, S.J. 2005. *Strength training for Young athletes* (2nd ed.). Champaign, IL: Human Kinetics.

Meyer, G.D., Quatman, C.E., Khoury, J., Wall, E.J., and Hewitt, T.E. 2009. Youth versus adult "weightlifting" injuries presenting to United States emergency rooms: Accidental versus non-accidental injury mechanisms. *Journal of Strength and Conditioning Research* 23: 2064-2080.

Tipos de Treinamento Resistido

Após o estudo deste capítulo você deverá ser capaz de:

1. definir treinamento isométrico, de carga externa dinâmica constante, de carga variável, de carga duplamente variável, isocinético, e excêntrico;

2. descrever o que se sabe a partir de pesquisas sobre frequência ideal, volume e intensidade de treinamento para resultar em aumentos de força, aumentos no desempenho motor, aumentos na hipertrofia e mudanças na composição corporal com os vários tipos de treino;

3. descrever as considerações específicas a cada tipo de treinamento;

4. discutir de que maneira os vários tipos de treino se comparam quanto aos incrementos de força, melhora de desempenho motor, hipertrofia e mudanças de composição corporal; e

5. definir e discutir a especificidade de fatores de treinamento, como especificidade do ângulo articular, especificidade da velocidade e especificidade de teste.

A maioria dos atletas e entusiastas da aptidão física realiza o treinamento de força como parte dos seus programas gerais de treinamento. O principal interesse dos atletas não é quanto peso pode ser levantado, mas se os aumentos na força e na potência e as alterações na composição corporal provocados pelo treinamento de força resultarão em melhor desempenho nos seus esportes. Os entusiastas da aptidão física podem estar interessados em algumas das mesmas adaptações ao treinamento que os atletas, mas também nos benefícios para a saúde como, por exemplo, redução da pressão arterial e mudanças na composição corporal, bem como uma aparência em forma, que podem ser ocasionadas pelo treinamento de força.

Existem diversos fatores a serem considerados quando se examina um tipo de treinamento de força. Esse tipo de treinamento melhora o desempenho motor? Os testes de salto vertical, de tiro de 30 m e arremesso de bola em distância são testes comuns do desempenho motor. A força é aumentada em toda a amplitude de movimento e em todas as velocidades de movimento? A maioria dos esportes e das atividades da vida diária requer força e potência em uma grande parte da amplitude de movimento articular. Se a força e a potência não aumentam numa grande parte da amplitude de movimento, o desempenho pode não ser melhorado tanto quanto seria necessário. A maioria dos eventos esportivos requer for-

ça e potência em uma variedade de velocidades de movimento sobretudo em altas velocidades. Se a força e a potência não aumentarem em uma ampla variedade de velocidades de movimento, mais uma vez, os incrementos no desempenho podem não ser otimizados.

Outras perguntas que devem ser realizadas para examinar os tipos de treinamento de força a ser empregados incluem: em que medida o tipo de treinamento proporciona alterações na composição corporal, como o percentual de gordura ou de massa magra? Quanto de aumento de força e potência pode ser esperado em um período específico de treino com esse tipo de treinamento? Como se pode comparar esse tipo de treinamento com outros, em relação aos fatores acima descritos?

Um considerável número de pesquisas preocupa-se com os benefícios dos diversos tipos de treinamento que existem. Entretanto, o surgimento de conclusões é prejudicado por diversos fatores. A grande maioria dos estudos tem curta duração (8 a 12 semanas) e utiliza indivíduos sedentários ou moderadamente treinados. Isso torna questionável a aplicação dos seus resultados em treinamentos de longa duração (anos) e em entusiastas da aptidão física e atletas altamente treinados.

Após um ano de treinamento, por exemplo, levantadores de peso estilo olímpico apresentam incremento de 1,5% em 1RM na modalidade arranque e de 2% na modalidade arremesso; eles também exibem aumentos de 1% ou menos na massa magra e diminuição de até 1,7% do percentual de gordura (Häkkinen, Komi et al., 1987; Häkkinen, Pakarinen et al., 1987b). Após dois anos de treino, levantadores de elite mostram um aumento no levantamento total (total = 1RM no arranque + 1RM de arremesso) de 2,7%, aumento na massa magra de 1% e diminuição no percentual de gordura de 1,7% (Häkkinen et al., 1988b). Essas alterações são muito menores do que as mostradas em força e composição corporal por indivíduos não treinados ou moderadamente treinados (ver Tabela 3.3, Capítulo 3) ao longo de períodos de treinamento bem mais curtos. Isso indica que, em indivíduos altamente treinados, como os atletas e os entusiastas avançados em aptidão física, é mais difícil ocasionar alterações em força e composição corporal do que em indivíduos não treinados ou moderadamente treinados. Essa noção de maior dificuldade é sustentada por uma metanálise conceituada (Rhea et al., 2003) e está claramente mostrada na Figura 2.1.

Outros fatores que podem afetar os ganhos em força são o volume de treinamento (número de ações musculares ou séries e repetições realizadas) e a intensidade do treinamento (% de 1RM). Tais fatores variam consideravelmente de estudo para estudo, dificultando a interpretação dos resultados. Além disso, o volume de treinamento (quatro vs. oito séries por grupo muscular para pessoas destreinadas e atletas, respectivamente) e a intensidade do treinamento (60 vs. 85% de 1RM para pessoas destreinadas e atletas, respectivamente) podem não ser os mesmos em todas as populações para a ocorrência dos ganhos máximos de força (Peterson, Rhea e Alvar,

2004). Outro fator a dificultar as interpretações e comparações dos estudos é o fato de que aumentos de força em diferentes grupos musculares não ocorrem necessariamente na mesma taxa ou na mesma magnitude com programas de treinamento idênticos (Willoughby, 1993). Por último, o resultado de qualquer comparação dos tipos de treinamento de força depende da eficácia dos programas de treinamento utilizados na comparação.

Uma comparação do programa de treinamento de carga dinâmico, constante e ideal com um programa isocinético muito ineficiente favorecerá o primeiro. Inversamente, comparar o programa isocinético ideal com um programa de treino de carga externa dinâmico e muito ineficiente favorecerá o isocinético. A melhor maneira para comparação dos tipos de treinamento de força deve ser de longa duração e usar os melhores programas possíveis, que podem mudar com o tempo. Infelizmente, essas comparações não existem. Ainda assim, diversas pesquisas foram realizadas buscando tentativas de conclusão acerca dos tipos de treinamento de força e de como utilizá-los em programas de treinamento. Este capítulo trata de pesquisas importantes e suas conclusões.

Treinamento isométrico

O **treinamento isométrico**, ou treino resistido estático, refere-se a uma ação muscular durante a qual não ocorre alteração no comprimento total do músculo. Isso significa que nenhum movimento visível acontece na articulação (ou articulações). As ações isométricas podem ocorrer voluntariamente contra menos de 100% da ação voluntária máxima (ou seja, submáximas), como segurar um haltere leve em determinado ponto na amplitude de movimento de um exercício ou voluntariamente gerar menos que a força máxima contra um objeto imóvel. Uma ação isométrica também pode ser realizada a 100% da ação muscular voluntária máxima (AMVM) contra um objeto imóvel.

O treinamento isométrico é realizado de forma mais comum contra um objeto imóvel como uma parede ou em equipamento com carga maior do que a força máxima concêntrica do indivíduo. Os exercícios isométricos também podem ser realizados com um grupo muscular fraco agindo contra um grupo muscular forte; por exemplo, ativação máxima dos flexores do cotovelo esquerdo para tentar flexionar essa articulação ao mesmo tempo em que se resiste ao movimento, empurrando para baixo a mão esquerda com a direita, mas com força suficiente para que não haja qualquer movimento no cotovelo esquerdo. Se os flexores do cotovelo esquerdo forem mais fracos do que os extensores do cotovelo direito, os flexores do cotovelo esquerdo realizarão uma ação isométrica a 100% da (AMV). As ações isométricas também podem ser realizadas após uma amplitude parcial de movimento de uma ação dinâmica, em alguns exercícios (ver a seção de Exercícios Isométricos Funcionais no Capítulo 6).

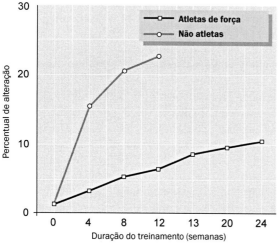

FIGURA 2.1 O percentual de alteração em 1RM do agachamento a partir dos valores basais (pré-treinamento) depende do nível dos indivíduos no início do treinamento e da duração do treinamento.

Adaptada, com permissão, de K. Häkkinen, 1985. "Factors influencing trainability of muscular strength during short-term and prolonged training," *National Strength and Conditioning Association Journal* 7:33.

Os exercícios isométricos chamaram a atenção do público norte-americano no início da década de 1950, quando Steinhaus (1954) introduziu o trabalho de dois alemães, Hettinger e Muller (1953). Esses dois autores concluíram que ganhos em força isométrica de 5% por semana foram produzidos por uma ação isométrica diária a 66% da força isométrica máxima sustentada durante 6 segundos. Ganhos de força dessa magnitude, com pouco tempo de treinamento e esforço, parecem inacreditáveis. Uma revisão acadêmica posterior concluiu que o treinamento isométrico provoca ganhos de força estática que podem ser substanciais e variáveis ao longo de períodos de treinamento de curta duração (Fleck e Schutt, 1985; ver também Tabela 2.1).

Aumentos na força a partir do treinamento isométrico podem ter relação com a quantidade de ações musculares realizadas, com a duração dessas ações, com o fato de serem ou não máximas e com a frequência do treinamento. Como a maioria dos estudos que envolvem o treinamento isométrico manipula diversos desses fatores simultaneamente, é difícil avaliar a importância de qualquer um deles. Entretanto, já foram realizadas pesquisas suficientes para sugerir recomendações e tentativas de conclusões sobre o treinamento isométrico.

Ações musculares voluntárias máximas

Aumentos na força isométrica podem ser obtidos com ações musculares isométricas submáximas (Alway, Sale e Mac Dougall, 1990; Davies, Greenwood e Jones, 1988; Davies e Young, 1983; Folland et al., 2005; Hettinger e

Muller, 1953; Kanehisha et al., 2002; Kubo et al., 2001; Lyle e Rutherford, 1998; Macaluso et al., 2000). Entretanto, há algumas contradições acerca da necessidade das ações musculares voluntárias máximas (AMVMs), uma vez que elas se mostram superiores às ações musculares voluntárias isométricas submáximas para ocasionar aumentos de força (Rasch e Morehouse, 1957; Ward e Fisk, 1964), e não foram observadas diferenças em aumentos de força entre ações máximas e submáximas (Kanehisha et al., 2002). Pode haver diferenças de adaptação, dependendo de como uma ação isométrica voluntária máxima é realizada (Maffiuletti e Martin, 2001).

Ações isométricas podem ser feitas de tal modo que a força máxima seja desenvolvida o mais rápido possível, ou que a força aumente e atinja o máximo em determinado período de tempo, como 4 segundos. Ambos os tipos de treinamento resultam em aumentos significativos e similares nas capacidades de força isométrica e isocinética máximas. Entretanto, a atividade eletromiográfica (EMG) e as propriedades contráteis evocadas por contração a partir de eletroestimulação indicam que o treinamento no qual a força máxima é desenvolvida em 4 segundos resulta em modificações do sistema nervoso periférico (isto é, atividade elétrica da membrana muscular), enquanto o treinamento pelo desenvolvimento de força máxima realizando-a o mais rápido possível resulta em adaptações nas propriedades contráteis do músculo (isto é, acoplamento excitação-contração).

Assim como em outros tipos de treinamento resistido, o efeito da "qualidade" da ação muscular precisa ser mais investigado. Geralmente, AMVMs são usadas para

TABELA 2.1 **Efeitos de contrações voluntárias máximas a 100% na força isométrica**

Referência	Duração de contrações	Contrações por dia	Duração × contrações por dia	Número de dias de treinamento	Aumento na CIVM (%)	Aumento na CIVM % por dia	Musculatura envolvida
Bonde-Peterson, 1960	5	1	5	36	0	0	Flexores do cotovelo
Ikai e Fukunaga, 1970	10	3	30	100	92	0,9	Flexores do cotovelo
Komi e Karlsson, 1978	3-5	5	15-25	48	20	0,4	Quadríceps
Bonde-Peterson, 1960	5	10	50	36	15	0,4	Flexores do cotovelo
Maffiuletti e Martin, 2001	4	12	48	21	16	0,7	Quadríceps
Alway et al., 1989	10	5-15	50-150	48	44	0,9	Tríceps sural
McDonagh, Hayward e Davies, 1983	3	30	90	28	20	0,71	Flexores do cotovelo
Grimby et al., 1973	3	30	90	30	32	1,1	Tríceps
Davies e Young, 1983	3	42	126	35	30	0,86	Tríceps sural
Carolyn e Cafarelli, 1992	3-4	30	90-120	24	32	1,3	Quadríceps
Garfinkel e Cafarelli, 1992	3-5	30	90-150	24	28	1,2	Quadríceps
Kanehisa et al., 2002	6	12	48	30	60	2,0	Extensores do cotovelo

CIVM = contração isométrica voluntária máxima

Com a gentil permissão de Springer Science+Business Media: *European Journal of Applied Physiology* "Adaptive responses of mammalian skeletal muscle to exercise with high loads," 52:140, M.J.N. McDonagh e C.T.M. Davies, Tabela 1, copyright 1984; dados adicionais de Garfinkel e Cafarelli, 1992; Carolyn e Cafarelli, 1992; Alway et al., 1989; Kanehisa et al., 2002.

treinar pessoas saudáveis, e ações isométricas submáximas são usadas em programas de reabilitação ou programas de treinamento de força terapêuticos, em que ações musculares máximas são contraindicadas.

Quantidade e duração das ações musculares

Hettinger e Muller (1953) propuseram que uma ação muscular de apenas 6 segundos por dia seria necessária para produzir ganhos máximos de força. Como mostrado na Tabela 2.1, diversas combinações na quantidade e na duração das AMVMs resultam em ganhos significativos na força. A maioria dos estudos das AMVMs utilizou ações isométricas com duração de 3 a 10 segundos, sendo 3 o menor número de ações musculares que resultou em ganho significativo de força. Da mesma forma, muitas combinações na quantidade e duração de ações isométricas submáximas podem resultar em aumento da força isométrica. Por exemplo, 4 séries de 6 repetições com duração de 2 segundos a 50% da AMVM (adutor da coxa) e 4 ações musculares de 30 segundos de duração e intensidade a 70% da AMVM (quadríceps) resultam em aumentos significativos da força isométrica (Lyle e Rutherford, 1998; Schott, McCully e Rutherford, 1995). É importante observar que esses estudos utilizaram indivíduos saudáveis, mas não treinados em força.

A duração da ação muscular de treinamento e sua quantidade diária mostram, individualmente, correlações mais fracas com ganhos de força, ao contrário da combinação de ambos (McDonagh e Davies, 1984). Isso significa que o tempo total de uma contração isométrica (duração de cada ação multiplicada pelo número de ações musculares) está diretamente relacionado com o ganho de força. Também indica que ganhos substanciais de força também são resultado de pequeno número de ações musculares de longa duração ou, então, de um grande número de ações de curta duração (Kanehisa et al., 2002). Como exemplo, 7 ações musculares diárias de 1 minuto a 30% da AMVM, ou 42 AMVMs de 3 segundos por dia de treinamento, ao longo de 6 semanas, resultam em cerca de 30% de aumento da AMVM isométrica (Davies e Young, 1983).

Entretanto, alguns resultados indicam que as ações isométricas de longa duração podem ser superiores às de curta duração quanto a causarem ganhos de força (Schott, McCully e Rutherford, 1995). Por exemplo: treinar o quadríceps a 70% de AMVM com 4 ações de 30 segundos ou 4 séries de 10 repetições de 3 segundos cada uma resultou em ganhos significativos de força isométrica. Mesmo que a duração total das ações musculares isométricas (120 segundos por sessão de treinamento) tenham sido idênticas entre os dois programas de treinamento, as ações isométricas de longa duração resultaram em ganho de força significativamente maior (55% vs. 32% de aumento). As ações isométricas de longa du-

ração resultaram em aumento significativo na força isométrica após duas semanas de treinamento, enquanto 8 semanas de treinamento foram necessárias para que um aumento significativo na força fosse obtido com ações isométricas de curta duração. Isso indica que ações isométricas submáximas de maior duração podem ser mais adequadas quando um aumento rápido na força é desejado.

Durante as ações isométricas, ocorre oclusão do fluxo sanguíneo, o que pode ser, em parte, responsável pelas concentrações aumentadas dos metabólitos e da acidez; isto pode ser um estímulo para maiores ganhos de força em decorrência de ações isométricas de longa duração do que ações de curta duração (ver a seção Oclusão Vascular no Capítulo 6). O possível papel da oclusão como estímulo de ganhos de força está demonstrado em estudos feitos por Takarada e colaboradores. Eles descobriram que treinar usando de 20 a 25% de 1RM com oclusão do fluxo de sanguíneo resultou em aumentos das concentrações de metabólitos, acidez e hormônio do crescimento (Takarada et al. 2000a, 2000b). O treinamento de 30 a 50% de 1RM com oclusão vascular, resultou numa concentração maior de lactato no sangue do que comparado com o treinamento a 50 até 80% de 1RM, sem oclusão, o que indica maiores concentrações de metabólitos intramusculares (Takarada et al., 2000b). Ao longo de 16 semanas de treinamento, os dois programas resultaram em significativos, mas similares, aumentos na força. Estes resultados indicam que a oclusão do fluxo sanguíneo e o consequente aumento dos metabólitos intramusculares influenciam nos ganhos de força.

Diversos estudos que utilizam exercícios isométricos permitem que os sujeitos levem muitos segundos para o aumento da força da ação muscular até alcançarem o percentual desejado da AMVM. Em parte, isso se dá por razões de segurança. Algumas informações, no entanto, indicam que um aumento rápido na força isométrica resulta em aumentos significativamente maiores na força no ângulo articular treinado (Maffiuletti e Martin, 2001). Durante sete semanas de treinamento, alguns sujeitos fizeram ações isométricas dos extensores do joelho com aumento da força muscular tão rápido quanto possível (ação durando aproximadamente 1 segundo); outros aumentaram a força até o máximo durante quatro segundos. Os sujeitos demonstraram um incremento de 28 a 16% na AMVM, respectivamente. Aumentos similares e comparáveis na força foram mostrados em ângulos do joelho diferentes do ângulo do treino e durante o teste isocinético excêntrico e concêntrico. Portanto, o grupo que treinou realizando a força o mais rápido possível apresentou aumentos significativamente maiores na força apenas no ângulo articular treinado.

Coletivamente, estes estudos indicam que muitas combinações de durações e quantidades de ações musculares isométricas máximas e submáximas podem provocar ganhos na força isométrica. Entretanto, em ambientes usuais de treinamento, com indivíduos saudáveis, talvez o treino isométrico de maior eficácia seja realizar no mínimo 15 ações AMVMs (ou próximo a elas) durante 3 a 5 segundos em um frequência semanal de 3 de sessões por semana, conforme abordado na próxima seção sobre frequência de treinamento.

Frequência de treinamento

Três sessões de treinamento por semana, tanto com ações isométricas máximas como submáximas, resultam num aumento significativo na AMVM isométrica (Alway, MacDougall e Sale, 1989; Alway, Sale e MacDougall, 1990; Carolyn e Cafarelli, 1992; Davies et al., 1988; Folland et al., 2005; Garfinkel e Cafarelli, 1992; Lyle e Rutherford, 1998; Macaluso et al., 2000; Maffiuletti e Martin, 2001; Schott, McCully e Rutherford, 1995; Weir, Housh e Weir, 1994; Weir et al., 1995). Aumentos na AMVM isométrica ao longo de seis a 16 semanas de treinamento variaram de 8 a 79% nesses estudos. Entretanto, ainda não está bem estabelecido se 3 sessões de treinamento por semana geram aumentos máximos na força. Hettinger (1961) calculou que treinar isometricamente em dias alternados é 80% tão eficaz que treinar uma única vez na semana é 40% tão eficaz quanto treinar diariamente. Hettinger também concluiu que treinar uma vez a cada duas semanas não causa aumentos na força, embora esta condição de treino possa servir para mantê-la. Treinar uma sessão por dia ao longo da semana com exercício isométrico é superior a treinos menos frequentes (Atha, 1981), embora o percentual exato de superioridade em ganhos de força seja controverso e possa variar de acordo com o grupo muscular e outras variáveis de treinamento (como duração da ação muscular, número de ações musculares). Para aumentar a força máxima, treino isométrico diário pode ser o ideal; entretanto, de 2 a 3 sessões de treinamento por semana também trazem aumentos significativos na força máxima. Três sessões semanais constitui a rotina de uso mais frequente nos estudos.

Hipertrofia muscular

Aumentos na circunferência dos membros têm sido usados para determinar hipertrofia muscular e ocorrem como resultado do treino isométrico (Kanehisa e Miyashita 1983a; Kitai e Sale 1989; Meyers 1967; Rarick e Larson, 1958). Mais recentemente, tecnologias (tomografia computadorizada, imagem por ressonância magnética) que determinam com mais precisão a área de seção transversa e a espessura muscular (ultrassom) vêm sendo usadas para medir alterações na hipertrofia muscular decorrentes do treino isométrico.

Não há dúvida de que o treino isométrico pode causar hipertrofia significativa (Wernbom, Augustsson e Thomee, 2007). A área de seção transversa (AST) do quadríceps aumentou em média 8,9% (variação de 4,8 a 14,6%) após oito a 14 semanas de treinamento isométrico (Wernbom, Augustsson e Thomee, 2007). Igualmente, ganhos significativos na AST do flexor do cotovelo de até 23% ocorreram após treino isométrico. Aumentos na AST são tipicamente acompanhados por aumentos na força máxima. Por exemplo: doze semanas de treinamento resultaram em aumento significativo de 8% na área de secção transversa dos extensores do joelho e 41% na força isométrica (Kubo et al., 2001). Assim como outros tipos de treino, aumentos na força decorrem de uma combinação de adaptações neurais e hipertróficas, conforme indicado por estudos que mostram correlações significativas (Garfinkel e Cafarelli, 1992) e não significativas (Davies et al., 1988) entre aumentos na força e da AST.

A ocorrência de hipertrofia e a magnitude desta ocorrência podem variar entre diferentes grupos musculares conforme o tipo de fibra muscular. O diâmetro das fibras musculares do tipo I e II do vasto lateral não foi alterado após um treinamento isométrico a 100% da AMVM (Lewis et al., 1984). A área das fibras tipo I e II do sóleo aumentou em aproximadamente 30% após treinamento isométrico tanto a 30 como a 100% da AMVM (Alway, MacDougall e Sale, 1989; Alway, Sale e MacDougall, 1990), ao passo que somente as fibras tipo II do gastrocnêmio lateral aumentaram sua área em 30 a 40% após o mesmo programa de treinamento.

Ações musculares de longa duração podem resultar em ganhos maiores na AST do que ações musculares de curta duração (Schott, McCully e Rutherford, 1995). A AST do músculo foi determinada (via tomografia computadorizada) antes e depois de um treinamento constituindo 4 ações isométricas máximas de 30 segundos e outro treinamento compondo 4 séries de 10 repetições com 3 segundos de duração cada. Apesar de a duração total das ações musculares isométricas (120 segundos por sessão) terem sido idênticas entre os dois grupos, as ações isométricas de longa duração resultaram em aumento significativo na AST do quadríceps (10-11%), enquanto as ações musculares de curta duração resultaram em aumentos não significativos (4-7%) na mesma área. Além disso, AMVMs máximas podem resultar em hipertrofia significativamente maior do que ações a 60% AMVMs durante 10 semanas de treinamento (Kanehisa et al., 2002). Essa comparação foi realizada entre 12 ações musculares de seis segundos cada a 100% AMVM e quatro ações de 30 segundos cada a 60% AMVM. Portanto, o tempo de contração isométrica total por sessão de treino foi equivalente (120 segundos) entre os dois programas de treinamento. No entanto, quando o volume de treinamento foi expresso como a duração total das ações isométricas por sessão de treino ou como o produto (multiplicação) da intensidade do treino e a duração total, não ficou evidente qualquer relação entre volume e taxa de aumento da AST (Wernbom, Augustsson e Thomee, 2007). Isso indica que uma variedade de intensidade e volume de treinamento pode resultar em hipertrofia significativa.

A síntese de proteína muscular no sóleo aumenta significativamente (49%) após uma ação muscular a 40% da AMVM até a fadiga (aproximadamente 27 minutos) (Fowles et al., 2000). Essa descoberta sustenta a eficácia das ações isométricas na indução de hipertrofia muscular. Coletivamente, essas informações indicam que a hipertrofia muscular das fibras tipos I e II ocorre a partir do treinamento isométrico com ações musculares máximas e submáximas de durações variáveis. A Tabela 2.2 descreve as orientações para ocorrer hipertrofia muscular com várias intensidades de treino isométrico.

Especificidade do ângulo articular

Os ganhos na força ocorrem predominantemente no ângulo (ou próximo dele) articular em que está sendo realizado o treinamento isométrico; isso é chamado de **especificidade do ângulo articular**. A maioria das pesquisas indica que aumentos da força estática a partir do treinamento isométrico é específico de cada ângulo (Bender e Kaplan, 1963; Gardner, 1963; Kitai e Sale, 1989; Lindh, 1979; Meyers, 1967; Thepaut-Mathieu, Van Hoeke e Martin, 1988; Weir, Housh e Weir, 1994; Weir et al., 1995; Williams e Stutzman, 1959), apesar de que também tenham sido demonstrados a não especificidade de ângulo articular para ganhos de força (Knapik, Mawdsley e Ramos, 1983; Rasch e Pierson, 1964; Rasch, Preston e Logan, 1961). Muitos fatores podem afetar o grau no qual a especificidade articular ocorre, incluindo o(s) grupo(s) muscular(es) treinado(s), o ângulo articular em que o treino é realizado e a intensidade e a duração das ações isométricas. A especificidade do ângulo articular é normalmente atribuída a adaptações neurais, como o aumento do recrutamento de fibras musculares e a inibição dos músculos antagonistas no ângulo treinado.

A transferência dos aumentos significativos de força isométrica para outros ângulos articulares pode variar de 5 a 30 graus de cada lado do ângulo da articulação treinado, mas depende do grupo muscular e do ângulo articular que foram treinados (Kitai e Sale 1989; Knapik, Mawdsley e Ramos 1983; Maffiuletti e Martin, 2001; Thepaut-Mathieu, Van Hoecke e Martin, 1988). A especificidade do ângulo articular (ver Figura 2.2) fica muito saliente quando o treino é feito com o músculo em posição encurtada (ângulo de 25 graus) e ocorre em menor alcance quando o treinamento se dá com o músculo em posição mais alongada (ângulo de 120 graus) (Gardner, 1963; Thepaut-Mathieu, Van Hoecke e Martin, 1988). Quando o treino ocorre no ponto médio da amplitude de movimentos de uma articulação (ângulo de 80 graus), pode ocorrer especificidade articular ao longo de uma maior amplitude de movimentos (Kitai e Sale, 1989; Knapik, Mawdsley e Ramos, 1983; Thepaut-Mathieu, VanHoecke e Martin, 1988). Além disso, 20 contrações musculares com 6 segundos cada resultam em maior transferência para outros ângulos articulares na comparação com somente seis ações musculares (Meyers, 1967). Isso indica que quanto mais prolongada a duração do treino isométrico por sessão de treino (ou seja, o número de ações musculares multiplicado pela duração de cada contração), maior a transferência para outros ângulos articulares.

O treinamento isométrico em um determinado ângulo articular pode não resultar em aumentos de potência dinâmica. O treino isométrico dos extensores do joelho em um único ângulo articular resultou em alterações inconsistentes e, na maioria das vezes, sem significância estatística no torque isocinético em diversas velocidades de movimento (Schott, McCully e Rutherford, 1995). Entretanto, foi demonstrado em outros estudos que o treinamento isométrico em determinado ângulo articular resultou em aumentos significativos de for-

TABELA 2.2 **Diretrizes para aumento da hipertrofia com treinamento isométrico**

Variável de treinamento	Baixa intensidade	Alta intensidade	Intensidade máxima
Intensidade	30-50% de AIVM	70-80% de AIVM	100% de AIVM
Repetições	1	1	10
Séries	2-6 por exercício Indo de 2 até 4-6 séries por grupo muscular	2-6 por exercício Indo de 2 a 4-6 séries por grupo muscular	1-3 por exercício Indo de 1 a 3 séries por grupo muscular
Duração das repetições	40-60 segundos e até falha muscular durante as séries 1-2 finais	15-20 segundos e até falha muscular durante séries 1-2 finais	3-5 segundos
Descanso entre repetições e séries	30-60 segundos	30-60 segundos	25-30 segundos e 60 segundos
Frequência do treinamento	3-4 sessões semanais por grupo muscular	3-4 sessões semanais por grupo muscular	3 sessões semanais por grupo muscular

AIVM = ação isométrica voluntária máxima

Adaptada de Wernbom, Augustsson e Thomee, 2007.

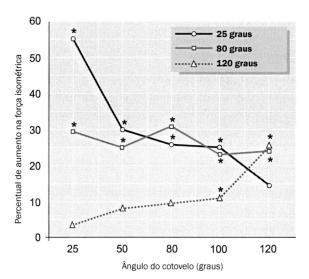

FIGURA 2.2 Percentual de ganho de força isométrica dos flexores do cotovelo devido ao treinamento isométrico em diferentes ângulos articulares do cotovelo.

* = aumento significativo (*p* < 0,05)

Dados de Thépaut-Mathieu et al., 1988.

ça nas ações dinâmicas (isocinéticas) excêntricas e concêntricas (Maffiuletti e Martin, 2001) e aumentos na potência de pico a 40, 60 e 80% de 1RM (Ullrich, Kleinoder e Bruggemann, 2010). Assim, o treino isométrico em determinado ângulo articular pode nem sempre resultar em aumento de força e potência em toda a amplitude de movimentos articulares. No entanto, esse tipo de treinamento nos flexores do cotovelo e extensores do joelho em quatro ângulos articulares diferentes aumentou a força isométrica em todos os quatro ângulos e aumentou significativamente a potência e a força dinâmicas (isocinéticas) em toda amplitude de movimento a várias velocidades isocinéticas (45, 150 e 300 graus por segundo) (Folland et al., 2005; Kanehisa e Miyashita, 1983a). Portanto, para garantir aumentos de força e potência em movimentos dinâmicos em toda amplitude de movimento articular, deve-se treinar isometricamente em várias posições ao longo da amplitude de movimento articular.

Essas informações de especificidade de ângulo articular demonstram algumas recomendações práticas para aumentar a força e a potência em toda a amplitude de movimento. Primeiro, o treinamento deve ser realizado com aumentos no ângulo articular de aproximadamente 10 a 30°. Segundo, a duração total do treinamento isométrico (duração de cada ação muscular multiplicada pelo número de ações musculares) por sessão deve ser longa (ações de 3 a 5 segundos, 15 a 20 ações por sessão). Terceiro, se as ações isométricas não podem ser realizadas em toda a amplitude de movimento, talvez seja melhor realizá-las com o(s) músculo(s) em posição alongada e não encurtada. Também é possível utilizar a especificidade de ângulo articular do treinamento isométrico

para aumentar a capacidade de força dinâmica de levantamento, realizando ações isométricas naquele ponto do exercício em que se encontra em maior desvantagem mecânica (ver a seção Isometria Funcional no Capítulo 6).

Desempenho motor

A força isométrica máxima apresenta correlações significativas com o desempenho em esportes como o basquetebol (Häkkinen, 1987), o remo (Secher, 1975) e a corrida de velocidade (Mero et al., 1981), bem como com a capacidade de contramovimento e pulo estático (Häkkinen, 1987; Kawamoti et al. 2006; Khamoui et al., 2011; Ugarkovic et al., 2002) e a força dinâmica no arremesso a partir do meio a coxa (*mid-thigh clean pull*) (Kawamori et al., 2006). Entretanto, correlações não significativas entre força isométrica máxima e desempenho dinâmico foram também mostradas. Uma revisão (Wilson e Murphy, 1996) concluiu que a relação entre a força isométrica máxima e o desempenho dinâmico é questionável, apesar de alguns estudos demonstrarem correlações significativas entre a taxa de produção de força durante um teste isométrico e o desempenho dinâmico. Da mesma forma, testes isométricos não são sensíveis às adaptações do treinamento induzidas pela atividade dinâmica, nem são diferentes, de modo consistente, entre atletas de diferentes níveis num mesmo esporte ou atividade (Wilson e Murphy, 1996). A taxa de desenvolvimento da força isométrica (primeiros 50 e 100 m) num *clean high pull* correlaciona-se com a velocidade de pico neste mesmo exercício, e o pico de força isométrica por quilo de massa corporal tem correlação com a altura do salto vertical e a velocidade de pico do salto vertical (Hhamaoui et al., 2011). Todas essas correlações, embora significativas, foram moderadas (*r* = 0,49 – 0,62*)*; no entanto, elas indicam que o desenvolvimento da força isométrica num movimento multiarticular correlaciona-se com a capacidade de salto vertical e o exercício *clean pull*. Portanto, ainda que o teste isométrico possa não ser a melhor modalidade para monitorar as alterações no desempenho motor dinâmico, se usado assim, a avaliação isométrica num exercício multiarticular parece ser mais apropriada. Essa informação também pode indicar que quando o treinamento isométrico é utilizado para aumentar o desempenho motor dinâmico, como no tiro de velocidade ou no salto vertical, o treino deve ser por natureza multiarticular. Entretanto, treino e teste isométricos têm valor substancial quando o esporte envolve uma quantidade significativa de ação isométrica, como a escalada (ver Quadro 2.1).

O treinamento isométrico em um único ângulo articular aumenta o desempenho motor dinâmico na nova modalidade de salto com uma só perna usando somente flexão plantar (Burgess et al., 2007); no entanto, ele não aumenta de forma consistente o desempenho motor dinâmico (Clarke 1973, Fleck e Schutt, 1985). A falta de qual-

QUADRO 2.1 **PESQUISA**

Escalada em rocha e força isométrica

Escaladores realizam várias ações isométricas – particularmente, enquanto fazem a pegada com as mãos, que envolve flexão de dedos. A força isométrica máxima dos dedos das mãos por quilograma de massa corporal tem uma relação significativa com a capacidade de escalar rochas (Wall et al., 2004). Além disso, essa mesma medida é significativamente maior nos escaladores de alta capacidade que nos escaladores de menor capacidade. Escaladores realizam ações isométricas com os dedos das mãos ao treinarem a pegada (prancha para os dedos das mãos). Ações isométricas dos dedos das mãos também são recomendadas a escaladores em reabilitação após uma lesão nos dedos (Kubiac, Klugman e Bosco, 2006). Trata-se, sem dúvida, de um esporte em que ações isométricas são muito importantes para o sucesso no desempenho e, também para reabilitação após lesão.

Kubiak, E.N., Klugman, J.A., and Bosco, J.A. 2006. Hand injuries in rock climbers. *Bulletin of the NYU Hospital for Joint Diseases* 64: 172-177.

Wall, C., Byrnes, W., Starek, J., and Fleck, S.J. 2004. Prediction of performance in female rock climbers. *Journal of Strength and Conditioning Research* 18: 77-83.

quer aumento ou de aumento consistente no desempenho motor pode ser devida às mudanças inconsistentes na taxa de força ou potência, conforme abordado antes, e à falta de um aumento na velocidade máxima do movimento dos membros com pouca ou nenhuma carga (DeKoning et al., 1982) com treino isométrico em determinado ângulo articular. Outros fatores capazes de inibir ganhos de força isométrica por influenciarem o desempenho motor dinâmico incluem diferenças no recrutamento de fibras musculares entre ações isométricas e dinâmicas e diferenças mecânicas, tais como pouco ou nenhum ciclo de alongamento-encurtamento durante uma ação somética.

A força isométrica máxima varia ao longo de uma amplitude de movimento. A correlação entre a capacidade dinâmica no supino e na força isométrica varia drasticamente de acordo com o ângulo do cotovelo no qual o teste isométrico é realizado (Murphy et al., 1995), o que sugere que o teste isométrico deve ser realizado na amplitude de movimento no qual a força máxima pode ser desenvolvida. Porém, a utilização de tal ângulo pode não demonstrar a correlação mais alta entre a força isométrica e o desempenho motor dinâmico (Wilson e Murphy, 1996). Portanto, ainda não está claro o ângulo exato no qual a força isométrica deve ser avaliada para verificar as mudanças em decorrência do treino isométrico ou para treinar no intuito de melhorar o desempenho motor ou treino para aumento do desempenho motor.

Quando ações isométricas são utilizadas para monitorar ou aumentar o desempenho motor dinâmico, diversas sugestões parecem ser necessárias. Primeiro, conforme antes abordado, a potência dinâmica pode ser incrementada com o treinamento isométrico se ações isométricas forem realizadas em diversos pontos da amplitude de movimento. Portanto, o desempenho de ações isométricas em intervalos de 10 a 20 graus ao longo de toda a amplitude de movimento pode auxiliar na transferência dos ganhos de força isométrica para as ações di-

nâmicas. Segundo, em sua maioria, as atividades de desempenho motor dinâmicas são multiarticulares e envolvem diversos grupos musculares por natureza. Portanto, movimentos isométricos multiarticulares específicos do esporte, como o movimento do *leg press* ou o movimento do arremesso vertical, devem ser utilizados para monitorar ou melhorar tarefas de desempenho motor dinâmico. Terceiro, se pesquisas prévias indicam um ângulo dentro da amplitude de movimento que demonstra correlação significativamente alta entre a força isométrica e a atividade de desempenho motor, esse é o ponto no qual a força isométrica deve ser avaliada. Se as pesquisas prévias não indicarem tal ponto, o ponto mais forte dentro da amplitude de movimento pode ser utilizado como inicial para o teste de força isométrica. Quarto, o rápido desenvolvimento de força máxima (dentro de um segundo) dentro de um ângulo articular parece aumentar o pico de potência (Ullrich, Kleinoder e Bruggemann, 2010); a força isométrica em 50 a 100 m mostra correlações significativas com o salto vertical (Khamoui et al., 2011); e, ainda que não significativa, uma tendência estatística ($p = 0,59$) foi observada em relação ao aumento no salto com uma perna (unilateral) com desenvolvimento de força rápida dos flexores plantares após treino isométrico (Burgess et al., 2007). Portanto, o desenvolvimento rápido de força isométrica pode contribuir para melhora do desempenho motor, embora esse tipo de treino represente riscos de lesão.

Combinação de treino isométrico com outros tipos de treinamento

Há poucas informações sobre o efeito de combinar treino isométrico com outros tipos de treino. Combinar treinamento isométrico dos flexores do cotovelo com treino de potência (carga movimentada o mais rápido possível) de 30 a 60% da força máxima resultou em elevação da potência de pico aumentado, embora este aumento não tenha sido diferente dos incrementos observados pelo treino de potência por si só (Toji e Kaneko, 2004). Combinar treinamento isométrico dos extensores e flexores do joelho com o treino de força, em que a fase de repetição concêntrica foi realizada o mais rápido possível e a fase excêntrica em 0,5 segundo, também resultou em aumento da potência de pico a 40, 60 e 80% de 1RM; no entanto, mais uma vez, o aumento na potência não diferiu das mudanças observadas no grupo somente de treino concêntrico-excêntrico ou isométrico (Ullrich, Kleinoder e Bruggemann, 2010). Portanto, embora sejam poucas as informações e, na maior parte delas, apenas sobre movimentos uniarticulares, não foi observado maiores aumentos na produção de potência pela combinação de treino isométrico com treino de potência.

Outras considerações

Treinamento isométrico prolongado diminui a pressão arterial em repouso (Taylor et al., 2003). Entretanto, tal como todo o treino resistido, a manobra de Valsalva pode ocorrer, resultando numa resposta de pressão arterial elevada durante o treinamento. A realização da manobra de Valsalva deve ser desencorajada porque resulta em pressão arterial elevada. Conforme a duração da contração, a intensidade (% AMVM) e a massa muscular aumentam durante uma ação isométrica, a resposta da pressão arterial também aumenta (Kjaer e Secher, 1992; Seals, 1993). O aumento da pressão arterial em resposta a exercícios isométricos envolvendo um grande grupo muscular e de alta intensidade pode diminuir a função do ventrículo esquerdo (fração de ejeção) (Vitcenda et al., 1990). Esses fatores precisam ser considerados quando ações isométricas são realizadas por indivíduos com função cardiovascular comprometida ou potencialmente comprometida, como os idosos em treinamento.

Devido ao fato de que não é erguido um peso real, alguns indivíduos podem ter problemas motivacionais com treinamento isométrico. Também é difícil avaliar se os sujeitos que estão treinando estão realmente realizando as ações isométricas na intensidade desejada sem o *feedback* do desenvolvimento da força. O *feedback* visual do desenvolvimento da força, em especial durante movimentos não familiares, serve como *feedback* positivo e encoraja a maior produção de força durante as ações isométricas (Graves e James, 1990). O *feedback* eletromiográfico durante treinamento isométrico é benéfico para aumentar a força, embora haja uma variação muito grande do seu efeito sobre os ganhos de força (Lepley, Gribble e Pietrosimone, 2011). O equipamento de *feedback* pode não ser prático em muitas situações de treino; no entanto, para que as ações isométricas sejam ideais, o uso de sistemas ou equipamentos que permitam um *feedback* devem ser utilizados.

Treinamento dinâmico com resistência externa constante

Isotônico é um termo comumente empregado para descrever uma ação em que o músculo exerce tensão constante. Exercícios com pesos livres e em diversos equipamentos de treinamento com pesos, geralmente considerados isotônicos, não deveriam ser ter essa classificação de acordo com essa definição. A força exercida pelos músculos no desempenho de tais exercícios não é constante, varia com a vantagem mecânica da(s) articulação(ões) envolvida(s) no exercício e com a aceleração ou desaceleração da carga. Dois termos, **resistência externa constante e dinâmica** (RECD) e **isoinercial** são mais exatos para a classificação de exercícios de treino de resistido, em que a carga externa não muda na fase concêntrica ou excêntrica de movimento. Esses termos implicam que o peso ou a resistência levantada seja mantida constante e não que a força desenvolvida por um músculo durante o exercício seja constante.

Em muitas máquinas de treino resistido, a pilha de placas ou seu peso tem valores constantes. Todavia, o ponto em que um cabo ou uma cinta se prende a uma manopla ou apoio do pé móvel no equipamento altera a força muscular necessária para movimentar a carga durante a amplitude de movimento do exercício. Se o equipamento tiver roldanas circulares ou concêntricas (em oposição a roldanas não circulares ou excêntricas), mesmo que haja alteração na força muscular necessária para erguer a carga ao longo das mudanças na amplitude de movimento, ele ainda é chamado de máquina RECD ou isoinercial. Com pesos livres e com equipamento de treino com pesos, a carga externa (peso levantado) é mantida constante, mesmo que varie a força muscular durante todo o movimento do exercício. Assim, os termos *RECD* e *isoinercial* descrevem esse tipo de treinamento resistido com maior exatidão que o antigo termo, *isotônico*.

Número de séries e repetições

O número de séries e repetições necessárias para os exercícios de resistência externa constante e dinâmica que resultem em ganhos máximos de força, potência e alterações na composição corporal tem recebido grande atenção por parte dos *personal trainers*, treinadores de força e cientistas do esporte. A busca por um número ideal de séries e repetições pressupõe diversos fatores: que uma quantidade ideal de séries e repetições realmente existe; que, uma vez encontrada, funcionará para todos os indivíduos, exercícios e grupos musculares; que servirá da mesma forma para indivíduos treinados e não treinados; e que promoverá aumentos máximos na força, potência e resistência muscular localizada, bem como alterações na composição corporal por um período indefinido de tempo. Aceitar alguns desses pressupostos significaria, entre outras coisas, que a periodização do treino e diferentes programas para diferentes faixas etárias ou condições de treinamento não são necessários. Além disso, a quantidade ideal de séries pode ser diferente entre grupos musculares. Pesquisadores demonstraram não haver diferenças em ganhos de força de membros superiores entre pessoas que realizaram uma série e pessoas que realizaram três séries de exercício. Todavia, homens antes destreinados demonstraram ganhos de força significativamente maiores com três séries de exercícios de membros inferiores (Ronnestad et al., 2007); aumentos no supino e no *leg press* de 3 a 9%, respectivamente, após fazer o mesmo programa de treinamento durante oito semanas (Kerrsick et al., 2009); e aumentos na força do supino e *leg press* de 17 a 79%, respectivamente, após realizar o mesmo programa diário não linear (Buford et al., 2007).

A ampla maioria das pesquisas com *RECD* utiliza indivíduos jovens com idade universitária e período de treinamento relativamente curto (8 a 12 semanas, com muitos durando 20 a 36 semanas). O nível de treinamento inicial e a duração do treinamento influenciam os resultados de qualquer programa de treino de força. Esses fatores dificultam a interpretação dos estudos e as conclusões acerca dos efeitos a longo prazo do treinamento. É comum, para a maioria desses estudos, a utilização de séries até a fadiga voluntária ou próxima a ela, bem como a utilização de uma carga de RM em algum ponto no programa de treinamento (ver Capítulo 6, Técnica da Série até Falhar).

Talvez os primeiros estudos investigando o efeito da variação do número de séries e repetições tenham sido os de Berger, na década de 1960. Estes estudos demonstraram que aumentos ideais em 1RM no supino e no agachamento podem ocorrer com uma variedade de números de séries e repetições quando as séries são feitas até a falha (Berger, 1962b, 1962c, 1963a). A hipótese de que várias combinações de séries e repetições podem acarretar aumentos de força é bastante sustentada por pesquisas científicas. Realizar treinamento não periodizado com número de repetições variando entre 1 a 6 e quantidade de repetições por série de 1 a 20 resultaram em aumentos de força (ver Tabelas 2.3 e 2.4; Bemben et al., 2000; Calder et al., 1994; Dudley et al., 1991; Graves et al., 1988; Häkkinen, 1985; Hass et al., 2000; Humburg et al., 2007; Kraemer et al., 2000; Marx et al., 2001; Schlumberger, Stec e Schmidtbleicher, 2001; Staron et al., 1989, 1994; Willoughby, 1992, 1993).

TABELA 2.3 **Alterações na força de supino induzidas pelo treinamento**

Referência	Sexo dos indivíduos	Tipo de treinamento	Duração do treinamento (semanas)	Número de dias/ semanas de treinamento	Séries e repetições	% de aumento para o equipamento treinado	Tipo comparativo de equipamento	% de aumento no t = teste comparativo
Boyer, 1990	F	RECD	12	3	3 semanas = 3 × 10RM 3 semanas = 3 × 6RM 6 semanas = 3 × 8RM	24	RV	23
Brazell-Roberts e Thomas, 1989	F	RECD	12	2	3 × 10 (75% 1RM)	37	—	—
Brazell-Roberts e Thomas, 1989	F	RECD	12	3	3 × 10 (75% 1RM)	38	—	—
Brown e Wilmore, 1974	F	RECD	24	3	8 semanas = 1 × 10, 8 7, 6, 5, 4 16 semanas = 1 × 10, 6, 5, 4, 3	38	—	—
Calder et al., 1994	F	RECD	20	2	5 × 6-10RM	33	—	—
Hostler, Crill et al., 2001	F	RECD	16	2-3	4 semanas = 2 × 7RM 4 semanas = 3 × 7RM (10 dias sem treino) 8 semanas = 3 × 7RM	47	—	—
Kraemer et al., 2000	F (tênis universitário)	RECD	36	3	1 × 8 a 10RM	8	—	—

(continua)

TABELA 2.3 **Alterações na força de supino induzidas pelo treinamento** *(continuação)*

Referência	Sexo dos indivíduos	Tipo de treinamento	Duração do treinamento (semanas)	Número de dias/ semanas de treinamento	Séries e repetições	% de aumento para o equipamento treinado	Tipo comparativo de equipamento	% de aumento no t = teste comparativo
Kraemer, Häkkinen et al., 2003	F (tênis universitário)	RECD	36	2 ou 3	3 × 8 a 10RM	17	—	—
Marx et al., 2001	F	RECD	24	3	1 × 8 a 10RM	12	—	—
Kraemer, Mazzetti et al., 2001e	F	RECD	24	3	3 × 3 a 8RM Periodizado	37	—	—
Kraemer, Mazzetti et al., 2001e	F	RECD	24	3	3 × 8 a 12RM Periodizado	23	—	—
Mayhew e Gross, 1974	F	RECD	9	3	2 × 20	26	—	—
Wilmore, 1974	F	RECD	10	2	2 × 7-16	29	—	—
Wilmore et al., 1978	F	RECD	10	3	40%-55% de 1RM durante 30 seg	20	—	—
Allen, Byrd e Smith, 1976	M	RECD	12	3	2 × 8, 1 × exaustão	44	—	—
Ariel, 1977	M	RECD	20	5	4 × 3-8	14	—	—
Baker, Wilson e Carlyon 1994b	M	RECD	12	3	3 × 6	13	—	—
Berger, 1962b	M	RECD	12	3	3 × 6	30	—	—
Coleman, 1977	M	RECD	10	3	2 × 8 a 10RM	12	—	—
Fahey e Brown, 1973	M	RECD	9	3	5 × 5	12	—	—
Gettman et al., 1978	M	RECD	20	3	50% de 1RM, 6 semanas = 2 × 10-20 14 semanas = 2 × 15	32	IC (12°/s)	27
Hoffman et al., 1990	M (futebol americano universitário)	RECD	10	3	4 semanas = 4 x 8RM 4 semanas = 5 × 6RM 2 semanas = 1 × 10,8,6,4, 2RM	2	—	—
Hoffman et al., 1990	M (futebol americano universitário)	RECD	10	4	Igual a 3/ semanas	4	—	—
Hoffman et al., 1990	M (futebol americano universitário)	RECD	10	5	Igual a 3/ semanas	3	—	—
Hoffman et al., 1990	M (futebol americano)	RECD	10	6	Igual a 3/ semanas	4	—	—
Hostler, Crill et al., 2001	M	RECD	16	2 ou 3	4 semanas = 2 × 7RM 4 semanas = 3 × 7RM (10 dias sem treino) 8 semanas = 3 × 7RM	29	—	—
Rhea et al., 2002	M	RECD	12	3	PDNL 1 × 8 até 10RM 1 × 6 até 8RM 1 × 4 até 6RM cada 1 dia/ semana	20	—	—

(continua)

TABELA 2.3 **Alterações na força de supino induzidas pelo treinamento** (*continuação*)

Referência	Sexo dos indivíduos	Tipo de treinamento	Duração do treinamento (semanas)	Número de dias/semanas de treinamento	Séries e repetições	% de aumento para o equipamento treinado	Tipo comparativo de equipamento	% de aumento no t = teste comparativo
Rhea et al., 2002	M	RECD	12	3	PDNL 1 × 8 a 10RM 3 × 6 a 8RM 3 × 4 a 6RM cada 3 dias/semana	33	—	—
Buford et al., 2007	M e F	RECD	9	3	PL 3 sem = 3 × 8 3 semanas = 3 × 6 3 semanas = 3 × 4	24	—	—
Buford et al., 2007	M e F	RECD	9	3	PDNL 3 × 8 3 × 6 3 × 4 cada 1 dia/semana	17	—	—
Kerksick et al., 2009	M	RECD	8	4	4 sem = 3 × 10 4 sem = 3 × 8	3	—	—
Marcinik et al., 1991	M	RECD	12	3	1 × 8 a 12 RM	20	—	—
Stone, Nelson et al., 1983	M	RECD	6	3	3 × 6RM	7	—	—
Wilmore, 1974	M	RECD	10	2	2 × 7-16	16	—	—
Ariel, 1977	M	RV	20	5	4 × 3-8	—	RECD	29
Boyer, 1990	F	RV	12	3	3 semanas = 3 x 10RM 3 sem = 3 x 6RM 6 semanas = 3 × 8RM	47	RECD	15
Coleman, 1977	M	RV	10	3	1 × 8 a 12RM	-	RECD[a]	12
Lee et al, 1990	M	RV	10	3	3 x 10RM	20	—	—
Stanforth, Painter e Wilmore, 1992	M e F	RV	12	3	3 × 8 a 12RM	11	IC (1,5 s/contração)	17
Fleck, Mattie e Martensen, 2006	F	RVV	14	3	3 × 10RM	28	—	—
Gettman e Ayres, 1978	M	IC (60 deg/s)	10	3	3 × 10-15	—	RECD	11
Gettman e Ayres, 1978	M	IC (120 deg/s)	10	3	3 × 10-15	—	RECD	9
Gettman et al., 1979	M	IC	8	3	4 semanas = 1 × 10 a 60° 4 semanas = 1 × 15 a 90°	22	RECD	11
Stanforth, Painter e Willmore, 1992	M e F	IC (1,5 s/contração)	12	3	3 × 8 a 12RM	20	RV	11

RECD = treinamento dinâmico com resistência externa constante; RV = resistência variável; RVV = resistência duplamente variável; IC = isocinético; PDNL = periodização diária não linear; PL = periodização linear; RM = repetição máxima; * = valores médios das cargas/pesos do treinamento.

TABELA 2.4 **Alterações na força de *leg press* induzidas pelo treinamento**

Referência	Sexo dos sujeitos	Tipo de treinamento	Duração do treinamento (semanas)	Número de dias/ semanas de treinamento	Séries e repetições	% de aumento para o equipamento treinado	Tipo comparativo de quipamento	% de aumento no teste comparativo
Brown e Wilmore, 1974	F	RECD	24	3	8 semanas = 1 × 10, 8, 7, 6, 5, 4 16 semanas = 1 × 10, 6, 5, 4, 3	29	–	–
Calder et al., 1994	F	RECD	20	2	5 × 10 até 12RM	21	–	–
Cordova et al., 1995	F	RECD	5	3	1 × 10, 1 x 6, 2 × tanto quanto possível, normal-mente até 11	50	–	–
Kraemer et al., 2000	F (tênis universitário)	RECD	36	3	1 × 8 até 10RM	8	–	–
Kraemer, Häkkinen et al., 2003	F (tênis universitário)	RECD	36	2-3	3 × 8 até 10RM	17	–	–
Marx et al., 2001	F	RECD	24	3	1 × 8 até 10RM	11	–	–
Mayhew e Gross, 1974	F	RECD	9	3	2 × 10	48	–	–
Staron et al., 1991	F	RECD (*leg press* vertical)	18 (8 sem, 1 sem de descanso, 10 sem)	2	3 × 6 até 8RM	148	–	–
Wilmore et al., 19781	F	RECD	10	3	40 - 55% de 1RM para 30 s	27	–	–
Allen, Byrd e Smith, 1976	M	RECD	12	3	2 × 8 1 × exaustão	71	–	–
Coleman, 1977	M	RECD	10	3	2 × 8 até 10RM	17	–	–
Dudley et al., 1991	M	RECD	19	2	4- 5 × 6 até 12 RM	26	–	–
Gettman et al., 1978	M	RECD	20	3	50% 1RM, 6 semanas = 2 × 10-20 14 semanas = 2 × 15	–	IC	43
Pipes, 1978	M	RECD	10	3	3 × 8	29	RV	8
Sale et al., 1990	M e F	RECD	11 (3 semanas de descanso), 11 mais, total 22	3	6 × 15 até 20RM (treino com uma perna)	30	–	–
Tatro, Dudley e Convertino, 1992	M	RECD	19	2	7 semanas = 4 × 10 até 12RM 6 semanas = 5 × 8 até 10RM 6 semanas = 5 × 6 até 8RM	25 (3RM)	–	–
Wilmore et al., 1978	M	RECD	10	3	40 - 55% de 1RM para 30 s	7	–	–
Rhea et al., 2002	M	RECD	12	3	PDNL 1 × 8 até 10RM 1 × 6 até 8RM 1 × 4 até 6RM cada 1 dia/ semana	26	–	–

(continua)

TABELA 2.4 **Alterações na força de *leg press* induzidas pelo treinamento** *(continuação)*

Referência	Sexo dos sujeitos	Tipo de treinamento	Duração do treinamento (semanas)	Número de dias/ semanas de treinamento	Séries e repetições	% de aumento para o equipamento treinado	Tipo comparativo de equipamento	% de aumento no teste comparativo
Rhea et al., 2002	M	RECD	12	3	PDNL 1 × 8 até 10RM 3 × 6 até 8RM 3 × 4 até 6RM cada 3 dias/semana	56	—	—
Buford et al., 2007	M e F	RECD	9	3	PL 3 semanas = 3 × 8 3 semanas = 3 × 6 3 semanas = 3 × 4	85	—	—
Budford et al., 2007	M e F	RECD	8	3	PDNL 3 × 8 3 × 6 3 × 4 cada 1 dia/ semana	79	—	—
Kerksick et al., 2009	M	RECD	8	4	4 semanas = 3 × 10 3 semanas = 3 × 8	9	—	—
Coleman, 1977	M	RV	10	3	1 × 10 até 12RM	—	RECD	18
Gettman, Culter e Strathman, 1980	M	RV	20	3	3 × 8	18[c]	IC	17
Lee et al., 1990	M	RV	10	3	3 × 10RM	6	—	—
Pipes, 1978	M	RV	10	3	3 × 8	27	RECD	8
Smith e Melton, 1981	M	RV	6	4	3 × 10	—	RV[d]	11
Fleck, Mattie e Martensen, 2006	F	RVV	14	3	3 × 10RM	31	—	—
Cordova et al, 1995	F	IC	5	3	2 × 10 a 60, 180 e 240 graus/s	64	—	—
Gettman et al., 1979	M	IC	8	3	4 semanas = 1 x 10 a 60°/s 4 semanas = 1 × 15 a 90°	38	RECD	18
Gettman, Culter e Strathman, 1980	M	IC	20	3	2 × 12 a 60 graus/s	42	RV	10
Smith e Melton, 1981	M	IC	6	4	Séries até 50% de exaustão a 30, 60 e 90 graus/s	—	RV	10
Smith e Melton, 1981	M	IC	6	4	Séries até 50% de fadiga a 180, 240 e 300 graus/s	—	RV	7

RECD = treinamento dinâmico de resistência externa constante; IC = isocinético; PDNL = periodização não linear diária; PL = periodização linear; RV = resistência variável; RVV = resistência duplamente variável; RM = repetição máxima; a = valores de 10RM; b = valores médios de cargas de treinamento; c = valores de quantidade de placas de peso; d = tipo diferente de equipamento de RV.

Comparações diretas substanciam a asserção de que não há uma combinação única ideal de séries e repetições não periodizadas para se obter aumentos na força. Não foi encontrada diferença significativa em aumentos de 1RM ao se comparar treinos com cinco séries de três a 3RM, quatro séries de cinco a 5RM, ou três séries de sete a 7RM (Withers, 1970); três séries de 2 a 3, 5 a 6 ou 9 a 10 repetições na mesma respectiva carga de RM (O'Shea, 1966); ou uma, duas ou quatro séries, todas em 7 a 12RM (Ostrowski et al., 1997). Várias combinações de séries e repetições por série não periodizadas resultaram em aumentos de força; entretanto, séries múltiplas resultaram em aumentos maiores de força comparados a séries únicas, e a quantidade ideal de séries varia com a condição ou nível de treinamento do indivíduo (ver Considerações para Todos os Tipos de Treinamento, mais adiante neste capítulo).

Frequência de treinamento

A frequência de treinamento, a quantidade de séries e repetições e a quantidade de exercícios por sessão determinam o volume total de treinamento. Desta forma, a frequência de treinamento ideal pode depender, em parte, do volume total de treinamento por sessão. O termo *frequência de treinamento* costuma ser utilizado em referência ao número de sessões de treinamento por semana em que determinado grupo muscular é treinado. É uma definição importante diante da possibilidade de haver sessões de treinamento diárias e treino de um grupo muscular ou parte do corpo em particular entre zero e sete sessões semanais. A frequência de treinamento é definida aqui como o número de sessões por semana nas quais um determinado grupo muscular é treinado ou um exercício específico é realizado.

A importância da definição de *frequência de treinamento* fica clara pela comparação entre um programa dividido para a parte superior e a inferior do corpo (ver Capítulo 6) e uma rotina de treinamento para o corpo como um todo (Calder et al., 1994). Os indivíduos de ambos os tipos de treinamento realizaram os mesmos exercícios e quantidade de séries, bem como repetições por exercício. Entretanto, aqueles que realizaram o programa para o corpo como um todo executaram todos os exercícios para a parte superior e inferior em 2 sessões de treinamento por semana, enquanto aqueles com a rotina dividida realizaram todos os exercícios para a parte superior do corpo em 2 sessões de dias diferentes por semana e os exercícios para a parte inferior em outros 2 dias, resultando em 4 sessões semanais. O volume total de treinamento não diferiu entre os dois programas, mas a frequência de treinamento sim (a menos que seja definida como o número total de sessões de treinamento realizadas por semana). Os dois programas não mostraram diferenças nos ganhos de força durante as 10

semanas de treinamento. Além disso, a importância do volume total de treino é fundamental para a determinação da frequência de treino, e sobressai-se ao comparar um treinamento de seis semanas realizado por pessoas não treinadas em duas sessões por semana, com três séries de cada exercício, e outro treinamento com três sessões semanais de duas séries cada exercício; não foi observada uma diferença significativa nos ganhos de 1RM do supino, do agachamento ou na composição corporal (DEXA). O volume de treino foi igual (seis séries por semana de cada exercício) nessa comparação (Candow e Burke, 2007).

A frequência ideal de treinamento pode ser diferente para grupos musculares diferentes. O American College of Sports Medicine recomenda uma frequência de duas ou três sessões por semana para os principais grupos musculares (2011). No entanto, comparações realizadas na frequência de treinamento de supino e agachamento concluíram que três sessões resultaram em aumentos maiores da força do que uma ou duas sessões (Berger, 1962a; Feigenbaum e Pollock, 1997). Entretanto, Graves e colaboradores (1990) concluíram que uma única sessão foi tão efetiva quanto duas ou três sessões por semana para treinamento isolado da força de extensão da lombar. DeMichele e colaboradores (1997) observaram que duas sessões por semana foram equivalentes a três, mas superiores a uma única sessão no treino de rotação do tronco. Esses estudos indicam que uma frequência de três sessões por semana é superior a uma ou duas semanais para o treinamento da musculatura dos braços e das pernas, ao passo que uma frequência de uma ou duas sessões semanais resulta em ganhos equivalentes na comparação com três sessões semanais para o treinamento da musculatura envolvendo a extensão lombar ou da rotação do tronco.

Numa comparação de frequências de treinamento variadas e autosselecionadas entre jogadores universitários de futebol americano realizando o mesmo programa de treinamento, mas com diferentes frequências semanais e divisões das regiões do corpo treinadas ao longo de 10 semanas de treino (ver Tabela 2.5), a capacidade de 1RM do supino aumentou significativamente apenas no grupo com cinco sessões semanais (Hoffman et al., 1990), e a capacidade de 1RM do agachamento aumentou de maneira significativa nos grupos de quatro, cinco e seis sessões semanais. Todas as frequências de treinamento resultaram em ganhos na força de supino (2-4%) e no agachamento (5-8%). Diversos outros testes foram realizados nessa pesquisa no início e após o treinamento (salto vertical, soma das dobras cutâneas, corrida de 3,2 km, tiro de 40 jardas (36,6 m), circunferência da coxa e do peitoral) e foi demonstrado que uma frequência de 4 ou 5 sessões por semana resultaram nos maiores ganhos de aptidão geral. Entretanto, cabe salientar que cada grupo muscular foi treinado somente 2 ou 4 vezes por semana.

TABELA 2.5 **Programas de treinamento resistido de 3 a 6 sessões por semana**

Frequência	Dias de treinamento	Segmentos corporais treinados
3	Segunda, Quarta, Sexta	Corpo inteiro
4	Segunda, Quinta	Peitoral, ombros, tríceps, pescoço
	Terça, Sexta	Pernas, costas, bíceps, antebraços
5	Segunda, Quarta, Sexta	Peitoral, tríceps, pernas, pescoço
	Terça, Quinta	Costas, ombros, bíceps, antebraços
6	Segunda, Terça, Quinta, Sexta	Peitoral, tríceps, pernas, ombros, pescoço
	Quarta, Sábado	Costas, bíceps, antebraços

Adaptada, com permissão, de J.R. Hoffman et al., 1990 "The effects of self-selection for frequency of training in a winter conditioning program for football", *Journal of Applied Sport Science Research* 4:76-82.

A Tabela 2.6 apresenta dois estudos que investigaram o efeito da frequência de treinamento. Gillam, 1981, comparou a realização de uma a cinco sessões de treinamento por semana. Todos os grupos fizeram um grande número de séries bastante intensas (18 séries de 1RM) por sessão. A realização de cinco sessões por semana mostrou incrementos superiores na capacidade de 1RM do supino do que as demais frequências de treinamento. Além disso, cinco e três sessões semanais mostraram aumentos significativamente maiores que duas ou uma sessão semanal. Outro estudo comparando frequências de treinamento de quatro e três sessões relatou ganhos significativamente superiores em ambos os sexos com sessões de treino mais frequentes (Hunter, 1985). Os dois grupos realizaram todos os exercícios com uma carga de 7 a 10RM; o grupo de três sessões semanais realizou três séries de cada exercício por sessão e o grupo de quatro sessões semanais realizou duas séries de cada exercício três dias na semana, e três séries uma vez na semana. Dessa forma, o número de séries totais de treinamento foi igual entre ambos os grupos. Porém, os sujeitos das quatro sessões semanais treinaram dois dias consecutivos, duas vezes na semana (i.e., segunda-feira e terça-feira e quinta-feira e sexta-feira), enquanto os sujeitos das três sessões semanais treinaram de acordo com o método tradicional de dias alternados (isto é segunda, quarta e sexta). Os resultados desse estudo indicaram que a necessidade do dia tradicional de descanso entre sessões de treino de força pode não se aplicar a todos os grupos musculares.

Metanálises (ver Quadro 2.2) de estudos em que a maioria dos sujeitos treinou usando RECD concluíram que uma frequência de treino de três sessões por semana por grupo muscular é ideal para não treinados, ao passo que uma frequência de dois dias na semana por grupo muscular é ideal para pessoas não atletas recreacionalmente ativos e atletas treinados (Peterson, Rhea e Alvar 2004; Rhea et al., 2003). A diferença nas frequências ideais de treinamento pode ser devida a volumes de treinamento superiores usados nos estudos com sujeitos treinados (Rhea et al, 2003). Os resultados indicam que a frequência ideal de treinamento pode variar com a condição do treinamento e seu volume.

Muitos dos estudos recém-referidos têm limitações de desenho experimental: a maioria usou exercícios resistidos para iniciantes (novatos no treinamento) e examinaram durações curtas de treino (até 12 semanas), e alguns estudos não compararam o número total de séries e repetições realizadas pelos vários grupos de treinamento. Todavia, com base nas informações disponíveis para melhorar os ganhos de força, hipertrofia ou a resistência muscular localizada com RECD, sujeitos novatos devem usar um programa para todo o corpo, duas ou três vezes na semana; intermediários devem usar um programa para todo o corpo de três dias na semana, ou uma rotina dividida em quatro dias na semana; e os avançados no levantamento devem treinar de quatro a seis dias na semana, com uma variedade de rotinas divididas para treino de um a três grupos musculares por sessão (American College of Sports Medicine, 2009).

TABELA 2.6 **Efeito da frequência de treinamento na 1RM do supino**

Referência	Sexo	Dias por semana de treinamento e percentual de melhoria
Gillam, 1981	M	Dias 1, 2, 3, 4, 5 % de melhoria 19, 24, 32[+,] 29, 41[*]
Hunter, 1985	M	Dias 3, 4 % de melhoria 12, 17[^]
Hunter, 1985	F	Dias 3, 4 % de melhoria 20, 33[^]
Hunter, 1985	F	Dias 3, 4 % de melhoria 20, 33*

* = significativamente superior a todas as demais frequências; + = significativamente superior às frequências 1 e 2; ^ = significativamente superior à frequência 3.

QUADRO 2.2 **PERGUNTA PRÁTICA**

O que é uma metanálise?

Uma metanálise é um método estatístico para análise quantitativa dos resultados de um grupo de estudos relativo à mesma pergunta geral de seus estudos (Rhea, 2004) – por exemplo, a quantidade de repetições por série influencia mudanças na força e na composição corporal, ou a frequência do treinamento semanal influencia ganhos de força? O cálculo básico usado numa metanálise é o tamanho do efeito, que é uma medida da magnitude da mudança mostrada entre dois momentos no tempo, como a partir de um pré-teste até um pós-teste. Existem múltiplas formas de calcular o efeito do tamanho de um estudo. Por exemplo, o tamanho do efeito para a mudança num único grupo pode ser calculado como a média após o treinamento dividido pelo desvio padrão de antes do treinamento. O tamanho do efeito na comparação entre os dois grupos pode ser calculado como a média após o treino do grupo de tratamento menos a média após o treino do grupo de controle, dividindo-se pelo desvio padrão de antes do treinamento do grupo de controle. O desvio padrão anterior ao treino é usado nos dois cálculos, pois não é tendencioso.

Rhea, M.R. 2004. Synthesizing strength and conditioning research: The meta-analysis. *Journal of Strength and Conditioning Research* 18: 921-923.

Desempenho motor

Há muito se sabe que o exercício do RECD pode aumentar o desempenho motor. Estudos mostram aumentos pequenos significativos nos seguintes testes de desempenho motor:

- salto vertical (Adams et al., 1992; Campbell, 1962; Caruso et al., 2008; Channel e Barfield, 2008; Dodd e Alvar, 2007; Kraemer et al., 2000; Kraemer, Mazzetti et al., 2001; Kraemer, 2001; Marx et al., 2001; Stone, Johnson e Carter, 1979; Stone, O'Bryant e Garhammer, 1981; Taube et al., 2007);
- salto em distância (Capen, 1950; Chu, 1950; Dodd e Alvar, 2007; Taube et al., 2007);
- corrida de ir e vir (*shuttle run*) (Campbell, 1962; Kusintz e Kenney, 1958);
- teste de agilidade T (Cressey et al., 2007);
- tiro curto de velocidade (Capen, 1950; Comfort, Haigh e Matthews, 2012; Deane et al., 2005; Dodd e Alvar, 2007; Marx et al., 2001; Schultz, 1967);
- velocidade de arremesso no beisebol (Thompson e Martin, 1965); e
- lançamento de peso (Chu, 1950; Schultz, 1967; Terzis et al., 2008).

Alterações estatisticamente insignificantes no tempo de *sprints* (Chu, 1950; Doee e Alvar, 2007; Hoffman et al., 1990; Julian et al., 2008; Kraemer et al., 2003; Marx et al., 2001), no salto vertical (Hoffman et al., 1990; Marx et al., 2001; Newton, Kraemer e Häkkinen, 1999; Stone, Nelson et al.,1983) e no salto em distância (Schultz, 1967) também foram demonstradas. Talvez mais importante numa perspectiva de treinamento, aumentos significativos na velocidade de arremesso do *softball* (Prokopy et al., 2008); na velocidade de arremesso no salto vertical e *sprint* da equipe de handebol, (Marques e Gonzalez-Badillo, 2006); no saque do tênis, na velocidade da

bola no *forehand* e *backhand* (Kraemer, Ratamess et al., 2000; Kraemer, Häkinen et al., 2003); e no salto vertical foram mostrados quando o treinamento de força foi incorporado ao programa total de treinamento (tiro de corrida, aeróbio, agilidade, pliometria; ver Quadro 2.3). Não foram demonstradas mudanças significativas na capacidade de arremesso de curto alcance (menos de 6,25 m) e longo alcance (mais de 6,25 m), salto vertical e *sprint* quando o treino de força foi incorporado ao programa de treino total para atletas (rugby, basquetebol) (Gabbett, Johns e Riemann, 2008; Kilinc, 2008). Alterações significativas em atividades de desempenho motor relacionadas com o trabalho, como 1RM do levantamento de uma caixa e o levantamento de caixa repetido várias vezes também foram demonstradas (Kraemer, Mazzetti et al., 2001).

Da mesma forma que nos aumentos de força, alterações em testes de desempenho motor dependem, em parte, da condição física inicial do indivíduo, com menores aumentos nos sujeitos com melhor aptidão física inicial. O histórico de treinamento, o tipo de programa de treinamento de força e a duração do treinamento podem influenciar também a ocorrência de alterações no desempenho motor. O efeito do tipo de programa em tarefa de desempenho motor é mostrado pelos exemplos a seguir: em mulheres não treinadas, a potência do salto vertical e o *sprint* de 40 jardas (36,6 m) apresentam incrementos significativamente maiores durante 6 meses de treinamento com programa periodizado de série múltipla do que com um programa até a fadiga momentânea de série única (Marx et al., 2001). Resultados similares foram mostrados ao longo de 9 meses de treinamento em atletas universitárias de tênis, com incrementos significativos na altura do salto vertical e na velocidade da bola no saque, com o treinamento periodizado de múltiplas séries e nenhum incremento com o programa até a fadiga momentânea de série única (Marx et al., 2001).

QUADRO 2.3 PESQUISA

Efeitos do treinamento resistido sobre o desempenho motor

O grau de mudança no desempenho motor que ocorre em atletas como resultado do treinamento resistido é bastante variável. Mudanças significativas e não significativas foram mostradas em uma variedade de tarefas de desempenho motor quando atletas realizam treinamento com pesos como complemento ao seu treinamento normal. O grau de mudança, caso ocorra, depende de uma ampla gama de fatores, incluindo o tipo de programa de treinamento e a tarefa específica de desempenho motor.

Em jogadores de uma equipe profissional de handebol, a participação em um programa de treinamento resistido de 12 semanas em plena temporada melhorou o desempenho motor e a força (Marques e Gonzales-Badillo, 2006). O programa englobou séries múltiplas periodizadas, realizadas duas ou três vezes por semana em complemento a treinamentos normais de tiros, pliométricos, de habilidade e de técnica. O programa resultou em um aumento signifcativo de 6% na velocidade de arremesso da bola, de 3% na velocidade dos tiros de 30 m e de 13% no salto com contramovimento. Ainda que esses avanços tenham sido significativos, eles foram substancialmente menores que a melhoria de 27% na capacidade de supino. Isso não chega a surpreender, considerando-se que os aumentos de força costumam ser bem maiores do que os de desempenho motor quando o treinamento resistido é realizado.

Marques, M.C., and Gonzales-Badillo 2006. In-season resistance training and detraining in professional team handball players. *Journal of Strength and Conditioning Research* 20: 563-571.

Resultados similares ao longo de nove meses de treinamento com mulheres universitárias jogadoras de tênis foram mostrados. A altura do salto vertical e a velocidade do saque no tênis apresentaram significativas melhoras com um programa periodizado de múltiplas séries, e não houve melhora com programa de série única até a fadiga momentânea (Kraemer, Ratamess et al., 2000). Durante nove meses de treino (Kraemer et al., 2003), atletas de tênis universitário realizaram um programa periodizado com múltiplas séries e um programa não periodizado com múltiplas séries e foi demonstrado um aumento significativo na força máxima, mas igual entre os grupos. Porém, o programa periodizado resultou em aumentos significativamente maiores no salto vertical, na velocidade da bola no saque, *forehand* e *backhand*. O tipo de programa, então, pode influenciar a ocorrência ou não de aumentos significativos no desempenho motor, bem como a magnitude desses aumentos.

Outras variáveis de programa também podem influenciar o resultado no desempenho motor. Por exemplo: após cinco semanas de treinamento com pesos com períodos de descanso de 20 segundos entre séries (15 a 20RM), os sujeitos demonstraram aumentos significativamente maiores (12,5 vs. 5,4%) no *sprint* de ciclo repetido do que comparado aos sujeitos que treinaram com períodos de descanso de 80 segundos (Hill-Hass et al., 2007). Entretanto, maiores aumentos de força (3RM 45,9 vs. 19,6%) ocorreram no grupo que treinou com períodos de descanso de 80 segundos do que no grupo que descansou somente 20 segundos. Ainda que resultados conflitantes em relação a mudanças significativas no de-

sempenho motor possam ser encontrados, de maneira geral, as pesquisas sustentam a ideia de que o exercício RECD pode melhorar de forma significativa a capacidade de desempenho motor.

Treinar grupos musculares menores pode, também, influenciar no desempenho motor. Exemplificando, aumentos significativos no salto vertical e tiro ocorreram em indivíduos universitários após treinarem apenas os flexores dos dedos dos pés e das mãos (Kokkonen et al., 1988). RECD dos flexores dos dedos das mãos também aumentou o desempenho dos escaladores (Schweizer, Schneider e Goehner, 2007).

Muitas pessoas assumem que o aumento na força e na potência em resposta a programas de treinamento pode ser aplicado de forma útil a alguma tarefa de desempenho motor. Entretanto, para que isso ocorra, os indivíduos devem treinar todos os músculos envolvidos na tarefa e, em especial, os músculos mais fracos que podem limitar a aplicação apropriada da força e da potência dos músculos mais fortes. Além disso, a técnica adequada da atividade motora deve ser treinada, pois ela também pode limitar a aplicação adequada de maior produção de força e da potência. Esse último aspecto é sustentado por artigos que mostram que a prática direta, isolada ou combinada com o treinamento resistido, aumenta a capacidade do salto em distância numa extensão bem maior do que o treinamento resistido isolado em indivíduos previamente não treinados (Schultz, 1967), e o treino de força combinado com o de *sprint* resultou em mudanças maiores na velocidade de *sprint* do que comparado com qualquer um desses treinos isolados (Delecluse et al., 1997).

Alterações na força

Ganhos de força em diversos grupos musculares de homens e mulheres em resposta ao RECD estão bem documentados. As Tabelas 2.3, 2.4 e 2.6 apresentam as alterações na capacidade de 1RM de supino e *leg press,* em ambos os sexos, após RECD de curta duração. As mulheres demonstraram aumentos substanciais na capacidade de 1RM de supino, variando de 8 a 47% em tenistas universitárias e mulheres destreinadas após 36 e 16 semanas de treinamento, respectivamente (Kraemer et al., 2000; Hostler, Crill et al., 2001). Da mesma forma, os homens apresentaram ganhos de força variando de 3 a 44%, em jogadores universitários de futebol americano e homens destreinados após 10 e 12 semanas de treinamento, respectivamente (Hoffman et al., 1990; Allen, Byrd e Smith, 1976). Utilizando o teste de 1RM como critério, as mulheres demonstram aumentos na capacidade de *leg press,* variando de 8 até 148% em tenistas universitárias e mulheres destreinadas após 36 e 18 semanas de treinamento, respectivamente (Kraemer et al., 2000; Staron et al., 1991). Os aumentos na capacidade de *leg press* para os homens variaram de 7 a 71% após 10 semanas de treinamento (Stone, Nelson et al., 1983, Allen, Byrd e Smith, 1976). As grandes faixas de aumento de força estão provavelmente relacionadas com as diferenças no condicionamento físico prévio ao início do treinamento, na familiaridade com os exercícios realizados durante os testes, na duração do treinamento e no tipo de programa.

Alterações na composição corporal

As alterações normais na composição corporal em consequência do RECD de curto prazo, nos dois sexos, são pequenos aumentos na massa magra e pequenas diminuições no percentual de gordura corporal (ver Tabela 3.3). A diminuição no percentual de gordura deve-se, frequentemente, mais ao aumento na massa magra do que a uma grande diminuição na gordura. Muitas vezes, essas duas alterações ocorrem de forma simultânea, resultando em pouca ou nenhuma alteração no peso corporal total.

Considerações de segurança

Se o exercício de RECD for realizado com pesos livres, a técnica de auxílio adequada deve ser dominada e utilizada. Para exercícios de RECD com equipamentos, o auxílio normalmente não é necessário. Pelo fato de os pesos livres terem de ser controlados em três planos de movimento, geralmente mais tempo é necessário para aprender a técnica adequada de levantamento, especialmente em exercícios multiarticulares ou envolvendo diversos grupos musculares, comparados a exercícios semelhantes realizados em equipamentos.

Treinamento com resistência variável

Os equipamentos de **resistência variável** possuem uma estrutura de braços de alavanca, polias ou roldanas que varia a resistência ao longo da amplitude de movimento do exercício. Uma possível vantagem dos equipamentos de resistência variável é poder combinar os aumentos e as diminuições da força (curva de força) ao longo da amplitude de movimento do exercício. Isto implica que os músculos exerçam força máxima ou quase máxima durante toda amplitude de movimento, resultando em ganhos máximos de força.

Existem três tipos principais de curvas de força: ascendente, descendente e em forma de sino (ver Figura 2.3). Embora as curvas de força ascendente e descendente mostradas na figura sejam lineares, elas geralmente são curvilíneas. Em exercícios como o agachamento e o supino, que têm uma curva de força ascendente, somente é possível levantar mais peso se a última metade ou o último quarto da porção concêntrica de uma repetição for realizado. Se um exercício possuir curva de força descendente, somente é possível levantar mais peso se a primeira metade ou o primeiro quarto da fase da repetição concêntrica for realizada. Um exemplo é o exercício de remada em posição sentada ereta, em que somente é possível levantar mais carga se a porção média da amplitude de movimento for realizada, pois este exercício possui uma curva de força em forma de sino. As roscas bíceps, assim como muitos exercícios uniarticulares, têm a curva de força em forma de sino. Para realizar os três principais tipos de curva de força, os equipamentos de resistência variável permitem que esta varie de acordo com os três padrões principais, algo que poucos equipamentos permitem (ver a seção Resistência Duplamente Variável, mais adiante neste capítulo). Além disso, devido às variações no comprimento dos membros, no ponto de fixação dos tendões aos ossos e no tamanho do tronco, fica complicado conceber uma única estrutura mecânica que possa acompanhar as curvas de força de todos os indivíduos em um determinado exercício.

Pesquisas biomecânicas indicam que um tipo de equipamento com polia de resistência variável não acompanha as curvas de força dos exercícios de rosca bíceps unilateral e bilateral, voador, extensão de joelhos, flexão de joelhos e *pullover* (Cabell e Zebras, 1999; Harman, 1983; Pizzimenti, 1992). Os equipamentos, geralmente, não conseguem acompanhar a curva de força em posições mais extremas das amplitudes de movimento dos exercícios (Cabell e Zebras, 1999). Um segundo tipo de equipamento com polia que acompanha razoavelmente bem as curvas de força de mulheres foi relatado (Johnson, Colodny e Jackson, 1990). Entretanto, para mulheres, a polia resulta em uma resistência muito alta nas extremidades do exercício de extensão do joelho. A polia tam-

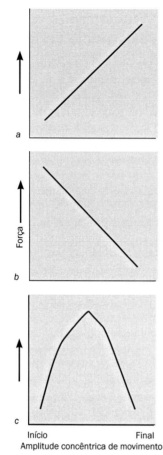

FIGURA 2.3 Os três principais tipos de curvas de força são (*a*) ascendente, (*b*) descendente e (*c*) em forma de sino.

bém oferece muita resistência durante a primeira metade, mas muito pouca durante a segunda metade da amplitude de movimento dos exercícios de flexão e extensão do cotovelo. O equipamento de flexão do joelho acompanhou melhor as curvas de força das mulheres ao longo de toda a amplitude de movimento. A curva de resistência de oito máquinas de extensão de joelho de resistência variável feitas por seis empresas diferentes também não acompanhou a curva de força de homens jovens; o acompanhamento da curva de força se apresentou muito variável de máquina para máquina e significativamente menos curvilínea do que a curva de força isométrica real (Folland e Morris, 2008). Portanto, em geral, os equipamentos com polias de resistência variável não parecem acompanhar com sucesso as curvas de força dos exercícios.

Quantidade de séries e repetições

Ganhos de força significativos a partir do treinamento de resistência variável de curto prazo (4 a 18 semanas) têm sido demonstrados em uma ampla variedade de grupos musculares, com diversas combinações de séries e repetições. Aumentos significativos em força são relatados com os seguintes protocolos (séries × repetições):

- 1 × 6 a 10RM (Jacobson, 1986)
- 1 × 7 a 10RM (Braith et al., 1993; Graves et al., 1989)
- 1 × 8 a 12RM (Coleman, 1977; Hurley, Seals, Ehsani et al., 1984; Keeler et al., 2001; Manning et al., 1990; Pollock et al., 1993; Silvester et al., 1984; Starkey et al., 1996; Westcott et al., 2001)
- 1 × 10 a 12RM (Peterson, 1975)
- 1 × 12 a 15RM (Stone, Johnson e Carter, 1979)
- 2 × 10 a 12RM (Coleman, 1977)
- 2 × 12 a 50% de 1RM (Gettman, Culter e Strathman, 1980)
- 2 ou 3 × 8 a 10RM (LeMura et al., 2000)
- 3 × 6RM (Jacobson, 1986; Silvester et al., 1984)
- 3 × 8 a 12RM (Starkey et al., 1996)
- 3 × 15RM (Hunter e Culpepper, 1995)
- 6 × 15 a 20RM (Sale et al., 1990)
- 3 × 10RM por 3 semanas, 3 × 8RM por 3 semanas e 3 × 6RM por 6 semanas (Boyer, 1990)
- 4 séries com aumento de carga e diminuição das repetições de 8 a 3 em um programa de meia-pirâmide (Ariel, 1977)

Também já foi demonstrado que o treinamento de resistência variável pode aumentar a força isométrica máxima ao longo da amplitude total de movimento de um exercício (Hunter e Culpepper, 1995). Portanto, diversas combinações de séries e repetições podem levar a aumentos significativos de força.

Aumentos de força

Foram demonstrados aumentos substanciais na força em resposta ao treinamento de resistência variável. Por exemplo: homens demonstraram incrementos de 50% na força dos membros superiores e 33% na dos membros inferiores, após 16 semanas de treinamento (Hurley, Seals, Ehsani et al., 1984), enquanto mulheres apresentaram aumento de 29% na força de membros superiores e 38% na força de membros inferiores (LeMura et al., 2000). Aumentos da força no supino e no *leg press* em resposta ao treinamento de resistência variável estão demonstrados nas Tabelas 2.3 e 2.4, respectivamente. Testes usando equipamento de resistência variável e outros tipos de ações musculares demonstram que esse tipo de treinamento resistido pode incrementar substancialmente a produção de força.

Resistência duplamente variável

Um tipo de equipamento de resistência variável permite ajustes da curva de resistência de um exercício. O equipamento de **resistência duplamente variável** permite que um exercício seja feito com curva de força ascendente, descendente e em forma de sino (ver Figura 2.4). A concepção desse tipo de equipamento é forçar os músculos a usarem mais unidades motoras em momentos diferentes da amplitude de movimento do exercício, empregando diferentes curvas de força que as requeridas pela mecânica do exercício (tal como usando uma curva em forma de sino e descendente, além de uma curva ascendente, num exercício com uma curva de força ascendente). Esse tipo de equipamento também oferece a capacidade de reduzir a força necessária numa parte de uma amplitude de movimento de um exercício em que seja contraindicado realizar altos níveis de produção de força, como algumas restrições após alguns tipos de lesão. Aumentos significativos em 1RM e tecido mole magro (DEXA), bem como decréscimos no percentual de gordura, foram observados em mulheres após um programa de treinamento de três sessões semanais realizadas durante 14 semanas (ver Tabela 3.3; Fleck, Mattie e Martensen, 2006). O treino consistiu na execução de uma série de dez repetições para cada curva de força (em forma de sino, ascendente e descendente), resultando em três séries de cada exercício. As mulheres apresentaram aumentos significativos na força de 1RM (entre 25 e 30%) no *leg press*, no supino, na puxada lateral para baixo e no meio desenvolvimento. Desta forma, esse tipo de equipamento é efetivo para incrementar a força e promover mudanças na composição corporal.

Desempenho motor

Poucas são as informações sobre as alterações no desempenho motor em consequência de treinamento resistido com resistência variável. Jogadores de futebol americano que participaram, durante a temporada, de um programa de treinamento de futebol combinado com treinamento de força de resistência variável demonstraram melhoras pequenas no tiro de 40 jardas (36,6 m) e no salto vertical comprado ao grupo-controle, que realizou somente o programa de treinamento para o futebol durante esse mesmo período (Peterson, 1975). Não foi registrado se as alterações foram estatisticamente significativas ou se existiu diferença significativa entre os dois grupos. Apesar desse estudo ter mostrado aumento levemente maior no desempenho motor com o treinamento de força de resistência variável, estes resultados não oferecem evidências concretas da eficácia do treinamento de força de resistência variável em relação a outros tipos de treinamento.

Uma comparação realizada entre um equipamento de resistência variável com polia (Grupo 1) e uma máquina de resistência variável a partir do aumento do braço de alavanca (Grupo 2) demonstrou que os dois tipos de equipamento aumentaram o desempenho motor (Silvester et al., 1984). O Grupo 1 treinou 3 dias por semana durante 6 semanas, seguidas por 2 dias por semana, durante 5 semanas. Os participantes realizaram extensão de joelho imediatamente seguidas por *leg press,* fazendo cada exercício em uma série de 12 repetições até a falha. O grupo do tipo braço de alavanca treinou 3 dias por semana por um período total de 11 semanas, realizando o *leg press* em uma série de 7 a 10 repetições, seguida por uma série até a falha concêntrica. Nenhuma diferença estática nos ganhos de força de membro inferior foi demonstrada entre os dois grupos. Os dois grupos aumentaram seus saltos verticais médios em 0,76 cm e 2,8 cm,

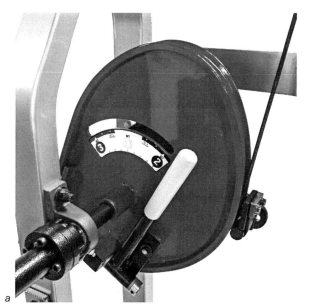

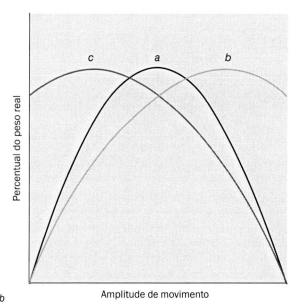

a   *b*

FIGURA 2.4 Equipamentos de resistência duplamente variável permitem a variação na curva de força de um exercício. (*a*) A manivela em máquinas de resistência duplamente variável gira a posição inicial da polia, possibilitando troca entre os três principais tipos de curva de força. (*b*) Os três principais tipos de curva de força produzidos ao mover a manivela são (*a*) em forma de sino, (*b*) a ascendente e (*c*) a descendente.

respectivamente. O aumento no salto vertical mostrado pelo Grupo 2 foi significativamente maior do que o observado no Grupo 1. Portanto, o desempenho motor pode aumentar como resultado do treinamento de força de resistência variável, e esse aumento depende, em parte, do protocolo de treino, do equipamento usado, ou de ambos.

Mudanças na composição corporal

Aumentos significativos na espessura muscular dos flexores de joelho (isquiotibiais) e quadríceps foram observados após treinamento de força de resistência variável (Starkey et al., 1996). Aumentos na massa livre de gordura e diminuições no percentual de gordura também ocorreram após o treinamento de resistência variável (Fleck, Mattie e Martensen, 2006). Essas alterações na composição corporal estão demonstradas na Tabela 3.3 e têm a mesma magnitude das que ocorrem em resposta ao RECD.

Considerações de segurança

Assim como em todos os tipos de equipamentos de treinamento com pesos, a segurança não é a principal preocupação quando se utilizam equipamentos resistido de resistência variável ou duplamente variável e, normalmente, não há a necessidade de outras pessoas para auxiliar. Da mesma forma que todos os equipamentos de treinamento com pesos, devem-se tomar cuidados para assegurar que os equipamentos de força de resistência variável se ajustem adequadamente ao indivíduo que está treinando e que este fique posicionado de forma correta. Sem essas duas garantias, será impossível realizar a técnica adequada de exercício e haverá risco de lesões.

Treinamento isocinético

Uma ação muscular **isocinética** refere-se a um movimento realizado em uma velocidade angular constante. Ao contrário de outros tipos de treinamento resistido, não há carga específica a ser alcançada no treino isocinético, uma vez que a velocidade de movimento é controlada. No início de cada movimento, acontece aceleração a partir de zero grau por segundo, até que a velocidade programada seja alcançada. Após isso, não é mais possível acelerar e qualquer força aplicada contra o equipamento resulta em igual força de reação. A força de reação reflete a força aplicada no equipamento ao longo de toda a amplitude de movimento do exercício, até que se inicie a fase de desaceleração, que se dá ao final da amplitude de movimento. Teoricamente, é possível que o(s) músculo(s) exerça(m) força máxima contínua durante toda a amplitude de movimento, exceto onde ocorre aceleração, no início, e desaceleração, no final do movimento.

A maioria dos equipamentos isocinéticos encontrados nas salas de treinamento resistido permite somente ações concêntricas, embora ações isocinéticas excêntricas e concêntricas-excêntricas (isto é, o mesmo movimento de exercício feito numa ação concêntrica seguida de uma excêntrica) sejam possíveis em alguns equipamentos isocinéticos. A ênfase aqui será no treino isocinético somente concêntrico. As vantagens do treinamento isocinético incluem a capacidade de exercer força máxima ao longo de grande parte da amplitude de movimento de um exercício, a capacidade de treinar em uma ampla faixa de velocidades de movimento e a ocorrência de dor muscular e articular mínimas. Outra característica de muitos tipos de equipamento isocinético é que eles permitem apenas movimentos com uma única articulação (extensão de joelho, flexão de cotovelo) em ações unilaterais (um braço ou perna). Uma crítica importante a esse tipo de treinamento é que as ações musculares isocinéticas não existem no mundo real; isso potencialmente limita a aplicação do treinamento isocinético à vida cotidiana e às atividades esportivas.

Aumentos de força

A vasta maioria dos estudos que examinam os efeitos do treinamento isocinético somente concêntrico é de curta duração (3 a 16 semanas); examina alterações de força em movimentos uniarticulares; e testa ganhos de força utilizando testes isométricos, RECD, isocinéticos somente excêntricos e isocinéticos apenas excêntricos. Como mostrado na Tabela 2.7, programas de 1 a 15 séries em diversas velocidades de movimento e com diversos números de repetições e séries causam aumentos significativos na força.

Ganhos significativos de força também podem ser alcançados pela realização do maior número de repetições possíveis de ser realizadas em um período fixo de tempo, como mostrado pelos estudos a seguir:

- Uma série de 6 segundos a 180° por segundo (Lesmes et al., 1978);
- Uma série de 30 segundos a 180° por segundo (Lesmes et al., 1978);
- Duas séries de 20 segundos a 180° por segundo (Bell et al., 1992; Petersen et al., 1987);
- Duas séries de 30 segundos a 60° por segundo (Bell et al., 1991a);
- Duas séries de 30 segundos a 120° ou a 300° por segundo (Bell et al., 1989);
- Uma série de 60 segundos ou até 36° ou 180° por segundo (Seaborne e Taylor, 1984).

Aumentos na força também podem ocorrer ao se realizar uma série de ações voluntárias máximas até que um determinado percentual do pico máximo de força não possa mais ser atingido. Foi realizada uma série contínua até que pelo menos 60, 75 ou 90% do pico de força não pudesse mais ser atingido nas respectivas velocidades de 30, 60 e 90° por segundo (Fleck et al., 1982) e até que 50% do pico de força não pudesse mais ser mantido

TABELA 2.7 **Combinações do número de séries e repetições de treinamento isocinético que demonstraram ganhos significativos de força**

Referência	Séries × repetições em graus por segundo
Bond et al., 1996	1 × 12 a 15
Gut et al., 2002	1 × 12 a 30, 60, 90, 120, 150 e 180
Jenkins, Thackaberry e Killian, 1984	1 × 15 a 60 1 × 15 a 240
Lacerte et al., 1992	1 × 20 a 60 1 × 20 a 180
Moffroid et al., 1969	1 × 30 a 22,5
Knapik, Mawdsley e Ramos, 1983	1 × 50 a 30
Pearson e Costill, 1988	1 × 65 a 120
Gettman, Culter e Strathman, 1980	2 × 12 a 60
Gettman et al., 1979	2 × 10 a 60 seguida de 2 x 15 a 90
Farthing e Chilibeck, 2003	2-6 × 8 a 30 2-6 × 8 a 180
Kelly et al., 2007	3 × 8 a 60
Higbie et al., 1996	3 × 10 a 60
Ewing et al., 1990	3 × 8 a 60 3 × 20 a 240
Tomberline et al., 1991	3 × 10 a 100
Morris, Tolfroy e Coppack, 2001	3 × 10 a 100
Gettman e Ayers, 1978	3 × 15 a 90 3 × 15 a 60
Kanehisa e Miyashita, 1983b	1 × 10 a 60 1 × 30 a 179 1 × 50 a 300
Blazevich et al., 2007s, 1983	4-6 × 6 a 30
Seger, Arvidsson e Thorstensson, 1998	4 × 10 a 90
Colliander e Tesch, 1990ª	4 ou 5 × 12 a 60
Coyle et al., 1981	5 × 6 a 60 5 × 12 a 300
Coyle et al., 1981	(6 séries total) 3 x 6 a 60 e 3 x 12 a 300
Cirello, Holden e Evans, 1983	5 × 5 a 60
Petersen et al., 1990	5 × 10 a 120
Mannion, Jakeman e Willian, 1992	6 × 25 a 240 5 × 15 a 60
Housh et al., 1992	6 × 10 a 120
Narici et al., 1989	6 × 10 a 120
Akima et al., 1999	10 × 5 a 120
Kovaleski et al., 1995	10 × 12 a 120 a 210
Cirello, Holden e Evans, 1983	5 × 5 a 60 15 × 10 a 60

durante o treinamento em velocidade baixa (uma série em cada velocidade de 30, 60 e 90° por segundo), ou treinamento em velocidade alta (uma série cada na velocidade de 180, 240 e 300° por segundo) (Smith e Melton, 1981). Todos esses protocolos demonstraram aumentos significativos na força.

O **treinamento de espectro de velocidades** isocinética também resultou em ganhos significativos de força. Esse tipo de treinamento envolve a realização de diversas séries em sucessão, em diversas velocidades de movimento. O treinamento de espectro de velocidades pode ser realizado tanto com as velocidades altas como baixas feitas em primeiro lugar. Um protocolo típico de

exercícios com espectro de velocidade alta está na Tabela 2.8. Uma série de estudos de treinamento agudo e de curta duração (4 semanas) (Kovaleski e Heitman, 1993a, 1993b; Kovaleski et al., 1992) demonstrou que protocolos de treinamento em que as séries de alta velocidade são realizadas primeiro resultam em maiores ganhos de força e, principalmente, em velocidades de movimento mais altas; entretanto, essa sequência de treinamento não necessariamente resulta em ganhos de torque máximo ao longo de uma amplitude de velocidades de movimento quando comparada com protocolos em que velocidades mais lentas de movimento são feitas em primeiro lugar.

Treino com espectro de velocidade (30 a 180°/s, a intervalos de 30°/s) em pessoas com 41 a 75 anos de idade resultou em ganhos significativos no pico de torque concêntrico a 120 e 180°/s, embora não a 60°/s (Gur et al., 2002).O treinamento com espectro de velocidade concêntrico também resultou em aumentos significativos no pico de torque excêntrico a 120°/s, embora não a 60 e 180°/s. As Tabelas 2.3 e 2.4 também incluem mudanças na força do supino e do *leg press*, respectivamente, após treinamento isocinético. Aparentemente, muitas combinações de séries, repetições e velocidade de treinamento isocinético somente concêntrico podem resultar em aumentos significativos de força.

Treinamento isocinético somente concêntrico pode aumentar a força isocinética excêntrica (Blazevich et al., 2007; Seger, Arvidsson e Thorstensson, 1998; Tomberline et al., 1991). Embora poucos estudos tenham examinado o efeito do treinamento isocinético apenas concêntrico *versus* apenas excêntrico, está claro que os dois tipos de treino podem aumentar a força isocinética concêntrica e excêntrica (Blazevich et al., 2007; Higbie et al., 1996; Miller et al., 2006; Seger, Arvidsson e Thorstensson, 1998) a velocidades relativamente lentas (30 a 90°/s). A maioria desses estudos indica **especificidade de contração**; noutras palavras, o treinamento concêntrico resultou em maiores ganhos de força concêntrica e vice-versa. Por exemplo: treino apenas concêntrico e apenas excêntrico (extensão de joelho, 90°/s) mostrou aumentar significativamente a força concêntrica (14 vs. 2%) e excêntrica (10 vs. 18%) na velocidade do treino (Seger, Arvidsson e Thorstensson, 1998). Porém, nem todos os estudos indicam, de forma consistente, uma grande especificidade de contração (Blazevich et al., 2007).

Treino isocinético excêntrico-concêntrico conjunto (um movimento feito numa ação concêntrica seguida por uma ação excêntrica) também resulta em ganhos significativos de força isocinética excêntrica e concêntrica (Caruso et al., 1997; Gur et al., 2002). Coletivamente, os estudos anteriores indicam que treinamento isocinético apenas concêntrico, apenas excêntrico e concêntrico-excêntrico combinado resulta em aumentos significativos na força isocinética excêntrica e concêntrica, e que o treino isocinético somente concêntrico e somente excêntrico geralmente mostra uma especificidade de contração.

Número de séries e repetições

Apesar da vasta quantidade de estudos acerca dos efeitos do treinamento isocinético somente concêntrico, poucos

investigam o número ideal de séries e repetições. Não foi observada diferença significativa em ganhos no pico de torque em resposta ao treinamento a 180° por segundo quando realizadas 10 séries de 6 segundos com o maior número de repetições possíveis (por volta de três) e quando realizadas duas séries com duração de 30 segundos com o maior número de repetições possíveis (por volta de 10) (Lesmes et al., 1978). Em outro estudo, não foi observado diferenças significativas nos ganhos de força após nove semanas (3 sessões semanais) de treinamento compondo todas as combinações possíveis de 5, 10 e 15 repetições nas velocidades baixa, intermediária e alta de movimento (Davies, 1977). Uma comparação de 5 séries de 5 repetições e 15 séries de 10 repetições, treinando a 60 graus por segundo, mostrou diferenças mínimas (Cirello, Holden e Evans, 1983). Os dois grupos melhoraram significativamente a força em todas as velocidades concêntricas testadas (variaram de 0 a 300°/s); entretanto, somente foi observada diferença significativa entre os grupos a 30°/s, em que o grupo de 15 séries mostrou ganhos significativamente maiores do que o de 5 séries. Houve uma conclusão em consenso entre os três respectivos estudos: vários números de repetições por série e número de séries podem resultar em aumentos significativos no pico de torque durante curtos períodos de treinamento. Além disso, três séries (60°/s) resultam em aumentos de força significativamente maiores que uma única série realizada na mesma velocidade (7 vs. 2%), quando o torque de pico é testado na mesma velocidade que a de treino (Kelly et al., 2007). Assim, semelhante ao RECD, séries múltiplas parecem resultar em aumentos significativamente maiores na força do que uma série.

Velocidade de treinamento

Estudos previamente citados apoiam de forma consistente a ideia de que o treinamento isocinético somente concêntrico, somente excêntrico e combinado, realizado em uma variedade de velocidades, pode resultar em aumentos de força. Uma pergunta que vem recebendo atenção de pesquisadores é: qual é a velocidade de treinamento isocinético concêntrico ideal – rápida ou lenta? É importante observar que a resposta pode depender da tarefa que o treinamento quer atingir. Se a força em baixa velocidade de movimento for necessária para o sucesso, a velocidade ideal pode ser diferente daquela para uma tarefa na qual a força a uma alta velocidade de movimento seria necessária para o êxito.

A pergunta da velocidade ideal de treinamento para treino isocinético apenas concêntrico depende, em par-

TABELA 2.8 **Treinamento isocinético típico com espectro de altas velocidades**

Série	1	2	3	4	5	6	7	8	9	10
Velocidade (graus por segundo)	180	210	240	270	300	300	270	240	210	180
Repetições	10	10	10	10	10	10	10	10	10	10

te, da especificidade da velocidade, que afirma que aumentos na força em razão do treino em determinada velocidade são maiores na velocidade específica de treino. A maioria das pesquisas indica que o treinamento isocinético possui especificidade de velocidade (Behm e Sale, 1993), e que essa especificidade ocorre mesmo após períodos de treino muito curtos (três sessões) (Coburn et al., 2006). Isso significa que os maiores ganhos de força acontecem na velocidade de treinamento ou próximo dela; assim, se a força em alta velocidade de movimento for necessária, o treinamento deve ser realizado em alta velocidade e vice-versa. Acredita-se que mecanismos neurais, como a ativação seletiva das unidades motoras, a ativação seletiva dos músculos e a inibição da cocontração (contração dos músculos antagonistas), são geralmente a causa da especificidade da velocidade (Behm e Sale, 1993).

Outras questões acerca da velocidade ideal de treinamento estão relacionadas à extensão na qual a especificidade de velocidade existe e se o treinamento nessa velocidade resulta em ganhos de força em uma ampla faixa de velocidades de movimento. Um dos primeiros estudos indicou que duas velocidades de treinamento demonstraram algum grau de especificidade de velocidade (Moffroid e Whipple, 1970). Porém, a velocidade mais rápida de treino demonstrou especificidade de velocidade numa menor extensão e ganhos de força mais consistentes ao longo da variação de velocidades em que foi testada a força (ver Figura 2.5). É importante observar que as duas velocidades de treinamento examinadas nesse estudo foram relativamente baixas. Outro estudo mostrou que o treino em baixa velocidade (quatro segundos para concluir uma repetição no *leg press*) resultou em maiores ganhos de força do que o treinamento em velocidade alta (dois segundos para completar uma repetição no *leg press*) (Oteghen, 1975). Entretanto, a velocidade na qual a força foi avaliada não foi definida.

Diversos estudos oferecem um entendimento melhor do assunto da velocidade ideal de treinamento concêntrico realizada de forma rápida *versus* lenta. Treinamento a velocidades de 60, 179 e 300°/s com 10, 30 e 50 ações musculares voluntárias máximas por sessão, respectivamente, mostrou certa vantagem na velocidade intermediária (Kanehisa e Miyashita, 1983b). Foi avaliado o pico de torque de 60 a 300°/s antes e depois do programa de treinamento. O número variado de repetições em diferentes velocidades de treinamento limitou a conclusões gerais. Entretanto, os resultados indicam que uma velocidade intermediária (179°/s) pode ser a mais vantajosa para ganhos em potência média ao longo de diversas velocidades de movimento. Outro estudo de Kanehisa e Miyashita (1983a) indicou ganhos de potência específicos para a velocidade após treinamento a 73 e a 157°/s.

Treino a 60 e 240°/s (Jenkins, Thackaberry e Killian, 1984) mostraram que o pico de torque do grupo de 60°/s foi incrementado em todas as velocidades angulares, exceto

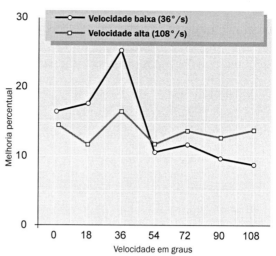

FIGURA 2.5 Percentual de alteração no pico de torque devido ao treinamento isocinético somente concêntrico em velocidade baixa ou alta.

Reimpressa, com permissão, de M.T. Moffroid e R.H. Whipple, 1970, "Specificity of speed of exercise", *Physical Therapy*, 50:1695. ©1970 American Physical Therapy Association.

na mais baixa e mais alta; entretanto, o grupo que treinou a uma velocidade de 240°/s melhorou significativamente em todas as velocidades testadas (ver Figura 2.6). Não foram observadas diferenças significativas entre os aumentos de pico de torque entre os grupos. Entretanto, devido à falta de significância estatística observada no incremento de torque nas velocidades de teste a 30 e 300°/s do grupo que treinou a 60°/s, pode-se concluir que o treinamento a 240°/s resultou em ganhos gerais de força superiores.

Uma comparação de três velocidades e com variação no número de séries e repetições indicou uma especificidade de velocidade (Coyle et al., 1981). Um grupo realizou 5 séries de seis ações musculares máximas a

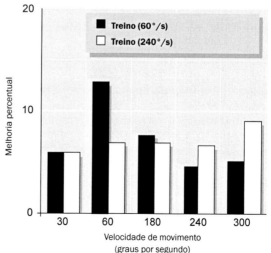

FIGURA 2.6 Percentual de alteração no pico de torque com o treinamento a 60 e 240°/s.

Dados de Jenkins, Thackaberry e Killian, 1984.

uma velocidade baixa de treinamento (60 °/s); outro grupo realizou 5 séries de 12 ações máximas a uma velocidade alta (300°/s); por fim, o último grupo treinou usando uma combinação de velocidades baixas e altas com 2 ou 3 séries de 6 repetições a 60°/s, e 2 ou 3 séries de 12 repetições a 300°/s. Os resultados dos testes de pico de torque estão apresentados na Tabela 2.9. Cada grupo mostrou maiores ganhos na sua respectiva velocidade de treinamento, indicando que a velocidade de treinamento deve ser determinada, em parte, pela velocidade na qual os aumentos de pico de torque são desejados. Entretanto, uma transferência substancial para outras velocidades também foi demonstrada, que se sobressaiu especialmente em velocidades mais baixas do que a velocidade de treinamento.

Algumas pesquisas sugerem que há pouca ou nenhuma razão para se favorecer determinada velocidade quando são esperados ganhos de força. O treinamento a 60 ou 180°/s resultou em ganhos iguais no pico de torque a 60, 120, 180 ou 240°/s (Bell et al., 1989, Lacerte et al., 1992). Além disso, o treinamento a 60 ou 240°/s resultou em ganhos iguais de força isométrica (Mannion, Jakeman e Willan, 1992). Todos esses estudos utilizaram um treinamento de curta duração que não ultrapassou 16 semanas.

Os resultados dos estudos citados anteriormente, em conjunto, indicam que, se ganhos de força concêntrica ao longo de uma variedade de velocidades são desejados ao se realizar treinamento apenas concêntrico, o treinamento deve ser feito em velocidade entre 180 e 240°/s. Além disso, se o objetivo do treinamento é maximizar o aumento de força em uma velocidade específica, tal treinamento deve ser feito nessa velocidade. Entretanto, pelo fato de que a maioria dos estudos utiliza velocidades de treinamento relativamente baixas, qualquer comparação entre velocidades baixas e altas seria, na realidade, uma comparação entre duas ou mais velocidades concêntricas relativamente baixas. Durante diversas atividades físicas, velocidades angulares maiores do que 300°/s são facilmente alcançadas, tornando tênue a aplicação das conclusões às práticas físicas reais.

TABELA 2.9 **Percentuais de aumento no pico de torque em resposta ao treinamento isocinético em velocidades específicas**

Velocidade de teste	Aumentos no pico de torque (%)		
PT/0	[Alto 23,6	Baixo 20,3	Misto 18,9]
PT/60	[Baixo 31,8	Misto 23,6	Alto 15,1]
PT/180	[Alto 16,8	Baixo 9,2	Misto 7,9]
PT/300	[Alto 18,5	Misto 16,1]	Baixo 0,9

PT/0-PT/300 = Pico de torque de 0 a 300°/s. Os grupos entre colchetes não demonstram diferenças estatisticamente significativas no torque de pico.

Dados de Coyle et al., 1981.

Pesquisas sobre a velocidade ideal de treino isocinético excêntrico são mais limitadas. Um estudo de dois grupos que treinaram de forma excêntrica, um deles a 20 e o outro a 210°/s demonstrou que ganhos de força em velocidades concêntricas e excêntricas a 20, 60, 120, 180 e 210°/s foram maiores para os indivíduos do grupo que treinou a 210°/s (Shepstone et al., 2005). Da mesma forma, o treinamento a 180°/s comparado ao de 30°/s resultou em ganhos de força maiores em velocidade concêntrica e excêntrica a 30 e 180°/s (Farthing e Chilibeck, 2003). Os dois estudos indicaram que o treinamento excêntrico realizado em velocidades angulares altas mostrou ganhos superiores de força do que comparado com o treinamento excêntrico lento.

Especificidade da velocidade e transferência de força

Uma indagação bastante associada ao conceito de especificidade da velocidade é: até que ponto os aumentos na força são transferidos para outras velocidades além daquela de treinamento? Um estudo antes abordado, Moffroid e Whipple (1970), comparou o treinamento concêntrico a 36 e 108°/s e demonstrou que aumentos significativos no pico de torque transferem-se apenas a velocidades de movimento abaixo daquela utilizada no treinamento (ver Figura 2.5). Da mesma forma, um grupo treinado a 90°/s demonstrou aumentos significativos no pico de torque a 90 e 30°/s, mas não foi observado aumento significativo no pico de torque a 270°/s (Seger, Arvidsson e Thorstensson, 1998). Surpreendentemente o mesmo padrão de aumentos de força também foi observado durante contrações excêntricas a 30 e a 270°/s. O estudo mostrado na Figura 2.6 indica a especificidade da velocidade para o treinamento lento (60°/s) e transferência abaixo e acima da velocidade de treinamento, com menor transferência à medida que a velocidade se afastava da velocidade de treinamento, enquanto o treinamento em velocidade intermediária (240°/s) resultou em transferência abaixo e acima da velocidade de treinamento. Outro estudo que testou ganhos de força concêntrica a 60 e a 240°/s (Ewing et al., 1990) sugeriu que houve transferência dos ganhos no pico de torque em velocidades abaixo e acima da velocidade de treinamento. A transferência pode ser tão grande quanto 210°/s abaixo da velocidade do treino e até 180°/s acima da velocidade de treinamento. Estudos que utilizaram velocidades de treinamento de 60, 120 e 180°/s indicaram que ganhos significativos no pico de torque aconteceram em todas as velocidades, desde a isométrica até 240°/s, mas não necessariamente a 300°/s (Akima et al., 1999; Bell at al., 1989; Lacerte et al., 1992).

Coletivamente, esses estudos indicam que ganhos significativos no pico de torque concêntrico podem ocorrer abaixo e acima da velocidade de treinamento, exceto quando esta é muito baixa (30°/s); além isso, em geral, maiores ganhos de força acontecem na velocidade de treinamento. Todos esses estudos determinam o pico de torque independentemente do ângulo articular em que ele acontece. Deve ser questionado se o torque realmente aumentou em um ângulo articular específico e, portanto, em um comprimento muscular específico, uma indicação de que os mecanismos de controle da tensão muscular nesse comprimento foram alterados.

Independentemente do ângulo articular, o pico de torque dos extensores do joelho nas velocidades de 30 a 300°/s é levemente maior do que o torque específico para o ângulo articular de 30° a partir de uma extensão completa (Yates e Kamon, 1983). Quando os indivíduos são separados de acordo com sua composição de fibras musculares (terem ou não mais ou menos de 50% de fibras musculares tipo II), os dois grupos não mostram diferenças significativas nas curvas torque-velocidade para o pico de torque. Entretanto, as curvas torque-velocidade são significativamente diferentes entre os dois grupos quando considerado o torque em ângulos específicos (Yates e Kamon, 1983). Isso sugere que o torque em um ângulo específico é muito mais influenciado pela composição do tipo de fibra muscular do que o pico de torque. Portanto, as comparações do pico de torque e do torque em ângulo específico devem ser vistas com cautela.

Uma comparação de treinamento a 96 e 239°/s determinou o torque a um ângulo articular específico (Caiozzo, Perrine e Edgerton, 1981). A Figura 2.7 mostra a melhoria percentual que ocorreu nas velocidades testadas. Os resultados indicaram que, quando o critério do teste foi o torque com ângulo específico, o treinamento em baixa velocidade (96°/s) demonstrou aumentos significativos no torque tanto nas velocidades mais altas quanto nas mais baixas, enquanto o treinamento em alta velocidade (239°/s) resultou em aumentos significativos somente nas velocidades mais baixas próximas da velocidade de treinamento.

Os resultados das pesquisas da especificidade da velocidade concêntrica e da transferência utilizando o pico de torque e o torque em ângulo específico como critério de medida não são, necessariamente, contraditórios (ver Figuras 2.5, 2.6 e 2.7). Todos os estudos demonstram que o treinamento em alta velocidade (108 a 240°/s) resulta em aumentos significativos no torque abaixo da velocidade de treinamento e, em alguns casos, acima. As diferenças na magnitude (significativas ou não) de transferência para outras velocidades podem ser atribuídas, em parte, a velocidades definidas como altas (108 a 240°/s). Essas informações também indicam que o treinamento em baixa velocidade (36 a 96°/s) causa transferência significativa no torque abaixo e acima da velocidade de treinamento. Geralmente, quer o treinamento seja realizado

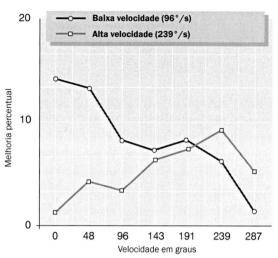

FIGURA 2.7 Alterações percentuais no pico de torque em um ângulo articular específico devido ao treinamento isocinético somente concêntrico em velocidades baixa e alta.

Dados de Caiozzo, Perrine e Edgerton, 1981.

em alta ou baixa velocidade, transferências a velocidades substancialmente mais altas que a de treinamento são as menos evidentes.

Um estudo previamente citado (Kanehisa e Miyashita, 1983b) demonstrou que uma velocidade de treinamento intermediária (179°/s) causou maior transferência de potência média para diversas velocidades abaixo e acima da velocidade de treinamento do que comparado a velocidade de treino lenta (60°/s) ou rápida (300°/s). As alterações no pico de torque antes discutidas indicam que as velocidades de treinamento na faixa de 180 a 240°/s resultam em transferência para velocidades abaixo e acima da velocidade de treinamento, embora a quantidade de transferência possa diminuir à medida que aumenta a diferença entre a velocidade de treinamento e a de teste. Os resultados sustentam indiretamente a ideia de que uma velocidade intermediária de treinamento concêntrico oferece a melhor transferência possível para velocidades que não sejam as de treinamento.

Pesquisas sobre transferência de treinamento isocinético excêntrico a velocidades diferentes da velocidade de treinamento são bastante limitadas. Dois estudos antes descritos (Farthing e Chilibeck, 2003; Shepstone et al., 2005) indicam que treinar com velocidades excêntricas rápidas (180 e 210°/s) demonstrou maiores ganhos de força e transferência para velocidades abaixo daquela de treinamento do que comparado com velocidades excêntricas lentas de treinamento (20 e 30°/s). Entretanto, esses estudos não avaliaram o pico de torque acima da rápida velocidade de treino. Portanto, tal como no treino isocinético concêntrico, ganhos de força devido ao treinamento isocinético excêntrico também demonstram transferência para velocidades mais baixas que a de treinamento.

Mudanças na composição corporal

Já foi demonstrado que o treinamento isocinético somente concêntrico aumenta significativamente a área de secção transversa de fibras musculares (Coyle et al., 1981; Ewing et al., 1990; Wernbom, Augustsson e Thomee, 2007) e muscular total (Bell et al., 1992; Housh et al., 1992; Narici et al., 1989). Entretanto, alterações não significativas na área de fibras musculares (Akima et al., 1999; Colliander e Tesch, 1990a; Costill et al., 1979; Cote et al., 1988; Seger, Arvidsson e Thorstensson, 1998) e na área de secção transversa muscular total (Akima et al., 1999; Seger, Arvidsson e Thorstensson, 1998) também foram mostradas. Aumentos da área de secção transversa num grupo muscular (quadríceps) e não em outro (isquiotibiais) também foram registrados após o mesmo programa de treinamento isocinético somente concêntrico (Petersen et al., 1990). Além disso, o treinamento isocinético somente concêntrico resulta em aumento no ângulo fascicular (ver Capítulo 3), indicando hipertrofia muscular (Blazecich et al., 2007).

Treinamento isocinético apenas excêntrico também aumenta a área de secção transversa de fibras muscular e muscular total (Seger, Arvidsson e Thorstensson, 1998; Wernbom, Augustsson e Thomee, 2007). Além disso, treino isocinético excêntrico rápido (180 e 210°/s) resulta em maiores aumentos de área de secção transversa de fibras musculares do que comparado com o treinamento isocinético excêntrico lento (20 e 30°/s) e treino isocinético concêntrico rápido e lento (180 e 30°/s) (Farthing e Chilibeck, 2003; Shepstone et al., 2005). Dessa forma, treinamento isocinético apenas concêntrico e apenas excêntrico pode resultar em aumentos da fibra muscular e da área de secção transversa muscular e, portanto, aumento de massa magra. Entretanto, tais aumentos não necessariamente ocorrem em todos os programas de treino isocinético.

Alterações na composição corporal como resultado do treinamento isocinético somente concêntrico estão incluídas na Tabela 3.3. Essas alterações incluem aumentos na massa magra e diminuições no percentual de gordura, e são de magnitude aproximada daquelas induzidas por outros tipos de treinamento.

Desempenho motor

O desempenho motor – em especial no salto vertical (Augustsson et al., 1998; Blattner e Noble, 1979; Oteghen, 1975; Smith e Melton, 1981), no salto em distância (Smith e Melton, 1981), no sprint de 40 jardas (36,6 m) (Smith e Melton, 1981), na distância de chute da bola de futebol (Young e Rath, 2011) e na velocidade da bola no saque do tênis (Ellenbecker, Davies e Rowinski, 1988) – parece melhorar com treinamento isocinético somente concêntrico. A produção de potência durante tiros máximos de ciclismo de 6 e 30 segundos também foi incre-

mentada com o treinamento isocinético concêntrico (Bell et al., 1989; Mannion, Jakeman e Willan, 1992). A capacidade funcional (subir escadas, caminhar depressa, erguer-se de cadeira) em pessoas entre 41 e 75 anos de idade melhora com treino isocinético apenas concêntrico e concêntrico-excêntrico em conjunto, ainda que a melhora seja maior com o último (Gur et al., 2002). Entretanto, um treinamento de quatro semanas somente concêntrico da musculatura do quadril (flexores e extensores, abdutores e adutores) com velocidade de treino aumentada a cada semana (60, 180, 300 e 400°/s) não resultou em alterações significativas no teste de step rápido (Bera et al., 2007). Este resultado indica desvantagem do treinamento isocinético que, em geral, permite apenas a realização de exercícios uniarticulares, o que pode não aumentar o desempenho motor em algumas atividades, apesar de também terem sido observadas melhoras no desempenho motor com o treinamento isocinético.

O desempenho motor pode ser incrementado ainda mais pelo treinamento isocinético concêntrico em alta velocidade do que em baixa velocidade (Smith e Melton, 1981). O treinamento nesse estudo consistiu em uma série até fadiga (considerada como 50% de decréscimo no pico de torque) em velocidades de 180, 240 e 300°/s para o grupo da alta velocidade e uma série até fadiga a 50% do torque de pico em velocidades de 30, 60 e 90°/s para o grupo da baixa velocidade. Os grupos de velocidades alta e baixa melhoraram, respectivamente, 5,4 e 3,9% no salto vertical, 9,1 e 0,4% no salto em distância e –10,1 e +4,1% no sprint de 40 jardas (36,6 m). Entretanto, não foram observados incrementos na produção de potência durante o tiro de ciclismo significativamente diferentes entre os treinamentos isocinéticos realizados a 60, 180 ou 240°/s (Bell et al., 1989; Mannion, Jakeman e Willan, 1992). Portanto, o treinamento isocinético em alta velocidade pode ser mais eficaz do que o treinamento em baixa velocidade para aumentar o desempenho em algumas, mas não todas, as atividades motoras.

Outras considerações

Houve relato de uma dor muscular mínima após o treinamento isocinético apenas concêntrico (Atha, 1981), resultando em maiores reduções na avaliação subjetiva da dor realizada durante as atividades diárias do que comparado com o treino concêntrico-excêntrico em conjunto (Gur et al., 2002). O treinamento isocinético concêntrico pode também resultar em ganhos significativos de força (extensão do joelho) com três dias de treino (Coburn et al., 2006; Cramer et al., 2007), mas esses aumentos rápidos nem sempre ocorrem em todos os grupos musculares (como os flexores e extensores dos cotovelos; Beck et al., 2007). Ganhos rápidos de força podem ser úteis em situações de reabilitação.

Uma vez que cargas acopladas a máquinas ou pesos livres não são movidas nesse tipo de treino, a possibilidade de lesão é mínima e nenhum auxiliar é necessário. É difícil monitorar com precisão o esforço realizado sem que o equipamento tenha um sistema preciso de *feedback*, seja da força gerada, seja do trabalho realizado, com dados visíveis para o sujeito que está treinando enquanto realiza o exercício. Além disso, a motivação pode ser um problema para algumas pessoas treinando, já que em alguns equipamentos isocinéticos falta a visibilidade de movimentação do peso ou da coluna de pesos.

Treinamento excêntrico

O **treinamento excêntrico** (também chamado de treinamento resistido negativo) refere-se a treino com a realização apenas da fase excêntrica ou a realização da fase excêntrica com 1RM além do usual. Ações musculares excêntricas ocorrem em várias atividades diárias, como descida de escadas, que exige que os músculos da coxa façam ações musculares excêntricas. Durante RECD, quando o peso está sendo levantado, o músculo se encurta, ou realiza uma ação muscular concêntrica. Quando o peso é baixado, os mesmos músculos que o levantaram estão ativos e se alongam de forma controlada, ou realizam ação muscular excêntrica. Se os músculos não realizarem ação muscular excêntrica quando o peso for baixado, este pode cair devido à força da gravidade.

O treinamento excêntrico pode ser realizado em diversos equipamentos de treinamento resistido pelo levantamento de uma carga maior do que 1RM unilateral com os dois membros e então, realizando a fase excêntrica com apenas um dos membros (unilateral). Em alguns equipamentos de treinamento com pesos também é possível realizar a fase excêntrica das repetições com uma carga maior do que aquela utilizada na fase concêntrica, embora não necessariamente maior que a possível para 1RM. Esse tipo é chamado de **treinamento excêntrico acentuado** (por vezes chamado de treinamento acentuado negativo). Alguns equipamentos isocinéticos também possuem um modo excêntrico (o treino isocinético excêntrico foi discutido anteriormente). Cargas maiores do que 1RM também são obtidas com pesos livres, tendo auxiliares adicionando mais peso depois que a carga é levantada; ou fazendo um auxiliar aplicar força durante a fase excêntrica de uma repetição; ou, ainda, fazendo um auxiliar ajudar na fase concêntrica (com cargas maiores do que 1RM) e deixando o sujeito que está treinando realizar a fase excêntrica sem assistência. Os ganchos de liberação de pesos (ver Figura 2.8) são também aparelhos que ajudam a alcançar uma resistência maior do que 1RM com pesos livres (Doan et al., 2002; Moore et al., 2007).

Qualquer que seja o tipo de treinamento excêntrico realizado, sempre deve ser dada atenção especial às pre-

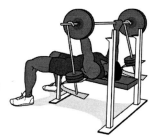

Ganchos de liberação de peso pendurados na barra durante a fase excêntrica do supino permitindo uma carga excêntrica maior.

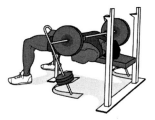

O gancho move-se para frente e se desprende da barra quando a base toca no solo em determinada amplitude de movimento do supino (a altura da liberação é ajustável, de maneira que se pode determinar a amplitude de movimento em que o gancho se desprenderá da barra).

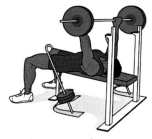

Ganchos de liberação de peso são retirados da barra e menos peso é erguido durante a fase concêntrica do que na fase excêntrica.

FIGURA 2.8 Ganchos de peso podem ser usados para aumentar a carga durante a fase excêntrica de uma repetição.

Adaptada, com permissão, de B.K. Doan et al., 2002. "The effects of increased eccentric loading on bench press", *Journal of Strength and Conditioning Research* 16:11.

cauções de segurança adequadas, especialmente quando utilizados pesos livres ou equipamentos não isocinéticos. Isso serve para evitar a tentação de utilizar mais peso do que o que pode ser realizado com controle e segurança durante a fase excêntrica de uma repetição. A segurança pode ser aumentada colocando-se pinos e barras de segurança em exercícios excêntricos com pesos livres, de maneira que esses utensílios segurem o peso na posição mais baixa do exercício em caso de necessidade.

Alterações na força

O RECD convencional de pernas com ações concêntricas e excêntricas induz maiores ganhos de força concêntrica e excêntrica do que a realização do treinamento com cargas somente concêntricas para o mesmo número de repetições (Dudley et al., 1991). Realizar 50 a 75% das repetições com uma fase excêntrica resulta em maiores ganhos no agachamento, mas não no supino, do que comparado com a realização do mesmo programa de treinamento de maneira somente concêntrica (Häkkinen, Komi e Tesch, 1981). Tais resultados indicam que um componente excêntrico durante o RECD parece importante, especialmente para a musculatura da perna.

Foi demonstrado que o RECD só excêntrico aumentou a força máxima. Por exemplo: 1RM excêntrica aumentou significativamente (29%) após treinamento consistindo em três a cinco séries de seis repetições a 80% de 1RM excêntrica (Housh et al., 1998). Mulheres previamente destreinadas realizaram um programa de treinamento excêntrico consistido em seis exercícios para todo o corpo com 125 ou 75% de 1RM concêntrica; os resultados mostraram incrementos significativos de 1RM (20-40%), mas não foi encontrada diferença significativa de aumentos da força entre os grupos (Schroeder, Hawkins e Jaque, 2004). RECD somente excêntrico, com pessoas idosas (74 anos) a 80% da carga de 5RM concêntrica aumentou a força excêntrica isocinética e a força isométrica, mas não foram observados incrementos na força concêntrica isocinética (Reeves et al., 2009). Outro estudo avaliou o treinamento excêntrico realizado durante três semanas, constituído de três séries de 120 a 180% da força isométrica máxima variando o estilo de periodização linear, e demonstrou aumentos significativos na força isométrica máxima (Colduck e Abernathy, 1997). Treino excêntrico realizado em equipamentos de força convencional e constituído de seis séries de cinco repetições a 100% de 1RM aumentou significativamente a força isométrica e isocinética em todas as velocidades testadas, variando de 60 a 360°/s (Martin, Martin e Morlon, 1995).

Estudos que realizaram comparações entre RECD somente concêntrico e somente excêntrico indicam pouca diferença entre eles. Não foram observados diferenças nos ganhos de 1RM concêntrica ou força isométrica ao comparar treinamentos constituídos de duas séries de 10 repetições realizadas de modo somente concêntrico (80% de 1RM) e 2 séries de 6 repetições realizadas de maneira somente excêntrica (120% de 1RM) (Johnson et al., 1976). Outro estudo comparou os treinamentos somente concêntrico e somente excêntrico realizados durante 20 semanas e constituídos de 4 séries de 10 repetições, num modo de contração específico para 10RM, e foi demonstrada pouca vantagem em qualquer um dos tipos de treinamento (Smith e Rutherford, 1995). Nenhuma diferença significativa entre os modos de treinamento foi demonstrada na força isométrica realizada em intervalos de 10° de extensão do joelho; entretanto, o modo somente concêntrico mostrou ganhos significativos na força isométrica em diversos ângulos articulares. Da mesma maneira, não foram observadas diferenças significantes quanto à força isocinética concêntrica em velocidades de movimentos variando de 30 a 300°/s. Entretanto, o modo somente excêntrico demonstrou au-

mentos significativos na força em diversas velocidades. É importante observar que nenhuma das comparações previamente mencionadas foi testada quanto à força máxima excêntrica. Porém, os resultados indicam que o RECD apenas excêntrico aumenta significativamente a força isométrica e concêntrica.

Comparações entre o treinamento isocinético somente concêntrico e somente excêntrico demonstram resultados conflitantes. Em treinamento a 60°/s foi demonstrado que o treino somente excêntrico aumentou a força excêntrica isocinética (60°/s) significativamente mais do que o treinamento apenas concêntrico, embora a força isocinética concêntrica e isométrica não tenha apresentado diferença significativa entre os modos de treinamento (Hortobagyi et al., 1996). O treinamento a 60°/s, de modo concêntrico ou excêntrico, não apresentou diferença significativa nos ganhos de força isocinética excêntrica ou concêntrica (Hawkins et al., 1999). O treinamento somente concêntrico a 90°/s demonstrou maior número de incrementos de força concêntrica e excêntrica significativos nas velocidades de 30, 90 e 270°/s em comparação com o treinamento somente excêntrico (Seger, Arvidsson e Thorstensson, 1998).

Os estudos mencionados indicam que ações musculares excêntricas são necessárias para otimizar o ganho de força muscular, especialmente quando a força é avaliada de forma excêntrica. Ainda que aumentos maiores na força excêntrica pareçam acontecer com treinamento somente excêntrico comparado com RECD (Reeves et al., 2009) e RECD somente excêntrico comparado ao treino apenas concêntrico (Vikne et al., 2006), a maioria das evidências indica que o treinamento somente excêntrico não resulta em ganhos maiores na força isométrica, excêntrica e concêntrica do que comparado com o RECD normal (Atha, 1981; Clarke, 1973; Fleck e Schutt, 1985).

Treinamento excêntrico acentuado em que mais carga (embora não necessariamente com carga maiores do que 1RM) é utilizada na fase excêntrica das repetições do que na fase concêntrica tem sido foco de algumas pesquisas. Esse tipo de treinamento é possível em qualquer equipamento e com dispositivos especializados que permitam a liberação de peso a partir da posição inicial da fase concêntrica da repetição. Uma indagação prática a partir da perspectiva do treinamento é: o treinamento excêntrico acentuado resulta em maiores ganhos de força do que o RECD normal?

RECD excêntrico acentuado parece causar efeitos agudos na força em homens moderadamente treinados (Doan et al., 2002). Quando repetições do RECD excêntrico acentuado são realizadas com 105% de 1RM antes das tentativas de 1RM no supino, a carga de 1RM aumenta significativamente, em média 97,0 a 100,2 kg. Porém, não foi mostrado esse efeito agudo sobre a produção de potência quando agachamentos com pulo a 30% de 1RM foram realizados após repetições com 30% de 1RM durante a fase concêntrica e 20, 50 ou 80% de 1RM durante a fase excêntrica da repetição (Moore et al., 2007). Deve-se notar que somente as cargas excêntricas de 50 a 80% 1RM podem ser chamadas de excêntricas acentuadas. Em contradição a esses dois estudos anteriores, quando repetições excêntricas acentuadas (105, 110 e 120% 1RM) foram realizadas no supino, nenhum efeito agudo na força máxima concêntrica foi observado, mas incremento significativo na produção de potência aguda na fase concêntrica foi encontrado (Ojastro e Hakkinen, 2009).

RECD excêntrico acentuado parece aumentar a força mais do que o RECD convencional ao longo de 7 dias consecutivos de treinamento (Hortobagyi et al., 2001). O treinamento de força convencional consistiu em 5 ou 6 séries de 10 a 12 repetições, a aproximadamente 60% de 1RM. O treinamento excêntrico acentuado utilizou o mesmo número de repetições e séries; entretanto, durante a fase excêntrica de cada repetição, a carga foi aumentada em 40 a 50%. Os ganhos de força concêntrica em 3RM e isocinética concêntrica (90°/s) não foram significativamente diferentes entre os dois tipos de treinamento. Todavia, o treinamento excêntrico acentuado resultou em ganhos significativamente maiores na força de 3RM excêntrica (27 vs. 11%), excêntrica isocinética (90°/s) e isométrica do que em comparação ao treinamento de força convencional. As alterações nos parâmetros eletromiográficos (EMG) igualaram os aumentos na força, indicando que a maioria dos ganhos de força estava relacionada com as adaptações neurais, como seria esperado em um treinamento de curta duração.

Treinamento isocinético excêntrico acentuado por 10 semanas demonstrou ganhos na força isocinética somente concêntrica (30°/s) que não foram significativamente diferentes dos ganhos produzidos pelo treinamento isocinético com fases de repetição concêntrica e excêntrica (Godard et al., 1998). O treinamento para ambos os grupos consistiu em uma série de 8 a 12 repetições a 30 graus por segundo. A carga para o treinamento isocinético com fase de repetição concêntrica e excêntrica foi inicialmente ajustada em 80% do torque isocinético concêntrico máximo. O treinamento isocinético excêntrico acentuado seguiu o mesmo protocolo de treinamento, exceto durante a fase excêntrica de cada repetição, em que a carga foi aumentada em 40%. Infelizmente, outras medidas de força não foram determinadas nesse estudo.

Um estudo de doze semanas mostrou que o RECD excêntrico acentuado pode ser realizado em segurança com seis exercícios diferentes realizados em equipamentos de força (Nichols, Hitzberger et al., 1995). O treino envolveu um percentual maior de 1RM para a execução das partes excêntricas na comparação com as concêntricas das repetições, respectivamente, da seguinte forma: *leg press,* 57,5 e 50%; supino, 70 e 50% puxada 70 e 50%, remada baixa 70 e 50%; voador 70 e 60%; e desenvolvimento 56, 25 e 45%. Todos os exercícios foram realizados durante três séries de 10 repetições, com a exce-

ção do *leg press,* que foi realizado com quatro séries de 10 repetições. Observe que esse sistema excêntrico acentuado não usou mais do que 1RM durante a fase de repetição excêntrica. Na comparação com o grupo de treino que usou a mesma carga para todas as repetições e fez todos os exercícios ao longo de três séries de 12 repetições, com a exceção do *leg press,* que foi realizado quatro séries de 12 repetições, a única diferença significativa em 1RM estimada ocorreu no desenvolvimento (ombro). Para esse exercício, o treino excêntrico acentuado resultou num aumento significativamente maior (43,7 vs. 19,1%). Os dois grupos de treino aumentaram significativamente a força na comparação com o grupo controle em exercícios de supino, puxada e voador, ao passo que somente o sistema excêntrico acentuado resultou em ganhos significativos na força na remada baixa. Os resultados indicam que esse sistema excêntrico acentuado pode ser usado com segurança em pessoas idosas, embora tenha sido observada pouca vantagem nos aumentos de força após 12 semanas de treinamento.

Vários estudos excêntricos acentuados usam cargas iguais ou maiores do que o 1RM durante a fase excêntrica das repetições. Homens jovens com certa experiência de treino resistido realizaram um treino com programa tradicional (quatro séries de 10 repetições em 75% de 1RM) ou RECD excêntrico acentuado (três séries de 10 repetições a 75% de 1RM concêntrica e 110-120% de fase de repetição excêntrica 1RM), e foram demonstrados resultados mistos para aumentos de força 1RM (Brandenburg e Docherry, 2002). Os flexores do cotovelo (bíceps Scott) mostraram aumentos similares em 1RM com treinamento tradicional e excêntrico acentuado (11 vs. 9%). Os extensores do cotovelo, entretanto, mostraram ganhos de 1RM maiores com treino excêntrico acentuado (24 vs. 15%). Após cinco semanas de treino com programa tradicional (quatro séries de seis repetições a 52,5% de 1RM) ou programa concêntrico acentuado (três séries de seis repetições a 40% de 1RM de fases de repetição concêntrica e 100% de fase de repetição excêntrica), homens previamente destreinados mostraram os mesmos ganhos em força no supino e no agachamento, de cerca de 10 e 22%, respectivamente (Yarrow et al., 2008).O uso dessas cargas de treino resultou em volume de treino total similar. Além disso, respostas hormonais agudas (hormônio do crescimento, testosterona) foram similares entre os dois grupos.

A discussão anterior indica que, quando cargas abaixo de 1RM são usadas no treino excêntrico acentuado, não há vantagem de ganhos de força na comparação com o treino tradicional. Porém, usando-se cargas acima de 1RM no treino excêntrico acentuado, ganhos 1RM maiores em um grupo muscular (extensores do cotovelo), mas não em outros grupos de musculares (flexores do cotovelo), são observados. Num apanhado geral dos estudos anteriormente citados, para que o treinamento excêntrico acentuado resulte em maiores aumentos de força do que o treino de força tradicional, uma carga superior a 1RM deve ser usada durante a fase excêntrica da repetição. De fato, parece haver algum suporte para essa hipótese (Schroeder, Hawkins e Jaque, 2004). Mulheres jovens realizaram um treinamento consistido de seis exercícios durante 16 semanas. Um dos treinos consistiu em treino pesado somente negativo (125% de 1RM para três séries de 10 repetições) e outro treino leve somente negativo (75% de 1RM para três séries de 10 repetições). Os dois grupos aumentaram significativamente o 1RM em todos os seis exercícios (20-40%). O treino pesado apenas negativo resultou em maiores ganhos percentuais em cinco dos seis exercícios, embora tais ganhos não tenham sido estatisticamente diferentes entre os grupos. Entretanto, foram observados ganhos significativamente maiores em 1RM do exercício de supino com treino pesado somente negativo (65 vs. 40%), o que indica uma vantagem em ganhos máximos de força para o treino pesado somente negativo. Além disso, os dois grupos aumentaram significativamente a massa magra (absormetria radiográfica de dupla energia), com maiores aumentos sendo observados em resposta ao treino pesado somente negativo (0,9 vs. 0,7 kg, ou 2 vs. 0,45 kg).

Em resumo, o treinamento apenas excêntrico resulta em aumentos da força e estes podem ser maiores que os obtidos com treinamento normal, ainda que a maioria das evidências não mostre diferenças significativas entre o treino normal e o apenas excêntrico. Todavia, o treino excêntrico acentuado de indivíduos treinados ou moderadamente treinados resulta em aumentos significativos de força e, em especial, quando a força é determinada de uma forma excêntrica; estes aumentos, ainda, podem ser superiores ao treino de força normal quando cargas acima de 1RM são usadas na fase excêntrica das repetições. Nem todos os grupos musculares, porém, podem responder igualmente a RECD excêntrico e acentuado.

Otimizando o treinamento excêntrico

Aumentos de força são relatados após RECD somente excêntrico utilizando:

- 120-180% da força isométrica máxima (Colduck e Abernathy, 1997);
- 80% de 1RM excêntrica (Housh et al., 1998);
- 75% de 1RM concêntrica (Schroeder, Hawkins e Jaque, 2004);
- 100% de 1RM tradicional (Martin, Martin e Morlon, 1995);
- 120% de 1RM tradicional (Johnson et al., 1976);
- 125% de 1RM tradicional (Schroeder, Hawkins e Jaque, 2004);
- 100% de 10RM (Smith e Rutherford, 1995);
- 80% de 5RM (Reeves et al., 2009);
- 85-90% de 4 a 8RM (Vikne et al., 2006).

Foi demonstrado também que ganhos de força ocorrem realizando-se ações musculares somente isocinéticas excêntricas máximas (Hawkins et al., 1999; Hortobagyi et al., 1996; Seger, Arvidsson e Thorstensson, 1998). O RECD excêntrico acentuado que utiliza 40 a 50% mais carga do que a fase concêntrica das repetições (Hortobagyi et al., 2001) e 75% de 1RM na fase de repetição concêntrica e 110 a 120% de 1RM na fase de repetição excêntrica (Brandenburg e Docherty, 2002), e treino isocinético excêntrico acentuado usando 40% mais carga do que na fase concêntrica das repetições (Godard et al., 1998), também mostraram aumentos significativos na força. Nenhum desses estudos, entretanto, aborda o que seria a carga excêntrica ideal a ser utilizada no treinamento excêntrico. Jones (1973) indicou que a carga ideal seria aquela que o indivíduo consegue baixar lentamente e interromper quando desejar. Utilizando essa definição, Johnson e colaboradores (1976) alegaram que uma carga de 120% de 1RM do RECD, 1RM seria a carga excêntrica ideal.

Estudos prévios mostraram aumentos significativos na força com cargas maiores e menores do que 120% de 1RM do RECD. Dependendo da velocidade de execução, por exemplo, a força excêntrica pode ser maior ou, pelo menos, igual à força isométrica máxima, e até 180% dessa mesma força (Colduck e Abernathy, 1997). Entretanto, essa condição pode estar próxima da carga máxima possível no treinamento excêntrico. Se tensão for aplicada rápida ou gradualmente até a tetania completa a um músculo de rã, o relaxamento mecânico completo ocorre em aproximadamente 180 e 210%, respectivamente, da contração voluntária máxima (Katz, 1939). A carga ideal de uso no treino excêntrico ainda precisa ser identificada.

Outra indagação prática acerca do treinamento excêntrico é: quantas repetições precisam ser realizadas de forma excêntrica intensa ou acentuada? Um estudo (ver a seção sobre sistema de treinamento negativo no Capítulo 6) indica que apenas 25% do número total de repetições do RECD precisam ser realizadas num treinamento excêntrico acentuado para provocar maiores aumentos de força do que o RECD tradicional (Häkkinen e Komi, 1981). É importante observar que esse estudo foi realizado em levantadores de peso olímpico competitivos, altamente treinados. Portanto, os resultados são aplicáveis a atletas de força muito treinados.

Desempenho motor e mudanças na composição corporal

O treinamento excêntrico e o treinamento excêntrico acentuado podem aumentar a força isométrica, concêntrica e excêntrica e, portanto, esses tipos de treinamento podem aumentar a capacidade de desempenho motor. Entretanto, foi mostrado que o salto vertical tanto aumenta (Bonde-Peterson e Knuttgen, 1971) quanto permanece igual (Stone, Johnson e Carter, 1979) com o treinamento somente excêntrico. Foi constatado que a velocidade do saque no tênis não se alterou após treinamento excêntrico isocinético da musculatura do braço e do ombro (Ellenbecker, Davies e Rowinski, 1988) e, em outro estudo, foi demonstrado um aumento significativo, embora não estatisticamente diferente, do treino concêntrico isocinético (Mont et al., 1994). Treinamento excêntrico fortemente acentuado, com até 120% de 1RM, usado durante a fase excêntrica do supino aumentou a potência na fase concêntrica desse exercício (Ojastro e Häkkinen, 2009), o que indica que treino excêntrico acentuado pode aumentar o desempenho motor. Entretanto, o potencial impacto do treinamento excêntrico no desempenho motor ainda não está claro.

O produto da síntese proteica muscular é um equilíbrio de síntese e degradação proteica. Constatou-se que ações musculares somente excêntricas e somente concêntricas aumentam a síntese e a degradação proteica muscular, resultando num aumento na síntese proteica final em indivíduos destreinados, sem diferença significativa entre os tipos de ação muscular (Phillips et al., 1997). Foi demonstrado um aumento significativo no produto de síntese proteica em indivíduos destreinados e com experiência em treinamento com pesos após uma sessão de exercício excêntrico com 8 séries de 10 repetições a 120% de 1RM (Phillips et al., 1999). Esses resultados indicam que o treinamento excêntrico pode aumentar a massa magra ao longo do tempo.

Aumentos na circunferência dos membros e na área de secção transversa muscular estão geralmente associados à hipertrofia muscular. As circunferências dos membros aumentam com treinamento somente excêntrico e com treinamento excêntrico isocinético acentuado (Godard et al., 1998), embora os aumentos não difiram dos observados em resposta ao treinamento concêntrico ou concêntrico-excêntrico em conjunto. Já foi mostrado que o RECD apenas excêntrico não causou mudança significativa (Housh et al., 1998), gerou um aumento (Vikne et al., 2006) na área de secção transversa muscular e gerou um aumento significativo na espessura muscular (Reeves et al., 2009). Enquanto o treino isocinético apenas excêntrico aumentou significativamente a área de secção transversa muscular, o treinamento apenas concêntrico não ocasionou mudança (Hawkins et al., 1999; Seger, Arvidsson e Thorstensson, 1998), ocasionou um aumento significativo (Higbie et al., 1996) e um aumento na área de secção transversa não significativamente diferente do treino apenas excêntrico (Blazevich et al., 2007; Jones e Rutherford, 1987).

O RECD somente excêntrico aumenta a área de secção transversa de fibras musculares tipo I e II, ao passo que o treino apenas concêntrico não mostrou mudanças nessas medidas (Vikne et al., 2006). O treinamento

isocinético apenas excêntrico não alterou significativamente a área de secção transversa de fibras musculares tipo I e II (Seger, Arvidsson e Thorstensson, 1998), não ocasionou um aumento significativo nas fibras do tipo I, mas aumentou significativamente as do tipo II (Hortobagyi et al., 1996). O treino isocinético somente excêntrico evidenciou também aumentos significativos na espessura muscular (Farthing e Chilibeck, 2003) e na área de secção transversa de fibras musculares do tipo I e II (Shepstone et al., 2005); foram observados aumentos maiores no tamanho do músculo e na área das fibras do tipo II com treinamento isocinético somente excêntrico rápido do que comparado com o lento (210 vs. 20 e 180 vs. 30°/s). Coletivamente, essas informações indicam que o treinamento excêntrico pode aumentar a massa magra, embora o aumento possa não ser diferente do observado em resposta a outros tipos de ações musculares ou treinamento.

Dor muscular pós-exercício

Uma possível desvantagem do treinamento excêntrico com cargas maiores que 1RM concêntrica ou com ações excêntricas máximas é o surgimento de dor muscular pós-exercício, também chamada de **dor muscular tardia (DMT)**, maior do que aquela que acompanha o treinamento isométrico, o concêntrico isocinético ou o RECD (Fleck e Schutt, 1985; Hamlin e Quigley, 2001; Kellis e Baltzopoulos, 1995). Mulheres podem (Sewright et al., 2008) ou não (Hubal Rubinstein e Clarkson, 2008) ser mais suscetíveis a dano muscular e DMT. Esse incômodo costuma iniciar cerca de 8 horas após exercício excêntrico, tem seu pico 2 a 3 dias após a sessão de exercício e dura de 8 a 10 dias (Byrne, Twist e Eston, 2004; Cheung, Hume e Maxwell, 2003; Hamlin e Quigley, 2001; Hubal, Rubinstein e Clarkson, 2007; Leiger e Milner, 2001). Da mesma forma, a força é diminuída durante até 10 dias após sessão de exercício excêntrico (Cheung, Hume e Maxwell, 2003; Leiger e Milner, 2001). Entretanto, uma sessão de exercício excêntrico parece resultar em proteção da DMT induzida por outra sessão de exercício excêntrico durante um período de até sete semanas em indivíduos destreinados ou novatos no treino com pesos (Black e McCully, 2008; Ebbeling e Clarkson, 1990; Clarkson, Nosaka e Braun, 1992; Golden e Dudley, 1992; Hyatt e Clarkson, 1998; Nosaka et al., 1991) e, possivelmente, até seis meses (Brughelli e Cronin, 2007). A proteção contra DMT em razão de outra sessão de exercício excêntrico pode ocorrer em apenas 13 dias após a primeira sessão de exercício excêntrico (Mair et al., 1995) e parece ocorrer mesmo com sessões de exercícios excêntricos de baixo volume (uma série de 6 ações excêntricas máximas, em duas sessões) (Paddon-Jones e Abernathy, 2001) e treinamento excêntrico de baixa intensidade (força isométrica máxima de 40%) com um intervalo entre as mesmas sessões a cada duas semanas (Chen et al., 2010). Além disso, realizar treinamento a uma velocidade de 30 graus por segundo resulta numa redução na DMT causada pela realização de uma série de exercícios em outra velocidade excêntrica (210°/s) 14 dias após a sessão do primeiro exercício (Chapman et al., 2011).

Algumas informações indicam que, para ocorrência de DMT, as ações excêntricas devem ser realizadas com carga maior do que a 1RM concêntrica (Donnelly, Clarkson e Maughan, 1992), o que pode ser feito com ações excêntricas máximas, porque mais força pode ser desenvolvida durante uma ação excêntrica do que com uma ação concêntrica. Entretanto, foi mostrada pouca diferença na magnitude de dano muscular avaliada imediatamente após o exercício entre ações excêntricas máximas e ações excêntricas realizadas com 50% da força isométrica máxima (Nosaka e Newton, 2002). Marcadores de dano muscular (tais como creatinaquinase, recuperação de força) indicam que as ações excêntricas máximas resultam em maior dano muscular 2 a 3 dias após o exercício do que ações excêntricas realizadas com 50% da força isométrica máxima. Além disso, o desempenho de algumas ações excêntricas antes da completa recuperação de uma sessão de exercício excêntrico não ajuda, e até impede, a recuperação do dano muscular induzido pela sessão inicial de exercício excêntrico (Donnelly, Clarkson e Maughan, 1992; Nosaka e Clarkson, 1995).

Exercício leve por vários dias após uma sessão de trabalho excêntrico poder reduzir um pouco a dor muscular, embora o efeito seja temporário (Cheung, Hume e Maxwell, 2003) e não afete a recuperação da força (Saxton e Donnelly, 1995). O alongamento imediatamente antes e após uma sessão de exercício excêntrico não aumenta e nem reduz a dor muscular ou a recuperação da força (Cheung, Hume e Maxwell, 2003; Lund et al., 1998). Realizar outra sessão de treinamento excêntrico três dias após a inicial não exacerba a dor nem diminui a taxa de recuperação da força, indicando que parece não influenciar o dano muscular (Chen e Nosaka, 2006). Fazer outro exercício excêntrico logo após uma sessão inicial não causa efeitos negativos ou positivos na recuperação. Após 1 ou 2 semanas de treinamento excêntrico, a dor muscular parece não ser maior do que aquela sentida após o treinamento isométrico (Komi e Buskirk, 1972) ou após o treinamento de força tradicional (Colduck e Abernathy, 1997).

Alguns indivíduos parecem ser mais suscetíveis a DMT e necrose das fibras musculares em resposta às ações musculares excêntricas. Quarenta e cinco por cento das pessoas apresentaram perda de força de 49% logo após uma sessão de exercício excêntrico, com uma perda de força de 33% ainda aparente 24 horas após sessão de exercício excêntrico (Hubal, Rubinstein e Clarkson, 2007). Enquanto isso, aproximadamente 21% dos indivíduos que realizaram uma sessão intensa de exercícios excêntricos (50 ações excêntricas máximas) podem não se re-

cuperar completamente em 26 dias, podendo haver sujeitos que necessitam de 89 dias para a recuperação completa (Sayers e Clarkson, 2001). Três por cento dos indivíduos podem sofrer de rabdomiólise após uma sessão de exercício excêntrico extenuante (Sayers, Clarkson et al., 1999). A rabdomiólise é a degeneração das células musculares, que resulta em mialgia, sensibilidade muscular, fraqueza, edema e mioglobinúria (urina escura). Essa condição causa numa perda da capacidade de produção de força e pode durar até sete semanas.

Ainda não está claro por que ocorre mais dor muscular após o treinamento excêntrico do que após o RECD normal ou o treinamento somente concêntrico. A atividade eletromiográfica (EMG) pode ser menor durante uma ação excêntrica do que durante uma ação concêntrica (Komi, Kaneko e Aura, 1987; Komi et al., 2000; Tesch et al., 1990), e ações excêntricas contam mais com a participação de fibras musculares tipo II do que as concêntricas (Cheung, Hume e Maxwell, 2003; McHugh et al., 2002). Isto pode causar mais dano muscular, porque menos fibras musculares estão ativas e gerando uma tensão maior e também pelo fato de que as fibras musculares tipo II serem mais susceptíveis a dano que as do tipo I (Cheung, Hume e Maxwell, 2003).

Vários fatores estão possivelmente envolvidos nas causas da dor e na perda de força após exercício excêntrico (Byrne, Twist e Eston, 2004; Cheung, Hume e Maxwell, 2003; Hamlin e Quigley, 2001). Fatores como edema, inchaço e inflamação são explicações atraentes para a dor vivenciada durante vários dias após um exercício (Clarkson, Nosaka e Braun, 1992; Stauber et al., 1990). Em consequência de DMT, inchaço e rigidez, a ativação muscular voluntária fica prejudicada, reduzindo as capacidades de força. Dano seletivo às fibras tipo II resulta em redução da capacidade de gerar força. Além disso, exercício excêntrico resulta na dilatação do retículo sarcoplásmico, acompanhada de liberação e reabsorção mais lentas do cálcio (Byrd, 1992; Hamlin e Quigley, 2001). Essas alterações são transitórias, mas estão relacionadas com a diminuição da produção de força.

Dano ao retículo sarcoplasmático também permite o influxo de mais cálcio nas fibras. O cálcio ativa enzimas proteolíticas que degradam estruturas dentro das fibras musculares (discos Z, troponina, tropomiosina) e proteínas das fibras musculares pela protease lisossomal, que aumenta o dano, o edema, a inflamação e a dor muscular. O exercício excêntrico também pode resultar numa distribuição não uniforme do comprimento do sarcômero: alguns rapidamente se alongam e se estendem demais, resultando em sobreposição insuficiente de miofilamentos e fracasso em reintegrá-los após o relaxamento. Como resultado, os sarcômeros que ainda funcionam se adaptam a um comprimento menor, resultando em mudanças na curva de comprimento-tensão do músculo na direção de comprimentos musculares maiores. O resultado prático disso é a incapacidade de gerar força quando o músculo está numa posição de menor comprimento.

A ressíntese de glicogênio muscular prejudicada fica evidenciada após exercício excêntrico e, em especial, nas fibras tipo II, o que sugere menor recuperação após esse tipo de exercício. Outros fatores, como espasmo muscular e perda de enzimas das fibras musculares por dano à membrana muscular, também podem estar envolvidos na diminuição da produção de força após exercício excêntrico.

Nenhum dos fatores anteriores explica totalmente a dor e a perda da força após exercício excêntrico. Por isso, é possível que vários fatores, ou todos eles, estejam envolvidos.

Sessões repetidas de exercício excêntrico podem reduzir o dano ao sarcolema e, consequentemente, a cascata de eventos que resulta em dor muscular. Existem, entretanto, outras possíveis explicações das adaptações que podem reduzir o dano e a dor musculares resultantes de sessões repetidas de exercício. Sessões repetidas de trabalho excêntrico podem acarretar aumento da ativação das fibras musculares do tipo I e uma diminuição concomitante da ativação das fibras tipo II (Warren et al., 2000) para proteger as fibras do tipo II de danos. O treino excêntrico também pode produzir adição de sarcômeros em séries (Brocket, Morgan e Proske, 2001; Brughelli e Cronin, 2007). Este evento protege o músculo contra microlesões, pois permite que as fibras musculares estejam encurtadas em qualquer comprimento muscular evitando, assim, a fase descendente da curva comprimento-tensão ou uma redução das capacidades de força em comprimentos mais longos de sarcômeros. Embora não se conheça ao certo a explicação exata das adaptações que protegem o músculo contra a dor após sessões repetidas de exercício, algumas adaptações ocorrem para proteger o músculo contra a dor em sessões sucessivas de exercício.

Considerações motivacionais

Alguns indivíduos obtêm grande satisfação com treinamento com cargas intensas. O treinamento excêntrico para eles é um fator motivacional positivo. Entretanto, a dor que pode acompanhar o treino excêntrico, especialmente durante a primeira ou segunda semana, pode ser um prejuízo para a motivação.

Outras considerações

Como dor excessiva pode acompanhar um treinamento excêntrico, um programa que envolve exercícios desse tipo não deve ser iniciado imediatamente antes de competições importantes. Da mesma forma que o treinamento de força tradicional, exercícios excêntricos devem ser introduzidos progressivamente ao longo de várias semanas ajudando a reduzir dor e danos musculares (Cheung, Hume e Maxwell, 2003). Dor e perda de força

em razão de treinamento excêntrico diminuem o desempenho físico (Cheung, Hume e Maxwell, 2003). Isso pode ocorrer especialmente no desenvolvimento rápido de força ou em atividades de potência. Por exemplo, a altura do salto vertical unilateral diminuiu significativamente após sessão de exercício excêntrico e permaneceu menor por 3 a 4 dias (Mair et al., 1995). Uma sessão sucessiva de exercícios excêntricos realizados quatro dias após a primeira sessão resultou na mesma diminuição da altura do salto vertical imediatamente após a sessão excêntrica, tal como observada após a primeira sessão excêntrica. Apesar de a altura do salto ter sido recuperada mais rapidamente após a segunda sessão excêntrica, esta só alcançou os valores iniciais três a quatro dias após a sessão de exercício excêntrica. Entretanto, 13 dias após a sessão excêntrica inicial, uma sessão excêntrica sucessiva não resultou em diminuição significativa na altura do salto vertical. Esses resultados indicam que é preciso precaução quanto ao momento de iniciar o treinamento excêntrico antes de uma competição, ou quando for desejado um desempenho físico ideal.

A incorporação do treinamento excêntrico é adequada quando um dos objetivos do programa de treinamento é aumentar a capacidade de 1RM de supino e agachamento. Um fator que separa os ótimos dos bons levantadores de peso no supino e no agachamento é a velocidade com que realizam a fase excêntrica de levantamento. Os levantadores que conseguem erguer cargas mais pesadas abaixam-nas mais lentamente (Madsen e McLaughlin, 1984; McLaughlin, Dillman e Lardner, 1977). Isso sugere que o treinamento excêntrico pode ajudar levantadores a baixar a carga mais lentamente e de forma mais adequada enquanto fazem isso.

Considerações para todos os tipos de treinamento

As informações sobre todos os tipos de treino abordadas neste capítulo indicam que programas com séries múltiplas resultam em maiores ganhos de força na comparação com programas de série única. A maior parte das pessoas, entretanto, sejam elas entusiastas da aptidão física, sejam atletas, realiza predominantemente RECD e treino com resistência variável, ainda que os treinos isométrico, isocinético ou excêntrico possam também ser incorporados ao programa. Orientações de treinamento foram desenvolvidas e, embora possam ser aplicadas a qualquer tipo de treino, já que a maioria das pesquisas comumente agregava orientações para RECD e treino de resistência variável, essas diretrizes se aplicam mais a esses tipos de treinamento.

A maior parte dos estudos sobre treinamento e programas de treinamento utilizados por entusiastas da aptidão física e atletas incorpora ações musculares voluntárias máximas em algum momento. Isso não significa que 1RM tenha que ser feita; significa, sim, que uma série é realizada até falha concêntrica momentânea, ou séries são feitas usando RMs ou algo próximo a resistências de RM em algum momento do treino, embora não necessariamente durante todas as sessões de treino (ver Capítulo 6, Técnica de Séries até a Falha).

Em 1967, Berger e Hardage já demonstravam a necessidade de realizar ações musculares voluntárias máximas (AMVMs) para ganhos máximos de força. As séries até a falha resultam numa reação hormonal aguda significativamente maior (hormônio do crescimento, testosterona) do que séries não realizadas até a falha (Linnamo et al., 2005). Todavia, durante 16 semanas de treino, séries não realizadas até a falha resultaram em níveis mais baixos de cortisol no sangue em repouso e concentrações maiores de testosterona do que o treinamento até a falha; isso indica um ambiente anabólico mais positivo quando o treinamento não é do tipo até a falha (Izquierdo et al., 2006). O treino com séries até a falha não mostrou vantagem quanto a aumento da força máxima (1RM) e nenhuma vantagem ou desvantagem para incrementar a resistência muscular local (Izquierdo et al., 2006; Willardson et al., 2008). O treinamento com séries até a falha também resulta numa mudança na técnica do exercício (Duffy e Challis, 2007). Portanto, não ficou demonstrada qualquer vantagem clara de treino com séries até a falha. Todavia, as séries até a falha são propostas como método pelo qual pessoas altamente treinadas ultrapassam um platô de treinamento (Willardson, 2007a).

Considerando-se que programas de uma só série aumentam a força, recomenda-se que adultos saudáveis interessados em aptidão física geral incluam um mínimo de uma série de 8 a 12 repetições por série para melhorarem a força e a potência musculares; que pessoas de meia-idade e idosos realizem 10 a 15 repetições por série para melhorarem a força e de 15 a 20 repetições por série para melhorarem a resistência muscular, realizando no mínimo um exercício para todos os grupos musculares em uma sessão de treino com pesos (American College of Sports Medicine, 2011). Essa recomendação vale para adultos saudáveis que querem aumentos ou manutenção na aptidão física e não para atletas ou entusiastas da aptidão física altamente treinados. As recomendações (ver Tabela 7.2) para programas de treinamento com carga progressiva sugerem que quantidades diferentes de repetições por série sejam realizadas para ênfase em resultados diferentes do treino, mas que a pessoa interessada em aptidão física geral ou o levantador avançado evolua a programas de séries múltiplas (American College of Sports Medicine, 2009). Ainda que uma série por exercício por sessão de treino possa ser adequada para um programa de curta duração ao longo de uma temporada para certos atletas, não é recomendada como um programa de treinamento de longa duração para atletas que querem ganhos ideais em aptidão física. Programas

com múltiplas séries (American College of Sports Medicine, 2009), bem como programas de treinamento periodizado com múltiplas séries, resultam em maiores incrementos de força e aptidão física do que os com uma única série (Kraemer et al., 2000; Marx et al., 2001; McGee et al., 1992). Ao longo de um ano ou carreira de treinamento, mesmo ganhos pequenos em força, potência, resistência muscular localizada ou na composição corporal em resposta a séries múltiplas de forma periodizada podem resultar em aumentos do desempenho na comparação com séries únicas.

Metanálises (Rhea, Alvar e Burkett, 2002; Rhea et al., 2003; Peterson, Rhea e Alvar, 2004; Wolfe, LeMura e Cole, 2004) indicam que séries múltiplas feitas por pessoas com ou sem treinamento resultam em maiores aumentos da força, em especial durante períodos longos de treinamento (6-16 semanas vs. 17-40 semanas), do que programas com série única. Além disso, programas de séries múltiplas podem ser mais importantes por acarretarem ganhos de força maiores a longo prazo em pessoas treinadas comparadas a pessoas destreinadas (Wolfe, LeMura e Cole, 2004). Conclusões dessas metanálises revelam que três séries por grupo muscular resultam em maiores ganhos na força do que uma série (Rhea, Alvar e Burkett, 2002), quatro séries por grupo muscular resultam em ganhos ideais máximos na força em pessoas treinadas ou destreinadas (Rhea et al., 2003), quatro séries por grupo muscular resultam em ganhos ideais máximos na força em indivíduos treinados ou destreinados e oito séries por grupo muscular resultam em ganhos ideais na força máxima em atletas (Peterson, Rhea e Alvar, 2005). Uma metanálise também conclui que séries múltiplas resultam em mais hipertrofia do que séries únicas (Krieger, 2010). Portanto, quando desejadas alterações máximas na composição corporal, programas de séries múltiplas são mais adequados do que de série única.

Além disso, a periodização do treinamento de força pode possibilitar sessões mais frequentes de treino, bem como um maior volume de treinamento total, do que programas de treinamento sem variação. Em comparações entre um programa de treinamento diário periodizado e não linear (ver Capítulo 7) e um programa sem variação de uma única série durante seis e nove meses de treinamento, o treinamento periodizado resultou em aumento significativamente maior na força, na potência e no desempenho motor (Kraemer et al., 2000; Marx et al., 2001). Entretanto, o volume total de treino realizado pelos indivíduos com programas periodizados foi substancialmente maior (série única vs. séries múltiplas; Kraemer et al., 2000; Marx et al., 2001), assim como a frequência do treino (quatro sessões semanais vs. três; Marx et al., 2001), do que o realizado pelos indivíduos no programa sem variação. Portanto, periodizar o treino pode influenciar seu volume, a frequência e a intensidade.

O maior efeito de treinamento encontrado no grupo de séries múltiplas, os efeitos de várias quantidades de repetições por série e o efeito da periodização num programa de treinamento resultaram em modelos de progressão de treinamento resistido para indivíduos adultos saudáveis (*Progression models in resistance training for healthy adults* (2009), do American College of Sports Medicine (ACSM). O ACSM recomenda frequências de treino diferentes para pessoas com experiência variada de treino resistido, bem como quantidades diferentes de séries e repetições em relação a aumentos na força máxima, hipertrofia, potência e resistência muscular localizada (ver Tabela 7.2, que traz outras recomendações, bem como recomendações para pessoas altamente treinadas, a partir desse posicionamento).

Para melhorar força, hipertrofia ou resistência muscular localizada, os iniciantes devem treinar em programas para todo o corpo, dois ou três dias na semana. Os praticantes intermediários devem treinar com programa para todo o corpo, três dias na semana, ou com uma rotina dividida para o corpo, quatro dias na semana. Levantadores avançados devem treinar de quatro a seis dias na semana, com treino de um grupo muscular duas sessões na semana.

• Aumentos na força: novatos e intermediários devem usar de 60 a 70% de 1RM para 8 a 12 repetições por série, para uma a três séries por exercício; os avançados têm um ciclo de intensidade de treinamento entre 80 e 100% de 1RM e usam séries múltiplas por exercício.

• Hipertrofia: novatos e intermediários usam de 70 a 85% de 1RM para 8 a 12 repetições por série, com uma a três séries por exercício; os avançados têm ciclo de treino entre 70 e 100% de 1RM para 1 a 12 repetições por série, com três a seis séries por exercício. A maioria do treino é dedicada a cargas de 6 a 12RM.

• Aumentos na potência: treino de potência (levantamentos olímpicos) ou balístico (arremesso em supino) devem ser incorporados ao programa usual de treino de força, usando de 30 a 60% de 1RM para uma a três séries por exercício para exercícios de membros superiores do corpo, e de 0 a 60% de 1RM para três a seis repetições por série em exercícios para membros inferiores do corpo. No treino avançado, cargas maiores (85-100% de 1RM) também podem ser inseridas de forma periodizada, usando-se séries múltiplas (três a seis) para uma a seis repetições por série de exercícios de potência.

• Resistência muscular: iniciantes e intermediários devem usar resistências leves para 10 a 15 repetições por série; os avançados devem usar resistências variadas para 10 a 25 repetições ou mais por série, de modo periodizado.

Algumas dessas recomendações precisam de mais pesquisa para esclarecimento mais exato da intensidade, quantidade de repetições por série e quantidade de séries necessárias para a otimização do treino para determinado resultado.

Comparação de tipos de treinamento

Estudos que comparam os diversos tipos de treinamento de força são raros, e existem muitas dificuldades na identificação de quais são os mais benéficos para uma adaptação fisiológica específica. Um aspecto é a especificidade do treinamento e os ganhos de força. Quando o treinamento e a avaliação são realizados utilizando-se os mesmos equipamentos de resistência, um grande ganho de força costuma ser demonstrado. Se o treinamento e a avaliação são realizados em dois tipos de equipamentos diferentes, entretanto, o ganho de força em geral é substancialmente menor e algumas vezes não existente. De forma ideal, a força deve ser avaliada utilizando-se diversos tipos de ações musculares, permitindo o exame da especificidade do treinamento e a transferência para outros tipos de ações musculares.

Problemas nas comparações também surgem na equalização do volume total de treinamento (isto é, séries × repetições), do trabalho total (isto é, total de repetições × carga × distância vertical do deslocamento do peso) e da duração de uma sessão de treinamento. Essas discrepâncias dificultam as comparações corretas e a confirmação da superioridade de um tipo de treinamento resistido sobre outro. Outras dificuldades de elaboração de estudos que inibem a generalização dos resultados para diferentes populações incluem a condição de treinamento dos indivíduos e o fato de alguns estudos treinarem um único grupo muscular. A aplicação dos resultados de um treinamento de grupo muscular ou exercício para outro grupo muscular ou exercício pode ser difícil, já que grupos musculares podem não responder com a mesma magnitude ou com a mesma linha de tempo das adaptações. Além disso, a maioria das comparações treina indivíduos iniciantes com durações de treino relativamente curtas (isto é, 10-20 semanas), o que dificulta a generalização para pessoas altamente treinadas e para o treino a longo prazo (isto é, anos).

Várias dessas dificuldades estão mostradas num estudo (Leighton et al., 1967). Indivíduos treinaram duas vezes por semana, por oito semanas, utilizando diversos regimes de RECD e isométrico. Dois regimes em especial foram um programa isométrico que consistiu em uma ação voluntária muscular máxima de 6 segundos e um programa de RECD utilizando 3 séries de 10 repetições, progredindo a carga de 50 a 75% e, finalmente, a 100% da carga de 10RM. Os regimes RECD e isométrico resultaram em 0 e 9% de aumento na força isométrica de flexores do cotovelo, respectivamente, e em 35 e 16% de aumento na força isométrica dos extensores do cotovelo, respectivamente. Portanto, dependendo do grupo muscular avaliado, os treinamentos isométrico e RECD são superiores a outros tipos de treinamento para ganhos de força isométrica. Esse mesmo estudo também mostrou que um RECD realizando a técnica da "roubada" demonstrou maior percentual de ganho em força isométrica na flexão e extensão de cotovelo e na força das costas e pernas durante o movimento do tipo levantamento-terra do que o tipo isométrico e o RECD normal. Os resultados em geral são, portanto, ambíguos: o treinamento isométrico tanto é inferior quanto superior ao RECD, dependendo do grupo muscular comparado e do tipo de regime RECD. Também pode ser interessante testar a especificidade ao se comparar dois tipos de treino resistido similares, como o RECD (ver Quadro 2.4).

Talvez o fator mais importante ao serem comparados tipos de treinamento seja a eficácia dos programas. Cada um deles otimiza as adaptações fisiológicas? Se a resposta a essa indagação for não, quaisquer conclusões baseadas em resultados dos estudos devem ser vistas com precaução. Entretanto, apesar das dificuldades de interpretação, pode-se chegar a algumas conclusões relativas a comparações entre tipos de treinamento, ainda que todas as comparações de modos de treino precisem ser mais estudas.

Treinamento Isométrico *versus* dinâmico com resistência externa constante

Muitas comparações de ganhos de força entre o treinamento com resistência externa constante e o treinamento isométrico seguem um padrão de especificidade de avaliação. Quando utilizados procedimentos de avaliação isométrica, o treinamento isométrico é superior (Amusa e Obajuluwa, 1986; Berger, 1962a, 1963b; Folland et al., 2005; Moffroid et al., 1969); já quando a avaliação do RECD (1RM) é utilizada, o RECD é superior (Berger, 1962a, 1963c). Entretanto, também foi demonstrado que o RECD resulta em maiores aumentos na força isométrica do que o treinamento isométrico (Rasch e Morehouse, 1957). As avaliações isocinéticas para os ganhos de força são inconclusivas. Quando avaliados isocineticamente a 20,5 graus por segundo, o RECD e o treinamento isométrico melhoraram o pico de torque em 3% (Moffroid et al., 1969). Outra comparação demonstrou aumento de 13% no pico de torque no treinamento isométrico e 28% para o RECD (a velocidade da avaliação isocinética não foi informada) (Thistle et al., 1967). Não ficou evidente nenhuma diferença estatística em ganhos de pico de torque isocinético em velocidades variadas (45, 150 e 300°/s)

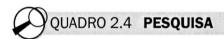 QUADRO 2.4 **PESQUISA**

Teste de especificidade entre dois tipos de treinamento de resistência externa constante

Vários tipos de equipamento podem ser classificados como RECD. Um é o tradicional equipamento de treino de força que permite movimentos em apenas um plano. Máquinas de RECD com cabos permitem movimentos em todos os três planos em razão do uso de alavancas acopladas aos cabos com sistemas de polias. Com esse tipo de equipamento, durante o supino, as alavancas não apenas são afastadas em direção ao peito, mas ainda podem subir e descer e ir para a esquerda ou direita, em certa extensão. Após oito semanas de treino, três vezes na semana, com três séries com 10 repetições a 60% de 1RM específica do equipamento (Cacchio et al., 2008), o treino em equipamento tradicional evidenciou aumentos significativos na força nos dois tipos de equipamento. Entretanto, aumentos significativamente superiores em 1RM nos dois tipos de equipamento foram observados no treinamento realizado em equipamento com cabos (ver Tabela 2.10).

TABELA 2.10 **Aumentos na força em equipamento com cabos e tradicional**

Tipo de equipamento para treino	% de aumento em 1RM no equipamento com cabos	% de aumento em 1RM no equipamento tradicional
Cabo	144*#	72*#
Tradicional	34*	49*

* = aumento significativo pré-treino e pós-treino; # = diferença significativa entre tipos de treinamento.

Dados de Cacchio et al., 2008.

O equipamento com cabos mostrou aumentos significativamente maiores que o tradicional quando a pessoa foi avaliada nos dois tipos de equipamento. Mas ambos tipos de equipamento mostraram especificidade de avaliação.

Cacchio, A., Don, R., Ranavolo, A., Guerra, E., McCaw, S.T., Procaccianti, R., Carnerota, F., Frascarell, M. e Santilli, V., 2008. Effects of 8-week strength training with two models of chest press machines on muscular activity pattern and strength. *Electromyography and Kinesiology*, 18: 618-627.

em resposta ao treino isométrico realizado em quatro ângulos articulares diferentes do que comparado com o RECD (Folland et al., 2005).

Uma revisão da literatura concluiu que programas RECD bem elaborados são mais efetivos do que programas isométricos-padrão para ganhos de força (Atha, 1981). O treinamento isométrico realizado em um único ângulo articular e o RECD realizado em amplitude de movimento limitada (extensão do joelho, 80 a 115°; flexão de joelho, 170 a 135°) aumentaram a potência, e não foram observadas diferenças significativas entre os dois programas (Ullrich, Kleinder e Bruggemann, 2010); isso indica que os dois modos de treinamento podem aumentar o desempenho motor. Porém, o treinamento isométrico em um único ângulo articular não aumentou, de forma consistente, o desempenho motor dinâmico (ver Treinamento Isométrico, abordado anteriormente no capítulo), ao passo que o RECD mostrou aumentos em tal desempenho.

Desta forma, não é surpreende que ocorra melhora muito maior no desempenho motor em resposta ao RECD do que comparado com treinamento isométri-co em apenas um ângulo articular (Brown et al., 1988; Campbell, 1962; Chu, 1950). Portanto, quando desejado aumento no desempenho motor, o RECD pode ser uma opção melhor do que o treino isométrico em um único ângulo articular. Os dois tipos de treinamento podem resultar em hipertrofia muscular e, atualmente, não há informações que favoreçam qualquer um desses treinos nas respostas de hipertrofia muscular (Wernborn, Augustsson e Thomee, 2007).

Treinamento de resistência variável *versus* isométrico

Os autores estão cientes de que não há estudos que comparem diretamente os treinamentos de resistência variável e os isométricos. Entretanto, resta a hipótese de que os ganhos de força podem seguir um padrão de especificidade avaliativa similar a comparações do RECD e do isométrico. Também pode ser conjecturado que, devido a relatos de ausência de melhoria no desempenho motor com o treinamento num só ângulo articular (Clarke, 1973; Fleck e Schutt, 1985) e devido a evidência de melhora no desempenho motor com treino de resistência variável (Peterson, 1975; Silvester et al., 1984), o treinamento de resistência variável pode ser superior ao isométrico nesse parâmetro. Portanto, se um aumento no desempenho motor for desejado, o treinamento de resistência variável pode ser uma opção melhor do que o treino isométrico com um ângulo articular.

Treinamento resistido concêntrico *versus* isométrico

Comparações entre treinamento resistido isocinético concêntrico e treinamento isométrico, em sua maioria,

seguem o padrão da especificidade de avaliação. Entretanto, comparações diretas usam somente treino isocinético com velocidades relativamente lentas (até 30°/s). O treinamento isométrico é superior ao isocinético concêntrico em 22,5°/s no aumento da força isométrica (Moffroid et al., 1969). A força isométrica dos extensores do joelho, nos ângulos de 90 e 45°, aumentou 17 e 14%, respectivamente, com treinamento isométrico e 14 e 24%, respectivamente, com treinamento isocinético. Da mesma forma, a força isométrica dos flexores do joelho, nos ângulos de 90 e 45°, aumentou 26 e 24%, respectivamente, com o treinamento isométrico e 11 e 19%, respectivamente, com o treinamento isocinético. O treino isométrico demonstrou maiores incrementos na força isométrica em relação ao treino isocinético em três dos quatro testes. Entretanto, o treinamento isocinético dos extensores do cotovelo a 30°/s, resultou em maiores aumentos na força isométrica do que o treinamento isométrico (Knapik, Mawdsley e Ramos, 1983).

O treinamento isocinético é superior ao isométrico no desenvolvimento do torque isocinético (Moffroid et al., 1969; Thistle et al., 1967). Por exemplo: a força dos músculos extensores do joelho em treino isocinético e isométrico aumentou 47 e 13%, respectivamente (Thistle et al., 1967). Outra comparação demonstrou que grupos realizando treinamento isocinético e isometrico aumentaram em 11 e 3%, respectivamente, o pico de torque de extensão do joelho, a 22,5°/s. Os aumentos no pico de torque de flexão de joelho foram de 15 e 3%, respectivamente, em 22,5°/s (Moffroid et al., 1969). Portanto, o fenômeno da especificidade do teste fica evidente nos ganhos de força em resposta ao treinamento isométrico e isocinético.

Treinar isometricamente em um ângulo articular não resultou em melhoras do desempenho motor (Clarke, 1973; Fleck e Schutt, 1985), ao passo que foi observado incrementos no desempenho motor com treinamento isocinético (Bell et al., 1989; Blattner e Noble, 1979; Mannion, Jakeman e Willan, 1992). Logo, pode-se levantar a hipótese de que o treino isocinético é superior ao isométrico realizado em um único ângulo articular na melhoria do desempenho motor. Os dois modos de treino podem resultar em aumentos significativos na hipertrofia muscular, embora poucas informações mostrem uma superioridade de um modo em relação ao outro (Wernborn, Augustsson e Thomee, 2007).

Treinamento com resistência excêntrica *versus* isométrico

As comparações realizadas nesta seção são entre o treinamento isométrico e o excêntrico com pesos livres, ou equipamentos de força tradicional. Não foram observadas diferenças entre os modos de treino nos ganhos de força avaliados isometricamente. Uma comparação entre treinamento só excêntrico ou só isométrico dos flexores do cotovelo e extensores do joelho mostrou pouca diferença entre os tipos de treino (Bonde-Peterson, 1960). Todos os indivíduos realizaram 10 ações máximas de 5 segundos por dia. O treino isométrico mostrou os seguintes incrementos na força isométrica: flexão de cotovelos, 13,8% para homens e 1% para mulheres; extensão de joelhos, 10% para homens e 8,3% para mulheres. O treino excêntrico exibiu os seguintes incrementos na força isométrica: flexão de cotovelos, 8,5% para homens e 5% para mulheres; extensão de cotovelos, 14,6% para homens e 11,2% para mulheres. Portanto, pode não haver diferenças significativas entre esses dois tipos de treinamento em relação a aumento da força isométrica.

Laycoe e Marteniuk (1971) chegaram à mesma conclusão após os indivíduos realizarem um treinamento de extensão de joelhos 3 vezes por semana durante 6 semanas. O treino isométrico e o excêntrico melhoraram a força isométrica de extensão dos joelhos em 17,4% e 17%, respectivamente. Outros estudos também não relataram diferenças nos ganhos de força entre esses dois métodos de treinamento (Atha, 1981).

As revisões concluem que o treinamento isométrico em um ângulo articular não resulta em incrementos do desempenho motor (Clarke, 1973; Fleck e Schutt, 1985), enquanto o efeito do treinamento excêntrico no desempenho motor não está claro, pois foram mostrados aumentos (Bonde-Peterson e Knuttgen, 1971) e nenhuma alteração (Ellenbecker, Davies e Rowinski, 1988; Stone, Johnson e Carter, 1979). Portanto, a superioridade de um desses tipos de treinamento em relação ao outro, em termos de aumento do desempenho motor, não está clara.

Treinamento dinâmico com resistência externa constante *versus* treinamento com resistência variável

As comparações entre os aumentos de força em resposta ao RECD e ao treinamento com resistência variável chegam a conclusões dúbias. O treinamento de resistência variável, realizado durante 20 semanas, demonstrou maiores incrementos em 1RM de supino com pesos livres do que o RECD (Ariel, 1977). O RECD e o treinamento com resistência variável produziram ganhos de 14 e 29,5%, respectivamente. Outra comparação realizada com o exercício supino durante 12 semanas de treinamento demonstrou uma especificidade de treino (Boyer, 1990); os dois tipos de treinamento exibiram aumentos significativamente maiores em 1RM em relação ao outro tipo quando testados no equipamento que foi utilizado para o treinamento. Informações adicionais acerca desses estudos estão apresentadas na Tabela 2.3.

A força no *leg press* mostrou especificidade de teste para esses dois tipos de treinamento. Após 10 semanas de treinamento, o grupo de resistência variável melho-

rou em 27% quando avaliado com equipamento de resistência variável e 7,5% quando testado com métodos do RECD (Pipes, 1978). Por outro lado, um grupo treinado com o RECD melhorou 7,5% quando avaliado no equipamento de resistência variável e 28,9% quando avaliado com os métodos do RECD. Três outros exercícios testados e treinados nesse estudo demonstraram um padrão similar de especificidade de teste. Da mesma forma, após 12 semanas, o RECD incrementou significativamente a força no *leg press* no equipamento dinâmico de resistência externa constante, bem como no de resistência variável, em 15,5 e 17,1%, respectivamente (Boyer, 1990), enquanto o treinamento de resistência variável melhorou significativamente o *leg press* executado em equipamento de resistência constante e no de resistência variável em 11,2 e 28,2%, respectivamente. Ambos os grupos mostraram aumentos significativamente maiores do que o outro grupo quando avaliados no tipo de equipamento com o qual treinaram. Mais informações acerca desses estudos estão apresentadas na Tabela 2.4.

Após um programa de 5 semanas, o RECD mostrou-se superior ao treinamento de resistência variável na produção dos ganhos de força, na avaliação pelo método do RECD (Stone, Johnson e Carter, 1979). Nenhuma diferença entre ambos os tipos de treinamento foi mostrada quando o teste foi realizado em equipamento de resistência variável.

Após 10 semanas de treinamento, o treino de resistência variável e o RECD não resultaram em diferença significativa nos ganhos de força isométrica de extensão do joelho (Manning et al., 1990). Outra comparação (Silvester et al., 1984) apoia a conclusão de que esses dois tipos de treino acarretam ganhos similares na força isométrica. Coletivamente, essas informações não indicam uma superioridade considerável de um tipo de treinamento sobre o outro em termos de ganhos de força.

Silvester e colaboradores (1984) demonstraram que o RECD (pesos livres) e o treinamento com braço de alavanca de resistência variável resultaram em aumentos significativamente maiores na capacidade do salto vertical comparados ao treinamento de resistência variável com equipamentos de polias. Portanto, a superioridade de um tipo de treinamento sobre outro pode ser explicada, em parte, pelo tipo de equipamento de resistência variável ou pelo programa utilizado.

A Tabela 3.3 indica que as alterações na composição corporal a partir desses tipos de treinamento são da mesma magnitude. Um estudo comparativo de 10 semanas (Pipes, 1978) e outro de 12 semanas (Boyer, 1990) não demonstraram diferenças significativas entre o RECD e o treinamento de resistência variável em alterações no percentual de gordura, na massa magra, no peso corporal total e na circunferência dos membros. Portanto, as alterações na composição corporal com esses tipos de treinamento são similares.

Treinamento resistido
concêntrico *versus* excêntrico

Os treinamentos concêntrico e excêntrico podem ser realizados isocineticamente ou com equipamentos de RECD. Uma revisão de estudos indicou que não há diferenças significativas nos ganhos de força entre os treinamentos concêntrico e excêntrico quando o treino é realizado com equipamentos de RECD (Atha, 1981).

Por exemplo, os ganhos de força avaliados com roscas bíceps, desenvolvimentos flexões e extensões de joelho no RECD após 6 semanas de treinamento realizado 3 vezes por semana não foram significativamente diferentes entre esses dois tipos de treinamento (Johnson et al., 1976). O treinamento concêntrico consistiu em 2 séries de 10 repetições, a 80% de 1RM, e o treinamento excêntrico consistiu em 2 séries de 6 repetições, a 120% de 1RM. Além disso, após 20 semanas de treinamento, pouca vantagem foi mostrada em ganhos de força isométrica ou isocinética, tanto para o RECD concêntrico como para o excêntrico (Smith e Rutherford, 1995). Deve ser observado que a força excêntrica máxima não ficou determinada em qualquer um dos estudos antes referidos. O RECD apenas excêntrico, entretanto, também mostrou ganhos similares nos incrementos de 1RM concêntrico (14 vs. 18%), embora tenham sido observados ganhos maiores na carga de 1RM excêntrico (26 vs. 9%) na comparação com RECD somente concêntrico (Vikne et al., 2006).

Häkkinen e Komi (1981) compararam três grupos de treinamento de agachamento com RECD: treino somente concêntrico, em que foi realizada apenas a fase de repetição concêntrica; treino concêntrico-excêntrico, em que a fase concêntrica das repetições, com algumas fases excêntricas de repetições foram realizadas; e treino excêntrico-concêntrico, que consistiu principalmente na realização da fase excêntrica e algumas fases concêntricas de repetições. Esses treinos com ações excêntricas e concêntricas acarretaram ganhos muito maiores em 1RM de agachamento (por volta de 29%) do que os treinos apenas com ações concêntricas (por volta de 23%). Estes resultados sugerem que ações excêntricas e concêntricas podem ser necessárias para acarretar ganhos máximos de força. Esta conclusão é sustentada por outro estudo comparativo que realizou um treinamento de 20 semanas constituído de RECD tradicional (concêntrico-excêntrico) e RECD apenas concêntrico (O'Hagan et al., 1995a). Deve-se observar que uma comparação direta de treino só concêntrico e treino só excêntrico não pode ser realizada a partir desses estudos.

Treinamentos de força concêntrico e excêntrico também foram comparados utilizando-se ações musculares isocinéticas. Períodos breves de treino não mostraram grande diferença entre treino isocinético somente concêntrico e somente excêntrico quanto a aumentos máximos da força concêntrica, excêntrica ou isométrica (Hawkings et al., 1999; Komi e Buskirk, 1972).

Entretanto, a especificidade do modo de contração também foi mostrada em treino com ações isocinéticas apenas concêntricas e apenas excêntricas. Após breves períodos de treino (6-20 semanas), o treino isocinético somente excêntrico e somente concêntrico, de 30 a 100°/s, em geral, resultaram em aumentos da força concêntrica e excêntrica (Blazevich et al., 2007; Farthing e Chilibeck, 2003; Higbie et al., 1996; Hortobagyi et al., 1996; Miller et al., 2006; Seger, Arvidsson e Thorstensson, 1998; Tomberline et al., 1991). A maioria desses estudos demonstra especificidade do modo de contração, ainda que nem sempre presente. Os treinos em 30°/s apenas concêntrico e apenas excêntrico resultaram em aumentos no pico de torque concêntrico de 24 e 16% e aumentos no pico de torque excêntrico de 36 e 39%, respectivamente (Blazevich et al., 2007). A diferença em aumentos do pico de torque concêntrico entre o treino somente concêntrico e o somente excêntrico foi significativa, ao passo que no pico de torque excêntrico não. Há informações que também favorecem o treino rápido apenas excêntrico para aumentos da força. O treino rápido somente excêntrico (180 e 210°/s) resultou em ganhos de força maiores do que o treino excêntrico lento (20 e 30°/s), e o treino isocinético rápido e lento (180 e 30°/s) apenas concêntrico (Farthing e Chilibeck, 2003; Shepstone et al., 2005).

O efeito dos treinamentos isocinéticos somente concêntrico e somente excêntrico dos rotadores internos e externos do ombro na velocidade do saque no tênis (um desempenho motor) também é inconclusivo. Seis semanas de treinamento com 6 séries de 10 repetições em velocidades que variaram de 60 a 210°/s (espectro de velocidade de treinamento) demonstraram que o treinamento excêntrico, e não o concêntrico, aumenta significativamente a velocidade do saque (Ellenbecker, Davies e Rowinski, 1988). Outra comparação de regimes de treinamento de 6 semanas somente concêntrico e somente excêntrico com 8 séries de 10 repetições, em velocidades que variaram de 90 a 180°/s (espectro de velocidade de treinamento) demonstrou que os dois treinamentos aumentaram significativamente a velocidade do saque no tênis, mas sem diferenças significativas entre ambos os tipos de treinamento (Mont et al., 1994).

Como discutido na seção sobre treinamento excêntrico, apesar de este provocar incrementos no desempenho motor e alterações na composição corporal, essas alterações não parecem ser significativamente diferentes daquelas que resultariam de outros tipos de ações musculares ou tipos de treinamento. A dor muscular tardia é uma desvantagem potencial do treinamento somente excêntrico, especialmente nas primeiras semanas de treino. Portanto, o treinamento apenas excêntrico deve ser incorporado lentamente ao programa para minimizar a dor muscular. O treino isocinético apenas concêntrico e apenas excêntrico pode aumentar a área de secção transversa muscular das fibras musculares, indicando que ambos podem influenciar a composição corporal por meio de aumento da massa magra.

Treinamento dinâmico com resistência externa constante *versus* treinamento com resistência isocinética

Estudos que comparam o RECD com o treinamento com resistência isocinética apenas concêntrica não indicam uma notável superioridade de qualquer um dos tipos de treino um sobre o outro. Após 8 semanas de treinamento, o torque isocinético dos extensores do joelho aumentou 47,2% em resposta ao treinamento isocinético, enquanto o grupo do RECD aumentou 28,6% (Thistle et al., 1967). O treinamento diário dos extensores e flexores do joelho por 4 semanas demonstrou que os ganhos de força isocinética e isométrica com o treinamento isocinético (22,5°/s) são superiores àqueles com o RECD (Moffroid et al., 1969). Os grupos isocinético e RECD exibiram aumentos de 24 e 13%, respectivamente, na força isométrica de extensão do joelho e de 19 e 1%, respectivamente, na força isométrica de flexão do joelho. O pico de torque isocinético a 22,5°/s dos grupos isocinético e RECD aumentou 11 e 3%, respectivamente, na extensão de joelho, e 16 e 1% na flexão de joelho.

Em contraste com os estudos previamente mencionados, o RECD revelou-se superior ao treinamento isocinético na produção de ganhos de força e potência (Kovaleski et al., 1995). Indivíduos separados em dois grupos treinaram os extensores de joelho três dias por semana durante seis semanas com 12 séries de 10 repetições. O grupo isocinético treinou utilizando velocidades de movimento que variaram de 120 a 210 graus por segundo, em um protocolo de espectro de velocidade. O grupo RECD treinou na primeira semana utilizando 25% do pico de força isométrica com incremento (5 newtons × metros) semanal. O treino DREC resultou em maior pico de potência em equipamentos de força de resistência externa constante na comparação com o treinamento isocinético e também em maior pico de potência isocinética nas velocidades de 120, 150, 180 e 210°/s quando comparado ao treinamento isocinético. O RECD e o treinamento isocinético também mostraram especificidade de avaliação (Pearson e Costill, 1988). Após 8 semanas, o RECD e o treinamento isocinético demonstraram 32 e 4% de aumento, respectivamente, na força de 1RM avaliada ao modo do RECD. O treinamento isocinético e o RECD resultaram em 12 e 8% de aumento, respectivamente, na força isocinética a 60 graus por segundo e em 10 e 1% de aumento, respectivamente, a 240°/s, indicando especificidade de avaliação.

Treinamento dos flexores de cotovelo durante 20 semanas com dispositivo isocinético hidráulico ou equipa-

mento de treino de força favoreceu este último em incrementos na área de secção transversa muscular e 1RM (87 vs. 43% de aumento) (O'Hagan et al., 1995a). Não foi mostrada, entretanto, diferença significativa entre os aumentos da área de fibras musculares tipo I e II. A máquina isocinética hidráulica possibilitou variação na velocidade de movimentos (35-51°/s).

Lander e colaboradores (1985) realizaram uma comparação biomecânica entre o supino com pesos livres e o isocinético. Os indivíduos realizaram o supino com pesos livres a 90 e 75% de seus 1RM e supinos isocinéticos máximos em velocidade de movimento correspondente a suas velocidades individuais de movimento durante os supinos a 90 e 75% com pesos livres. Não houve diferença significativa na força máxima entre o supino isocinético e o supino com peso livre a 90 e 75% de 1RM. Isso indica que os pesos livres podem afetar os músculos de maneira similar aos equipamentos isocinéticos, pelo menos no contexto de produção de força durante a porção principal do movimento de um exercício.

O RECD e o treinamento isocinético aumentam a capacidade de desempenho motor da mesma maneira. Uma comparação do treinamento de *leg press* bilateral durante 5 semanas não demonstrou diferenças significativas no salto unilateral (força de reação do solo; Cordova et al., 1995).

Os dois modos de treino aumentaram a área de seção transversa das fibras musculares e do músculo total, e mudanças da composição corporal de mesma magnitude entre o RECD e o treino isocinético. Veja a Tabela 3.3 para informações sobre as alterações comparativas no percentual de gordura, massa magra e peso corporal total.

Treinamento isocinético *versus* treinamento com resistência variável

As comparações entre os treinamentos isocinético e com resistência variável demonstram especificidade de avaliação. Smith e Melton (1981) compararam o treinamento isocinético apenas concêntrico, de baixa e alta velocidade, com o treinamento de resistência variável de extensores e flexores dos joelhos, e foi mostrada uma especificidade de avaliação. O treinamento isocinético apenas concêntrico de baixa velocidade consistiu em uma série até que o pico de torque diminuísse até 50%, em velocidades de 30, 60 e 90°/s. O treinamento isocinético de alta velocidade seguiu o mesmo formato, exceto pelas velocidades de treinamento, que foram de 180, 240 e 300°/s. O treinamento de resistência variável consistiu, inicialmente, em 3 séries de 10 repetições, a 80% de 10RM, e a carga foi aumentada conforme o aumento da força. As Figuras 2.9 e 2.10 apresentam os resultados desse estudo. Nas medidas de força, o treino isocinético demonstrou padrão relativamente consistente de especificidade de velocidade de avaliação. O treinamento de resistência variável demonstrou aumen-

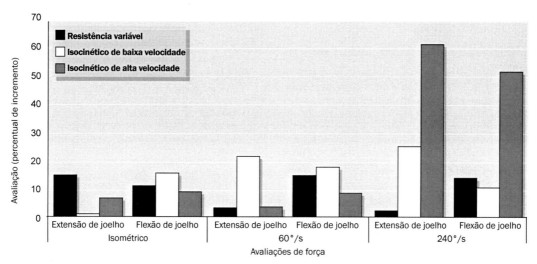

FIGURA 2.9 Treino isocinético *versus* de resistência variável: alterações na força induzidas pelo treinamento.
Dados de Smith e Melton, 1981.

tos consistentes na flexão de joelho, independentemente do critério de teste, mas a extensão de joelho mostrou grandes aumentos somente na força isométrica. Na capacidade de *leg press*, o treino de resistência variável e o isocinético de baixa velocidade mostraram ganhos similares e maiores do que o treino isocinético de alta velocidade. Outra comparação (ver a Tabela 2.4) de mudanças na força de *leg press* também ilustrou claramente a especificidade de avaliação entre esses dois tipos de treinamento (Gettman, Culter e Strathman, 1980).

A Figura 2.10 compara os benefícios dos treinamentos isocinético e de resistência variável para o desempenho motor. O treinamento isocinético de alta velocidade demonstrou aumentos maiores em todos os três testes de desempenho motor comparado com os outros dois tipos de treinamento, enquanto os grupos dos treinamentos de resistência variável e isocinético de baixa velocidade mostraram alterações similares. Os protocolos de treinamento utilizados pelos três grupos foram descritos previamente (Smith e Melton, 1981). Esses resul-

tados indicam que o treinamento isocinético de alta velocidade pode ser superior ao isocinético de baixa velocidade e de resistência variável no que se refere a incrementos do desempenho motor.

As alterações da composição corporal devido ao treinamento isocinético e ao de resistência variável estão na Tabela 3.3. Embora não haja muitos estudos que abordem essas comparações de treino, esses dois tipos de treinamento parecem produzir alterações similares na composição corporal.

Resumo

As informações apresentadas neste capítulo sobre tipos de treinamento resistido e alterações em força, hipertrofia muscular, composição corporal, desempenho motor, frequência de treinamento, quantidade de séries, quantidade de repetições por série e especificidade de avaliação devem ser consideradas na elaboração de todos os programas de treinamento resistido. O próximo capítulo discute as adaptações fisiológicas ao treino resistido.

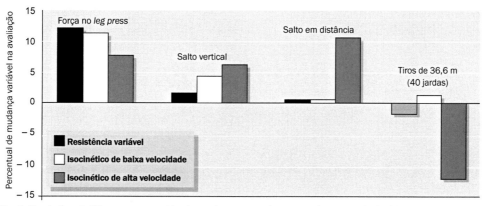

FIGURA 2.10 Resistência isocinética *versus* variável: mudanças no desempenho motor induzidas pelo treinamento.
Dados de Smith e Melton, 1981.

LEITURAS SELECIONADAS

Atha, J. 1981. Strengthening muscle. *Exercise and Sport Sciences Reviews* 9: 1-73.

Behm, D.G., and Sale, D.G. 1993. Velocity specificity of resistance training. *Sports Medicine* 15: 374-388.

Blazevich, A.J., Cannavan, D., Coleman, D.R., and Horne, S. 2007. Influence of concentric and eccentric resistance training on architectural adaptation in human quadriceps muscles. *Journal of Applied Physiology* 103: 1565-1575.

Brughelli, M., and Cronin, J. 2007. Altering the length-tension relationship with eccentric exercise implications for performance and injury. *Sports Medicine* 37: 807-826.

Byrne, C., Twist, C., and Eston, R. 2004. Neuromuscular function after exercise-induced muscle damage: Theoretical and practical implications. *Sports Medicine* 34: 149-69.

Cheung, K., Hume, P.A., and Maxwell, L. 2003. Delayed onset muscle soreness treatment strategies and performance factors. *Sports Medicine* 33: 145-164.

Clarke, D.H. 1973. Adaptations in strength and muscular endurance resulting from exercise. *Exercise and Sport Sciences Reviews* 1: 73-102.

Fleck, S.J., and Schutt, R.C. 1985. Types of strength training. *Clinics in Sports Medicine* 4: 150-169.

Hortobagyi, T., Devita, P., Money, J., and Barrier, J. 2001. Effects of standard and eccentric overload strength training in young women. *Medicine & Science in Sports & Exercise* 33: 1206-1212.

Kraemer, W.J., Mazzetti, S.A., Ratamess, N.A., and Fleck, S.J. 2000. Specificity of training modes. In *Isokinetics in the human performance*, edited by L.E. Brown. Champaign, IL: Human Kinetics.

McDonagh, M.J.N., and Davies, C.T.M. 1984. Adaptive response of mammalian skeletal muscle to exercise with high loads. *European Journal of Applied Physiology* 52: 139-155.

Wernbom, M., Augustsson, J., and Thomee, R. 2007. The influence of frequency, intensity, volume and mode of strength training on whole muscle cross-sectional area in humans. *Sports Medicine* 37: 225-264.

Adaptações Fisiológicas ao Treinamento Resistido

Após o estudo deste capítulo, você deverá ser capaz de:

1. entender os componentes básicos do metabolismo do exercício e como contribuem e se adaptam a estímulos diferentes de exercícios;
2. descrever a anatomia e fisiologia dos músculos esqueléticos e os mecanismos da especificidade de adaptação ao exercício;
3. explicar o papel do sistema nervoso nas ações, no controle e nas adaptações musculares ao exercício,
4. descrever o princípio de tamanho e compreender como ele reflete e, de modo fundamental, determina os aspectos funcional e metabólico, tanto do exercício quanto das adaptações;
5. explicar as alterações na composição corporal esperadas com as diferentes formas de treinamento, além do tempo necessário para essas alterações;
6. discutir a complexidade e a importância das respostas a exercícios resistidos, bem como as adaptações dos principais hormônios anabólicos e catabólicos, e como isso tem a ver com a elaboração de um programa;
7. compreender as adaptações do tecido conectivo aos exercícios de força; e
8. descrever as respostas agudas e as adaptações crônicas do sistema cardiovascular aos exercícios resistidos, durante o repouso e o exercício.

Adaptações a um programa de treinamento resistido relacionam-se com as exigências físicas impostas sobre o sistema neuromuscular e os sistemas fisiológicos associados, necessários à realização de uma sessão de treino. O processo fisiológico pelo qual o corpo reage ao exercício é chamado de adaptação. O interessante é que cada variável fisiológica se adapta a uma linha de tempo exclusiva (como o sistema nervoso *versus* acréscimo de proteína ao músculo), bem como de um modo específico relacionado ao tipo específico de programa de exercício – daí, o termo **especificidade do exercício.** As escolhas feitas para cada variável do programa agudo (ver Capítulo 5) resultam em exercício físico ou sessões de treino com suas próprias demandas fisiológicas. Várias quantidades de unidades motoras, compostas de um neurônio motor e fibras musculares associadas, são recrutadas para gerar a força necessária para o levantamento de um peso ou a execução de um exercício de for-

ça, numa sessão de treinamento. As escolhas feitas nos diversos domínios de variáveis de um programa agudo influenciam a forma como as fibras musculares são recrutadas e quais sistemas fisiológicos serão necessários para sustentar unidades motoras ativadas. Portanto, o apoio fisiológico das unidades motoras ativadas define as respostas fisiológicas ao exercício de força feito num treino e com o uso repetido das adaptações específicas associadas ao treino. É por isso que compreender o recrutamento da unidade motora e os tipos de fibras musculares é importante, facilitando a compreensão das adaptações ao treinamento.

As escolhas das variáveis agudas do programa resultam no envolvimento de outros sistemas fisiológicos, como o cardiovascular, o imunológico e o endócrino, para atender as demandas da sessão de treino e auxiliar no subsequente processo de recuperação. A recuperação após cada sessão de treino é fundamental ao processo de adaptação. Processos de remodelagem e reparação muscular e de outros tecidos contribuem para as adaptações acumuladas ao longo do tempo, como aumento do tamanho das fibras musculares e redução da pressão arterial em repouso.

Uma mudança imediata que se dá em apoio às demandas do exercício, como aumento na frequência cardíaca, é chamada de resposta fisiológica aguda. Por exemplo, ao fazer uma sessão de treino com pesos em circuito, com períodos de descanso de 60 segundos entre séries e exercícios, o padrão de reação da frequência cardíaca será muito diferente do que resulta de um "dia pesado" de treino (95% de 1RM), com períodos de descanso de cinco a sete minutos. O aumento na frequência cardíaca necessário para dar suporte a um programa de treino com pesos em circuito é bem maior que o necessário para dar suporte a um protocolo de levantamento pesado. As opções de estrutura de uma sessão de treino (por exemplo, uso de períodos de descanso menores) determinam o suporte fisiológico agudo necessário (como frequência cardíaca mais alta para treino em circuito, com descanso curto). Porém, essas mesmas escolhas também governam a taxa e a magnitude dos aumentos na força, potência e hipertrofia muscular com o treino. A resposta aguda inclui ainda as respostas da recuperação fisiológica imediatamente após uma sessão, como reparo e remodelagem tecidual. Portanto, as adaptações crônicas a qualquer programa de treinamento são os efeitos acumulados das demandas fisiológicas agudas de cada sessão de exercícios ao longo do tempo.

A reação do corpo à exposição prolongada aos estímulos dos exercícios resulta em adaptações para melhor atender às exigências do exercício e reduzir o estresse do seu desafio. A progressão e a sobrecarga do programa são necessárias para estressar, de modo correto, os sistemas fisiológicos, para que ocorra adaptação contínua. Ao longo de um programa de treinamento prolongado, ocorrem adaptações em proporções diferentes, podendo ocorrer platôs (ou seja, nenhuma ou pouca melhoria em algumas funções fisiológicas, como resposta da pressão arterial, ou em estruturas anatômicas, como fibras musculares). Quando isso se dá, o programa de treinamento precisa ser reavaliado para que haja certeza da variação, do repouso e da recuperação adequados, ocasionados para otimização do programa. Como abordaremos mais tarde, erros no treinamento que conduzem a alcance excessivo não funcional ou mesmo treino excessivo podem causar interrupção das adaptações positivas. Podem ocorrer adaptações ao longo de dias de treino (como mudanças nas isoformas da miosina ATPase; Staron et al., 1994) ou ser mantida a realização de pequenas melhorias com anos de treinamento (como aumentos no tamanho dos músculos em levantadores de peso de elite; Häkkinen, Pakarinen et al., 1988c). Cedo ou tarde, porém, cada função ou estrutura fisiológica atingirá uma adaptação máxima ao programa de treinamento, com base no potencial genético inerente de cada indivíduo.

Em suma, as adaptações ao treino determinam se um programa de treinamento resistido é efetivo e se o indivíduo é capaz de aumentar seus níveis de função fisiológica, desempenho ou ambos. O alcance de uma adaptação a um programa de treinamento resistido depende do nível inicial de aptidão física do indivíduo e de seu potencial genético inerente, bem como da extensão do treino (ver Figura 3.1). Este capítulo traz uma visão geral das adaptações fisiológicas ao treino resistido.

Adaptações fisiológicas

Antes de começarmos a discutir as adaptações ao treinamento resistido, examinaremos o que significa exatamente *adaptação fisiológica*. Primeiramente, se um indivíduo nunca executou o exercício de agachamento, a mudança nas primeiras semanas, na força, representada pelo valor de uma repetição máxima (1RM), será surpreendente (tal como aumento de 50%). Porém, após o indivíduo ter treinado de forma progressiva esse exercício, por um longo período de tempo, os ganhos produzidos serão menores para cada mês sucessivo de treino. Isso se deve ao fato de o potencial de adaptação nesse exercício, ou função fisiológica, estar perto de seu limiar genético. Noutras palavras, a **janela de adaptação**, ou o tamanho possível de uma adaptação, está agora muito menor em virtude do treino prévio (Newton e Kraemer, 1994). Com seis meses de treinamento, pessoas treinadas conseguem menos de um terço dos aumentos de força que pessoas não treinadas conseguem em apenas 12 semanas (Häkkinen, 1985). Em atletas altamente treinados, os mecanismos fisiológicos mediadores dos aumentos da força (como sistema nervoso e adaptações das fibras musculares) estão altamente desenvolvidos. A menos que haja algum aumento no potencial fisiológico, como crescimento e desenvolvimento naturais dos 16 aos 20 anos de idade (isto é, o potencial genético ainda não se concretizou), as melhorias, ainda que possíveis, serão lentas. Portanto, os ganhos ou as adaptações de condicionamento não acontecem em taxa constante ao longo do programa de treinamento (American College of Sports Medicine, 2009). Para a média das pessoas, os aumentos mais impactantes na força ocorrem durante os primeiros seis meses de treino; para o alcance do próprio potencial genético, há necessidade de um programa de treinamento resistido mais sofisticado (American College of Sports Medicine, 2009).

Bioenergética

A **bioenergética** compreende as fontes de energia para as funções corporais, inclusive a atividade muscular. Termos gerais como **aeróbio** (produção de energia com oxigênio) e **anaeróbio** (produção de energia sem a necessidade imediata de oxigênio) popularizaram-se entre entusiastas

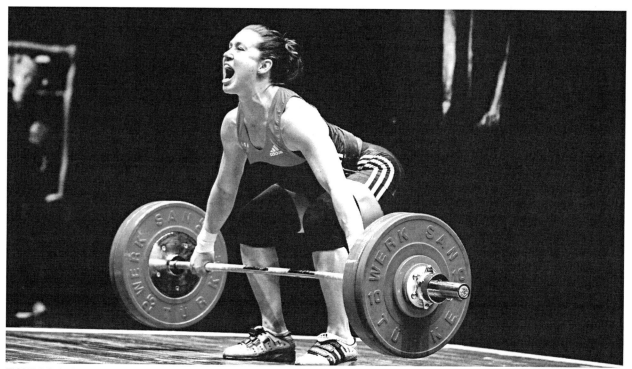

FIGURA 3.1 Levantadores de peso estilo olímpico de elite precisam de anos de treino para atingirem seu potencial genético total.

Kelly Kline/Icon SMI

do exercício físico, técnicos e atletas. As duas fontes principais de energia anaeróbia são o sistema da fosfocreatina e a glicólise anaeróbia; a fonte de energia aeróbia é a fosforilação oxidativa. O conhecimento dessas fontes energéticas e suas interações recíprocas é necessário para o planejamento de um programa de treinamento resistido que irá condicionar, de forma ideal, um indivíduo para um esporte ou atividade física. Cada esporte ou atividade tem uma demanda e um perfil particulares de energia. O treinamento resistido melhora, basicamente, o metabolismo anaeróbio e, de certa forma, o aeróbio. É importante compreender que as demandas bioenergéticas são específicas das demandas de recrutamento neuromuscular, pois essas demandas mudam durante a atividade. Portanto, cada atividade exige percentuais diferentes dos três sistemas de energia, dependendo das exigências fisiológicas específicas para os músculos envolvidos na produção de força ou potência. Entender a bioenergética de qualquer atividade ou esporte é fundamental ao desenvolvimento da análise de necessidades (ver Capítulo 5) no processo de prescrição de exercícios e elaboração de programas.

ATP, a molécula de energia

A fonte de energia para ativação muscular é a molécula adenosina trifosfato, ou ATP. Os principais componentes funcionais da ATP são adenosina, ribose e o grupo de três fosfatos. Quando a ATP é fragmentada em adenosi-

na difosfato (ADP; a molécula adenosina tem agora somente dois fosfatos agregados) e uma molécula livre de fosfato (P_i), a energia é liberada. A ATP é utilizada para muitas funções fisiológicas, inclusive no movimento das pontes cruzadas, em que auxilia a puxar os filamentos de actina ao longo dos filamentos de miosina para encurtar o músculo. A ATP é a fonte de energia imediata para as ações musculares (ver Figura 3.2). Entretanto, todos os três principais sistemas de energia fornecem ATP de diferentes maneiras.

O sistema de energia adenosina trifosfato-fosfocreatina (ATP-CP) (também chamado de sistema fosfagênio; ver o item a seguir) é importante para ações musculares (seja de ação concêntrica, excêntrica ou isométrica). Quando a adenosina trifosfafo (ATP) é fragmentada em adenosina difosfato (ADP) em consequência da hidrólise de um dos fosfatos oriundos da molécula ATP, é produzida energia e usada em ações musculares. Importante no músculo é a reação inversa da adição de um fosfato inorgânico (P_i) à ADP; a energia fornecida pela hidrólise de uma molécula de fosfato da fosfocreatina (CP) resulta em creatina (Cr) e P_i fornecendo a energia para a ressíntese (adição de uma molécula de fosfato à ADP) para fazer ATP, que, novamente, é necessária para as contrações musculares. Cada reação bioenergética é mediada por uma enzima (ATPase e creatinofosfoquinase, respectivamente), conforme mostra na Figura 3.2. As duas reações são reversíveis, conforme mostrado pelas setas em dupla direção.

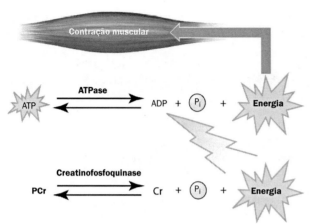

FIGURA 3.2 A produção de energia, mediada pela ATPase e a creatinofosfoquinase.

Sistema de energia adenosina trifosfato-fosfocreatina (ATP-CP)

Armazenados e prontos para uso imediato para fornecer energia ao músculo estão dois componentes que trabalham juntos para fabricar energia de rápida disponibilidade – ATP e CP. A fosfocreatina assemelha-se à ATP por possuir um grupamento fosfato altamente energético. Na CP, o grupamento fosfato inorgânico está ligado a uma molécula de creatina. A fosfocreatina fornece um mecanismo apropriado que ajuda a manter as concentrações de ATP. Quando a ATP é fragmentada em ADP e P_i, a energia é liberada. Ela é necessária como apoio às ações musculares (ver a parte Teoria do Filamento Deslizante, adiante no capítulo). Entretanto, quando a CP é fragmentada em creatina e P_i, a energia resultante é utilizada para recombinar a ADP e o P_i para criar a ATP (ver Figura 3.2). A reconstrução da ATP pode, então, ser fragmentada novamente em ADP e P_i, e a energia é novamente usada para continuar uma ação muscular específica. A energia liberada pela fragmentação da CP não pode ser usada para causar encurtamento muscular porque a CP não se aglutina às pontes cruzadas de miosina (novamente, consultar o item Teoria do Filamento Deslizante, mais adiante no capítulo).

A ATP e a CP são estocadas dentro da fibra muscular, no sarcoplasma, que é o compartimento aquoso da fibra. Entretanto, estoques intramusculares de ATP e CP são limitados, o que limita a quantidade de energia que o sistema ATP-CP pode produzir. De fato, numa fase completa de exercício, a energia disponível a partir do sistema ATP-CP (energia fosfogênica) será consumida em 30 segundos ou menos (Meyer e Terjung, 1979). Embora seja atraente associar a depleção da ATP e CP intramusculares como uma causa singular da fadiga, como uma incapacidade de realizar duas repetições com uma carga real de 1RM, vários fatores tornam essa associação improvável (Fitts, 1996). A ATP não mostra uma correlação com declínios de força, e reduções da CP mostram

um curso de tempo diferente na comparação com as reduções de força. Isso indica que outros fatores também contribuem à causa indefinida de fadiga, ainda que a depleção na taxa de suprimento de energia ATP ao músculo venha a limitar a produção de força e potência.

Embora não mostrada na Figura 3.2, quando a ATP é fragmentada em ADP, resulta um íon de hidrogênio, que, em parte, contribui para o aumento da acidez do músculo, embora seja apenas uma das fontes de íons de hidrogênio com estresse decorrente do exercício. Portanto, um desequilíbrio entre uso da ATP e ressíntese pode contribuir para um aumento na acidez, algo associado à fadiga. Outro fator associado à fadiga é um aumento no P_i que não está aglutinado à creatina, que também aumenta com um desequilíbrio entre síntese e ressíntese de ATP.

Ainda que concentrações diminuídas de ATP ocorram com exercício fatigante, elas podem não ser a única causa de fadiga. Uma vantagem desse sistema de energia é o fato de ficar imediatamente disponível para uso no músculo. Uma segunda vantagem é que o sistema ATP-CP tem uma grande capacidade de produção de potência; isto é, pode dar ao músculo uma grande quantidade de energia ATP por segundo para dar suporte às interações repetitivas da ponte cruzada com a actina em razão de sua disponibilidade imediata ao local das interações de ponte cruzada, no sarcoplasma.

Devido às características do sistema de energia ATP-CP, ele é a principal fonte de energia durante eventos de grande potência e força de curta duração, ou durante exercícios de força. Esse sistema fornece a maior parte da energia aos músculos em atividades como levantamentos máximos, arremessos, salto em altura e *sprint* de 40 jardas (36,7 m). Uma das causas da respiração mais pesada continuar após um exercício intenso de curta duração ou uma competição (como ocorre entre períodos de intervalos de tiros de corrida ou de luta romana, respectivamente) é que as reservas musculares de ATP e CP têm de ser realimentadas pela via aeróbia, se o sistema ATP-PC tiver que ser usado novamente para esse tipo de treino ou competição. O sucesso da suplementação de creatina para melhorar a disponibilidade de CP (resultando em maior disponibilidade de energia, assim melhorando desempenhos explosivos e repetidos de alta intensidade, inclusive sessões de força de alta potência e força) reforça a importância desse sistema de energia para esses tipos de atividades de condicionamento e esportes (Rawson e Volek, 2003; Volek et al., 1999).

Sistema glicolítico anaeróbio de energia

A glicólise, uma via metabólica que utiliza uma sequência de reações para a produção da ATP, faz uso apenas de carboidrato como substrato de energia. O carboidrato, na forma de glicose, também pode ser obtido a partir da corrente sanguínea, ou do glicogênio armazenado nos músculos. O glicogênio é constituído por uma longa cadeia de moléculas de glicose que podem ser fragmentadas para gerar glicose, que pode entrar nas reações glicolíticas. O glicogênio armazenado no fígado é fragmentado conforme a necessidade para ajudar a manter as concentrações de glicose no sangue. Numa série de reações enzimáticas, a glicose é fragmentada em duas moléculas de piruvato, resultando na energia necessária para fabricar a ATP. A energia liberada pela quebra de cada molécula de glicose resulta num ganho líquido de duas moléculas de ATP quando a glicose provém do sangue, e três moléculas de ATP quando vem do glicogênio intramuscular. O piruvato é, então, enzimaticamente convertido em ácido láctico. Deve ser observado que não há necessidade de oxigênio para essas reações; se o piruvirato é convertido em ácido láctico, o processo chama-se glicólise anaeróbia. Assim, muitas pessoas também denominam esse sistema de energia de "sistema ácido láctico".

A glicose anaeróbia e seu papel no metabolismo humano durante o exercício ainda se encontra em área de pesquisas importantes (Brooks, 2010). Uma indagação científica importante é: há uma relação entre a geração de lactato e a acidose? A área de pesquisa atual visa descobrir se os íons H^+, resultando em acidez, são derivados mais da hidrólise da ATP ou da geração de lactato. Recentemente, cientistas sugeriram que a acidose lática ocorre e tem relação com a produção de íons H^+ e reduções no pH (Marcinek, Kusmerick e Conley, 2010). Entretanto, o papel do lactato como causa de fadiga, de modo direto, é controverso em razão de sua associação circunstancial com a produção de íons H^+ e aumento da acidez (Robergs, Ghiasvand e Parker, 2004). Pode ser que a redução das taxas de circulação da ATP seja o mecanismo final de fadiga. Além disso, com exercício intenso, um aumento na concentração do lactato intramuscular e outro no PCO_2 resultam num aumento no H^+, contribuindo para uma redução no pH. Entretanto, essa redução do pH devido ao aumento da produção de H^+ diminui a função enzimática e outros fatores relacionados à fadiga. Esses efeitos podem influenciar a fadiga associada a vários protocolos de exercício de força e causar impacto nas adaptações ao treino.

Fadiga extrema e sensação de náusea após várias séries de 10RM de agachamento, com apenas um minuto de descanso entre as séries, estão associadas ao acúmulo de lactato. A fragmentação do ácido láctico no músculo em lactato e os íons de hidrogênio associados causam aumento das concentrações desses componentes, no músculo e no sangue. Embora não sendo uma causa, o lactato está associado à fadiga e à redução na força que o músculo é capaz de produzir (Hogan et al., 1995). Com exercício intenso, o pH do sangue pode baixar de um nível de repouso de 7,4 para 6,6 (Gordon et al., 1994; Sablin e Ren, 1989). Esse aumento nos íons de hidrogênio e diminuição no pH possivelmente é o maior cola-

borador da fadiga por meio da diminuição da liberação de Ca^{++} do retículo sarcoplásmico (ver o item Teoria do Filamento Deslizante, mais adiante no capítulo). A fragmentação da concentração intramuscular de lactato com exercício intenso, junto com um aumento no PCO_2, resulta num aumento no H^+, que contribui para uma redução no pH. Esse aumento na acidez e redução no pH podem causar problemas com as reações químicas nos ciclos metabólicos dos sistemas de energia e desaceleração da produção de moléculas de ATP. Por exemplo, a inibição de importantes enzimas glicolíticas, como a fosfofrutoquinase, que é uma enzima limitante da taxa da glicólise, pode desacelerar a glicólise com reduções no pH (Gordon, Kraemer, Pedro et al., 1991). Isso pode interferir nos processos químicos das células musculares, inclusive nos processos de produção de mais ATP (Trivedi e Dansforth, 1966) e alterar a permeabilidade dos íons da membrana (sódio e potássio). Isso, por sua vez, resulta em hiperpolarização, que inibe a glicólise por meio da regulação alostérica da função enzimática e a aglutinação de Ca^{++} à troponina (Nakamaru e Schwartz, 1972). Portanto, protocolos de exercício que produzem elevadas concentrações de lactato no sangue estão associados a níveis elevados de fadiga e condições de acidez (como protocolos de treino com pesos em circuito e repouso curto), embora a causa real da fadiga ainda não esteja clara em razão dos vários e diferentes locais (como inibição central e danos a tecido muscular) que podem influenciar uma perda na produção de força ou potência.

Apesar dos efeitos secundários do acúmulo de lactato, o sistema de energia glicolítico anaeróbio (também chamado de sistema de energia glicolítico ou do ácido láctico) pode produzir uma quantidade maior de energia que o sistema ATP-CP, sendo 100 vezes mais rápido que o sistema de energia aeróbio (abordado em seguida), na produção de energia ATP. No entanto, a quantidade de energia que pode ser obtida com esse sistema é limitada pelos efeitos colaterais do aumento da acidez. A glicólise anaeróbia não é capaz de suprir o músculo com tanta energia por segundo quanto o sistema ATP-CP; portanto, não é tão poderosa. Logo, quando se começa a contar cada vez mais com a glicólise e menos com o sistema ATP-CP, a potência muscular diminui. O sistema de energia anaeróbio é o principal fornecedor de ATP em todas as fases/condições de exercício com duração de cerca de um a três minutos (Kraemer et al., 1989). Essas fases/condições podem incluir séries de alta intensidade, de 10 até 12RM, com períodos de descanso muito curtos (30 a 60 seg), ou corridas de 400 metros.

Outro efeito colateral do sistema de energia anaeróbio glicolítico é a dor, quando as concentrações de lactato e de íons de hidrogênio são suficientemente altas para atingir as terminações nervosas. Além disso, podem ocorrer náusea e tontura com protocolos de exercício de força de alta intensidade e descansos curtos (Kraemer,

Noble et al., 1987). A respiração pesada continua após a conclusão desses tipos de fases de exercício. Em parte, isso se deve à necessidade de remoção do lactato acumulado no corpo. Foi demosntrado que o treinamento resistido melhora especificamente a capacidade anaeróbia, sem afetar o metabolismo oxidativo (LeBrasseur, Walsh e Arany, 2011).

Sistema de energia aeróbio ou oxidativo

O sistema de energia aeróbio (ou oxidativo) é alvo de muita atenção há anos. A meta principal do *jogging*, da natação, do ciclismo e da dança aeróbia é melhorar o condicionamento cardiorrespiratório, análogo à melhora da fosforilação oxidativa. Esse sistema de energia usa oxigênio na produção de ATP, sendo, assim, chamado de sistema de energia aeróbio.

O sistema aeróbio de energia consegue metabolizar carboidratos, gordura (ácidos graxos) e proteína, embora grandes quantidades de proteína não costumem ser metabolizadas (ver Figura 3.3). No entanto, durante longos períodos sem comer e longas fases de exercício, em especial nos minutos finais de um exercício, grandes quantidades de proteína (5-15% da energia total) podem ser metabolizadas para produzir energia (Abernathy, Thayer e Taylor, 1990; Dohm et al., 1982; Lemon e Mullin, 1980; Tarnpolsky, MacDougal e Atkinson, 1988). Geralmente, em repouso, o corpo retira um terço da ATP necessária dos carboidratos metabolizados e dois terços da gordura. Aumentando a intensidade do exercício, o corpo passa por uma mudança gradativa para me-

tabolizar cada vez mais carboidratos e cada vez menos gordura. Durante exercício físico máximo, o músculo metaboliza quase 100% do carboidrato se suas reservas forem suficientes (Maresh et al., 1989, 1992).

O metabolismo aeróbio da glicose oriundo do glicogênio muscular, ou da glicose do sangue, começa da mesma forma que na glicose anaeróbia. Entretanto, nesse sistema, como consequência da presença suficiente de oxigênio, o piruvirato não é convertido em ácido láctico, mas entra nas duas séries longas de reações químicas, chamadas ciclo de Krebs e cadeia de transporte de elétrons. Essas séries de reações produzem dióxido de carbono, expirado nos pulmões, e água. Esta última é produzida pela combinação de moléculas de hidrogênio com o oxigênio originalmente levado ao corpo pelos pulmões. Trinta e oito moléculas de ATP podem ser produzidas pela metabolização aeróbia de uma molécula de glicose do sangue e 39 de uma molécula de glicose obtida do glicogênio intramuscular. O metabolismo aeróbio dos ácidos graxos não tem seu início com a glicólise. Os ácidos graxos podem passar por uma série de reações chamadas de oxidação beta para depois entrarem direto no ciclo de Krebs. Os produtos do metabolismo dos ácidos graxos são, igualmente, água, dióxido de carbono e ATP. É interessante observar que as proteínas na forma de aminoácidos podem penetrar no metabolismo aeróbio, com sua transformação em piruvirato ou, diretamente, em vários outros locais (acetil-Co-A ou o ciclo de Krebs). Independentemente de onde os aminoácidos entram no metabolismo, devem, primeiro, ser desaminados (ou seja, a retirada do grupo de aminos de um aminoácido).

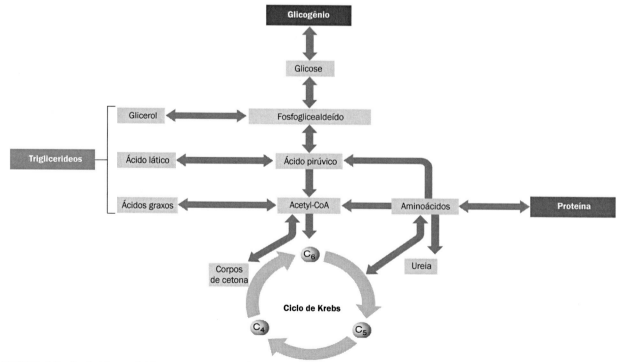

FIGURA 3.3 Carboidrato, ácidos graxos e aminoácidos podem todos ser metabolizado via aeróbia. A entrada no metabolismo aeróbio varia entre esses substratos com base na disponibilidade e intensidade do exercício.

A quantidade máxima de energia por unidade de tempo que pode ser produzida via metabolismo aeróbio é mais baixa que a produzida pela ATP-CP e sistemas anaeróbios de energia, dependendo de quanto oxigênio o corpo consegue usar. Se um platô de consumo de oxigênio pode ser determinado, é chamado de consumo máximo de oxigênio (VO_2 máx). Isso costuma ser determinado via teste de esteira. Quando, no entanto, um platô de 30 segundos a um minuto não é visto na medida do consumo de oxigênio, usa-se o valor mais alto, o que costuma ser chamado de consumo de pico de oxigênio (pico VO_2). Tarefas com o cicloergômetro e de levantamento costumam produzir uma única medida de pico. A potência aeróbia máxima (pico VO_2 ou VO_2 máx) é a quantidade máxima de oxigênio que o corpo consegue obter e usar por unidade de tempo. Isso costuma ser expresso seja em termos absolutos, como litros de oxigênio por minuto (L · min^{-1}), seja em termos relativos, como mililitros de oxigênio por quilo (0,997 kg) de massa corporal por minuto (mL · kg^{-1} · min^{-1}). Quando expresso em termos absolutos (L · min^{-1}, não leva em conta a massa corporal. Pode-se esperar que uma pessoa grande use mais oxigênio por minuto apenas em consequência do tamanho do corpo. A expressão do consumo de oxigênio, seja aquém ou além do máximo, com base na massa corporal (VO_2 máx = mL · kg^{1} · min^{-1}) coloca todas as pessoas numa escala relativa à massa corporal. Assim, podem ser feitas comparações entre pessoas com quantidades variadas de massa corporal.

O sistema aeróbio de energia é menos potente que qualquer um dos sistemas anaeróbios de produção de energia (ATP-CP e glicolítico/ácido láctico). Ele não é capaz de produzir ATP suficiente por segundo para permitir o desempenho de exercício com intensidade máxima, como o levantamento de 1RM ou o tiro de corrida de 400 m. Por outro lado, esse sistema, devido à abundância de carboidratos e ácidos graxos, e à falta de subprodutos capazes de, imediatamente, inibir o desempenho, consegue fornecer uma quantidade praticamente ilimitada de ATP durante um longo período de tempo. Portanto, trata-se da fonte predominante de energia para atividades submáximas de longa duração (como corrida de 10 km). Além disso, esse sistema de energia contribui com um percentual moderado a elevado da ATP durante atividades compostas de exercício de alta intensidade intercalado com períodos de descanso, ou atividades de alta intensidade com duração além de 25 segundos, como o treino de corrida intervalado e a luta greco-romana. Essas atividades resultam em níveis muito altos de lactato no sangue, variando de 15 a 22 mmol · L^{-1} (Serresse et al., 1988). Nessas atividades de condicionamento, os sistemas de energia aeróbia e anaeróbia são necessários em momentos diferentes durante a atividade, embora predomine o sistema aeróbio durante o período de recuperação ou entre as rodadas ou os intervalos para ajudar a recuperação das moléculas de energia ATP. Durante muitas atividades, um dos sistemas podem fornecer a maior parte da energia (tal como o sistema aeróbio durante uma maratona), mas todos os sistemas de energia contribuem com um pouco da energia durante todas as atividades. O percentual de contribuição de cada sistema pode mudar à medida que mudam as demandas da atividade (como correr num aclive acentuado numa maratona) ou os músculos envolvidos.

Restabelecimento dos sistemas anaeróbios de energia

Após uma sessão intensa de exercício, os sistemas anaeróbios de energia devem ser restabelecidos para serem, então, novamente usados após determinado tempo. Vale ressaltar que as fontes de energia anaeróbia são restabelecidas pelo sistema de energia aeróbio. Terminada uma atividade anaeróbia, uma alta frequência respiratória permanece por determinado período de tempo, mesmo que a atividade física não seja mais realizada. O oxigênio que entra no organismo, acima dos valores de repouso, é usado para restaurar as duas fontes anaeróbias de energia. Esse oxigênio extra é citado como um débito de oxigênio ou, como tem sido mais referido atualmente, consumo de oxigênio em excesso pós-exercício, ou EPOC (*excess postexercise oxygen consumption*). O condicionamento aeróbio auxilia no restabelecimento dos estoques de energia anaeróbia (Tomlin e Wenger, 2001). O restabelecimento do sistema de energia ATP-CP e do sistema de energia glicolítica anaeróbia devem acontecer após um exercício intenso se tais sistemas precisam ser recuperados de modo ideal para serem posteriormente utilizados, como o intervalo seguinte num treino de tiros de corrida, a próxima série numa sessão de treino de força ou a próxima rodada em competição de luta greco-romana.

Restabelecimento do sistema de energia ATP-CP

Imediatamente após uma sessão de exercício intenso, há um período de vários minutos de respiração muito pesada e rápida. O oxigênio captado acima dos valores normais de consumo em repouso é usado na produção aeróbia de ATP em excesso em relação ao necessário em repouso. Parte desse excesso de ATP é imediatamente fragmentado em ADP e P_i; a energia liberada é utilizada para recombinar o P_i e a creatina, voltando a CP. Uma parcela desse excesso em ATP é simplesmente estocada como ATP intramuscular. Essa reconstrução dos estoques de ATP e CP são realizadas em vários minutos (Hultman, Bergstrom e Anderson, 1967; Karlsson et al., 1975; Lemon e Mullin, 1980). Essa parte do EPOC é citada como a porção aláctica do débito de oxigênio.

A meia-vida da porção aláctica do débito de oxigênio é calculada em algo próximo de 20 segundos (DiPrampero e Margaria, 1978; Meyer e Terjung, 1979) e, no máximo, em torno de 36 a 48 segundos (Laurent et al., 1992). Meia-vida significa que, nesse período de tempo, 50% (ou metade) do débito aláctico é restabelecido. Então, dentro de 20 a 48 segundos, 50% da ATP e da CP esgotadas são restabelecidas; de 40 a 96 segundos, 75% são restabelecidos; e, em 60 a 144 segundos, 87% são restabelecidos. Portanto, em aproximadamente 2 a 4 minutos, a maior parte dos estoques intramusculares de ATP e CP esgotados é restabelecida. Sem dúvida, programas de força com descanso breve que usam apenas um minuto ou menos de descanso resultam numa recuperação incompleta do sistema de energia ATP-CP, colocando assim mais demandas no sistema de energia anaeróbio, contribuindo para a elevada concentração de lactato no sangue (tal como 10-20 mmol · L^{-1}) com protocolos de exercício desse tipo.

Se uma atividade é realizada durante essa porção aláctica do débito de oxigênio, a ressíntese das reservas intramusculares de ATP e CP serão mais demoradas. Isso, em parte, ocorre porque a ATP gerada via sistema aeróbio tem de ser usada para fornecer energia para a realização da atividade. O entendimento da porção aláctica do débito de oxigênio e do restabelecimento do sistema de energia ATP-CP é importante para o planejamento de um programa de treino que envolva exercícios de curta duração e alta intensidade, como as séries pesadas de um exercício. O sistema energético ATP-CP é a fonte mais potente de energia, e, portanto, a principal, nas séries pesadas e nos levantamentos máximos. Vários minutos de intervalo entre séries intensas e levantamentos máximos devem ser permitidos para que os estoques intramusculares de ATP e CP sejam restabelecidos; do contrário, essa energia não estará disponível na próxima série de alta intensidade. Se o tempo necessário de recuperação não for oferecido entre as séries e levantamentos intensos, o levantamento ou a série não será concluído em relação à quantidade de repetições, ou não se realizará com a técnica ou a velocidade desejada.

Restabelecimento da porção aláctica do sistema de débito de energia

O sistema anaeróbio de energia também é, em parte, responsável por remover do corpo o lactato acumulado. Cerca de 70% do ácido láctico acumulado é metabolizado aerobiamente durante essa parte do EPOC, 20% é usado para síntese da glicose e 10% para a síntese dos aminoácidos. A energia produzida com esse metabolismo do ácido láctico é usada pelos tecidos.

A relação entre a porção láctica do débito de oxigênio e a remoção de lactato é alvo de questionamento (Roth, Stanley e Brooks, 1988); contudo, muitos tecidos do corpo podem metabolizar aerobiamente o lactato.

O músculo esquelético ativo durante um exercício (Hatta et al., 1989; McLoughlin, McCaffrey e Moynihan, 1991), o músculo esquelético inativo durante o exercício (Kowalchuk et al., 1988), o músculo cardíaco (Hatta et al., 1989; Spitzer, 1974; Stanley, 1991), os rins (Hatta et al., 1989; Yudkin e Cohen, 1974), o fígado (Rowell et al., 1966; Wasserman, Connely e Pagliassotti, 1991) e o cérebro (Nemoto, Hoff e Sereringhaus, 1974) podem, todos, metabolizar lactato. A meia-vida da porção láctica do débito de oxigênio é cerca de 25 minutos (Hermansen et al., 1976). Logo, por volta de 95% do ácido láctico acumulado são removidos do sangue em 1h15min. Muitos eventos esportivos usam essa informação para determinar o descanso mínimo necessário entre eventos ou competições (como corridas ou luta greco-romana em competições).

Se uma atividade leve (caminhada ou trote) for realizada após o exercício, o lactato acumulado será removido mais rapidamente do que em repouso absoluto após o exercício (Hermansen et al., 1976; Hildebrandt, Schutze e Stegemann, 1992; McLoughlin, McCaffrey e Moynihan, 1991; Mero, 1988). Quando uma atividade de baixa intensidade é realizada após o exercício, uma parte do lactato acumulado é metabolizada aerobiamente para fornecer uma parcela da ATP necessária à realização dessa atividade leve. O lactato acumulado também parece ser removido de forma mais rápida do sangue se a atividade leve for realizada pelos músculos que foram ativados no exercício e não pelos que estavam inativos durante a sessão de exercícios (Hildebrandt, Schutze e Stegemann, 1992). A atividade leve deve ser realizada abaixo do limiar de ácido láctico do indivíduo, ou numa intensidade abaixo que não proporcione aumento considerável de lactato no sangue. Para indivíduos não treinados aerobiamente, o limiar de ácido láctico está em aproximadamente 50 a 60% do consumo de pico de oxigênio. Nos atletas altamente treinados, pode estar entre 80 a 85% do consumo máximo de oxigênio. Conforme a condição aeróbia é melhorada, o limiar do ácido láctico aumentará.

Uma atividade leve entre séries de treinamento com pesos parece trazer benefícios. Pedaladas a 25% do consumo de pico de oxigênio durante períodos de repouso de quatro minutos entre seis séries de agachamentos (85% de 10RM) resultam em menos lactato no sangue na comparação com pedaladas a 50% do consumo de pico de oxigênio, ou num repouso bem calmo (Corder et al. 2000). Somado a isso, ao final da sessão na qual se pedalou a 25% do consumo máximo de oxigênio, mais repetições foram realizadas em uma série até a fadiga voluntária (65% de 10RM) na comparação com outros dois tipos de descanso.

Um maior consumo máximo de oxigênio é benéfico para a recuperação; uma recuperação mais rápida da frequência cardíaca e concentração de lactato no sangue ocorreram após a realização de quatro séries de 15 repetições a 60% de 1RM, e quatro séries de dez repetições a 75% de 1RM, na comparação com o que se seguiu à realização de quatro séries de quatro repetições, a 90% de 1RM (Kan et al., 2005). A concentração de lactato no sangue foi menor após as séries a 90% de 1RM do que após as outras séries, o que pode responder pela falta de um maior consumo de oxigênio máximo como um fator relacionado à recuperação após as séries a 90% de 1RM.

As informações antecedentes indicam que pode ser prudente para levantadores de peso e atletas do tipo anaeróbio manter pelo menos condicionamento aeróbio médio para ajudar na recuperação entre as fases de exercício anaeróbio, como as séries durante sessões de treinamento com pesos. Ainda assim, isso não quer dizer que uma corrida intensa de longa distância (isto é trabalho em estradas), ou longos intervalos num programa de treino, são necessários, já que podem prejudicar o desenvolvimento de força e potência (ver o Capítulo 4). Intervalos de tiro de corrida curtos, de baixo volume e alta intensidade podem resultar no condicionamento físico aeróbio necessário. Além disso, exercício leve pode auxiliar a recuperação entre séries, numa sessão de levantamento de peso, se os períodos de descanso forem de duração suficiente. Por isso, especialistas recomendam mais atividade leve que repouso completo, se factível, entre séries em que o acúmulo de lactato ocorre, como em programas com períodos curtos de descanso e treino com pesos em circuito.

Interação dos sistemas de energia

Mesmo que um determinado sistema de energia seja a fonte predominante para determinada atividade, como o sistema de energia ATC-CP para levantamentos máximos, ou o sistema aeróbio para correr uma maratona, como antes referido, todos os três sistemas fornecem uma parte da ATP necessária pelo corpo a todo o momento. Então, o sistema ATP-CP atua mesmo com o corpo em repouso, e o sistema aeróbio funciona também durante um levantamento máximo. Mesmo durante o repouso, alguma quantidade de lactato está sendo liberada pelos músculos ao sangue (Brooks et al., 1991). Durante uma maratona, mesmo que a maior parte da energia seja suprida pelo sistema aeróbio, uma pequena porcentagem da energia necessária é fornecida pelos sistemas de energia glicolítica anaeróbia e ATP-CP.

Com as alterações na duração e na intensidade da atividade, altera-se também o sistema predominante de energia. Em uma extremidade do espectro estão atividades como o levantamento máximo, os arremessos e o *sprint* de 40 jardas (36,6 m) (ver Quadro 3.1). O sistema de energia ATP-CP fornece a maior parte da energia para essas atividades. Os sistemas anaeróbios fornecem a

maior parcela da energia a atividades como séries de 20 a 25 repetições, sem descanso entre as séries, ou exercícios num programa de circuito, três séries de 10RM, com períodos de descanso de 1 minuto, ou corridas de 200 m. O sistema aeróbio de energia proporciona a maior parte da ATP necessária ao exercício contínuo de longa duração, além de 2 a 3 minutos, e a eventos de *endurance*, como a corrida de 5 km. Porém, os três sistemas energéticos ainda ficam produzindo um pouco de energia a todo momento, com variação na porcentagem de contribuição desses sistemas à energia total.

Não há um ponto exato no qual um sistema energético forneça a principal parte da energia ATP a determinada atividade. Trocas na porcentagem de contribuição de cada sistema baseiam-se na intensidade e duração da atividade. Além disso, os músculos podem estar sob demandas metabólicas diferentes, e o uso diferenciado dos sistemas de energia baseia-se no tipo e na quantidade de unidades motoras ativadas para o atendimento às demandas da atividade. Por exemplo, à medida que um corredor de maratona sobe uma ladeira e o lactato acumula-se no corpo, os sistemas anaeróbios contribuirão com mais energia para a realização da atividade naquele ponto, já que os músculos das pernas e dos braços terão maiores exigências de energia que em uma corrida em terreno plano.

Adaptações bioenergéticas

Aumentos nas atividades enzimáticas de um sistema de energia podem levar a uma maior produção de ATP e uso por unidade de tempo, o que pode levar ao aumento do desempenho físico. A atividade enzimática do sistema de energia ATP-CP (como creatina fosfocinase e miocinase) aumenta em pessoas após treinamento isocinético (Costill et al., 1979) e treinamento resistido tradicional (Komi et al., 1982; Thorstensson, Hulten et al., 1976), e em ratos após treinamento isométrico (Exner, Staudte e Pette, 1973). Em dois regimes de treino isocinético, as enzimas associadas ao sistema de energia ATP-CP mostraram aumentos significativos de cerca de 12% em pernas treinadas com fases de 30 segundos, e mudanças insignificantes em pernas treinadas com fases de 6 segundos (Costill e colaboradores, 1979). De acordo com esses resultados, as alterações enzimáticas associadas ao sistema de energia ATP-CP estão relacionadas à duração das séries; as alterações não ocorrem com séries de exercícios de 6 segundos ou menos. Entretanto, pouca mudança, ou nenhuma, ou uma diminuição nas enzimas (creatinofosfocinase e miocinase) associada ao sistema de energia ATP-CP também foi observada após treino resistido (Tesch, 1992; Tesch, Komi e Häkkinen, 1987).

Foi também observado um aumento significativo na fosfofrutoquinase (PFK), a enzima limitadora de veloci-

QUADRO 3.1 **PESQUISA**

Fontes de energia durante atividade de alta intensidade e curta duração

Sistemas de energia que não o ATP-CP fornecem energia durante atividades de alta intensidade e curta duração. Mesmo durante atividade muito curta de alta intensidade, todos esses sistemas de energia fornecem alguma parte da energia necessária (Spence et al., 2005). Por exemplo, durante um *sprint* na bicicleta de duração de três segundos, por volta de 3, 10 e 87% da energia necessária são obtidos a partir do sistema de metabolismo aeróbio, glicólise anaeróbia e ATP-CP, respectivamente. Ainda que não esteja claro que o sistema ATP-CP forneça a maior parte da energia necessária para essa atividade, os outros dois sistemas contribuem.

Spencer, M., Bishop, D., Dawson, B. E Goodman, C. 2005. Physiological and metabolical responses of repeated-sprint activities specific to field-based team sports. *Sports Medicine* 35, 1025-1044.

dade associada à glicólise, de 7 e 18%, respectivamente, nas pernas treinadas com séries de 6 segundos e 30 segundos, antes referido (Costill et al., 1979). Nenhuma das pernas apresentou aumento significativo em uma segunda enzima (lactato desidrogenase) associado ao sistema de energia anaeróbia. Outras enzimas glicolíticas também mostraram aumentos, reduções e nenhuma mudança com treinamento. A enzima fosforilase também mostrou aumento após 12 semanas de treinamento resistido (Green et al., 1999). As enzimas PFK, lactato desidrogenase e hexocinase também mostraram não ser afetadas, ou posteriormente reduzidas, em resposta ao treino resistido intenso (Green et al., 1999; Houston et al., 1983; Komi et al., 1982; Tesch, 1987; Tesch, Thorsson e Colliander, 1990; Thorstensson, Hulten et al., 1976).

Os resultados anteriores sugerem que o tipo de programa de força influencia as adaptações enzimáticas. Além disso, a maior parte dos estudos que não observou mudança ou diminuição na atividade enzimática também relatou a ocorrência de **hipertrofia** muscular significativa, ou um aumento no tamanho das fibras musculares individuais. Isso indica que a atividade enzimática pode aumentar em resposta a treino resistido, embora não possa mudar ou diminuir se o treino subsequente produzir hipertrofia muscular significativa. Uma redução na concentração de enzimas por unidade de massa muscular ou diluição enzimática pode ocorrer. Logo, o tipo de protocolo de levantamento e a magnitude da hipertrofia muscular afetam as adaptações das enzimas associadas ao sistema de energia ATP-CP e glicolítico anaeróbio.

Foram observados aumentos na atividade das enzimas associados ao metabolismo aeróbio com treinamento isocinético em humanos (Costill et al., 1979), treinamento isométrico em humanos (Grimby et al., 1973) e treinamento isométrico em ratos (Exner, Staudte e Pette, 1973). Alterações enzimáticas associadas ao sistema de energia aeróbia podem, também, depender da duração das sessões de exercício (Costill et al., 1979). Entretanto, as enzimas envolvidas com o metabolismo aeróbio obtidas por meio de amostras agrupadas de fibras musculares

de sujeitos treinados com pesos não demonstraram aumento na atividade (Tesch, 1992), apresentaram um decréscimo com treinamento resistido (Chilibeck, Syrotuik e Bell, 1999) e se apresentaram em níveis mais baixos em levantadores de peso na comparação com indivíduos não treinados (Tesch, Thorsson e Essen-Gustavsson, 1989). Fisiculturistas que utilizam programas de alto volume, curtos períodos de repouso entre as séries e exercícios e cargas de treinamento de intensidade moderada mostram possuir maior atividade da citrato sintase, uma enzima do ciclo de Krebs, e mais atividade nas fibras do tipo II (de rápida contração) do que levantadores que treinam com cargas mais pesadas e têm períodos mais longos de descanso entre as séries (Tesch, 1992). Isso demonstra a influência dos períodos curtos de descanso sobre as enzimas oxidativas, em que períodos de descanso menores entre séries acarretam numa demanda maior do sistema aeróbio. No entanto, visto que os fisiculturistas realizam atividades aeróbias e também treinamento resistido, esses dados transversais devem ser analisados com cuidado, pois o estímulo para as mudanças nas enzimas aeróbias podem advir de estímulos de múltiplos exercícios. Novamente, o tipo de programa (com sua respectiva duração dos períodos de descanso) pode influenciar a magnitude das alterações enzimáticas no músculo.

A miosina ATPase, uma enzima associada aos três sistemas energéticos e que fragmenta a ATP para fornecer energia para a contração (encurtamento) dos músculos, parece mostrar somente pequenas alterações em amostras de fibras musculares (Tesch, 1992). O fato de existirem vários tipos de miosina ATPase e de serem alteradas com o treinamento de força pode indicar que a concentração absoluta não é tão importante quanto o tipo de ATPase.

As mudanças enzimáticas associadas a qualquer um dos três sistemas de energia dependem das variáveis agudas do programa. Programas de força intensos parecem causar efeito mínimo nas atividades enzimáticas com o tempo. Todavia, um programa de treinamento que minimiza a hipertrofia e busca sistemas específicos de energia mais provavelmente resultará em atividades enzimáticas incrementadas.

Estoque de substrato muscular

Uma adaptação que pode levar ao aumento do desempenho físico é um aumento no substrato disponível aos três sistemas energéticos. Nos humanos, após cinco meses de treino de força, as concentrações intramusculares em repouso de CP e ATP são elevadas em 28 e 18%, respectivamente (MacDougall et al., 1977), embora esses achados não corroborem os achados de outros estudos (Tesch, 1992). Foi demonstrado que a proporção CP em repouso em relação ao P_i aumenta após 5 semanas de treinamento resistido (Walker et al., 1998). Entretanto, informações de estudos transversais mostram que, em atletas com uma quantidade significativa de hipertrofia, as concentrações de CP e ATP não são maiores (Tesch, 1992).

Foi observado um aumento de 66% nas reservas de glicogênio intramuscular após 5 meses de treinamento (MacDougall et al., 1977). Foi observado também que fisiculturistas demonstram uma concentração de aproximadamente 50% a mais de glicogênio do que indivíduos não treinados (Tesch, 1992). No entanto, o conteúdo de glicogênio muscular parece não se alterar com o treinamento resistido (Tesch, 1992). Muitas pesquisas também mostraram que os níveis de glicose sanguínea não se modificam significativamente durante sessões de treinamento resistido (Keul et al., 1978; Kraemer et al., 1990). Se há ou não um aumento na CP e ATP com treino resistido pode depender da condição do indivíduo previamente ao início do treinamento, do grupo muscular examinado e do tipo de programa. No entanto, fica claro que o conteúdo de glicogênio musculoesquelético pode aumentar após treinamento resistido e que as concentrações sanguíneas de glicose não diminuem durante o treinamento. Isso indica que, pelo menos durante uma sessão de treinamento, a disponibilidade de carboidratos para o sistema de energia anaeróbia não será um fator limitante do desempenho.

O sistema de energia aeróbia metaboliza glicose, ácidos graxos e alguma proteína para a produção de ATP. As reservas intramusculares de glicogênio podem ser aumentadas por meio do treinamento de força. O aumento dos estoques musculares de triglicerídeos após treinamento resistido permanece contraditório, visto que nenhuma diferença ou diminuição ocorre no conteúdo normal de triglicerídeos na musculatura de levantadores treinados (Tesch, 1992). Após o treinamento, observou-se aumento no conteúdo de lipídeos no tríceps, mas não no quadríceps (Tesch, 1992). Sendo assim, os grupos musculares podem reagir de forma diferente no que se refere ao modo de armazenar e usar os triglicerídeos, dependendo de sua utilização (isto é, se ativados ou não como parte de uma unidade motora necessária para a realização do exercício) num programa de exercícios ou treinamento. Mesmo que práticas alimentares e o tipo de programa possam influenciar as concentrações de trigli-

cerídeos, podemos especular que, em razão da maior parte dos programas de treinamento ser anaeróbia, as concentrações de triglicerídeos são pouco afetadas pelo treino resistido, a menos que sejam acompanhadas de uma considerável perda de massa corporal ou gordura.

Fibras musculoesqueléticas

As **fibras musculoesqueléticas** são células exclusivas, pois são multinucleadas. Assim, a proteína que compõe a fibra muscular é controlada por diferentes núcleos ao longo da fibra. A porção de uma fibra sob o controle de um núcleo é chamada de **domínio mionuclear**, ou seja, partes diferentes da fibra muscular são controladas por diferentes núcleos individuais (Hall e Ralston, 1989; Hikida et al., 1997; Kadi et al, 2005; Pavlath et al., 1989) (ver Figura 3.4). **Células-satélite** são células pequenas, sem citoplasma, encontradas no músculo esquelético, entre a membrana basal e o sarcolema, ou membrana celular da fibra muscular (ver a seção Células-Satélite e Mionúcleos, mais adiante neste capítulo). Ainda mais interessante é o fato de que, a não ser que a quantidade de núcleos seja aumentada pela divisão mitótica das células-satélite, as proteínas musculares, necessárias para que ocorra hipertrofia, podem não conseguir ser adicionadas à fibra muscular (Hawke e Garry, 2001; Staron e Hikida, 2001). Logo, quanto maior a hipertrofia da fibra muscular, maior a necessidade de as células-satélite se dividirem para fornecerem os mononúcleos que controlam mais domínios mionucleares (Hall e Ralston, 1989). Aumentos no aglomerado de mionúcleos resultantes de uma divisão satélite podem iniciar antes da hipertrofia, ou ocorrer acréscimo proteico significativo nas fibras musculares (Bruusgaard et al., 2010). Além disso, pessoas com quantidades mais elevadas de células-satélite, ao iniciar um programa de treinamento, podem ser mais capazes de maior hipertrofia muscular (Petrella et al., 2008).

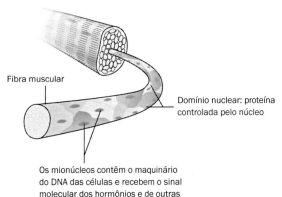

Fibra muscular

Domínio nuclear: proteína controlada pelo núcleo

Os mionúcleos contêm o maquinário do DNA das células e recebem o sinal molecular dos hormônios e de outras moléculas para a síntese das proteínas.

FIGURA 3.4 Cada mionúcleo controla determinada quantidade de proteína muscular, o que é conhecido como domínio nuclear. Se uma fibra muscular aumentar de tamanho, mais mononúcleos serão necessários para manter os domínios nucleares em tamanho similar.

A musculatura esquelética é uma mistura heterogênea de vários tipos de fibras musculares. A quantificação de características físicas e bioquímicas das várias fibras musculares levou ao desenvolvimento de vários sistemas histoquímicos de classificação dessas fibras (Pette e Staron, 1990). Embora pareçam similares, esses sistemas de classificação têm diferenças. As características das fibras musculares do **tipo I** (contração lenta) e o **tipo II** (contração rápida) são apresentadas na Tabela 3.1.

A Figura 3.5 mostra como são classificados os tipos de fibras musculares usando-se o **método histoquímico de coloração da miosina ATPase.** A miosina ATPase é a enzima intimamente envolvida na clivagem da ATP para ADP, P_i, H^+ e energia, sendo vital para a taxa de ligação das pontes cruzadas. É encontrada nas cabeças das pontes cruzadas da miosina. Esse sistema de classificação é possível porque diferentes tipos (isoformas) de miosina ATPase são encontrados nos vários tipos de fibras musculares. Condições diferentes de pH resultam em intensidades diferentes dos tipos de fibras musculares. A miosina ATPase é uma enzima muito específica à velocidade de ciclagem das cabeças de miosina nos locais ativos de actina; isso garante então uma classificação representativa da capacidade funcional da fibra muscular, sem a real determinação de "velocidade de contração".

O método mais comum para a obtenção de uma amostra de músculo humano é a **biópsia muscular** (ver Figura 3.6). Uma cânula de aço é utilizada para se obter cerca de 100 a 400 mg de tecido muscular, geralmente da coxa, panturrilha ou braço. A amostra é removida da cânula, processada e congelada. Essa porção de tecido é, então, cortada (seccionada) em partes consecutivas (se-

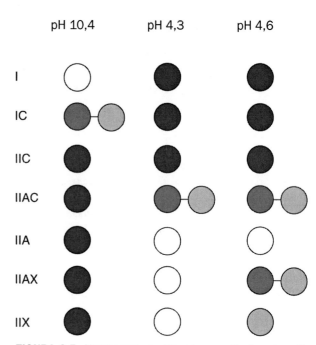

FIGURA 3.5 Nomenclatura utilizada a partir da coloração da miosina ATPase para determinação dos tipos de fibras musculares I e II.

riais) e colocada em tiras de ensaio para estudo que determina os vários tipos de fibras musculares (Staron et al., 2000). Outras variáveis, como conteúdo de glicogênio nas fibras, número de receptores, mitocôndrias, capilares e outras enzimas metabólicas, também podem ser analisadas com as seções seriadas da amostra para biópsia.

De grande importância para o procedimento de tipagem histoquímica das fibras musculares é o fato de as seções em série de um mesmo músculo serem colocadas em cada um dos banhos pré-incubação, que consistem em um banho alcalino (pH 10,4) e dois ácidos (pH 4,6 e 4,3), antes do repouso do ensaio bioquímico. Por último, concluído o ensaio, é tipificada uma fibra muscular pela comparação de sua cor sob cada uma das condições do pH (ver Figura 3.7).

No sistema de classificação apresentado na Figura 3.5, as fibras musculares são classificadas como tipo I ou tipo II. Além disso, podem ser determinados vários subtipos de fibras musculares (também chamados de híbridos), nas categorias gerais tipo I e tipo II. As fibras do tipo I são mais oxidativas. Iniciando pelo topo e progressivamente baixando, na Figura 3.5, os sucessivos tipos de fibras tornam-se menos oxidativos que os anteriores. Na Figura 3.7, os subtipos de fibra podem ser vistos nas fibras musculares, após a tonalização histoquímica da ATPase miosina. Os subtipos de fibra estão bastante relacionados ao tipo de cadeia pesada de miosina contido na estrutura muscular (Fry, Kraemer, Stone et al., 1994; Staron et al., 1991). Assim, eles também têm relação com a taxa em que as pontes cruzadas podem ser cicladas e, portanto, com a "velocidade de contração".

TABELA 3.1 Alguns dos principais sistemas de classificação dos tipos de fibras musculares

Sistema de classificação	Base teórica
Fibras brancas e vermelhas	Visualização da cor da fibra; o maior conteúdo de mioglobina (transportador de oxigênio numa fibra) confere uma cor mais escura ou mais avermelhada.
Contração rápida e contração lenta	Baseada na velocidade e na forma da contração do músculo quando estimulado. As fibras de contração rápida têm maiores taxas de produção de força e maior taxa de fadiga que as de contração lenta.
Oxidativa lenta, glicolítica oxidativa rápida, glicolítica rápida	Baseada na coloração metabólica e nas características de enzimas oxidativas e glicolíticas.
Tipo I e tipo II	Estabilidade da enzima miosina ATPase sob diferentes condições de pH. A enzima miosina ATPase tem diferentes formas, algumas das quais resultam em reações enzimáticas mais rápidas para a quebra do ATP, gerando então taxas mais altas de interações de actina-miosina na fibra.

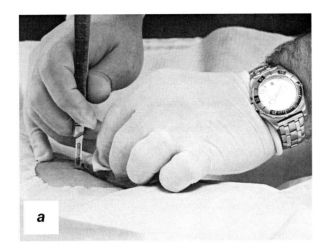

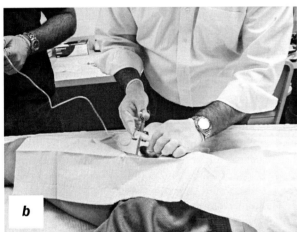

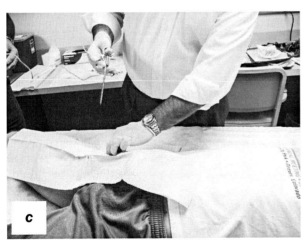

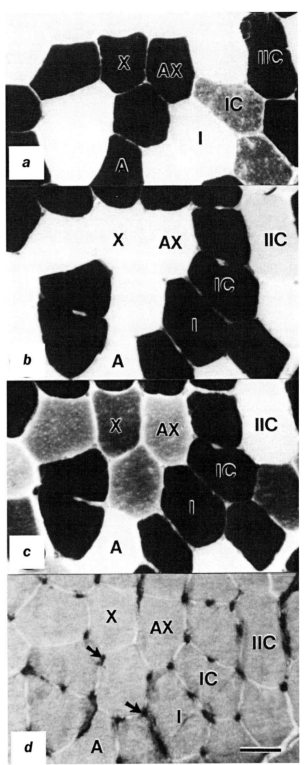

FIGURA 3.6 A obtenção de uma biópsia muscular envolve anestesiar a área superficial e (*a*) fazer uma pequena incisão na pele e no tecido de gordura subcutâneo. (*b*) A cânula de biópsia é inserida na incisão e é feita uma sucção por uma seringa conectada via sonda; a cânula é usada para obtenção de uma porção pequena de músculo (100-400 mg). (*c*) A cânula é removida, e a amostra de músculo é depois congelada para análises posteriores.

Cortesia do Dr. William J. Kraemer, Department of Kinesiology, University of Connecticut, Storrs, CT.

FIGURA 3.7 Fibras musculares com miosina ATPases coloridas demonstrando as fibras dos tipos I, IIa e IIx: (*a*) pH 4,3, (*b*) pH 10 e (*c*) pH 4,6 indicam fibras que ficam coloridas de modo levemente diverso em diferentes seções seriadas do mesmo pH. (*d*) Os pontos escuros em torno das fibras são os capilares.

Cortesia do Dr. Robert S. Staron, Ohio University, Athens, OH.

Capacidades funcionais são associadas às classificações dos tipos de fibras, porque as fibras do tipo II (brancas, de contração rápida, glicolíticas oxidativas rápidas e oxidativas lentas), e do tipo I (vermelhas, de contração lenta, oxidativas lentas) têm propriedades metabólicas e contráteis diferentes. A Tabela 3.2 mostra que as fibras do tipo II (rápidas) se adaptam melhor ao exercício anaeróbio, enquanto as fibras do tipo I (lentas) adaptam-se melhor ao exercício aeróbio.

As fibras do tipo II são utilizadas em exercícios de alta intensidade e curta duração, como evidenciado por suas características físicas e bioquímicas (ver Tabela 3.2). Exemplos desses tipos de exercícios incluem o *sprint* de 36,6 m, o levantamento de 1RM e séries de intensidade alta (2 a 4RM). Esses tipos de fibras têm alta atividade da enzima ATPase miofibrilar, a enzima que fragmenta o ATP e libera energia para a contração/encurtamento da fibra. As fibras do tipo II são capazes de encurtar com velocidade contrátil maior e possuem momentos de relaxamento rápido. Logo, podem desenvolver força em curto período de tempo, ou têm grande produção de potência. As fibras do tipo II contam predominantemente com fontes anaeróbias para suprimento da energia necessária à ativação muscular. Isso fica evidente por seus altos níveis de reservas intramusculares de ATP e CP, bem como pela alta atividade enzimática glicolítica. São fibras com baixa capacidade aeróbia, evidenciada pelas baixas reservas de triglicerídeos intramusculares, baixa densidade capilar e mitocondrial e pouca atividade de enzimas aeróbias. O fato de as fibras do tipo II contarem predominantemente com fontes aeróbias para ATP e possuírem baixa capacidade de suprir o ATP, via aeróbia, torna-as altamente suscetíveis à fadiga. As fibras tipo II são mais apropriadas a atividades de curta duração que necessitam de grande produção de potência.

As fibras do tipo I são mais adequadas a atividades de *endurance* (aeróbias). Têm altos níveis de atividade enzimática aeróbia, densidade capilar e mitocondrial grandes reservas intramusculares de triglicerídeos de baixa fatigabilidade. São as fibras ideais para atividades de longa duração (*endurance*) e baixa intensidade, como corrida e natação de longa distância e séries com muitas repetições e pesos leves.

Vários subtipos das fibras dos tipos I e II têm sido demonstrados. As fibras do tipo IIa têm boas características aeróbias e anaeróbias; as de tipo IIx (o nome anterior era tipo IIb, mas novos estudos genéticos mostraram que esse tipo não costuma ser encontrado em músculos de humanos; portanto, essas fibras foram renomeadas para tipo IIx) têm boa capacidade anaeróbia, mas capacidade aeróbia insatisfatória (Essen et al., 1975; Staron, Hagerman et al., 2000; Staron, Hikida e Hagerman, 1983). Atualmente, parece que as fibras do tipo IIx podem, na verdade, ser apenas um aglomerado de fibras não utilizadas (com baixa capacidade oxidativa), que a partir do momento em que são recrutadas começam a ser transformadas em fi-

TABELA 3.2 Características das fibras musculares dos tipos I e II

Característica	Tipo I	Tipo II
Força por área de seção transversa	Baixa	Alta
Atividade da ATPase miofibrilar (pH 9,4)	Baixa	Alta
Reservas de ATP intramuscular	Baixas	Altas
Reservas de CP intramuscular	Baixas	Altas
Velocidade de contração	Lenta	Rápida
Tempo de relaxamento	Lento	Rápido
Atividade enzimática glicolítica	Baixa	Alta
Endurance	Alta	Baixa
Reservas de glicogênio intramuscular	Sem diferença	Sem diferença
Reservas de triglicerídeos intramusculares	Altas	Baixas
Conteúdo de mioglobina	Alto	Baixo
Atividade enzimática aeróbia	Alta	Baixa
Densidade capilar	Alta	Baixa
Densidade mitocondrial	Alta	Baixa

bras do tipo IIa (Adams et al., 1983; Staron et al., 1991, 1994). Reduções significativas nas fibras do tipo IIx ocorrem com treinamento resistido de alta intensidade, o que apoia essa teoria (Kraemer, Patton et al., 1995). Em humanos, as fibras do tipo IIc são muito raras (menos de 3% de todas as fibras), e são mais oxidativas que as dos tipos IIa e IIx, em diversas características bioquímicas. As do tipo IIax representam um híbrido (isto é, uma combinação de tipos de fibras IIa e IIx), sendo uma fase de transição para tipos de fibras mais ou menos oxidativas.

A fibra muscular do tipo I tem apenas um subtipo, o Ic. Há pouquíssimas fibras Ic, geralmente menos de 5% do total, e é um subtipo de fibra do tipo I com menor capacidade oxidativa (aeróbia). Com o treinamento resistido ou alguns tipos de treino anaeróbio, as fibras do tipo Ic podem apresentar pequenos aumentos no seu número, sobretudo devido à ausência de um maior estresse oxidativo proporcionado por estes tipos de treinamento.

Os subtipos das fibras musculares do tipo II representam uma sequência, em menor grau, das fibras menos oxidativas do tipo IIx a fibras mais oxidativas, do tipo IIc. A maior gama de subtipos de fibras musculares do tipo II permite uma maior transformação entre subtipos de fibras do tipo II com o treinamento físico (Ingjer, 1969; Staron, Hikida e Hagerman, 1983; Staron et al., 1991, 1994). Alguns estudos antigos que não usaram um amplo espectro de perfis de tipos de fibras indicaram que pode ocorrer uma transformação de fibras com o treinamento físico, entre as de tipo I e II (Haggmark, Jansson e Eriksson, 1982: Howald, 1982). Entretanto, atualmente parece que as alterações ocorrem somente dentro dos subtipos das fibras dos tipos I ou II, e que esses estudos mais antigos provavelmente apresentaram erro devido a uma falta de subtipagem histoquímica de todos os subtipos de fibras musculares (Pette e Staron, 1997). Logo, ocorre transformação do tipo de fibra nos principais tipos I e II de fibras, mas não entre os tipos I e II (ver Quadro 3.2).

(?) QUADRO 3.2 **PERGUNTA PRÁTICA**

Treinamento resistido intenso é capaz de converter fibras do tipo I em fibras do tipo II?

A resposta rápida é não! Estudos anteriores que examinaram tipos de fibras musculares com um perfil histoquímico limitado mostraram leves aumentos na porcentagem de fibras de tipo I ou tipo II após treino de *endurance* ou treino resistido intenso; possivelmente, isso se deu por uma classificação equivocada de fibras. Sob circunstâncias fisiológicas normais, especialistas de ponta em fisiologia muscular concordam que mudanças de fibras musculares de tipo I para II, ou vice-versa, não ocorrem, embora o treino resistido seja capaz de aumentar o tamanho da fibra e a produção de força. Diferentemente, o treino de *endurance* mostra-se capaz de reduzir o tamanho da fibra muscular de tipo I e acarreta em pouca ou nenhuma mudança no tamanho da fibra muscular de tipo II. Portanto, o treinamento pode alterar a área de seção transversa muscular de determinado tipo de fibra (como hipertrofia de fibras tipo II), que decorre no aumento da porcentagem da área de seção transversa muscular das fibras de tipo II, embora a porcentagem destas fibras não se modifique.

Teoria dos filamentos deslizantes

O modo como a contração muscular ocorre só deixou de ser um mistério com a proposição de uma teoria interessante, apresentada na metade do século XX. Em 1954, dois trabalhos foram publicados simultaneamente, no periódico *Nature*. Os autores, A. F. Huxley e R. Niedergerke e H.E. Huxley e E.J. Hansen forneceram as primeiras ideias de fundamental importância sobre como os músculos se contraem. Esses pesquisadores explica-

ram que o encurtamento muscular estava associado ao deslizamento de dois filamentos de proteínas, um sobre o outro (isto é, filamentos de miosina e actina), sem que eles próprios mudem muito quanto aos seus comprimentos. Quando o **sarcômero** (o menor comprimento muscular que é capaz de desenvolver força e encurtamento; ver Figura 3.8) se encurta, os filamentos de miosina permanecem fixos, enquanto as cabeças de miosina puxam os filamentos de actina sobre os de miosina, resultando no deslizamento da actina sobre a

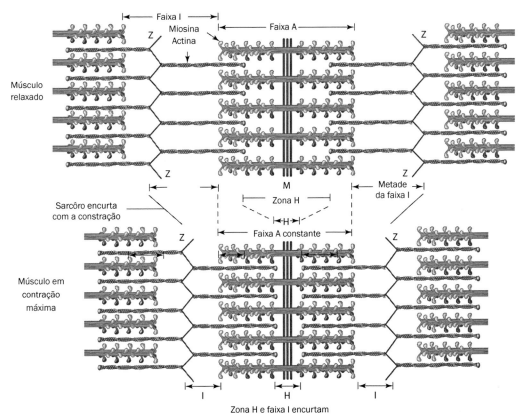

FIGURA 3.8 Sarcômero demonstrando a teoria dos filamentos deslizantes. Conforme os filamentos de actina e miosina se sobrepõem, todo o sarcômero se encurta, mas os comprimentos dos filamentos de actina e de miosina não se alteram.

miosina. No início do século XXI, muitos achados sobre a dinâmica da contração muscular foram demonstrados; no entanto, de maneira interessante, a teoria básica permaneceu intacta (A.F. Huxley, 2000). As proteínas contráteis são mantidas numa relação muito estreita pelas proteínas não contráteis, formando um tipo amplo de cesto entrelaçado para manter no local os filamentos de proteína do sarcômero.

Há necessidade de se entender a organização estrutural do músculo esquelético para a compreensão da **teoria dos filamentos deslizantes** da ativação muscular. O músculo esquelético é chamado de músculo estriado devido à organização de moléculas proteicas no músculo, que lhe dá uma aparência listrada ou estriada ao microscópio (ver Figura 3.9). As fibras musculares são compostas de sarcômeros sobrepostos uns sobre os outros. Em repouso, várias áreas claras e escuras distintas criam estriações em cada sarcômero. Essas áreas claras e escuras ocorrem devido ao arranjo dos filamentos de actina e miosina, as principais proteínas envolvidas no processo de contração. No estado contrátil (completamente encurtado) ainda há estriações, embora apresentem um padrão diferente. Essa alteração no padrão estriado ocorre devido ao deslizamento da actina sobre os filamentos proteicos de miosina.

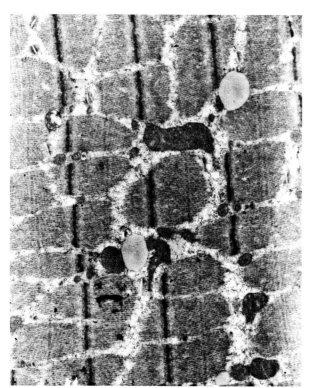

FIGURA 3.9 Micrografia eletrônica de músculo esquelético humano obtida do músculo gastrocnêmio lateral, mostrando o sarcômero e as faixas e organelas associadas.

Cortesia do Dr. William J. Kraemer. Department of Kinesiology. University of Connecticut, Storrs, CT.

Um sarcômero vai de uma linha Z à próxima linha Z. Em repouso, há duas áreas claras distintas em cada sarcômero: a zona H, que não contém actina, apenas miosina, e as faixas I, localizadas nas extremidades do sarcômero, onde estão apenas filamentos de actina. Essas duas áreas parecem claras em comparação com a faixa A, que contém filamentos de actina e miosina.

Com o encurtamento do sarcômero, os filamentos de actina deslizam sobre os de miosina, que faz com que a zona H pareça desaparecer, conforme os filamentos de actina se movimentam para dentro dela, conferindo-lhe uma aparência mais escura. As faixas I ficam mais curtas à medida que as linhas Z se aproximam das extremidades dos filamentos de miosina. Quando o sarcômero relaxa e retorna ao comprimento original, a zona H e as faixas I voltam ao tamanho e à aparência originais.

Fases da ação muscular

Desde que a teoria dos filamentos deslizantes foi originalmente proposta, na década de 1950, muitos estudos mais recentes descobriram como os filamentos proteicos musculares interagem (ver A.F. Huxley, 2000, para uma revisão). Em repouso, as projeções ou as pontes cruzadas dos filamentos de miosina tocam os de actina, mas não conseguem interagir para causar o encurtamento. O filamento de actina tem sítios ativos, em que as pontes cruzadas de miosina podem interagir, causando encurtamento. Entretanto, em repouso, esses sítios ativos são cobertos por tropomiosina que está agregada à troponina. Essas duas importantes proteínas regulatórias estão associadas ao filamento de actina (ver Figura 3.10).

No estado de repouso, as cabeças de miosina ficam erguidas e prontas para girar ou projetar-se mediante a interação com o sítio ativo no filamento de actina. Com a ativação elétrica de uma unidade motora (assunto para mais adiante), o resultado é a liberação do neurotransmissor acetilcolina (ACh) na junção neuromuscular. A ACh aglutina-se aos receptores na junção pós-sináptica do músculo, ocasionando uma corrente elétrica iônica que desce pelos túbulos T e por todo o retículo sarcoplasmático, uma estrutura membranosa no entorno de cada fibra muscular. Isso leva à interrupção bomba Ca^{++} mediada pela energia no retículo sarcoplasmático, liberando grandes concentrações de Ca^{++} **no sarcoplasma do músculo.** O Ca^{++} liberado aglutina-se à molécula de troponina, que está unida à proteína tropomiosina do filamento de actina. É desencadeada então uma mudança na estrutura da troponina, que movimenta a proteína tropomiosina, afastando-a de sua linha nos filamentos de actina. Isso expõe os sítios ativos no filamento de actina. O bloqueio dos sítios ativos pela tropomiosina é chamado de modelo de bloqueio estérico. Com o sítio ativo agora exposto, as pontes cruzadas da miosina

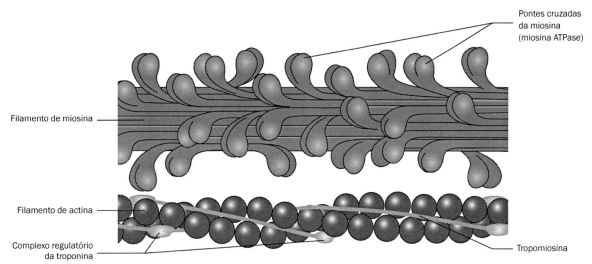

Pontes cruzadas
da miosina
(miosina ATPase)

Filamento de miosina

Filamento de actina

Complexo regulatório
da troponina

Tropomiosina

FIGURA 3.10 Esquema de um filamento de miosina e actina. Os locais ativos estão no filamento de actina, debaixo das proteínas reguladoras da tropomiosina e troponina.

podem fazer contato com os sítios ativos no filamento de actina. A contração ou encurtamento do sarcômero pode, agora, acontecer. As cabeças da ponte cruzada do filamento de miosina agora prendem-se aos sítios ativos no filamento de actina. Anexadas, as cabeças do filamento de miosina puxam e giram, ou projetam o filamento de actina por uma pequena distância na direção do centro do sarcômero. A essa altura, outra molécula de ATP, próxima dessas cabeças e derivada dos sistemas de energia, aglutina-se às cabeças de miosina e ativa a enzima miosina ATPase, localizada nas cabeças das pontes cruzadas da miosina. O resultado é a fragmentação da molécula de ATP, liberando energia e ajudando a, uma vez mais, "erguer" a cabeça da ponte cruzada da miosina, aprontando-a para interagir com um novo sítio ativo de actina perto da linha Z, em consequência do movimento para o interior do filamento. O processo de rompimento do contato com um sítio ativo e a aglutinação com outro é chamado de recarga. Esse processo atrai a actina para a miosina, levando ao encurtamento do sarcômero.

A inclinação (movimento) da ponte cruzada costuma ser aceita como produtora de toda a geração de força no músculo, embora estudos recentes impliquem numa série muito mais complicada de etapas no movimento da ponte cruzada e possíveis papéis associados a outros fatores, como as proteínas não relacionadas à miosina e a temperatura (para uma revisão detalhada, ver A.F. Huxley, 2000). Ao fazer contato com um novo sítio ativo, a cabeça da miosina novamente gira, causando mais deslizamento da actina sobre da miosina, resultando no encurtamento do sarcômero. Esse processo cíclico repete-se até que o sarcômero encurte o máximo possível, ou o músculo relaxe. Numa ação muscular isométrica, as cabeças da miosina na ponte cruzada permanecem no mesmo local, interagindo com o mesmo sítio ativo, ao mesmo tempo em que produzem

força naquela amplitude de movimento, ainda que não ocorra movimento. De modo excêntrico, com o alongamento do músculo, as pontes cruzadas da miosina interagem ou abarcam cada sítio ativo, produzindo mais força à medida que aumenta a velocidade da ação excêntrica (ver a discussão mais adiante sobre a curva de força-velocidade). A dinâmica molecular exata dessa ação muscular, entretanto, ainda não está esclarecida e continua sendo uma área de pesquisa científica na fisiologia muscular e na biologia molecular.

A ATPase fragmenta a nova ATP, fazendo com que a cabeça da ponte cruzada se erga e prepare para interagir com um novo sítio ativo. O relaxamento do músculo ocorre quando os impulsos elétricos vindos do córtex motor no cérebro param de enviar potenciais de ação ao motoneurônio alfa. Como resultado, ocorre uma interrupção da secreção do neurotransmissor ACh e o músculo relaxa. Isso desencadeia a liberação do Ca^{++} devido à falta de interferência elétrica e, mais uma vez, o Ca^{++} é bombeado ativamente de volta ao retículo sarcoplasmático. Esse mecanismo de bomba necessita também de energia da fragmentação da ATP para funcionar. Sem aglutinação do Ca^{++} à troponina, ela assume a forma original, possibilitando à tropomiosina retornar à sua reentrância no filamento de actina, encobrindo os sítios ativos. As pontes cruzadas do filamento de miosina passam a não ter mais locais ativos com que possam interagir e, assim, o movimento delas é inibido. Com o relaxamento de uma unidade motora e de seus neurônios motores alfa, a atividade muscular para. O músculo permanece na posição encurtada em que se encontra quando são interrompidas as ativações neurais, a menos que seja, de forma passiva, levado a uma posição mais alongada devido à gravidade ou a alguma força externa, como a produzida por um músculo antagonista.

Curva comprimento-tensão (força)

A **curva comprimento-tensão (força)** (ver Figura 3.11) demonstra que há um comprimento ideal no qual as fibras musculares geram força máxima. A quantidade de força desenvolvida depende do número total de pontes cruzadas de miosina que estão interagindo com os locais ativos na actina. Em comprimentos diferentes, quantidades diferentes de pontes cruzadas estão ligadas ao filamento de actina. No comprimento ideal, há o potencial para uma interação máxima da ponte cruzada e, logo, para a força máxima. Abaixo desse comprimento ideal, menor tensão é desenvolvida durante a ativação, porque, com o excesso de encurtamento, os filamentos de actina sobrepõem-se, interferindo na capacidade recíproca de entrar em contato com as pontes cruzadas da miosina. Menos contato com os sítios ativos na actina resulta em menor potencial de desenvolvimento de tensão.

Com comprimentos maiores que o ideal, há menor sobreposição de filamentos de actina e miosina. Isso resulta em menor capacidade de contato da ponte cruzada com os sítios ativos na actina. Então, se o comprimento do sarcômero for maior do que o ideal, menos força poderá ser desenvolvida.

A curva comprimento-tensão indica que algum pré-estiramento do músculo antes do início de uma contração aumenta a quantidade de força gerada. Muitas atividades diárias ou esportivas envolvem pré-estiramento. Por exemplo, toda vez que o joelho flexiona levemente antes da extensão na caminhada, o quadríceps é pré-estirado. Alguns basistas tentam usar um pré-estiramento, jogando os ombros para trás (aduzindo as escápulas) e alongando os músculos peitorais, antes de executar o exercício do supino.

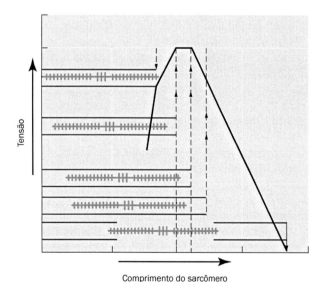

FIGURA 3.11 Há um comprimento ideal em que um sarcômero desenvolve tensão máxima (força). Em comprimentos menores ou maiores que o ideal, menor tensão é desenvolvida.

Adaptações das fibras musculares

Uma das adaptações mais pronunciadas em resposta a um programa de treinamento resistido é o aumento dos músculos. Atualmente, cientistas do esporte, atletas, *personal trainers* e treinadores concordam que o planejamento e a implementação adequados de um programa de treinamento de força levam ao aumento muscular. Acredita-se que esse crescimento no tamanho dos músculos seja resultado da hipertrofia da fibra muscular ou um aumento no tamanho de cada fibra muscular (Kraemer, Fleck e Evans, 1996; MacDougall, 1992; Schoenfeld, 2010).

A **hiperplasia** da fibra muscular, ou um aumento na quantidade de fibras musculares, foi também proposto como um mecanismo para aumentar o tamanho dos músculos. O conceito de hiperplasia após treinamento resistido em humanos não está comprovado diretamente devido a dificuldades metodológicas (não é possível, por exemplo, retirar totalmente o músculo para analisá-lo), mas ele é constatado em resposta a vários protocolos de exercícios em pássaros e mamíferos (revisões podem ser encontradas em Antonio e Gonyea, 1994; MacDougall, 1992).

Hipertrofia

O aumento no tamanho dos músculos é observado em humanos e animais. Em laboratórios que estudam animais, o crescimento muscular ocorre devido a uma hipertrofia isolada (Bass, Mackova e Vitek, 1973; Gollnik et al., 1981; Timson et al., 1985). O incremento do tamanho muscular em atletas treinados em força é atribuído a uma hipertrofia das fibras musculares existentes (Alway 1994; Alway, et al., 1989; Haggmark, Jansson e Svane, 1978). Esse aumento na área de seção transversal das fibras musculares existentes é atribuído ao aumento no tamanho e na quantidade de filamentos de actina e miosina e à adição de sarcômeros nas fibras musculares existentes (Goldspink, 1992; MacDougall et al., 1979), embora haja sugestões no sentido de que um aumento nas proteínas não contráteis também ocorra (Phillips et al., 1999). Isso se reflete por um aumento do volume miofibrilar após treinamento resistido (Luthi et al., 1986; MacDougall, 1986). É interessante observar que a hipertrofia muscular extrema pode, na verdade, reduzir o volume miofibrilar (MacDougall et al., 1982).

Nem todas as fibras musculares têm a mesma magnitude de hipertrofia. Seu aumento depende do tipo da fibra muscular e do padrão de recrutamento (Kraemer, Fleck e Evans, 1996). A hipertrofia da fibra muscular é demonstrada nos tipos de fibra I e II após o treinamento resistido (McCall et al., 1996). Contudo, o treinamento com pesos convencional em humanos (Gonyea e Sale, 1982) e animais (Edgerton, 1978) parece aumentar em maior magnitude o tamanho das fibras musculares do tipo II que as do tipo I (Kraemer, Patton et al., 1995). A hipertrofia é o resultado do equilíbrio entre a degradação e a síntese de proteínas, e ocorre sempre quando a degradação é diminuída ou a síntese é aumentada. Entretanto, diferenças nos dois tipos de fibras musculares têm relação com a magnitude do aumento na síntese ou com a diminuição na degradação da síntese proteica que se dá simultaneamente. A maior hipertrofia das fibras do tipo II pode se dever a diferenças nos mecanismos de acreção proteica nos dois tipos de fibras; as fibras do tipo I dependem de uma redução maior na degradação proteica, ao passo que as de tipo II aumentam a síntese proteica com mais expressão, o que facilita a hipertrofia.

Entretanto, pode ser possível aumentar seletivamente tanto fibras musculares do tipo II quanto do tipo I, dependendo do regime de treinamento. *Powerlifters e* levantadores de peso que treinam predominantemente com alta intensidade (isto é, altas cargas) e volume menor (isto é, menor número de séries e repetições) demonstraram conter fibras do tipo II com uma área média de fibra 9.300 μm^2 no músculo vasto lateral (Tesch, Thorsson e Kaiser, 1984). Fisiculturistas, por sua vez, que treinam em algumas fases do período de preparação para uma competição com uma intensidade levemente menor, embora com volume maior, mostram possuir fibras do tipo II com área média de 6.200 μm^2, no mesmo músculo (Tesch e Larson, 1982). Além disso, fisiculturistas demonstram possuir menor porcentagem total da área de fibras do tipo II no vasto lateral quando comparados a sujeitos da categoria de levantamento olímpico e *powerlifting* (50 vs. 69%, respectivamente) (Tesch e Larson, 1982).

Powerlifters e levantadores de peso olímpico que erguem cargas muito mais pesadas do que os fisiculturistas normais mostram hipertrofia maior nas fibras musculares do tipo II na comparação com fisiculturistas, os quais parecem evidenciar aumentos iguais no tamanho dos dois tipos de fibras (Fry, 2004). Logo, o treino de alta intensidade e baixo volume de levantadores de peso olímpico e *powerlifters* pode, com maior seletividade, aumentar mais as fibras tipo II do que o treino de menor intensidade e maior volume dos fisiculturistas, em consequência dos estímulos mais exacerbados dos mecanismos neurais e de sinalização que operam nesse tipo de fibra (Folland e Williams, 2007; Schoenfeld, 2010).

O aumento do tamanho das fibras musculares pode ser visualizado ao se analisar um grupo de fibras musculares em microscópio após terem sido submetidas à coloração, usando-se o método da miosina ATPase a um pH de 4,6. Na Figura 3.12, uma amostra obtida do vasto lateral de uma mulher (músculo quadríceps) é mostrada antes *(a)* e depois *(b)* de um programa de treinamento resistido de alta intensidade realizado durante 8 semanas. As fibras são seccionadas transversalmente, sendo as mais escuras do tipo I, as intermediárias do tipo IIx e as brancas do tipo IIa. A mulher obviamente aumentou o tamanho de todas as fibras musculares com o treinamento resistido de alta intensidade, especialmente as fibras do tipo II. O maior aumento da área de seção transversa (hipertrofia) pré-treinamento *versus* pós-treinamento das fibras musculares do tipo II pode ser facilmente observado. A hipertrofia muscular é um dos marcos das adaptações aos protocolos de treinamento resistido de alta intensidade. Entretanto, cada fibra muscular precisa ser recrutada para se observar o incremento proteico e tais aumentos das fibras.

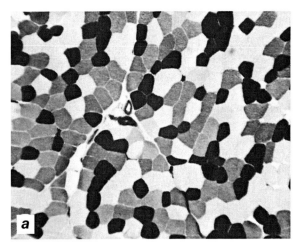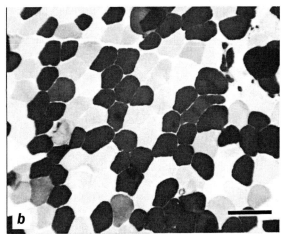

FIGURA 3.12 Análise de amostras retiradas do vasto lateral antes (*a*) e depois (*b*) de treinamento resistido de alta intensidade realizado durante 8 semanas. As fibras musculares foram seccionadas transversalmente e submetidas a ensaio quanto à atividade da adenosina trifosfatase (mATPase) na miosina após pré-incubação com pH de 4,6. As fibras mais escuras são do tipo I, as claras do tipo IIa e as intermediárias do tipo IIx. Note que ocorreu um aumento no tamanho das fibras (hipertrofia) e uma redução na quantidade de fibras intermediárias submetidas à coloração após o treino.

Barra = 200 μm

Cortesia do Dr. Robert S. Staron, Ohio University, Athens, Ohio.

As adaptações nas fibras musculares decorrentes do treinamento resistido de alta intensidade devem ser notadas a partir da quantidade e da qualidade (das proteínas contráteis) (isto é, actina e miosina). Com o início de um programa de treino resistido de alta intensidade, alterações nos tipos de proteínas musculares (como em cadeias pesadas de miosina) começam a ocorrer com algumas sessões (Staron et al., 1994). Com a continuação do treinamento, a quantidade de proteínas contráteis começa a aumentar à medida que as fibras musculares desenvolvem maiores áreas de seção transversa. Para demonstrar uma quantidade significativa de hipertrofia de fibras musculares, há necessidade de um período de treinamento mais longo (> 8 sessões) para que se eleve o conteúdo de proteínas contráteis em todas as fibras musculares. Durante as fases iniciais do treino, normalmente ocorrem mudanças na qualidade da proteína (alterações nas isoformas de miosina, que vão de IIax para IIa), ainda que não ocorram alterações muito grandes no tamanho das fibras musculares ou em todo o músculo.

A hipertrofia muscular propicia ao levantador uma vantagem potencial para produzir maior força, embora não velocidade contrátil se a hipertrofia do músculo for grande demais. Entretanto, ainda não está claro o que constitui hipertrofia excessiva devido às muitas diferenças anatômicas entre as pessoas (tal como comprimento dos membros).

O **ângulo de penação** das fibras musculares é definido como o ângulo em que essas fibras se inserem aos seus tendões em relação à direção de tração ou linha de força do tendão (ver Figura 3.1). Nos músculos penados, o ângulo de penação aumenta até determinado tamanho

com treino resistido; por exemplo, 5% após nove semanas de treino resistido (Erskine et al., 2010). Um aumento demasiado no ângulo de penação pode desfavorecer a produção de força, uma vez que, à medida que esse ângulo aumentar, as linhas de ação de força das fibras musculares não se encontrará numa posição adequadamente alinhada à linha de força do tendão. O ângulo de penação do tríceps braquial em fisiculturistas é significativamente maior que o de homens não treinados (33 vs. 15 graus para cabeça longa, 19 vs. 11 graus para cabeça curta), o que ocorre em razão direta com a hipertrofia notória necessária ao sucesso dos fisiculturistas (Kawakami, Abe e Fukunaga, 1993). Há relatos também de que os ângulos de penação da cabeça longa do tríceps (21,4 vs. 16,5°), da porção medial (23,6 vs. 21,3°) e lateral do gastrocnêmio (15,4 vs. 13,5°) se mostraram maiores em lutadores de sumô do que em homens não treinados (Keams, Abe e Brechue, 2000). Foi observado um aumento no ângulo de penação do tríceps braquial de 16,5 para 21,3° após 16 semanas de treinamento resistido (Kawakami et al., 1995). Treino resistido durante 14 semanas aumentou o ângulo de penação do vasto lateral de 8 para 10,7°, em adição a um aumento de 18,4% na área da fibra muscular do tipo II (Aagard et al., 2001). Além disso, uma correlação entre o ângulo de penação muscular e o volume muscular (r = 0,622) foi observada (Aagaard et al., 2001), assim como correlações significativas entre a espessura do músculo e o ângulo de penação em alguns músculos (cabeça longa do tríceps e gastrocnêmio medial), mas não em outros (vasto lateral), de basistas de elite (Brechue e Abe, 2002).

O aumento no ângulo de penação é resultado de um aumento no tamanho do músculo. No entanto, com o aumento nesse ângulo, a força por área de seção transversa muscular pode diminuir. O impacto do ângulo de penação na força por área de seção transversal foi evidenciado numa comparação da força entre fisiculturistas e levantadores de peso, durante o movimento de extensão do cotovelo. Os fisiculturistas tiveram uma proporção de força por área de seção transversa significativamente menor do que os sujeitos da modalidade de levantamento de peso, bem como um ângulo de penação maior. Isso indica que um ângulo de penação maior está associado com uma menor força em relação à área de seção transversal muscular (Ikegawa et al., 2008). Portanto, uma hipertrofia excessiva que afete os ângulos de penação dos músculos tem o potencial de limitar a produção de força.

Parece haver um limite no quanto o ângulo de penação de um músculo pode aumentar. Há pesquisadores que sugerem que com hipertrofia extrema, como a observada em fisiculturistas ou alguns outros atletas, há um platô no ângulo de penação após o qual um aumento no comprimento fascicular pode limitar o ângulo de penação de uma fibra (Kearns, Abe e Brechue, 2000). Ou seja, um aumento no número de sarcômeros em série

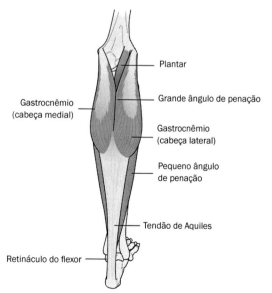

FIGURA 3.13 O ângulo de penação é determinado pelo ângulo em que as fibras musculares se inserem aos seus tendões. Um aumento nesse ângulo ocorre com a hipertrofia muscular e pode diminuir a produção de força por área de seção transversal do músculo.

parece limitar alterações no ângulo de penação (Kearns, Abe e Brechue, 2000). Jogadores de futebol americano (Abe, Brown e Brechue, 1999), lutadores de sumô (Kearns, Abe e Brechue, 2000) e velocistas (Kumagai et al., 2000) têm maiores comprimentos de fascículo (absolutos e relativos ao comprimento do membro) nos músculos tríceps, vasto lateral e gastrocnêmio, quando comparados a homens não treinados. Além disso, um maior comprimento de fascículo teria participação no aumento da força por área de seção transversal do músculo e da velocidade de contração. Velocistas de elite (com tempos de 10,0-10,9 s nos 100 m) têm maior comprimento de fascículo e menores ângulos de penação em comparação com velocistas mais lentos (tempos de 11,0-11,7 s nos 100 m) (Kumagai et al., 2000). Mesmo que a predisposição genética não possa ser descartada, parece que ou a adição de sarcômeros em série ou um aumento no comprimento dos sarcômeros pode ocorrer, quando um determinado limiar de hipertrofia ou um nível crítico de ângulo de penação é alcançado (Kearns, Abe e Brechue, 2000). Em geral, o ângulo de penação aumenta com a hipertrofia, mas pode haver um valor máximo depois de que são adicionados sarcômeros em série, o que pode limitar o aumento no ângulo de penação.

Hiperplasia

A hiperplasia teve sua primeira implicação como uma estratégia de adaptação para o aumento muscular em animais de laboratório (Gonyea, 1980; Ho et al., 1980). Críticos desses estudos argumentaram que métodos de avaliação, danos às amostras de músculos, assim como degeneração de fibras musculares responderam pela hiperplasia observada. No entanto, alguns estudos posteriores que tentaram corrigir tais problemas também demonstraram aumentos no número de fibras musculares (Alway et al., 1989; Gonyea et al., 1986).

Muitos estudos comparando fisiculturistas e *powerlifters* concluíram que a área de seção transversal das fibras musculares individuais de fisiculturistas não foi significativamente maior que o normal, ainda que esses atletas apresentassem músculos maiores do que o normal (MacDougall et al., 1982; Tesch e Larsson, 1982). Isso indica que esses atletas têm um número total de fibras musculares maior do que o normal, e que a hiperplasia pode contribuir para esse aumento. Entretanto, também foi mostrado que fisiculturistas possuíam o mesmo número de fibras musculares que indivíduos destreinados, mas com músculos muito maiores (MacDougall et al., 1984). Esse achado indicou que o tamanho maior dos músculos dos fisiculturistas se deve à hipertrofia das fibras musculares existentes, e não à hiperplasia.

Um estudo demonstrou que após 12 semanas de treinamento resistido de alta intensidade foram observadas algumas evidências de hiperplasia no bíceps de homens,

avaliado por ressonância magnética (MRI) e técnicas de biópsia para examinar a hipertrofia e o possível aumento nas fibras musculares, apesar de ter havido uma contribuição da hipertrofia para a maior parte do aumento muscular (McCall et al., 1996). Um estudo de hiperplasia em gatos indicou que, para ocorrer hiperplasia, a intensidade do exercício deve ser suficiente para recrutar fibras musculares de contração rápida (do tipo II) (Gonyea, 1980). É possível que apenas treino resistido de alta intensidade cause hiperplasia, e que fibras musculares do tipo II possam ser alvo desse tipo de adaptação. *Powerlifters* mostraram possuir quantidades maiores de mionúcleos, células-satélite e menor diâmetro de fibras expressando marcadores de miogênese inicial e, portanto, indicando hiperplasia (Kadi et al., 1999). Esses efeitos parecem ser acentuados pela utilização de esteroides anabolizantes (Kadi et al., 2000) o que, potencialmente, demonstra um mecanismo adicional, porque mais mionúcleos significa um maior número de receptores andrógenos disponíveis para interação, no caso do crescimento muscular acelerado por esteroides.

Apesar da limitação de dados em apoio à hiperplasia em seres humanos, há indicações de que ela pode ocorrer como resultado do treino resistido. Em razão desses dados conflitantes, o assunto permanece controverso, e futuras pesquisas com competidores de levantamento de peso de elite podem ajudar a resolver a questão. Embora a hiperplasia em indivíduos possa ocorrer, ela não é o principal mecanismo de adaptação para a maioria das fibras musculares em resposta à sobrecarga. Pode representar uma adaptação ao treinamento resistido quando algumas fibras musculares alcançam um limite teórico superior em tamanho. Pode-se especular que treinamentos muito intensos e de longa duração conseguem tornar algumas fibras do tipo II candidatas principais a tal resposta de adaptação. Entretanto, se ocorrer hiperplasia, ela poderá ser responsável por apenas uma pequena parte (tal como, 3 a 5%) do aumento no tamanho muscular.

Síntese proteica

A hipertrofia muscular é o resultado de um aumento na síntese proteica, uma diminuição na degradação de proteínas ou uma combinação de ambas. A síntese de proteínas aumenta após uma sessão intensa de exercícios de força. Quando a quantidade de proteínas sintetizadas excede a quantidade degradada, o acréscimo "líquido" de proteína é positivo e a hipertrofia pode ocorrer. A hipertrofia nas fibras musculares do tipo II parece envolver basicamente um aumento na taxa de síntese proteica, ao passo que a hipertrofia nas fibras do tipo I parece envolver basicamente uma diminuição na taxa de degradação (Goldspink, 1992) (ver a discussão sobre degradação e síntese de proteínas).

Quando Tarnopolsky e colaboradores (1991) examinaram a síntese proteica total no corpo durante exercício de força, eles não observaram alterações. Porém, mensurações em todo o corpo não refletem alterações nos níveis de cada músculo ou fibra muscular. Quando mensurada no bíceps braquial e vasto lateral, a síntese proteica foi significativamente elevada até 48 horas após o exercício (Chesley et al., 1992; MacDougall, Tarnopolsky et al., 1992, 1995; Philips et al., 1997). A síntese proteica pode ser elevada em 112, 65 e 34%, respectivamente, em 3, 24 e 48 horas após a realização de exercício de força (Phillips et al., 1997). Além disso, a taxa de degradação proteica foi elevada em apenas 31, 18 e 1% nesses mesmos momentos no tempo, indicando que o balanço proteico muscular foi aumentado em 23 a 48% ao longo de um período de 48 horas após o exercício.

Com treino resistido intenso, a taxa sintética fracionada de músculos mistos integrados (isto é, todas as fibras) foi similar entre o repouso e após exercícios de força (cinco séries a 85% de 1RM até falha no *leg press* e na extensão de joelho realizadas de forma unilateral, com o outro membro agindo como controle), mas a taxa sintética fracionada miofibrilar específica foi maior no membro treinado do que no não treinado (Gasier et al., 2012). Coletivamente, os estudos anteriores indicam que treinamento resistido pode aumentar de forma aguda a síntese proteica em resposta à ativação de unidades motoras para produção de força.

O nível de treinamento de um indivíduo tem um papel na mudança da síntese proteica após exercício de força. Philips e colaboradores (1999) compararam a taxa de síntese fracional e da degradação de proteínas em homens treinados (no mínimo 5 anos de experiência) e não treinados. Interessantemente, essa comparação mostrou que a taxa de síntese proteica 4 horas pós-exercício foi maior nos indivíduos não treinados que nos treinados (118 vs. 48%, respectivamente). Porém, a taxa de fragmentação também foi maior nos indivíduos não treinados, levando a um balanço proteico líquido semelhante de 37 e 34% para os não treinados e treinados, respectivamente. Os pesquisadores sugeriram que treinamento resistido crônico reduz o dano muscular e, consequentemente, a degradação de proteínas que poderia aumentar a síntese proteica líquida.

O transporte de aminoácidos através da membrana para a posterior captação pelo músculo esquelético é importante para a elevação da síntese de proteínas. Um aumento no transporte de aminoácidos de 60 para 120% (dependendo do aminoácido) ocorreu nas três horas após exercícios de força (Biolo, Fleming e Wolfe,1995). É interessante observar que as concentrações de aminoácido arterial não foram alteradas, mas um aumento de 90% alcançado no aporte sanguíneo muscular foi responsável pela maior parte do aumento no transporte de aminoácidos.

O aumento de evidências demonstra a importância do aporte sanguíneo na síntese proteica e na hipertrofia muscular. Estudos que restringiram o fluxo sanguíneo e utilizaram cargas leves durante exercício de força (dessa forma aumentando as concentrações de metabólitos e a natureza anaeróbia do estímulo ao exercício) apresentam aumentos na hipertrofia comparáveis aos que ocorrem com cargas mais pesadas. Isso demonstra a importância do fluxo sanguíneo ou o acúmulo de metabólitos/hormônios anabólicos, ou ambos, durante treino resistido para acarretar em adaptações (Rooney, Herbert e Balwave, 1994; Shinohara et al., 1998; Smith e Rutherford, 1995; Uasuda et al., 2010).

Isso pode explicar, em parte, a eficácia dos programas de fisiculturismo que utilizam cargas moderadas e altos volumes com curtos períodos de intervalo para o aumento da hipertrofia muscular.

O treinamento Kaatsu (também chamado de treino com restrição ao fluxo sanguíneo ou oclusão vascular), em que ocorre oclusão em consequência da restrição do fluxo sanguíneo para os grupos musculares, com os quais são usadas cargas leves (como 20% de 1RM) alcançou popularidade (ver Oclusão Vascular, no Capítulo 6) devido a seus efeitos notáveis na força e na hipertrofia (Yasuda et al., 2010). Embora um recurso potencial no treino com pesos, aspectos de segurança foram percebidos em razão de seu uso limitado em estudos prolongados e da presença de hipóxia, estresse oxidativo e problemas potenciais com edema (Loenneke et al., 2011). Isso pode explicar, em parte, a eficácia de programas de fisiculturismo para aumento da hipertrofia muscular usando carga moderada e altos volumes de trabalho, com breves períodos de descanso, de modo a aumentar os metabólitos no músculo.

A síntese de proteína muscular após o exercício de força depende muito da disponibilidade de aminoácidos, do momento da ingestão proteica e das concentrações de insulina, além de outros fatores, como hormônios (tais como GH, testosterona, IGF-I, MGF), estresse mecânico e hidratação celular. Os aumentos agudos na síntese proteica parecem ser influenciados por alterações no nível nuclear. Isso inclui mecanismos não relacionados à sinalização de RNA, tais como aumento da biogênese dos ribossomos, aumento da abundância de fatores de início da translação ou as duas mudanças ocorrendo ao mesmo tempo (Baar e Esser, 1999; Jefferson e Kimball, 2001). Quando as concentrações de insulina estão elevadas após exercício de força (seja por ingestão de glicose ou via infusão de insulina), a aceleração da fragmentação proteica mediada pelo exercício é diminuída, e as taxas de síntese não são significativamente aumentadas, o que resulta em acreção proteica líquida de cerca de 36% (Biolo et al., 1999; Roy et al., 1997).

É interessante notar que os aumentos na insulina ocorrem após sessão de treinamento resistido, quando seguida de suplementação de carboidratos após o exercício (Williams et al., 2002). Após exercício de força, a taxa de síntese proteica estimulada pela ingestão de aminoácidos é duplicada quando coincide com aumentos no fluxo sanguíneo muscular (Biolo et al., 1997). Esse efeito pode ser maior quando os aminoácidos são ingeridos antes de um treino para otimizar a sua oferta e o seu transporte durante o treino devido ao aumento do fluxo sanguíneo na sessão (Tipton et al., 2001). Esses resultados indicam um potencial efeito ergogênico da ingesta de glicose e aminoácidos antes ou imediatamente após exercícios de força, maximizando a síntese de proteínas e a recuperação. A maioria dos estudos demonstra que a proteína (basicamente os aminoácidos essenciais) e a proteína do soro do leite, ingeridas antes e depois de um treino de força, intensificam a hipertrofia muscular, e que o treinamento e a recuperação do exercício de força melhoram a síntese da proteína muscular (Hulmi, Lockwood e Stout, 2010).

Foi proposto um modelo de metabolismo proteico durante o exercício de força (Tipton e Wolfe, 1998): (1) exercício de força estimula a síntese de proteínas, (2) concentrações de aminoácidos intramusculares são reduzidas, (3) concentrações reduzidas de aminoácidos estimulam a fragmentação proteica e o transporte de aminoácidos para a célula muscular, (4) a disponibilidade aumentada de aminoácidos estimula ainda mais a síntese proteica e (5) ocorre uma remodelagem tecidual. Parece, então, que uma ingesta proteica ideal, em especial de aminoácidos essenciais, é fundamental para otimizar a recuperação e o desempenho, bem como as adaptações subsequentes a treinamento resistido (Volek, 2004).

Alterações estruturais no músculo

As mudanças estruturais referem-se ao tamanho, à quantidade ou à distância entre as estruturas no músculo. Esse tipo de alteração pode influenciar a função do músculo. Mesmo que aumente a quantidade de miofilamentos com treino resistido, a distância do conjunto miofibrilar (isto é, a distância entre os filamentos de miosina ou outros filamentos proteicos) e o comprimento do sarcômero parecem continuar constantes mesmo após 6 semanas a 6 meses de treinamento resistido (Claasen et al., 1989; Erskine et al., 2011; Luthi et al., 1986; McDougall, 1986). Entretanto, o comprimento fascicular pode aumentar com treino resistido (ver a seção sobre hipertrofia), mostrando correlação significativa com a massa magra, em levantadores de peso de elite (Brechue e Abe, 1986). A proporção de filamentos de actina para de miosina não se altera depois de seis semanas de treino (Claasen et al., 1989). O volume relativo do sarcoplasma, dos túbulos T e outros tecidos não contráteis parece não mudar de forma acentuada como resultado do treinamento resistido (Alway et al., 1988, 1989; Luthi et al., 1986; McDougall et al., 1984; Sale et al., 1987). Portanto, embora ocorram aumentos na quantidade de miofilamentos, a orientação espacial do sarcômero parece continuar intacta após o treino resistido. Com o treino, sarcômeros são adicionados em paralelo, contribuindo para aumento na área de seção transversal muscular e de massa livre de gordura, embora não mude a forma como o sarcômero funciona.

Entretanto, mudanças estruturais no músculo esquelético realmente ocorrem como consequência de treino resistido. A atividade da bomba de sódio-potássio ATPase, que mantém os gradientes de íon de sódio e potássio e o potencial da membrana, parece aumentar cerca de 16% após 11 semanas de treino resistido (Green et al., 1999). Em pessoas jovens saudáveis, ocorrem alterações, mas em idosos, o treino resistido parece atenuar alguns declínios relativos ao envelhecimento na morfologia muscular. Treinamento resistido também parece suavizar as reduções na tropomiosina associadas ao envelhecimento (Klitgaard et al, 1990), a taxa máxima de absorção do cálcio no retículo sarcoplasmático (Hunter et al., 1999), a atividade da ATPase de cálcio no retículo sarcoplasmático (Hunter et al., 1999, Klitgaard, Aussoni e Damiani, 1989) e as concentrações de calsequestrina (Klitgaard, Aussoni e Damiani, 1989). Essas alterações não foram observadas em populações mais jovens (Green, Goreham et al., 1998; Green, Grange et al., 1998; Hunter et al., 1999; McKena et al., 1996). Esses dados mostram a importância do treinamento resistido para limitar as reduções associadas ao envelhecimento na estrutura e no desempenho muscular.

Proteínas estruturais não contráteis e proteínas reguladoras/estruturais (isto é, complexo proteico associado à distrofina [DAPC]) unem as estruturas intracelular e extracelular, sendo importantes à estabilidade e transmissão de forças no sarcômero e no músculo. Essa transmissão de forças também é significativa para sinalização no músculo (como na estimulação do **alvo de rapamicina nos mamíferos** (mTOR), uma proteína importante para sinalizar o crescimento da célula e a síntese proteica). Um treino intenso progressivo, durante 16 semanas, aumentou várias proteínas no DAPC e mostrou efeitos similares em homens mais jovens e mais velhos. Entretanto, o aumento nas proteínas cinases ativadas por mitógeno (MAPK), induzidas por estresse em homens mais velhos, apenas poderia ser uma das razões de a magnitude da hipertrofia muscular ter sido significativamente mais baixa em homens idosos em comparação com homens mais jovens, após 16 semanas de treinamento (Kosek e Bamman, 2008).

Transição do tipo de fibra muscular

A qualidade de proteína refere-se ao tipo de proteína, bem como ao tipo de ATPase encontrada no maquinário contrátil. O tipo de proteína é capaz de alterar o perfil funcional do músculo (Pette e Staron, 2001). Muitas das pesquisas relacionadas ao treino resistido têm foco na molécula de miosina e em avaliar os tipos de fibras com base na utilização da atividade de coloração histoquímica da adenosina trifosfatase miosínica (mATPase), em diferentes pHs, assunto abordado anteriormente. Alterações na mATPase dos tipos de fibra muscular também oferecem uma indicação das alterações associadas ao conteúdo da cadeia pesada de miosina (MHC) (Fry, Kraemer, Stone et al., 1994). Agora sabemos que existe um *continuum* de fibras musculares, e que a transformação (como do tipo IIx para tipo IIa) nas fibras tipo II é uma adaptação comum ao treinamento resistido (Adams et al., 1993; Kesidis et al., 2008; Kraemer, Fleck e Evans, 1996; Kraemer, Patton et al., 1995; Staron et al., 1991, 1994).

Assim que as fibras musculares do tipo IIx são estimuladas em consequência de ativação da unidade motora, parece iniciar um processo de transformação em fibras do perfil do tipo IIa, mediante alteração da qualidade das proteínas e da expressão de diferentes quantidades ou porcentagens de tipos de fibras musculares, usando análise histoquímica da mATPase do músculo. A Figura 3.14 apresenta o processo de transformação que ocorre com o treinamento resistido de alta intensidade nos subtipos das fibras musculares que se movimentam na direção do subtipo IIa. Com a realização de exercícios, não é possível transformar fibras musculares do tipo II em tipo I, nem vice-versa. Logo, o tipo de fibra muscular muda somente dentro do perfil de tipo de fibra I ou II, especificamente (revisões podem ser feitas em Kraemer, Fleck e Evans, 1996; Staton e Johnson, 1993).

Homens e mulheres treinando com protocolo de força de alta intensidade duas vezes por semana por oito semanas apresentaram transformação nas fibras. O protocolo focalizou a musculatura da coxa, com séries múltiplas intensas de 6 a 8RM num dia de treino e 10 a 12RM em outro dia de treino por semana, envolvendo vários exercícios (agachamento, *leg press* e extensão de joelho). Foram utilizados períodos de descanso de 2 minutos, permitindo descanso apropriado entre as séries e os exercícios e induzindo alterações hormonais com o protocolo (Staron et al., 1994). A força dinâmica máxima aumentou ao longo das 8 semanas de treino, sem alteração significativa no tamanho das fibras musculares ou na massa livre de gordura em homens ou mulheres. Esse resultado dá sustentação à ideia de que as adaptações neurais são, no início do treinamento, o mecanismo predominante.

No entanto, ficou demonstrado ainda que mudanças ocorrem também na qualidade das proteínas contráteis durante a fase inicial do treinamento, porque uma redução significativa na porcentagem do tipo de fibras IIx foi observada nas mulheres após apenas duas semanas de treino (isto é, quatro sessões) e nos homens após quatro semanas de treino (isto é, oito sessões). Ao longo das 8 semanas (16 sessões), as fibras musculares do tipo IIx diminuíram de 21% para algo em torno de 7% do total de fibras, em homens e mulheres. A alteração nos tipos de fibra muscular foi avaliada pelas alterações na cadeia pesada de miosina. Esse estudo estabeleceu o tempo para ocorrência de adaptações musculares específicas das proteínas a partir da miosina ATPase, que iniciam sua transição do tipo IIx para IIa na fase inicial de um programa de treinamento resistido, em que podem ocorrer aumentos da força com ou sem hipertrofia muscular. Cargas mais pesadas costumam ser associadas à hipertrofia das fibras musculares na fase inicial do treinamento (1 a 10RM), ao passo que levantamentos mais leves (20RM ou mais) mostram pouca mudança, ou nenhuma, em homens e mulheres (Campos et al., 2002; Schuenke et al., 2012; Schuenke, Herman e Staron, 2013). Um fator importante nesses resultados é que a estimulação das unidades motoras com cargas mais altas produz uma descarga elétrica de despolarização (Hz) muito mais alta do que com cargas leves, e é essa frequência elevada (Hz) que se propaga pelas unidades motoras de baixo limiar que contribui para aumento dos efeitos hipertróficos, conforme mostrado por esses estudos.

Não se sabe quanto a remodelação das fibras musculares contribui para a força muscular; entretanto, aumentos graduais no número e no tamanho de miofibrilas, e talvez as conversões das fibras do tipo IIx para fibras do tipo IIa possam contribuir para aumento da produção de força. Além disso, alterações em fatores hormonais (testosterona e cortisol) têm correlação com essas alterações nas fibras musculares (como o percentual de mudança no tipo IIa) e podem auxiliar a mediá-las. Muitas outras alterações que ocorrem com a remodelação das fibras musculares, na fase inicial do treino

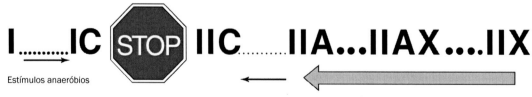

Estímulos anaeróbios

Estímulos de exercícios de força

FIGURA 3.14 Quando recrutadas como parte das unidades motoras necessárias para erguer um peso, as fibras do tipo II começam um processo de transformação em direção às fibras de tipo IIa, com uma quantidade muito pequena (< 1%) de fibras mudando para o tipo IIc. Uma quantidade muito pequena de fibras tipo I mudam para o tipo Ic (< 1%) mediante treino anaeróbio. No entanto, as fibras de tipo II não se transformam em fibras de tipo I. Mudanças na miosina ATPase e na cadeia pesada da miosina subjazem a esse processo. Ao fim e ao cabo, quando todas as unidades motoras são recrutadas num programa de condicionamento, quem o realiza termina com fibras musculares do tipo I e tipo IIa. Transições entre os tipos de fibra I e II não costumam ocorrer.

podem influenciar quando a hipertrofia é iniciada. Então, a qualidade do tipo de proteína gerada na remodelação muscular pode ser um aspecto importante do desenvolvimento muscular, especialmente nas fases iniciais do treinamento resistido.

Longas durações de treinamento de alta intensidade também resultam em mudanças na qualidade das proteínas, além do tamanho na área de seção transversal. O músculo esquelético foi avaliado em mulheres que treinaram durante 20 semanas, ficaram sem treinar por duas semanas e novamente treinaram durante seis semanas (Staron et al., 1991). Foram constatados aumentos na área transversal da fibra muscular com o treino. O percentual de fibras do tipo IIx foi reduzido de 16 para 0,9%. Esse estudo ainda demonstrou que períodos curtos de destreinamento fazem com que se inicie um retorno da área de transversal da fibra muscular (especialmente as do tipo II) aos valores pré-treinamento e se inicie a transição de fibras de tipo IIa para fibras IIx. Além disso, foi demonstrado que a volta ao treino (retreinamento) resultou numa mudança mais rápida no tamanho do músculo e na retransição às fibras do tipo IIa, processo que ocorreu quando a condição era inicial, em que o estado dos sujeitos era de destreinados. Logo, as mudanças devido a retorno aos treinos após período de destreinamento ocorrem mais depressa em comparação com o ponto de partida numa condição destreinada.

Uma série de estudos envolvendo a mesma população de sujeitos examinou o efeito do treinamento resistido na força muscular, na morfologia, nas respostas histoquímicas e adaptações nas cadeias pesadas de miosina (Adams et al., 1993; Dudley et al., 1991; Hather, Mason e Dudley, 1991). Três grupos de homens foram treinados por 19 semanas. Um grupo (CON/EC) treinou usando ambas as ações musculares, concêntrica e excêntrica, em programa de treinamento resistido "normal", de 4 a 5 séries, com 6 a 12 repetições. Um segundo grupo (CON) treinou somente com ações concêntricas por 4 ou 5 séries de 6 a 12 repetições, e um terceiro grupo (CON/CON) treinou somente ações concêntricas, com 8 a 10 séries de 6 a 12 repetições. Assim, o terceiro grupo realizou duas vezes o volume de treinamento, se comparado com o segundo grupo, pois os indivíduos fizeram mais repetições CON. Todos os grupos demonstraram ganhos significativos na força e aumento percentual de fibras do tipo IIa, acompanhado de diminuição no percentual das fibras do tipo IIx. Aumentos na área da fibra do tipo I ocorreram somente no grupo CON/EC, e a área da fibra do tipo II aumentou em ambos os grupos, CON/EC e CON/CON. Os capilares por unidade de fibra muscular aumentaram somente nos grupos CON/CON e CON. As alterações nos subtipos de fibras do tipo II, avaliadas pela miosina ATPase, foram paralelas a um aumento na cadeia pesada de miosina MHCIIx. Os resultados combinados desses estudos indicam que hipertrofia, trans-

formação na fibra do tipo II e capilares por área de cada fibra são todos influenciados pelo tipo de ação muscular ou estilo de repetição, além do volume de treinamento. Portanto, ocorrem transições do tipo de fibra com treino resistido, mas parecem ser predominantemente limitadas a mudanças nos subtipos das fibras tipo II.

Conteúdo de mioglobina

O conteúdo de mioglobina muscular, uma molécula que transporta oxigênio da parede da célula às mitocôndrias, pode diminuir após o treinamento de força (Tesch, 1992). Como essa redução pode influenciar as capacidades metabólicas das fibras musculares em relação ao exercício aeróbio ainda é uma especulação. A condição inicial de treinamento e o tipo específico de programa, bem como o alcance da hipertrofia, podem influenciar o efeito do treino resistido no conteúdo de mioglobina. Foi observado que em homens que realizaram programas de treino resistido com baixa intensidade e períodos curtos de descanso ou alta intensidade e períodos longos de descanso, houve a manutenção do conteúdo de mioglobina no músculo, concomitante com aumentos no tamanho e na força musculares, após dois meses de treino. A capacidade de transporte de oxigênio dos capilares para as mitocôndrias não foi adversamente afetada por qualquer um dos tipos de programa, mesmo quando a distância da difusão foi maior em consequência da hipertrofia (Masuda et al., 1999).

Suprimento capilar

Uma quantidade maior de capilares em um músculo ajuda a sustentar o metabolismo aeróbio pelo aumento do fornecimento potencial de sangue ao músculo ativo e à área superficial onde ocorre troca de gases entre o sangue e a fibra muscular. Após oito semanas de treinamento, com quatro séries de uma carga pesada de treino resistido (zona de 3-5RM), uma carga moderada (zona de 9-11RM) ou uma carga leve (zona de 20-28RM), o único aumento nos capilares por fibra ocorreu nas fibras tipo IIa, com o treino moderado de força. Essa mudança resultou num aumento da quantidade de capilares e na quantidade de capilares por área de seção transversal de tecido ou densidade em apenas esse tipo de fibra (Campos et al., 2002). Embora a densidade capilar no todo tenha sido mantida com zonas de treino moderado e intenso, apesar dos aumentos na hipertrofia da fibra muscular, ficou demonstrado que a quantidade de capilares por fibra espelhou o aumento no tamanho das fibras musculares. É interessante observar que a zona de treinamento leve resultou em ausência de hipertrofia da fibra muscular ou aumento nos capilares por fibra, resultando em alterações não significativas na densidade capilar. Logo, a intensidade ou o volume do treino, ou ambos, podem influenciar a ocorrência ou não de alteração na quantidade ou na densidade capilar.

Com treinamento resistido convencional (3 séries de 10 repetições) durante 12 semanas, aumentos significativos foram observados nas quantidades de capilares em fibras do tipo I e II (McCall e colaboradores, 1996). Porém, em razão da hipertrofia das fibras, não foram mostradas mudanças nos capilares por área de fibra ou de músculo. Melhora na capilaridade é observada com treino resistido em sujeitos destreinados (Frontera et al., 1988; Hather et al., 1991; Staron et al., 1989; Tesch, 1992). Também está demonstrado que, com tipos diferentes de treino (ou seja, combinações de ações musculares concêntricas e excêntricas), os capilares por área unitária e por fibra aumentaram significativamente em resposta ao treinamento resistido de alta intensidade, mesmo com a hipertrofia muscular resultando em aumento das áreas das fibras. Da mesma forma que com a hipertrofia seletiva de fibras do tipo II mostrada por alguns estudos, qualquer aumento nos capilares parece estar relacionado ao volume e à intensidade do treinamento resistido (Campos et al., 2002; Hather et al., 1991). Porém, o tempo para que ocorram alterações na densidade capilar parece ser lento, na medida em que estudos demonstram que 6 a 12 semanas de treinamento podem não estimular o crescimento dos capilares além de níveis normais na condição de destreinado (Tesch, 1992; Tesch, Hjort e Balldin, 1983).

Não foram observadas diferenças na quantidade de capilares por fibra muscular entre *powerlifters* e levantadores de peso e pessoas não atletas. Entretanto, devido à hipertrofia muscular, esses mesmos atletas apresentam diminuição na densidade dos capilares, comparados a indivíduos não atletas (Tesch, Thorsson e Kaiser, 1984). Por outro lado, uma quantidade superior de capilares em relação ao normal, em torno de fibras tipo I, foi mostrada nos músculos trapézio de atletas *powerlifters* de elite (Kadi et al., 1999). A densidade capilar nas fibras musculares do tipo IIa foi maior para os indivíduos do grupo-controle, indicando que a hipertrofia aumenta as distâncias da distribuição dos capilares em algumas fibras tipo II. Treino de fisiculturistas pode promover um aumento na capilarização em consequência de um volume de treino maior (Schantz, 1982) e ainda maiores demandas metabólicas em resposta aos protocolos de treino com curtos intervalos (Kraemer, Noble et al., 1987). Isso indica que o treino do fisiculturista que exerce um maior estímulo hipóxico pode estimular o desenvolvimento capilar. Um aumento na densidade capilar pode facilitar o desempenho no treinamento de peso de baixa intensidade, aumentando o suprimento de sangue ao músculo ativo.

Portanto, a capilarização pode ser aumentada com treino resistido, ainda que qualquer mudança possa depender das variáveis agudas de um programa: intensidade, volume e duração dos períodos de descanso, os quais são considerações importantes para estimular mudan-ças. No entanto, o tempo necessário para que essa adaptação ocorra poderá ser de 12 semanas ou mais. Um aumento no número de capilares pode ser mascarado por hipertrofia muscular, não resultando em alteração do número de capilares por área de fibra ou densidade capilar. Um programa com alto volume e densidade moderada (zona de 8-12RM) pode promover a capilarização, enquanto um programa de baixo volume e alta intensidade não. Portanto, programas de treino periodizado, em que as cargas variam durante o ciclo de treino, sendo usadas intensidades moderadas e pesadas, favorecem a inclusão de trabalhos que podem atender a qualquer necessidade de aumento da capilarização. Concluindo, é muito importante lembrar que apenas as fibras musculares que pertencem às unidades motoras estimuladas devido a um treino mostrarão uma resposta adaptativa.

Densidade mitocondrial

De modo semelhante aos capilares por fibra muscular, foi demonstrada uma diminuição na densidade mitocondrial com treinamento resistido em razão dos efeitos da diluição da hipertrofia da fibra muscular (Luthi et al., 1986; MacDougall et al., 1979). A observação da diminuição da densidade mitocondrial é consistente quando há poucas demandas de metabolismo oxidativo da musculatura durante a maioria dos programas de treinamento resistido. Doze semanas de treinamento resistido resultaram em aumento significativo de 26 e 28%, respectivamente, da área de seção transversa de fibras musculares do tipo I e II. (Chilibeck, Syrotuik e Bell, 1999). A análise das mitocôndrias demonstrou que o treinamento resistido resultou em densidade reduzida similar, tanto nas mitocôndrias subsarcolêmicas quanto nas intermio-fibrilares, em consequência do efeito de diluição da hipertrofia das fibras musculares. No entanto, é interessante observar que, o treino resistido não mostrou inibição do desenvolvimento da capacidade máxima de consumo de oxigênio, sugerindo que as reações mitocondriais no músculo consequentes de treino resistido não afetam de modo negativo a capacidade oxidativa. Dez semanas de treino resistido (séries múltiplas de 12 repetições, a 80% de 1RM) ou de *endurance* (duas sessões semanais contínuas a 75% da frequência cardíaca máxima [FCmax] e uma sessão de três séries de treinamento intervalado a 95% da FCmax em ciclo ergômetro) em adultos demonstrou adaptações semelhantes no marcador-chave da qualidade mitocondrial, aumentando a capacidade relativa de oxidação dos ácidos graxos e a capacidade respiratória tecidual específica (aumento no glutamato, malato, succinato, octanoilcamitina das enzimas específicas dos tecidos). Isso indica uma boa saúde das mitocôndrias com qualquer tipo de programa de treinamento (Pesta et al., 2011). Ainda que o treino resistido mostre uma redução na densidade das mitocôndrias pela diluição da análise (isto é, por medida de uma área específica), consequente de hipertrofia muscular, esse efeito depende do tipo de programa de treino resistido e requer mais estudos para que sejam mais bem entendidos seus resultados funcionais, a quantidade mitocondrial absoluta e os efeitos nas células.

Células-satélite e mionúcleos

As células-satélite são células pequenas, sem citoplasma, encontradas na musculatura esquelética, entre a membrana basal e o sarcolema, ou membrana celular, da fibra muscular. As células-satélite podem se diferenciar em mioblastos e fundir-se em fibras existentes, para ajudar o processo de reparação, agindo como um tipo de célula-tronco. É importante notar que elas podem propiciar também núcleos filhos para reposição de núcleos danificados ou adição de novos núcleos para a manutenção do tamanho do domínio mionuclear durante o processo de hipertrofia de acreção proteica com o treinamento. Esses processos são importantes para reparação e remodelagem de fibras musculares após dano, ou para acomodar a hipertrofia produzida pelo treino resistido. Quantidades maiores de células-satélite e mionúcleos podem indicar reparo celular e a formação de novas células musculares.

Pesquisas sobre o papel e a capacidade adaptativa dos mionúcleos foram bastante exploradas nos últimos 15 anos, à medida que aumentou a valorização de sua importância para a função e o reparo das fibras musculares. A teoria mais recente é de que os mionúcleos aumentam antes da ocorrência de qualquer hipertrofia, e que, durante um período sem treinamento, são mantidos e permanecem numa alta concentração durante três meses na musculatura de ratos sem treino, mediando, assim, a memória muscular (ver Quadro 3.3) (Bruusgaard et al., 2010). Isso também pode mediar o retreinamento rápido do tamanho e da força das fibras musculares encontradas em pessoas formalmente treinadas (Staron et al., 1991). Essa melhora rápida pode ser resultado das concentrações antes aumentadas de células-satélite que ainda existem na musculatura sem treino por um longo de tempo período (Bruusgaard et al., 2010).

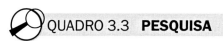

QUADRO 3.3 **PESQUISA**

Memória muscular

A capacidade de realizar adaptações rápidas a um programa de retreinamento do músculo esquelético tem sido chamada de memória muscular. Já em 1991, pesquisadores da Universidade de Ohio examinaram um grupo de mulheres destreinadas que foram submetidas a um treinamento durante 20 semanas, interrompendo depois o treinamento durante 30 a 32 semanas, voltando a treinar durante seis semanas (Staron et al., 1991). Outro grupo de mulheres destreinadas fez apenas um programa de treino de seis semanas, idêntico ao programa de retreinamento do outro grupo. O grupo previamente treinado realizou transições mais rápidas de fibras tipo IIx para fibras de tipo IIa no retreinamento. Também obtiveram ganhos mais rápidos na área de seção transversa das fibras musculares em comparação com as mulheres que recém estavam começando um programa de treino resistido. No entanto, as razões que levaram a isso não ficaram esclarecidas.

Em 2010, uma equipe de pesquisa da Universidade de Oslo ofereceu uma explicação para o motivo desse aumento mais rápido na hipertrofia muscular alcançado durante o retreinamento (Bruusgaard et al., 2010). Fundamental para essa descoberta foi não apenas o papel das células-satélite no fornecimento de mioblastos para reparação de microlacerações, mas também a contribuição dos mionúcleos filhos, que permitem um aumento no tamanho das fibras musculares ao mesmo tempo em que era mantida a quantidade de núcleos por área de proteína muscular, ou o tamanho do domínio mionuclear. Eles descobriram que enquanto mionúcleos novos eram produzidos com o treino, os antigos núcleos permaneceram por até três meses num modelo com camundongos, após a remoção dos estímulos de sobrecarga. Na perspectiva do ciclo de vida de humanos, isso se traduz em vários meses. Isso permite um acúmulo maior de mionúcleos no músculo, permitindo uma expansão mais rápida do tamanho da fibra muscular em consequência de mais núcleos prontos para assumirem os aumentos adicionais nas proteínas musculares, ou o tamanho e as quantidades maiores dos domínios mionucleares. Logo, a memória muscular pode ser consequência desse aglomerado de antigos mionúcleos preservados por longo período, após o treino ter sido interrompido, dessa maneira possibilitando uma resposta hipertrófica mais rápida ao retreinamento.

Bruusgaard, J.C., Johansen, I.B., Egner, I.M., Rana, Z.A., and Gundersen, K. 2010. Myonuclei acquired by overload exercise precede hypertrophy and are not lost on detraining. *Proceedings of the National Academy of Sciences* 107: 15111-15116.

Staron, R.S., Leonardi, M.J., Karapondo, D.L., Malicky, E.S., Falkel, J.E., Hagerman, F.C., and Hikida, R.S. 1991. Strength and skeletal muscle adaptations in heavy-resistance-trained women after detraining and retraining. *Journal of Applied Physiology* 70: 631-640.

Logo no início do estudo dos mionúcleos, os cientistas demonstraram que a quantidade deles nas fibras de tipo II era muito maior em *powerlifters* de elite do que nos sujeitos-controle. Isso possibilitou a manutenção do tamanho do domínio mionuclear e das células-satélite que contribuem com núcleos para as fibras, mostrando uma miogênese precoce e uma possível formação de novas fibras (Kadi et al., 1999). Dez semanas de treino intenso resistido podem induzir mudanças na quantidade de mionúcleos e células-satélite no músculo trapézio de mulheres (Kadi e Thornell, 2000). Ocorreu um aumento de 36% na área da seção transversal das fibras musculares. A hipertrofia dessas fibras foi acompanhada de um aumento por volta de 70% na quantidade de mionúcleos e um aumento de 46% na quantidade de células-satélite. O número de mionúcleos teve correlação positiva com o de células-satélite, indicando que um músculo com maior concentração de mionúcleos contém uma quantidade correspondentemente elevada de células-satélite. Os autores sugeriram que a aquisição de mais mionúcleos parece necessária para o suporte do aumento das células musculares multinucleadas após 10 semanas de treino de força. O aumento no conteúdo de células-satélite sugere que as divisões mitóticas dessas células produzem células-filhas que se tornam satélite. Com ganhos moderados na hipertrofia muscular, não parece ocorrer adição de mionúcleos, e com a interrupção do treino, um aumento na quantidade de células-satélite foi mantido por apenas 60 dias (Kadi et al., 2004). Uma vez que os mionúcleos em fibras musculares maduras não conseguem se dividir, os autores sugeriram que a incorporação dos núcleos de células-satélite às fibras musculares resultou na manutenção constante da razão nucleo-citoplasma, ou que o tamanho do domínio nuclear foi mantido. Postula-se que células-satélite talvez não precisem ser estimuladas para fornecerem mionúcleos-filhas adicionais até que a hipertrofia das fibras musculares ultrapasse em algo por volta de 25%. Alternativamente, aqueles com altos níveis de mionúcleos pré-treinamento podem ter maior potencial de hipertrofia muscular.

O padrão de recrutamento de unidades motoras (assunto a seguir) e da quantidade de tecido muscular recrutada determina se ocorrem ou não mudanças em todo o músculo ou células. Quando uma quantidade suficiente de músculo é afetada, aumenta a massa livre de gordura na pessoa praticante do treino resistido. A quantidade de massa muscular obtida e de fibras transformadas, após um programa de treinamento resistido, também será afetada pelo potencial genético individual. Futuramente, estudos com treinamento resistido de longa duração associados a biópsias musculares serão necessários para que sejam compreendidas as adaptações celulares que ocorrem após terem ocorrido a maior parte das alterações morfológicas durante os primeiros três a seis meses de treino.

Unidade motora

O primeiro passo em qualquer adaptação a um programa de treinamento resistido é ativar os músculos necessários para produzir força e erguer um peso. Para que um músculo seja ativado, necessita-se de inervação neural. A **unidade motora** é composta de um neurônio motor alfa e de todas as fibras musculares que ele inerva (ver Figura 3.15). A ativação de unidades motoras é o que causa a contração das fibras musculares. A unidade motora é controlada pelo sistema nervoso, sendo fundamental à capacidade do corpo de fornecer exatamente o necessário de força para realizar um movimento desejado. Cada fibra muscular é inervada no mínimo por um neurônio motor alfa. Quanto menor for o número de fibras musculares de uma unidade motora, menor será a quantidade de força passível de ser produzida quando esta unidade for ativada. O número de fibras musculares numa unidade motora é altamente variável e depende da função do músculo. Por exemplo, nos músculos que alongam a lente ocular, as unidades motoras podem ter de 1 a 2 até 10 fibras musculares, enquanto no vasto lateral da coxa há uma gama muito maior (algumas unidades motoras contêm mais de mil fibras musculares). Do lado de fora de músculos muito pequenos, que controlam movimentos muito refinados, como a musculatura dos olhos, uma unidade motora típica contém cerca de 100 fibras musculares. A quantidade de unidades motoras num músculo também varia. Músculos grandes costumam ter mais unidades motoras que músculos pequenos. No entanto, os músculos usados em movimentos que exigem um controle fino da produção de força terão uma grande quantidade de unidades motoras, na com-

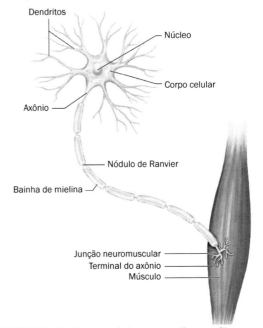

Dendritos
Núcleo
Corpo celular
Axônio
Nódulo de Ranvier
Bainha de mielina
Junção neuromuscular
Terminal do axônio
Músculo

FIGURA 3.15 Um neurônio motor alfa e as fibras musculares por ele inervadas, constituindo uma unidade motora.

paração com os músculos que não exercem esse tipo de função. A quantidade de fibras que uma pessoa tem em determinado músculo determina, em parte, o potencial para ganhos de tamanho e força musculares.

Conforme parcialmente abordado antes, a função do músculo é controlada pelo sistema nervoso, começando quando impulsos chamados de potenciais de ação são enviados dos centros cerebrais superiores, no sistema nervoso central – mais especificamente, do córtex motor para a medula espinhal, em movimento descendente, saindo depois para a periferia via neurônio motor alfa. Entender o recrutamento de unidades motoras é fundamental para a compreensão da especificidade de exercícios e treino resistido.

O sistema nervoso central consiste em mais de 100 bilhões de células nervosas. Os neurônios estão envolvidos em muitas outras funções fisiológicas (como sua percepção de dor, funções cerebrais, sudorese) e não somente à estimulação muscular para contração e, portanto, existem em formas e tamanhos variados. Mas são os neurônios motores alfa que controlam a contração muscular e produzem os movimentos no corpo humano. A Figura 3.15 é um esquema de uma unidade motora, consistindo em um neurônio motor alfa e as fibras musculares associadas. Todos os neurônios têm três componentes básicos: dendritos, somas (corpos celulares) e axônios. Basicamente, os dendritos recebem a informação, o corpo celular faz seu processamento e os axônios enviam a informação para outros neurônios ou células específicas, como as fibras musculares. Um neurônio motor alfa tem dendritos relativamente pequenos e um longo axônio que transporta os potenciais de ação do sistema nervoso central ao músculo.

Os axônios podem ser revestidos de uma substância branca, com elevado conteúdo lipídico, chamada de bainha de mielina. Esta é, algumas vezes, até mais espessa que o próprio axônio, sendo composta de múltiplas camadas dessa substância lipídica. As fibras nervosas que possuem a bainha de mielina são conhecidas como fibras nervosas mielinizadas; as que não apresentam essa bainha são chamadas de fibras nervosas amielinizadas. Essa bainha é criada e mantida pelas células de Schwann. Um nervo típico possui duas vezes mais fibras amielinizadas do que mielinizadas. As menores fibras amielinizadas costumam ser encontradas entre as fibras mielinizadas. A mielina isola o potencial de ação durante sua locomoção descendente através do axônio, o que ajuda a prevenir que os impulsos sejam transferidos para fibras vizinhas. A bainha de mielina não reveste de forma contínua todo o comprimento do axônio; é segmentada com pequenos espaços de aproximadamente 2 a 3 micrômetros (μm) de comprimento onde a membrana do axônio está exposta. Esses espaços ocorrem a cada 1 a 3 mm ao longo do axônio e são denominados nódulos de Ranvier.

O movimento de íons, ou moléculas carregadas, faz com que o potencial de ação desça pela membrana de um axônio ou dendrito. O impulso num axônio causa a liberação de substâncias químicas, os neurotransmissores, na sinapse (entre neurônios) ou na junção neuromuscular (sinapse entre o neurônio e a fibra muscular). O neurotransmissor liga-se aos receptores no dendrito de outra célula nervosa ou de um tecido-alvo, como a fibra muscular, que inicia um novo impulso elétrico. Este novo impulso, então, desce pelo dendrito ou, no caso das fibras musculares, inicia uma ação no músculo. No caso das unidades motoras, os estímulos elétricos que promovem as ações voluntárias têm origem no córtex motor e deslocam-se pelo neurônio do sistema nervoso até chegarem à junção neuromuscular.

Junção neuromuscular

A **junção neuromuscular** é a estrutura morfológica que atua como interface entre o neurônio motor alfa e a fibra muscular. A Figura 3.16 é um esquema da junção neuromuscular. Todas as junções neuromusculares apresentam cinco características comuns: (1) a célula de Schwann, que forma uma espécie de cobertura sobre o axônio; (2) um terminal do axônio com fim num botão sináptico, que contém o neurotransmissor acetilcolina (ACh) e outras substâncias necessárias ao apoio e funcionamento metabólico, como a ATP, as mitocôndrias, os lisossomos e as moléculas de glicogênio; (3) uma fenda ou espaço sináptico; (4) uma membrana pós-junção que contém os receptores ACh: e (5) sarcoplasma e citoesqueleto juncionais, que fornecem o suporte estrutural e metabólico.

Quando um impulso chega à extremidade ao lado da junção neuromuscular, ocorre a liberação de ACh. A acetilcolina é o neurotransmissor estimulador primário do neurônio motor e fica estocada em vesículas sinápticas, nas porções terminais do axônio. Na área terminal de um nervo são encontradas aproximadamente 50 a 70 vesículas por μm^2 com ACh. Assim que o potencial de ação chega ao terminal do axônio, abrem-se os canais de cálcio presentes na membrana do botão sináptico, ocorrendo a captação de íons cálcio (Ca^{++}). Esse aumento da concentração de cálcio causa a liberação de ACh a partir das vesículas. A ACh distribui-se a partir da membrana pré-junção através da fenda sináptica (por volta de 50 nm de largura), entre as membranas pré e pós-junção, até a membrana pós-sináptica.

No lado pós-junção da junção neuromuscular, a ACh liga-se aos receptores localizados na membrana pós-junção. Esta é uma parte especializada da membrana da célula muscular e possui dobras juncionais e receptores de ACh. Se uma quantidade suficiente de acetilcolina combinar-se com os receptores da membrana pós-junção, a permeabilidade da membrana será aumentada e criará uma corrente elétrica iônica conduzida, com o Ca^{++} sendo o íon predominantemente envolvido. Essa corrente iônica pós-sináptica, ou impulso elétrico, é o elemento iniciador da ação muscular. A fibra muscular continuará sendo ativada enquanto houver quantidade suficiente de ACh combinada com os receptores da membrana pós-sináptica.

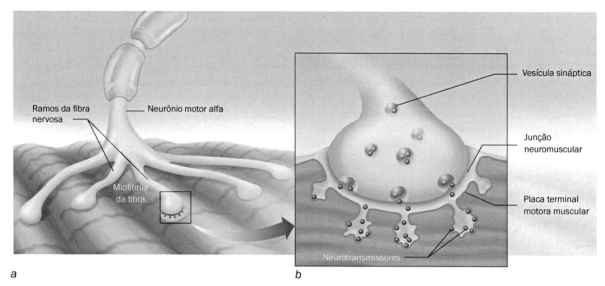

a   b

FIGURA 3.16 Um neurônio motor alfa ativa múltiplas fibras musculares (a) que terminam numa junção neuromuscular (b) no local em que moléculas neurotransmissoras de acetilcolina (ACh) são liberadas na junção neuromuscular e se agregam aos receptores pós-junção para concluir o processo de ativação das fibras musculares.

A ACh acaba sendo degradada pela enzima acetilcolinesterase, encontrada na base das dobras juncionais da fenda juncional. A destruição de ACh cessa o estímulo necessário à ativação da fibra muscular. A maioria dos subprodutos produzidos com a fragmentação da ACh pela acetilcolinesterase é absorvida pela membrana pré-sináptica e usada para a produção de nova ACh.

Por que precisa haver acetilcolina (ACh) na junção neuromuscular? Por que a corrente iônica do neurônio não pode simplesmente ser conduzida até a membrana que circunda a fibra muscular para, então, estimular as ações do músculo? Pelo fato de o neurônio ser muito pequeno quando comparado a uma fibra muscular, a corrente iônica que ele conduz é insuficiente para ser diretamente transferida à membrana da fibra muscular, de modo a estimular suficientemente a fibra, ocasionando uma ação muscular. Há necessidade da ACh para causar uma corrente iônica com força suficiente (limiar) para ser conduzida pela membrana da fibra nervosa e iniciar a contração muscular. A Figura 3.17 é uma microfotografia da placa motora terminal e mostra diversos aspectos da estrutura da junção neuromuscular (Deschenes et al., 1993).

Condução de impulsos

Um impulso nervoso, ou potencial de ação, é conduzido na forma de energia elétrica. Quando nenhum impulso está sendo conduzido, o interior do neurônio fica com carga líquida negativa quando comparado ao seu exterior, que possui uma carga líquida positiva. Essa disposição de cargas positivas e negativas é chamada de potencial da membrana em repouso. É atribuível à distribuição de moléculas com cargas elétricas, ou íons, e à impermeabilidade da membrana celular em repouso em relação a

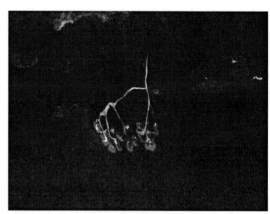

FIGURA 3.17 Junção neuromuscular com os ramos terminais nervosos pré-sinápticos em tons mais claros e os aglomerados ACh pós-sinápticos em tons mais escuros.

Cortesia do Dr. Michael Deschenes, Department of Kinesiology. The College of William and Mary, Williamsburg, VA.

esses íons. Íons de sódio (Na^+) e potássio (K^+) são as principais moléculas responsáveis pelo potencial da membrana. Os íons Na^+ se localizam predominantemente na parte externa da membrana celular do neurônio. Os íons de K+ localizam-se principalmente no interior do neurônio. Porém, há mais íons Na+ no meio externo ao neurônio do que íons K+ em seu interior, dando ao meio interno uma carga menos positiva, ou uma carga líquida negativa, quando comparado ao exterior do neurônio.

Quando um impulso está sendo conduzido através de um dendrito ou axônio, a membrana celular do neurônio torna-se permeável aos íons Na+ e K+. Se a membrana está permeável aos íons, eles tendem a se movimentar de forma descendente em seus gradientes de concentração a partir das áreas onde estão mais concentrados para áreas de menor concentração. Primeiramente, os íons Na+ movimentam-se para o neurônio, conferindo ao interior uma carga maior, na comparação com a porção externa do neurônio. Isso é denominado despolarização, com uma duração de apenas breve período de tempo (milissegundos), pois a membrana se torna permeável aos íons K+. Isso resulta na saída de íons K+ do interior da membrana, de forma que esse meio tenha novamente carga líquida negativa em relação ao meio externo, sendo o processo denominado repolarização. Os períodos de permeabilidade aos íons Na+ e K+ são muito curtos, possibilitando que relativamente poucos íons, na realidade, se movimentem do meio exterior ao interior e vice-versa. Um sistema de bomba dependente de energia, chamado de bomba Na+-K+, é necessário para manter e restaurar o potencial de repouso da membrana após condução de um impulso. Essa bomba remove ativamente os íons Na+ do interior do neurônio e movimenta os íons K+ do exterior para o interior do neurônio. Isso restabelece rapidamente K+ e Na+, outra vez, na porção interna e externa da membrana, respectivamente, e o axônio ou o dendrito retorna ao seu potencial original de membrana em repouso, em que há uma carga negativa líquida no meio interno. Toda essa série de eventos é chamada de potencial de ação, sendo repetida sempre que um neurônio conduz um impulso nervoso.

O tipo de condução nervosa está relacionado ao fato de o nervo ser mielinizado ou amielinizado. Nervos mielinizados conduzem os impulsos usando um processo condutor chamado saltatória, enquanto os amielinizados utilizam o processo de condução chamado condução local. O movimento dos íons, resultando num potencial de ação, permanece o mesmo (como descrito anteriormente) para qualquer tipo de condução. Nos nervos mielinizados, os nódulos de Ranvier permitem que o potencial de ação salte de nódulo a nódulo, usando a condução saltatória (saltatória significando pular, saltar). Uma quantidade considerável de íons não consegue se movimentar através de uma bainha de mielina espessa, embora seja capaz de movimentação fácil através da membrana nos nódulos de Ranvier, devido à baixa resistência à corrente iônica no local. A condução saltatória tem duas vantagens. Primeiro, permite que o potencial de ação realize saltos ao longo do axônio, aumentando, assim, a velocidade da transmissão nervosa de 5 para 50 vezes. Esse tipo de condução resulta em potenciais de ação movimentando-se numa velocidade de 60 a 100 m/s. A segunda vantagem é que conserva a energia, pois somente os nódulos se despolarizam, o que reduz a energia necessária ao restabelecimento do potencial de repouso da membrana.

Por outro lado, as fibras nervosas amielinizadas usam um circuito local de fluxo de corrente iônica para conduzir o potencial de ação por todo o comprimento da fibra nervosa. Uma pequena parte da membrana da fibra

se despolariza, e a continuação do fluxo iônico do circuito local causa continuação da despolarização da membrana, e o potencial de ação é conduzido por todo o comprimento da fibra. A velocidade desse tipo de condução do impulso nervoso é muito menor do que a das fibras mielinizadas, alcançando de 0,5 a 10 m/s.

O diâmetro do neurônio, em parte, também determina a velocidade da condução do impulso. Em geral, quanto maior o diâmetro de uma fibra nervosa, maior a velocidade condutora. Nas fibras nervosas mielinizadas, a velocidade do impulso aumenta, de forma aproximada, com o aumento do diâmetro da fibra. Nas fibras amielinizadas a velocidade aumenta em proporção à raiz quadrada do diâmetro da fibra. Então, à medida que o diâmetro da fibra aumenta, a velocidade de condução aumenta substancialmente mais nas fibras mielinizadas do que nas fibras amielinizadas. As velocidades maiores das fibras mielinizadas maiores, como as que inervam os músculos esqueléticos, produzem estimulação mais rápida de ações musculares, mas seus limiares para recrutamento são mais altos. Normalmente, as fibras musculo-esqueléticas do tipo II são inervadas por axônios de diâmetros maiores do que as fibras musculares do tipo I. Por isso, unidades motoras compostas de fibras do tipo I costumam ser recrutadas em primeiro lugar devido aos limiares de recrutamento elétrico mais baixos de seus neurônios. Isso que costuma ocorrer com as unidades motoras compostas por fibras do tipo II é o recrutamento após as fibras do tipo I, uma vez que seus axônios maiores exigem mais estimulação antes de transportarem um potencial de ação. O recrutamento pela quantidade de ativação elétrica necessária (limiares elétricos baixos *versus* mais altos) para estímulo de uma unidade motora é um fator de tamanho, no conceito do princípio de tamanho do recrutamento de uma unidade motora a ser abordado a seguir.

Ativação da unidade motora e o princípio do tamanho

O princípio do tamanho é importante para a compreensão do recrutamento de unidades motoras (Duchateau e Enoka, 2011). Uma unidade motora é composta ou apenas por fibras musculares do tipo I ou apenas do tipo II (Hodson-Tole e Wakeling, 2009). Entretanto, a quantidade de fibras musculares em cada tipo de unidade motora pode variar, conforme antes abordado. Durante bom tempo reconheceu-se que a área da seção transversal das fibras musculares também podia variar, considerando-se que determinadas fibras musculares tipo I são maiores que algumas do tipo II (Burke et al. 1974). Apesar disso, demandas de produção de força representam o elemento principal no resultado de um padrão de recrutamento guiado. Os neurônios que inervam fibras do tipo I são recrutados primeiro numa ação muscular, seguidos pelos neurônios que inervam as fibras do tipo II (tipo IIa para IIx). Assim, a ordem de recrutamento pressupõe a ativação inicial das fibras do tipo I e depois as do II quando houver necessidade de produção de mais força do que a que pode ser gerada por unidades motoras do tipo I. Porém, há certa integração ou sobreposição entre as últimas fibras do tipo I recrutadas e as primeiras fibras do tipo II recrutadas, bem como das últimas fibras do tipo IIa recrutadas (fibras de tipo II menos passíveis de fadiga) e as primeiras fibras tipo IIax-IIx recrutadas (mais passíveis de fadiga).

As fibras musculares numa unidade motora não estão todas adjacentes umas às outras, mas espalhadas no músculo, no que é chamado microfeixe, com aproximadamente 3 a 15 fibras. Então, fibras musculares adjacentes não são necessariamente da mesma unidade motora. Com a dispersão das fibras numa unidade motora, quando uma destas unidades é ativada, o músculo inteiro parece ativado, porque ocorre movimento. Nem todas as unidades motoras do músculo, porém, foram ativadas, se a força não foi máxima.

É provável que um dos conceitos mais importantes de ser lembrado na área de treinamento de exercícios é o de que somente unidades motoras recrutadas para produzir força estarão sujeitas a mudanças adaptativas com treino com exercício. E mais, o recrutamento é bastante específico às demandas externas do exercício. Logo, o recrutamento de uma unidade motora é da maior importância na prescrição de exercícios de força.

As unidades motoras ativadas ficam facilitadas ou prontas para outra contração por um curto período de tempo após o seu uso, o que é muito importante para contrações musculares subsequentes. Isto é, contrações máximas ou próximas do máximo provocam uma potenciação pós-ativação para contrações musculares que ocorram dentro de vários segundos a poucos minutos de uma contração de alta intensidade (Hamada et al., 2000). Essa potenciação é mais destacada nas fibras musculares do tipo II (Hamada et al., 2000), e acredita-se que acarrete maior sensibilidade das fibras ao cálcio (em razão da fosforilação das cadeias leves reguladoras da miosina). A potenciação pós-ativação tem importantes implicações para o desempenho muscular e o recrutamento das fibras musculares durante o exercício, uma vez que pode resultar em produção de força levemente maior (ver Treinamento complexo ou de contraste de carga, no Capítulo 6).

Outro conceito importante é a **lei do tudo ou nada**. Essa lei declara que, quando um nível de limiar de ativação elétrica é alcançado para uma determinada unidade motora, todas as fibras musculares naquela unidade são ativadas. Se o limiar não for alcançado, não há ativação de qualquer fibra muscular da unidade motora. Ainda que essa lei valha para cada unidade motora individualmente, músculos inteiros, como o bíceps, não são governados por ela. A geração de força de um músculo fica maior com o recrutamento de mais unidades motoras e

se todas elas num músculo (ou o máximo possível) são recrutadas, é produzida força máxima. A capacidade de recrutamento de unidades motoras individuais possibilita um controle muito preciso da produção de força num movimento ou isometricamente. As unidades motoras e as fibras musculares associadas que não são ativadas não geram força e se movem passivamente através da amplitude de movimentos possibilitados pelas unidades motoras ativadas. Sem esse fenômeno de produção de força em graus, haveria um controle muito pequeno da quantidade de força que um músculo inteiro poderia gerar e, consequentemente, um controle insatisfatório dos movimentos corporais.

A lei do tudo ou nada constitui uma forma de variar a força produzida por um músculo. Quanto mais unidades motoras num músculo forem estimuladas, maior a quantidade de força desenvolvida. Em outras palavras, se uma unidade motora for ativada, uma quantidade muito pequena de força será produzida. Se várias unidades motoras forem ativadas, mais força será produzida. Se todas elas num músculo forem ativadas, o músculo produzirá força máxima. Esse método de variação da força produzida pelo músculo é chamado de somação múltipla de unidades motoras. A ativação de unidades motoras baseia-se nas necessidades de produção da força necessária para a atividade. Por exemplo, um indivíduo ativa somente um pequeno número de unidades motoras para realizar 15 repetições usando 4,5 kg na rosca direta, uma vez que a carga pode representar apenas 10% da força máxima. Assim, uma pequena quantidade de fibras pode oferecer a força necessária para realizar o exercício. De modo oposto, utilizar 45 kg na rosca direta, o que representa 1RM, demandará todas as unidades motoras disponíveis para a produção de força.

Gradações de força também podem ser alcançadas pelo controle da produção de força por uma unidade motora. Esse processo é denominado somação em onda. A unidade motora responde a um impulso nervoso isolado, produzindo um "abalo". O abalo (ver Figura 3.18) é um período curto da atividade muscular em que se produz força, seguido do relaxamento da unidade motora. Quando dois impulsos conduzidos por um axônio chegam juntos à junção neuromuscular, a unidade motora responde com dois abalos. O segundo abalo, porém, ocorre antes do relaxamento total a partir do primeiro. O segundo abalo adiciona-se à força do primeiro, gerando maior força total. Essa somação em onda (abalo ou contração) pode continuar até que ocorram impulsos a uma frequência suficientemente alta que adiciona completamente os abalos. A somação completa é chamada tetania e é a força máxima que uma unidade motora pode desenvolver naturalmente.

A ordem na qual as unidades motoras são recrutadas, na maioria dos casos, é relativamente constante para determinado movimento (Desmedt e Godaux, 1977; Hodson-

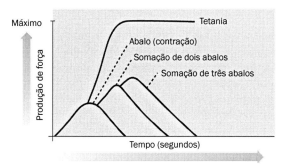

FIGURA 3.18 Gradações na força de uma unidade motora causadas pela somação em onda.

-Tole e Wakeling, 2009). De acordo com o **princípio do tamanho** para o recrutamento de neurônios motores, as menores unidades motoras, ou as que são chamadas de unidades motoras de "baixo limiar" (isto é, baixo nível elétrico necessário à ativação), são as recrutadas primeiro. As unidades motoras com baixo limiar são compostas de fibras musculares do tipo I. Então, unidades motoras com limiares progressivamente mais altos são recrutadas, com base no aumento das demandas da atividade (Chalmers, 2008). As unidades motoras com limiares altos são compostas por fibras do tipo II. Cargas mais altas (como 3 a 5RM) requerem o recrutamento de unidades motoras com limiares mais altos do que cargas mais leves (como 12 a 15RM). Entretanto, o levantamento de cargas mais pesadas (de acordo com o princípio do tamanho) terá início com o recrutamento de unidades motoras de baixo limiar (tipo I) e, progressivamente, ocorrerá o recrutamento de mais unidades motoras, até que haja o suficiente para produzir a força necessária (ver a Figura 3.19).

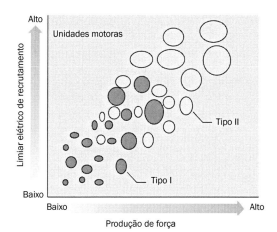

FIGURA 3.19 O princípio do tamanho da ativação de unidades motoras. Neste diagrama teórico, representando unidades motoras potenciais num músculo esquelético, cada círculo representa uma unidade motora com determinada quantidade de fibras musculares a ela associadas. Os círculos escuros representam unidades motoras tipo I e os claros representam unidades motoras tipo II. Quanto maior o círculo, maior a quantidade de fibras musculares numa unidade motora.

Cada unidade motora apresenta diferentes quantidades de fibras musculares e diferentes áreas de seção transversa de fibras, levando a uma variedade de possibilidades na gradação da produção de força. Cada músculo tem diferentes tipos e quantidades de unidades motoras, e nem todos os indivíduos têm a mesma gama de unidades motoras disponíveis a eles. Por exemplo, um corredor de distância de elite não tem grandes quantidades de unidades motoras do tipo II.

Há muito tempo se especula que exceções ao princípio do tamanho podem ocorrer em movimentos de velocidade muito alta (balísticos) e em resultados de alta potência usando-se padrões de movimento altamente treinados. Noutras palavras, sob tais condições, o padrão normal de recrutamento de progressão de baixos para altos limiares das unidades motoras seria substituído por um padrão de inibição de unidades motoras de baixo limiar, sendo recrutadas primeiro as unidades motoras de limiar alto. Em outras espécies, isso é encontrado com a fuga (a cauda de um peixe abana para trocar o rumo) e com movimentos de aprisionamento (como o movimento da garra de um gato para abater a presa). Até agora, a ideia permanece na teoria, pois unidades motoras do tipo I com limiares baixos parecem ser sempre recrutadas antes das do tipo II, de limiares mais altos, até mesmo em atividades de elevada produção de força (Chalmers, 2008). A forma mais provável de uma pessoa conseguir recrutar mais rapidamente unidades motoras de limiar elevado seria reduzindo o limiar de ativação das unidades motoras de tipo I, diminuindo então o tempo para recrutamento de unidades motoras do tipo II com limiar mais alto (Duchateau e Enoka, 2011). Ainda não há clareza sobre como o treino resistido influenciaria esse mecanismo.

O fator determinante para serem recrutadas unidades motoras de baixo ou alto limiar é a quantidade total de força ou potência necessária para a realização de uma ação muscular. Se uma grande quantidade de força ou potência for necessária, seja para movimentar uma grande carga de forma lenta ou uma pequena carga em grande velocidade, serão recrutadas unidades motoras de alto limiar. As unidades motoras de limiar mais alto compõem-se de fibras musculares do tipo II e costumam ter uma quantidade maior de fibras musculares que as unidades motoras de mais baixo limiar. Por isso, seu recrutamento resulta em produção de mais força ou potência.

A ordem de recrutamento pelo princípio do tamanho garante que unidades motoras de baixo limiar sejam predominantemente recrutadas para a realização de atividades de baixa intensidade e longa duração (*endurance*). Unidades motoras de alto limiar só são utilizadas para a produção de altos níveis de força, resultando em maior força ou potência. Além disso, neurônios de unidades motoras de limiar alto recuperam-se mais rapidamente (isto é, têm repolarização mais rápida), o que lhes possibilita ativação mais rápida em ações repetidas do que ocorre com unidades motoras de limiar mais baixo.

Logo, ainda que unidades motoras do tipo II, de alto limiar, cansem mais depressa, a capacidade de seus neurônios de uma recuperação rápida torna-as ideais para atividades repetidas de alta intensidade e curta duração.

A ordem do recrutamento de acordo com o princípio do tamanho auxilia a retardar a fadiga durante ações musculares submáximas, já as unidades motoras de limiar alto e altamente passíveis de fadiga só são recrutadas diante de necessidade de níveis altos de força ou potência. Da mesma forma, o recrutamento precoce predominantemente de fibras tipo I, com limiar mais baixo, menos propensas à fadiga, também auxilia a retardá-la. Unidades motoras de altos limiares seriam recrutadas apenas diante de necessidade de baixos níveis de força, quando a totalidade suficiente do trabalho fosse realizada para reduzir drasticamente as reservas de glicogênio em unidades motoras de limiar mais baixo. No entanto, geralmente isso não é observado com protocolos de exercícios de força. Quando as necessidades de produção de força são de baixas a moderadas, as unidades motoras podem ser recrutadas de forma alternada para atendimento das demandas de força (recrutamento assincrônico). Isso significa que uma unidade motora pode ser recrutada durante a primeira repetição com um peso leve e não durante a segunda, embora novamente na terceira. Essa capacidade de descanso de unidades motoras, quando uma força submáxima é necessária, também ajuda a retardar a fadiga.

A ordem de recrutamento é importante de um ponto de vista prático por várias razões. Primeiro, para serem recrutadas fibras do tipo II de modo a ser alcançado um efeito do treino nessas fibras, o exercício deve ser caracterizado por carga alta, demandas elevadas de alta potência, ou ambas. Segundo, a ordem de recrutamento está estabelecida para muitos movimentos, inclusive exercício de força (Desmedt e Godaux, 1977). No entanto, se a posição corporal é alterada, a ordem de recrutamento também pode mudar e diferentes unidades motoras serão recrutadas (Grimby e Hannerz, 1977; Lusk, Hale e Russell, 2010; Matheson et al., 2001). A ordem do recrutamento também pode mudar para músculos multifuncionais, de um movimento ou exercício para outro (Grimby e Hannerz, 1977; Harr Romeny, Denier Van Der Gon e Gielen, 1982; Nozaki, 2009). A magnitude do recrutamento de porções diferentes do quadríceps difere para o desempenho de um *leg press*, na comparação do que é necessário para um agachamento (Escamilla et al., 2001), e de um tipo de exercício para quadríceps para outro (Matheson et al., 2001; Trebs, Brandenburg e Pitney, 2010). Da mesma forma, a magnitude de recrutamento de vários músculos abdominais difere entre os exercícios abdominais (Willett et al., 2001). Isso não significa que as unidades motoras do tipo II sejam recrutadas antes das do tipo I, mas que a ordem de recrutamento de unidades motoras do tipo II é que varia. A variação na ordem e magnitude do recrutamento de diferentes múscu-

los pode ser um dos fatores responsáveis pela especificidade dos ganhos de força a determinados exercícios. A variação na ordem do recrutamento traz evidências que apoiam a crença de muitos treinadores de força de que um determinado músculo precisa ser exercitado usando-se vários ângulos de movimento ou exercícios para serem totalmente desenvolvidos.

Da mesma forma que os tipos de fibras, o perfil de uma unidade motora pode diferir entre as pessoas. Também ocorrem variações entre músculos. Entretanto, alguns músculos, como os abdominais, assemelham-se nas pessoas quanto à predominância de unidades motoras de limiar mais baixo. As diferenças nas quantidades e tipos de fibras musculares resultam nas diferenças de capacidades de força e potência entre as pessoas. Com o envelhecimento, em razão de uma perda preferencial de unidades motoras tipo II, o perfil das unidades motoras de muitos músculos passa a ser predominantemente definindo por fibras musculares tipo I. Isso limita a produção de potência e força, sendo a perda de força um problema clássico do envelhecimento (ver Capítulo 11). No entanto, mesmo com a perda de fibras musculares, o princípio do tamanho no recrutamento das unidades motoras ainda se faz presente em pessoas de mais idade (Fling, Knight e Kamen, 2009). O tipo, a quantidade e o tamanho das fibras na unidade motora ditam as capacidades funcionais de cada unidade, e, consequentemente, a força e a potência musculares.

Propriocepção

O comprimento e a tensão nos músculos e tendões são continuamente monitorados por receptores sensoriais especializados, que se encontram nos músculos e tendões, os **proprioceptores**. O comprimento e a tensão no músculo, atuando em certa articulação, determinam a posição da articulação. Então, se é conhecido o comprimento do músculo que atua numa articulação, sua posição passa a ser conhecida, e as alterações na posição da articulação podem ser monitoradas. As informações reunidas pelos proprioceptores são continuamente repassadas a partes conscientes e subconscientes do cérebro e são importantes para a aprendizagem motora (Hutton e Atwater, 1992). A propriocepção também é importante para o equilíbrio estático e dinâmico. Treino de equilíbrio é usado como um auxiliar de força, de modo a reforçar habilidades desportivas específicas ou prevenir quedas em pessoas idosas (Hrysomallis, 2011). Os proprioceptores mantêm o sistema nervoso central constantemente informado sobre movimentos ou série de movimentos.

Fusos musculares

As duas funções dos **fusos musculares** são monitorar o estiramento ou comprimento do músculo no qual estão inseridos e iniciar uma contração para reduzir o estiramento muscular (ver Figura 3.20). O reflexo de estiramento (miotático) é atribuído a uma resposta dos fusos musculares.

Os fusos estão localizados em fibras musculares modificadas e, portanto, estão dispostos paralelamente às fibras musculares normais. As fibras modificadas que contêm os fusos, chamadas de fibras intrafusais, compõem-se de uma área central sensível ao alongamento, ou área sensorial, inseridas numa fibra muscular capaz de se contrair. Se o músculo é alongado, como ocorre quando há o toque do tendão patelar para iniciar o reflexo patelar de extensão do joelho, ou por uma força, os fusos também se estiram. O nervo sensorial do fuso conduz um impulso à medula espinhal, onde há sinapses do neurônio sensorial com os motoneurônios alfa. Esses motoneurônios retransmitem um impulso nervoso que ocasiona a ativação do músculo alongado e seus antagonistas. Além disso, outros neurônios inibem a ativação dos antagonistas ao músculo alongado. O músculo alongado encurta e o estiramento no fuso é aliviado. A execução do treinamento de força ou de exercícios pliométricos com pré-estiramento tira proveito desse reflexo de estiramento (isto é, ciclo alongamento-encurtamento). Tal reflexo é uma explicação para a maior produção de força após o pré-estiramento de um músculo.

Motoneurônios gama inervam as porções terminais das fibras intrafusais, que são capazes de encurtar/contrair. A estimulação dessas porções finais pelo sistema nervoso central regula o alongamento e, assim, a sensibilidade dos fusos musculares a alterações no comprimento das fibras extrafusais. Ajustes dos fusos dessa maneira possibilitam ao fuso um monitoramento mais preciso do comprimento dos músculos em que se inserem.

Órgãos tendinosos de Golgi

As principais funções do **órgãos tendinosos de Golgi** (OTGs) são responder à tensão ou à força dentro do tendão e, caso ela se torne excessiva, diminuí-la (ver Figura 3.20). Esses proprioceptores ficam localizados dentro dos tendões musculares, uma boa localização para o monitoramento da tensão desenvolvida pelos músculos.

O neurônio sensorial de um OTG viaja até a medula e, nesta, faz sinapse com o motoneurônio alfa tanto dos músculos cuja tensão está monitorando quanto dos antagonistas. À medida que um músculo ativado desenvolve tensão, a tensão no interior do tendão muscular aumenta e é monitorada pelos órgãos tendinosos de Golgi. Se a tensão se tornar grande o suficiente para provocar lesão ao músculo ou tendão, ocorre inibição do músculo ativado, e a ativação do músculo antagonista é iniciada. A tensão dentro do músculo é aliviada, e a lesão muscular ou tendínea é evitada.

Essa função protetora não é perfeita; há possibilidade de, por meio de treinamento resistido, aprender-se a desinibir os efeitos dos OTGs. A capacidade de desinibição dessa função protetora pode ser responsável, em parte, por algumas adaptações neurais e lesões que ocorrem em levantamentos máximos realizados por atletas de treinamento resisitido altamente treinados.

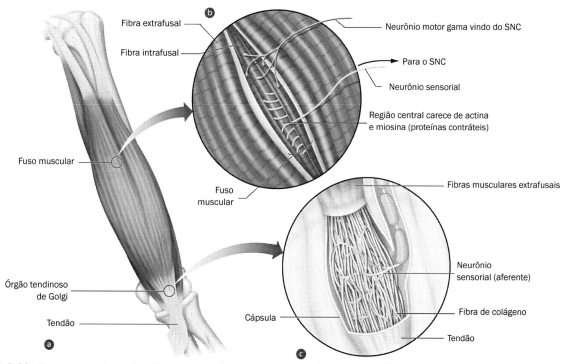

FIGURA 3.20 Fusos musculares localizam-se nas fibras musculares chamadas de fibras intrafusais. Os órgãos tendinosos de Golgi localizam-se nos tendões. Esses proprioceptores monitoram o alongamento das fibras musculares e a tensão desenvolvida por um músculo.

Adaptações do sistema nervoso

O sistema nervoso é complexo e, com o surgimento de tecnologias, estamos apenas começando a compreender alguns mecanismos envolvidos em sua adaptação ao treino resistido (Carroll et al., 2011). Considerada a interação muito íntima entre o sistema nervoso e o músculo esquelético, costumamos falar sobre o sistema neuromuscular, uma vez que ocorrem tanto adaptações neurais quanto hipertróficas em resposta ao treino resistido (Folland e Williams, 2007). A Figura 3.21 apresenta uma visão geral teórica das interações e relações básicas entre componentes do sistema neuromuscular.

O processo de recrutamento neuromuscular tem início quando uma mensagem é desenvolvida nos centros cerebrais superiores. Em seguida, ela é transmitida ao córtex motor, onde o estímulo (isto é, um potencial de ação) para a ativação muscular é levado a um controlador de nível inferior (medula espinal ou tronco cerebral). A partir daí, a mensagem é transmitida aos neurônios motores do músculo e resulta num padrão específico de ativação da unidade motora. Através de diversas vias de retroalimentação (*feedback*), as informações retornam ao cérebro. Esse processo pode auxiliar a modificação da produção de força e proporcionar comunicação com outros sistemas fisiológicos, como o endócrino, o cardiovascular e o respiratório. As demandas externas de recrutamento de unidades motoras governam o alcance e a magnitude do envolvimento de outros sistemas fisiológicos em apoio à ativação da unidade motora. Comandos de nível cerebral superior e inferior podem ser modificados pela retroalimentação desenvolvida pelos neurônios sensoriais periféricos e pelo controlador de comando central de nível superior.

Adaptações na comunicação entre as várias partes dos sistemas neuromusculares podem ser observadas com o treino resistido. Diferenças na ativação neural em consequência de programas de treino resistido diferentes podem produzir tipos diversos de adaptações, como aumentos na força, com pouca mudança no tamanho do músculo (Campos et al., 2002; Ploutz et al., 1994).

Quando o músculo tenta produzir a maior força possível, normalmente todas as unidades motoras disponíveis, ou o máximo possível, são ativadas. Como discutido anteriormente, a ativação das unidades motoras é influenciada pelo princípio do tamanho (Duchateau e Enoka, 2011). Esse princípio é baseado na relação que se observa entre a força de contração produzida pela unidade motora e o limiar de recrutamento (Desmedt, 1981;

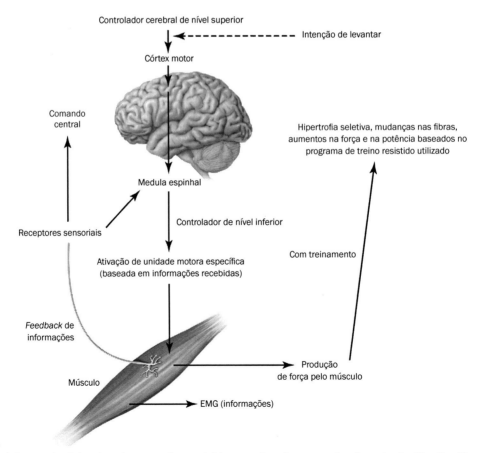

FIGURA 3.21 Uma visão geral teórica das vias neurais envolvidas na ativação e na retroalimentação (*feedback*) sensorial para o músculo.

Duchateau e Enoka, 2011; Hodson-Toke e Wakeling, 2009). A força pode ser aumentada pelo recrutamento de mais unidades motoras; contudo, um aumento na frequência de disparo da unidade motora ou na somação de ondas também aumenta a força. Esses dois fatores resultam num *continuum* de força voluntária no músculo (Henneman, Somjen e Carpenter, 1985). Não somente a produção de força máxima requer o recrutamento de todas as unidades motoras incluindo as de alto limiar, mas também essas unidades devem ser recrutadas a uma taxa de disparo suficientemente alta para produzir força máxima (Sale, 1992). Há quem teorize que indivíduos destreinados talvez não consigam recrutar voluntariamente unidades motoras de limiar mais alto, ou ativar maximamente seus músculos, mas tal capacidade também tem relação com a carga e a velocidade do movimento (Carrol, Riek e Carson, 2001; Dudley et al., 1990; Sale, 1992). Então, uma parte das adaptações ao treino é o desenvolvimento da capacidade de recrutar todas as unidades motoras num movimento de exercício específico, o que, em parte, pode ter relação com a redução da inibição neural à produção de força máxima, central e perifericamente (Folland e Williams, 2007).

Outras adaptações neurais também ocorrem (Carrol, Riek e Carson, 2001; Folland e Williams, 2007). A ativação dos antagonistas é reduzida em alguns movimentos, resultando no incremento da força dos agonistas. A ativação de todas as unidades motoras em todos os músculos envolvidos num movimento é coordenada ou otimizada para resultar em força ou potência máxima. As adaptações neuromusculares resultam numa melhor coordenação de movimentos, com produção de força máxima e submáxima. A coordenação de unidades motoras em todos os músculos envolvidos em um movimento é influenciada pela velocidade e o tipo de ação muscular. O sistema nervoso central também consegue limitar a força via mecanismos inibitórios, o que pode ser um fator de proteção. Logo, o treinamento pode resultar em mudanças na ordem de recrutamento das fibras em agonistas e antagonistas, ou numa diminuição da inibição, algo capaz de ajudar no desempenho de alguns tipos de ações musculares.

Ativação do tecido muscular

Novas tecnologias têm surgido e vão continuar auxiliando a nossa compreensão das adaptações morfológicas e neurais com exercícios de força (Carroll et al., 2011). A imagem por ressonância magnética (RM), por exemplo, possibilita visualizar grupos musculares inteiros. Os músculos ativados podem ser observados por meio de alterações nas imagens, antes e depois dos exercícios. As imagens por RM mostram que a ativação muscular pode ter relação direta com o desenvolvimento de força resultante de ações musculares evocadas por ações voluntárias e por estimulação elétrica de superfície (Ploutz et al., 1994). Uma imagem por RM representativa, antes e de-

pois de séries múltiplas de 10RM de *leg press,* está demonstrada na Figura 3.22.

A força pode aumentar em consequência de adaptações neurais mesmo com pequenas mudanças na hipertrofia do músculo, em especial nas primeiras semanas de treino. As técnicas de RM são utilizadas para demonstração desse fenômeno (Conley et al., 1997; Ploutz et al., 1994). Num estudo que representa esse fenômeno, o treino foi realizado dois dias por semana, com um único exercício de extensão de joelho realizado com o membro esquerdo, com três a seis séries de 12 repetições (Ploutz e colaboradores, 1994). O valor de uma repetição máxima (1RM) aumentou por volta de 14% durante o período de treinamento na musculatura treinada da coxa esquerda, e 7% na musculatura da coxa direita não treinada. A área de seção transversa do músculo quadríceps femoral esquerdo aumentou em 5% e, no direito, não foram demonstradas alterações. Isso indica que fatores neurais influenciaram muito na melhora do 1RM, especialmente da coxa direita sem treino, porque a quantidade de hipertrofia muscular foi limitada.

Outro conceito demonstrado nos estudos anteriores foi que, após o treinamento, menos unidades motoras foram necessárias para levantar a mesma carga do momento pré-treino. Assim, um efeito do treino pode ser visto na fase inicial do treinamento, em que uma quantidade maior de força pode ser desenvolvida por área de seção transversal muscular. Portanto, se um programa de treino progressivo de força não é usado para recrutar mais unidades motoras após essa primeira fase de adaptação ao treino, será observado um platô ou progresso limitado. Noutras palavras, a demanda progressiva de um músculo imposta por um programa de treino resistido progressivo e periodizado é essencial para que sejam alcançadas adaptações. Isso pode ser alcançado pelo uso de cargas mais pesadas para determinado número de repetições, ou pela realiza-

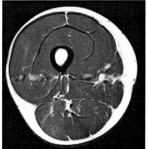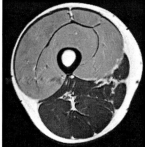

FIGURA 3.22 Imagem ponderada em T2 da porção média da coxa, antes (pré) e depois (pós) do exercício de extensão de joelho (cinco séries de 10 repetições, a 80% de 1RM). A cor mais clara da condição após o exercício demonstra a quantidade de ativação e exatamente onde ela foi mais intensa.

Cortesia do Dr. Jil, Slade, Department of Radiology, Michigan State University, East Lansing, M.

ção de menos repetições com cargas maiores. Ambos ativariam mais unidades motoras.

Os dados atuais proporcionam conhecimentos de por que uma modificação clássica do conceito de sobrecarga progressiva – em especial, treino periodizado, em que variações nas cargas e volume de exercício são usadas – pode, de fato, propiciar a recuperação de determinadas fibras musculares. Com o aumento da força muscular ao longo de um programa de treinamento, o uso de cargas pesadas, moderadas e leves promove a recuperação pelo fato de não recrutar intensamente algumas fibras musculares específicas em dias de treinamento leve a moderado. Ainda assim, um aumento de tensão por unidade de área de seção transversa do músculo ativado teria potencial de provocar um estímulo fisiológico para ganhos de força e crescimento tecidual (Ploutz et al., 1994). Os dias de treinamento de alta intensidade podem ativar ao máximo a musculatura disponível, mas ao se alterarem as intensidades de treino ao longo do tempo, o *overtraining* ou uma falta de recuperação podem ser minimizados (Fry, Allemeier e Staron, 1994; Fry, Kraemer, Stone et al., 1994; Kraemer e Fleck, 2007). Essas manipulações de treinamento periodizado são consideradas importantes, especialmente com aumento do nível de condicionamento ou treinamento.

Alterações na junção neuromuscular

O estudo de alterações fisiológicas no sistema nervoso das pessoas com treino resistido intenso é difícil porque biópsias musculares não podem ser usadas para a obtenção das junções neuromusculares (JNM) necessárias. Modelos animais são utilizados e propiciam os primeiros entendimentos da adaptabilidade de JNM com diferentes intensidades de exercício (Deschenes et al., 1993). Exercícios de corrida de alta e baixa intensidade realizados com ratos produziram um aumento na área da JNM no sóleo. Embora tenham sido observadas respostas hipertróficas em JNM nos dois grupos, o de alta intensidade mostrou mais sinapses dispersas e de formas irregulares; o grupo de baixa intensidade mostrou sinapses mais compactas e simétricas. O grupo que treinou com alta intensidade também exibiu um comprimento total maior das ramificações na JNM na comparação com os grupos de controle e baixa intensidade. Então, pode-se levantar a hipótese de que treinamento com exercícios de força de alta intensidade também produzem alterações morfológicas na JNM. Essas alterações podem ser de magnitude muito maior do que as que resultam de treino de *endurance*, em razão das diferenças na quantidade exigida de neurotransmissores necessários ao recrutamento de unidades motoras de alto limiar.

Utilizando um modelo de treinamento resistido de progressão em rampa, semelhante ao treinamento resistido em humanos, ratos participaram de um programa

de sete semanas de treino ou agiram como controles (grupo sem treino). Após o período de treinamento, as JNMs dos músculos sóleos, que em ratos são compostos principalmente por fibras do tipo I, foram analisados com técnicas de imunofluorescência (ver Figura 3.23) e as fibras musculares foram coloridas histoquimicamente. Os resultados indicaram que o treinamento resistido aumentou significativamente o perímetro (15%) e a área (16%) da placa motora, bem como a dispersão de receptores de ACh na região da placa terminal. As modificações na área pré e pós-sináptica com o exercício em rampa foram fortemente relacionadas, ou, noutras palavras, a área JNM nas membranas pré-sináptica e pós-sináptica mostraram as mesmas alterações (Deschenes et al., 2000). Não foram detectadas alterações significativas no tamanho ou no tipo das fibras musculares. Esses dados indicam que o estímulo do treinamento em rampa foi suficientemente potente para a remodelação da estrutura da JNM nas fibras musculares do tipo I, e que esse efeito não pode ser atribuído à hipertrofia da fibra muscular ou a qualquer mudança no perfil do tipo de fibra muscular, usando uma análise histoquímica da miosina ATPase. Essa desconexão entre as mudanças nas fibras musculares e a JNM foi também observada com treino de *endurance* em modelo com ratos. Surpreendentemente, foi demonstrado que o envelhecimento influencia de forma negativa o processo de remodelagem das JNMs em relação a treino de *endurance* (Deschenes, Roby e Glass, 2011). Ainda assim, com níveis mais altos de es-

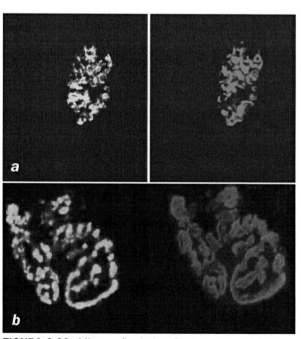

FIGURA 3.23 Micrografia da junção neuromuscular antes (*a*) e depois (*b*) de treino com aumentos das áreas pré e pós-junção neuromuscular.

Cortesia do laboratório do Dr. Michael Deschenes., Department of Kinesiology, The College of William and Mary, Williamsburg, VA.

tresse induzidos por sobrecarga, em modelo animal (ratos) usando ablação sinergística unilateral para sobrecarregar os músculos plantar e sóleo dos membros inferiores, mostrou-se que o envelhecimento não modificou a sensibilidade da remodelagem da JNM (Deschenes et al., 2007). Logo, a complexidade dos processos de remodelagem na JNM parece envolver o tipo e a intensidade de um exercício, podendo ser influenciada pelo envelhecimento se o exercício de *endurance* for a modalidade de treinamento.

Progressão temporal das alterações neurais: ganhos iniciais de força

Ao longo das décadas passadas, ficou claro que os rápidos ganhos iniciais de força podem ocorrer durante os dois ou três meses iniciais de um treino resistido. A teoria predominante é que esses ganhos sofrem grande influência de adaptações neurais iniciais (Moritani e DeVries, 1979, 1980; Sale, 1992). Após um programa de treinamento resistido, pode haver relações fracas entre aumentos de força e alterações na área de seção transversa (Ploutz et al., 1994) na circunferência de membros (Moritani e DeVries, 1979, 1980) e na área de seção transversa da fibra muscular (Costill et al., 1979; Ploutz et al., 1994; Staron et al., 1994), indicando que outros fatores são responsáveis pelo ganho de força. Num estudo, o treinamento isométrico produziu aumento de 92% na força estática máxima, mas somente de 23% na área de seção transversa muscular (Ikai e Fukunaga, 1970). Com base nessas evidências, os cientistas teorizaram que os fatores neurais têm uma influência na produção de força muscular (Carrol, Riek e Carson, 2001). Esses fatores neurais estão relacionados aos seguintes processos: aumento do impulso neural ao músculo (isto é, taxa de disparo e recrutamento), aumento da sincronização das unidades motoras, incremento da ativação dos agonistas, redução da ativação dos antagonistas, coordenação de todas as unidades motoras e do(s) músculo(s) envolvidos(s) num movimento e inibição dos mecanismos musculares protetores (isto é, órgãos tendinosos de Golgi). Outros fatores, porém, também podem ter um papel maior do que os antes referidos; por exemplo, a acreção inicial de proteína e a qualidade das alterações proteicas no músculo também podem colaborar para os primeiros aumentos na produção de força (Folland e Williams, 2007).

A qualidade da proteína (como alterações no tipo de cadeias pesadas de miosina e o tipo de enzima miosina ATPase) é modifica nas primeiras semanas de treino (de duas a oito semanas), podendo influenciar os primeiros ganhos de força. Já foi mostrado que mulheres e homens mudam significativamente a miosina ATPase para o tipo de fibra IIa a partir da fibra IIx com duas e quatro semanas de treino resistido, respectivamente. Logo, a qualida-

de da proteína começa a mudar muito rapidamente nessa fase inicial de um treino resistido de alta intensidade (Staron et al., 1994). Aumentos na força durante esse período são muito maiores dos que podem ser explicados por alterações na hipertrofia muscular, no nível de cada fibra ou de todo o músculo. Uma hipertrofia significativa de fibras musculares parece necessitar de mais do que 16 sessões de treinamento (Staron et al., 1994). Logo, não são apenas fatores neurais, mas também a qualidade da proteína, que podem influenciar os primeiros ganhos de força.

A resposta dos músculos ao treinamento nos dois primeiros meses depende da intensidade e do volume do exercício de força usado no programa. Aumentos na hipertrofia das células musculares têm sido vistos em até oito semanas com cargas de leve a moderadas (Campos et al., 2002). Um volume de treinamento maior pode intensificar com mais rapidez a hipertrofia do músculo nas fases iniciais (de uma a oito semanas) de treino, dessa forma fortalecendo a contribuição hipertrófica para ganhos de força e potência (Campos et al., 2002; Canonisa e Cafarelli, 1987; Carolyn e Cafarelli, 1992; Thorstensson, Karlsson et al., 1976). Entretanto, aumentos na força nas primeiras semanas de um programa de treino resistido parecem estar predominantemente relacionados a adaptações na qualidade neural e proteica. A acreção de proteínas e a hipertrofia muscular das unidades motoras recrutadas acabam por contribuir para aumentos da força e da potência.

Drive neural

O *drive* neural (uma medida da quantidade e amplitude dos impulsos elétricos nervosos direcionados aos músculos) relativo a um músculo pode ser pesquisado usando-se técnicas de eletromiografia integrada (EMG) (Häkkinen e Komi, 1983; Kamen, Kroll e Ziagon, 1984, Moritani e DeVries, 1980; Sale et al., 1983; Thorstensson, Karlsson et al.,1976). As técnicas de EMG medem a atividade elétrica em nervos e músculos e indicam a quantidade de *drive* neural de um músculo. Num desses estudos, oito semanas de treinamento de força com resistência externa dinâmica e constante causaram alteração em um nível mais baixo na proporção entre atividade EMG/força muscular (Moritani e DeVries, 1980). Uma vez que o músculo produziu mais força com uma quantidade mais baixa de atividade de EMG, mais produção de força ocorreu com um menor *drive* neural. Cálculos apontaram um incremento da força em 9% devido à hipertrofia induzida pelo treino, mas, na realidade, a força aumentou 30%. Acredita-se que esse aumento da força além do esperado, a partir da hipertrofia, resultou da combinação da mudança na razão EMG/força e 12% de aumento na atividade EMG máxima. Essa e outras pesquisas corroboram a ideia de que um aumento no *drive* neural máximo para um músculo aumenta a capacidade de produção de força. Assim, um menor *drive* neural é necessário para produzir qualquer força submáxima após o treinamento; consequentemente, há uma melhor ativação do músculo ou um padrão de recrutamento mais eficiente das fibras musculares. Entretanto, alguns estudos demonstram que o incremento da ativação do músculo não ocorre após o treinamento (MacDonagh, Hayward e Davies, 1983).

Unidades motoras adicionais podem ser recrutadas após o treino de força (Sale et al., 1983). Como um mecanismo de aumento da produção de força, esse processo pressupõe que a pessoa não consegue ativar simultaneamente todas as unidades motoras num músculo antes do treinamento. Porém, uma vez que isso pode ser válido para alguns músculos e não para outros, esse mecanismo pode não ocorrer para todos os músculos ou cargas (Belanger e McComas, 1983).

Outro fator neural capaz de causar um aumento na produção de força é a maior sincronização da ação das unidades motoras, que é obervada após treino de força (Felici et al., 2001; Milner-Brown, Stein e Yemin, 1973). A sincronização de unidades motoras resulta num aumento da atividade EMG (65 a 130%) e num aumento nas oscilações de força (Yao, Fuglevand e Enoka, 2000). Além disso, a sincronização é mais prevalente durante contrações de alta intensidade (Kamen e Roy, 2000). Essa ideia, entretanto, é questionada como um mecanismo causador de aumentos de força (Duchateau, Semmler e Enoka, 2006). Durante a produção de força submáxima, o aumento da sincronização das unidades motoras é, na verdade, menos efetivo na produção de força que a ativação não sincronizada das unidades motoras (Lind e Petrofsky, 1978; Rack e Westbury, 1969). A produção média de força obtida a partir da sincronização, com estimulações de 5 a 100% da capacidade máxima, não foi diferente da gerada pelos disparos não sincronizados (Yao, Fuglevand e Enoka, 2000). Portanto, não está claro se uma maior sincronização das unidades motoras produz mais força. Contudo, o aumento da sincronização resulta em maiores oscilações de força em tarefas isométricas simples (Carroll, Riek e Carson, 2001). Isso pode diminuir a estabilidade de uma ação muscular, podendo prejudicar o desempenho em algumas atividades.

O treinamento parece aumentar o período de tempo em que todas as unidades motoras podem estar ativadas em uma faixa de até 30 segundos (Grimby, Hannerz e Hedman, 1971). Uma adaptação desse tipo pode não causar aumento na força máxima, mas ajuda a mantê-la por tempo maior. Durante ações musculares voluntárias submáximas, as unidades motoras do tipo II e de alto limiar não costumam alcançar as taxas de estimulação requeridas para que ocorra tetania completa (DeLuca et al., 1982). Se a taxa de estimulação dessas unidades motoras de limiar elevado fosse aumentada, a verdadeira produção de força também aumentaria. Embora as adaptações neurais possam, sem dúvida, causar aumentos na força, não se sabe de forma precisa como todos os mecanismos neurais interagem para decorrer neste aumento. Além disso, pode haver uma elevada variabilidade entre as pessoas em relação aos mecanismos neurais associados à produção de força (Folland e Williams, 2011).

Mecanismos inibitórios

Os mecanismos reflexos de proteção que inibem a ação muscular, como os órgãos tendinosos de Golgi, foram sugeridos como fatores limitantes da produção de força muscular (Caiozzo, Perrine e Edgerton, 1981; Wickiewicz et al., 1984). O efeito desses mecanismos inibitórios pode ser parcialmente removido pela hipnose. Ikai e Steinhaus (1961) realizaram um estudo clássico, que mostrou que a força desenvolvida durante flexão máxima de cotovelo por indivíduos não treinados aumentou 17% sob hipnose, indicando haver uma potencial inibição para a produção de força máxima. No mesmo estudo, a força desenvolvida por indivíduos altamente treinados em força, sob hipnose, não foi significativamente diferente da força produzida no estado consciente. Os pesquisadores concluíram que a inibição pode ser um mecanismo de proteção e que o treinamento resistido resulta numa redução na quantidade da inibição quando são realizados esforços máximos. Esses mecanismos protetores parecem estar especialmente ativados quando grande quantidade de força é produzida, como a força máxima desenvolvida em velocidades lentas (Caiozzo, Perrine e Edgerton, 1981; Dudley et al., 1990; Wickiewicz et al., 1984).

Informações sobre os mecanismos protetores têm diversas aplicações práticas. Muitos exercícios no treino resistido envolvem ações dos mesmos grupos musculares de ambos os membros, simultaneamente, ou ações bilaterais. A força desenvolvida em ações bilaterais é de 3 a 25% menor que a soma da força desenvolvida por cada membro independente, em especial durante velocidades rápidas de contração (Jakobi e Chilibeck, 2001; Ohtsuki, 1981; Secher, *Rorsgaard* e Secher, 1978). A diferença entre a força desenvolvida durante uma ação bilateral e a soma da força desenvolvida pelos membros individualmente é chamada de **deficit bilateral,** e está associada à diminuição da estimulação de unidades motoras predominantemente de contração rápida (Jakobi e Chilibeck, 2001; Vandervoot, Sale e Moroz, 1984). A estimulação reduzida de unidades motoras pode ser devida à inibição pelos mecanismos protetores e, consequentemente, menos produção de força. O treinamento com ações bilaterais reduz o *deficit* bilateral (Secher, 1975) levando, então, a produção de força bilateral a valores mais próximos, ou deixando-a ainda maior, do que da soma da produção de força em condição unilateral. Embora o exercício bilateral diminua o *deficit*, a execução de exercícios unilaterais (treino isolado de cada membro) pode ser importante para igualar a força em ambos os membros. Exercícios unilaterais podem ser realizados com a utilização de halteres, *medicine balls*, exercícios com cabos e alguns tipos de aparelhos de treinamento com pesos.

Em experimentos que utilizaram modelo computacional envolvendo saltos verticais máximos com contramovimento, foi observado que uma diferença de 10% na força de uma perna pode ser compensada por variações biomecânicas decorrentes da produção de força a potência de cada membro, de modo que a altura do salto vertical pode não ser afetada pela diferença de força entre os membros (Yoshioka et al., 2010). Observou-se o mesmo resultado no salto agachado (SJ); a perna mais forte compensou a mais fraca no salto (Yoshioka et al., 2011). No entanto, ainda precisa ser melhor conhecido como essa assimetria na força dos membros influencia outros movimentos de uma só articulação e movimentos multidirecionais importantes nas habilidades desportivas. A reação hormonal aguda também difere entre exercícios bilaterais e unilaterais. As respostas agudas do hormônio do crescimento e da insulina são maiores no exercício bilateral do que no unilateral, o que não ocorre com a resposta do cortisol (Migiano et al., 2010). A resposta aguda do lactato sanguíneo também é maior, embora essas diferenças sejam devidas, possivelmente, à realização de trabalho 52% maior no exercício bilateral. Assegurar que tanto exercícios unilaterais quanto bilaterais sejam feitos quando necessários deve ser parte de todo projeto de programa de treino resistido.

O conhecimento dos mecanismos neurais de proteção pode ser útil na expressão da força máxima. Esses mecanismos parecem apresentar seu maior efeito em movimentos de baixa velocidade e altas cargas (Caiozzo, Perrine e Edgerton, 1981; Dudley et al., 1990; Wickiewicz et al., 1984). Um programa de treino resistido em que os antagonistas são ativados imediatamente antes da realização do exercício é mais eficaz no aumento de força em baixas velocidades do que um programa em que a pré-contração dos antagonistas não é realizada (Caiozzo et al., 1983). A pré-contração, de alguma forma, pode inibir em parte os mecanismos protetores neurais, permitindo então ações musculares mais intensas. A pré-contração dos antagonistas pode ser utilizada para otimizar o efeito do treino e inibir os mecanismos neurais de proteção durante um levantamento máximo. Por exemplo, imediatamente antes da realização do movimento de supino com carga máxima, movimentos forçados de flexão de cotovelo e músculos adutores da escápula realizados simultaneamente (isto é, movimentar a escápula na direção da coluna) podem possibilitar um incremento de força no movimento do supino, na comparação com a ausência de pré-contração dos antagonistas.

Treinamento de longa duração e alterações neurais

As adaptações neurais também podem desempenhar papel importante na mediação dos ganhos de força de praticantes avançados de treinamento de força. Ao longo de dois anos de treino, foram observadas alterações mínimas no tamanho das fibras musculares de competidores olímpicos de levantamento de peso, mas a força e a potência aumentaram (Häkkinen et al., (1988c) Dados de EMG demonstraram que a ativação voluntária muscular foi intensificada durante o período de treinamento. Então, mesmo nesses levantadores de peso altamente treinados, os mecanismos de incremento na força e potência podem estar relacionados a fatores neurais, já que a hipertrofia em músculos muito treinados pode ser limitada. No entanto, os sujeitos dessa investigação eram levantadores de peso que competiam em categorias classificadas por massa corporal, e ganhos em massa corporal não necessariamente intensificam sua vantagem competitiva. Além disso, os tipos de programas usados pelos levantadores de peso olímpicos são principalmente relacionados ao desenvolvimento de força e potência e associados à hipertrofia das fibras musculares nos músculos treinados (Garhammer e Takano, 1992; Kraemer e Koziris, 1994). Outros tipos de programas para fisiculturistas ou outros atletas podem ter algumas metas semelhantes no programa quanto a desenvolvimento da potência, mas devem ser planejados para atender as necessidades de incremento da massa muscular e do desempenho específico no esporte, ou de ambos. Portanto, os objetivos e os protocolos específicos do programa de treinamento podem ter papel central na adaptação neural ao treinamento resistido em atletas altamente treinados.

A representação clássica da relação para a interação dinâmica entre fatores neurais e de hipertrofia muscular, causadores de aumentos na força, encontra-se na Figura 3.24 (Sale, 1992). A progressão temporal para essas mudanças é bastante individual e afetada por vários fatores, como quantidade de fibras musculares, adaptações neurais, sexo e programa de treinamento. Nessa ideia de progressão, os fatores neurais explicam a maioria dos ga-

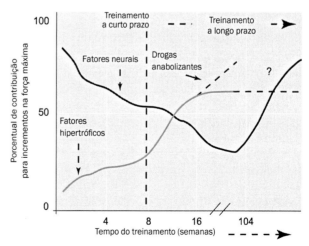

FIGURA 3.24 A interação dinâmica de fatores neurais e hipertróficos resultando no incremento da força durante períodos curtos e prolongados de treino.

nhos de força nas fases iniciais de um treino (tal como nas primeiras semanas a meses). A qualidade das proteínas também começa a mudar bem no início do treino, embora alterações significativas na seção transversal das fibras em razão da acreção proteica não sejam observadas no começo do treino. Após várias semanas, o tamanho das fibras musculares aumenta e começa, em teoria, a contribuir mais com os incrementos de força, em consequência do aumento na área de seção transversal muscular total. À medida que a hipertrofia atinge um limite superior, os mecanismos neurais podem, uma vez mais, explicar outros ganhos de força. Essa linha de tempo das adaptações, no entanto, é altamente dependente do tipo de programa, do nível inicial do treino e do nível de treinamento atingido. Logo, essa linha de tempo teórica pode agir apenas como um guia para as adaptações esperadas.

É interessante notar que os aumentos na área de seção transversa da fibra muscular variam de 20 e 40% na maior parte das pesquisas de treinamento. Poucas investigações apresentam períodos de treinamento com duração suficiente para aumentos no tamanho das fibras musculares além desse nível. As alterações na área de seção transversal das fibras musculares não refletem, necessariamente, a magnitude das alterações na área de seção transversal de todo o músculo, determinada por técnicas de imagem (RM, TC). Essa ausência de relação pode ser devida à possível necessidade de diversos exercícios ou ângulos de treinamento para que haja uma estimulação ideal de toda a área de seção transversal do músculo, enquanto alterações em uma fibra específica podem ocorrer por apenas um exercício (Ploutz et al., 1994). Ainda assim, ulteriormente, os ganhos em força e potência decorrentes do uso de cargas "progressivas e adequadas" na ativação da musculatura parecem ser restritos por um limite superior genético da adaptação neuromuscular (Häkkinen, 1989).

Curvas de força-tempo e força-velocidade

As curvas de força-tempo e força-velocidade são importantes quando se examinam formas de treino resistido, como o treino de potência, o pliométrico e o isocinético. Mudanças nessas curvas dependem da qualidade de mudanças neurais, da qualidade proteica e do tamanho do músculo obtidas com treinamento. Com o treinamento de força em condições ideais, a **curva de força-tempo,** que mostra aumentos na força com maior tempo de ativação muscular, movimenta-se para cima e para a esquerda (ver Figura 3.25). Uma configuração ideal do tipo de treinamento (envolvendo, por exemplo, periodização) é necessária para alcançar as alterações em todas as partes da curva de força-velocidade. Normalmente, estratégias de treinamento periodizado que intervêm em cada um dos componentes da equação de potência (ou seja, força e velocidade) são usadas para causar os aumentos de força e potência necessários para modificação da curva de força-tempo.

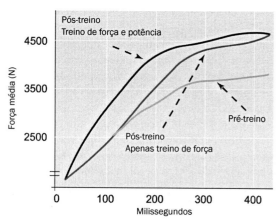

FIGURA 3.25 Resposta da curva força-tempo para o movimento de agachamento para vários tipos de programas de treinamento resistido.

Quando apenas treino de força máxima com cargas altas a velocidades relativamente lentas é realizado, a força máxima é incrementada, ainda que ocorram poucas alterações nas partes iniciais da curva de força-tempo. Isso significa que a força desenvolvida nos primeiros 100 a 200 milissegundos de uma contração muscular máxima muda muito pouco. Se forem realizados exercícios de força juntamente com o treino de potência, usando exercícios de potência como os pliométricos, levantamentos olímpicos ou saltos partindo da posição agachada, a força na primeira parte da curva de força-tempo é incrementada da mesma forma que os níveis máximos de força. Aumentos na parte inicial da curva de força-tempo são importantes para muitas atividades desportivas, uma vez que o tempo para o desenvolvimento de força é limitado. Por exemplo, um período de tempo muito reduzido é necessário para produzir força durante o contato dos pés com o solo durante *sprints*.

A **curva de força-velocidade** exibe capacidades de força máxima com mudanças na velocidade (ver Figura 3.26). Com aumento da velocidade de movimentos, a força máxima que um músculo é capaz de produzir de modo concêntrico aumenta. Essa é uma verdade empírica. Quando um atleta é solicitado a fazer um salto partindo da posição agachada com uma carga elevada relativa à sua 1RM, a carga será deslocada muito lentamente. No entanto, se ele for solicitado a realizar o mesmo salto com 30% de 1RM, a barra movimenta-se mais rápido. Velocidades máximas de encurtamento ocorrem quando não se movimenta cargas altas. A velocidade concêntrica máxima é determinada pela taxa máxima em que pontes cruzadas conseguem ser ativadas e desativadas com os locais ativos no filamento de actina. Portanto, uma elevada porcentagem de fibras tipo II resulta numa velocidade de contração mais rápida, deslocando a curva de força-velocidade para a esquerda e para cima.

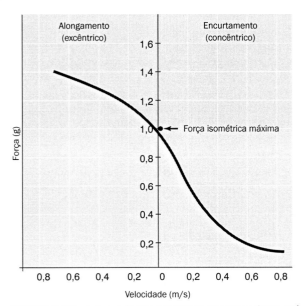

FIGURA 3.26 A curva força-velocidade mostra a força máxima diante da ocorrência de mudanças na velocidade das ações concêntrica e excêntrica musculares. Observe que a força máxima em qualquer ação excêntrica é maior do que a da ação muscular isométrica ou concêntrica.

Por sua vez, quando a velocidade de movimento aumenta, a força que o músculo consegue gerar excentricamente aumenta. Acredita-se que a causa disso seja a participação do componente elástico do músculo, mas a explicação real para essa reação continua sem esclarecimento. É interessante notar que a força excêntrica, até mesmo em baixas velocidades, é maior do que a força concêntrica ou isométrica máxima. Esse grande desenvolvimento de força quando se utilizam ações musculares excêntricas máximas tem relação com dano muscular em indivíduos destreinados. Porém, foi demonstrado que um músculo exposto a repetidas ações excêntricas pode adaptar-se, e as lesões ocorridas em cada sessão sucessiva de treino ficam reduzidas (Clarkson e Tremblay, 1988; Gibala et al., 2000; Howatson e van Someren, 2008; Mair et al., 1995). Interessantemente, a força excêntrica máxima não é alcançada em porcentagens de 1RM, em geral usadas nos treinamentos resistidos. Embora o treino concêntrico acarrete em mudanças na parte excêntrica da curva de força-velocidade, maiores incrementos de força ocorrem na parte concêntrica dessa curva em resposta ao treino concêntrico (ver a discussão sobre isocinética no Capítulo 2). Então, a porção excêntrica da repetição pode não estar sendo otimizada em termos de ganho de força. Por sua vez, o treinamento excêntrico resulta em alterações maiores na parte excêntrica da curva de força-velocidade. Logo, incluir componentes concêntricos e excêntricos numa repetição, como no treino de força tradicional, tem enorme importância em qualquer programa de treino resistido, quando são desejadas

mudanças na parte concêntrica e excêntrica da curva de força-velocidade.

As informações a respeito da velocidade na qual o treinamento é executado levam a quatro conclusões importantes (ver discussão sobre exercício isocinético no Capítulo 2). Primeiro, se o programa de treinamento prescreve o uso de somente uma velocidade de movimento, essa velocidade deve ser intermediária. Segundo, qualquer velocidade de treino aumenta a força numa faixa acima e abaixo da velocidade de treino. Terceiro, treino com velocidade específica pode ser necessário para otimizar o desempenho em alguns esportes. Quarto, de modo ideal, um programa periodizado, com cargas variadas, melhorará toda a curva de força-velocidade. Concluindo, há necessidade de mais pesquisas para uma distinção entre os efeitos dos fatores neurais e os das mudanças nas fibras musculares sobre as alterações na curva de força-velocidade.

Mudanças na composição corporal

Mudanças na composição corporal ocorrem em programas de treinamento resistido de curta duração (6 a 24 semanas). A Tabela 3.3 apresenta as alterações de composição corporal em razão de vários tipos de programas de treinamento. Normalmente, o corpo é dividido em dois compartimentos, quando examinada sua composição. Os termos *massa corporal magra* (MCM) e *massa livre de gordura* (MLG) costumam ser usados de forma alternada, embora tenham definições diferentes. Massa corporal magra refere-se à gordura essencial mais todos os tecidos não adiposos; massa livre de gordura refere-se a apenas todos os tecidos não adiposos. A gordura essencial é aquela necessária às funções normais do organismo. Não é possível ter 0% de gordura. As reservas lipídicas são necessárias à proteção do coração, dos rins e de outros órgãos vitais; também atuam como os componentes estruturais das membranas e como reservas de combustível para energia. Com os recursos comumente utilizados para determinar a composição corporal (pesagem hidrostática, dobras cutâneas, absorciometria de dupla energia [DEXA]), não é possível diferenciar a gordura essencial da não essencial, sendo então a MLG, na verdade, o que está sendo determinado. A massa adiposa é a massa de gordura que o corpo contém. A massa corporal total é igual à soma da MLG mais a massa adiposa. Para uma comparação, a massa adiposa costuma ser expressa como uma porcentagem da massa corporal total, ou percentual de gordura (% gordura). Por exemplo, se um atleta de 100 kg tem 15% de gordura, sua MLG, sua massa de gordura e sua massa corporal total estão relacionadas assim:

$$\text{Massa adiposa} = 0,15 \times 100 \text{ kg} = 15 \text{ kg}$$
$$\text{MLG} = \text{massa corporal total} - \text{massa adiposa}$$
$$= 100 \text{ kg} - 15 \text{ kg} = 85 \text{ kg}$$

Normalmente, os objetivos dos programas de treinamento de força são elevar o conteúdo livre de gordura e diminuir a massa adiposa e o percentual de gordura. Aumentos na MLG são geralmente vistos como aumentos de espelhamento no tecido muscular. O treinamento de força induz diminuições no percentual de gordura e aumentos na MLG (ver Tabela 3.3). A massa corporal total, na maioria das vezes, apresenta pequenos aumentos durante períodos curtos de treinamento. Isso ocorre tanto em homens como em mulheres que usam treinamento dinâmico com resistência externa constante (RECD), resistência variável, bem como treinamento isocinético (IC) com programas envolvendo uma variedade de combinações de exercícios, séries e repetições. Devido à variação no número de séries, repetições e exercícios e a alterações relativamente pequenas na composição corporal, é impossível chegar a conclusões concretas sobre qual é o programa de treinamento ideal para aumentar a MLG e diminuir o percentual de gordura. Porém, diversos estudos relatam alterações muito maiores na composição corporal com programas compostos por alto volume e múltiplas séries, em comparação com programas de baixo volume e séries simples (Kraemer et al., 2000; Marx et al., 2001), e sugere-se que programas periodizados podem resultar em maiores alterações na composição corporal do que programas não periodizados (Fleck, 1999).

TABELA 3.3 **Mudanças na composição corporal em razão de treinamento de força**

Referência	Sexo	Tipo de treinamento	Duração do treinamento (semanas)	Dias de treino por semana	Intensidade em % 1RM/Séries e repetições feitas se não há %, apenas resistência RM e repetições	Número de exercícios	Massa total (kg)	MLG (kg)	% de gordura
Withers et al., 1970	F	RECD	10	3	40-55% 1RM/1 série de repetições por 30 s	10	+ 0,1	+ 1,3	– 1,8
Withers et al., 1970	M	RECD	20	3	Intensidade 40-55% de 1RM/1 série de repetições por 30 s	10	+ 0,7	+ 1,7	– 1,5
Fahey e Brown, 1973	M	RECD	9	3	2 exerc 5 séries × 5 repetições 2 exerc 3 séries × 5 repetições 1 exerc 5 séries × 1 ou 2 repetições	5	+ 0,5	+ 1,4	– 1,0
Brown e Wilmore, 1974	F	RECD	24	3	8 sem. = 1 × série de 10, 8, 7, 6, 5, 4 repetições 16 sem =1 série de × 10, 6, 5, 4, 3 repetições	4	–0,4	+ 1,0	– 2,1
Mayhew e Gross, 1974	F	RECD	9	3	2 séries × 10 repetições	11	+ 0,4	+ 1,5	– 1,3
Misner et al., 1974	M	RECD	8	3	1 série × 3-8 repetições	10	+ 1,0	+ 3,1	– 2,9
Peterson, 1975	M	RV	6	3	1 série × 10-12 repetições	20	–	– 0,8	+ 0,6
Coleman, 1977	M	TI	10	3	2 séries × 8-10RM	11	+ 1,7	+ 2,4	– 9,1
Coleman, 1977	M	RV	10	3	1 série × 10-12RM	11	+ 1,8	+ 2,0	– 9,3
Gettman e Ayres, 1978	M	TI (60º/s)	10	3	3 séries × 10-15 repetições	7	– 1,9	+ 3,2	– 2,5
Gettman e Ayres, 1978	M	TI (120º/s)	10	3	3 séries × 10-15 repetições	7	+ 0,3	+ 1,0	– 0,9
Wilmore et al., 1978	F	RECD	10	2	2 séries × 7-16 repetições	8	– 0,1	+ 1,1	– 1,9
Wilmore et al., 1978	M	RECD	10	2	2 séries × 7-16 repetições	8	+ 0,3	+ 1,2	– 1,3

(continua)

TABELA 3.3 **Mudanças na composição corporal em razão de treinamento de força** *(continuação)*

Referência	Sexo	Mudanças baseadas no tipo de treinamento			Intensidade em % 1RM/Séries e repetições feitas se não há %, apenas resistência RM e repetições	Número de exercícios	Massa total (kg)	MLG (kg)	% de gordura
		Tipo de treinamento	Duração do treinamento (semanas)	Dias de treino por semana					
Gettman et al., 1979	M	RECD	20	3	50% 1RM, 6 sem. 2 séries × 10-20 repetições 14 sem. = 2 séries × 15 repetições	10	+ 0,5	+ 1,8	- 1,7
Gettman et al., 1979	M	TI	8	3	4 sem. = 1 série × 10 repetições (60º/s) 4 sem. = 1 série × 15 repetições (90º/s)	9	+ 0,3	+ 1,0	- 0,9
Gettman et al., 1980	M	RV	20	3	2 séries × 12	9	- 0,1	+ 1,6	- 1,9
Gettman et al., 1980	M	TI (60º/s)	20	3	2 séries × 12 repetições	10	- 0,6	+ 2,1	- 2,8
Hurley. Seals, Ehsani et al., 1984a	M	RV	16	3 ou 4	1 série × 8-12RM	14	+ 1,6	+ 1,9	- 0,8
Hunter, 1985	F	RECD	7	3	3 séries × 7-10 repetições	7	- 0,9	+ 0,3	- 1,5
Hunter, 1985	F	RECD	7	4	2 séries × 7-10 repetições	7	+ 0,7	+ 0,7	- 0,5
Hunter, 1985	M	RECD	7	3	3 séries × 7-10 repetições	7	+ 0,6	+ 0,5	- 0,2
Hunter, 1985	M	RECD	7	4	2 séries × 7-10 repetições	7	0,0	+ 0,5	- 0,9
Crist et al., 1988	M e F	RECD	6	5	—	—	+ 1,0	+ 2,0	- 3,0
Bauer, Thaier e Baras, 1990	M e F	CAE	10	3	4-7 séries × 20 s para repetições contínuas	—	0	+ 1,0	- 3,0
Staron et al., 1991	F	RECD	20	2	1dia/sem. 3 séries × 6-8RM 1 dia/sem. 3 × 10-12	3	+ 2,0	+ 6,0	- 4,0
Staron et al., 1989	F	RECD	18	2	3 séries × 6-8 repetições	4	0	+ 1,0	- 1,0
Pierce, Rozenek e Stone, 1993	M	RECD	8	3	3 séries sem. 3 × 10RM 3 sem. 3 séries × 5RM 2 sem. 3 séries × 10RM	10	+ 1,0	+ 1,0	- 4,0
Butts e Price, 1994	F	RECD	12	3	1 série × 8-12RM	12	- 0,1	+ 1,3	- 2,2
Staron et al., 1994	M	RECD	8	2	Primeiras 4 sem ciclo aquecim 6-8RM Segundas 4 sem ciclo aquecim 10-12RM	3	+ 0,7	+ 1,8	- 2,1
Staron et al., 1994	F	RECD	8	2	Ciclo treino 1 aquecim 6-8RM Ciclo treino 2 aquecim 10-12RM	3	+ 1,3	+ 2,4	- 2,9
Hennessy e Watson, 1994	M	RECD	8	3	2-6 séries × 1-10 repetições	7	+ 2,9	+ 3,7	- 1,4

(continua)

TABELA 3.3 **Mudanças na composição corporal em razão de treinamento de força** *(continuação)*

| Referência | Sexo | Mudanças baseadas no tipo de treinamento | | | Intensidade em % 1RM/Séries e repetições feitas se não há %, apenas resistência RM e repetições | Número de exercícios | Massa total (kg) | MLG (kg) | % de gordura |
		Tipo de treinamento	Duração do treinamento (semanas)	Dias de treino por semana					
Kraemer, 1997	M	RECD	14	3 3	1 série × 8-10RM 2-5 séries × 1-10RM	10 9	+ 1,4 + 4,3	+ 2,7 + 8,2	– 1,5 – 4,3
Kraemer, J.B. et al., 1997	M	RECD	14	3	3 séries × 10 repetições 3 séries × 1-10 repetições 1 séries × 8-12 repetições	4 4 4	+ 1,5 + 0,3 + 0,2	+ 1,1 + 0 + 0,4	+ 0,2 + 0,2 – 0,1
Hoffman e Kalfeld, 1998	F	RECD	13	4 dias/sem. por 3 sem. 1dia/sem.	3 sem 3-4 × 8-12 repetições	4-6	+ 2,6	+ 3,1	– 2,1
McLester et al., 2000	M e F	RECD	12	1	3 séries × 3-10 repetições	9	+ 0,4	+ 1,0	– 0,6
McLester et al., 2000	M e F	RECD	12	3	1 série × 3-10 repetições	9	+ 3,5	+ 4,6	– 1,2
Mazzetti et al., 2000	M	RECD	12	2-4	2-4 séries × 3-12 repetições	7 ou 8	+ 4,1	+ 1,4	+ 2,1
Kraemer, Keuning, Ratamess, 2001	F	RECD	12	3	2 ou 3 × 10 repetições	10	– 1,0	+ 3,6	– 5,3
Kraemer, Mazzetti, 2001	F	RECD	36	2 ou 3	1 série × 8-12 repetições	14	–	+ 1,0	– 2,5
Kraemer, Mazzetti et al., 2001	F	RECD	36	4	2-4 séries × 3-5 repetições 2-4 séries × 8-10 repetições 2-4 séries × 12-15 repetições	12	–	+ 3,3	– 4,0
Lemmer et al., 2001	M	EP	24	3	membro sup. 1 série× 15RM, membro inf. 2 séries × 15RM	8	+ 0,2	+ 2,0	– 1,9
Lemmer et al., 2001	F	EP	24	3	membro sup. 1 série × 15RM, membro inf. 2 séries × 15RM	8	+ 2,5	+ 1,9	+ 0,4
Marx et al., 2001	F	RECD	24	3	1 série × 8-12RM	10	–	+ 1,0	– 2,5
Marx et al., 2001	F	RECD	24	4	2-4 séries × 3-5 repetições 2-4 séries× 8-10 repetições 2-4 séries × 12-15 repetições	7-12	–	+ 3,3	– 6,7
Campos et al., 2002	M	RECD	8	2 para primeiras 4 semanas 3 para segundas 4 semanas	4 séries × 3-5RM	3	+ 2,3	–	–

(continua)

TABELA 3.3 **Mudanças na composição corporal em razão de treinamento de força** (*continuação*)

| Referência | Sexo | Tipo de treinamento | Mudanças baseadas no tipo de treinamento | | Intensidade em % 1RM/Séries e repetições feitas se não há %, apenas resistência RM e repetições | Número de exercícios | Massa total (kg) | MLG (kg) | % de gordura |
			Duração do treinamento (semanas)	Dias de treino por semana					
Campos et al., 2002	M	RECD	8	2 para as primeiras 4 semanas 3 para segundas 4 semanas	3 séries × 9-11 repetições	3	+ 1,7	–	–
Campos et al., 2002	M	RECD	8	2 para primeiras 4 semanais 3 para segundas 4 semanas	2 séries × 20-28 repetições	3	+ 1,3	–	–
Kemmler et al., 2004	F	RECD	29	2	1 série × 65-90%	11	–	–	–
Kemmler et al., 2004	F	RECD	29	2	2-4 séries × 64-90% 1RM	11	–	–	–
Galvão e Taaffe, 2005	M e F	RECD	20	2 e menos	1 série × 8 repetições	7 superior	– 0,1	+ 0,5	– 0,6
Galvão e Taaffee, 2005	M e F	RECD	20	2	3 séries × 8 repetições e inferior	7 superior	0	+ 0,7	– 1
Ibañez et al., 2005	M	RECD	16	Min. de 2 dias sem treino entre 2 e 4 dias consecutivos	Primeiras 8 sem 2-4 séries × 10-15 repetições (50-70% de 1RM) Segundas 8 sem 3-5 séries × 5-6 repetições (70-80% 1RM) 3-4 séries × 6-8 repetições (30-50% 1RM)	2 extensões de joelho 5 principais grupos musculares	– 0,5	+ 1,8	– 1,8%
Ades et al., 2005	F	RECD	5	3	1 séries × 10 repetições 2 séries × 10 repetições	8-1	0	– 0,6	–
Fleck, Mattie e Martensen, 2006	F	RVRV	14	3	3 séries × 10 repetições	11	– 0,4	2,0	– 1,2
Brooks et al., 2006	Sexo (fem e masc) TF 21/10 Controle 19/12	EP	16	3	Sem 1-8: 3 séries × 8 repetições a 60-80% 1RM sem 10-14: 3 séries × 8 repetições a 70-80% 1RM	5	–	+ 1,1	–
Ronnestad et al., 2007	M	RECD	11	3	Sem 1 e 2: 3 séries × 10 repetições superiores 1 série × 10 repetições superior Sem 3 e 4: 3 séries × 8 repetições superior 1 série × 8 repetições inferior sem 5-11: 3 séries × 7 repetições superior 1 série × 7 repetições inferior	8	+ 1,8%	–	– 7,5

(*continua*)

TABELA 3.3 Mudanças na composição corporal em razão de treinamento de força (*continuação*)

| Referência | Sexo | Mudanças baseadas no tipo de treinamento | | | Intensidade em % 1RM/Séries e repetições feitas se não há %, apenas resistência RM e repetições | Número de exercícios | Massa total (kg) | MLG (kg) | % de gordura |
		Tipo de treinamento	Duração do treinamento (semanas)	Dias de treino por semana					
Ronnestad et al., 2007	M	RECD	11	3	Sem 1 e 2: 3 séries × 10 repetições inferior 1 série × 10 repetições superior Sem 3 e 4: 3 séries × 8 repetições inferior 1 série × 8 repetições superior Sem 5-11: 3 séries × 7 repetições inferior 1 série × 7 repetições superior	8	+ 3,6%	–	– 12
Henwood et al. 2008	M e F	RECD	24	2	3 séries × 8 repetições a 75% de 1RM	6	+ 1,5	– 0,8	–
Henwood et al., 2008	M e F	RECD	24	2	1 série × 8 repetições a 45% 1RM 1 série × 8 repetições a 50% 1RM 1 série × ≥ 8 repetições a 75% 1RM	5	+ 1,2	– 0,6	–
Benson et al., 2008	M e F	RECD	8	2	2 séries × 8 repetições	11	+ 1,5	+ 1,4	– 0,3
McGuigan et al., 2009	M e F	RECD	8	3	Ciclo de treino 1: 3 séries × 10 repetições Ciclo de treino 2: 3 séries × 10-12 repetições Ciclo: 3 séries × 3-5 repetições	7 7 7	+ 1,1	+ 1,7	-1,2
Benton et al., 2011	F	RECD	8	3 não consecutivos	3 séries × 8-12 repetições	8	+ 1,4	+ 1,3	+ 0,2
Benton et al., 2011	F	RECD	8	4 consecutivos	3 séries × 8-12 repetições	6 superior ou 6 inferior	+ 0,7	+ 0,7	+ 0,1

EP – equipamento pneumático; RECD – treinamento dinâmico com resistência constante; RV – resistência variável; CAE – ciclo alongamento-encurtamento; TI – treinamento isocinético.

Ainda que alguns estudos relatem grandes aumentos na MLG, as maiores elevações reportadas de forma consistente são um pouco maiores do que 3 kg (6,6 lb) em aproximadamente 10 semanas de treinamento resistido sem uso de substâncias/medicamentos. Isso significa uma elevação na MLG de 0,3 kg (0,66 lb) por semana. Quando ganhos maiores na MLG são demonstrados, a causa pode estar associada a fatores tais como os praticantes estarem num período natural de crescimento. Os aumentos muito grandes na massa corporal que alguns treinadores querem para seus atletas durante o período fora de temporada possivelmente não serão na forma de massa muscular, a não ser que os atletas sejam jovens e estejam em período de crescimento.

A Tabela 3.4 resume os resultados de estudos que investigaram o percentual de gordura em fisiculturistas e levantadores olímpicos de peso e potência. O percentual médio de gordura desses homens altamente treinados em exercícios com carga variou de 4,1 a 15,6%, enquanto fisiculturistas mulheres apresentaram variação média de 6,4 a 20,4%. Para os fisiculturistas, esses valores diminuíram significativamente conforme o dia da competição se aproximou. Todos esses resultados são menores do que a média do percentual de gordura de homens e mulheres universitários, que variam de 14 a 16% e 20 a 24%, respectivamente. Portanto, atletas bem treinados em exercícios com carga são mais magros que a média de indivíduos de mesma idade.

É necessário ressaltar, porém, que, no período fora de temporada, a média do percentual de gordura da maioria dos grupos descritos, compostos por homens atletas, está acima dos níveis de gordura de 3 a 5% para homens e 12 a 14% para mulheres, necessários à manutenção da função corporal normal (Frish e McArthur, 1974; Heyward e Wagner, 2004; Sinning, 1974). No entanto, vários desses grupos se aproximaram dos níveis mínimos de gordura necessários à manutenção da função corporal normal, sendo que uns poucos estavam nesses níveis de percentual de gordura. Os níveis de gordura necessários às mulheres para manterem a função corporal normal podem ser maiores do que os níveis para homens, a fim de assegurar o funcionamento normal do ciclo reprodutivo (Frish e McArthur, 1974; Heyward e Wagner, 2004). Além disso, quando as pessoas se aproximam, ou alcançam, níveis essenciais de gordura e estão perdendo peso corporal total, grande parte do peso que perdem é massa livre gordura. Isso vale mesmo em indivíduos altamente treinados em força, como fisiculturistas, que continuam a treinar enquanto estão perdendo massa corporal total e massa adiposa (Too et al., 1998; Withers et al., 1997). Assim, os níveis essenciais de gordura não são vistos como ideais, ou almejados, por atletas.

TABELA 3.4 **Percentual de gordura de atletas avançados treinados em força**

Referência	Nível dos atletas	% gordura
Homens		
Fahey, Akka e Rolph, 1975	LO – nacional e internacional	12,2
Tanner, 1964	LO – nacional e internacional	10,0
Sprynarova e Parizkova, 1971	LO – nacional e internacional	9,8
Fry et al., 1995	LO – nacional e internacional	8,9
Katch et al., 1980	LO e basistas – nacional e internacional	9,7
McBride et al., 1999	LO – nacional AB – nacional	10,4 8,7
Fahey, Akka e Rolph, 1975	AB – nacional e internacional	15,6
Dickerman, Pertusi e Smith, 2000	AB – nacional e internacional (estudo de caso que alcançou recorde)	14,0
Fry, Kremer, Stone, et al., 1994a	LO – júnior nacional	5,0
Katch et al., 1980	F – nacional	9,3
Zrubak, 1972	F – nacional	6,6
Fahey, Akka e Rolph, 1975	F – nacional e internacional	8,4
Pipes, 1979	F – nacional e internacional	8,3
Bamman et al., 1993	F – regional (12 semanas pré-competição) F – regional (competição)	9,1 4,1
Manore, Thompson e Russo, 1993	F – internacional	6,9
Kleiner, Bazzarre e Ainsworth, 1994	F – nacional	5,0
Whiters et al., 1997	F – nacional (10 semanas pré-competição) F – nacional (competição)	9,1 5,0
Too et al., 1998	F – regional (competição)	4,1
Maestu et al., 1998	F – nacional e internacional	9,6 – 6,5*
Mulheres		
Freedson et al., 1983	F – nacional e internacional	13,2
Walberg-Rankin, Edmonds e Gwazdaus-kas, 1993	F – regional	12,7
Kleiner, Bazzarre e Ainsworth, 1994	F – nacional	9,0
Alway, 1994	F – nacional e internacional	13,8
Alway, 1994	F – nacional	18,7
Van der Ploeg et al., 2001	F – local (12 semanas pré-competição) F – local (competição)	18,3 12,7
Stoessel et al., 1991	LO – nacional e internacional	20,4
Fry et al., 2006	LO – nacional e internacional	6,4

LO – levantadores olímpicos; AB – atletas basistas; F – fisiculturistas.

* 9,6% = treinamento, 6,5% = pré-competição.

Sistemas hormonais no treinamento resistido

O sistema endócrino faz parte de um sistema sinalizador complexo e interativo que faz a mediação de uma grande quantidade de processos fisiológicos, seja no descanso, seja numa reação ao recrutamento de unidades motoras ao estresse induzido pelos exercícios. Muitas ações hormonais são sutis, mas sem elas não seria possível o funcionamento fisiológico normal. A função básica de um hormônio é enviar um sinal a um tecido-alvo via seu receptor. Com exercícios de força, as unidades motoras recrutadas comandam a quantidade de atividade muscular e, em contrapartida, a necessidade de vários hormônios que suportam as demandas homeostáticas agudas e de eventuais necessidades de reparo e recuperação de danos induzidos pelo estresse do exercício, levando a adaptações prolongadas no músculo e em outros tecidos.

Em termos clássicos, o sistema endócrino envolve uma molécula de **hormônio**, secretada por uma glândula no sangue, transportada a uma célula-alvo onde se liga a um receptor que envia um sinal à célula (tal como epinefrina liberada da medula pararrenal, que interage com os receptores beta 2 no músculo). O sistema em que um hormônio é liberado de uma célula e aglutinado ao receptor de outra é chamado de **sistema parácrino** (como os adipócitos que liberam leptina para interação com outras células de gordura); o sistema envolvido quando um hormônio é liberado de uma célula e interage com a mesma célula é chamado de **sistema autócrino** (como as fibras musculares que liberam uma variação juncional de IGF-1, ou fator de crescimento, para interagir com a mesma fibra muscular que o liberou). Portanto, os hormônios podem interagir com as células do organismo de diversas maneiras. A íntima associação de hormônios com o sistema nervoso faz do sistema endócrino potencialmente um dos sistemas fisiológicos mais importantes com relação a adaptações ao treinamento resistido. A interface sistemática geral dos hormônios com as células-alvo basicamente células musculares, está na Figura 3.27.

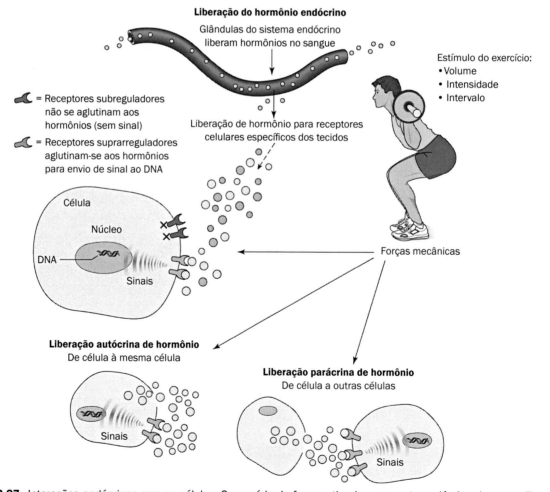

FIGURA 3.27 Interações endócrinas com as células. O exercício de força estimula a resposta endócrina do corpo, liberando hormônios. Esses hormônios interagem com diversos receptores celulares. Os sinais hormonais vêm dos mecanismos endócrino, parácrino e autócrino e interagem com o DNA celular, o que resulta em um sinal hormonal para um aumento ou uma redução na síntese proteica.

Os hormônios são moléculas sinalizadoras que enviam mensagens a receptores de células-alvo, aos quais se ligam. Dependendo da condição do receptor, o sinal pode ou não ser transmitido, uma vez que o hormônio pode ou não se ligar ao receptor. Os receptores são suprarreguladores, significando que aceitarão um sinal hormonal e que há um aumento na capacidade aglutinante máxima, ou são sub-reguladores para menos, significando que não aceitarão um sinal hormonal em razão da capacidade aglutinadora diminuída, ou pelo fato de já estarem saturados daquele hormônio. Com base em qualquer uma das condições aglutinantes anteriores, o sinal hormonal é aumentado, diminuído ou não existente. Além disso, quase todos os hormônios têm múltiplas células-alvo e estão envolvidos com múltiplos sistemas fisiológicos. Os tipos de hormônios e as formas de sua interação com o tecido-alvo diversificam suas ações (Kraemer, 1988, 1992a, b, 1994; Kraemer e Ratamess, 2005; Norris, 1980).

Já está bem estabelecido que exercícios de força ocasionam uma liberação de hormônios no sentido clássico, bem como pelos mecanismos autócrino e parácrino de liberação. E mais, esses mecanismos liberadores são sensíveis às variáveis agudas de um programa de treino, em que são manipuladas nos vários tipos de treino organizados durante as sessões de treinamento. O sexo e o nível de treinamento também podem modular a magnitude de uma resposta hormonal. Está claro que a liberação endócrina de hormônios é sensível às seguintes características, criadas por combinações diversas das variáveis de um programa agudo:

- Quantidade de massa muscular recrutada
- Intensidade da sessão de treino
- Quantidade de intervalo entre as séries e os exercícios
- Volume total do trabalho

Além das variáveis do programa agudo, outros mecanismos podem contribuir, em graus variados, às mudanças observadas nas concentrações hormonais do sangue periférico, nas respostas agudas a treino resistido e nas adaptações crônicas. Eles incluem:

- Alterações no volume de fluídos: os fluídos corporais tendem a migrar do sangue para as células como resultado do exercício. Essa migração pode aumentar as concentrações hormonais no sangue sem mudança na secreção das glândulas endócrinas. Existe a hipótese de que, a despeito do mecanismo de elevação, essas alterações na concentração aumentam a probabilidade de interação com receptores.
- Quantidade de síntese e quantidade de hormônios armazenados nas glândulas: esses fatores podem afetar a liberação e, em consequência, a concentração de um hormônio na circulação.
- Taxas de liberação de hormônios pelos tecidos (em especial, o fígado): os hormônios circulam por vários teci-

dos e órgãos (o fígado é um dos maiores órgãos processadores no corpo). O fígado fragmenta ou degrada alguns hormônios. Retardos no tempo para o hormônio ficar disponível para um tecido-alvo são entendidos como se deslocando através circulação no fígado e outros tecidos (como os pulmões). O tempo de liberação de um tecido mantém o hormônio afastado do contato com os receptores-alvo em outras partes do corpo, ou pode degradá-lo em uma substância não funcional.

- Degradação hormonal (isto é, fragmentação do hormônio): cada hormônio tem uma meia-vida específica. Noutras palavras, cada um está disponível para aglutinação aos receptores apenas durante uma quantidade específica de tempo antes da degradação.
- Acúmulo venoso do sangue: o fluxo sanguíneo que retorna ao coração é desacelerado pela grande quantidade de sangue nas veias; o sangue é retardado na circulação periférica devido à intensidade da atividade muscular (contrações musculares maiores do que 45% do máximo). Então o fluxo sanguíneo deve recuperar-se durante os intervalos, quando a atividade muscular está reduzida. Esse acúmulo de sangue pode aumentar as concentrações hormonais no sangue venoso e ainda aumentar o tempo de exposição aos tecidos-alvo.
- Interações com proteínas aglutinadoras no sangue: os hormônios se ligam a proteínas especializadas no sangue que auxiliam no transporte. **Hormônios livres** (isto é, os que existem no sangue e que não se aglutinam a uma proteína aglutinante) e hormônios ligados interagem de diferentes formas com o tecido. O hormônio livre costuma interagir com a membrana ou outros receptores celulares ou nucleares, ainda que pesquisas recentes mostrem que os agregados de hormônios, hormônios aglutinados a uma proteína aglutinadora ou um dímero hormonal (isto é, dois hormônios iguais aglutinados) também podem interagir com alguns receptores. Logo, a conceituação da aglutinação hormonal agora começou a ir além da "hipótese do hormônio livre", visto que se pensava que somente hormônios não aglutinados a uma proteína aglutinante poderiam se unir a um receptor e sinalizar o maquinário genético.
- Interações com receptores: todos os mecanismos antes mencionados interagem para produzir determinada concentração de hormônio no sangue, o que influencia o potencial para interação com os receptores no tecido-alvo. A interação com os receptores também é afetada por uma afinidade do receptor com o hormônio e pela densidade do receptor nas células-alvo. Esses fatores interagem e resultam em um número de sinalizações hormonais enviadas ao núcleo celular pelo hormônio, por um complexo hormônio-receptor, ou por sistemas mensageiros secundários.

Outro fator que pode influenciar a concentração hormonal medida no sangue é o momento adequado para a realização da coleta de uma amostra de sangue. Por exemplo, aumentos na testosterona sérica total são evidentes quando o sangue é coletado durante e imediatamente após protocolos de treinamento que utilizam exercícios com grandes grupos musculares (como levantamento-terra). Quando o sangue é coletado quatro horas ou mais após o exercício, outros fatores, tais como variações diurnas (flutuações normais ao longo do dia nos níveis de hormônios), ou fenômenos da recuperação podem afetar a concentração hormonal no sangue (ver Figura 3.28)

O treino de força pode aumentar agudamente (Kraermer et al., 1990, 1991; Kraemer, Dziados et al., 1993; Kraemer, Fleck et al., 1993) as concentrações de hormônios na circulação, embora os hormônios tenham diferenças de sensibilidade a diferentes tipos de variáveis agudas de um programa. O sistema endócrino tem uma função de apoio importante para os mecanismos de adaptação, sendo que, com treinamento contínuo, acaba por aumentar a produção de força pelos músculos (Kraemer, 1988, 1992a, 1992b; Kraemer et al. 1991, 1992, 1992b). No entanto, as respostas hormonais a exercícios de força estão altamente integradas à condição nutricional, à ingesta nutricional aguda, à condição de treinamento e a outros fatores externos (tais como estresse, sono, doença) que influenciam os processos de remodelagem e reparo do organismo. A regulação das concentrações de glicose no sangue, a regulação de líquidos, o controle da temperatura corporal, o controle do diâmetro dos vasos sanguíneos, a função cerebral e o metabolismo dos minerais são apenas algumas funções fisiológicas reguladas ou mediadas por ações hormonais durante um exercício. Concluída uma sessão de treino, os sistemas hormonais

do organismo ajudam a mediar os processos de reparo e remodelagem em tecidos danificados ou rompidos, com envolvimento da modulação de respostas anabólicas e catabólicas nas células e nos tecidos afetados pela sessão de exercícios. Há quem tenha anunciado o abandono da medida das concentrações hormonais no sangue, mas essa é uma abordagem ilógica, uma vez que esses dados representam uma etapa na biocompartimentalização de moléculas sinalizadoras das células-alvo, oportunizando um entendimento de reações explícitas. Precisa-se de uma compreensão adequada do contexto e da interpretação dos resultados, bem como um entendimento das características construtoras das células e tecidos que são alvo.

Glândulas endócrinas e tecidos melhoram sua estrutura e funcionamento para lidar com as demandas fisiológicas de um treino resistido. A Tabela 3.5 traz um resumo dos principais hormônios e suas ações.

Respostas e adaptações hormonais

Uma vez mais, além de manter a homeostase normal em células e tecidos, os hormônios agem como moléculas sinalizadoras e respondem em apoio às demandas do recrutamento de unidades motoras em relação ao movimento. Órgãos como músculos esqueléticos, ossos e tecido conectivo são, em última análise, as células-alvo da maioria dos programas de treinamento resistido. Entretanto, com o estresse induzido pelos exercícios de força, cada sistema requerido em apoio à resposta homeostática durante o exercício ou que está envolvido com a recuperação de experiências com exercício, tem um efeito do treino, incluindo as próprias glândulas endócrinas. Exemplificando, a liberação de epinefrina pela medula adrenal em atletas altamente treinados que realizaram exercícios em níveis máximos é maior do que em pessoas destreinadas; isso resulta em maior concentração hormonal sanguínea em atletas treinados, o que facilita os níveis elevados da função cardiovascular (Kraemer et al., 1985).

O sistema endócrino pode ser ativado em resposta a estresse decorrente de exercício de força de alta intensidade, ou ser alterado após período de treino resistido. Os mecanismos mediadores das mudanças homeostáticas agudas costumam reagir ao estresse por treino resistido de alta intensidade, com um forte aumento ou redução nas concentrações hormonais, regulando então uma função fisiológica, como o metabolismo proteico ou a ativação de células imunes. Ocorrem muitas adaptações no sistema endócrino parácrino e autócrino, sendo muitas vezes de difícil distinção entre si. Essas mudanças têm uma relação temporária com alterações nos órgãos-alvo com a tolerância ao estresse do exercício. Entretanto, fatores que não o estresse do exercício podem também afetar o sistema endócrino. Por exemplo, o nível de

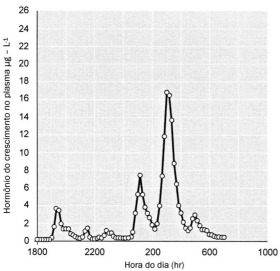

FIGURA 3.28 Exemplo de um padrão do ritmo circadiano do hormônio do crescimento imunorreativo (22 kD).

Cortesia do Dr. William J. Kraemer, Department of Kinesiology, University of Connecticut, Storrs, CT.

TABELA 3.5 **Hormônios selecionados do sistema endócrino e suas funções**

Glândula endócrina	Hormônio	Algumas funções importantes
Testículos	Testosterona	Estimula o desenvolvimento e a manutenção das características sexuais masculinas; promove o crescimento; interage com função de células-satélite; aumenta o anabolismo proteico.
Hipófise anterior	Hormônio(s) do crescimento	Estimula a liberação do fator de crescimento semelhante à insulina do fígado; interage com os adipócitos; aumenta a síntese de proteínas; promove o crescimento e o metabolismo orgânico.
	Adrenocorticotropina (ACTH)	Estimula a liberação de glicocorticoides pelo córtex adrenal.
	Hormônio estimulante da tireoide (TSH)	Estimula a síntese e a secreção de hormônio da tireoide.
	Hormônio folículo-estimulante (FSH)	Estimula o crescimento dos folículos no ovário, túbulos seminíferos nos testículos e óvulos, bem como a produção de espermatozoides.
	Hormônio luteinizante (LH)	Estimula a ovulação e a secreção de hormônios sexuais dos ovários e dos testículos.
	Prolactina (LTH)	Estimula a produção de leite nas glândulas mamárias; mantém os corpos lúteos e estimula a secreção de progesterona.
	Hormônio estimulante de melanócito	Estimula os melanócitos, que contêm o pigmento escuro melanina.
Hipófise posterior	Hormônio antidiurético (ADH)	Aumenta a contração da musculatura lisa e a reabsorção de água pelos rins.
	Ocitocina	Estimula contrações uterinas e liberação do leite pelas glândulas mamárias.
Córtex adrenal	Glicocorticoides	Inibem ou retardam a incorporação de aminoácidos às proteínas (cortisol, cortisona); estimulam a conversão de proteínas em carboidratos; mantêm o nível normal de açúcar no sangue; conservam a glicose; promovem metabolismo das gorduras.
	Mineralocorticoides	Aumentam ou diminuem o metabolismo de sódio-potássio, elevam os fluídos corporais (aldosterona, desoxicorticosterona).
Medula adrenal	Epinefrina	Aumenta o débito cardíaco; eleva a glicemia, fragmentação de glicogênio e mobilização de gorduras; estimula a produção de força muscular.
	Norepinefrina (10%)	Similar à epinefrina e ainda controla a constrição de vasos sanguíneos; cerca de 90% da norepinefrina vem do sistema nervoso simpático como um neurotransmissor.
	Pró-encefalinas (p. ex., peptídeo F, E,)	Analgesia, aumento da função imune.
Tireoide	Tiroxina	Estimula o metabolismo oxidativo nas mitocôndrias e o crescimento celular.
	Calcitonina	Reduz os níveis sanguíneos de fosfato de cálcio.
Pâncreas	Insulina	Oportuniza o armazenamento de glicogênio, auxilia na absorção de glicose.
	Glucagon	Aumenta as concentrações da glicose sanguínea.
Ovários	Estrogênios	Desenvolvem as características sexuais femininas; têm efeitos sistêmicos tais como crescimento e maturação de ossos longos.
	Progesterona	Desenvolve as características sexuais femininas; preserva a gestação; desenvolve as glândulas mamárias.
Paratireoide	Hormônio paratiróideo	Aumenta o cálcio no sangue, diminui o fosfato no sangue.

testosterona diminui com a ingesta de proteína ou uma refeição, o que indica captação aumentada pelo receptor androgênico. O potencial de adaptação é grande devido aos vários locais e mecanismos que podem ser influenciados. Logo, a interpretação das concentrações circulantes deve ser feita com cuidado, levando em consideração o contexto fisiológico de um aumento ou diminuição nas concentrações do sangue, em repouso ou após um exercício. Por exemplo, aumentos num hormônio podem ser um sinal importante para a regulação a maior

de um receptor, seguida de uma redução nas concentrações circulantes. Portanto, a interpretação das concentrações sanguíneas deve levar em conta o contexto das demandas do exercício e outros fatores externos (tais como nutrição, ambiente). Estresse físico pode aumentar uma concentração hormonal no sangue, ainda que isso não signifique que todos os tecidos-alvo serão afetados. Em razão das várias diferenças na profusão em circulação e nas demandas de recrutamento de unidades motoras específicas (como menos para exercício de tolerância e mais para exercício de força de alta intensidade), os sinais hormonais e as interações com receptores podem ser bastante diferentes, apesar de uma concentração similar no sangue. Entretanto, para, de forma sumária, descontar mesmo os pequenos aumentos ou reduções nas respostas hormonais a um estresse tão simples ou sem sentido, a complexidade real e o desenvolvimento evolutivo de um sistema hormonal altamente reagente e ativo não consegue enfrentar demandas fisiológicas. As reações do sistema neuroendócrino são um dos principais mediadores de adaptações a treino resistido.

Hormônios anabólicos e catabólicos

Os principais hormônios anabólicos envolvidos no crescimento e remodelagem do tecido muscular discutidos nesta seção são: testosterona, hormônio(s) do crescimento e fatores de crescimento insulina-símiles (IGFs). A insulina também pode desempenhar uma função central, mas não parece agir nas variações normais do metabolismo proteico (Wolfe, 2000). O cortisol desempenha um papel catabólico central, sendo ainda um hormônio vital além dessa função. Igualmente, os hormônios da tireoide são essenciais (já que sem eles, as reações químicas não podem ocorrer normalmente) às reações bioquímicas e metabólicas reguladas por outros hormônios (Greenspan, 1994).

Testosterona

Historicamente, a **testosterona,** um importante hormônio androgênico-anabólico, parece exercer influências importantes nas funções anabólicas do corpo humano, em especial, nos homens (Bricourt et al., 1994; Kraemer, 1988; Vingren et al., 2010). Após a secreção, a testosterona é transportada aos tecidos-alvo ligados a uma proteína de transporte, a chamada globulina aglutinadora de hormônio, depois do que se associa a uma proteína circunscrita à membrana ou a um receptor citossólico e é ativada, posteriormente migrando ao núcleo celular, onde ocorrem interações com receptores nucleares, o que resulta em síntese proteica. Quando os hormônios hipotalâmicos normais foram bloqueados em relação à produção do hormônio luteinizante, o que resultou em privação ou diminuição da concentração mínima de testosterona, em homens jovens durante programa de treino resistido, o desenvolvimento da força ficou frustrado, apesar de outros sistemas sinalizadores anabólicos terem permanecido intactos (Kvorning et al., 2006, 2007). Esse é um achado que demonstra a imensa importância das concentrações normais de testosterona no desenvolvimento das capacidades musculares de produção de força nos homens.

Nos homens, vários fatores parecem influenciar as concentrações séricas agudas da testosterona total (globulina livre mais aglutinadora de hormônio ligada ao sexo). A magnitude de aumento durante exercício de força parece influenciada pela massa muscular envolvida e pela seleção de exercícios (Volek et al., 1997), pela intensidade e o volume (Kraemer et al., 1990, 1991; Raastad, Bjoro e Hallen, 2000; Schwab et al., 1993), pela ingesta nutricional, como suplementação de proteína e carboidrato (Kraemer, Volek et al., 1998) e pela experiência de treino (Kraemer, Fleck et al., 1999). Exercícios que envolvem grandes massas musculares, como o levantamento olímpico (Kraemer et al., 1992), o levantamento-terra (Fahey et al., 1976) e o salto em posição de agachamento (Volek et al., 1997) demonstraram produzir significativas elevações na testosterona. Além disso, variar o estímulo do treino pode ser importante para ocasionar aumentos na testosterona sérica (Hickson, Hidaka et al., 1994). O aumento na testosterona sob condições de jejum age como um sinal que acompanha a Hz gerada pela carga externa e ativações de unidades motoras. Quando examinado sob condições de alimentação, a testosterona diminui no sangue em razão da absorção pelas células musculares, por meio de ligação aumentada com os receptores andrógenos no tecido ativado.

Nem todos os protocolos de exercícios de força aumentam a testosterona. A razão pode estar na coleta de amostra em estado de alimentação (proteínas e algum carboidrato), baixo volume e intensidade, períodos de descanso mais longos, falta de tecido muscular suficientemente ativado para afetar a ligação com receptor andrógeno ou uma falta do estresse físico necessário (como resposta adrenérgica) para estimular a sua liberação. Exemplificando, o exercício de extensão do joelho pode desenvolver força no quadríceps; no entanto, se esse for o único exercício na sessão, um aumento da testosterona na circulação pode não ser detectado devido à diluição das pequenas quantidades secretadas para um grande aporte sanguíneo. Muitos estudos ficam limitados pela medida da testosterona em somente um momento no tempo; coletivamente, porém, indicam, de forma independente ou em várias combinações, que as variáveis de exercícios a seguir podem aumentar muito as concentrações séricas de testosterona nos homens após sessões de exercícios de força.

- Exercícios que envolvem grandes grupos musculares (p. ex., levantamento-terra, arranque, agachamento)
- Alta resistência (85 a 95% de 1RM)
- Volume de exercício moderado a alto, atingido com múltiplas séries, múltiplos exercícios, ou ambos
- Breves intervalos de descanso (30 segundos a 1 minuto).

A maioria dos estudos mostra que as mulheres não costumam demonstrar aumento na testosterona induzido por exercício, após várias formas de exercício de alta intensidade (Bosco et al., 2000; Consitt, Copeland e Tremblay, 2001; Häkkinen e Pakarinen, 1995; Kraemer, Fleck et al., 1993; Stoessel et al., 1991). No entanto, os estudos também mostraram que as mulheres podem mostrar pequenos aumentos agudos de testosterona em resposta a exercício de força (Kraemer et al., 1991; Kraemer, Fleck et al., 1993; Nindl, Kraemer, Gotshalk et al., 2001). A resposta da testosterona pode variar de mulher para mulher, porque algumas são capazes de maior liberação de androgênio pararrenal. Aumentos grandes na testosterona sérica em repouso em razão de treino resistido foram mostrados; a resposta foi maior com treino de séries múltiplas e periodizadas de grande volume na comparação com programa de uma só série, após seis meses de treinamento (Marx et al., 2001). O tipo de programa de treino resistido (isto é, volume, quantidade de séries, intensidade) pode influenciar a magnitude da mudança na testosterona após uma sessão de exercícios. Um estudo com maior poder estatístico, decorrente do tamanho grande da amostra, mostrou pequenos aumentos de testosterona após uma sessão de exercício de força em mulheres (Nindl, Kraemer, Gotshalk et al., 2001). Portanto, os aumentos inconsistentes da testosterona nas mulheres podem resultar de pequenos aumentos e pela quantidade baixa de participantes nas amostras dos estudos, ou pela ineficácia dos exercícios de força.

As concentrações de androgênio em mulheres são um traço herdado, sugerindo que algumas mulheres são mais capazes de desenvolver massa de tecido magro e força do que outras. Isso pode ser devido a uma maior quantidade de fibras musculares em algumas, em consequência da influência da testosterona durante o desenvolvimento embrionário, bem como uma diferenciação celular. Essas são hipóteses que precisam de mais pesquisa (Coviello et al., 2011), embora indiquem que a resposta da testosterona ao treino pode depender de uma variedade de fatores, e que algumas mulheres podem evidenciar uma resposta de testosterona ao exercício que é superior à mostrada pela maioria delas.

Os androgênios adrenais, que não a testosterona, podem ter papel maior nas mulheres que nos homens, considerando as baixas concentrações de testosterona nas mulheres. Em repouso, as mulheres costumam apresentar maiores concentrações de androstenediona do que os homens. Em programas com quatro exercícios de três séries até a falha, com 80% de 1RM e intervalos para descanso de dois minutos, aumentos significativos na androstenediona de 8 a 11% ocorreram em homens e mulheres, respectivamente (Weiss, Cureton e Thompson, 1983). No entanto, a androstenediona é significativamente menos potente que a testosterona. Alguns poucos estudos examinaram a resposta aguda dos precursores de testosterona em exercício de força . Até o momento, pouco se sabe sobre o efeito dos aumentos intensos na androstenediona nos aumentos e hipertrofia da força dos músculos.

Alterações nos receptores androgênicos também são uma consideração importante na resposta da testosterona a exercícios de força. Usando um modelo com ratos, pesquisadores descobriram que, no sóleo, um músculo predominantemente com fibras de tipo I, os receptores androgênicos foram sub-regulados, ao passo que no *digitorum longus*, um músculo predominantemente com fibras de tipo II, os receptores androgênicos foram suprarregulados em resposta a treino de força. O que indica uma provável resposta específica de receptores androgênicos das fibras a exercícios de força (Deschenes et al., 1994). Levantadores de potência que usam esteroides anabolizantes têm uma expressão muito maior de receptores androgênicos em seus músculos, comparados a quem não usa esteroides (Kadi et al., 2000). É bem provável que isso se deve aos efeitos farmacológicos da substância anabolizante exógena no músculo esquelético. Além disso, a expressão de receptores androgênicos nos músculos do pescoço foi maior que nos da coxa, indicando uma diferença nos receptores em músculos diferentes. Carga excêntrica resulta num aumento do mRNA para receptores androgênico 48 horas após o exercício, indicando que as alterações agudas nos receptores podem ter relação com a síntese da proteína sinalizadora no processo de reparação no tecido muscular (Bammana et al., 2001). Logo, exercícios de força podem supra ou sub-regular o conteúdo de receptores androgênicos de modo específico numa fibra ou num músculo, e a resposta do receptor androgênico após o exercício pode ter relação com processos de reparação.

O volume de treino pode causar um impacto nos receptores sub e suprarregulares. Comparando uma série de 10RM com seis séries de 10RM no agachamento, pesquisadores observaram elevações significativas na testosterona sérica com protocolo de múltiplas séries, mas não com protocolo de uma série. Uma hora após a sessão, não foram mostradas alterações no conteúdo dos receptores androgênicos no quadríceps femoral com protocolo de uma série. Entretanto, foi observada uma diminuição nesse conteúdo com protocolo de séries múltiplas, indicando que o volume de exercícios influencia a resposta do receptor androgênico (Ratamess et al., 2005). A diminuição nos receptores androgênicos com protocolo de séries múltiplas demanda mais explicações. Postulou-se que a primeira reação nos receptores androgênicos com protocolo de séries múltiplas após o exercício é uma estabilização ou nenhuma mudança, seguida de uma diminuição no conteúdo desses receptores que leva a um efeito rebote ou uma suprarregulação neles, resultando num aumento na capacidade aglutinadora máxima (Kraemer e Ratamess, 2005; Ratamess et al., 2005; Vingren et al., 2010). Portanto, a reação dos receptores androgênicos depende de quando seu conteúdo é mensurado, e a resposta do receptor pode depender da reação da testosterona e co-mandar o padrão de mudanças no biocompartimento do sangue.

Para determinar se níveis mais altos de testosterona podem aumentar a resposta do receptor androgênico com exercícios de força, os sujeitos fizeram esse tipo de exercício com os membros superiores do corpo, o que aumentou as concentrações de testosterona no sangue, antes da realização do exercício de extensão de joelho em alta intensidade *versus* a realização somente do mesmo exercício de alta intensidade com concentrações de testosterona normais em repouso. O conteúdo dos receptores androgênicos foi aumentado com a realização do exercício de força, evidenciando que maiores concentrações de testosterona circulante estimulam a suprarregulagem dos receptores (Spiering et al., 2009). Um estudo similar, usando exercício para os membros inferiores de modo a aumentar a testosterona (bem como o hormônio do crescimento), antes de exercício de membros superiores, mostrou intensificação do desenvolvimento da musculatura e da força dos membros superiores, na comparação com exercício isolado para membros superiores, em que os hormônios anabólicos não estavam elevados antes do início do exercício (Rønnestad, Nygaard e Raasrad, 2011). Isso indica a possibilidade da existência de uma intercomunicação entre a concentração de testosterona e a resposta do receptor a exercício de força que resulta na reação anabólica ao exercício.

A condição de treinamento também pode influenciar a reação da testosterona e do receptor em homens e mulheres. Homens e mulheres altamente treinados em força mostram aumentos na testosterona total e livre em resposta a exercícios de força, embora as mulheres mostrem valores entre 20 e 30 vezes mais baixos. Nelas, entretanto, os receptores androgênicos aumentaram mais rapidamente na fase de estabilização do receptor, e mostraram sub-regulação, seguida de suprarregulação dos receptores em uma hora. Os homens estavam ainda na fase de sub-regulação, conforme antes percebido, uma hora após o exercício (Vingren et al., 2009). Isso indica que o tempo decorrido da sub e suprarregulação dos receptores pode ser diferente entre os sexos. Além disso, as quantidades de receptores glicocorticoides nos dois sexos não mudou. Todavia, como as mulheres mostraram concentrações mais altas de cortisol após o exercício, os receptores de glicocortisol nelas poderiam estar saturados. Em razão dos papéis catabólicos desempenhados pelo cortisol no músculo e sua interferência na aglutinação do receptor androgênico no nível dos genes, a interpretação desses achados não está esclarecida.

A condição nutricional pode influenciar a resposta da testosterona e dos receptores ao exercício. A maioria dos estudos mediu a resposta da testosterona em estado de jejum. Consumir proteínas e carboidratos resulta em menores concentrações de testosterona no sangue na comparação com nenhum consumo calórico; essa hipó-

tese deveu-se à absorção da testosterona pelos receptores androgênicos do músculo esquelético (Chandler et al., 1994; Kraemer, Volek et al., 1998). Para testar essa hipótese, cientistas fizeram com que os sujeitos da pesquisa realizassem uma sessão de exercícios de força (quatro séries de agachamento de 1RM, supino, remada e meio--desenvolvimento) duas vezes, separados por uma semana. Após cada sessão de treino experimental, os sujeitos ingeriram placebo (água) ou uma batida, consistindo em 8 kcal . kg^{-1} . massa corporal^{-1}, consistindo em 56% carboidrato, 16% proteína e 28% gordura (Kraemer, Spiering et al., 2006). A testosterona diminuiu a partir dos valores em descanso durante a recuperação, ao passo que os receptores androgênicos aumentaram quando a batida foi ingerida. A resposta dos receptores androgênicos foi maior com essa ingesta do que com a ingesta de água. A partir disso, parece que ingerir proteínas e carboidratos aumenta a resposta suprarregulada do receptor androgênico. Pode ser essa uma das razões para a valorização do uso de suplementação com proteína e carboidrato, antes e depois de sessão de treino resistido.

As informações anteriores referem-se a reações agudas ou de curta duração do treino resistido em pessoas destreinadas ou moderadamente treinadas. Ao longo de dois anos de treinamento, ocorreram aumentos nas concentrações de testosterona sérica em repouso em levantadores de peso de elite (Häkkinen et al., 1988c). Isso foi concomitante com aumentos no hormônio folículo-estimulante e no hormônio luteinizante, que são os reguladores cerebrais superiores da produção e liberação da testosterona. Essas alterações podem ajudar a aumentar as adaptações neurais que ocorrem para ganhos de força em atletas de potência altamente treinados. As mudanças na testosterona mostraram semelhanças notáveis com os padrões de mudanças na força; porém, a proporção entre globulina aglutinadora do hormônio sexual e a testosterona espelharam as mudanças na força ainda mais intimamente. É interessante se pensar que em atletas com muito pouco potencial de adaptação a mudanças na hipertrofia muscular (isso é, atletas de força altamente treinados), as alterações na cinética da testosterona podem ser um dos elementos de uma estratégia de adaptação mais avançada de aumento das capacidades de força do músculo via fatores neurais. Isso pode refletir a inter-relação de vários fatores neurais e hipertróficos envolvidos na mediação das mudanças de força e potência à medida que o tempo do treinamento se prolonga durante anos.

Hormônio(s) do crescimento

O **hormônio do crescimento** (growth hormone GH) parece ter envolvimento com o processo de crescimento do músculo esquelético e muitos outros tecidos no organismo (Kraemer et al., 2010). Além disso, seu papel no metabolismo também parece diversificado. O GH tem efeitos positivos no crescimento, algo importante ao desenvolvimento normal da criança; no entanto, ele também parece desempenhar um papel fundamental na adaptação do organismo ao estresse induzido pelo treino resistido. Os principais papéis fisiológicos atribuídos ao hormônio do crescimento incluem:

- diminuição da utilização de glicose no metabolismo
- diminuição da síntese de glicogênio
- aumento do transporte de aminoácidos através das membranas celulares
- aumento da síntese proteica
- aumento da utilização de ácidos graxos no metabolismo
- aumento da lipólise (fragmentação das gorduras)
- aumento da disponibilidade de glicose e aminoácidos
- aumento da síntese de colágeno
- estímulo do crescimento de tecido conectivo
- aumento da retenção de nitrogênio, sódio, potássio e fósforo pelos rins
- aumento do fluxo plasmático renal e filtração glomerular
- promoção da hipertrofia renal compensatória

Como é possível que um polipeptídeo aminoácido 191 possa ser responsável por tantas funções? A resposta é que o GH não é um hormônio, mas parte de uma superfamília complexa de variantes do GH, agregados e proteínas aglutinadoras (mais detalhes em Kraemer et al., 2010). A meta dessa discussão é revisar a reação do GH ao treinamento resistido. O GH é secretado pela glândula pituitária anterior. No entanto, como não se trata de um hormônio, mas de uma superfamília heterogênea de moléculas de GH, isso complica nossa compreensão da sua resposta e das adaptações aos exercícios de força.

A superfamília do GH inclui muitas isoformas diferentes, variantes ou agregados do hormônio do crescimento aminoácido 191, geneticamente produzido na glândula pituitária anterior. Existem vários exemplos de mais de 100 modificações diferentes possíveis do hormônio GH original. Você pode ter uma variante interligada chamada variante interligada mRNA kD 20, que tem os aminoácidos removidos do polipeptídeo kD 22, ou homodímeros ligados ao disulfídeo (isto é, dois GH kD 22 unidos) e heterodímeros (isto é, duas isoformas GH unidas, 22 kD e 20 kD, ou 22 kD e uma proteína aglutinante do GH); GH glicosilado; oligômeros de alto peso molecular (isto é, múltiplas proteínas aglutinantes e GH que formam uma proteína de alto peso molecular); formas do GH limitadas pelos receptores; e fragmentos hormonais que resultam da proteólise (Baumann, 1991a). Há ainda duas proteínas aglutinadas ao GH, uma com alta afinidade e outra com baixa afinidade, que agem como receptores para o domínio central do complexo receptor de peptídeos, que se agrega ao GH e a outras isoformas do GH, ajudando a criar agregados de peso molecular maior, junto com as isoformas GH que se agregam às isofor-mas do GH. A GHBP de alta afinidade aumenta de forma aguda com exercícios de força, mas não parece influenciada de forma crônica pelo treinamento resistido (Rubin et al., 2005). Logo, a complexidade das secreções do hormônio do crescimento da pituitária anterior é difícil de compreender (Kraemer et al., 2010).

As ações de muitos membros da superfamília GH não estão entendidas com clareza. Entretanto, considerada a sua natureza complexa e as várias ações fisiológicas, suas respostas ao exercício podem ser diferentes. Além disso, alguns dos efeitos dos hormônios do crescimento no metabolismo de lipídeos, carboidratos e proteínas, no crescimento longitudinal de ossos e no *turnover* proteico da musculatura esquelética talvez sejam controlados por diferentes isoformas de GH (Hymer et al., 2001; Rowlinson et al., 1996).

A ideia de que membros diferentes da família GH possam ter respostas diferentes ao exercício e que a compreensão dessa resposta seja complicada é mostrada pelos exemplos a seguir. Os efeitos do exercício de força de alta intensidade no GH circulante biologicamente ativo em mulheres jovens medidas via técnicas do imunoensaio (22 kD *versus* bioensaio (> 22 kD) são diferentes (Hymer et al., 2001). Por exemplo, o efeito agudo do exercício de força foi um aumento significativo das isoformas moleculares de GH de peso molecular mais baixo (30 a 60 kD e < 30 kD), quando mensuradas com o método imunofuncional (Strasburger et al., 1996), ao contrário do método de bioensaio clássico da linha tibial em ratos. Sem dúvida, esses dois ensaios não estão medindo os mesmos membros da superfamília GH, ou não são idênticos em sua sensibilidade, quando medem o GH. Enquanto isso, aumentos circulatórios agudos foram observados em homens para o GH bioativo (> 22 kD) usando o bioensaio da linha tibial (McCall et al., 2000). Isso indica que a resposta do GH pode ser diferente, dependendo do ensaio usado para a medida dessa resposta. Logo, se nem todos os ensaios para o GH estão medindo a mesma molécula GH, a interpretação desses resultados deve ter uma relação com o tipo de ensaio empregado. Historicamente, a maioria dos estudos mediu o GH com apenas o imunoensaio, que determina somente as respostas e as adaptações do polipeptídeo GH kD 22. Estudos recentes mostram que isso pode não representar a forma do GH mais ativa, biologicamente, no organismo. Portanto, pesquisas futuras devem levar em consideração o controle complexo que a pituitária exerce sobre a resposta fisiológica e a adaptação do GH, bem como os membros da superfamília.

A complexidade da resposta ou adaptações dos hormônios do crescimento ao exercício é mostrada pelos exemplos a seguir. Identificado há mais de uma década, um peptídeo pequeno chamado peptídeo da linha tibial (cerca de 5 kD) foi encontrado no plasma humano e no tecido pituitário humano após a morte (Hymer et al., 2000). Não é parte das superfamílias GH ou IGF de polipeptídeos, embora controle o crescimento da placa de crescimento nos ossos. No entanto, uma vez que interações com outros tecidos parecem possíveis, talvez seja importante na resposta e adaptação ao treinamento resistido.

A principal isoforma circulante do GH é o hormônio polipeptídeo 22 kD, que é também o mais comum GH mensurado. No entanto, outros fragmentos ligados, inclusive os resíduos ausentes 32-46 do 22 kD, ou os resíduos ausentes 1-43 e 44-191, fazendo 5 e 17 kD, respectivamente, foram identificados. A distribuição do GH 22 kD e das isoformas não 22 kD varia no sangue humano, o que pode ocorrer em razão das taxas variadas da depuração metabólica, das proteínas aglutinantes circulantes e da formação de fragmentos de GH em tecidos periféricos (Raumann, 1991b). É interessante observar que as concentrações em repouso dos agregados GH bioativos são drasticamente mais altas do que as da isoforma 22 kD (tais como concentrações em repouso da isoforma 22 kD cerca de 5 a 10 $\mu g \cdot L^{-1}$ *versus* GHs agregados bioativos cerca de 1.900 a 2.100 $\mu g \cdot L^{-1}$), sugerindo que as isoformas GH agregadas bioativas possam ter um potencial bem maior para interações teciduais. A presença e os possíveis papéis biológicos dessas isoformas e agregados da superfamília do GH dos polipeptídeos no controle do metabolismo das gorduras e das ações promotoras do crescimento tornam o papel do monômetro primário 22 kD menos esclarecido (Kraemer et al., 2010).

Alterações na circulação do sangue com o exercício e os efeitos da administração do GH recombinante foram examinados, na tentativa de se compreender os efeitos do GH (Hymer et al., 2000, 2001; McCall et al, 2000; Wallace et al., 2000). Historicamente, esses efeitos do GH foram investigados pelo exame do polipeptídeo imunorreativo 22 kD ou pela forma recombinante (Nindl et al., 2003). Embora ainda não totalmente compreendidos, acredita-se que alguns efeitos do GH sejam mediados pela estimulação dos fatores do crescimento tipo a insulina, liberados pela célula (IGFs; ver a parte Fatores do Crescimento Semelhantes à Insulina, mais adiante), via mecanismo autócrino, parácrino e/ou endócrino (Florini, Ewton e Coolican, 1996; Florini et al., 1996). Ainda que as interações de aglutinação exatas com o músculo esquelético continuem desconhecidas, algumas informações indicam que o GH se aglutina aos receptores da musculatura esquelética nos porcos (Schnoebelen-Combes et al., 1996). Além disso, a administração exógena do GH em crianças e adultos com deficiência desse hormônio mostrou aumentar a massa muscular e diminuir a gordura corporal (Cuneo et al., 1991; Rooyackers e Nair, 1997). Essa informação sugere a conclusão óbvia de que o GH tem um papel anabólico importante no crescimento do músculo esquelético e que esses efeitos do GH na

musculatura esquelética parecem exercer influências diretas e indiretas.

É possível que as adaptações ao treinamento sejam mediadas pela capacidade do GH de aumentar a síntese da proteína muscular e diminuir a fragmentação proteica (Fryburg e Barren, 1995). Além disso, sabe-se que o GH estimula a liberação dos aminoácidos disponíveis para a síntese *in vivo* das proteínas, bem como a liberação de outros fatores do crescimento (como IGF-1) das células musculares, dessa forma implicando o GH na recuperação e reparo de tecidos (Florini, Ewton e Coolican, 1996). Além disso, mostrou-se a ocorrência de aumentos nas concentrações circulantes do GH durante exercício de força de alta intensidade ou depois dele (ou ambos) nos homens (Kraemer et al., 1990), mulheres (Kraemer, Fleck et al., 1993) e idosos (Kraemer, Häkkinen et al., 1993). Isso indica que aumento da secreção de GH e seu potencial aumentado associado para interações com receptores ajudam a melhorar o tamanho, a força e a potência musculares após exercício de força de alta intensidade. O aumento da secreção também pode estar associado ao reparo e remodelagem do tecido muscular, após exercício de força.

O GH humano de 22 kD parece aumentar durante e 30 minutos após o exercício de força; o aumento desses valores estão associados a envolvimento de mais massa muscular para a realização do exercício (Kraemer et al., 1992), aumento da intensidade do exercício (Pyka, Wiswell e Marcus, 1992; Vanhelder, Radomski e Goode, 1984), aumento do volume do exercício (Häkkinen e Pakarinen, 1993; Kraemer, Fleck et al., 1993) e intervalo menor entre as séries (Kraemer et al., 1990, 1991; Kraemer, Patton et al., 1995). Entretanto, como nem todo programa de treinamento resistido produz elevação significativa nas concentrações séricas do GH 22 kD, é possível a necessidade de um limiar de volume e intensidade para as ocorrências de aumento (Vanhelder, Radomski e Goode, 1994). O aumento de GH 22 kD induzido pelo exercício, tem uma relação significativa com a magnitude da hipertrofia de fibras musculares tipo I e tipo II (e = 0,62-0,74), após treino resistido (McCal et al., 1999). Isso indica que o GH 22 kD, de certa forma, influencia a hipertrofia das fibras.

O aumento do volume de exercícios de força costuma aumentar a resposta aguda de GH. Programas de treino de intensidade moderada a elevada no trabalho total, com curtos intervalos de descanso, parecem apresentar os maiores efeitos na resposta aguda do GH 22 kD em comparação com treinamento de força ou potência convencionais que utiliza cargas altas, poucas repetições e longos intervalos entre as séries em homens (Kraemer et al., 1990, 1991) e mulheres, embora as concentrações em repouso do GH sejam bastante mais altas nas mulheres (Kraemer, Fleck e colaboradores, 1993). O efeito do volume na resposta do GH é mostrado pelo fato de 20 repetições de 1RM no agachamento produzirem apenas leve aumento no GH, ao passo que foi observado aumento substancial no GH após 10 séries de 10 repetições, com 70% de 1RM (Häkkinen e Pakarinen, 1993). Protocolos de múltiplas séries provocaram maiores respostas de GH que protocolos de série única, nos dois sexos (Craig e Kang, 1994; Gotshalk et al., 1997; Mulligan et al., 1996). Esses dados indicam que um programa de intensidade moderada, mas com altos volumes ou trabalho total também alto com intervalos curtos pode provocar o maior aumento agudo das concentrações de GH 22 kD, possivelmente devido às altas demandas metabólicas.

O efeito de demandas metabólicas elevadas na liberação do GH 22 kD tem apoio da grande correlação entre as concentrações de lactato sanguíneo e GH sérico (Häkkinen e Pakarinen, 1993), e foi proposto que o acúmulo de H^+ associado à acidose láctica pode ser um fator primário a influenciar a liberação do GH 22 kD (Gordon et al. 1994). Esse achado tem apoio de uma reação atenuada do GH após alcalose induzida, durante ciclo de alta intensidade (Gordon et al., 1994). Há relatos de que hipóxia, segurar a respiração, aumentar a acidez e o catabolismo proteico aumentaram a liberação do GH 22 kD, podendo afetar também a liberação de agregados GH de peso molecular superior. Logo, as demandas metabólicas do exercício de força têm um papel importante nas concentrações de GH no sangue.

Outros fatores, além de volume e intensidade do treinamento, também podem afetar a resposta do GH 22 kD ao exercício. A resposta do GH a exercício de força de alta intensidade é significativamente maior quando usadas repetições concêntricas-excêntricas convencionais, comparadas a apenas repetições concêntricas (Kraemer, Dudley et al., 2001). Isso indica que o GH 22 kD é sensível ao tipo específico de ações musculares utilizadas durante treino resistido. Tal como com a testosterona, a ingestão de carboidrato e proteína afeta a resposta do GH. Por exemplo, a suplementação dessas duas substâncias antes do exercício e duas horas após o exercício resulta em redução do nível do GH no sangue (Chandler et al., 1994).

Uma experiência de treinamento pode ainda influenciar a resposta do GH. Experiência de treino aumentada em homens resulta numa resposta aumentada do GH 22 kD durante e após o exercício de força (Kraemer et al., 1992). Um aumento agudo maior em mulheres com treinamento resistido, na comparação com mulheres sem treinamento, fazendo o mesmo trabalho, foi também observado (Taylor et al., 2000). Entretanto, o treinamento resulta em maior capacidade de levantar cargas mais pesadas, algo capaz de afetar a magnitude do esforço e, consequentemente, afetar também a resposta do GH. Portanto, experiência de treinamento aumentada pode aumentar a resposta aguda do GH 22 kD a exercícios de força.

Ainda que aconteça um aumento agudo no GH em resposta a exercícios de força, as concentrações em re-

pouso parecem menos sensíveis ao exercício. Essas concentrações do GH 22 kD, em levantadores olímpicos, mostram pouca alteração com anos de treino (Häkkinen, Pakarinen et al., 1988c), Além disso, não foram observadas alterações em repouso nas concentrações de GH 22 kD em vários estudos de treinamento (Kraemer, Häkkinen et al., 1999; Marx et al. 2001; McCall et al., 1999). Entretanto, alterações no GH agregado bioativo podem ser aquilo que é alterado no estado em repouso com treino (Kraemer, Nindl et al., 2006). Isso pode resultar dos efeitos interativos de várias moléculas, agregados e variantes do GH mediante treinamento. Pouca mudança nos valores do GH em repouso indica que a resposta aguda desse hormônio a exercício de força pode ser o mecanismo mais destacado para uma interação com os receptores dos tecidos-alvo, levando a adaptações, uma vez que o sinal hormonal fica maior com estresse do exercício para o receptor.

As respostas agudas e crônicas das variantes do GH podem diferir. Com seis meses de realização de um programa de treino resistido periodizado e linear, as concentrações em repouso de mulheres das moléculas do GH com peso superior, medidas com bioensaio do GH, aumentaram. Entretanto, as concentrações em repouso de isoformas menores de 22 kD, medidas com imunoensaios, não mostraram alterações significativas. Com estresse agudo induzido por exercício agudo de força (seis séries de 10RM), agregados do GH maiores que 60 kD não evidenciaram mudança significativa antes do treino, mas demonstraram um aumento importante, induzido por exercício, após período de treino de seis meses, com programa de treinamento resistido de alta intensidade para todo o corpo. Isso contrasta com os resultados do imunoensaio das isoformas de 22 kD, que aumentaram antes e depois do treino, em resposta a estresse induzido por exercícios resistido. Essa reação aumentou muito em magnitude com seis meses de treino resistido (Kraemer, Nindl et al., 2006). Logo, parece que um treino crônico influencia as concentrações em repouso dos grandes agregados do GH, que têm concentrações muito maiores de isoformas que as menores concentrações de GH 22 kD. Nesse meio tempo, a resposta ao exercício agudo em pessoas destreinadas aumenta somente as variantes GH menores. Após treino, porém, tanto os GHs de mais alto e mais baixo pesos moleculares aumentam muito em resposta a exercício resistido (Kraemer et al., 2010).

É interessante observar que mulheres destreinadas e mais fortes e demonstram concentrações superiores em repouso dos agregados GH de peso molecular maior (medidos via bioensaio), na comparação com mulheres mais fracas (Kraemer, Rubin et al., 2003). Concentrações elevadas de ácido láctico que refletem pH mais baixo no sangue, durante e após um protocolo de exercício, podem limitar a criação de agregados maiores do GH. A teoria diz que isso se deve a um pH baixo, que desagrega a função das proteínas de choque ao calor, sensíveis ao pH, necessárias à organização das proteínas acompanhantes, exigidas para organizar as isoformas menores do GH em maiores agregados moleculares do GH, nas glândulas secretórias de cromafina da glândula pituitária (Kraemer et al., 2010). Isso mostra a existência de uma regulação complexa de várias isoformas de GH, tanto em repouso quanto em resposta a estresse agudo induzido pelo exercício.

O hormônio do crescimento também é sensível a um ritmo circadiano. Uma medida do GH de 22 kD comum uma hora após exercício de força (volume elevado, 50 séries, treino de todo o corpo), realizado às 15 horas e durante a noite, revelou alguma alteração. O GH ficou muito aumentado até 30 minutos após o exercício. O GH de 22 kD é secretado em pulsações durante o dia, resultando em aumentos e diminuições. A área sob a curva de tempo dessas pulsações indica se as mudanças na liberação ocorreram. As concentrações máximas de GH e as amplitudes das pulsações foram mais baixas durante a noite, depois do protocolo de exercício de força de volume e intensidade altos, embora as concentrações totais fossem similares a nenhum exercício. Isso ficou evidente ao longo dos períodos iniciais e intermediários da noite (isto é, 18 horas até 3 horas). Entretanto, das 3 horas às 6 horas, as concentrações médias do GH foram mais altas na condição do exercício de força (Nindl, Hymer et al., 2001). Isso demonstra que o exercício de força de alta intensidade modificou o padrão de pulsações da secreção do GH durante a noite; entretanto, as implicações adaptativas dessas alterações ainda não estão claras.

Coletivamente, os estudos anteriores indicam que os GHs reagem de forma aguda e crônica ao exercício de força, promovendo adaptações, como a hipertrofia de fibras musculares. Entretanto, as respostas agudas variáveis e as respostas dos muitos membros da superfamília dos GHs decorrentes do treino prolongado tornam complicada a compreensão de seu papel na adaptação a exercícios de força.

Fatores de crescimento semelhantes à insulina

Nos últimos dez anos, diversos estudos foram realizados para compreender os **fatores de crescimento semelhantes à insulina** (IGF-I e IGF-II) e suas seis proteínas aglutinantes. Parece que eles podem ser um biomarcador destacado para monitoramento da saúde, do condicionamento físico e da condição do treino, bem como reflexo da condição nutricional (Nindl e Pierce, 2010; Nidl, Kraemer, Marx et al., 2001). Hoje chamados de uma superfamília de peptídeos, têm muitas funções fisiológicas. As proteínas aglutinadoras do fator de crescimento semelhante à insulina (IGFBPs) (– 1, – 2, – 3, – 4, – 5 e – 6) são produzidas e secretadas pelo fígado (Florini, Ewton e Coolican, 1996; Frost e Lang, 1999). O IGF pode tam-

bém ser produzido por outras células, inclusive o músculo esquelético; uma variante associada do IGF-1, conhecida como fator de crescimento mecânico (MGF) é liberada do músculo esquelético com estimulação de um alongamento ou contração. Essa variante do IGF-1 age de forma autócrina na mesma célula muscular que a libera (Matheny, Nindl e Adamo, 2010).

Os IGFs são pequenos hormônios polipeptídicos (70 e 67 resíduos de aminoácidos para IGF-I e II, respectivamente) que são secretados à medida que são produzidos, não armazenados em grandes quantidades em qualquer tecido ou órgão. Da mesma forma que a insulina, bem como outros hormônios polipeptídicos, os IGFs são sintetizados como um precursor peptídico maior que é processado pós-tradução em moléculas finais, IG-I e II. Devido a semelhanças estruturais, os IGFs podem ligar-se aos receptores de insulina e vice-versa. Dois tipos de receptores de IGFs foram identificados: tipo 1 e tipo 2. As afinidades aglutinadoras ou a força de aglutinação entre essas moléculas e seus receptores são as seguintes: IGF-I prende-se ao tipo 1 > tipo 2 > RI (receptor de insulina); IGF-II prende-se ao tipo 2 > tipo 1 > RI; e a insulina prende-se ao RI > tipo 1 (Thissen, Ketelslegers e Underwood, 1994). A interação do IGF-1 com esses receptores no músculo esquelético estimula a cascata sinalizadora da mTOR, mediadora dos aumentos na síntese proteica.

O fator de crescimento semelhante à insulina I (IGF-1) interage diretamente com o músculo esquelético e está envolvido com adaptações ao treino resistido. Sua liberação é estimulada por contração muscular e dano tissular. O IGF-1 e o MGF do músculo são liberados com contração, e também se acredita que o IGF sintetizado pelo fígado seja liberado em consequência da liberação do GH estimulada pelo exercício, da pituitária e sua interação com as células do fígado. Achava-se, durante muito tempo, que os efeitos do GH eram mediados pela liberação de IGF; hoje é sabido que os GHs também têm sua própria interação direta com tecidos-alvo, conforme as abordagens anteriores. Ainda assim, a cibernética das interações do IGF com o GH e o músculo esquelético é um assunto muito pesquisado. Outros fatores, como a condição alimentar e os níveis de insulina, também parecem importantes mecanismos sinalizadores para a liberação do IGF. Embora o pensamento seja de que o fígado é responsável pela maioria dos IGFs circulantes, sabe-se que são produzidos por muitos outros tecidos e células, inclusive o músculo (Golspink, 1999; Golspink e Yang, 2001). O apoio para ações autócrinas e parácrinas dos IGFs nos processos musculares de adaptação decorre dos resultados de vários estudos que mostraram efeitos hipertróficos importantes da infusão local de IGF diretamente em músculo de rato (Adams e McCue, 1998) e músculo esquelético de humanos (Fryburg, 1994, 1996; Fryburg et al., 1995; Russell-Jones et al., 1994). Logo, as ações principais dos IGFs locais no músculo esquelético não parecem muito influenciadas pelo GH; outros fatores (tais como carga mecânica, alongamento) podem ser mais importantes para a produção e liberação do IGF (Adams, 1998).

Os IGFs são encontrados em vários biocompartimentos e têm a maior concentração no líquido transdérmico que banha o músculo esquelético (Scofield et al., 2011). Portanto, a tradução de IGF-1 em vários receptores no músculo exige um trânsito do sangue ao líquido transdérmico que banha as células musculares até os receptores para interações sinalizadoras. Quase todos os IGFs (IGF-1 e IGF-II) na circulação e alguns IGFs nos tecidos (músculo) estão ligados a proteínas aglutinantes do IGF (IGFBPs). Essas IGFBPs ajudam a transportar os IGFs na corrente sanguínea, a regular a disponibilidade do IGF pelo prolongamento de suas meias-vidas no sangue (~ 12-15 horas), controlam sua saída da circulação e localizam os IGFs para os tecidos (Collett-Solberg e Cohen, 1996). Ademais, os IGFBPs diminuem o potencial hipoglicêmico dos IGFs, limitando as concentrações de moléculas livres de IGF na circulação (DeMeyts et al., 1994; Zapf, 1997).

Após um aumento inicial, os elementos proteicos aglutinados ao IGF tendem a diminuir, começando horas após uma sessão intensa de treino resistido. As concentrações circulantes das subunidades ácido-lábeis começam a diminuir duas horas após treino resistido de alta intensidade e se mantêm mais baixas que os controles 13 horas posteriores ao exercício (Nindl et al., 2001). Treinamento resistido prolongado tende a aumentar a concentração em repouso de IGF-1 nos homens (Borst et al., 2001; Kraemer, Aguilera et al., 1995). Em mulheres, estudos de longa duração também mostraram elevações do IGF-I em repouso, particularmente com treino de alto volume (Koziris et al., 1999; Marx et al., 2001). Além disso, a elevação do IGF-I em repouso foi significativamente maior com a utilização de um programa de alto volume e múltiplas séries, na comparação com um programa do tipo circuito com série única (Marx et al., 2001).

Parece, então, que intensidade e volume de treino são importantes nas adaptações crônicas do IGF-I, e que o sistema do IGF passa por adaptações com o treinamento, que, por sua vez, melhoram a capacidade dos IGFs circulantes de interação com a musculatura esquelética para o crescimento e o reparo celulares. Essas adaptações nas ações endócrinas dos IGFs na musculatura esquelética poderiam, teoricamente, ser mediadas, ou simplesmente complementadas, pelas ações parácrina/autócrina dos IGFs.

Uma variante específica limitada à isoforma de IGF-I (também chamada de fator de crescimento mecânico) é expressa via musculatura esquelética em resposta a alongamento, carga ou ambos (Bamman et al., 2001; Goldspink, 1998; Goldspink e Yang, 2001; Perrone, Fenwick-Smith e Vandenburgh, 1995). Acredita-se que possa ter papel importante na hipertrofia muscular (Goldspink, Wessner e

Bachl, 2008). Bamman e colaboradores (2001) mostraram que a carga mecânica do músculo humano (isto é, exercícios de força) resulta em aumento muscular, mas não em aumento sérico, do IGF-1. Se quaisquer outros aumentos homeostáticos são possíveis pode muito bem estar na dependência das concentrações em repouso de IGF (Nindl, Alemany, Tuckow et al., 2010).

O componente excêntrico do exercício de força parece ser um estímulo poderoso à produção e liberação dos fatores locais de crescimento no músculo esquelético (Kraemer, Dudley et al., 2001). Os resultados desse estudo também mostraram que a expressão de IGF-I mRNA do músculo esquelético nas pessoas era maior após sessão de exercício intenso e excêntrico de agachamento que após o mesmo exercício concêntrico. Juntos, esses dados parecem destacar a importância das isoformas de IGF induzidas por carga mecânica para a mediação das adaptações da massa muscular ao treino resistido. Talvez esses fatores de crescimento induzidos por carga excêntrica desempenhem um papel menos importante no desenvolvimento de força e potência concêntricas explosivas ou máximas. Isso pode explicar por que muitos programas de treino resistido para fisiculturistas, que destacam volumes maiores (séries e repetições) e, movimentos mais controlados dos exercícios (em especial, excêntricos), sejam usados com mais frequência para a produção de ganhos no tamanho dos músculos, embora não necessariamente para desempenho de força e potência.

Insulina

A **insulina** estimula uma variedade de vias sinalizadoras relacionadas ao uso de substratos metabólicos e pode influenciar a síntese proteica (Ho, Alcazar e Goodyear, 2005). Sua capacidade de estimular um aumento na massa de proteína muscular é reconhecida em condições de patologia desde a década de 1940, quando diabéticos do tipo 1 (isto é, dependentes de insulina) iniciaram a utilização da terapia com insulina para auxiliar a regulação da glicose sérica. Entretanto, se o aumento da massa proteica é devido a aumento da síntese proteica, diminuição da degradação proteica ou uma combinação de ambos ainda não está esclarecido (Rooyackers e Nair, 1997; Wolfe, 2000). Uma alteração usual com exercício agudo é uma redução na insulina. As ingestas alimentares (pouco *versus* muito carboidrato mais proteína) podem ter papel na estimulação da liberação de insulina após uma sessão de treino, na comparação com condições de jejum (Baty et al., 2007; Kraemer, Volek et al., 1998). A adição de proteína a uma bebida de baixo carboidrato reforça o reparo do tecido muscular e reduz a dor, sugerindo que, embora os carboidratos possam ser importantes para o sinal de insulina, é a ingesta de proteína que possibilita aos aminoácidos necessários o reparo e a remodelagem musculares (Baty et al., 2007). Quando a insulina causa os efeitos mais marcantes na síntese proteica ainda não foi esclarecido, embora isso possa ocorrer apenas em momentos de níveis muito baixos ou muito altos de síntese proteica (Farrell et al., 2000; Szanberg et al., 1997).

Em atividades cotidianas, as concentrações de insulina em repouso induzem um efeito supressivo de baixo nível na degradação da proteína, via proteólise da ubiquitina dependente da ATP. Exercício agudo, todavia, no estado de jejum, costuma resultar em concentrações circulantes mais baixas de insulina; os efeitos inibidores da insulina na degradação lisossômica da proteína são reduzidos, e a degradação proteica aumenta, provisoriamente. As concentrações basais de insulina não são reguladas pelas concentrações normais de glicose sérica (como, por exemplo, 80 a 100 mg·dL⁻¹) e demonstram ser menores com treino de força regular (Miller, Sherman e Ivy, 1984), com sobretreinamento (dados não publicados do laboratório do Dr. Kraemer) e em fisiculturistas com grande massa muscular (Szczypaczewska, Nazar e Kaciuba-Uscilko, 1989). Sendo assim, a função da insulina nas adaptações ao treinamento resistido em indivíduos e na acreção de proteína que resulta em hipertrofia muscular permanece especulativa.

Cortisol como hormônio catabólico primário

O cortisol, como todos os hormônios, é um sinal químico com limite temporal para entrega de uma mensagem às células-alvo que têm os receptores suprarreguladores com que o hormônio consegue interagir. O cortisol é considerado um hormônio catabólico primário, envolvido na resposta inflamatória ao exercício e à degradação proteica. Aumentos no cortisol não devem ser entendidos como ruins ou bons, mas como uma reação aos estressores impostos. Entretanto, concentrações maiores de cortisol que não voltam ao normal (isto é, 100-450 nmol · L⁻¹) sugerem um problema com a homeostasia do estresse. O cortisol é importante no contexto da reação a exercício intenso e a treino crônico, uma vez que ele afeta não apenas o músculo esquelético, mas ainda o tecido conectivo.

Os hormônios esteroidais adrenocorticoides como o cortisol, eram antes chamados de glicocorticoides devido a seus efeitos no metabolismo intermediário. Isso porque, no estado de jejum, o cortisol ajuda a manter a glicose sanguínea pelo estímulo da gliconeogênese dos aminoácidos para a liberação periférica dos substratos metabólicos, sendo ambos processos catabólicos. Em células adiposas, ele estimula a lipólise e, nas musculares, aumenta a degradação proteica e reduz a síntese proteica, resultando numa liberação maior de lipídios e aminoácidos na circulação, respectivamente (Hiekson e Marone, 1993). Outro papel importante dos glicocorticoides inclui os mecanismos inflamatórios, locais e sistêmicos,

relacionados à secreção de cortisol mediado pelas citocinas, via eixo hipotalâmico pituitário adrenal (revisado por Smith, 2000). É possível que a função mais destacada dos glicocorticoides esteja em seus vários papéis na reação do organismo a estímulos estressantes (como lesão, cirurgia, atividade física). Embora estejam aumentando as evidências em apoio a outros conceitos relacionados, a síndrome da adaptação geral, de Hans Selye (ou seja que secreção de glicocorticoides induzida por estresse intensifica e faz a intermediação das respostas ao estresse) continua tópico de pesquisas (Pacak et al., 1998; Sapolsky, Romero e Munck, 200; Selye, 1936). Em geral, a importância dos glicocorticoides nas adaptações de força e potência tem relação com seus efeitos catabólicos no músculo esquelético. Esses efeitos são maiores nas fibras musculares tipo II do que tipo I (Kraemer, Staron et al., 1998).

Embora a maioria das ações regulatórias dos glicocorticoides na inflamação e glicemia possa estar associada a essas respostas rápidas, as alterações no *turnover* de proteínas musculares são geralmente controladas pelo mecanismo clássico de hormônios esteroides ligados. De forma semelhante ao que ocorre com a testosterona, o cortisol se liga a um receptor do citoplasma e ativa um complexo receptor, para só então entrar no núcleo, ligando-se a elementos do DNA específicos para o hormônio e atuando diretamente no nível do gene. Com isso, o cortisol altera a transcrição e a subsequente tradução de proteínas específicas, mas esse processo leva horas ou dias para ser realizado.

As ações catabólicas são mediadas por diversos mecanismos diferentes de sinalização celular e são reguladas por integrações complexas de ações de permissividade, supressão, estimulação e preparação, que trabalham juntas para auxiliar na manutenção (ou restabelecimento) do ambiente homeostático celular e, em último plano, prevenir quaisquer efeitos deletérios duradouros de estresse agudo no organismo (Sapolky, Romero e Munck, 2000). Os exercícios de força podem ser vistos como um microtrauma que pode levar a inflamação local aguda, inflamação crônica, inflamação sistêmica e ativação do eixo hipotálamo-hipófise-adrenal e o subsequente aumento rápido das concentrações de cortisol na circulação para reparo e remodelação teciduais (Fragala et al., 2011a; Smith, 2000; Spiering et al., 2008b). É importante observar que a adaptação a treino resistido envolve microtrauma ou fragmentação do tecido muscular, seguido do reparo e remodelagem para uma fibra muscular mais forte e maior, até a constituição de um músculo intacto.

Os glicocorticoides são liberados a partir do córtex adrenal em resposta ao exercício. Desses, é o cortisol que responde por algo em torno de 95% de toda atividade dessas substâncias (Guyton, 1991). O cortisol e o hormônio adrenocorticotrópico (ACTH) elevam-se muito durante uma sessão aguda de exercício de força (Guezennec et al., 1986; Häkkinen, Pakarinen et al., 1988a, 1988b; Kraemer et al., 1992; Kraemer, Dziados et al., 1993; Kraemer, Fleck et al., 1999; Kraemer, Fleck e Evans, 1996; Kraemer, Noble et al., 1987). A resposta é similar entre homens e mulheres que realizam o mesmo protocolo de treino resistido (Häkkinen e Pakarinen, 1995). A secreção de cortisol reage bem depressa a vários estresses (como exercício, hipoglicemia, cirurgia), normalmente em minutos. O aumento agudo do cortisol em exercício de força é maior com protocolos de alta intensidade e intervalos breves (ou seja mais de 1.000 nmol . L^{-1}), podendo refletir a reação metabólica aguda a exercício de força. Esses aumentos podem contribuir para a degradação muscular. Ainda que a maioria das ações inflamatórias e reguladoras da glicose do sangue por glicocorticoides possam ter relação direta com essas respostas rápidas, alterações na substituição (*turnover*) da proteína muscular são, na maior parte, controladas pelo mecanismo clássico de aglutinação. Como a testosterona, o cortisol se aglutina a um receptor citoplasmático e ativa um complexo de receptores de modo a poder penetrar o núcleo, agregar-se a elementos específicos de resposta hormonal no DNA e agir diretamente no nível do gene. Agindo assim, o cortisol altera a transcrição e a tradução posterior de proteínas específicas, embora esses processos durem de horas a dias para finalizar. O cortisol pode também bloquear o elemento regulador da testosterona, em parte, bloqueando o sinal anabólico desta, o que é uma outra maneira de ação do cortisol como um hormônio catabólico.

Similarmente a outros hormônios, a atividade biológica dos glicocorticoides é regulada pelo percentual do hormônio livre circulante. Cerca de 10% do cortisol circulante é livre, enquanto aproximadamente 15% é ligado à albumina e 75% liga-se a globulinas que se aglutinam ao corticosteroide. A via primária para secreção do cortisol se inicia com o estímulo do hipotálamo pelo sistema nervoso central, que pode ocorrer como resultado de hipoglicemia, reação de fuga ou luta ou exercício.

A liberação de cortisol mediada por citocina tem implicação com exercício de alto volume e intensidade (especialmente composto por ações musculares excêntricas) e ocorre em consequência de lesão por microtrauma ao tecido muscular, ocasionando a infiltração de leucócitos (células brancas), como os neutrófilos e os monócitos (Pragala et al., 2011a; Smith, 2000). Os monócitos podem então ser ativados na circulação ou nos tecidos, onde permanecem e se tornam macrófagos. Tanto os monócitos circulantes como os macrófagos teciduais são células imunes, capazes de secretar centenas de citocinas diferentes que fazem a mediação dos processos inflamatórios local e sistêmico. A interleucina-1 (IL-1) e a 6 (IL-6) são citocinas pró-inflamatórias secretadas por monócitos ativados (ou macrófagos), conhecidas por ativarem o eixo hipotálamo-hipófise-adrenal (Kalra, Sahu e Kalra, 1990; Path et al., 1997). Essas citocinas interagem com receptores hipotalâmicos e causam a secreção sequencial do hormônio liberador de corticotropina (CRH), hormônio adrenocorticotropina (ACTH) e cortisol, respectivamente, do hipotálamo, da hipófise anterior e do córtex adrenal, (Kraemer e Ratames, 2005; Smith, 2000).

Em cada nível de interação (como, por exemplo, neutrófilos a monócitos, a citocinas, a outras citocinas, ao hipotálamo), todas essas respostas podem ser amplificadas, embora a magnitude acabe dependendo da severidade do microtrauma inicial. A gravidade do microtrauma quanto ao exercício refere-se à intensidade. Respostas inflamatórias intensas parecem ocorrer somente após lesão grave, trauma, infecção, treino resistido de alta intensidade ou treinamento de *endurance* com volume muito alto; logo estão implicadas na síndrome do *overtraining* (Fry e Kraemer 1997; Smith, 2000; Stone et al., 1991). Entretanto, o treinamento com exercícios diários também está associado a respostas locais e sistêmicas de citocinas em diferentes níveis, dependendo da intensidade do exercício (Moldoveanu, Shephard e Shek, 2001).

Recentemente, foi mostrado que os receptores glicocorticoides do músculo esquelético estão saturados antes e depois do exercício, em homens e mulheres altamente treinados em força; aumentos nos receptores das células imunes acontecem após exercício intenso. Logo, a interferência com aglutinação de testosterona e também a inibição da atividade das células imunes, importantes para a remodelagem e a adaptação tissulares, são dois mecanismos capazes de promover um efeito catabólico (Fragala et al., 2011a; 2011b, 2011c; Spiering et al., 2008a; b; Vingren et al., 2010). Além disso, o bloqueio do sinalizador celular no músculo (sistema mTOR) para a síntese proteica, indiferentemente dos efeitos da testosterona, foi também observado. Portanto, uma série de mecanismos envolvidos pelo cortisol pode resultar em menor acreção da proteína muscular, em especial quando sua concentração aumenta demais, além da concentração normal no sangue (tal como > 700 nmol . L^{-1}) (Spiering et al., 2008a).

É interessante observar que programas que provocam maior resposta do cortisol promovem maiores respostas agudas de GH e lactato. Correlações significativas entre lactato sanguíneo e cortisol sérico ($r = 0,64$) foram relatadas (Kraemer, Patton et al., 1989). Além disso, elevações agudas no cortisol sérico evidenciam correlações significativas ($r = 0,84$) com marcadores de dano muscular 24 horas após o exercício (isto é, concentrações séricas de creatina cinase) (Kraemer, Dziados, et al., 1993).

Protocolos de treino resistido com demandas metabólicas (isto é, alto volume, intensidade moderada a alta, com curtos períodos de intervalo) demonstram maior resposta aguda do cortisol (Häkkinen e Pakarinen, 1993; Kraemer, Noble, et al., 1987; Kraemer e Dziados, 1993); pouca diferença foi mostrada com treinamento de força e potência convencionais. Por exemplo, a realização de 8 séries de 10RM no exercício de *leg press,* com intervalo de 1 minuto entre as séries, provocou resposta significamente mais intensa do cortisol do que o mesmo protocolo utilizando intervalos de 3 minutos (Kraemer et al., 1996). Esses aumentos intensos podem ser parte do processo de remodelagem de tecido muscular. Entretanto, um indicador de um treino bem-sucedido pode ser observado quando as concentrações de cortisol retornam ou não aos valores normais em descanso, nas 24 horas após uma sessão de treino.

As concentrações de cortisol em descanso geralmente refletem estresse de treinamento a longo prazo. Treinamento resistido crônico não parece produzir alterações consistentes nas concentrações de cortisol em repouso, pois nenhuma mudança (Fry, Kraemer, Stone et al., 1994; Häkkinen, Pakarinen et al., 1987; Häkkinen, Pakarinen et al., 1988c; Häkkinen, Pakarinen e Kallinen, 1992; Kraemer et al., 2002), reduções (Alen et al., 1988; Häkkinen, Pakarinen et al., 1985c; Kraemer, Staron et al., 1998; Marx et al., 2001; McCall et al., 1999) e aumentos (Häkkinen e Pakarinen, 1991; Kraemer, Patton et al., 1995) foram relatados durante treinamento de força e potência normais e durante sobretreinamento (*overreaching*) em homens e mulheres. Ainda assim, reduções maiores no cortisol sérico em descanso após 24 semanas de treino de força comparado a treino de potência foram mostradas (Häkkinen, Pakarinen e colaboradores (1985c).

Uma comparação realizada entre mulheres que fizeram um programa de treino resistido periodizado com múltiplas séries e mulheres que treinaram com séries únicas, mostrou que somente o treino com volume maior resultou numa redução significativa no cortisol sérico em repouso (Marx et al., 2001). Uma redução na concentração sérica de cortisol em repouso foi mostrada por volta da terceira semana, num programa de 10 semanas de treino periodizado resistido, em indivíduos idosos, com repouso suficiente entre as sessões (Kraemer, Häkkinen et al., 1999). Em animais, as concentrações de cortisol em repouso podem explicar muito da variação (~ 60%) nas alterações de massa muscular (Crowley e Matt, 1966). Assim, qualquer adaptação ou alteração crônica nas concentrações de cortisol em repouso está envolvida com homeostase tissular e metabolismo proteico (Florini, 1987).

A proporção testosterona/cortisol (T/C) é utilizada como uma medida da acreção geral de proteína muscular. Essa proporção muito provavelmente foi supervalorizada, sendo, na verdade, um marcador bastante genérico da secreção desses hormônios e não um marcador de resposta tecidual muscular e dos muitos receptores que interagem com a testosterona e o cortisol (ver Quadro 3.4). O uso dessa proporção tem origem nos primeiros estudos que empregaram várias proporções de concentrações de testosterona e cortisol no sangue para cálculo da condição anabólica do organismo durante treino resistido prolongado ou *overtraining* (Fry e Kraemer, 1997; Häkkinen,

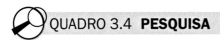
QUADRO 3.4 **PESQUISA**

Influência dos hormônios em aumentos no tamanho e na força musculares

A importância dos hormônios para aumentos no tamanho e na força dos músculos é controversa. Para sua pesquisa, um grupo da Noruega usou um projeto singular para ver se, de fato, as concentrações de hormônios na circulação afetam ou não aumentos no tamanho e na força musculares (Rønnestad, Nygaard e Raastad, 2011). Os sujeitos do estudo realizaram quatro sessões semanais de treino unilateral de força para flexores do cotovelo, durante 11 semanas. Num dos protocolos de treino realizado duas vezes na semana, foi feito exercício de *leg press* antes da realização de exercícios para os flexores do cotovelo num dos braços. Num segundo protocolo, também feito duas vezes na semana, não foi feito *leg press* antes do treino dos flexores do cotovelo do outro braço. A testosterona sérica e o hormônio do crescimento ficaram bastante elevados em consequência da realização do *leg press* antes do exercício de flexores do cotovelo. Logo, os flexores do cotovelo de um dos braços foram treinados quando expostos a aumento de hormônios na circulação. Os dois braços tiveram aumento em 1RM da rosca bíceps e a potência, a 30 e 60% de 1RM. No entanto, a porcentagem de aumento nessas medidas favoreceu o braço treinado após a realização do *leg press.* Além disso, apenas a condição em que o braço foi treinado juntamente com o exercício do *leg press* realizado anteriormente, que proporcionou um aumento dos hormônios anabólicos, demonstrou um grande aumento na área da seção transversa do músculo, em todos os níveis do bíceps. Portanto, parece que os sinais dos hormônios circulantes aumentam o crescimento e o reparo do tecido muscular, indicando que a ordem do exercício pode ter papel importante. Logo, um protocolo de treino resistido que usa exercícios com grandes grupos musculares estimula, primeiro, aumentos maiores no hormônio anabólico na circulação, comparado a exercícios para grupos musculares pequenos. Isso pode facilitar uma melhora na sinalização fisiológica para o crescimento quando exercícios para grupos musculares menores são realizados.

Rønnestad, B.R., Nygaard, H., and Raastad, T. 2011. Physiological elevation of endogenous hormones results in superior strength training adaptation. *European Journal of Applied Physiology* 111: 2249-2259.

1989; Häkkinen e Komi, 1985c; Stone et al., 1991). Estudos mais antigos mostraram alterações na proporção T/C durante treino de força e potência, e essa proporção foi relacionada de modo positivo com o desempenho físico (Alen et al., 1988; Häkkinen e Komi, 1985c). O treinamento muito estressante (*overreaching*), em levantadores olímpicos de peso mostrou diminuir a relação T/C (Häkkinen et al., 1987). Programas periodizados de alto volume demonstram a produção de aumento bastante maior na relação T/C que treinamentos de série única e baixo volume (Marx et al., 2001). Entretanto, em um estudo com animais, que a relação T/C foi manipulada para investigar hipertrofia muscular, informou que a proporção T/C não era indicador útil de anabolismo tissular (Crowley e Matt, 1996).

A proporção T/C e/ou as proporções testosterona livre para cortisol são as mais usadas para indicar a condição anabólica/catabólica durante treino resistido. Logo, um aumento na testosterona, uma redução no cortisol ou ambos indicariam anabolismo tecidual aumentado. Isso parece, entretanto, constituir uma simplificação excessiva, sendo, na melhor das hipóteses, apenas uma medida indireta grosseira das propriedades anabólica/catabólica do músculo esquelético, devendo ser usada com muita cautela quando empregada (Fry e Kraemer, 1997; Vingren et al., 2010). Variáveis sanguíneas, num único momento no tempo, não devem ser correlacionadas a qualquer variável que se acumula com o tempo, como força ou tamanho do músculo, já que a interação complexa com os receptores e as alterações hormonais no sangue não refletem de forma adequada os efeitos compostos da sinalização pelos hormônios. Por exemplo, se a absorção da testosterona for elevada em razão dos aumentos na aglutinação dos receptores androgênicos, e a testosterona no sangue baixar, embora o cortisol permaneça igual, alguém pode interpretar como significando uma predominância do catabolismo, quando, na verdade, é o anabolismo que está se elevando intensamente (Kraemer, Spiering et al., 2006; Vingren et al., 2009). Embora o cortisol represente a influência catabólica primária no músculo, ainda não está esclarecida a utilidade das proporções T/C para indicar a condição anabólica/catabólica.

Tecido conectivo

Sabe-se há algum tempo que a atividade física aumenta o tamanho e a força de ligamentos, tendões e ossos (Fahey, Akka e Rolph, 1975; Stone, 1992; Zernicke e Loitz, 1992). Recentemente, ficou claro que programas de treinamento resistido que sobrecarregam adequadamente o sistema musculoesquelético podem aumentar as características dos ossos e dos tendões.

As variáveis agudas de programas que mudam características de ossos e tendões não estão completamente compreendidas. Parece, porém, que cargas pesadas são fundamentais para alterar o tecido conectivo, em especial os ossos. Esses aspectos fundamentais de um programa já são conhecidos durante há algum tempo (Conroy e colaboradores, 1992). O osso é muito sensível a forças mecânicas, como compressão, tensão e deformação (Chow, 2000). São forças comuns no treinamento resistido (especialmente nos exercícios multiarticulares) e são afetadas pelo tipo de exercício, pela intensidade da carga, pelo número de séries, pela taxa de carga, pela direção das forças e pela frequência de treinamento. A maioria dos estudos de treinamento demonstrou algum efeito positivo na densidade mineral óssea (Layne e Nelson, 1999). Entretanto, o osso tende a adaptar-se muito mais lentamente (por exemplo, 6 a 12 meses são necessários para ser vista uma alteração na densidade óssea) do que o músculo (Conroy et al., 1992). Uma metanálise confirmou que a intervenção mais eficaz para melhorar a densidade mineral parece ser um exercício de alto nível de força (Howe et al., 2011).

Com os músculos esqueléticos ficando mais fortes e podendo erguer mais peso, ligamentos, tendões e ossos também se adaptam para suportar maiores forças e cargas. Essa ideia tem apoio em correlações importantes entre a área da seção transversa muscular e a óssea em levantadores olímpicos de peso (Kanehisa, Ikegawa e Fukunaga, 1998). Isso indica que a participação prolongada em levantamento de peso resulta em aumento das áreas da seção transversa de ossos e músculos.

A densidade mineral óssea (DMO) aumenta como resultado do treinamento resistido quando os ossos são colocados sob volume e intensidade suficientes para tanto (Kelley, Kelley e Tran, 2001) (ver Tabela 3.6). Num estudo transversal, jovens levantadores de peso de elite (14 a 17 anos de idade), com treinamento há mais de um ano, apresentaram densidade óssea significativamente maior no quadril e na região do fêmur do que os indivíduos do grupo-controle com a mesma idade (Conroy et al., 1992). Mais impressionante ainda foi que esses jovens apresentaram densidades ósseas maiores que as de homens adultos. Além disso, a densidade óssea continuou aumentando no ano seguinte ao treinamento (dados não publicados). A importância de fatores de alto impulso no esporte, junto de treino resistido de alta intensidade para causar mudanças nos ossos, foi também observada em outros atletas jovens (Emeterio et al., 2011).

Um antigo recordista mundial no agachamento (1RM superior a 469 kg) demonstrou uma DMO média de 1,86 g/cm² na coluna lombar, a maior DMO já registrada até então (Dickerman, Pertusi e Smith (2000). Uma DMO da coluna lombar e de todo o corpo significativamente maior também foi mostrada entre jovens *powerlifters e um grupo de controle* (Tsuzuku, Ikegami e Yabe, 1998). Além disso, uma correlação significativa foi encontrada entre a DMO da coluna lombar e o desempenho no *powerlifting*. O treino resistido de alta intensidade em homens jovens

TABELA 3.6 **Valores de densidade mineral óssea para coluna e porção proximal do fêmur**

Local	Densidade mineral óssea (g . cm^{-2})		[% de comparação com dados de referência de adultos] (% de comparação com os controles anatômicos)
	Powerlifters da categoria júnior	**Controles**	
Coluna	1,41 ± 0,20*#	1,06 ± 0,21	[113%] (133%)
Colo do fêmur	1,30 ± 0,15*#	1,05 ± 0,12	[131%] (124%)
Trocanter	1,05 ± 0,13*	0,89 ± 0,12	ND (118)
Triângulo de Ward	1,26 ± 0,20*	0,99 ± 0,16	ND (127%)

Os valores são médias ± 1DP. *$P \geq 0,05$ a partir de dados do grupo-controle. # $P \geq 0,05$ a partir de dados de referência correspondentes de adultos. ND = sem dados de referência disponíveis.

Adaptada, com permissão, de B.P. Conroy et al., 1993, "Bone mineral density in elite junior weightlifters", *Medicine and Science in Sports and Exercise* 25(10): 1105.

resultou em aumentos maiores na DMO, ao passo que não foram mostradas grandes diferenças nessa densidade entre o grupo de treinamento de baixa intensidade e o grupo-controle, exceto na região do trocânter (Tsuzuku et al., 2001). Parece que treino resistido de alta intensidade é necessário para serem vistas melhorias na DMO. Uma metanálise indica que treino resistido pode aumentar a DMO (por volta de 2,6%) em locais esqueletais intensificados por treinamento (Kelley, Kelley e Tran, 2000). O efeito, no entanto, pode depender da idade. Pessoas com mais de 31 anos mostram efeitos significativos, ao passo que pessoas com menos de 31 anos não evidenciam tais efeitos, quando a densidade óssea encontra-se nas variações normais (Kelley, Kelley e Tran, 2000).

O treinamento resistido é efetivo para aumentar a DMO em mulheres de todas as idades. Similar ao *powerlifter* antes descrito, duas mulheres do U.S. National Age Group Champions apresentaram uma DMO muito elevada (Walters, Jezequel e Grove, 2012). Essas mulheres, com 49 e 54 anos de idade, tinham a DMO lombar, femoral e de todo o corpo bem acima do normal para a faixa etária; a levantadora de 54 anos tinha DMO lombar média (1-3), femoral e de todo o corpo de 1,44, 1,19 e 1,34 g · cm^{-2}, respectivamente, as maiores informadas até então para uma mulher caucasiana dessa idade. Quinze meses de treino resistido de adolescentes (meninas entre 14 e 17 anos de idade) demonstraram aumento de 40% na força das pernas e um grande aumento na DMO do colo do fêmur (1,035 a 1,073 g · cm^{-2}) (Nichols, Sanborn e Love, 2001). A metanálise mostrou que o treino resistido causou um efeito positivo na DMO da coluna lombar de todas as mulheres e no fêmur e rádio das mulheres pós-menopáusicas (Kelley e colaboradores, 2001) e que exercício de alto impacto que inclua treino resistido aumenta a DMO da coluna lombar e do colo femoral nas mulheres pré-menopáusicas (Martyn-St. James e Carrol, 2010).Os efeitos positivos de treino de força de múltiplas séries, três vezes por semana, em mulheres mais velhas,

foram demonstrados por meio de melhora significativa na densidade óssea no intertrocânter do quadril (Kerr e colaboradores, (2001). Esse estudo demonstrou a efetividade de um programa de força progressivo no aumento da DMO em local do quadril de importância clínica, em idosas vulneráveis à osteoporose.

Embora sejam entusiasmantes as evidências de que treino resistido possa influenciar de forma positiva a DMO, alterações na densidade óssea podem não ocorrer com todos os programas de treinamento resistido. É bem possível que isso se deva às prováveis diferenças que as variáveis de um programa intenso possam ter na DMO. Em razão da necessidade de estresse mecânico nos ossos para que se desenvolvam as adaptações, recomenda-se que, de três a seis séries com cargas equiavalentes a 1 a 10 RM em exercícios com múltiplas articulações sejam usadas, com um a quatro minutos de descanso entre as séries, para uma carga óssea ideal; mais descanso deve ser usado com cargas mais pesadas.

Adaptações fisiológicas em ligamentos e tendões após treinamento físico ocorrem e podem auxiliar na prevenção de lesões. A atividade física promove incremento no metabolismo, na espessura, no peso e na força dos ligamentos (Staff, 1982; Tipton et al., 1975). Ligamentos lesionados recuperam a força mais rapidamente quando a atividade física é realizada após a ocorrência da lesão (Staff, 1982; Tipton et al., 1975). Ambos os locais de união de um ligamento ou tendão com um osso e a junção miotendínea são locais frequentes de lesão. Com o treinamento do tipo *endurance*, a quantidade de força necessária para ocasionar separação nessas áreas aumenta em animais em laboratório (Tipton et al., 1975). Fibroblastos de tendão humano, sujeitos a alongamento mecânico *in vitro*, demonstram aumento nos padrões de secreção de fatores de crescimento (Skutek et al., 2001), indicando que o alongamento pode ter efeito positivo em tecido tendíneo e ligamentar, via proliferação, diferenciação e formação de matriz celular.

O aumento da força de ligamentos e tendões pode ajudar a prevenir lesões nessas estruturas causadas pelas capacidades do músculo de levantar mais peso e desenvolver maior força. Essas estruturas parecem também hipertrofiar mais vagarosamente do que a massa muscular. Após 8 e 12 semanas de treinamento resistido de flexores plantares e extensores de joelho, o tamanho e a força musculares aumentaram muito, sem aumento na área da seção transversa do tendão (Kubo e colaboradores, 2001; Kubo, Kanehisa e Kukunaga, 2002). Entretanto, o treino resistido resultou em significativos aumentos na rigidez tendínea. Os autores concluíram que as alterações induzidas pelo treinamento nas estruturas internas do tendão (como a qualidade mecânica do colágeno) foram responsáveis pelas alterações na rigidez, e que os aumentos na área de seção transversa tendínea podem levar mais de 12 semanas para ocorrer. Esse pode ser um fator nas lesões musculotendinosas induzidas pelos esteroides anabólicos, pois há hipóteses de que aumentos grandes no tamanho e na força musculares (e, consequentemente, maiores cargas de treino) possam ocorrer rápido demais para permitir a adaptação adequada do tecido conectivo. Curiosamente, foi mostrado que o tamanho e a força do tendão podem melhorar com treino pesado de força em período relativamente curto (tal como meses), e que alterações diferenciadas podem ocorrer ao logo do eixo maior do tendão. Isso pode indicar a importância das opções de exercício e das amplitudes de movimento usadas (Kongsgaard et al. 2007; Magnusson et al., 2007). Por exemplo, a área da seção transversa do tendão patelar aumentou 7% em doze semanas de treino resistido (Ronnestaad, Hansen e Raastad, 2012a). A magnitude das alterações tendíneas não é tão exacerbada nas mulheres, o que pode estar relacionado com as diferenças hormonais entre os sexos e com o impacto dessas diferenças nas adaptações do tendão (Magnusson et al., 2007).

As **bainhas do tecido conectivo** que encobrem todo o músculo (epimísio), os grupos de fibras musculares (perimísio) e cada fibra individualmente (endomísio) também podem se adaptar a treino resistido. Essas bainhas são da maior importância na força tensional e nas propriedades elásticas do músculo; elas formam a estrutura que suporta sobrecarga no músculo. Hipertrofia compensatória induzida na musculatura de animais de laboratório também causou aumento no conteúdo de colágeno dessas bainhas do tecido conectivo (Laurent et al., 1978; Turto, Lindy e Halme, 1974). A quantidade relativa de tecido conectivo no bíceps braquial de fisiculturistas não difere daquela dos sujeitos do grupo de controle com a mesma idade (McDougall et al., 1985; Sale et al., 1987), e homens e mulheres fisiculturistas têm quantidades relativas de tecido conectivo similares às dos indivíduos-controle (Alway, McDougall et al., 1988). Portanto, as bainhas de tecido conectivo no músculo parecem au-

mentar com treinamento de modo que a mesma proporção entre tecido conectivo e muscular seja mantida.

O treinamento resistido parece aumentar a espessura da cartilagem hialina nas superfícies articulares dos ossos (Holmdahl e Ingelmark, 1948; Ingelmark e Elsholm, 1948). Uma das importantes funções dessa cartilagem é atuar na absorção de impactos entre as superfícies ósseas de uma articulação. O aumento da espessura dessa cartilagem poderia facilitar o desempenho dessa função de absorção de choque. Em resumo, osso, tendão e outros tipos de tecido conectivo parecem se adaptar a treinamento resistido, ainda que em menor grau e mais lentamente que o tecido muscular.

Adaptações cardiovasculares

Semelhante ao que ocorre com o músculo esquelético, o músculo cardíaco também passa por adaptações com treinamento resistido. Igualmente, outros aspectos do sistema cardiovascular, como perfil lipídico sanguíneo, também demonstram adaptações. Adaptações e respostas agudas do sistema cardiovascular a treino resistido são especialmente importantes quando o treinamento é executado por algumas populações especiais, como idosos e indivíduos em reabilitação cardíaca. Assim como todas as adaptações ao treino resistido, as respostas dependem, em parte, da intensidade e do volume do treinamento.

Algumas adaptações do sistema cardiovascular oriundas do treinamento resistido, bem como outras formas de condicionamento físico, assemelham-se às ocasionadas com a hipertensão, como aumento da espessura da parede do ventrículo e tamanho da câmara. Entretanto, quando examinadas mais detalhadamente, as adaptações à hipertensão e aquelas ao treinamento resistido diferem. Na hipertensão, por exemplo, a espessura da parede ventricular aumenta além dos limites normais. Isso raramente ocorre com treinamento com pesos e não é evidente quando a espessura da parede é examinada em relação à massa livre de gordura. Já com a hipertensão, os aumentos na espessura da parede ficam evidenciados quando examinados em relação à massa livre de gordura. Diferenças nas adaptações cardíacas resultaram na utilização de termos *hipertrofia patológica*, em referência às alterações que ocorrem com a hipertensão e outras condições patológicas, e *hipertrofia fisiológica,* para aludir às alterações que ocorrem devido ao treinamento físico.

Adaptações cardiovasculares são causadas pelos estímulos de treino a que o sistema cardiovascular é exposto. Treino de *endurance* acarreta diferentes adaptações cardiovasculares quando comparado ao treinamento resistido. Essas diferenças geralmente são causadas pela necessidade de bombear um grande volume de sangue e uma elevada pressão arterial durante o treino de *endurance*, ao passo que durante o resistido, um volume relativamente baixo de sangue é bombeado a uma pressão elevada. Essa diferença entre treino de *endurance* e resistido resulta em adaptações cardiovasculares diferentes.

Adaptações ao treino no repouso

O treinamento resistido pode afetar praticamente todos os principais aspectos da função cardiovascular (ver Tabelas 3.7 e 3.8). Alterações na morfologia cardíaca, na função sistólica e diastólica, na frequência cardíaca, na pressão arterial, no perfil lipidêmico e em outros indicadores de risco de doença reduzem o risco geral de enfermidades. Por exemplo, homens que fazem um mínimo de 30 minutos resistido por semana reduzem seu risco geral de doença cardíaca coronariana em 23% na comparação com homens sedentários (Tanaescu et al., 2001). Outras adaptações devidas a treino com pesos também reduzem o risco de doenças. Talvez surpreenda que ho-

mens que se encontram no terço mais baixo de força máxima (supino e *leg press*) corram um risco significativamente mais alto de morrer por qualquer causa e câncer na comparação com homens que se encontram no terço mais alto de força máxima (Ruiz et al., 2008). A força máxima foi inversamente associada à mortalidade por todas as causas em homens com peso normal e sobrepeso e à mortalidade pelo câncer em homens com sobrepeso. Uma significativa tendência ajustada pela faixa etária foi mostrada para a taxa de mortalidade por 10.000 pessoas, homens com idades de 33, 26 e 21 anos com peso normal e homens com idades de 42, 26 2 34 anos, com sobrepeso, nos terços mais baixo, intermediário e mais alto quanto à força máxima. Essas observações possivelmente não têm relação com a força máxima em si, mas com outros fatores relacionados à manutenção da força máxima.

TABELA 3.7 Adaptações cardiovasculares crônicas em repouso decorrentes de exercícios de força

Indicador Cardiovascular	Adaptação
Frequência cardíaca	Não se altera ou diminui pouco
Pressão arterial	
Sistólica	Não se altera ou diminui pouco
Diastólica	Não se altera ou diminui pouco
Volume sistólico	
Absoluto	Aumenta pouco ou não se altera
Relativo à área de superfície corporal	Não se altera
Relativo à massa corporal magra	Não se altera
Função cardíaca	
Sistólica	Não se altera
Diastólica	Não se altera
Perfil lipídico	
Colesterol total	Não se altera ou diminui pouco
HDL-C	Não se altera ou aumenta pouco
LDL-C	Não se altera ou diminui pouco
Colesterol total/HDL-C	Não se altera ou diminui pouco

HDL-C = colesterol lipoproteico de alta densidade; LDL-C = colesterol lipoproteico de baixa densidade.

TABELA 3.8 Adaptações morfológicas e cardíacas em repouso induzidas pelo treinamento resistido

	Relativas a		
	Absoluto	**Área de superfície corporal (m²)**	**MLG**
Espessura da parede			
Ventrículo esquerdo	Aumenta ou não se altera	Não se altera	Não se altera
Septo	Aumenta ou não se altera	Não se altera	Não se altera
Ventrículo direito	Aumenta ou não se altera	Não se altera	Não se altera
Volume da câmara			
Ventrículo esquerdo	Não se altera ou tem leve aumento	Não se altera ou tem leve aumento	Não se altera ou tem leve aumento
Ventrículo direito	Não se altera ou tem leve aumento (?)	Não se altera ou tem leve aumento (?)	Não se altera ou tem leve aumento (?)
Atrial	Não se altera ou tem leve aumento (?)	Não se altera ou tem leve aumento (?)	Não se altera ou tem leve aumento (?)
Massa do ventrículo esquerdo	Aumenta ou não se altera	Não se altera	Não se altera

MLG – massa livre de gordura; (?) = dados mínimos

As frequências cardíacas de repouso de fisiculturistas, basistas e levantadores de peso olímpico, competidores das categorias júnior e sênior, giram em torno de 60 a 78 batimentos por minuto (bpm) (Adler et al., 2008; Colan et al., 1985; D'Andrea, Riegler et al., 2010; Fleck e Dean, 1987; George et al., 1995; Haykowsky et al., 2000; Smith e Raven, 1986). A grande maioria de dados transversais indica que as frequências cardíacas em repouso de atletas de força altamente treinados não é diferente daquela de indivíduos sedentários (Fleck, 1988, 2002). Entretanto, as frequências cardíacas em repouso de levantadores de peso olímpicos foram informadas como mais baixas (60 vs. 69 batimentos por minuto) que as de pessoas sedentárias (Adler et al., 2008). As frequências cardíacas em repouso de basistas da categoria sênior foram informadas como de 87 bpm, o que foi significativamente maior que aquelas em indivíduos-controle com a mesma idade (Haykowsky et al., 2000). Não é surpresa que as frequências cardíacas em repouso de atletas com treinamento de força (fisiculturistas, levantadores de peso, atletas das artes marciais, atletas do *windsurf*) sejam significativamente mais elevadas (69 vs. 52 batimentos por minuto) do que as de atletas com treino aeróbio (nadadores e corredores de distâncias longas e médias, jogadores de futebol e basquete) (D'Andrea, Riegler et al., 2010).

A maioria dos estudos longitudinais de curta duração (até 20 semanas) observou diminuições significativas de aproximadamente 4 a 13% e pequenas diminuições não significativas na frequência cardíaca de repouso (Fleck, 2002; Karavirta et al., 2009). O mecanismo que causa essa diminuição na frequência cardíaca em repouso, em resposta ao treinamento resistido, não está claramente elucidado. Entretanto, a diminuição da frequência cardíaca é tipicamente associada a uma combinação de aumento parassimpático e diminuição simpática do tônus cardíaco. Algumas respostas cardiovasculares a ações isométricas são semelhantes às das atividades típicas do treinamento resistido. Durante ações isométricas de baixo nível (30% da contração voluntária máxima), ambos os ramos autonômicos demonstram um aumento de atividade (Gonzalez-Camarena et al., 2000). Desse modo, uma diminuição da frequência cardíaca em repouso ocorrida em consequência do treinamento resistido pode não ser devida a um aumento no tônus cardíaco parassimpático e a uma diminuição no tônus cardíaco simpático, mas sim a um aumento na atividade das duas ramificações autonômicas.

Pressão arterial

A maioria dos dados de investigações transversais demonstra claramente que atletas de força bem treinados apresentam tanto a pressão arterial sistólica (PAS) quanto a pressão arterial diastólica (PAD) dentro da média (Byrne e Wilmore, 2000; Fleck, 2002). Entretanto, valores significativamente acima da média (Snoecky et al., 1982) e abaixo da média (Adler et al., 2008; Smith e Raven, 1986) das pressões arteriais em repouso em levantadores de peso também foram relatados. Não surpreende que atletas treinados em força (fisiculturistas, levantadores de peso, artes marciais e do *windsurfing*) tenham pressões arteriais em repouso mais altas que atletas com treino aeróbio (corredores e nadadores de média e longa distâncias, jogadores de futebol e basquete) (D'Andrea, Riegler et al, 2010).

Estudos longitudinais de curta duração mostraram reduções significativas e alterações não significativas na pressão arterial sistólica e diastólica em repouso. Metanálises concluem que o treino resistido pode reduzir significativamente a pressão arterial sistólica (3 a 4,55 mmHg) e diastólica (3 a 3,79 mmHg) (Cornelissen e Fagard, 2005; Fargard, 2006; Kelley, 1997; Kelley e Kelley, 2000), ou resultar em redução não significativa (3,2 mmHg) na pressão arterial sistólica (Fagard, 2006). Isso resulta em aproximadamente 2 a 4% de redução na pressão arterial sistólica e diastólica. A diminuição na pressão pode ser maior nos hipertensos, embora haja necessidade de outros estudos que incluam somente hipertensos. Ainda que diminuições pequenas possam parecer corriqueiras, estão associadas a risco reduzido de derrame e doença coronariana (Kelley e Kelley, 2000). Logo, o treino resistido pode resultar em reduções significativas na pressão arterial em repouso.

Volume sistólico de ejeção

O volume sistólico de ejeção é a quantidade de sangue bombeado a cada batimento cardíaco. Um aumento no volume de ejeção em repouso é visto como uma adaptação positiva ao treinamento, geralmente acompanhada pela diminuição da frequência cardíaca de repouso. Não há diferenças (Brown et al., 1983; Dickhuth et al., 1979) no volume de ejeção absoluto entre homens altamente treinados em força e indivíduos normais, bem como há relatos de que o mesmo se dá com valores maiores (Fleck, Bennett et al., 1989; Pearson et al., 1986) em pessoas altamente treinadas em força e levantadores de peso na comparação com sujeitos normais (Adler et al., 2008). O volume de ejeção absoluto em qualquer grupo de atletas muito treinados costuma ser menor que o de atletas com treino aeróbio (D'Andrea et al., 2010). O aumento do volume de ejeção absoluto, quando presente, parece ocorrer em virtude de uma significativa maior dimensão do ventrículo esquerdo ao final da diástole e a uma fração normal de ejeção (Adler et al., 2008; Fleck, 1988). Uma metanálise indicou que o nível do atleta pode influenciar o volume de ejeção absoluto: atletas de nível nacional e internacional apresentam um volume de ejeção absoluto maior que os de nível mais baixo (Fleck, 1988). Embora poucas comparações entre atletas muito treinados em força e indivíduos normais demonstrem um volume de ejeção bastante maior em relação à área da superfície corporal em pessoas altamente treinadas, a maioria das comparações não apresenta diferenças significativas entre esses dois grupos no volume de ejeção em relação à área de superfície corporal (Fleck, 2002). Quando uma diferença significativa no volume de ejeção em relação à superfície do corpo é demonstrada, essa diferença costuma ficar não significativa à medida que esta é expressa em relação à massa livre de gordura (Fleck, 2002; Fleck, Bennet et al., 1989). Uma metanálise relativa ao volume de ejeção em relação à área de superfície corporal demonstrou não haver diferenças significativas em relação ao nível dos atletas (Fleck, 1988). Assim, o maior volume absoluto de ejeção em alguns atletas altamente treinados de nível nacional e internacional pode ser explicado, em parte, pelo tamanho corporal. A preponderância de dados de investigações transversais indica que o treinamento com pesos tem pouco ou nenhum efeito no volume de ejeção absoluto relativo à área de superfície corporal ou à massa livre de gordura. Tal conclusão é sustentada por estudos que relatam não haver alteração no volume de ejeção absoluto de repouso após desempenho em programa de treinamento com pesos de curta duração (Camargo et al., 2008; Lusiani et al., 1986).

Perfil lipídico sanguíneo

Revisões da literatura relatam que atletas do sexo masculino que fazem treino resistido têm níveis normais, acima dos normais e abaixo dos normais de colesterol de lipoproteína de alta densidade (HDL-C), colesterol de lipoproteína de baixa densidade (LDL-C), colesterol total (TC) e a proporção TC para HDL-C (Hurley, 1989; Kraemer, Deschenes e Fleck, 1988; Stone et al., 1991). Enquanto isso, revisões da literatura sobre pesquisas de treinamento sugerem que o treino resistido tem nenhum ou pouco efeito no perfil lipídico de adultos (Braith e Stewart, 2006; Williams et al., 2007). Entretanto, uma metanálise indicou que o treino resistido causa pequenos, mas significativos efeitos no perfil lipídico sanguíneo de homens e mulheres adultos (Kelley e Kelley, 2009a). Essa metanálise indica que o treino resistido diminui o colesterol total (TC) em torno de 2,7%, o LDL-C em 4,6%, os triglicerídeos totais (TC) em 6,4% e a proporção TC para HDL-C em torno de 11.6%. O colesterol de lipoproteína de alta densidade, porém, não foi muito afetado (+ 1,4%).

A resposta do perfil lipídico sanguíneo ao treino resistido varia muito e essa variação é devida, em parte, a diferenças na intensidade e no volume do programa de treino. Associações indicadas por metanálise e pesquisas anteriores sustentam essa ideia. A metanálise aponta uma relação inversa entre reduções no TC e na proporção TC para HDL-C e maiores taxas de desistência nos estudos de treinos que poderiam indicar programas de treino com pesos

mais difíceis. Isso tem apoio de outra indicação da metanálise e alguns estudos prévios. A metanálise indicou uma associação entre aumento da intensidade do treino e maiores reduções no LDL-C, ao passo que estudos anteriores indicam que o volume de treino com pesos pode causar certo efeito no perfil lipídico. Fisiculturistas parecem ter perfis lipídicos similares aos dos corredores. Entretanto, *powerlifters* demonstram concentrações menores de HDL-C e maiores de LDL-C na comparação com corredores, quando a gordura corporal, a idade e uso de andrógenos (que parecem deprimir as concentrações de HDL-C) são considerados (Hurley et al, 1987; Hurley, Seals, Hagberg et al., 1984). Ao longo de 12 semanas de treinamento, homens de meia-idade demonstraram as maiores alterações positivas no perfil lipídico durante a fase mais alta do volume de um programa de treinamento (Blessing et al., 1987; Johnson et al., 1982). Assim, volume e intensidade de treino resistido podem influenciar o perfil lipídico sanguíneo.

A maioria dos estudos que examinam o efeito de treino com pesos no perfil lipídico pode ser criticada. As limitações dos estudos incluem controle inadequado de idade, dieta e programa de treinamento; uso de somente uma amostra de sangue para determinar o perfil lipídico; falta de um grupo de controle; ausência de controle na composição corporal; e curta duração. Um aumento agudo no HDL-C e uma diminuição no colesterol total ocorrem 24 horas depois de uma sessão de treino resistido de 90 minutos, e esses lipídios sanguíneos não voltam aos valores basais até cerca de 48 horas depois da sessão de exercícios (Wallace et al., 1991). Esse efeito deve ser considerado nos estudos. Essas limitações e outras indicam que os resultados de estudos anteriores e a metanálise antes abordada precisam ser entendidos com cautela e que, quando mudanças no perfil lipídico sanguíneo é uma meta importante do treino, treinamento aeróbio deve ser feito (Kelley e Kelley, 2009a, 2009b). Também é importante observar que o controle nutricional associado ao treinamento resistido contribui ainda mais para mudanças positivas no perfil lipídico do sangue (Sallinen et al., 2005).

De que maneira o treinamento resistido pode afetar positivamente o perfil lipídico não está completamente elucidado. A diminuição do percentual de gordura no corpo foi relatada como uma influência positiva no perfil lipídico (Twisk, Kemper e van Mechelen, 2000; Williams et al., 1994), e o treinamento resistido pode diminuir o percentual de gordura corporal. Além disso, a metanálise indica que reduções no índice de massa corporal estão associadas a maiores aumentos no colesterol total (TC), no HDL-C e na proporção TC/HDL-C, e que aumentos maiores na massa livre de gordura estão associados a aumentos maiores no HDL-C. Logo, mudanças na massa corporal ou na composição corporal em consequência do treino resistido podem afetar o perfil lipídico. O treino resistido pode melhorar a capacidade oxidativa do músculo esquelético devido a um aumento na atividade de enzimas específicas aeróbio-oxidativas (Wang et al., 1993), que podem afetar positivamente o perfil lipídico do sangue. Uma mudança como essa pode ocorrer em consequência da conversão do tipo de fibra, do tipo IIx para o IIa (Staron et al., 1994) e um aumento nos capilares por fibra muscular (McCall et al., 1996). O treino resistido também pode afetar de modo negativo o perfil lipídico. Pessoas com um percentual maior de fibras musculares do tipo I tendem a possuir uma maior concentração de HDL-C (Tikkanen, Naveri e Harkonen, 1996). Alguns programas de treino resistido têm o maior efeito hipertrófico nas fibras do tipo II (ver Hipertrofia, mais no início deste capítulo). A consequente redução na área percentual das fibras tipo I pode influenciar negativamente o perfil lipídico.

A metanálise também indicou algumas outras associações interessantes. Aqueles sujeitos com um nível mais baixo de HDL-C inicial mostram maiores aumentos no HDL-C com treinamento. Maiores reduções no LDL-C estão associadas a uma taxa de adesão maior ao treino, capaz de refletir maiores benefícios quando há um maior compromisso com o programa. Ainda que não explicada, existe uma associação entre mudanças na força de membros superiores e mudanças no TC em consequência de treino resistido.

Mais investigações são necessárias antes que se chegue a uma conclusão sobre o efeito do treinamento resistido no perfil lipídico e sobre o tipo de programa de treinamento ideal quando efeitos positivos do perfil lipídico sanguíneo são desejados. Entretanto, uma atitude quanto a eventos atléticos de potência ou velocidade, incluindo levantamento de peso, não oferece proteção contra risco cardíaco para ex-atletas. Por outro lado, uma aptidão para eventos atléticos de *endurance* e para continuar atividade física vigorosa após aposentadoria de esportes competitivos oferece proteção contra risco cardiovascular (Kujala et al., 2000). Portanto, uma conclusão prudente poderia ser a de encorajar os atletas de força e potência a realizarem algum treino aeróbio e cuidarem da dieta de forma adequada para a ocorrência de alterações positivas no perfil lipídico. Isso pode ser especialmente importante para a saúde prolongada após o abandono de competições.

Espessura da parede cardíaca

O incremento das espessuras da parede cardíaca é uma adaptação à elevação intermitente dos níveis de pressões sanguíneas durante treinamento resistido (Naylor, George et al., 2008; Rowland e Fernhall, 2007). Técnicas de ecocardiografia e ressonância magnética (RM) (ver Figura 3.29) são utilizadas para investigações nas alterações da morfologia cardíaca em consequência de treina-

mento resistido. Várias revisões de literatura concluíram que indivíduos altamente treinados em força podem apresentar espessura diastólica da parede ventricular esquerda posterior diastólica absoluta (PWTd) (Fleck, 1988, 2002; Naylor, George et al., 2008; Urhausen e Kindermann, 1992) e espessura diastólica da parede do septo intraventricular (IVSd) maiores do que a média (Fleck, 1988, 2002; Naylor, George et al., 2008; Perrault e Turcotte, 1994; Urhausen e Kindermann, 1992; Wolfe, Cunningham e Boughner, 1986). Da mesma forma, uma metanálise indicou que a IVSd foi significativamente maior que o normal em atletas treinados em força (normal: 10,5 mm vs. treinados em força: 11,8 mm), e que a PWTd era maior em atletas treinados em força (normal 10,3 mm vs. com treino de força: 11,0 mm), mas não tanto assim. Em geral, a espessura absoluta da parede em pessoas muito treinadas em força raramente excede os valores superiores à normalidade (Urhausen e Kindermann, 1992; Wolfe, Cunningham e Boughner, 1986), sendo, normalmente, bem menor que nas pessoas com doenças como estenose aórtica, cardiomiopatia obstrutiva e hipertensão grave (Wolfe, Cunningham e Boughner, 1986). Valores aumentados na espessura da parede ventricular também são aparentes em muitos outros tipos de atletas (Naylor, George et al., 2008). Numa classificação de 27 esportes, o levantamento de peso foi colocado na oitava posição em termos de espessura de parede do ventrículo esquerdo (Spataro et al., 1994).

Quando a espessura da parede cardíaca (PWTd e IVSd) de atletas altamente treinados em força é expressa relativamente à área de superfície corporal ou massa livre de gordura, não costuma haver diferença em relação à normalidade (Fleck, 1988, 2002; Fleck, Bennet et al., 1989; Naylor, George et al., 2008; Perrault e Turcotte, 1994; Urhausen e Kindermann, 1992). Isso é importante porque indica mais uma adaptação fisiológica do que uma adaptação a alguma doença. O nível dos atletas pode ter alguma correlação com espessuras da parede ventricular. Uma metanálise indicou que a espessura IVSd, mas não a espessura PWTd, foi afetada pelo nível do atleta, e que atletas de níveis nacional, internacional e regional apresentam maior espessura de IVSd que os praticantes amadores do treinamento de força (Fleck, 1988). Entretanto, isso não é sustentado por todos os estudos que examinam as mudanças na espessura da parede em atletas treinados em força (Naylor, George et al., 2008).

Estudos longitudinais de treinamento de curto prazo também indicam que o treinamento de força pode aumentar as espessuras PWTd e IVSd; entretanto, não se trata de uma consequência necessária a todos os programas de treinamento com pesos (Fleck, 1988, 2002; Naylor, George et al., 2008; Perrault e Turcotte, 1994). A conclusão de que nem todos os programas de treinamento resistido resultam em aumento da parede do ventrículo é apoiada por trabalhos longitudinais que demons-

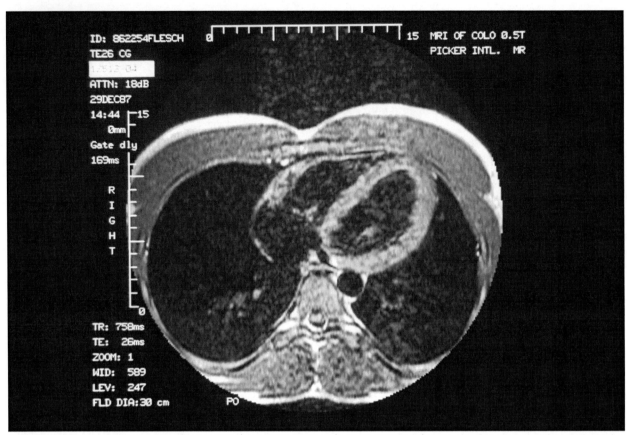

FIGURA 3.29 Imagem por ressonância magnética (RM) do ventrículo esquerdo (câmara circular com paredes espessas) e ventrículo direito (câmara triangular).

Cortesia do laboratório do Dr. Steven Fleck.

tram a inexistência de diferença significativa na espessura da parede do ventrículo em atletas universitárias de força e potência (George et al., 1995) e basistas juniôres e seniôres de categoria nacional (Haykowsky et al., 2000).

A possibilidade de que ocorra aumento na parede ventricular esquerda depende de diferenças na execução do treinamento. Os maiores níveis de pressão arterial durante uma série desempenhada até a falha concêntrica ocorrem nas últimas repetições da série (Fleck e Dean, 1987; MacDougall et al., 1985; Sale et al., 1994). Exercícios envolvendo grande massa muscular, como o *leg press*, resultam em valores pressóricos maiores do que exercícios com pequenas massas musculares (MacDougall et al., 1985). Logo, quando as séries são levadas até a falha concêntrica e depedendo do tipo de exercício realizado, pode ou não haver influência na ocorrência de aumento na espessura da parede ventricular. Outros fatores que podem afetar a ocorrência ou não de alterações na espessura da parede ventricular incluem a intensidade e o volume do treino, a duração e os períodos de intervalo entre as séries.

O efeito do treinamento com pesos na espessura de outras câmaras cardíacas recebe muito menos atenção que aquele na espessura da parede ventricular esquerda.

Exames de ressonância magnética, entretanto, não informam diferença na espessura da parede ventricular direita diastólica e sistólica entre levantadores de peso de elite, categoria olímpica e controles com o mesmo peso e força (Fleck, Henke e Wilson, 1989), indicando que o ventrículo direito não é exposto a pressões sanguíneas suficientemente elevadas a ponto de causar hipertrofia. O mesmo estudo demonstrou que levantadores de peso apresentam a espessura do ventrículo esquerdo significativamente maior, indicando que o ventrículo direito não é exposto a pressões sanguíneas suficientemente altas para causar hipertrofia. Entretanto, também foi demonstrado que seis meses de treino com pesos produzem aumentos pequenos, mas significativos, na massa do ventrículo direito (Spence et al., 2013), indicando que o ventrículo direito aumenta de tamanho com treino com pesos.

Os exercícios de força podem resultar em aumento da espessura da parede do ventrículo esquerdo, mas essa não é uma consequência necessária de todos os programas de treinamento resistido. Essa alteração da parede ventricular, quando aparente, é causada pelas pressões sanguíneas intermitentes elevadas durante treino de força. Quando expresso em relação à área de superfície corporal ou à massa livre de gordura, geralmente não há aumento na espessura da parede ventricular esquerda. Além disso, o aumento da espessura na parede do ventrículo esquerdo raramente ultrapassa os limites superiores de normalidade e é significativamente menor que os aumentos da parede que resultam de condições patológicas.

Tamanho da câmara cardíaca

Um aumento no tamanho ou volume da câmara ventricular indica sobrecarga volumétrica sobre o coração (isto é, a necessidade de bombear um volume grande de sangue). A maioria dos dados transversais sobre atletas bastante treinados em força e estudos longitudinais de curtos períodos demonstram que o treinamento resistido causa pouco ou nenhum efeito nas dimensões internas absolutas do ventrículo esquerdo, um indicador de tamanho da câmara (Adler et al., 2008; Fleck, 1988, 2002; Fleck, Henke e Wilson, 1989; George et al., 1995; Perrault e Turcotte, 1994; Urhausen e Kindermann, 1992). Isso é válido independentemente se as dimensões da câmara sistólica ou diastólica são avaliadas. Entretanto, uma metanálise indicou que atletas treinados em força têm um diâmetro interno do ventrículo esquerdo maior que o normal na diástole (LVIDd) (52,1 vs. 49,6 mm) (Pluim et al., 1999). Há também relato de que o volume diastólico final no ventrículo direito aumenta um pouco, embora de forma significativa, com seis meses de treino com pesos (Spencer et al., 2013). Similares à espessura da parede ventricular esquerda, as dimensões internas do ventrículo esquerdo em atletas altamente treinados não costumam exceder os limites superiores à normalidade (Fleck, 1988, 2002; Perrault e Turcotte, 1994; Urhausen e Kindermann, 1992; Wolfe, Cunningham e Boughner, 1986) e, na maioria dos casos, não são significativamente diferentes do normal quando expressas relativamente à área de superfície corporal ou à massa livre de gordura (Fleck, 1988, 2002; Urhausen e Kindermann, 1992; Wolfe, Cunningham e Boughner, 1986).

Aumentos no tamanho da câmara cardíaca ocorrem devido a treinamento de *endurance* e participação em muitos outros esportes (D'Andrea, Cocchia et al., 2010; Naylor, George et al., 2008; Pluim et al., 1999). Uma comparação entre atletas de nível nacional, ranqueados em 27 esportes classificou os levantadores de peso em 22º lugar em termos de dimensões internas do ventrículo esquerdo (Spataro et al., 1994). O leve incremento ou a não alteração nas dimensões internas do ventrículo esquerdo, acompanhado da não alteração ou incremento na espessura dessa parede ventricular, é uma diferença importante entre o treinamento de força e a hipertrofia cardíaca patológica, na qual um grande aumento na espessura da parede não é acompanhado por aumento das dimensões internas do ventrículo esquerdo (Urhausen e Kindermann, 1992). Uma metanálise de PWTd + IVSd/LVLDd, ou es-

pessura média relativa da parede, indicou que atletas com treino de força tiveram uma espessura média de parede a parede maior que a normal (Pluim et al., 1999). Isso indica que a espessura da parede aumenta numa maior magnitude em comparação com o volume ventricular esquerdo em atletas treinados em força.

Uma metanálise indicou que o calibre do atleta não influencia se a dimensão interna do ventrículo esquerdo é significativamente diferente do normal (Fleck, 1988). Relatos de que basistas de nível nacional, categorias júnior e sênior, com dimensões internas normais do ventrículo esquerdo (Haykowsky et al., 2000) e atletas de força de nível nacional, com dimensões internas do ventrículo esquerdo não significativamente diferente do normal (Adler et al., 2008; Dickhuth et al., 1979; Fleck, Bennet et al., 1989), indicam também que o nível do atleta tem pouco efeito no tamanho da câmara ventricular esquerda. Como alterações no volume ventricular estão normalmente associadas a uma sobrecarga volumétrica, pode-se levantar a hipótese de que o tipo de programa de treino com pesos tem um efeito no tamanho da câmara ventricular esquerda.

Uma comparação entre fisiculturistas e levantadores de peso não demonstrou diferença significativa entre os dois grupos na dimensão interna dos ventrículos esquerdo e direito, embora os fisiculturistas tenham apresentado valores levemente superiores. Entretanto, os fisiculturistas, mas não os levantadores de peso, tiveram uma dimensão interna absoluta dos ventrículos esquerdo e direito em repouso maior (Deligiannis, Zahopoulou e Mandroukas, 1988), na comparação com o normal. Quando expressa em relação à área da superfície corporal ou à massa livre de gordura, a dimensão interna ventricular esquerda dos fisiculturistas e dos levantadores de peso não foi, de forma significativa, diferente do normal. No entanto, a dimensão interna do ventrículo direito dos fisiculturistas foi significativamente diferente do normal quando expressa em relação à área da superfície corporal ou à massa livre de gordura. Esse mesmo estudo também reportou que a dimensão interna do átrio esquerdo de fisiculturistas e levantadores de peso é maior que o normal em termos absolutos e relativos à área da superfície corporal e à massa livre de gordura. Os fisiculturistas apresentaram dimensão interna do átrio esquerdo significativamente maior que os levantadores de peso (Deligiannis, Zahopoulou e Mandroukas, 1988). Em apoio ao referido antes, um aumento do volume atrial esquerdo em relativo à área da superfície corporal foi associado ao treino de *endurance*, mas não a treino de força, e um aumento no volume ventricular esquerdo, que não costuma ocorrer com treino de força (D'Andrea, Cocchia et al., 2010). Essas informações indicam que o tipo de treinamento de força pode afetar o tamanho da câmara cardíaca, mas o efeito é pequeno.

O treinamento resistido parece resultar em leve aumento do tamanho da câmara cardíaca, conforme indicado por uma metanálise que mostrou aumento significativo pequeno (2,5%) em atletas treinados em força na comparação com o normal (Fagard, 1996). Entretanto, nenhuma diferença do normal costuma ser aparente ao se avaliar relativo à área da superfície ou massa livre de gordura. Programas de treinamento de alto volume podem ter o maior potencial para afetar os tamanhos da câmara cardíaca.

Massa ventricular esquerda

Um aumento na massa ventricular esquerda (MVE) pode ser causado por um aumento da espessura das paredes ou do tamanho da câmara. Cálculos da MVE são obtidos por meio de imagem por ressonância magnética e técnicas ecocardiográficas. A maioria dos estudos transversais com atletas altamente treinados em força (Fleck, 1988, 2002; George et al., 1995; Haykowsky et al., 2000; Naylor, George et al., 2008) e estudos longitudinais com treinamento de curta duração (Fleck, 1988, 2002; Naylor, George et al., 2008; Wolfe, Cunningham e Boughner, 1986) demonstraram que a massa ventricular esquerda foi maior que o normal em atletas de treinamento de força, ou incrementada devido ao treinamento de força. Essa conclusão tem apoio de uma metanálise indicando que a MVE é maior que o normal em atletas treinados em força (normal 174 g vs. 267 g treinados em força) (Pluim et al., 1999). Entretanto, o aumento na massa ventricular esquerda não é uma consequência necessária de qualquer programa de treinamento resistido, e a diferença é bastante reduzida ou inexistente em relação à área de superfície corporal ou à massa livre de gordura. Alguns dados indicam que atletas treinados em força de nível nacional e internacional apresentam massa ventricular esquerda maior que atletas de nível mais baixo (Effron, 1989; Fleck, 1988).

O tipo de programa de treinamento com pesos pode influenciar como a massa ventricular esquerda é aumentada. Tanto fisiculturistas quanto levantadores de peso têm uma MVE absoluta bastante maior que o normal, ainda que não significativamente diferentes entre si (Deligiannis, Zahopoulou e Mandroukas, 1988). Fisiculturistas e levantadores de peso também têm a espessura da parede ventricular esquerda significativamente maior que o normal. No entanto, apenas os fisiculturistas têm maior dimensão ventricular esquerda ao fim da diástole (Deligiannis, Zahopoulou e Mandroukas, 1988) na comparação com a normalidade. Logo, em fisiculturistas o aumento na MVE é causado tanto pelo aumento da espessura da parede ventricular esquerda quanto pelo aumento do tamanho da câmara, enquanto em levantadores de peso isso é causado, em geral, apenas pelo incremento da espessura da parede além da normalidade. Poderia ser especulado que o programa de treinamento com pesos aumentaria tanto a espessura da parede ven-

tricular esquerda quanto as dimensões internas do ventrículo esquerdo, resultando no maior aumento na MVE estimada. Entretanto, conclui-se que o volume do treino com pesos não influencia o aumento na MVE (Naylor, George et al., 2008).

O treinamento resistido pode aumentar a massa ventricular esquerda absoluta; contudo, tal incremento não ocorre com todos os programas de treinamento com pesos. O aumento na MVE pode ser causado tanto por um aumento na espessura das paredes como por aumento no tamanho da câmara, ou pela combinação de ambos.

Função cardíaca

Anormalidades nas funções sistólica e diastólica estão associadas à hipertrofia cardíaca causada por condições patológicas, como hipertensão e doença nas válvulas cardíacas. Isso gerou a preocupação de que uma hipertrofia cardíaca causada por treinamento resistido poderia prejudicar a função cardíaca. Entretanto, a maioria dos estudos transversais demonstra que medidas comuns da função sistólica do ventrículo esquerdo, como o percentual da fração de encurtamento, da fração de ejeção e da velocidade de encurtamento circunferencial, não são afetadas pelo treinamento resistido (Adler et al., 2008; Ellias et al., 1991; Fleck, 1988, 2002; George et al., 1995; Haykowsky et al., 2000; Urhausen e Kindermann, 1992). Entretanto, foi também relatado que o percentual da fração de encurtamento é significativamente maior em atletas treinados em força do que em sujeitos normais (Colan, Sanders e Borrow, 1987), indicando uma melhora na função sistólica. Estudos longitudinais de curta duração de treinamento não demonstram alteração (Lusiani et al., 1986) nem um aumento significativo no percentual da fração de encurtamento (Kanakis e Hickson, 1980). A maioria dos estudos indica que o treinamento com pesos não tem efeitos na função sistólica, com poucos estudos indicando melhora nessa função.

A função diastólica do ventrículo esquerdo recebeu menos atenção que a sistólica. Contudo, estudos transversais em indivíduos altamente treinados indicam que não há alterações significativas na função diastólica (Urhausen e Kindermann, 1992). Dados longitudinais de atletas altamente treinados em força indicam não haver diferenças significativas em relação à normalidade (Urhausen e Kindermann, 1992) ou um aumento na função diastólica ventricular esquerda (Adler et al., 2008). Basistas competidores em nível nacional, com massa ventricular esquerda significativamente maior em relação à área da superfície corporal absoluta e relativa, relataram ter medidas de função diastólica normais ou até melhoradas (taxa de pico de aumento da câmara e pico de enchimento atrial) (Colan, Sanders e Borrow, 1985; Pearson et al., 1986).

Uma metanálise indica que a função sistólica e diastólica de atletas treinados em força não é significativamente diferente dos valores de normalidade (Plain et al., 1999). Em geral, estudos longitudinais e transversais indicam que treino resistido não tem efeito nas funções sistólica e diastólica.

Respostas cardiovasculares agudas

A resposta aguda ao treinamento resistido refere-se às respostas fisiológicas durante uma série de exercícios, várias séries de exercício(s) ou uma sessão de treinamento. Determinar as respostas agudas de forma precisa pode ser difícil. O cateterismo intra-arterial é necessário para determinar com mais precisão a pressão arterial, pois isso é impossível com esfigmomanômetro auscultatório, nas fases concêntrica e excêntrica das repetições. A técnica de pletismografia no dedo também é usada para determinar continuamente a pressão arterial durante o treinamento resistido. Técnicas como impedância cardíaca e ecocardiografia são empregadas para determinar débito cardíaco, volume sistólico e volume ventricular esquerdo, mas elas têm limitações quando realizadas durante a atividade física. Dessa forma, em alguns casos, as conclusões obtidas relativas às respostas agudas ao treinamento resistido devem ser vistas com cautela (ver Tabela 3.9).

Frequência cardíaca e pressão arterial

A frequência cardíaca e a pressão arterial sistólica e diastólica aumentam substancialmente durante exercícios dinâmicos resistidos de alta intensidade (Fleck, 1988; Hill e Butler, 1991). Isso é verdade tanto para os exercícios realizados em equipamento, pesos livres e isocinéticos (Fleck e Dean, 1987; Gomides et al., 2010; Iellamo et al., 1997; Kleiner et al., 1996, MacDougall et al., 1985; Sale et al., 1993, 1994; Scharf et al., 1994). A média do pico da pressão arterial sistólica e diastólica de pico tão altas quanto 320/250 mmHg e pico de frequência cardíaca de 170 batimentos por minuto ocorrem durante a execução do *leg press*, realizado de forma bilateral, até a falha, com

95% de 1RM, em que a manobra de Valsalva foi permitida (MacDougall et al., 1985) Entretanto, as respostas da frequência cardíaca e da pressão arterial também são altas, mesmo quando se tenta limitar a execução de uma manobra de Valsalva. Por exemplo, a média do pico de pressão arterial de 198/160 mmHg e frequência cardíaca de 135 batimentos por minuto ocorrem durante uma série de extensão do joelho unilateral, realizada até a falha concêntrica, a 80% de 1RM, quando desencorajada a manobra de Valsalva (Fleck e Dean, 1987).

Tanto a pressão arterial (ver Figura 3.30) quanto a frequência cardíaca aumentam com a progressão das séries; logo, os valores mais altos ocorrem durante as últimas muitas repetições de uma série até a fadiga voluntária, seja a manobra de Valsalva permitida ou não (Fleck e Dean, 1987; Gomides et al., 2010; MacDougall et al., 1985; Sale et al., 1994). Quando a manobra de Valsalva é permitida, as respostas de pressão arterial e frequência cardíaca são significativamente mais elevadas durante as séries realizadas até a fadiga voluntária com cargas submáximas (50 a 95% de 1RM) do que quando cargas com 100% de 1RM são utilizadas (MacDougall et al., 1985; Sale et al., 1994). Quando a manobra de Valsalva é desencorajada, a resposta da pressão arterial é mais elevada, embora não muito, durante séries a 90, 80 e 70% de 1RM, comparadas a séries a 100 e 50% de 1RM até a fadiga voluntária (Fleck e Dean, 1987). Embora não haja clareza quanto à manobra de Valsalva ter sido desencorajada em pessoas com hipertensão, a resposta de pressão arterial é mais alta durante séries de exercício de extensão do joelho a 80 e 40% de 1RM até a falha, na comparação com uma série até a falha, com 100% de 1RM (Gomides et al., 2010).

Durante o treinamento dinâmico com pesos, parecem ser similares às respostas da pressão arterial e frequência cardíaca às ocorridas durante ações isométricas, no sentido de que, com o aumento da duração da atividade ocorre também um aumento da resposta da pressão arterial e da frequência cardíaca (Kahn, Kapitaniak e

TABELA 3.9 **Resposta aguda durante exercício de força em relação ao repouso**

Resposta	Fase da repetição	
	Concêntrica	**Excêntrica**
Frequência cardíaca (sem diferença entre as fases concêntrica e excêntrica)	Aumenta	Aumenta
Volume de batimentos (?) (valores excêntricos maiores que os concêntricos)	Não mostrou diferença ou diminuiu	Não mostrou diferença ou aumentou
Débito cardíaco (?) (valores excêntricos maiores que os concêntricos)	Sem diferença ou aumentou	Aumenta
Pressão arterial (a mais elevada e no ponto de maior sobrecarga do exercício) Sistólica aumentou Diastólica aumentou	Aumenta Aumenta	Aumenta Aumenta
Pressão intratorácica (mais alta quando a manobra de Valsalva é executada)	Aumenta	Aumenta

? = poucos dados

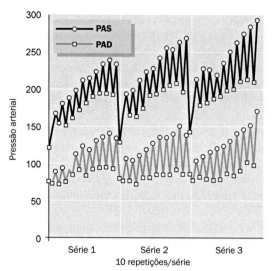

FIGURA 3.30 Aumentos na resposta da pressão arterial durante série de *leg press* bilateral, até a fadiga volitiva, bem como durante três séries sucessivas de 10 repetições, com 10RM de resistência. PAS = pressão arterial sistólica; PAD = pressão arterial diastólica.

Reimpressa, com permissão, de R.W. Gotshall et al., 1999, "Noninvasive characterization of the blood pressure response to the double-leg press exercise", *Journal of Exercise Physiology, 2(4): 1-6.*

Monod, 1985; Ludbrock et al., 1978). Portanto, ambas as respostas da pressão arterial e da frequência cardíaca são mais baixas numa série até a falha a 100% de 1RM (uma repetição) do que comparado a séries até a falha realizadas em percentuais mais baixos (de 90 a 40%) de 1RM (Fleck e Dean, 1987; Gomides et al., 2010). Todavia, é inconsistente o padrão de resposta de pico da pressão arterial e da frequência cardíaca em séries até a falha a 90 até 40% de 1RM. Tanto as respostas de pico da frequência cardíaca quanto da pressão arterial parecem aumentar durante séries submáximas até a falha (50, 70, 80, 85 e 87,5% de 1RM), conforme aumenta a porcentagem de 1RM (Sale et al., 1994). Por outro lado, não ocorre diferença significativa na resposta de pico da pressão arterial e frequência cardíaca durante séries até a falha com 90 80, 70 ou 50% de 1RM, conforme mostrado durante o exercício de extensão de joelho unilateral e meio desenvolvimento unilateral (Fleck e Dean, 1987). Igualmente, não foi mostrada diferença significativa na resposta de pico da pressão arterial e frequência cardíaca de pessoas hipertensas quando realizadas séries de extensão de joelho até a falha a 80 a 40% de 1RM (Gomides et al., 2010).

As respostas da frequência cardíaca e da pressão arterial durante séries sucessivas até a falha também são inconsistentes. Durante três séries sucessivas (ver Figura 3.30) até a falha de exercício de *leg press*, com três minutos de intervalo entre as séries, a pressão arterial aumentou com séries sucessivas (Gotshall e colaboradores, 1999). Nos hipertensos, porém, a pressão arterial de pico

em três séries sucessivas de exercício de extensão de joelho, a 80% (8 a 10 repetições por série), ou a 40% (14 a 20 repetições por série) de 1RM, com 90 segundos entre as séries, não aumentou muito, em séries sucessivas (Gomides et al., 2010). A frequência cardíaca não se elevou, em três a cinco séries consecutivas (supino, extensão de joelho, flexão de cotovelo), com períodos de re-pouso entre as séries, de três a cinco minutos (Alcaraz, Sanchez-Lorente e Blazevich, 2008; Wickwire et al., 2009), ou nos hipertensos, em três séries sucessivas de extensão de joelho, conforme antes descrito (Gomides et al., 2010).

As respostas da pressão arterial e frequência cardíaca durante treino dinâmico com pesos parecem similares àquelas durante ações isométricas no sentido de que, aumentando a duração da atividade, aumenta a resposta da frequência cardíaca e pressão arterial (Kahn, Kapitaniak e Monod, 1985; Ludbrook et al., 1978). Logo, tanto a resposta da frequência cardíaca quanto da pressão arterial são mais baixas numa série até a falha usando 100% de 1RM (uma repetição), na comparação com séries até a falha em percentuais mais baixos (90% a 40%) de 1RM (Fleck e Dean, 1987; Gomides et al., 2010). O padrão da resposta de pico da pressão arterial e frequência cardíaca em séries até a falha, a 90 até 40% de 1 RM, no entanto, é inconsistente. Tanto a resposta da frequência cardíaca quanto a pressão arterial de pico parecem mostrar aumento durante séries submáximas até a falha (50, 70, 80, 85 e 87,5% de 1RM), à medida que aumenta o percentual de 1RM (Sale et al., 1994). Por outro lado, não foi mostrada diferença significativa na resposta da pressão arterial e frequência cardíaca de pico durante séries até a falha, com 90, 80, 70 ou 50% de 1RM, em exercícios de extensão de joelho unilateral e *overhead press* unilateral de braço (Fleck e Dean, 1987). Da mesma forma, não ocorreu diferença importante em séries de extensão de joelho até a falha, usando 80 a 40% de 1RM, na resposta de pico da pressão arterial e frequência cardíaca de pessoas com hipertensão (Gomides et al., 2010).

As respostas da frequência cardíaca e pressão arterial durante séries sucessivas até a falha também são inconsistentes. Durante três séries consecutivas (ver Figura 3.30) até a falha com exercício *leg press* com três minutos de repouso entra as séries, a pressão arterial aumentou com as séries sucessivas (Gotshall et al., 1999). Nos hipertensos, porém, a pressão arterial de pico em três séries sucessivas de extensão do joelho, a 80% (8 a 10 repetições por série) ou a 40% (14 a 20 repetições por série) de 1RM, com 90 segundos entre as séries, não aumentou demais em séries sucessivas (Gomides et al., 2010). A frequência cardíaca não aumenta em três a cinco séries sucessivas (supino, extensão de joelho, flexão de cotovelo), com intervalos entre as séries de três a cinco minutos (Alcaraz, Sanchez-Lorente e Blazevich, 2008; Wickwire et al., 2009), ou, nos hipertensos, em três séries sucessivas de extensão do joelho, conforme antes descrito (Gomides et al, 2010).

Períodos de descanso mais curtos (35 seg) entre séries de exercícios para grupos musculares diferentes (ordem alternada de exercícios) podem ser usados sem aumento na frequência cardíaca de pico em séries sucessivas (Alcaraz, Sanchez-Lorente e Blazevich, 2008). Entre as séries, a pressão arterial e a frequência cardíaca retornam aos valores de descanso, mas com intervalos entre as séries (de um minuto e meio a três minutos), ainda ficam acima dos valores de repouso ao iniciar a série seguinte. Além disso, a resposta da frequência cardíaca e da pressão arterial aumentam com mais massa muscular ativa, embora a resposta não seja linear (Falkel, Fleck e Murray, 1992; Fleck, 18988; MacDougall et al., 1985).

Durante exercício dinâmico resistido, foram relatados maiores valores de pressão arterial sistólica e diastólica, mas não maiores frequências cardíacas, durante a fase concêntrica, na comparação com a excêntrica das repetições (Falkel, Fleck e Murray, 1992; MacDougall et al., 1985; Miles et al., 1987). Logo, o momento, na amplitude de movimentos durante a fase concêntrica ou excêntrica de uma repetição, em que a pressão arterial é determinada, influencia o valor. Os valores mais elevados de pressão sistólica e diastólica (pletismografia do dedo da mão) ocorrem no começo da fase concêntrica no *leg press* (ver Figura 3.31); a pressão arterial diminui à medida que a fase concêntrica da repetição evolui, atingindo seu ponto mais baixo quando os joelhos são estendidos (Gotshall et al., 1999). A pressão arterial, então, aumenta à medida que os joelhos flexionam durante a fase excêntrica de uma repetição e novamente atinge o ponto mais elevado, quando os joelhos estão na posição de maior flexão. Isso indica que a resposta da pressão arterial é a mais elevada no ponto de maior sobrecarga do exercício (ou *sticking point*), quando a contração muscular está próxima do valor máximo de força.

Pesquisas com exercícios isocinéticos explicam melhor as respostas agudas da pressão arterial e da frequência cardíaca. A velocidade da contração em condições isocinéticas (30 a 200 graus por segundo) causa pouco efeito na resposta da pressão arterial e da frequência cardíaca (Haennel et al., 1989; Kleiner et al., 1999), ao passo que o exercício isocinético feito com fase excêntrica e concêntrica resulta numa pressão arterial de pico mais elevada que o exercício apenas concêntrico (Sale et al. 1993). Logo, muitos fatores, incluindo a massa muscular ativa, a condição de realização das séries até fadiga voluntária ou não, a quantidade de séries realizadas, os períodos de repouso entre séries, a resistência usada, o local na amplitude de movimentos em que uma medida é obtida e se são realizadas ações concêntricas e excêntricas, influenciam as respostas da pressão arterial e da frequência cardíaca durante treino dinâmico resistido.

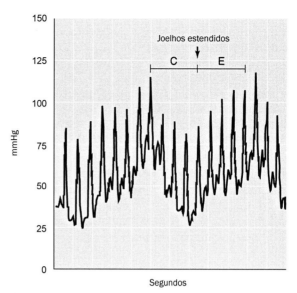

FIGURA 3.31 Resposta da pressão arterial durante uma repetição completa do exercício *leg press* bilateral.

Reimpressa, com permissão, de R.W. Gotshall et al., 1999 "Noninvasive characterization of the blood pressure response to the double-leg press exercise", *Journal of Exercise Physiology 2(4): 1-6.*

Volume sistólico e débito cardíaco

Estimativas do volume sistólico e do débito cardíaco durante exercício de força são potencialmente afetadas pela pressão arterial durante o exercício, o que, conforme antes abordado, varia ao longo de fases concêntrica e excêntrica da repetição e aumenta à medida que progride para a falha concêntrica. Assim, o volume sistólico e o débito cardíaco podem mudar dependendo de quando, durante uma repetição, eles são estimados, com a continuação de uma série até a falha concêntrica. As respostas determinadas por técnicas de impedância elétrica durante o exercício de extensão do joelho mostram variar um pouco, dependendo se a manobra de Valsalva é ou não executada. Quando tentativas são feitas para evitar a manobra de Valsalva, o volume sistólico e o débito cardíaco, durante a fase concêntrica do exercício de extensão do joelho (12 repetições com carga de 12RM), não se elevam significativamente (Miles et al., 1987). Durante a fase concêntrica do exercício de extensão de joelho, quando é permitida a manobra (séries a 50, 80 e 100% até a fadiga), o pico do volume sistólico é ou significativamente menor que os valores de repouso ou não se mostram significativamente diferente desses valores, e o pico do débito cardíaco se encontra acima dos valores de repouso, mas nem sempre é significativamente diferente (Falkel, Fleck e Murray, 1992). Durante a repetição excêntrica do movimento, quando a manobra de Valsalva não é permitida, o pico do volume sistólico, bem como o débito cardíaco, aumenta de forma significativa acima dos valores de repouso. Quando a manobra de Valsalva é permitida, o pico do volume sistólico durante a fase excêntrica é significativamente superior ou não significativamente diferente dos valores de repouso, e o pico de débito cardíaco é sempre significativamente maior do que os valores em repouso. Logo, geralmente, com ou sem a manobra de Valsalva, o pico de volume sistólico e do débito cardíaco durante a fase excêntrica de extensão de joelho é normalmente maior do que comparado com a fase concêntrica.

Durante exercício de agachamento a 50, 80 e 100% de 1RM até a fadiga, a resposta do pico de volume sistólico e do débito cardíaco são diferentes entre a fase excêntrica e a fase concêntrica da repetição (Falkel, Fleck e Murray, 1992). Durante a fase excêntrica, o pico do volume sistólico é maior do que os valores de repouso (séries a 50 e 100% de 1RM), mas nem sempre significativamente diferente, ou pode também demonstrar-se significativamente abaixo dos valores de repouso (séries a 80% de 1RM). O pico de volume sistólico durante a fase concêntrica de todas as séries é significativamente menor do que os valores de repouso. O pico do débito cardíaco na fase excêntrica de todas as séries é significativamente superior aos valores de repouso, embora nem sempre seja estatisticamente diferente. Portanto, tal como com o exercício de extensão do joelho, em geral, o pico do volume sistólico e do débito cardíaco são superiores na fase excêntrica do exercício de agachamento, na comparação com a fase concêntrica.

A frequência cardíaca não apresenta diferença expressiva entre as fases excêntrica e concêntrica de uma repetição (Falkel, Fleck e Murray, 1992; MacDougall et al., 1985; Miles et al., 1987). Como antes abordado, o volume sistólico é significativamente maior durante a fase excêntrica do que na concêntrica. Dessa forma, o débito cardíaco maior na fase excêntrica se deve, exclusivamente, a um maior volume sistólico nessa fase.

Um padrão geral para ambos os exercícios que envolvem tanto grandes (por exemplo, agachamento) quanto pequenas massas musculares (por exemplo, extensão do joelho), seja para o volume sistólico e o débito cardíaco de pico, é que os maiores valores ocorrem na fase excêntrica do movimento e não na concêntrica. O volume sistólico é geralmente inferior aos valores de repouso durante a fase concêntrica e superior durante a fase excêntrica. O débito cardíaco durante a fase excêntrica em exercícios que envolvem pequenos e grandes massas musculares é geralmente superior aos valores de repouso. Entretanto, o débito cardíaco na fase concêntrica dos exercícios que envolvem grandes massas musculares também pode ser superior aos valores de repouso, mas durante exercícios com pequenos grupos musculares os valores podem ser superiores ou inferiores.

Mecanismos da resposta de pressão

Muitos fatores podem influenciar o aumento da pressão arterial, ou a resposta de pressão, durante treinamento resistido. O débito cardíaco pode ser elevado acima dos valores de repouso durante as fases excêntrica e concêntrica dos exercícios de força (Falkel, Fleck e Murray, 1992), o que pode contribuir para o aumento da pressão arterial durante o treinamento com pesos.

O aumento das pressões intratorácica e intra-abdominal pode ter efeito na resposta de pressão arterial durante o treinamento resistido (Fleck, 1988). A pressão intratorácica aumenta durante exercícios de força (Falkel, Fleck e Murray, 1992; MacDougall et al., 1985, Sale et al., 1994), especialmente quando a manobra de Valsalva é executada. Aumento na pressão intratorácica pode, eventualmente, diminuir o retorno venoso ao coração e, assim, diminuir o débito cardíaco. Durante exercício de força, uma medida indireta da manobra de Valsalva (pressão na boca) e da pressão intratorácica indica débito cardíaco e volume de batimentos diminuídos em indivíduos que apresentam maior pressão intratorácica em comparação com indivíduos que apresentam indicações de menor pressão intratorácica (Falkel, Fleck e Murray, 1992). O aumento da pressão intratorácica pode limitar o retorno venoso e, consequentemente, o débito cardíaco, mas, ao mesmo tempo, ele pode causar um acúmulo de sangue na circulação sistêmica, com aumento consequente na pressão arterial. O débito cardíaco e o volume sistólico podem ser superiores aos valores de repouso durante exercícios de força. Para aumentar o débito cardíaco e o volume sistólico durante o treinamento resistido, pode-se especular que o aumento da pressão arterial e a potência da bomba muscular superam a diminuição do retorno venoso em razão de um aumento na pressão intratorácica.

O aumento na pressão intratorácica pode ter uma função protetora para os vasos cerebrais, semelhante ao que ocorre durante a tosse ou pressão extrema (Hamilton, Woodbury e Harper, 1943). Qualquer aumento na pressão intratorácica é transmitido ao líquido medular encefálico devido à sua influência nos forames intervertebrais. Isso reduz a pressão transmural dos vasos sanguíneos cerebrais, protegendo-os de danos causados pelo aumento da pressão arterial (MacDougall et al., 1985).

O aumento da pressão intramuscular durante exercícios de força aumenta a resistência periférica total e obstrui o fluxo sanguíneo. Pressões intramusculares muito altas (92 kPa) foram medidas durante ações musculares humanas estáticas (Edwards, Hill e McDonnel, 1972). Embora exista considerável variação intramuscular, ações estáticas de 40 a 60% do máximo a contração voluntária máxima (CVM) podem obstruir o fluxo sanguíneo (Bonde-Peterson, Mork e Nielsen, 1975; Sadamoto, Bonde-Peterson e Suzuki, 1983). Um aumento da pressão intramuscular durante ações musculares é a razão mais provável de a pressão arterial ser maior durante a fase concêntrica que a excêntrica (Miles et al., 1987), sendo, provavelmente, responsável pelo fato de a pressão arterial ser a mais alta no ponto de maior dificuldade (*sticking point*) de uma repetição (Gotshall et al., 1999).

O aumento na pressão arterial durante o treinamento com pesos pode ajudar a manter a pressão de perfusão e também o fluxo sanguíneo, apesar de um aumento da pressão intramuscular (MacDougall et al., 1985). Isso parece ser verdade, ao menos, para pequenos grupos musculares (Wright, McCloskey e Fitzpatrick, 2000). Depois de fatigar um músculo do polegar (adutor do polegar) após realizar ações isométricas rítmicas, a pressão arterial aumentou pela contração dos extensores de joelho. Dezoito por cento (18%) da força isométrica como resultado da fadiga do pequeno músculo foi recuperada para cada 10% de aumento na pressão arterial. O restabelecimento da força contrátil provavelmente tem a ver com um aumento da pressão de perfusão para o músculo. Entretanto, a aplicabilidade ou magnitude desse mecanismo para grandes grupos musculares não está clara.

Durante exercícios isométricos a pressão arterial continua a aumentar, à medida que aumenta a duração da ação isométrica e progride em direção a fadiga. Embora exercícios isométricos não tenham fase concêntrica e excêntrica, a avaliação da resposta cardiovascular ao exercício isométrico oferece compreensão da sua resposta durante o treino resistido tradicional. Durante exercício isométrico de extensão de joelho (30% da força máxima), a frequência cardíaca média aumenta significativamente e o volume de batimentos médio diminui significativamente (Rowland e Fernhall, 2007). Isso resulta num aumento pequeno do débito cardíaco, mesmo que tenha aumentado a resistência arterial média. Isso indica que débito cardíaco aumentado não é a principal causa de um aumento na pressão arterial, e que esse aumento na pressão se deve a uma elevação na resistência vascular, possivelmente em razão de um aumento na pressão intramuscular, ocluindo o fluxo de sangue no tecido muscular ativo. O aumento resultante na pressão arterial deveria ter acarretado numa redução maior no volume sistólico do que o mostrado. Uma diminuição desse volume aquém do esperado, em razão do aumento na pressão arterial, pode ter relação com aumento na contratibilidade do miocárdio, acarretando em manutenção ou aumento da fração de ejeção.

Durante a ação isométrica dos membros superiores do corpo, a frequência cardíaca, a pressão arterial sistólica, a fração de ejeção e o volume de sistólico elevam-se (Adler et al., 2008). A elevação no volume sistólico, apesar de um aumento na pressão arterial sistólica, indica uma elevação na contratibilidade do miocárdio, conforme evidenciado pelo aumento na fração de ejeção. O aumento no volume de batimentos também se deve a uma elevação no volume diastólico terminal e a uma diminuição no volume sistólico terminal (Adler et al., 2008). Mesmo que o exercício isométrico não tenha uma fase concêntrica e excêntrica, esses resultados indicam que uma elevação na contratibilidade do miocárdio ajuda a manter ou até aumentar o volume de batimentos e, em consequência, o débito cardíaco durante o treino tradicional resistido.

Durante exercício isométrico não ocorre um aumento no fluxo de sangue aos tecidos inativos do músculo (Rowland e Fernhall, 2007). Isso indica que ocorre uma vasoconstrição no tecido muscular inativo, capaz de limitar o fluxo de sangue aos tecidos inativos e, provavelmente, elevar mais a pressão arterial e não uma vasodilatação, o que tenderia a reduzir a pressão arterial. Assim, mesmo que a vasodilatação no tecido muscular inativo tenda a diminuir a pressão arterial, isso não parece ocorrer durante o exercício isométrico. Isso indica que a vasodilatação do tecido inativo durante o treino tradicional resistido não ocorre, mesmo diante da tendência de uma redução na pressão arterial. A aplicabilidade da vasodilatação do tecido inativo para reduzir a pressão arterial é especialmente questionável para exercícios com grandes grupos musculares (agachamento, levantamento terra), durante os quais muito pouca massa muscular total fica inativa.

Em resumo, a resposta pressórica durante treino tradicional resulta predominantemente de um aumento na resistência vascular devido a uma elevação na pressão intramuscular que comprime os vasos sanguíneos. Se o volume sistólico e o débito cardíaco aumentarem durante treino resistido, a resposta pressórica também aumentará. A manutenção ou um aumento no volume sistólico é consequência de uma elevação na contratibilidade do miocárdio.

Resposta hipotensiva

Após uma sessão de atividade física, pode ocorrer uma redução significativa na pressão arterial sistólica ou diastólica (ou ambas), quando comparado com os valores em repouso; a isso se dá o nome de **hipotensão pós-exercício**. É importante considerar essa resposta aguda se uma redução crônica na pressão arterial de repouso for um dos objetivos do treino. Uma sessão de treino resistido pode resultar numa resposta hipotensiva pós-exercício que é capaz de durar 60 minutos (de Salles et al., 2010; Ruiz, Simão et al., 2011; Scher et al., 2011; Simão et al., 2005) até 24 horas (Queiroz et al., 2009). Sessões de treino resistido podem ainda resultar em nenhuma alteração significativa ou mesmo num pequeno aumento na pressão arterial durante o período imediatamente após o exercício (De Van et al., 2005; Focht e Koltyn, 1999; O'Connor et al., 1993; Roltsch et al., 2001). Também é digno de nota que uma resposta hipotensiva pode acontecer em pessoas hipertensas e que essa resposta pode ser maior nesses sujeitos (Hardy e Tucker, 1998; Melo et al., 2006). Quando aparente, a resposta hipotensiva após o exercício tem relação com a interação entre débito cardíaco, resistência vascular e atividade parassimpática.

O efeito de diversas variáveis de treino resistido na resposta de hipotensão pós-exercício tem sido investigado; entretanto, mais pesquisas são necessárias na área.

Uma reposta de hipotensão ao exercício ocorre após sessão de treino realizada no formato de circuito ou de repetições por série (Simão et al., 2005). A intensidade do treino resistido pode aumentar a duração, mas não a magnitude, da resposta hipotensiva após o exercício (Simão et al., 2005). Entretanto, não ocorreu uma resposta hipotensiva pós-exercício e não foi observada nenhuma diferença em vários percentuais de 1RM (Focht e Koltyn, 1998). O volume do treino (maior número de séries de um exercício) tem pouco ou nenhum efeito na resposta hipotensa após exercício (Simão et al., 2005), ainda que a diferença de volume seja pequena (cinco vs. seis séries de cada exercício). Entretanto, o valor ideal para que as variáveis agudas do treino acarretem em respostas hipotensivas ao exercício ainda precisa ser mais bem estabelecido.

O mecanismo responsável pela resposta hipotensiva pós-exercício após treino resistido não está esclarecido. Tal como no exercício aeróbio, uma resposta hipotensa pós-exercício tem relação com uma diminuição na resistência vascular, embora a causa dessa redução ainda seja desconhecida. Não há possibilidade que a reação hipotensa após o treino aeróbio resulte de alterações termorregulatórias ou de volume de sangue; uma redução e ausência de alteração na atividade do nervo simpático foram mostradas após treino aeróbio (MacDonald, 2002). A causa da resposta hipotensa pós-exercício após treino, requer mais pesquisas.

Adaptações cardiovasculares crônicas durante o exercício

Treinamento cardiovascular tradicional resulta em adaptações (tais como menor frequência cardíaca e pressão arterial durante a atividade) que permitem o desempenho da atividade física com menos estresse cardiovascular. Treino resistido pode resultar numa resposta similar (ver Tabela 3.10).

Frequência cardíaca e pressão arterial

Dados transversais demonstram que treino resistido é capaz de reduzir o estresse cardiovascular durante treino com pesos e outros tipos de exercício. Fisiculturistas homens demonstraram uma pressão arterial intra-arterial sistólica e diastólica máximas mais baixas e frequências cardíacas máximas também reduzidas durante séries até falha concêntrica voluntária, a 50, 70, 80, 90 e 100% de 1RM na comparação com pessoas sedentárias e homens iniciantes no treino de força (de seis a nove meses de treino) (Fleck e Dean, 1987). Os fisiculturistas eram mais fortes que os demais indivíduos; logo, apresentaram resposta mais baixa de pressão, não apenas na mesma carga de trabalho relativa, mas também com cargas de treino absolutas maiores. Eles também apresentaram frequências cardíacas mais baixas, embora não a pressão arterial, na comparação com estudantes de medicina, durante ergometria de braços na mesma intensidade absoluta do exercício (Colliander e Tesch, 1988). Além disso, os fisiculturistas apresentaram frequências cardíacas mais baixas nas mesmas cargas relativas de exercício (percentual de 1RM) do que os basistas durante treino resistido (Falkel, Fleck e Murray, 1992). Isso indica que programas com alto volume podem causar maior efeito na resposta pressórica durante o treino resistido e outras atividades físicas. A resposta pressórica mais baixa mostrada pelos fisiculturistas pode ser devida, em parte, à realização da manobra de Valsalva em menor magnitude durante exercício de força, na comparação com a dos basistas (Falkel, Fleck e Murray, 1982). Durante atividade isométrica de membros superiores do corpo (50% de força máxima), na comparação com indivíduos sedentários, os levantadores de peso da equipe nacional apresentaram frequências cardíacas significativamente mais baixas, embora pressão arterial sistólica e diastólica similar (Adler et al., 2008).

Treinamento de curta duração (12 a 16 semanas) também causou adaptações cardiovasculares durante desempenho de tarefas físicas. A frequência cardíaca e a pressão arterial diminuem em consequência de treino com pesos durante realização de tarefas no cicloergometro, esteira e esteira segurando pesos nas mãos (Blessing et al., 1987; Goldberg, Elliot e Kuehl, 1988, 1994). Estudos sobre treinamentos de curta duração também demonstram reduções significativas na resposta da pressão arterial e da frequência cardíaca durante ações isométricas (Goldberg, Elliot e Kuehl, 1994), tanto em adultos

TABELA 3.10 **Adaptações cardiovasculares crônicas durante o exercício**

Adaptação	Cargas absolutas*	Cargas relativas*
Frequência cardíaca	Diminuição	Sem alteração
Pressão arterial Sistólica Diastólica	Diminuição Diminuição	Sem alteração, diminuição ou aumento Sem alteração ou diminuição ou aumento
Volume sistólico	Aumento	?
Débito cardíaco	Aumento	?
Pico VO_2	Aumento	?

* = dados mínimos e contraditórios; ? = desconhecido.

jovens (Sale et al., 1994) quanto em adultos com 66 anos de idade (McCartney et al., 1993) durante treino resistido realizado dinamicamente com a mesma carga absoluta. Entretanto, após 19 semanas de treino, a resposta da pressão arterial sistólica e diastólica à mesma carga relativa podem não ter se alterado, ou mesmo aumentado (Sale et al., 1994). É importante observar que a mesma carga relativa (percentual de 1RM) após treino significa numa carga absoluta maior. Depois das 19 semanas de treinamento, a frequência arterial máxima durante todas as séries com a mesma carga relativa tendeu a ser mais elevada; já com a mesma carga absoluta necessária ela tendeu a ficar menor, embora de forma não estatisticamente significativa. Informações longitudinais demonstram que o treino com pesos pode reduzir a resposta da pressão durante uma variedade de atividades físicas. Informações transversais e longitudinais indicam que o treinamento com pesos pode reduzir a resposta da frequência cardíaca e da pressão arterial durante várias atividades físicas.

Volume sistólico e débito cardíaco

O débito cardíaco de levantadores de peso parece aumentar para 30 L · min^{-1} – o volume sistólico aumenta de até 200 ml imediatamente após exercício de força – pessoas destreinadas não mostram alteração significante (Vorobyev, 1988). Durante atividade isométrica de membros superiores do corpo (50% da força máxima), levantadores de peso da equipe nacional demonstraram um volume sistólico significativamente mais elevado que pessoas sedentárias (Adler et al., 2008). O maior volume sistólico desses levantadores ocorreu em razão de um volume diastólico terminal significativamente mais alto e volume sistólico terminal significativamente mais baixo, resultando numa fração de ejeção significativamente mais elevada na comparação com o mesmo nos sedentários.

Pode haver uma diferença na resposta dos vários tipos de atletas treinados em força. O pico do volume sistólico e do débito cardíaco de fisiculturistas foi significativamente mais elevado na comparação com basistas durante séries até falha voluntária concêntrica, em percentuais variados (50, 80 e 100%) de 1RM, durante a extensão de joelho e agachamento (Falkel, Fleck e Murray, 1992). O débito cardíaco e o volume sistólico mais elevados dos fisiculturistas ficaram evidentes durante as fases concêntrica e excêntrica dos dois exercícios, podendo ter como causa o desempenho de uma manobra de Valsalva mais limitada, o que resultou numa menor elevação da pressão intratorácica. Durante a maior parte das séries de agachamento e exercício de extensão de joelho, os fisiculturistas demonstraram uma frequência cardíaca máxima mais alta que a dos basistas. Isso indica que o débito cardíaco aumentou nos fisiculturistas em consequência de um aumento no volume sistólico e na frequência cardíaca. Logo,

o tipo de programa de treino resistido pode afetar a magnitude de qualquer adaptação que resulte na capacidade de manter o débito cardíaco durante a atividade.

O treinamento de curta duração pode causar um efeito na magnitude da manobra de Valsalva (Sale et al., 1994). Após 19 semanas de treino com pesos, as pressões esofágicas dos sujeitos durante séries com a mesma carga relativa (percentual de 1RM) não se alteraram. Entretanto, na mesma carga absoluta, que passou a ser uma percentagem mais baixa do 1RM após o treino, as pressões esofágicas durante as primeiras várias repetições de uma série diminuíram. Isso indica uma realização da manobra de Valsalva com menor intensidade durante as várias repetições iniciais de uma série com a mesma carga absoluta após o treino com pesos. Uma redução na intensidade da manobra de Valsalva pode possibilitar aumento do volume sistólico e débito cardíaco comparável ao pré-treinamento. A pressão esofágica durante as repetições finais da série não foram influenciadas pelo treino; logo, não alteraram o volume sistólico ou o débito cardíaco, na comparação com os valores pré-treino. Isso aponta para um efeito diferente na intensidade da manobra de Valsava durante diferentes repetições de uma série e, portanto, diferentes efeitos na pressão intratorácica, retorno venoso e débito cardíaco durante diferentes repetições de uma série.

Informações transversais e longitudinais indicam que o volume sistólico e o débito cardíaco podem aumentar durante o treino resistido em pessoas treinadas em força quando comparadas a indivíduos destreinados. Quaisquer alterações crônicas no volume sistólico e no débito cardíaco ocasionadas pelo treino com pesos podem ter relação com uma redução na intensidade da manobra de Valsalva após o treinamento e com o tipo de treino realizado.

Consumo de pico de oxigênio

O consumo de pico de oxigênio (VO$_2$ de pico) em esteira ou bicicleta ergométrica é visto como um marcador do condicionamento cardiorrespiratório. O VO$_2$ de pico relativo (ml . kg^{-1} · min^{-1}) de levantadores de peso, basistas e fisiculturistas olímpicos varia de 41 a 55 ml . kg^{-1} . min^{-1} (Fleck, 2003; George et al., 1995; Kraemer, Deschenes e Fleck, 1988; Saltin e Astrand, 1967). Esses valores de VO$_2$ de pico relativo são classificados como médios a moderadamente acima da média. Essa ampla variação indica que treinamento resistido pode aumentar o VO$_2$ de pico relativo, mas que nem todos os programas podem acarretar em tais aumentos.

O entendimento do tipo de programa que resulta num maior aumento do VO$_2$ de pico pode ser obtido a partir da análise de estudos agudos de curta duração. O treinamento tradicional de alta intensidade usando cargas altas durante poucas repetições por série e intervalos de recuperação longos, resultam em pequenos incrementos ou em nenhuma alteração no VO_2 de pico (Fahey e Brown, 1973; Gettman e Pollock, 1981; Keeler et al., 2001; Lee et al., 1990). Um programa de sete semanas de levantamento de peso de tipo olímpico pode resultar em ganhos moderados no VO_2 de pico absoluto (L .min^{-1}) (9%) e no VO_2 de pico relativo à massa corporal (8%) (Stone et al., 1983). As cinco primeiras semanas de treino consistiram em três a cinco séries de dez repetições para cada exercício, intervalos entre as séries e os exercícios de três e meio a quatro minutos, e duas sessões de treino diárias realizadas três vezes por semana. Cinco séries de dez repetições de saltos verticais foram realizadas dois dias por semana. A maior parte da elevação no VO_2 de pico ocorreu durante as cinco semanas iniciais do programa. O treino durante as duas semanas seguintes foi idêntico ao das cinco semanas iniciais, exceto pelo fato de que três séries de cinco repetições para cada exercício foram feitas. Esse período de treino de duas semanas não resultou em mais ganhos no VO_2 de pico. Os resultados indicam que treino com pesos com maior volume pode ser necessário para causar ganhos significativos no VO_2 de pico. Entretanto, essa conclusão deve ser entendida com cautela, devido à inclusão do treino com salto vertical no programa total de treinamento e ao fato de o programa de menor volume ter ocorrido após o programa com volume mais alto, quando as adaptações têm maior probabilidade de ocorrer.

Treino com pesos em circuito costuma consistir em 12 a 15 repetições por série, usando de 40 a 60% de 1RM, com intervalos breves de 15 a 30 segundos entre séries e exercícios. Esse tipo de treinamento resulta em aumentos no VO_2 de pico de cerca de 10 a 18% (ver o Capítulo 6, Sistema de Circuito).

Para que um programa de condicionamento físico provoque alterações no VO_2 de pico, a frequência cardíaca deve ser mantida num mínimo de 60% da frequência cardíaca máxima durante pelo menos 20 minutos. A frequência cardíaca e o custo metabólico total no exercício durante sessão de treino com pesos em circuito são significativamente maiores do que durante uma sessão tradicional de treino com pesos de alta intensidade (Pichon et al., 1996). Isso pode explicar, em parte, o motivo de o treino com pesos em circuito provocar um aumento significativamente maior no VO_2 de pico e um programa de treinamento mais tradicional com pesos de alta intensidade provocar pouca ou nenhuma alteração. Além disso, os intervalos relativamente mais longos de um programa mais tradicional com pesos de alta intensidade possibilitam uma redução da frequência cardíaca abaixo dos níveis recomendados (60% da frequência cardíaca máxima) necessários para provocar aumento significativo do VO_2 de pico. Para que programas de treino com pesos acarretem em aumentos no VO_2 de pico, eles devem consistir em volumes de treino maiores e uso de intervalos mais curtos entre as séries e os exercícios.

O aumento no VO_2 de pico ocasionado pelo resistido pode ser substancialmente menor que os aumentos de 15 a 20% associados a programas aeróbios tradicionais de corrida, ciclismo e natação. Se a meta principal do programa de treino é aumentar significativamente o VO_2 de pico, alguma forma de treino aeróbio precisa ser incluída. O volume do treino aeróbio necessário para manter ou aumentar muito o VO_2 de pico quando realizado treino com pesos é mínimo (Nakao, Inoue e Murakami, 1995). Indivíduos moderadamente treinados aumentaram de modo mínimo, mas significativo, o VO_2 de pico relativo (3 a 4 ml $\cdot$ kg^{-1} $\cdot$ min^{-1}), durante um ou dois anos de treino com pesos realizando somente uma sessão de treino aeróbio semanal de corrida de 3,2 km por sessão. Os que fizeram apenas treino com pesos durante o mesmo período de treinamento demonstraram uma redução pequena, mas significativa, no VO_2 de pico relativo. Não foi demonstrada diferença nos ganhos de força máxima entre os sujeitos que somente treinaram com pesos e os que correram e treinaram com pesos no programa total de treino.

Para concluir, exercícios de treino resistido resultam numa resposta de pressão arterial que afeta o sistema cardiovascular. O desempenho crônico de treinamento resistido pode resultar em adaptações positivas para o sistema cardiovascular em repouso e durante a atividade física.

Resumo

O treinamento resistido resulta numa variedade de adaptações fisiológicas especificamente relacionadas ao tipo de programa. A quantidade de massa muscular ativada é um importante elemento local e geral para determinar como muitos sistemas fisiológicos serão envolvidos na manutenção da homeostase e apoiar a atividade muscular. Por sua vez, os sistemas usados no desempenho de um exercício de força e protocolos de treinamento irão se adaptar para reduzir o estresse fisiológico e melhorar o desempenho. Fatores de prescrição de exercícios como o volume e a intensidade do treino influenciarão a magnitude de todas as adaptações ocorridas. O Capítulo 4 examina como integrar os vários componentes de um programa de condicionamento total.

LEITURAS SELECIONADAS

Carroll, T.J., Selvanayagam, V.S., Riek, S., and Semmler, J.G. 2011. Neural adaptations to strength training: Moving beyond transcranial magnetic stimulation and reflex studies. *Acta Physiologica* (Oxford) 202: 119-140.

Fleck, S.J. 1988. Cardiovascular adaptations to resistance training. *Medicine & Science in Sports & Exercise* 20: S146-S151.

Fleck, S.J. 2002. Cardiovascular responses to strength training. In *Strength & power in sport*, edited by P.V. Komi. Oxford: Blackwell Science.

Hodson-Tole, E.F., and Wakeling, J.M. 2009. Motor unit recruitment for dynamic tasks: Current understanding and future directions. *Journal of Comparative Physiology B: Biochemical, Systemic, and Environmental Physiology* 179: 57-66.

Kraemer, W.J., Nindl, B.C., Volek, J.S., Marx, J.O., Gotshalk, L.A., Bush, J.A., Welsch, J.R., Vingren, J.L., Spiering, B.A., Fragala, M.S., Hatfield, D.L., Ho, J.Y., Maresh, C.M., Mastro, A.M., and Hymer, W.C. 2008. Influence of oral con-traceptive use on growth hormone in vivo bioactivity following resistance exercise: Responses of molecular mass variants. *Growth Hormone and IGF Research* 18:238-244.

Kraemer, W.J., and Ratamess, N.A. 2005. Hormonal responses and adaptations to resistance exercise and training. *Sports Medicine* 35: 339-361.

Kraemer, W.J., and Rogol, A.D. (eds.). 2005. *The endocrine system in sports and exercise*. Blackwell Publishing Ltd, Malden, MA.

Pette, D., and Staron, R.S. 2001. Transitions of muscle fiber phenotypic profiles. *Histochemistry and Cell Biology* 115: 359-372.

Rennie, M.J. 2001. How muscles know how to adapt. *Journal of Physiology* 535: 1.

Russel, B., Motlagh, D., and Ashley, W.W. 2000. Form follows function: How muscle shape is regulated by work. *Journal of Applied Physiology* 88: 1127-1132.

Schoenfeld, B.J. 2010. The mechanisms of muscle hypertrophy and their application to resistance training. *Journal of Strength and Conditioning Research* 24: 2857-2872.

Spence, A.L., Carter, H.H., Murray, C.P., Oxborough, D., Naylor, L.H., George, K.P., and Green, D.J. 2013. Magnetic resonance imaging–derived right ventricular adaptations to endurance *versus* resistance training. *Medicine & Science in Sports & Exercise* 45: 534-541.

Staron, R.S., and Hikida, R.S. 2001. Muscular responses to exercise and training. In *Exercise and sport science*, edited by W. E. Garrett Jr. and D.T. Kirkendall. Philadelphia: Lippincott Williams & Wilkins.

Sueck, G.C., and Regnier, M. 2001. Plasticity in skeletal, cardiac, and smooth muscle. Invited review: Plasticity and energetic demands of contraction in skeletal and cardiac muscle. *Journal of Applied Physiology* 90: 1158-1164.

Timmons, J.A. 2011. Variability in training-induced skeletal muscle adaptation. *Journal of Applied Physiology* 110: 846-853.

Toigo, M., and Boutellier, U. 2006. New fundamental resistance exercise determinants of molecular and cellular muscle adaptations. *European Journal of Applied Physiology* 97: 643-663

4

Integração de Outros Componentes da Aptidão Física

Após o estudo deste capítulo você deverá ser capaz de:

1. discutir as vantagens e desvantagens do treino concorrente, além de como elas podem influenciar, de forma diferente, populações específicas;
2. explicar os mecanismos fisiológicos por trás das adaptações ao treino concorrente;
3. explicar as várias formas de treino cardiovascular;
4. discutir os métodos utilizados para determinar a intensidade do treino cardiovascular e como eles se relacionam com a prescrição de programas de exercício;
5. demonstrar as várias formas de alongamento; e
6. compreender como a flexibilidade e o alongamento afetam no desempenho nos esportes.

Integrar uma variedade de componentes da atividade física a um **programa de condicionamento total** exige um exame criterioso das prioridades do treino. A compatibilidade dos vários modos de exercício também deve ser considerada em relação às metas de condicionamento ou desempenho. O momento certo, a sequência e a ênfase do programa também influenciarão a capacidade do organismo de se adaptar e alcançar as metas. Portanto, uma prescrição individualizada de exercício é essencial para montar um programa de condicionamento total. Além disso, no mundo atual do condicionamento físico e desportivo, a segurança do participante deve ser o mais importante (Casa et al., 2012).

O treinamento resistido é apenas uma das formas de condicionamento e deve ser integrado a um programa de condicionamento total. Uma gama de programas de condicionamento pode ser adaptada para o alcance das metas de treinamento de cada um. Além disso, as práticas desportivas têm que ser consideradas no programa completo, criando então outro componente do programa de condicionamento total. Um programa desse tipo pode ser constituído dos seguintes componentes:

- Flexibilidade
- Resistência cardiovascular
- Pliometria
- Força e potência
- Tolerância anaeróbia e treino de velocidade
- Resistência muscular localizada

Um programa de treinamento resistido pode ser periodizado de diversas formas para integrar os aspectos do programa total ao longo de um ciclo de treinamento anual.

Este capítulo apresenta os conceitos que são importantes e devem ser levados em consideração ao se montar programas de treinamento resistido que podem ser integrados a programas de condicionamento total. A compreensão do conceito de **compatibilidade do exercício** é fundamental para esse processo e tem a ver com a possibilidade de dois tipos de exercício influenciar, positiva ou negativamente, as adaptações a qualquer um dos tipos. As metas do treinamento podem mudar ao longo de um ciclo anual em consequência das exigências de diferentes demandas físicas (como plena temporada ou fora de temporada), ou quando a pessoa segue uma carreira de atleta. As alterações nas metas de treinamento demandarão mudanças no modelo de periodização empregado em momentos específicos no ano ou na carreira do atleta.

Compatibilidade de programas de exercício

Poucos programas de treino resistido são realizados sem o uso simultâneo de outros tipos de condicionamento. O que hoje sabemos do uso concomitante de tipos múltiplos de condicionamento baseia-se, em grande parte, no uso simultâneo de programas de treino resistido e treino de capacidade aeróbia. Fisiologicamente, parece ser a combinação mais antagonista devido às naturezas muito diferentes dos dois resultados do treino: muita força *versus* muita *endurance*[*]. Porém, como veremos neste capítulo, a compatibilidade depende de vários fatores.

A compatibilidade de tipos concorrentes de exercício relaciona-se com os mecanismos fisiológicos causadores de adaptações a cada tipo de exercício e se eles estão conduzindo essas adaptações na mesma direção. Exemplificando, os mecanismos fisiológicos associados à melhora da capacidade oxidativa das fibras musculares têm relação com a melhora no transporte de oxigênio, seu oferecimento e uso. Nesse processo, o tamanho da fibra muscular pode não aumentar ou pode até diminuir para otimização das distâncias de transporte para a entrega do oxigênio. Inversamente, com treino resistido intenso, a sinalização anabólica leva a aumento do tamanho das fibras musculares, o oposto ao que ocorre com treino intenso de *endurance*. Esse é um exemplo de dois estímulos fisiológicos que tentam levar o tamanho das fibras musculares em direções opostas por razões diferentes. Essa incompatibilidade ocorre nas unidades motoras solicitadas a realizarem as duas formas de exercício.

Podem ser feitas muitas indagações em relação ao que incompatibiliza os programas de exercício. Quais são os efeitos sobre a força, a potência ou a capacidade cardiorrespiratória quando todos estes componentes fazem parte de um programa de treinamento total? Ou como o indivíduo sob treinamento resistido e treinamento aeróbio consegue não limitar as adaptações a um dos tipos de treino? E quanto ao uso de intensidades de treino diferentes durante determinado ciclo e a priorização de um modo de treinamento sobre outro? E a eliminação de um tipo de exercício durante um ciclo de treino? Entender a compatibilidade do exercício é fundamental para o desenvolvimento de programas que alcancem as metas do treino de força e potência, além da tolerância cardiorrespiratória.

As adaptações ao treinamento são específicas do estímulo do treino imposto e isso parece ser um elemento importante a ser considerado para a análise das compatibilidades dos programas de exercícios do tipo concorrente. Estudos de compatibilidade costumam ter três grupos de treinamento. Por exemplo, para a pesquisa da compatibilidade de treino de força e de *endurance*, os pesquisadores separam indivíduos em três grupos: um para o treino de força, outro para o de *endurance*, e outro para os dois (treino concorrente). O que entendemos de compatibilidade de treino com exercícios tem a ver, basicamente, com o uso concomitante do treino de *endurance* e do treino de força na forma de programas, o que será assunto da próxima seção.

Treinamento concorrente de força e *endurance*

Estudos que examinaram o treinamento concorrente de força e *endurance* apresentaram as seguintes conclusões gerais (Aagaard e Andersen, 2010; Chromiak e Mulvaney, 1990; Dudley e Fleck, 1987; García-Pallanés e Izquierdo, 2011; Kraemer, Patton et al, 1995; Nader, 2006; Wilson et al., 2012):

- A alta intensidade do treinamento de *endurance* pode comprometer a força, especialmente em altas velocidades de ações musculares.
- A potência pode ser bastante afetada tanto pelo desempenho do treinamento de força como pelo de *endurance*.
- A alta intensidade do treinamento de *endurance* pode afetar negativamente o desempenho anaeróbio de curto prazo.
- O desenvolvimento do consumo de oxigênio de pico não é comprometido por treinamento resistido de alta intensidade.
- O treinamento de força não afeta negativamente a capacidade de *endurance*.
- Os programas de treinamento de força e potência podem beneficiar o desempenho de *endurance* pela prevenção de lesões, aumento do limiar de ácido láctico e redução do tempo de contato com o solo durante a corrida.

Entretanto, se a interferência ocorre ou não pode depender da condição do treinamento, da intensidade, do volume e da frequência dos dois tipos de treino e se estes são executados em dias alternados ou num mesmo dia. Esses fatores são investigados nas seções a seguir.

Em 1980, a compatibilidade de programas de **treinamento concorrente** direcionados à resistência cardiorrespiratória e à força muscular máxima tornou-se um tópico importante. Durante dez semanas de treinamento concorrente, uma capacidade reduzida de continuar a melhorar a força máxima foi observada na nona e décima semanas de treinamento (Hickson, 1980). O resultado foi uma percepção de que treino aeróbio intenso po-

[*] N. de R.T.: relativo à capacidade de resistir/tolerar a fadiga, que pode ser incrementada a partir dos treinos aeróbio e anaeróbio (ex: intervalado).

deria prejudicar o desenvolvimento de força. Isso deu início a uma linha de pesquisa de compatibilidade de programas de exercício que se mantém até hoje.

Considerando-se que a perda de força ou potência foi percebida somente após várias semanas de treino concomitante, muitos pesquisadores pensaram que a causa poderia ser um sobretreinamento. Embora os aumentos na força fossem comprometidos, a capacidade aeróbia não foi afetada pelo treino concorrente quando o exercício de força e o de *endurance* foram feitos em dias alternados (Hickson, 1980). Essa ausência de um efeito no consumo de oxigênio com o treino concorrente foi novamente observada com o uso de treino intervalado de alta intensidade, realizado com treino isocinético intenso. Mas os sujeitos que treinaram no isocinético em velocidades maiores dos movimentos (160-278°/s) não evidenciaram os mesmos ganhos que os do grupo que treinou apenas treino de força (Dudley e Djamil, 1985). Observe que os aumentos no torque isocinético nas velocidades mais lentas de movimento foram afetados pelo treino concorrente em menor magnitude.

Pensou-se que a redução na quantidade de dias de treino por semana, bem como da intensidade, poderia limitar os problemas de compatibilidade (Hunter, Demmett e Miller, 1987). No entanto, para iniciantes, após um programa com apenas três séries de 10RM, quatro dias na semana, durante 12 semanas, 1RM no supino e no agachamento foi comprometida pelo acréscimo de um programa de treinamento aeróbio de 40 minutos de corrida realizado quatro dias na semana, a 75% da frequência cardíaca de reserva. Mais uma vez, o consumo de oxigênio máximo não foi negativamente afetado pelos programas de treinamento concorrente. Vale ressaltar que os sujeitos previamente treinados em resistência aeróbia não mostraram o efeito negativo na força com o treino concorrente que ocorreu com os sujeitos iniciantes, o que sugere que a capacidade de tolerar o condicionamento aeróbio pode ter um papel determinante nas perdas de força (Hunner, Demment e Miller, 1987), e se a frequência do treino fosse reduzida ainda mais, talvez isso tivesse ajudado a diminuir a interferência nos ganhos de força referida acima. Em mulheres mais jovens exercitando-se apenas dois dias na semana durante onze semanas não foi observada incompatibilidade entre os programas de treinamento de força ou aeróbico (Silva et al., 2012). Quando usado um programa de treino aeróbio contínuo ou intervalado, não se observou interferência nos aumentos de força. Logo, frequências de treino muito baixas, possibilitando maior recuperação, podem minimizar o fenômeno de interferência para sujeitos iniciantes no treinamento.

Diferentemente de programas mais curtos, programas concorrentes de mais longa duração (quatro dias na semana durante 20 semanas) mostram que a taxa de ganhos no consumo máximo de oxigênio se estabiliza mais tarde no programa de treinamento, na comparação com a realização apenas do treino aeróbio em pessoas treinadas (Nelson et al., 1990). Isto indica que a capacidade aeróbia pode não estar totalmente livre do fenômeno de interferência. Com 21 semanas de treino concorrente, o uso de uma frequência menor de treino (duas vezes na semana para cada modalidade) demonstrou incrementos na força isométrica máxima e no consumo máximo de oxigênio em homens destreinados (Mikkola et al., 2012). Porém, a taxa de produção de força ou a potência foram comprometidas com o treinamento concorrente.

Iniciantes usando dias alternados de treino três vezes na semana para cada modalidade (resultando em seis dias de treino na semana) podem ser expostos a volumes exagerados de treino total, com poucos dias de descanso, ou ambos. O treino de ambas as modalidades no mesmo dia propiciaria mais dias de descanso durante a semana. No entanto, foi proposto que o treino das duas modalidades num mesmo dia poderia ainda comprometer a força (Sale et al., 1990). A combinação de um programa de exercícios menos intenso com uma frequência menor de treino pode ser mais eficaz quando realizados os dois programas no mesmo dia. Isto foi demonstrado em uma comparação de um grupo de treinamento concorrente (treino três dias na semana, com 5 a 7RM, para oito exercícios de força, junto com 50 minutos de exercício aeróbio [ciclismo], a 70% da frequência cardíaca de reserva, durante dez semanas) com um grupo com apenas treino de força e outro com apenas treino aeróbio, realizando programas idênticos ao do grupo combinado (McCarthy et al., 1995). Os mesmos ganhos foram observados na capacidade de força de 1RM e na capacidade aeróbia, no grupo combinado, na comparação com os incrementos nos grupos com treino de uma só modalidade.

O histórico de treinamento e frequência de treinamento ainda são fatores potenciais para determinação da compatibilidade de programas de treinamento concorrentes. Parece que, se homens e mulheres previamente destreinados realizarem um treinamento de alta intensidade em dias alternados, isso pode repercutir em reduções na produção de força máxima, mas não no consumo de oxigênio de pico. Isto pode ser diferente em pessoas previamente treinadas em resistência aeróbia; elas podem não sofrer comprometimentos nos ganhos de força máxima, mas os ganhos de capacidade aeróbia podem atingir um platô. Treino de força e aeróbico numa mesma sessão realizados três vezes na semana com uso de intensidades mais realísticas pode ser o ideal para iniciantes que podem precisar de mais dias de descanso na semana. No entanto, as melhoras no desenvolvimento de potência podem ser mais demoradas em decorrência do treinamento concorrente.

Treinamento concorrente em atletas treinados

Comparado ao número de investigações com pessoas destreinadas ou moderadamente treinadas, poucos são os estudos que têm demonstrado o impacto do treinamento concorrente em atletas altamente treinados. A maioria dos atletas usa programas de força e potência e programas de *endurance* para atender às demandas de seus esportes (ver Figura 4.1). Estudos mais antigos mostraram uma vantagem quanto a ter melhor condicionamento aeróbio inicial antes de se engajar num treinamento concorrente, uma vez que pessoas com antecedentes em treinamento aeróbio demonstraram maiores ganhos de força em resposta ao treino concorrente (Hunter, Demment e Miller, 1987). Porém, em soldados com elevado treinamento aeróbio, usando as duas mo-

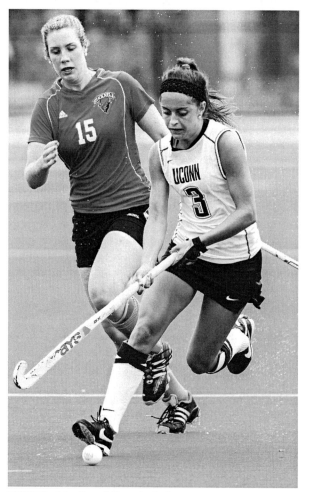

FIGURA 4.1 Os efeitos do treinamento concorrente em atletas que precisam de níveis elevados de força, potência e capacidade aeróbia é um fenômeno menos estudado, havendo necessidade de uma atenção criteriosa ao treino e a resultados dos testes para determinar se as reduções no desempenho são ou não reflexo de compatibilidade de exercício.

dalidades num mesmo dia, quatro dias na semana, foi observado um comprometimento no desenvolvimento da potência, avaliada a partir do teste de Wingate (Kraemer, Patton et al., 1995).

Nos membros da Gaelic Athletic Association e de equipes de *rugby* de elite, o tópico do treinamento concorrente foi examinado durante oito semanas de treino (Hennessy e Watson, 1994). O grupo combinado (concorrente), exercitando-se cinco dias na semana, demonstrou incrementos na capacidade aeróbia, mas nenhuma alteração na força, potência ou velocidade de membros inferiores do corpo. O grupo de treino aeróbio mostrou aumentos na capacidade aeróbia, sem mudanças na força, potência ou velocidade. Finalmente, o grupo do treino de força manteve a capacidade aeróbia e aumentou a força e a potência. Logo, ao longo de ciclos de treino curtos, nos atletas, deve-se ter cautela na priorização das metas do treino, uma vez que pode ocorrer interferência na força e na potência, bem como a ocorrência de certo grau de especificidade. O treino concorrente de atletas em vários esportes pode ser influenciado por exercícios e prática de condicionamento esportivo (ver Quadro 4.1).

Em jogadores de futebol de elite não familiarizados com treino de força um programa com treino aeróbio intervalado numa intensidade de 90 a 95% da frequência cardíaca máxima e treino de força com meio agachamento, com cargas máximas para quatro séries de quatro repetições, foi realizado duas vezes na semana durante um ciclo de treino de oito semanas (Helgerud et al., 2011). Força, potência, tempo de corrida de 10 m e consumo máximo de oxigênio melhoraram ao longo do ciclo de treino. O uso de uma frequência mais baixa de treino (dois dias por semana), juntamente com o treino típico do esporte, pode ter eliminado qualquer espécie de interferência ao longo do ciclo de treinamento.

A utilização de cargas mais leves e de condicionamento aeróbio de menor intensidade pode não apresentar muitos problemas de interferência nos atletas. Jogadoras de futebol universitário e jogadoras de vôlei bem condicionadas, treinando três dias na semana durante programa de treino de 11 semanas, não demonstraram interferência nos ganhos de força e *endurance* (Davis et al., 2008). Foram usados dois formatos de condicionamento nesse estudo, um deles em série e o outro integrado. Cada um utilizou as mesmas intensidades de exercícios. A abordagem seriada empregou uma sessão de aquecimento, outra de treino de força e depois uma sessão de treino aeróbio de trinta minutos, a 60 a 84% (média de 65%) da frequência cardíaca de reserva (FCR), em sequência. A abordagem integrada utilizou aquecimento e, em seguida, os indivíduos realizaram os mesmos nove exercícios de força com três séries de 8 a 12 repetições, a 50% de 1RM. Entretanto, antes de cada exercício de força, cada indivíduo fez de 30 a 60 segundos de

(?) QUADRO 4.1 **PERGUNTA PRÁTICA**

Podem surgir problemas de interferência com prática esportiva e condicionamento normais?

Sim, é possível, especialmente quando o volume de exercícios aumentar demais a ponto de serem perdidos ganhos de desempenho em razão de programa de treinamento fora de temporada. Foi o que aconteceu com um grupo de jogadores de futebol americano da Primeira Divisão da National Collegiate Association, num programa realizado fora da temporada, durante a primavera (Moore e Fry, 2007).

Para jogadores de futebol americano, o treinamento anual é dividido em fases (como temporada do outono, fora da temporada no inverno, pré-temporada de primavera e verão). Iniciando com o programa de inverno fora da temporada, os jogadores fizeram apenas um programa de treinamento de força intenso, linear e periodizado durante o primeiro mês de condicionamento de inverno. No mês seguinte, um programa de condicionamento desportivo de grande volume (por exemplo, corridas curtas, exercícios de agilidade) foi adicionado ao programa de treino de força. Isso foi seguido, durante o mês posterior, pelas 15 práticas usuais de futebol americano. Após o primeiro mês, todos os testes de 1RM mostraram incrementos. Depois, após o segundo mês de treino intenso de força e exercícios de condicionamento, houve redução em 1RM de agachamento no *power clean*, com os jogadores voltando aos níveis anteriores ao primeiro mês. Ao término das 15 sessões de práticas do esporte em si, até mesmo 1RM do supino voltou aos níveis anteriores ao primeiro mês. Velocidade e agilidade, além de salto vertical, melhoraram após o primeiro mês e depois continuaram inalteradas durante o restante do programa de inverno.

Pode-se especular que a redução intensa do volume do treino de força, ao mesmo tempo em que a concentração estava na manutenção da intensidade, poderia ser uma abordagem plausível para eliminar a perda de força e potência quando condicionamento e práticas futebolísticas ocorreram concomitantemente. Além disso, conforme o estudo indicou, há necessidade de mais comunicação entre os treinadores de força e condicionamento e os do futebol. Modificações no programa e um monitoramento criterioso são necessários quando o volume total de exercícios é acentuadamente aumentado num ciclo de treinamento.

Moore, C.A., e Fry, A.C., 2007. Nonfunctional overreaching during off-season training for skill position players in collegiate American football. *Journal of Strength and Conditioning Research* 21: 793-800.

exercício aeróbio vigoroso em esteira, novamente a 60 a 84% (média de 65%) da FCR. As duas formas de treino aumentaram a força e a capacidade aeróbia, mas o uso da sessão integrada demonstrou ganhos percentuais significativamente maiores na força e na capacidade aeróbia, bem como em reduções na massa adiposa, quando comparado com o método em série. Logo, a interferência pode ser minimizada com o uso de programas de circuito de intensidade mais baixa. Esse estudo sugere que questões de interferência relativas ao treino concorrente podem depender de vários fatores, como condição do treino, intensidade e volume (ver Tabela 4.1).

TABELA 4.1 **Estudos representativos sobre efeitos do treinamento concorrente em diferentes populações**

Estudo	Sujeitos	Protocolos de treinamento	Achados
Hickson, 1980	17 H, 6 M TF: 22 a (7 H, 1 sem) TE: 25 a (5 H, 3 sem) TC: 26 a (5 M, 2 sem) Alguns sujeitos eram ativos, embora sem treino regular (~ 3 meses antes de iniciar o protocolo)	10 sem de treino TF: 3 d/sem a 80% 1RM; 3 min intervalo (agachamento 5 × 5,flexão joelho 3 × 5, extensão joelho 3 × 5); 2 d/sem (*leg press* 3 × 5, flexão plantar 3 × 20) TE: 6 d/sem Intervalo: 3 d/sem; seis 5 min intervalos no ergômetro ciclo VO_2 máx; 2 min descanso Contínuo: esteira, feita em dias alternados (sem 1:30 min/d, sem 2: 35 min/d, sem 3 e além: 40 min/d TC: mesmo que TF e TE (2h descanso entre sessões de treino; TF antes de TE)	F: TF (+ 44%); TE (sem alter); TC (+ 25%) VO_2 máx: bicicl-TF (+ 4); TE (+ 23%); TC (18%) Esteira-TF (sem alter); TE (+ 17%); TC (+ 17%) BF%: TF (– 0,8%); TE (– 3,6%); TC (– 2,3%)

(continua)

TABELA 4.1 **Estudos representativos sobre efeitos do treinamento concorrente em diferentes populações** (*continuação*)

Estudo	Sujeitos	Protocolos de treinamento	Achados
Kraemer, Patton TE al., 1995	35 H soldados TF: 24,3 ± 5,1 (n = 9) TE: 21,4 ± 4,1 (n = 8) TC: 18 totalmente S/L: 23,3 ± 3,6a (n = 9) S somente: 22,9 ± 5,0 a (n = 9) Controle: 22,4 ± 4,2 a (n = 5) Programa-padrão de treino militar 3 x/sem durante ~ 2 anos	12 sem de treinamento TF: hipertrof (2 d/sem; 1 min intervalo): Superior (S): BP e *fly* (3 × 10), supino e remada em pé (2 × 10), puxada e remada sentado (3 × 10), rosca (3 × 10), sentar-levantar (2 × 25) Inferior (I): passada (3 × 10), extensão joelho unilateral (3 × 10), flexão do joelho (3 × 10), erguer panturril (3 × 15) Força (2 d/sem; 2-3 min intervalo): S: BP (5 × 5), Supino militar (5 × 5), rosca (5 × 5), puxada (5 × 5), oblíquo (5 × 5), sentar-levantar (5 × 5) I: levantam. olímpico (4 × 6), *leg press* (5 × 5), extensão bilateral joelho (5 × 5), flexão plantar (3 × 10) TE: contínuo: 2 d/sem; distância máx 40 min @ 80-85% de VO$_2$máx Intervalo: 2 d/sem: 200-800 m intervalo a 95-100+% máx (1:4 a 1:0,5 trabalho; repouso) TC: TE seguido de TF (5-6 h repouso) S/I: mesmo que TF e TE Somente S: mesmo TE e S igual TF	F: Potência pico MI: TF (+ 17,2%); TE (– 1,2%); S/I (+ 2,7%); S somente (+ 7,2%) Potência média MI: TF (+ 20,3%); TE (– 3,2%); S/I (+ 4,6%); S somente (+ 3,4%) Potência pico MS: TF (+ 10,3%); TE (– 0,5%); S/I (+ 5,1%); S somente (+ 6,5%) Potência média MS: TF (+ 12,5%); TE (+ 4,55%); S/I (+ 8,4%); somente S (+ 7,9%) 1RM Supino; TF (+30,0%); TE (+ 1,7%); S/I (+ 19,6%); somente S (+ 9,6%) 1RM Extensão bilateral joelhos; TF (+ 34,4%. TE (+ 3,1%); S/I (+ 34.4%); S somente (+ 10,9%) VO$_2$ máx: TF (– 0,99%); TE (+ 11,8%); S/I (+ 7,7%); somente S (+ 9,62 + 3,2%)
McCarthy e al., 1995	30 H TF: 27,9 ± 1,2 a (n = 10) TE: 26,6 ± 1,6 a (n = 10) TC: 27,3 ± 1,7 a (n = 10) Sem treino regular (~ 3 meses antes de iniciar protocolo)	10 sem treino TF: 3 d/sem; treino até falhar (~ 6 repetições/série); sem 1: 2 séries 73 seg intervalo; sem 2 2-10 séries, 75 seg repouso; agachamento c/ pesos, BP, ext. joelho, flexão de joelhos, puxada, meio desenvolvimento, flexão plantar TE: 3 d/sem; sem 1: 30 min a 70% de FCres; sem 2 2-10: 45 min a 70% de FCres TC: mesmo exerc. de TE e TF (~ 10-20 min intervalo entre TF e TC). Alternação de ordem a cada vez (i.e., TE primeiro, TF segundo; depois TF primeiro, TE segundo)	CMVJ: TF (+ 6%); TE (+ 2%); TC (+ 9%) F: 1RM agacham: TF (+ 23%); TE (– 1%); TC (+ 22%) 1RM BP: TF (+ 18%); TE (+ 1%); TC (+ 18%) VO$_2$ máx: TF (+ 9%); TE (+ 18%); TC (+ 16%) %BF: TF (– 12%); TE (– 9%); TC (– 11%) %BM: TF (+ 3,4%); TE (+ 0,4%); TC (+ 5,3%)
Bell et al., 2000	45 sujeitos (27 H, 18 M); 22,3 ± 3,3 a TF: 7 H, 4 M TE: 7 H, 4 M TC: 8 H, 5 M Controle: 5 H, e 5 M Todos eram fisicamente ativos e tinham certa experiência de treino de força, mas não treino regular (para treino de força ou aeróbio) no começo protocolo.	12 sem treino TF: 3 d/sem, 2-6 séries x 4-12 repet a 72-84% (intensidade média; aumento 4% cada 3 sem) I: *leg press*, flexão e ext joelho unilateral, flexão plantar S: BP, puxada, meio desenvolvimento, rosca biceps TE: bicicleta ergométrica Monark Contínuo: 2 d/sem (30 min indo para 42 min; aumento 4 min cada 4 sem) Intervalo: 1 x/sem, 4 séries de 1:1 trabalho; descanso (3 min exercício; depois 3 min intervalo) Resistência foi aumentada na sem 6; 1 série adicionada a cada 4 sem até 7 séries TC: mesmo exerc de TF e TE; alternar ordem a cada dia	F: aumento 1RM *leg press*; TF: M (64,5%); H (51.1%) TE: M (41,8%); H (24,5%) TC: M (83,8%); H (37,1%) Controle: M (8,5%); H (11,3%) VO$_2$máx: TF: M (– 6,0%); H (– 1,4%) TE: M (+ 12,6%); H (+ 4,9%) TC: M (+ 7,5%); H (+ 6,2%) Controle: M (– 3,4%); H (– 2,3%)

(*continua*)

TABELA 4.1 **Estudos representativos sobre efeitos do treinamento concorrente em diferentes populações**
(*continuação*)

Estudo	Sujeitos	Protocolos de treinamento	Achados
Gravelle e Gravelle, 2000	19 M universitárias TF: n = 6 TC: total 13 LR: levantam primeiro (n = 6) RL: remada primeiro (n = 7) Todos exerc. 2-3 x/sem Sem treino regular (força e aeróbio) mais de 1 x/sem durante 3 meses antes de iniciar protocolo.	11 sem treino TF: 3 d/sem; 1 min intervalo; sem 1 e 2: 2 × 10; sem 3 e 4 3 × 10; sem 5-5,5: 4 × 10; sem 5,5-9: 4 × 10; sem 10 e 11: 4 × 6-8; *leg press*, agachamento, extensão e flexão joelhos,*stiff*, flexão plantar TC: 3 d/sem; remada contínua a 70% de VO$_2$máx (duração começando durante 25 min, evoluiu para 45 min/sem pela sem 5,5; sem 6-11: início a 70% de VO$_2$ durante 1 sem, depois aumento de 1 movim por min/sem)	F: aumento 1RM *leg press* TF (25,9%); TC (RL) (14,6%); TC (LR) (11,3%) VO$_2$máx: TF (+ 9,2%); TC (RL) (+ 5,3%); TC (LR) (+ 8,0%)
Häkkinen et al., 2003	27 H saudáveis TF: 38 ± 5 a (n = 16) TC: 37 ± 5 a (n = 11) Todos considerados ativos, embora sem antecedentes em treino de força ou esportes competitivos de qualquer tipo.	21 sem de treino TF: 2 d/sem, prim 7 sem a 50-70%; 3 ou 4 × 10-15; segundas 7 semanas I: 3-5 × 8-12 ou 5 6 S: 3-5 × 10-12; últimas 7 sem I: 4-6 x 3-6 repetições a 70-80% ou 8-12 repetições a 50-60% de 1RM S: 3-5 × 8-12 I: 2 exerc. Perna cada dia (*leg press* e extensão joelhos uni ou bilateral Outro: 4 ou 5 exercícios diários acentuando principais grupos musculares (i.e., BP, rosca tríceps, puxada, senta-levanta, extensores tronco tronco, extensão cotovelo e joelho uni ou bilateral e/ou adução/abdução de perna) TC: 2 d/sem TF (igual grupo TF) e 2 d/sem TE Primeiras 7 sem: 30 min bicicleta ou caminhada; segundas 7 sem: dia 1-45 min (15 min sob limiar aeróbio, 10 min entre limiares aeróbio e anaeróbio, 5 min acima limiar aeróbio Últimas 7 sem: dia 1-60 min (15 min sob limiar aeróbio. 2-10 min entre limiar aeróbio e anaeróbio, 2 x 5 min acima limiar anaeróbio, 15 min sob limiar aeróbio); dia 2 – 60-90 min sob limiar aeróbio	F: aumento 1RM extensão bilateral joelho; TF (21%); TC (22%) VO$_2$máx: TC (+ 18,5%) %BF: TF (+ 1,5%); TC (– 10,22%) %BM: TF (+ 2,38%); TC (– 1,47%)
Izquierdo et al., 2004	31 H saudáveis TF: 64,8 ± 2,6 a (n = 11) TE: 68,2 ± 1,7 a (n = 10) TC: 66,4 ± 4,5 a (n = 10) Todos sem treino (força ou qualquer outro) durante ~ 5 a antes de iniciar protocolo.	16 sem treino TF: 2x/sem. Apenas equipamento; combinação TF alta intensidade e explosivo, primeiras 8 sem – 50-70%, 3 ou 4 x 10-15; últimas 8 sem – 70-80%, 3-5 x 5 ou 6. Cada dia consistiu em 2 exercícios perna (*leg press* e extensão joelhos bilateral), 1 exercicios Extensão braço (BP) e 4 ou 5 exercícios para principais grupos musculares (i.e., puxada, meio desenvolvimento, abdominal ou rotação abdominal, flexão do joelho) TE: 2 x/semana Bicicleta autorrelatada; 30-40 min/sessão (taxa de 60 rpm); FC entre 70 e 90% de Hrmax ou entre 55 e 85% carga de trabalho aeróbia máx) TC: 1 x/semana TF; 1 x/semana TE; mesmos protocolos de TF e TE; alternando dias	F: aumentos de 1 RM de meio agachamento (sem 8; sem 16) TF: 27%; 41% TE: 8%; 11% TC: 22%; 38% aumentos 1RM BP (sem 16); TF (36%); TE (0%); TC (22%) Potência de pico durante teste bicicleta até exaustão (sem 16); TF (+ 10%); TE (+ 16%); TC (+ 18%) %BF (pré-treino *vs*. Sem 16); TF (– 7,5%); TE (0%); TC (– 1,9%)

(*continua*)

TABELA 4.1 **Estudos representativos sobre efeitos do treinamento concorrente em diferentes populações** (*continuação*)

Estudo	Sujeitos	Protocolos de treinamento	Achados
Izquierdo, Häkkinen et al. 2005	31 H saudáveis TF: 43,5 ± 2,8 a (n = 11) TE: 42,3 ± 2,6 a (n = 10) TC: 41,8 ± 3,7 a (n = 10) Condição de treino não especificada.	16 sem de treinamentos TF, TE e TC iguais aos de acima (Izquierdo et al., 2004)	F: aumentos 1RM do meio agacham (sem 8; sem 16); TF: 22%; 45% TC: 24%, 37% Aumentos 1RM BP (sem 16); TF (37%); TE (0%); TC (15%) %BF (pré-treino vs. Sem 16); TF (– 7%); TE (0%); TC (– 4,5%)
Gergley, 2009	30 homens e mulheres jovens, saudáveis e sedentários TF: 20,7 ± 1,5 a (8 H, 2 M) TC(2 grupos); C: 20,3 ± 1,6 a (7 H, 3 M) T: 19,7 ± 1,6 a (7 H, 3M) Nenhuma experiência prévia com treino intenso de força ou *endurance*.	9 sem de treino TF: 2d/sem; sem 1-3: 3 × 12 (90 seg descanso); sem 4-6: 3 × 10 (120 seg descanso); sem 7-9: 3 × 8 (+ 150 seg descanso); extensão e flexão do joelhos, *leg press* TC: C (bicicleta ergom. Mesmo programa de força de TF) T (esteira inclinada; mesmo programa de força que TF) Ambos (sem 1-3: 20 min a 65% HRmáx; sem 4-6: 30 min a 65% HRmáx; sem 7-9; 40 min a HRmáx; mesmo programa de força que TF	F: 1RM *leg press* TF (+ 38,5 ± 3,5%); TC-C (+ 27,5 ± 4,0%); TC-T (+ 23,5 ± 2,8%) %BF: TF pós-treino maior que TC-C e TC-T %BM: TC-C e TC-T pós-treino maiores que TF
Levin, McGuigan e Laursen, 2009	14 ciclistas/triatletas homens bem treinados TE: 37 ± 7 a (n = 7) TC: 25 ± 4 a (n = 7) Envolvidos em competições por um mínimo de 12 meses antes de iniciar protocolo.	6 sem/treinamento TE: treino bicicleta autorrelatado; distância (média/sem): 278 ± 34 km (173 ± 21 milhas); duração (média/sem): 613 ± 78 min TC: treino bicicleta autorrelatado; distância (média/sem): 274 ± 56 km (170 ± 35 milhas); duração (média/sem): 526 ± 85 min TF 3x/sem: ~180 min/sem, periodização não linear força: 4 x 5 (descanso 2 min); passada, agachamento, stiff, flexão plantar, abdominais Potência: 3 × 6 (2 min descanso); *squat jump*, agacham c/salto unilateral, levantamento terra, flexão plantar unilateral, extensão lombar Hipertrofia: 3 × 12 (2 min descanso); *leg press* unilateral, extensão joelhos, flexão joelhos, panturrilhas, abdominais TC pré 279 ± 84 km (173 ± 52 milhas) Durante 21 semanas de treino	F: 1RM agachamento TE: (6,6%); TC (25,7%) VO₂máx: teste com exercício gradativo; TE (– 0,95%); TC (– 0,16%)
Sillanpaa et al., 2009	62 mulheres de meia-idade saudáveis TF: 50,8 ± 7,9 (n = 17) TE: 51,7 ± 6,9 (n = 15) TC 48,9 ± 6,8 (n = 18) Controle: 51,4 ± 7,8 (n = 12) Condição de treino não especificada, embora aquelas com experiência de treino de um ano tenham sido excluídas	21 sem de treino TF: s d/sem; sem 1-7: 3 ou 4 × 15 a 20RM; sem 8-14: 3 ou 4 x 10 a 12RM; sem 15 a 21: 3 ou 4 × 6 até 8RM exerc extensão joelhos, 1 exerc flexão joelhos, 4 ou 5 exerc para os grandes grupos musculares TE: 2 d/sem treino bicicleta; sem 1-7 (dia 1: 30 min contínuos; dia 2: poucos intervalos 10 min); sem 8-14 (dia 1: intervalos 45 min; dia 2: 60 min contínuos); sem 15-21 (dia 1: 90 min contínuos; dia 2: 60 min contínuos) TC: TF 2 dias/sem (mesmo protocolo TF) e TE 2 d/sem (mesmo protocolo TE)	F: extensão joelhos; TF (9 ± 8%); TE (3 ± 4%); TC (12 ± 8%); controle (0%) VO₂máx: TE (23 ± 18%); TC (16 ± 12%); TF e controle (0% 0% BF:TF (– 0,9 ± 1,8%); TE (– 2,1 ± 2,2%); TC: (– 1,9 ± 1,7); TC (–1,9 ± 1,7%); controle (– 0,6 ± 1,5%)

(*continua*)

TABELA 4.1 **Estudos representativos sobre efeitos do treinamento concorrente em diferentes populações** (*continuação*)

Estudo	Sujeitos	Protocolos de treinamento	Achados
Aagaard et al., 2011	14 ciclistas de elite, homens; 19,5 ± 0,8 a TE: n = 7 TC: n = 7 Nacional Sub-23, somente não profissionais	16 sem treinamentos TE: 10-18 horas bicicleta/sem, intensidade combinada com TC TC: ciclismo igual TE, também 2 ou 3 ×/sem TF: sem 1: 4 × 10-12; sem 2 e 3: 4 × 8-10; sem 4 e 5: 4 x 6-8; sem 6-16: 4 × 5 ou 6. Períodos de descanso em todas as sessões: 1-2 min entre séries, 2-3 min entre exercícios; 4 exercícios (extensão joelho, *leg press*, flexão de joelho, flexão plantar)	F: TC (+ 12%); TE (– 1,53%) VO_2máx: TC (+ 2,95%); TE (+ 0,97%) %BF: TC (– 14,75%); TE (– 9,02%) Massa corporal magra: TC (+ 3,29%); TE (0%)
Cadore et al., 2011	23 homens idosos saudáveis TF: 64 ± 3,5 a (n = 8) TE: 64 ± 3,5 a (n = 7) TC: 66,8 ± 4,8 a (n = 8) Sem treino regular (~ 12 meses antes de iniciar protocolo)	12 sem treinamentos TF: 3 d/sem; todos com períodos descanso 90-120 seg; sem 1-7: 2 x 18 a 20RM evolui para 2 x 12 a 14RM; sem 8-12: 3 × 12 a 14RM evolui para 6 a 8RM; 9 exerc: *leg press*, extensão joelhos, rosca bíceps, BP, puxada, remada sentado, extensão tríceps, rosca bíceps e abdominais TE: 3 dias/sem bicicleta ergom; sem 1 e 2: 20 min a 80% de FCLiV; sem 5 e 6: 25 min a 85-90% FCLiV; sem 7-10: 30 min a 95% FCLiV; sem 11 e 12: 6 × 4 min a 100% FCLiV; descanso 1 min a HRmáxER: igual protocolos TE e TF; TF seguido de TE	VO_2máx; TF (+ 5,7 ± 7%); TE (+ 20,4 ± 10,6%); TC (+ 22 ± 10%) %BF: TF (– 2,20%); TE (– 6,23%); TC (– 9,92%) %BM: TF (sem alteração); TE (– 1,39%); TC (+ 5,16%)
Ronnestad et al., 2012b	18 homens saudáveis TF: 26 ± 2 a (n = 7); atividade recreacional TC: 27 ± 2 a (n = 11); ciclistas bem treinados Nenhum grupo tinha experiência anterior com treino de força.	12 sem de treinamentos TF: 2 x/sem; sem 1-3: sessão 1:3 x 10RM; sessão 2:3 × 6RM; sem 4-6: sessão 1:3 × 8RM; sessão 2:3 x 5RM; sem 7-12: sessão 1:3 × 6RM. Sessão 2:3 × 4 RM, 4 exercícios (meio agacham, desenvolvimento unilateral, extensão unilateral quadril, flexão plantar) TC: bicicleta 9,9 ± 1,1 (h/sem); mesmo treino força do TF; TF seguido de TE	CMJ: salto com agachamento (cm): TF (+ 13%); TC (+ 6,2%) F: meio agacham 1RM e *leg press*; TF (+ 35%); TC (+ 25%) +BM: TF (+ 1,6%); TC (sem alteração)

H = homens; M = mulheres; a = anos; sem = semanas; d = dias; h = hora; TF = treino de força; TE = treino de *endurance*; TC = treino concorrente, 1 RM= 1 repetição max; RM = repetição máxima; CMJ = salto com contramovimento; F = força; %BF = percentual de gordura corporal; %BM = percentual massa corporal; BP = supino; S = membro superior do corpo; I = membro inferior do corpo; MS = membro superior (achados); MI = membro inferior (achados). FC = frequência cardíaca; FCres = frequência cardíaca de reserva; FCmax = frequência cardíaca máxima; CMVJ = salto vertical com contramovimento; FCLiV = frequência cardíaca do limiar ventilatório.

Ver também Bell et al., 1997; Dudley e Djamil, 1985; Glowacki et al., 2004; Mikkola et al., 2007; Nelson et al., 1990; Ronnestad et al., 2011; Sale et al., 1990; Shaw et al., 2009.

Uma variedade de protocolos de exercícios tem sido usada para examinar a ocorrência do fenômeno de interferência. Dependendo do modelo das sessões de treino de força e resistência aeróbica, as adaptações relativas à força e à potência podem ser comprometidas (Hennessy e Watson, 1994; Kraemer, Patton et al., 1995; Nelson et al., 1990) ou não influenciadas (Bell et al., 1991b; Hortobagyi, Katch e LaChance 1991; McCarthy et al., 1995; Sale et al., 1990), ao passo que a capacidade aeróbia não costuma ser afetada em pessoas destreinadas. Nos atletas, é menos claro se ocorre ou não interferência, uma vez que pequenos aumentos na força,

potência, velocidade e capacidade aeróbia têm sido observados tais como os de elite no *rugby* (Hennessy e Watson, 1994). Ao mesmo tempo em que programas de treinamento de menor intensidade em mulheres não evidenciaram interferência, intensidades maiores podem ser necessárias durante todo um ciclo de treino para promover aumentos em resultados específicos do treino (Davis et al., 2008).

Foi realizada uma metanálise para investigar a interferência em programas de exercício (Wilson et al., 2012). A partir dela, a corrida parece ser mais prejudicial à força e à hipertrofia que o ciclismo. Também foi determinado que os efeitos da interferência do treino aeróbico na força e potência têm relação com a frequência e a duração desse tipo de treino. Para limitar esses efeitos negativos do treino aeróbio quando executado treino concorrente, deve-se ter uma atenção criteriosa a esses fatores (ver Quadro 4.2).

O treinamento resistido pode afetar o desempenho aeróbio?

Um dos achados mais consistentes de estudos de treinamento concorrente é que mesmo um treinamento resistido intenso não costuma prejudicar o desempenho aeróbio. De fato, vários estudos indicaram que o treinamento de força pode, na verdade, aumentar os marcadores da capacidade aeróbia (Bastiaans et al., 2001; Hickson, Rosenkoetter e Brown, 1980, 1988; Hickson et al., 1988; Marcinik et al., 1991). Por exemplo, após 12 semanas de treinamento com pesos, 3 dias por semana, o consumo de oxigênio de pico dos sujeitos no ciclismo não foi alterado, mas o limiar de lactato e o tempo até a exaustão no ciclismo elevaram-se 12 e 33%, respectivamente (Marcinik et al., 1991). Quando um grupo de corredores de elite que dedicou 32% de seu volume total a treino explosivo de força e foi comparado a outro grupo de corredores de elite que dedicaram somente 3% ao treino de força explosiva, durante um ciclo de nove semanas, o tempo de corrida de 5 Km diminuiu somente no grupo que passou mais tempo na sala de musculação fazendo treino explosivo (Paavolainen et al., 1999). Isso pode ter sido con-sequência de incrementos na força, na potência e na ri-gidez de tendões dos membros inferiores, bem como na economia na corrida, apesar de não ter ocorrido alteração na cinética do consumo máximo de oxigênio após 14

semanas de treino de força adicionado ao programa de condicionamento total (Miller et al, 2002).

Treinamento de força adicionado a um programa de treino de corredores recreacionais e corredores de elite aumentou o desempenho na resistência aeróbia de curto (15 minutos) e longo prazos (7 horas). O treino de força também aumentou a transição das fibras musculares tipo IIx para IIa, ganhos na força máxima e na produção rápida de força, ao mesmo tempo em que a função neuro-muscular foi melhorada. Ciclistas de nível nacional, na Dinamarca, foram alocados em um de dois grupos de treinamento (somente resistência aeróbia ou treino de força e resistência aeróbia) para determinar os efeitos do acréscimo de um programa de treino de força durante 16 semanas (Aagaard et al., 2011). O treino de força consistiu em um programa de treino periodizado de 10 a 12RM, de 8 a 10RM e de 5 a 6RM durante as primeiras oito semanas e, depois, de 5 a 6RM durante as últimas oito semanas, usando exercícios para membros inferiores do corpo (extensão de joelho, *leg press* inclinado, flexão do joelho, flexão plantar), com períodos de descanso de um a dois minutos, a uma frequência de duas ou três vezes por semana. O treino de resistência aeróbia consistiu em 10 a 18 horas desse tipo de treino, a cada semana, usando um programa periodizado progressivo. A capacidade aeróbia mensurada em 45 minutos aumentou significativamente (8%) no grupo de treino combinado, mas não melhorou muito no grupo que realizou apenas treino de resistência aeróbia. Da mesma forma, ocorreu maior transição de fibras do tipo IIx para IIa no grupo que realizou o treino concorrente. Entretanto, não foram observadas alterações na área das fibras musculares ou na densidade capilar, o que indica uma já elevada capacidade aeróbia nos ciclistas de elite, assim como uma

---

 QUADRO 4.2 PERGUNTA PRÁTICA

O que pode ser feito para eliminar problemas de interferência diante da necessidade de múltiplas formas de exercício?

Embora cada situação tenha que ser encarada individualmente, em geral, apontamos algumas abordagens para limitar os problemas de interferência de exercícios:
- Desenvolver um programa que envolva teste para determinar se, de fato, há algum problema para cada atleta.
- Reduzir a intensidade e o volume do exercício.
- Usar formas de condicionamento aeróbio que não sejam de corrida.
- Possibilitar mais dias de descanso durante a semana, em especial para iniciantes e atletas que retornam de um período sem realizar qualquer treinamento.
- Reduzir o volume do treino de força quando as exigências de algum outro exercício são obrigatórias ou parte das práticas desportivas.
- Fazer treino de força de membro inferior do corpo em dias em que não é realizado exercício aeróbio de membro inferior.
- Fazer exercícios com a porção superior do corpo em dias em que a musculatura da porção inferior está sendo usada para exercícios de condicionamento ou de resistência aeróbia.
- Proporcionar pelo menos um dia de descanso total na semana para permitir a recuperação.

elevada capacidade oxidativa, condições que parecem não justificar incrementos no tamanho da fibra muscular.

A adição de um programa de treino de força durante três meses para homens e mulheres noruegueses praticantes de elite de esqui *cross-country*, realizados dois dias na semana, melhorou a força geral (membros superiores e inferiores) (Losnegard et al., 2011). Não foram observadas alterações significativas na área da secção transversa da musculatura da coxa, algo que, uma vez mais, pode ser devido a uma combinação da baixa frequência do treino de força com a potencial interferência na hipertrofia causada pela demanda aeróbia durante o treinamento de esqui. É interessantemente notar que incrementos significativos no consumo máximo de oxigênio no desempenho específico de patinadores e esquiadores esportistas que usam bastões de impulsão foram observados somente no grupo que realizou o treinamento concorrente. Porém, não foram demonstradas mudanças no consumo máximo de oxigênio na esteira nos dois grupos, o que realça uma especificidade dos ganhos de força de membros superiores e inferiores do corpo no desempenho de resistência aeróbia específica do esporte.

Talvez seja necessário mais tempo no treino de força para melhorar a função cardiorrespiratória em corredores mais jovens. Oito semanas de um programa de treino de força explosiva em corredores jovens (16 a 18 anos) aumentaram significativamente a força de membros inferiores do corpo (Mikkola et al., 2007). Esse efeito de um treino curto pareceu traduzir-se em melhorias na velocidade máxima num teste anaeróbio de corrida e na velocidade de *sprint* de 30 m apenas no grupo com treino de força, sem mudança significativa evidenciada no grupo de corredores que não fizeram o programa de treino explosivo. Nenhum grupo, entretanto, demonstrou melhorias significantivas no consumo máximo de oxigênio ou na economia de corrida.

O estudo anterior indica que o desempenho na resistência aeróbia pode ser intensificado via mecanismos neuromusculares com frequências de treino menores (como capacidade melhorada do ciclo alongamento-encurtamento e tempo reduzido de contato com o solo). Uma combinação de fatores possivelmente está envolvida de muitas formas, dependendo do tipo de esporte de resistência aeróbia, inclusive maior **rigidez de tendões**, melhor transição de fibras musculares do tipo IIx para o tipo IIa, ausência de alterações na densidade capilar ou na função mitocondrial, maior taxa de produção de força e aumentos na força dos membros superiores e inferiores do corpo, mesmo quando não ocorre hipertrofia (Aagaard e Andersen, 2010).

Treinamento concorrente e envelhecimento

O uso de treino cardiorrespiratório de *endurance* e de força tem sido promovido para saúde e prevenção de doenças (Garber et al., 2011). Preocupações quanto ao uso desses dois modos de exercício e sua interferência no desenvolvimento de qualquer parâmetro de condicionamento físico não foram identificadas até o momento. Frequências baixas de treino (dois dias por semana) com volume de treinamento reduzido para os programas de treinamento concorrente não apresentam problemas de interferência para homens e mulheres na faixa etária de 60 a 84 anos em período de treino de 12 semanas (Wood et al., 2001). Quando homens de meia-idade (por volta de 40 anos) realizaram treinamento concorrente ao longo de 21 semanas, foram evidentes os incrementos na força, na potência e no tamanho das fibras musculares (Häkkinen et al., 2003). Esses achados mostram que, quando frequências mais baixas de treino (dois dias de treino de força e potência e dois dias de treino de resistência aeróbia em bicicleta ergométrica) são realizadas por períodos relativamente longos, hipertrofia muscular (tamanho da fibra muscular e área da secção transversal da coxa), força (1RM e força isométrica máxima) e consumo máximo de oxigênio não ficam comprometidos. Porém, foram observadas exceções; treino concorrente durante 16 semanas de baixa frequência (dois dias de treino de força e dois dias de treino de resistência aeróbia) mostrou ganhos menores na força de membros inferiores e nenhuma diferença nos ganhos do condicionamento aeróbio (Izquierdo et al., 2005). Esses achados indicam que idade e duração do treino podem influenciar a capacidade de adaptação aos estímulos de ambos os treinos.

A interferência pode ter maior magnitude com programas mais intensos de treinamento. Por exemplo: um estudo com homens idosos (65 anos) realizando um modelo linear periodizado com intensidade crescente para treino de força (uma semana a 25RM seguida de duas semanas a 18 a 20RM, 15 a 17RM, 12 a 14RM, 8 a 10RM e 6 a 8RM) e de resistência aeróbia (20 a 30 minutos a 80% do limiar ventilatório durante nove semanas, seguidos de intervalos de 4 minutos, com descansos de um minuto a 100% do limiar ventilatório) durante 11 semanas mostrou interferência (Cadore et al. 2010). O grupo combinado evidenciou menores ganhos de força de membros inferiores. Foram observados aumentos na ativação muscular máxima apenas no grupo do treino de força, sugerindo que o treino de resistência aeróbia comprometeu as adaptações neurais necessárias ao desenvolvimento da força em homens idosos. É interessante notar que o grupo do treino de resistência aeróbia, embora não tenha evidenciado incrementos na força, mostrou aumentos na capacidade aeróbia e reduções nas concentrações de testosterona em repouso. Assim como o que acontece com os mais jovens, o impacto do estresse aeróbio de alta intensidade pode ter desempenhado um papel importante na interferência observada.

Mecanismos subjacentes de incompatibilidade

O mecanismo fisiológico subjacente que poderia explicar a interferência de uma modalidade de treino em outra é tópico de especulações há anos. É óbvio que o modelo de programa de cada sessão de condicionamento é o primeiro a ser considerado como possível razão de interferência, conforme antes abordado. Entretanto, é importante compreender o que poderia explicar a inibição de adaptações ideais para a produção de força máxima ou adaptações da capacidade aeróbia, como consumo máximo ou de pico de oxigênio com o treinamento concorrente. Alterações na síntese proteica muscular com cada modo de treinamento parecem ser altamente específicas; no entanto, as vias sinalizadoras são complexas demais para explicar uma interferência baseada num fator ou na via sinalizadora da síntese proteica (Baar, 2006; Wilkinson et al., 2008).

Qualquer tipo de interferência envolve diversos fatores. Primeiro, há um limite genético superior para todos os parâmetros de condicionamento. Em outras palavras, o ganho em qualquer desempenho ou adaptação fisiológica pode aumentar apenas até um valor máximo, que é limitado pelo perfil genético da pessoa. Segundo, no caso da musculatura esquelética, o fenômeno de interferência costuma ser observado apenas em unidades motoras recrutadas para a realização dos dois tipos de exercício. Terceiro, nem todos os efeitos do treino se direcionam à musculatura esquelética; embora um foco importante da maioria dos programas de exercício seja o músculo esquelético, outros sistemas, como o cardiovascular, o endócrino, o imune e os tecidos conjuntivos que sustentam a função muscular esquelética também passam por adaptações no processo do treino. Finalmente, a quantidade e o tipo de recrutamento de unidades motoras ditam a quantidade de envolvimento dos vários sistemas necessários para apoiar o desempenho do exercício e os processos de recuperação. Por exemplo levantar um peso leve uma vez não exigirá tanto aporte fisiológico quanto levantar múltiplas vezes uma carga mais pesada. O tipo e a extensão do suporte fisiológico necessário para manter a homeostase durante o exercício e a recuperação dependem das demandas específicas do exercício.

Uma fibra muscular recrutada é afetada pelas demandas da atividade realizada. Com o treino resistido intenso, fibras do tipo IIa são o ponto terminal da transformação ocorrida no subtipo II (ver Capítulo 3). Fibras do tipo IIx não são detectadas após treino resistido intenso e as poucas que permanecem têm uma elevada concentração de enzimas aeróbias comparadas às fibras típicas tipo IIx e, assim, estão começando uma transição ao fenótipo do tipo IIa (Ploutz et al., 1994). Quando as fibras musculares são recrutadas para a execução de uma atividade oxidativa repetitiva, como no treino aeróbio de alta intensidade, o oxigênio vai da circulação para o maquinário metabólico muscular para auxiliar a produção da energia ATP, necessária a muitas funções fisiológicas, inclusive contração muscular. Nesse processo, muitos eventos enzimáticos e sinalizadores ficam aumentados para otimizar essa função. As mudanças posteriores acontecem para a realização das adaptações aeróbias no músculo: uma quantidade maior de mitocôndrias, mioglobina aumentada para elevar a capacidade de transporte de oxigênio na fibra muscular, aumento da densidade capilar, maiores reservas de oxigênio e aumento mínimo do tamanho da fibra muscular. Todos esses fatores elevam a capacidade de transporte de oxigênio, aumentam seu uso para oferecimento de ATP e minimizam as distâncias de difusão para o oxigênio. Inversamente, quando uma fibra muscular é recrutada para produzir grandes quantidades de força, a unidade motora é estimulada com uma elevada despolarização elétrica, que produz muitos sinais anabólicos relativos à síntese contrátil e não contrátil da proteína. Outras mudanças incluem um aumento nos receptores anabólicos e alterações na estrutura e no funcionamento neurológicos. O resultado é um aumento na capacidade de força e, com muito treino resistido, um aumento no tamanho da fibra muscular. Portanto, um conflito nas adaptações celulares demonstra a base da interferência celular com o treinamento concorrente capaz de, teoricamente, resultar numa redução das capacidades de força ou resistência aeróbia.

A fibra muscular associada à unidade motora recrutada para realizar os dois tipos de exercício se depara com o dilema de tentar se adaptar ao estímulo de oxidação para melhorar sua função aeróbia e ao estímulo de um programa de treinamento de força intenso para melhorar a capacidade de produzir força (Nelson et al., 1990; Sale et al., 1990). Então, o que ocorre com a população de fibras musculares?

Num estudo de treino concorrente que incluiu treinamento resistido de alta intensidade e resistência aeróbia, usando sujeitos altamente treinados em resistência aeróbia das unidades 101 e 82 de combate aéreo do Exército dos Estados Unidos, foi encontrada uma inibição nos ganhos de potência de membros inferiores do corpo no grupo concorrente, mas o consumo máximo de oxigênio e a força não foram afetados por um programa periodizado de quatro dias por semana (segunda, terça, quinta e sexta feiras), durante três meses (Kraemer et al., 1995). Entretanto, as mudanças no nível da fibra muscular possibilitaram compreender um pouco melhor o que ocorria no nível celular. O treino consistiu na realização de treinamento de resistência aeróbia de manhã e treinamento resistido à tarde realizados no mesmo dia, com um intervalo de seis horas entre os treinos. O programa de treinamento de resistência aeróbia de alta intensidade incluiu sessões contínuas e intervaladas de corrida de alta intensidade. O treino de força incluiu dois dias de treino resistido intenso e dois dias de treino metabólico com intervalo curto, a cada semana. As biópsias musculares foram obtidas do vasto lateral da musculatura da coxa para determinar alterações nas fibras musculares. No grupo com treino de resistência aeróbia apenas, as fibras musculares tipo I mostraram uma redução na área de secção transversa após o período de treinamento e nenhuma mudança na área de secção transversa de fibras musculares tipo II. Estes resultados demonstraram uma atrofia induzida pelo tipo de exercício. No grupo que fez apenas treino resistido para membros superiores e treino de resistência aeróbia não foram observadas mudanças na área de secção transversa das fibras musculares dos tipos I ou II. Isso sustenta a ideia de especificidade de treinamento, ainda que tenha sido mostrado que mesmo a força isométrica dos membros inferiores usada para estabilidade da porção superior durante o treino de força foi suficiente para eliminar atrofia de fibras musculares tipo I. O grupo que fez apenas treino de força mostrou um aumento na área de secção transversa das fibras musculares tipo II e I. De interesse específico para o tópico de transferência, o grupo combinado que realizou treino de resistência aeróbia e da força com a porção inferior do corpo não mostrou mudanças na área de secção transversa das fibras musculares tipo I, embora tenha mostrado aumentos nas áreas de fibras tipo II (ver a Tabela 4.2).

Esses resultados refletem o dilema celular quanto à otimização das adaptações de tamanho das fibras musculares para atendimento das demandas de treino de força e de capacidade aeróbia. O treino aeróbio de alta intensidade estimulou uma diminuição no tamanho da fibra muscular tipo I, muito provavelmente em consequência de um aumento na sinalização aeróbia para favorecimento das distâncias de difusão de oxigênio e da biossíntese mitocondrial. Uma redução no tamanho da fibra muscular possivelmente contribui também para uma diminuição na força, potência e taxa de produção de força a partir das unidades motoras afetadas. A falta de uma significativa sinalização aeróbia no grupo somente com treino de força possibilitou a sinalização anabólica para a síntese proteica e o acréscimo em todos os tipos de fibras musculares, resultando em aumento da fibra muscular. O uso adicional de protocolos metabólicos de treino resistido (tais como, repouso curto, séries grandes) potencialmente permitiu a manutenção da função aeróbia. O grupo com treino apenas para membros superiores não evidenciou diminuições no tamanho das fibras, como encontradas no grupo que fez apenas treino aeróbio, muito provavelmente em consequência da força isométrica necessária para estabilização dos membros inferiores para a execução dos exercícios de força para membros superiores, em especial durante os dias de treino de 5RM. O grupo de treinamento concorrente mostrou uma espécie de média do estímulo resultante de cada modalidade de treino, resultando em nenhuma alteração significativa no tamanho da fibra muscular tipo I e num aumento no tamanho da fibra muscular tipo II. Isso reflete a especificidade do recrutamento de unidades motoras e das adaptações associadas de cada aglomerado de unidades motoras.

TABELA 4.2 Características de fibra muscular pré e pós-treinamento

Grupo	TC		TF		TR		TCMS		Controle	
	Pré	Pós	Pré	Pós	Pré	Pós	Pré	Pós	Pré	Pós
% tipos diferentes de fibras musculares										
I	55,6 (± 11,1)	57,7 (± 11,1)	55,21 (± 11,7)	55,44 (± 1,5)	54,1 (± 5,9)	54,6 (± 5,3)	50,6 (± 8,0)	51,1 (± 7,9)	52,0 (± 11,5)	52,8 (± 10,8)
IIc	1,9 (± 2,2)	1,8 (± 2,7)	2,4 (± 1,6)	2,0 (± 1,3)	0,9 (± 0,6)	2,5* (± 2,0)	1,3 (± 1,0)	3,0* (± 2,2)	1,6 (± 0,9)	1,3 (± 1,3)
IIa	28,4 (± 15,4)	39,3* (± 11,1)	23,3 (± 11,5)	40,5* (± 10,6)	25,75 (± 4,8)	34,1 (± 3,9)	25,5 (± 4,2)	34,2* (± 6,9)	25,6 (± 1,6)	26,6 (± 4,6)
IIx	14,11 (± 7,2)	1,6* (± 0,8)	19,1 (± 7,9)	1,9* (± 0,8)	19,2 (± 3,6)	8,8* (± 4,4)	22,6 (± 4,9)	11,6* (± 5,3)	20,8 (± 7,6)	19,2 (± 6,4)
Área de secção tansversal da fibra muscular (µm²)										
I	5008 (± 874)	4756 (± 692)	4883 (± 1286)	5460* (± 1214)	5437 (± 970)	4853* (± 966)	5680 (± 535)	5376 (± 702)	4946 (± 1309)	5177 (± 1344)
IIc	4157 (± 983)	4658 (± 771)	3981,2 (± 1535)	5301* (± 1956)	2741 (± 482)	2402* (± 351)	3050 (± 930)	2918 (± 1086)	3733 (± 1285)	4062 (± 1094)
IIa	5862 (± 997)	7039* (± 1151)	6084 (± 1339)	7527* (± 1981)	6782 (± 1267)	6287 (± 385)	6393 (± 1109)	6357 (± 1140)	6310 (± 593)	6407 (± 423)
IIx	5190 (± 712)	4886 (± 1171)	5795 (± 1495)	6078 (± 2604)	6325 (± 1860)	4953 (± 1405)	6052 (± 1890)	5855 (± 867)	5917 (± 896)	6120 (± 1089)

TC = treino concorrente; TF = treino de força; TR = treino de resistência aeróbia; TCMS = treino concorrente de membros superiores.
* = $p < 0,05$ a partir do valor correspondente de pré-treinamento.
Média (± DP)

Adaptada, com permissão, de W.J. Kraemer et al., 1995b, "Compatibility of high intensity strength and endurance training on hormonal and skeletal muscle adaptations", *Journal of Applied Physiology* 78 (3):976-989.

Outros estudos apoiam a forte influência do estresse oxidativo desenvolvido com treino de resistência aeróbia de alta intensidade na hipertrofia muscular. Normalmente, não é evidenciada alteração na área de secção transversa das fibras musculares com esse tipo de treino. Todavia, uma transição das fibras do tipo IIx para IIa ocorre em resposta ao treino de força, indicando o recrutamento de unidades motoras de elevado limiar (Aagaard et al., 2010; Aagaard e Andersen, 2011).

Na década de 1970, estudos mostraram uma redução da densidade das mitocôndrias em corredores, o que os levava a evitar a realização de programas de treino resistido (MacDougall et al, 1979). Como as mitocôndrias são o local de produção de energia aeróbia, qualquer diminuição no volume ou na densidade delas pode, na teoria, diminuir a capacidade oxidativa do músculo. Portanto, com base nesses resultados, muitos corredores em distância não realizavam treinamento resistido, com o receio de que suas capacidades aeróbias fossem comprometidas. Uma diminuição na densidade mitocondrial após treino resistido parecia apoiar essa crença. O que os corredores desconheciam na época era que o treino resistido oferece outros benefícios, como aumentos na força do tecido conectivo, maior economia e eficiência na corrida e a prevenção ou redução de lesões por treino excessivo. Conforme antes abordado, pesquisas posteriores não apoiaram a ideia de que o treino resistido comprometeria o desempenho aeróbio. Além disso, na comparação com um grupo que não se exercitou, outro que realizou 12 semanas de treino combinado de força e resistência aeróbia mostrou aumentos na quantidade das mitocôndrias, embora as mudanças tenham ocorrido em regiões anatômicas diferentes do músculo (Chilibeck, Syrotuik e Bell, 2002). A região intermiofibrilar apresentou um aumento linear com o treino, ao passo que a região subsarcolêmica sofreu um aumento preferencial mais tardio no programa de treinamento. Logo, a quantidade e a densidade das mitocôndrias têm que ser examinadas em todas as regiões da fibra muscular para que se entenda o efeito celular da realização do treino concorrente.

Resumindo, os mecanismos fisiológicos que podem mediar as respostas adaptativas ao treinamento concorrente permanecem especulativos, mas parecem estar relacionados a alterações nos padrões de recrutamento neural, atenuação da hipertrofia muscular ou ambos (Chromiak e Mulvaney, 1990; Dudley e Djamil, 1985; Dudley e Fleck, 1987; Wilson et al., 2012). Além disso, com períodos mais longos de treinamento ou treino mais intensificado, uma diminuição em alguns parâmetros de desempenho podem ser consequência do *overreaching* não funcional ou *overtraining* (Hennessy e Watson, 1994; Nelson et al., 1990). Por outro lado, quando elaborado de modo apropriado, o treinamento com exercícios concorrentes pode requerer apenas uma duração maior para a soma das adaptações fisiológicas, solucionando assim as questões do fenômeno de interferência.

Sem dúvida, muitas pessoas não parecem ser capazes de ter uma adaptação ideal a ambos os modos de treinamento quando usadas frequências e intensidades elevadas de treino que limitam a recuperação. Logo, os estímulos criados pelo projeto do programa, conforme antes observado neste capítulo, são considerações fundamentais para a otimização do uso concomitante dos dois modos de treinamento (Wilson et al., 2012). Priorizar o treinamento (isto é, enfatizar um tipo de treino e tirar a ênfase de outros num ciclo de treino), junto com a periodização dos volumes e das intensidades, pode ser importante, quando muitos componentes do condicionamento devem ser treinados ao mesmo tempo.

Sinalização advinda de programas de exercício

Os sistemas sinalizadores têm papel essencial na adaptação das fibras musculares (Baar, 2006; Gundersen, 2011). Uma vez que os mecanismos sinalizadores são complexos e altamente redundantes, explicações exclusivas dos efeitos anabólicos e catabólicos são difíceis de serem atribuídas a um único fator causador. Conforme abordado no Capítulo 3, a sinalização endócrina tem um papel importante na determinação do estado celular. Os sinais hormonais incluem hormônios anabólicos, como a testosterona, os fatores de crescimento semelhante à insulina e vários tipos de hormônios do crescimento, além de hormônios catabólicos, como o cortisol, que, em concentrações muito altas, pode afetar intensamente a ruptura tecidual e suprimir o sistema imunitário (Spiering et al., 2008a, 2008b). São limitados os dados que atribuem exclusivamente a um fator a explicação do aumento ou redução no tamanho da fibra muscular, já que uma série de eventos sinalizadores ocorre ao mesmo tempo para manter a homeostase celular e de todo o organismo durante o exercício, e também para restaurar o tecido ou causar adaptações após danos ou rupturas causadas pelo exercício (ver Figura 4.2).

Os sistemas sinalizadores agem por meio de vários estímulos, como as ligações hormonais. Isso é demonstrado pelo IGF-I que se liga a seus receptores nas fibras do músculo esquelético e pela estimulação da mTOR (alvo da rapamicina em mamíferos), uma proteína e parte de um sistema de sinais que regula o crescimento celular, a transcrição da proliferação e a sobrevivência, além da síntese proteica. O sistema mTOR também pode ser estimulado pela contração muscular e pela ingesta nutricional de aminoácidos de cadeia ramificada, a leucina (Matsakas e Patel, 2009; Spiering et al., 2008b; Walker et al., 2011). O sistema sinalizador da proteína cinase B (Akt) alvo da mTOR (*mammalian targe of*

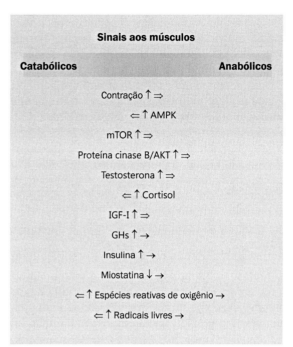

FIGURA 4.2 Os sinais para os músculos têm origem em muitas células, glândulas e vias metabólicas. Algumas das sinalizações mais importantes ocorridas no músculo em resposta ao exercício são mostradas aqui. As setas verticais indicam aumentos ou diminuições nas concentrações e as setas horizontais mostram a magnitude (setas simples ou duplas) de seu efeito direcional. A seta dupla representa uma maior magnitude de efeito. Os sinais estimulam processos anabólicos ou catabólicos no músculo.

rapamycin) também consegue estimular a síntese proteica ao mesmo tempo em que reduz a fragmentação de proteínas, promovendo então a hipertrofia das fibras musculares (Baar, 2006).

Um importante antagonista do sistema mTOR é a adenosina monofosfatase (AMP), cinase da proteína ativada monofosfato adenosina 5′ (AMPK), ou sistema AMP/AMPK (Kimball, 2006; Gordon et al., 2008). Esse sistema é capaz de bloquear os efeitos anabólicos positivos estimulados pela mTOR. Isto estimula vias catabólicas que fornecem energia à função da célula muscular (como a oxidação de ácidos graxos ou a melhoria no transporte de glicose via aumento dos transportadores de glicose celular). Descobertas recentes mostram que a adição de exercícios aeróbios a uma sessão de treino resistido altera negativamente alguns dos vários sistemas de sinalização anabólica (Lundberg et al., 2012). O uso concomitante de exercício resistido intenso e aeróbio intenso diminui a qualidade dos sinais que são transmitidos ao maquinário genético necessário para o anabolismo. Portanto, possibilitar uma recuperação adequada do exercício (isto é, dias de repouso) e repor nutricionalmente substratos energéticos (isto é, ingestão de proteína, carboidrato e gordura) parecem importantes considerações quan-

do são realizadas as duas formas de exercício concomitantemente (treino concorrente). Isto pode explicar as reduções no desempenho quando programas de treinamento de alta intensidade, alto volume e alta frequência são realizados, incluindo o treino concorrente.

Desafios na elaboração de programas

Uma prescrição de exercícios deve levar em conta as demandas do programa total e assegurar que a frequência, a intensidade e o volume de exercícios não se tornem contraproducentes em relação a adaptações fisiológicas e de desempenho ideais (García-Pallarés e Izquierdo, 2011). Os envolvidos numa prescrição de exercícios devem ter em mente os seguintes aspectos:

- As sequências do programa de treinamento devem ser priorizadas, conforme como se relacionam com as metas do programa. Os indivíduos não devem tentar fazer concomitantemente treino de alta intensidade e grande volume de força e resistência. O volume relativo do treino para cada modo de exercício precisa refletir a priorização de cada ciclo de treinamento.
- Programas de treinamento periodizados, com fases de descanso planejadas, devem ser usados de modo a permitir recuperação adequada das sessões.
- Atletas de força ou potência devem limitar o treino aeróbio de alta intensidade, porque o estresse oxidativo elevado que acompanha o treino de resistência aeróbia de alto volume ou alta intensidade parece afetar negativamente o desenvolvimento da potência.

Aspectos básicos do treinamento cardiorrespiratório

Conforme antes abordado, algum grau de treino cardiorrespiratório faz parte de quase todos os programas de condicionamento geral. Treino contínuo e treino intervalado são as formas básicas de programas para treino cardiorrespiratório (Bishop, Girard e Mendez-Villanueva, 2011). Cada um pode ser prescrito a partir de baixa intensidade até alta intensidade. Em muitos programas, o treino aeróbio contínuo é usado como forma de treinamento de baixa intensidade e sessões de recuperação.

O formato do programa aeróbio deve ser examinado com cuidado para não criar uma interferência nas adaptações desejadas em decorrência de um programa de treinamento resistido. Ainda assim, há necessidade de treinar em intensidades maiores se o resultado principal é a capacidade aeróbia máxima. Nessas situações, a priorização do treino e a periodização do programa de treino aeróbio e de força são fundamentais para o sucesso do treino. A modalidade usada para treino aeróbio também tem de ser considerada. A corrida pode ser inerentemente mais propensa a causar interferência do que o ciclismo; a corrida é mais estressante do que o ciclismo (realizados na mesma intensidade de treino) devido às forças de impacto no solo e por envolver um ciclo alongamento-encurtamento completo, com sobrecarga excêntrica (Wilson et al., 2012).

A prescrição de exercícios aeróbios deve ser individualizada. Pessoas que necessitam de prescrições mais específicas podem se beneficiar com um teste até a exaustão para avaliar sua exata **capacidade funcional,** a qual permite a determinação das zonas de frequência cardíaca. Os resultados de teste em esteira ou bicicleta ergométrica podem ajudar muito a individualizar a prescrição do treino de *endurance* (Garber et al., 2011). Isso tem importância especial para pessoas mais velhas ou pessoas cuja capacidade funcional é comprometida (como as com patologias cardiovasculares). Todavia, testes também podem oferecer dados de treinamento altamente específicos para atletas de elite. A modalidade do teste deve ser específica para o treino de exercício ou competição, mesmo quando usado treinamento cruzado. Por exemplo, a importância de uma avaliação específica do esporte foi demonstrada com esquiadores *cross-country*, para quem o treino de força melhorou o consumo máximo de oxigênio durante desempenho na patinação e no esqui com bastões, mas não em teste de consumo máximo de oxigênio na corrida em esteira (Losnegard et al., 2011).

Programa de treinamento aeróbio contínuo

Muitos programas usam exercício contínuo para treinar a capacidade aeróbia. O objetivo típico do **condicionamento aeróbio** é aumentar o pico ou o máximo de consumo de oxigênio e as funções cardiorrespiratórias associadas para suportar o desempenho de *endurance* (Garber et al. 2011). Porém, além do treino direcionado ao gasto calórico, ao controle da pressão arterial e realizado por razões de saúde, a melhora do consumo máximo de oxigênio de um indivíduo já treinado demanda maiores intensidades no treinamento ($\geq$ 85% do VO_2 máximo). Isso leva muitos atletas a usarem treino intervalado para atingir maiores intensida-des no exercício. O uso de intensidades maiores no treino aeróbio junto com treino de força ajuda a intensificar a capacidade aeróbia pela melhoria da economia de corrida e eficiência de movimentos (Guglielmo, Greco e Denadai, 2009; Millet et al., 2002).

O mito de que é necessário correr longas distâncias de forma lenta para se adquirir uma "base aeróbia" antes de participar de outra modalidade mais intensa de condicionamento, provavelmente surgiu da necessidade percebida de usar treinamento de intensidade menor duran-

te uma "fase de condicionamento geral", especialmente quando indivíduos destreinados começam a treinar. Entretanto, a relação entre o desempenho aeróbio e o anaeróbio é limitada e demonstra que indivíduos com um bom desempenho em testes anaeróbios não necessariamente têm bom desempenho em testes aeróbios (Koziris et al., 1996). Isso ocorre provavelmente devido a diferenças na massa muscular, na fonte de energia predominantemente usada para o desempenho de determinada tarefa, no tipo de fibra muscular, histórico de treinamento ou qualquer combinação desses fatores. Ainda assim, usando o método contínuo ou intervalado de treinamento aeróbio, é necessário ter uma progressão adequada de intensidade, frequência e duração.

A intensidade do treino aeróbio é um fator central na otimização da compatibilidade com outros tipos de treino, em particular o treinamento resistido de força e potência. Uma das formas mais fáceis de monitorar a intensidade aeróbia é via monitoração da frequência cardíaca. Uma determinada **zona de treinamento da frequência cardíaca** costuma ser prescrita para controle da intensidade do estímulo do exercício aeróbio. Desta forma, a pessoa faz exercício numa condição estável na zona de treinamento. Geralmente, zonas de treinamento de baixa intensidade da frequência cardíaca situam-se entre 55 e 65% da frequência cardíaca máxima. Intensidades mais baixas normalmente são usadas por pessoas destreinadas ou sem condicionamento aeróbio, ou como exercício de recuperação por atletas altamente treinados.

Apesar da importância da prescrição individualizada de exercício, muitas pessoas (mais acentuadamente técnicos que prescrevem exercício para centenas de atletas) não têm recursos disponíveis para realizar um teste de esforço em laboratório. Técnicos e pessoas sendo treinadas devem se dar conta de que, para um condicionamento aeróbio básico, o treino de resistência aeróbia não precisa causar muito estresse para proporcionar resultados positivos. Isso é um pouco diferente do que ocorre com os atletas de resistência aeróbia de competição, que devem utilizar intensidades de treinamento muito maiores no preparo para as competições. Além disso, alguns atletas não devem treinar em altas intensidades aeróbias, porque um treinamento assim pode inibir as adaptações de força e potência que são importantes para o desempenho de muitas atividades (García-Pallarés e Izquierdo, 2011).

A duração e a frequência do exercício aeróbio também devem ser aumentadas progressivamente à medida que o indivíduo se torna mais tolerante ao estresse induzido pelo exercício. Para o **condicionamento da resistência cardiorrespiratória** básica, o exercício deve ser de 20 a 60 minutos, realizado de 3 a 5 dias por semana (Garber et al., 2011). Correr, pedalar, fazer *ski* *cross-country,* subir escadas, treino elíptico, exercícios aeróbios (como *step*) e natação são algumas das mais populares e efetivas modalidades de condicionamento cardiorrespiratório (Kraemer, Keuning et al., 2001). Entretanto, um grau de especificidade é necessário se a modalidade de condicionamento for vital para as habilidades do esporte (como treinamento de corrida para o condicionamento no futebol).

A sessão do treinamento de resistência aeróbia tem um aquecimento, uma parte principal e um desaquecimento. A frequência cardíaca é conferida e o ritmo do exercício é ajustado de forma que o indivíduo se exercite na sua zona de treinamento. Medidores da frequência cardíaca costumam ser usados para sua monitoração. Entretanto, pode-se obter uma frequência de pulso de 10 segundos após alcance da duração do exercício numa condição estável (usualmente, de 3 a 5 minutos).

Um teste de ritmo para auxiliar a determinar e monitorar o treino na frequência cardíaca de treinamento ao longo de uma distância específica pode ser feito durante várias sessões de treinamento. Testes de ritmo na corrida ou no ciclismo devem ser realizados em superfície plana. E mais, melhorando os níveis de aptidão física, é importante conferir a relação ritmo × frequência cardíaca. Uma pessoa menos condicionada normalmente necessita de distâncias com ritmos menores para avaliar o ritmo de um treino. É importante garantir que o estado de equilíbrio seja atingido na distância selecionada (duração do exercício de três a cinco minutos após o aquecimento).

A intensidade da frequência cardíaca pode ser determinada usando-se um percentual de frequência cardíaca máxima, ou a fórmula de Karvonen, também chamada de método de frequência cardíaca de reserva. Para determinar uma intensidade da frequência de 70 a 90% numa pessoa com 20 anos de idade usando a fórmula de Karvonen, os cálculos a seguir são necessários, em que FCmax = frequência cardíaca máxima; FCrep = frequência cardíaca de repouso; FCres = frequência cardíaca de reserva; FCalvo = frequência cardíaca-alvo; e bpm = batimentos por minuto. Podem ser utilizadas várias equações para o cálculo da FCmax, mas o que segue é bastante exato (Gellish et al., 2007):

$$FCmax = 207 - (0,7 \times \text{idade em anos})$$
$$FCmax = 207 - (0,7 \times 20 \text{ anos})$$
$$FCmax = 193 \text{ bpm}$$

FCres é a diferença entre a frequência cardíaca em repouso e a FCmax, sendo calculada da seguinte forma, supondo-se uma FCrep de 73 bpm:

$$FCres = (FCmax - FCrep)$$
$$FCres = (193\text{bpm} - 73\text{bpm})$$
$$FCres = 120 \text{ bpm}$$

A FCalvo é então calculada como segue, para uma intensidade de 70 a 90% da frequência cardíaca:

$$FCalvo = FCrep + (FCres \times \text{intensidade desejada})$$
$$FCalvo \text{ de } 70\% = 73 \text{ bpm} + (120 \text{ bpm} \times 0,70)$$
$$FCalvo \text{ de } 70\% = 157 \text{ bpm}$$
$$FCalvo \text{ de } 90\% = 73 \text{ bpm} + (120 \text{ bpm} \times 0,90)$$
$$FCalvo \text{ de } 90\% = 181 \text{ bpm}$$

Logo, uma intensidade de treinamento entre 70% e 90% usando o método de Karvonen é uma frequência cardíaca entre 157 bpm e 181 bpm.

Calculada a FCmax, podem ser calculadas as zonas de treinamento a partir da frequência cardíaca:

$$70\% \text{ FCmax} = 0,7 \times 193 = 135 \text{ bpm}$$
$$90\% \text{ FCmax} = 0,9 \times 193 = 174 \text{ bpm}$$
$$\text{Zona de treinamento entre 70-90\%}$$
$$\text{da FCmax} = 135 \text{ a } 174 \text{ bpm}$$

Como referido antes, o impacto da interferência do exercício aeróbio no desenvolvimento da força e da potência pode ser menor se as intensidades e as durações forem prescritas com cuidado (McCarthy et al., 1995; Wilson et al., 2012). Logo, no exemplo anterior, num dia de treino leve, seria usada uma frequência cardíaca de 135 bpm, treinando-se numa zona-alvo correspondente a 70% da frequência cardíaca. Outras zonas-alvo de treinamento com base na frequência cardíaca podem ser determinadas com facilidade. Seu uso é um método quantitativo para prescrever a intensidade que leva em consideração muitos fatores, inclusive o ambiente, o estresse psicológico, a excitação e o nível de treinamento prévio.

Treinamento intervalado

O condicionamento físico é necessário para aumentar a velocidade ou a resistência anaeróbia. O **treinamento intervalado** é um importante paradigma de treino cardiorrespiratório. Atividades com tiros de velocidade de poucos segundos requerem maior produção de potência que tiros de velocidade de maior duração, de um a dois minutos (Kraemer, Fleck e Deschenes, 2012). As necessidades do treinamento podem ter relação tanto com a distância como com a duração da atividade realizada em determinado esporte. Para um *lineman* de futebol americano, por exemplo, tiros de velocidade de 4,5 a 18,2 metros (5 a 20 jardas) (1 a 3 segundos) são apropriados, enquanto um receptor pode necessitar de treinamento em tiros de velocidade com distâncias de 9,1 a 54,8 metros (10 a 60 jardas). Um corredor de 800 m poderia necessitar de treinamento com distância e ritmo equivalentes ao necessário durante a prova. Programas que exigem maior duração de exercício em alta intensidade (tais como 800 e 1.500 m) também envolvem um tipo de treinamento intervalado.

É importante diferenciar "qualidade" de treinamento com tiros de velocidade para melhorias na velocidade máxima e "quantidade" de treinamento com tiros de velocidade para incrementar a resistência de velocidade, melhorar a capacidade de tamponamento e a capacidade de repetição de tiros de velocidade. Ao longo dos anos, o treino intervalado clássico tem consistido em modular as proporções de exercício e tempo de descanso (Ben Sira et al., 2010). Essa proporção descreve a relação entre as durações de um período de exercício em relação ao descanso permitido entre os períodos subsequentes. Por exemplo: se períodos de exercício com duração de 10 segundos e descansos de 30 segundos forem utilizados, a proporção exercício-descanso seria de 1:3. No treinamento de velocidade dos tiros de corrida, os períodos de descanso são maiores para garantir a recuperação antes de outra tentativa, com o tiro de velocidade realizado a uma velocidade próxima à máxima. O treino de tiro de velocidade com intervalos projetado para melhorar a capacidade de tamponamento, a capacidade anaeróbia, a função aeróbia e a capacidade de repetir tiros de velocidade exige períodos mais curtos de descanso. Intensidades mais elevadas e longas de treino intervalado devem ser priorizadas e periodizadas com cuidado, porque esses programas podem impedir aumentos na força, na potência e no tamanho dos músculos, quando feitos em concomitância, especialmente em pessoas destreinadas (Aagaard e Andersen, 2010; García-Pallarés e Izquierdo, 2011).

A diferença entre a quantidade e a qualidade do treino intervalado fica evidente com o seguinte treino de tiro de velocidade feito três vezes na semana, consistindo em três tiros de 91,4 m (100 jardas) e 45,7 m (50 jardas), com intervalo de repouso de 3 minutos e 90 segundos, respectivamente, entre cada tiro de velocidade, e 5 minutos entre as séries, resultando em aumentos na velocidade de corrida, e ausência de aumentos no consumo de oxigênio de pico, após 8 semanas do programa de treinamento (Callister et al., 1988). Ao contrário, quando duas séries de 4 tiros de velocidade de 20 segundos são separados por somente 1 minuto de repouso, aumentos significativos no consumo de oxigênio de pico são atingidos na oitava semana de um programa de treinamento de 10 semanas (Kraemer et al., 1989). Assim, a proporção exercício/tempo de repouso e a duração dos tiros de velocidade são fatores fundamentais para determinar os efeitos dos tiros de velocidade nos incrementos do consumo de oxigênio de pico ou da velocidade de corrida.

Os resultados anteriores são, em parte, explicados por treino de tiros de velocidade mais breves, envolvendo intensidade de exercício máxima ou mais perto da máxima. Isso resulta em predomínio do uso de fontes de energia anaeróbia e prática da técnica de tiros de velocidade máxima. Ao aumentar a duração do exercício com o uso de períodos mais curtos de descanso, ocorre uma mudança para um maior uso de energia aeróbia,

resultando num aumento de capacidade aeróbia. Programas de treinamento intervalado que usam durações variadas de intervalo e períodos de descanso podem ser projetados para abordagem das necessidades metabólicas anaeróbias e aeróbias numa ampla gama de esportes e atividades.

Outra consideração importante ao elaborar programas de treinamento intervalado é a necessidade de tolerar altos níveis de acidez em algumas atividades esportivas (como em tiros de velocidade de longa duração, boxe, artes marciais mistas e luta greco-romana), que precisam de treinamentos específicos que aumentem a produção de lactato e intensifiquem sua remoção (Brooks e Fahey, 1984). Para treinar tiros de velocidade de curta duração, normalmente intervalos de 5 a 10 segundos com proporções exercício-repouso de 1:3 a 1:6 são usados; para treino do sistema glicolítico anaeróbio, intervalos maiores, de 30 segundos a 2 minutos, com proporções treino-descanso de 1:3, são usados (Karp, 2000). A quantidade de repetições por sessão de treino varia com as metas, a duração do intervalo e o nível de condicionamento do treinando, mas geralmente algo entre 3 e 12 intervalos são feitos por sessão.

Superfícies inclinadas são também usadas para melhorar a potência e treinar os músculos associados ao tiro de velocidade. Durante treinamento de tiros de velocidade com inclinação, a média de potência e energia gerada durante a flexão e a extensão do quadril na fase de apoio é maior que durante o tiro sem inclinação. Desta forma, o treinamento de tiros de velocidade em inclinação fornece incrementos na carga muscular da musculatura do quadril durante a fase de apoio e balanço (Swanson e Caldwell, 2000), que pode ser útil para incrementar a capacidade no tiro de corrida. Além disso, o uso de dispositivos que fornecem uma resistência externa/carga (como trenós) também têm potencial para melhorar o desempenho nesse tipo de corrida (West et al., 2013).

Não se pode esquecer que a velocidade do tiro de corrida é diferente daquela em corridas de agilidade com duas ou mais trocas de direção (Young, McDowell e Scarlett, 2001). O efeito do treinamento para o desenvolvimento da velocidade unidirecional não é transferido de forma acentuada para as múltiplas mudanças de direção, normais em vários esportes. Assim, os programas de treinamento precisam ser projetados para o alcance de metas específicas. Uma sessão intervalada usual deve incluir:

- Aquecimento que consista em exercício de baixa intensidade e alongamento dinâmico
- Repetições técnicas
- Repetições iniciais
- Fase de condicionamento ou intervalos
- Desaquecimento, que pode incluir alongamento dinâmico ou estático (ver Alongamento e Flexibilidade)

Resumindo, geralmente, o treinamento intervalado para aumento da velocidade no tiro de corrida usa períodos de descanso maiores e períodos de exercício menores, máximos ou perto do máximo, ao passo que treinamento intervalado para aumentar a capacidade aeróbia máxima usa períodos de exercício maiores com períodos de descanso curtos. Além disso, o treino intervalado para certas atividades pode incluir um atributo específico do esporte, como controle da bola de futebol, basquete ou polo aquático. Esse tipo de treino melhora a habilidade motora e o componente de condicionamento necessário ao desempenho em determinado esporte.

Alongamento e flexibilidade

Como na maioria das áreas de condicionamento físico, as necessidades de flexibilidade e alongamento devem ser determinadas conforme os esportes, os objetivos, a capacidade de realizar em segurança os movimentos com sua atual amplitude de movimentos (ADM) e a postura. A flexibilidade é afetada por inúmeras influências e fatores internos e externos, como o tipo de articulação, a resistência interna na articulação, a temperatura da articulação e a elasticidade do tecido muscular. O papel do alongamento em ajudar a desenvolver a flexibilidade ou a melhorar a amplitude absoluta de movimentos de uma articulação ou uma série de articulações está bem estabelecido (Figura 4.3). O que é menos claro é o tipo de alongamento que deve ser usado como parte de um aquecimento, levando-se em conta o potencial para um impacto negativo no desempenho. Além disso, o impacto da flexibilidade ou do alongamento na prevenção de lesões é um tópico de interesse.

Técnicas para vários métodos de **treino de flexibilidade** estão bem documentadas (Anderson, 2010). Tal como com todos os programas de treinamento, os de alongamento devem ser elaborados para atender as necessidades da pessoa e da atividade ou esporte.

Há quatro tipos básicos de alongamento (Moore e Hutton, 1980). Embora as técnicas desses tipos sejam diferentes, uma metanálise concluiu que não há diferença significativa entre elas para haver incrementos na flexibilidade dos músculos isquiotibiais (Decoster et al., 2005).

- Alongamento com movimentos lentos
- Alongamento estático
- Alongamento dinâmico e balístico
- Facilitação neuromuscular proprioceptiva (PNF)

Movimentos lentos

O **alongamento com movimentos lentos** costuma ser feito antes de qualquer outro tipo de alongamento. Movimentos contínuos e lentos, como a rotação do pescoço, a rotação dos braços e a rotação do tronco, estão incluídos no alongamento dinâmico. O alongamento com movimentos lentos pode ser mais benéfico para o aque-cimento do que para o incremento de flexibilidade. Usar movimentos lentos antes dos movimentos dinâmicos mais rápidos do alongamento balístico pode ser uma boa progressão num aquecimento.

Alongamento estático

O tipo de alongamento mais comum é o **alongamento estático**, em que o participante relaxa a musculatura voluntariamente enquanto esta é alongada e depois mantém o músculo nessa posição alongada. Um exemplo simples é o toque no dedo do pé, em que a pessoa se curva e tenta tocar um dos dedos do pé, mantendo os joelhos estendidos. O alongamento costuma ser mantido num ponto de desconforto leve e deve ser realizado progressivamente, de maneira que a pessoa tente aumentar a amplitude de movimento ao longo do exercício com o propósito de aumentar a amplitude de movimento. O alongamento subsequente continua a melhorar a amplitude de movimento.

O alongamento estático é uma das mais desejadas e efetivas técnicas utilizadas quando o conforto e o tempo de treinamento limitado são os principais fatores (Moore e Hutton, 1980). Após uma sessão de alongamento, há um aumento na amplitude de movimentos de uma articulação, menor atividade EMG (eletromiográfica) no músculo alongado e uma diminuição na tensão do músculo em repouso. Isso indica que uma menor tensão muscular quando este se encontra em repouso está relacionada à capacidade da pessoa de tolerar uma maior tensão de alongamento e é associada a aumentos na amplitude de movimento após uma sessão de alongamento (Wiemann e Hahn, 1997). Além disso, durante alongamento estático, a atividade EMG é baixa nos músculos que estão sendo alongados, indicando uma baixa demanda neural com o alongamento (Mohr et al., 1998). Vale ressaltar que o alongamento estático pode ser duas vezes mais efetivo do que exercícios de alongamento dinâmico para incremento da amplitude de movimento dos isquiotibiais (11 vs. 4º de incremento) (Brandy, Irion e Briggler, 1998). Neste estudo, o treinamento dinâmico da amplitude do movimento consistiu em alcançar uma posição de alongamento estendida em 5 segundos, mantê-la por 5 segundos e depois retornar à posição não alongada em 5 segundos. O alongamento estático consistiu em se manter num aposição alongada durante 30 segundos. O uso do alongamento para aumentar a flexibilidade é uma prática difundida, mas a eficácia de diferentes programas pode estar mais relacionada à mudança na tolerância ao alongamento do que às propriedades passivas do músculo (Magnusson, 1998). Parcialmente sustentando essa teoria, foi mostrado que o alongamento estático por 90 segundos não altera as propriedades viscoelásticas do músculo (Magnusson, Aagaard e Nielson, 2000).

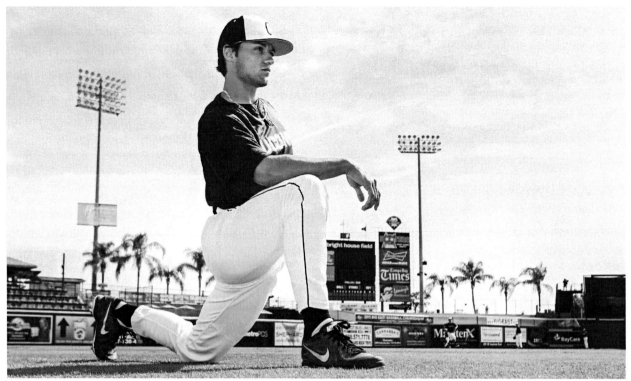

FIGURA 4.3 O alongamento pode ser um elemento importante de um programa de condicionamento total, mas o tipo de alongamento realizado, o momento em que ele é realizado durante o programa e a recuperação do exercício de alongamento são todos fatores importantes que precisam ser levados em consideração.

Foto cortesia de UConn Athletics.

Muitas variações dessa técnica têm sido propostas, com o tempo de alongamento variando em até 60 segundos. Tempos de alongamento estático além de 30 segundos não são mais efetivos quando o alongamento é realizado diariamente (Brandy, Iron e Briggler, 1997). Manter as tensões por 15 segundos é mais eficaz do que por 5 segundos para melhorar a ADM ativa, mas não para aumentar a ADM passiva (Roberts e Wilson, 1999). Assim, realizar alongamentos de 15 a 30 segundos, de 3 a 5 vezes na semana, parece ser o ideal. Foi demonstrado que as maiores diminuições na tensão ocorrem nos primeiros 20 segundos na posição de alongamento estático na articulação do tornozelo (McNair et al, 2001).

Alongamento dinâmico e balístico

Preocupações recentes sobre o uso de exercícios de alongamento estático realizados nos aquecimentos antes das sessões de exercício ou das competições (ver a seção Aquecimento Usual Antes de Sessões de Exercício ou Competição, mais adiante neste capítulo) aumentaram a popularidade do **alongamento dinâmico.** Esse tipo de alongamento envolve um movimento dinâmico durante sua realização que resulta num movimento ao longo de toda a amplitude de movimentos da(s) articulação(ões) envolvida(s). O **alongamento balístico** envolve um movimento rápido e dinâmico ao longo de toda a amplitude de movi-

mento e termina numa posição alongada. Um exemplo de alongamento dinâmico é avançar dando passadas do tipo *lunge por* pequenas distâncias a uma velocidade controlada; um exemplo de alongamento balístico é imitar o chute (*punting*) no futebol americano.

Facilitação neuromuscular proprioceptiva (FNP)

Um conjunto mais complexo de técnicas de alongamento usando vários protocolos de alongamento-contração-relaxamento recebe o nome de **facilitação neuromuscular proprioceptiva (FNP)**. Existem muitas variações dessa técnica, embora os três principais tipos sejam (Shellock e Prentice, 1985):

- alongamento-reversão-manutenção
- contrai-relaxa/agonista (contrai isometricamente o agonista e depois o relaxa para ser alongado)
- sustenta-relaxa

Usando o alongamento de isquiotibiais como exemplo, a técnica do alongamento-reversão-manutenção é descrita a seguir: o indivíduo deita de costas com um joelho estendido e o tornozelo flexionado a 90º. Um parceiro empurra a perna passivamente, flexionando a articulação do quadril até que o sujeito sinta um leve desconforto nos isquiotibiais. Em seguida, o sujeito que está sendo alongado realiza uma força contra o parceiro, de maneira que o músculo realiza uma contração iso-métrica de aproximadamente 10 segundos ativando os músculos isquiotibiais. A seguir, os músculos isquio-tibiais são relaxados e os músculos do quadríceps antagonistas são ativados ao mesmo tempo em que o parceiro aplica força durante 10 segundos para alongar ainda mais os isquiotibiais. A perna deve mover-se de modo a ocorrer um aumento da flexão da articulação do quadril. Assim, todos os músculos são relaxados por 10 segundos e, após esse tempo, o alongamento é repetido começando no maior ângulo da articulação da flexão do quadril ganho após o alongamento. Essa sequência de empurrar-relaxar é normalmente repetida pelo menos três vezes.

As outras duas técnicas de FNP comumente usadas são similares ao método alongamento-reversão-manu-tenção. A técnica contrai-relaxa/agonista envolve uma ação concêntrica dinâmica antes da fase de relaxamento/alongamento. No exemplo anterior, os isquiotibiais são contraídos para que a perna se movimente em direção ao solo. A técnica sustenta-relaxa consiste em realizar uma ação isométrica antes da fase de relaxamento/alongamento. Esses tipos de técnicas FNP costumam demorar mais para serem realizadas na comparação com outras técnicas de alongamento e costumam necessitar de um parceiro.

Há quem defenda que, pelo fato de a FNP ser um treinamento associado a um maior desconforto, o alon-gamento estático é mais adequado (Moore e Hutton, 1980). Além disso, em alguns movimentos, a posição pode ser mais importante do que o uso de uma técnica estática ou de FNP (Sullivan, Dejulia e Worrell, 1992). Foi demonstrado que a posição da inclinação da pelve utilizada no programa de flexibilidade dos isquiotibiais desempenha um papel maior na determinação dos in-crementos da amplitude do movimento do que a técnica específica em si (Dejulia, Dejulia e Worrell, 1992). Isso en-fatiza o conceito de que a maioria das técnicas de flexi-bilidade é eficaz, mas outros fatores podem influenciar sua adequação em determinado programa.

Desenvolvimento da flexibilidade

O treino de flexibilidade pode ser feito na parte do aque-cimento ou do desaquecimento em uma sessão de exer-cícios, ou como sessão separada de treinamento. Muitos programas recomendam manter a posição alongada por 6 a 12 segundos; manter por 20 a 30 segundos também costuma ser recomendado. O problema em manter os alongamentos estáticos além de 30 segundos é que o programa de alongamento poderá durar mais tempo que os exercícios em si (Alter, 1998). Todas as técnicas de alongamento resultam em incrementos na amplitude de movimentos de uma articulação ou conjunto de arti-culações. Porém, ao longo dos últimos dez anos, o uso de técnicas de alongamento estático e FNP realizados como parte do aquecimento imediatamente antes dos exercícios ou de competições vem sendo questionado. Parece que, quando muita força, velocidade ou potência é necessária nos primeiros minutos após um aqueci-mento, deve ser feito o alongamento dinâmico (Behm e Chaouachi, 2011). Como a necessidade de flexibilidade pode variar entre pessoas e esportes, avaliar as ampli-tudes de movimento pode ajudar na elaboração de um programa de flexibilidade. Muitas pessoas precisam ga-nhar flexibilidade em regiões específicas, bem como um grau geral de flexibilidade baixo, o que pode ser abor-dado por meio de uma avaliação e movimentos de alon-gamento adequados (Cook, Burton e Hoogenboom, 2006a, 2006b).

Aquecimento usual antes de sessões de exercício ou competição

Os aquecimentos podem melhorar o desempenho, pois influenciam nas propriedades neuromusculares e visco-elásticas dos tecidos conjuntivos e articulações. Entre-tanto, as atividades devem ser apropriadas, podendo compor exercício cardiorrespiratório leve e alongamento dinâmico. Outras atividades de aquecimento são usadas em momentos específicos, antes de séries de exercícios ou competições, ou não usadas de forma alguma (como alongamento estático prolongado) (Fradkin, Zazryn e Smoliga, 2010).

Um aquecimento costuma consistir em atividade ae-róbia submáxima seguida de movimentos lentos e alon-gamento dinâmico de grandes grupos musculares, com-plementado pelas atividades específicas do esporte (Behm e Chaouachi, 2011). Um aquecimento dinâmico que consista em alongamento dinâmico e corrida melhora a flexibilidade dos isquiotibiais, a potência no salto vertical e a força do quadríceps em homens e mulheres jovens bem condicionados, comparados a aquecimento com alongamento estático, mesmo após cinco minutos de uso da bicicleta ergométrica (Aguillar et al., 2012). Apesar dos diversos resultados sobre os efeitos prejudiciais do alongamento estático na força ou potência muscular após alongamento, um alongamento estático específico ao grupo muscular dos isquiotibiais resultou em incre-mentos pequenos, mas significativos, na força do quadrí-ceps e na potência de salto com contramovimento em homens treinados, comparados a uma condição de con-trole em que não foi realizado nenhum alongamento (Sandberg et al., 2012). O uso do alongamento dinâmi-co num aquecimento também pode incrementar o desempenho quando desafios nas condições ambientais estão presentes, como em situações de exposição ao frio ver Quadro 4.3).

(?) QUADRO 4.3 **PERGUNTA PRÁTICA**

Um aquecimento que usa alongamento dinâmico pode oferecer uma vantagem no desempenho durante prática ou competição em clima frio?

Essa indagação foi pesquisada num projeto de pesquisa que quis compreender a importância de uma rotina de aquecimento de alongamentos dinâmicos e exercício, após os sujeitos serem expostos a um ambiente frio durante 45 minutos (Dixon et al., 2010). Em muitos esportes (como futebol, *rugby*), os jogadores-reservas aguardam para entrar no jogo; condições ambientais podem influenciar seu desempenho de potência. Nessa pesquisa, nove atletas universitários foram testados, com e sem protocolo de aquecimento, sob duas diferentes condições: ambiental (22°) e de frio (12°). A potência (W) durante o salto vertical com contramovimento foi usada para determinar os efeitos do aquecimento. A potência do salto vertical foi investigada antes e imediatamente após as duas condições: ambiental (com e sem aquecimento) e de frio (com e sem aquecimento). A condição de controle foi apenas de erguer-se e aguardar o teste durante o mesmo tempo do aquecimento. Este consistiu nos seguintes exercícios:

Aquecimento

Distância de 18,3 m para cada exercício

1. Círculos para frente com os braços: andar para frente sobre os dedos dos pés ao mesmo tempo em que faz círculos com os braços para frente, mantendo-os paralelos ao solo
2. Caminhada sobre calcanhares para trás, com os braços em círculos para trás: andar para trás sobre os calcanhares ao mesmo tempo em que faz círculos com os braços para trás, mantendo-os paralelos ao solo
3. Caminhada elevando bem os joelhos: andar para frente e trazer o joelho para cima (até o peito) com os dois braços, alternando as pernas ao andar.
4. Salto elevando bem os joelhos (*skipping*): saltar para frente e trazer bem alto o joelho de modo a ter o quadríceps paralelo ao solo
5. Corrida elevando bem os joelhos: correr ao mesmo tempo em que focaliza elevação de joelhos de modo que a coxa fique paralela ao solo
6. Calcanhar nas nádegas: correr ao mesmo tempo em que eleva os calcanhares até as nádegas
7. Soldados de chumbo: andar para frente e chutar com uma perna elevando-a ao mesmo tempo em que mantém o joelho estendido (alternar)
8. Andar com uma perna deslizando para frente: deslocar-se para frente com as pernas retas e, depois, inclinar-se para frente sobre uma perna e chegar ao pé com a mão oposta
9. Andar com uma perna deslizando para trás: deslocar-se para trás com as pernas esticadas e, em seguida, inclinar-se para frente sobre uma das pernas e tocar o pé com a mão oposta
10. Pulo para trás: pulo para trás
11. Corrida para trás: correr para trás e estender para trás o pé que está atrás
12. Pedalada para trás: deslocar-se para trás ao mesmo tempo em que troca os pés e os mantém baixos junto ao solo
13. Caminhada com o exercício de passada: dar passadas largas andando para frente, com as mãos sobre a cabeça
14. Andar de lagarta: iniciando na posição de flexão, movimentar os pés até as mãos e depois voltar sobre as mãos para a posição de flexão

O principal achado dessa pesquisa foi que o aquecimento usado sob condições climáticas frias possibilitou uma maior produção de potência (W), medida em plataforma de força. A exposição ao frio, sem aquecimento, resultou numa produção de potência de 4,517 W, ao passo que exposição ao frio com aquecimento resultou 5,190 W, a qual foi significativamente maior. Os resultados demonstram que, antes da prática ou de jogo em condições de frio, os atletas devem fazer um aquecimento dinâmico para otimizar o desempenho.

Dixon, P.G., Kraemer, W.J., Volek, J.S., Howard, R.L, Gomez, A.L., Comstok, B.A., Dunn-Lewis, C., Fragala, M.S., Hooper, D.R., Häkkinen, K. e Maresh, C.M., 2010. The impact of cold-water immersion on power production in the vertical jump and the benefits of a dynamic exercise warm-up. *Journal of Strength and Conditioning Research* 24:3313-3317.

Os efeitos do alongamento estático nos aumentos na amplitude de movimento podem diminuir com o tempo após o alongamento. Realizar três séries de 45 segundos de alongamento para os isquiotibiais, separados por 30 segundos, parece produzir um relaxamento ao estresse das propriedades viscoelásticas de 20%. Os pesquisadores sugeriram que o protocolo de alongamento estático aplicado na sua pesquisa não produziu um efeito agudo nas propriedades viscoelásticas da musculatura do isquiotibial (Magnusson, Aagaard e Nielson, 2000). Foi sugerido que os decréscimos na força após o alongamento parecem ter mais relação com a inatividade dos músculos afetados pelo alongamento do que pelas mudanças na elasticidade, o que era normalmente atribuído por se pensar que componentes do tecido músculo-conjuntivo eram afetados pelo alongamento (Behm, Button e Butt, 2001). Foi demonstrado que aumentos na amplitude de movimento dos isquiotibiais decorrentes de alongamento estático de 30 segundos são transitórios e duram muito pouco tempo após o alongamento e tendem a diminuir ao longo do tempo (Depino, Webright e Arnold, 2000). Desta forma, ainda que um alongamento estático intenso resulte em ganhos temporários de amplitude de movimentos, pode não aumentar a capacidade de extensão do tecido conectivo por um tempo muito prolongado.

Da mesma maneira, os efeitos do alongamento estático na força e na potência diminuem com o tempo após o alongamento. Por exemplo: após dez minutos de um protocolo de alongamento estático de membros superiores do corpo, não foram observadas diferenças no desempenho de potência em arremessadores de peso treinados (Torres et al., 2008). A duração do período de descanso após um alongamento estático pode ser algo importante a ser considerado se esse alongamento deve ser usado num protocolo de aquecimento. Ainda assim, até que mais pesquisas sejam realizadas sobre a duração dos efeitos do alongamento no desempenho (ver Quadro 4.4) pode ser prudente o uso de aquecimentos dinâmicos, antes de sessões de exercício que requeiram a produção de muita força, potência ou velocidade e de competições (Behm e Chaouachi, 2011).

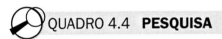 QUADRO 4.4 **PESQUISA**

Alongamento estático e desempenho no tiro de corrida

O uso de alongamento estático num aquecimento imediatamente antes de um tiro de corrida pode não ser uma boa ideia. Uma pesquisa que envolveu atletas de corrida de classificação nacional mostrou que o uso de alongamento estático reduziu o desempenho num tiro de corrida de 40 m; os últimos 20 metros foram os mais afetados pelo uso desse alongamento como aquecimento (Winchester et al., 2008). Posteriormente, uma pesquisa sobre os efeitos do alongamento estático na velocidade do tiro de corrida em atletas universitários de corrida de pista e campo (*sprinters* e saltadores) mostrou aumentos no tempo do tiro de corrida de 100 m, embora não significativos (Kistler et al., 2010). Um aumento significativo no tempo (0,03 segundos) ocorreu na faixa de 20 a 40 metros da corrida. As porções de 0 a 20, 40 a 60 e 60 a 100 metros de corrida não foram afetadas de forma significativa pelo alongamento estático. O tempo total do tiro de 100 m não foi influenciado de forma significativa pelo alongamento estático, mas a corrida ficou 0,06 segundo mais lenta.

As duas pesquisas usaram um protocolo similar de alongamento estático, com alternância de alongamento das pernas, usando quatro séries de alongamento estático passivo que pretenderam alongar a musculatura da panturrilha, dos isquiotibiais e quadríceps, nessa ordem. Os alongamentos foram mantidos durante 30 segundos a partir do momento de desconforto leve. Os atletas descansaram 20 segundos entre os alongamentos e 30 segundos entre as séries. Nessas duas pesquisas, o alongamento estático foi feito após um aquecimento dinâmico. Foi demonstrado que, mesmo realizado após um aquecimento dinâmico, o alongamento estático pode prejudicar a velocidade do tiro de corrida. Portanto, não se deve realizar alongamento estático imediatamente antes do tiro de corrida, durante aquecimentos pré-evento esportivo ou pré-sessão de exercícios.

Kistler, B.M., Walsh, M.S., Horn, T.S., and Cox, R.H. 2010. The acute effects of static stretching on the sprint performance of collegiate men in the 60-and 100-m dash after a dynamic warm-up. *Journal of Strength and Conditioning Research* 24:2280-2284.

Winchester, J.B., Nelson, A.G., Landin, D., Young, M.A., and Schexnayder, I.C. 2008. Static stretching impairs sprint performance in collegiate track and field athletes. *Journal of Strength and Conditioning Research* 22:13-19.

Além das pesquisas apresentadas no Quadro 4.4, parece que o alongamento afeta de forma negativa a produção do torque de extensão isocinética do joelho abaixo de 150°/s (2,62 radianos por segundo), embora não em velocidades maiores de movimento (Nelson, Allen et al., 2001). O alongamento estático pode ainda influenciar a produção do torque isocinético concêntrico e excêntrico (Cramer et al., 2006). Atletas altamente treinados, como as jogadoras de futebol americano da Primeira Divisão da National Collegiate Athletic Association, podem ser menos suscetíveis a reduções na produção do pico de torque isocinético uniarticular (Egan, Cramer et al., 2006). Portanto, pode haver diferenças entre a forma como atletas recreacionais ou altamente treinados são afetados por exercícios de alongamento estático em movimentos de cadeia cinética fechada e aberta. Além disso, a inibição da produção de torque isométrico máximo após o alongamento estático pode ser específica de um ângulo articular em relação ao protocolo de alongamento usado (Nelson, Guillory et al., 2001). Outros tipos de alongamento, afora o estático também podem influenciar negativamente, o desempenho. Por exemplo, o alongamento FNP pode influenciar negativamente o desempenho no salto vertical de mulheres (Church et al., 2001).

As duas pesquisas usaram um protocolo similar de alongamento estático, com alternância de alongamento das pernas, usando quatro séries de alongamento estático passivo que pretenderam alongar a musculatura da panturrilha, isquiotibiais e quadríceps, nessa ordem. Os alongamentos foram mantidos durante 30 segundos a partir do momento de desconforto leve. Os atletas descansaram 20 segundos entre os alongamentos e 30 segundos entre as séries. Nessas duas pesquisas, o alongamento estático foi feito após um aquecimento dinâmico. Foi demonstrado que, mesmo realizado após um aquecimento dinâmico, o alongamento estático pode prejudicar a velocidade do tiro de corrida. Portanto, não se deve realizar alongamento estático imediatamente antes do tiro de corrida, durante aquecimentos pré-evento esportivo ou pré-sessão de exercícios.

Conforme abordado antes, reduções pequenas, mas significativas em desempenhos de tiros de corrida ocorrem quando feito alongamento estático antes desse tipo de esporte (Kistler et al., 2010; Winchester et al., 2008). Além disso, o alongamento estático produziu reduções significativas no desempenho no *drop jump*, e não foi observada redução significativa no desempenho muscular explosivo concêntrico, mas o alongamento FNP não induziu mudanças significativas no desempenho concêntrico do ciclo alongamento-encurtamento (Young e Elliot, 2001). Se outros benefícios propostos de um aquecimento podem ser alcançados pelo uso predominante de atividades de aquecimento dinâmico, então o efeito negativo agudo promovido pelo alongamento estático na força pode ser eliminado (Behm e Chaouachi, 2011).

Alongamento crônico

Há necessidade de mais pesquisas para se compreender se o alongamento crônico, realizado por períodos maiores de tempo antes das sessões de treinamento, irá influenciar o desempenho. Como e se esse tipo de alongamento afeta o desempenho pode depender da população de sujeitos, do tipo de alongamento e de outros tipos de treino realizados concomitantemente. Programas de alongamento de FNP feitos como sessões separadas não parecem afetar o desempenho de força, potência ou velocidade associada ao treinamento (Higgs e Winter, 2009). Seis semanas de alongamento estático realizado quatro dias na semana por atletas mulheres altamente treinadas em corrida de pista e campo não pareceram melhorar o desempenho de potência ou velocidade, embora não tenham sido percebidos efeitos negativos (Bazett-Jones, Gibson e McBride, 2008). Ainda assim, as pesquisas sugeriram que o alongamento estático deveria ser realizado após a prática para evitar quaisquer efeitos negativos possíveis nos desempenhos das sessões de exercício.

A avaliação dos efeitos do alongamento estático sobre a força e a potência, sem o desempenho de qualquer outro tipo de treino durante dez semanas, demonstrou incrementos na flexibilidade (18,1%), no salto em distância (2,3%), no salto vertical (6,7%), no tiro de 20 m (1,3%), em 1RM de flexão e extensão de joelhos (15,3% e 32,4%, respectivamente) e na resistência muscular localizada de flexão de joelhos e extensão de joelhos (30,4%, 28,5%, respectivamente) (Kokkonen et al., 2007). Uma pesquisa sobre alongamento estático e balístico realizada em uma grande faixa de idades (18 a 60 anos) durante quatro semanas não mostrou efeitos na força, potência, nas relações da curva comprimento-tensão, nem diferenças entre grupos de treino com alongamento estático e balístico (LaRoche, Lussier e Roy, 2008). De maneira geral, esses resultados parecem mostrar que a duração dos programas de treino de alongamento, a condição de diferentes treinos sendo realizados e o momento em que é feito o alongamento podem ter papéis importantes nos eventuais efeitos, na produção de força. Cada forma de alongamento parece resultar em incrementos na flexibilidade que não são prejudiciais à produção de força ou potência, a não ser que o alongamento seja realizado antes de teste de exercício de força, potência ou velocidade (Behm e Chaouachi, 2011).

O incremento da flexibilidade a longo prazo é um elemento importante do condicionamento físico e tem que ser abordado no contexto de um programa de treino resistido, em especial considerando-se que debilidades na amplitude de movimento podem impedir o funcionamento normal ou o desempenho esportivo. Muito importante de se destacar é o fato de que o treinamento de alongamento poder ser mantido, uma vez que foi demonstrado que seus efeitos na flexibilidade podem ser perdidos quatro semanas após a interrupção de um protocolo de treino de seis semanas (isto é, de volta aos níveis iniciais de treino) (Willy et al., 2001). Além disso, a retomada do treino durante o mesmo tempo após sua interrupção não resultou em ganhos além do ponto final do programa de alongamento de seis semanas. Isso significa que os participantes basicamente recomeçaram em termos de flexibilidade. A duração e a retenção das adaptações do treino de flexibilidade ainda continuam relativamente pouco pesquisadas, mas deve-se ter cuidado para se considerar a realização de programas de manutenção assim que atingidas as metas de flexibilidade, já que pode ocorrer uma perda potencial da amplitude de movimentos se interrompido o treino de flexibilidade.

Flexibilidade e lesão

Fisioterapeutas e treinadores de atletas passam muito tempo melhorando a flexibilidade das regiões normalmente susceptíveis a uma lesão. Entretanto, a prevenção de uma lesão em virtude do treino de flexibilidade realizado antes e nas proximidades de uma sessão de exercícios ou competição não tem embasamento científico (Thacker et al., 2004). Um estudo avaliou se o treino de flexibilidade pode ou não evitar lesões em 1.538 homens que foram randomizados em dois grupos, com um grupo-controle não fazendo alongamento e o outro com alongamentos estáticos sob supervisão, realizados por 20 segundos em seis importantes grupos musculares dos membros inferiores (Pope et al., 2000). Concluiu-se que a inclusão de alongamento estático não influenciou na incidência de lesão relativa ao exercício, e os autores descobriram que níveis de condicionamento podem ser mais importantes na prevenção de lesões do que a flexibilidade. A falta de clareza clínica e científica em relação a qualquer prescrição de exercício específico dificulta serem feitas prescrições ou programas baseados em evidências para alongamento, embora tenham sido propostos muitos procedimentos de aquecimento (Herman et al., 2012; Stojanociv e Ostojic, 2011).

Além disso, alongar imediatamente antes ou depois de um exercício não parece reduzir a dor muscular tardia após sessão de exercícios (Herbert, deNoronha e Kamper, 2011). Em geral, o uso de alongamento num aquecimento não parece influenciar a incidência de lesão por uso excessivo. Há, porém, evidências que sugerem que alongamento pré-evento ou pré-sessão de exercícios é capaz de reduzir a incidência de torções musculares, embora haja necessidade de mais pesquisas controladas para esta confirmação (McHugh e Cosgrave, 2010).

Treinamento resistido e alterações na flexibilidade

Sabe-se há algum tempo que treino resistido intenso resulta em incremento ou ausência de mudanças na flexibilidade (Massey e Chaudet, 1956). Estudos mais recentes sustentam essa ideia. Um programa de treino com pesos de 11 semanas (3 vezes por semana, 3 séries de 8RM com exercícios para os principais grandes grupos musculares) demonstrou aumentos significativos na dorsiflexão e extensão do ombro sem qualquer treinamento de flexibilidade (Thrash e Kelly, 1987).

A flexibilidade melhorou em mulheres sedentárias jovens (24 a 26 anos) que fizeram treino de força (três séries de 10RM), durante oito semanas (Santos et al., 2010) e em mulheres sedentárias adultas (37 anos) que fizeram treino de força (três séries de 8 a 12RM num circuito) durante dez semanas (Monteiro et al., 2008). No entanto, alguns movimentos, como extensão e flexão de cotovelo e joelho, não mostraram aumento na flexibilidade, possivelmente em razão da estrutura dessas articulações (a extensão do cotovelo é limitada pelo contato do olecrano com o úmero). Um programa de treino resistido pode melhorar a flexibilidade quando os exercícios são feitos com uma amplitude total de movimentos (Morton et al., 201). Mesmo que o treino resistido seja capaz de melhorar a flexibilidade sem a realização concomitante de exercícios de flexibilidade, o uso concomitante de um programa de alongamento é recomendado (Garber et al., 2011).

Em sujeitos idosos destreinados foram observados pequenos aumentos na flexibilidade em resposta a um programa de treinamento resistido (Barbosa et al., 2002; Fatouros et al., 2002). Se aumentos na flexibilidade são um resultado desejado, esse treinamento deve ser feito em conjunto com programas de treino resistido, especialmente em pessoas idosas (Hurley et al., 1995). Pessoas com mais idade (> 50 anos) podem precisar de um programa adicional de alongamento para obterem mais aumentos na amplitude de movimentos (Girouard e Hurley, 1995; Vandervoort, 2009).

Powerlifters de competição têm uma flexibilidade média ou acima da média na maioria das articulações (Beedle, Jesse e Stone, 1991; Leighton, 1955, 1957), embora tenham sido observadas diferenças entre atletas que treinam força (Beedle, Jesse e Stone, 1991). Essas diferenças foram associadas ao tipo de programa de treinamento realizado (como levantamento de peso olímpico vs. levantamento de potência). Os levantadores de peso olímpico e os sujeitos no grupo de controle apresentaram maior flexibilidade nas cinco medidas da flexibilidade, indicando que o *powerlifting* possivelmente necessita de aumentos no tamanho dos músculos que podem, em parte, limitar a amplitude de movimentos, ou que aqueles que têm mais sucesso no *powerlifting* são geneticamente, ou por outros motivos, mais predispostos a ter uma menor flexibilidade. Num estudo descritivo de vários grupos de atletas, os levantadores olímpicos ficaram em segundo lugar apenas após os ginastas numa classificação de flexibilidade composta (Jensen e Fisher, 1979). Além disso, como a hipertrofia muscular fica mais pronunciada nos atletas competitivos, como em fisiculturistas e *powerlifters*, talvez seja preciso acrescentar treino de flexibilidade de amplitude de movimentos de articulações específicas e monitorar as amplitudes de movimento necessárias. Portanto, o treino resistido por si só pode não promover uma maior flexibilidade em alguns atletas altamente treinados. Em alguns casos, a amplitude limitada dos movimentos pode dar uma vantagem competitiva para certos desempenhos (Kraemer e Koziris, 1994). *Powerlifters* de nível competitivo têm uma flexibilidade limitada que pode decorrer da tarefa competitiva, especialmente em membros superiores (isto é, supino) (Beedle, Jesse e Stone, 1991; Chang, Buschbacker e Edlich, 1988).

Para resumir, apenas treino resistido é capaz de aumentar a flexibilidade de várias articulações; porém, o programa de treino de força usado e o nível inicial de flexibilidade da pessoa afetam o grau em que a flexibilidade pode ser incrementada pelo treinamento resistido por si só. Para manter ou mesmo incrementar a flexibilidade, técnicas de levantamento devem realizar movimentos em amplitude total de movimento dos grupos musculares agonistas e antagonistas, e devem ser feitos exercícios que fortaleçam os agonistas e os antagonistas de uma articulação (ver Quadro 4.5)

O complexo músculo-tendão

Além de influenciar a musculatura, treinos também influenciam tendões (Finni, 2006; Fukashiro, Hay e Nagano, 2006; Nicol, Avela e Komi, 2006). Isso, em parte, ocorre em razão de que, quando a força é produzida, as forças contráteis do músculo são transmitidas pelo tendão ao osso, resultando em movimento em torno de uma articulação (exceto com ações musculares isométricas). Essa interação de músculo e seu tendão é chamada de **complexo músculo-tendão** (CMT). O estudo dessa interação é auxiliado pelos avanços na tecnologia do ultrassom (Fath et al., Magnusson et al., 2008).

Muito da literatura da medicina desportiva se concentra no estudo da **rigidez** do CMT. Entretanto, é importante compreender que a rigidez do complexo não deve ser vista da mesma maneira com que normalmente se entende *rigidez*. Nesse caso, o termo é definido como a relação entre a força aplicada ao complexo e a alteração resultante no comprimento da unidade. Logo, quando um grau de força maior é necessário para produzir determinada quantidade de alongamento, ou mudança no comprimento, a isso se dá o nome de CMT mais rígido. Quando menos força é necessária para produzir a mesma quantidade de alongamento, o complexo é entendido como mais complacente. Tendões curtos e grossos exigem mais força para alongar; tendões longos e finos podem ser alongados com facilidade e absorvem mais energia, embora somente uma pequena quantidade de energia mecânica seja recuperada quando o tendão volta a seu comprimento original. É interessante notar que o alongamento passivo e aumentos na amplitude de movimentos nem sempre refletem em diminuições na rigidez do CMT (Hoge et al., 2010). Novos métodos de

 QUADRO 4.5 PERGUNTA PRÁTICA

Será que o Treinamento de Força Decorre em Retração Muscular?

A ideia de ter uma retração muscular costuma estar associada ao treinamento de força. Algumas pessoas, inclusive técnicos, acham que o treino de força resulta numa redução da flexibilidade. Pouca evidência científica ou empírica sustenta essa afirmação, desde que o alongamento seja feito como parte de um programa do condicionamento total (Todd, 1985).

Há uma história de que o termo *"retração muscular" se* originou de competições de *marketing* no começo dos anos de 1900, entre Charles Atlas, que vendia programas via correio, consistindo basicamente em exercícios de massa corporal, e Bob Hoffman, da York Barbell, empresa que vendia barras e anilhas. O relato diz que, para reduzir as vendas de barras, Charles Atlas contratou um levantador de pesos, pagando-lhe para dizer que os levantamentos o tinham tornado "retraído em nível muscular."

No início dos anos de 1950, ficou demonstrado que o treinamento de força pesado não causa redução na flexibilidade articular, quando executado com amplitude total de movimentos e realizado para grupos musculares agonistas e antagonistas da articulação (Massey e Chaudet, 1956). Entretanto, se um movimento em torno da articulação não for treinado (p.ex: bíceps e não tríceps), pode ocorrer alguma perda de flexibilidade em consequência do excessivo desenvolvimento dos músculos num dos lados da articulação (Massey e Chaudet, 1956). Hipertrofia excessiva pode causar limitações dos movimentos, como quando o *powerlifter* com braços curtos e musculatura pronunciada no tórax não consegue tocar os cotovelos diante do peito. Em geral, fazer uma amplitude de movimento completa a cada exercício e realizar exercícios suplementares de alongamento limitam a perda de flexibilidade e torna rara a condição de retração muscular.

Massey, B.H. e Chandler, N.L. , 1956. Effects of heavy-resistance exercise on range of joint movements in young male adults. *Research Quarterly 27*, 41-51.

Todd, T., 1985. The myth of the muscle-bound lifter. *NSCA Journal 7*, 37-41.

medida da rigidez do complexo podem ser marcadores importantes para o acompanhamento das mudanças das adaptações de vários programas de condicionamento (Joseph et al., 2012).

Outra propriedade do complexo músculo-tendão é a **histerese**, ou a quantidade de energia perdida pelo complexo sob forma de calor durante a fase de recolhimento de um alongamento. Quanto menos calor é perdido nesse recolhimento, mais eficiente é o movimento. Com aumento da temperatura, a viscosidade do tendão reduz-se, melhorando sua resposta ao alongamento e recolhimento. Em parte, aquecimentos eficientes tentam minimizar a perda de calor, reduzindo a viscosidade tendínea e, então, diminuindo a histerese, o que pode ajudar a melhorar o desempenho (ver Quadro 4.3).

A analogia de um elástico ajuda a entender rigidez e histerese. Quanto mais força for aplicada, mais se alongará a tira de borracha ou o músculo; quando a tira é solta, o recolhimento produz predominantemente energia mecânica, ainda que um pouco de energia seja perdida como calor. A energia mecânica contribui para o componente elástico do músculo, que é uma parte bem conhecida dos movimentos que apresentam o ciclo alongamento-encurtamento (como o salto vertical com contramovimento).

Rigidez de músculo-tendão pode trazer vantagem a alguns movimentos de força, potência e velocidade (Kubo, Kanehisa e Fukunaga, 2002; Mahieu et al., 2007), dependendo do movimento. Por exemplo, na corrida ou no tiro de corrida, um CMT rígido é benéfico ao tornozelo e ao joelho, que usam variações muito curtas de movimento e têm tendões grossos. Por outro lado, as articulações de ombro e quadril costumam ter maiores amplitudes de movimento e tendões mais finos. Movimentos como o saque no tênis podem ser otimizados por um CMT mais flexível, ou menos rígido. Portanto, a rigidez do CMT não é boa nem ruim; em movimentos diferentes um tendão rígido pode ser vantajoso, em outros, é vantagem um tendão flexível. Levantamentos de campo da condição do complexo músculo-tendão estão sendo realizados e serão necessários para que sejam mais bem prescritos protocolos de exercícios específicos do esporte.

Os programas de treinamento podem influenciar o complexo músculo-tendão. Treino resistido consegue aumentar sua rigidez e a falta de treino pode devolvê-lo à condição anterior ao treino (Kubo et al., 2012). Enquanto isso, foi observado que o alongamento reduz a rigidez do complexo e sua histerese. Embora todas as pessoas possam se beneficiar de uma redução na histerese, uma diminuição na rigidez do complexo pode não ser benéfica em alguns casos, especialmente logo antes de um evento de força, potência ou velocidade (Ryan et al., 2008). Isso reflete a prática atual de evitar fazer alongamentos estáticos imediatamente antes de eventos de força e potência, ou exercícios para treinamento.

Resumo

A elaboração de cada componente de um programa de condicionamento completo exige reflexão e deve ser inserida no contexto das demandas fisiológicas ou objetivos de desempenho traçados. Essa visão geral de alguns dos principais fatores relativos ao treino para aumento de força, potência, resistência muscular localizada, função cardiorrespiratória e flexibilidade demonstra que os programas têm que ser integrados com cautela para que não interfiram entre si. Quem elabora programas deve tratar do treino específico de cada componente e ainda do momento certo, da sequência e da priorização das sessões de exercício em relação às metas de cada ciclo de treino.

A compatibilidade dos programas de exercício tem relação com as exigências específicas colocadas na unidade neuromuscular. Treino aeróbio de alta intensidade, na forma de treino intervalado de longa duração ou treino contínuo de alta intensidade, causa certa inibição da hipertrofia muscular necessária para aumentos na força e potência musculares. A incompatibilidade em programas de treinamento costuma ser observada nos incrementos da área das fibras musculares e da potência muscular, e nos ganhos na força observados ao longo de um programa de treinamento. Isso fica mais evidente em pessoas destreinadas que iniciam um programa combinado de treino de força e aeróbio. Nos atletas, a interferência pode ser resultado de *overreaching* agudo. O uso de mais dias de descanso na semana, ou intensidade menor de exercícios, parece ser uma forma de minimizar o fenômeno de interferência.

O treino de flexibilidade pode aumentar as amplitudes de movimento usadas nos esportes. O treinamento resistido aumenta a rigidez do complexo músculo-tendão, ao passo que o alongamento costuma diminuí-la. A elaboração do programa deve estar baseada no nível do condicionamento do sujeito que está treinando e nas demandas específicas da atividade ou esporte para minimizar problemas de interferência.

LEITURAS SELECIONADAS

Aagaard, P., and Andersen, J.L. 2010. Effects of strength training on endurance capacity in top-level endurance athletes. *Scandinavian Journal of Medicine and Science in Sports 20* (Suppl. 2): 39-47.

Anderson, B. 2010. *Stretching.* Bolinas, CA: Shelter Publications.

Baar, K. 2006. Training for endurance and strength: Lessons from cell signaling. *Medicine & Science in Sports & Exercise* 38: 1939-1944.

Behm, D.G., and Chaouachi, A. 2011. A review of the acute effects of static and dynamic stretching on performance. *European Journal of Applied Physiology* 111: 2633-2651.

Bishop, D., Girard, O., and Mendez-Villanueva, A. 2011. Repeated-sprint ability—part II: Recommendations for training. *Sports Medicine* 41: 741-756.

Casa, D.J., Guskiewicz, K.M., Anderson,. S.A., Courson, R.W., Heck, J.F., Jimenez, C.C., McDermott, B.P., Miller, M.G., Stearns, R.L., Swartz, E.E., and Walsh, K.M. 2012. National Athletic Trainers' Association position statement: Preventing sudden death in sports. *Journal of Athletic Training* 47: 96-118.

Cook, G., Burton, L., and Hoogenboom, B. 2006a. The use of fundamental movements as an assessment of function — part 1. *North American Journal of Physical Therapy* 1: 62-72.

Cook, G., Burton, L., and Hoogenboom, B. 2006b. The use of fundamental movements as an assessment of function — part 2. *North American Journal of Physical Therapy* 1: 132-139.

García-Pallarés, J., and Izquierdo, M. 2011. Strategies to optimize concurrent training of strength and aerobic fitness for rowing and canoeing. *Sports Medicine* 41:329-343.

Hennessy, L.C., and Watson, A.W.S. 1994. The interference effects of training for strength and endurance simultaneously. *Journal of Strength and Conditioning Research* 8: 12-19.

Laursen, P.B., and Jenkins, D.G. 2002. The scientific basis for high-intensity interval training: Optimizing training programs and maximizing performance in highly trained endurance athletes. *Sports Medicine* 32: 53-73.

Nader, G.A. 2006. Concurrent strength and endurance training: From molecules to man. *Medicine & Science in Sports & Exercise* 38: 1965-1970.

Wilson, J.M., Marin, P.J., Rhea, M.R., Wilson, S.M., Loenneke, J.P., and Anderson, J.C. 2012. Concurrent training: A meta-analysis examining interference of aerobic and resistance exercise. *Journal of Strength and Conditioning Research* 26: 2293-2307.

5

Desenvolvendo Sessões Individualizadas de Treinamento Resistido

---

Após o estudo deste capítulo você deverá ser capaz de:

1. aplicar os princípios de elaboração de um programa de treinamento a fim de desenvolver um estímulo eficaz e individualizado promovido pelo exercício;
2. realizar questionários com perguntas adequadas que abranjam a análise das necessidades individuais, em termos de análise biomecânica, fontes de energia e prevenção de lesões;
3. identificar e compreender a importância da manipulação das variáveis agudas de um programa de treino, e os efeitos agudos induzidos pela sessão e o programa de treinamento;
4. compreender as respostas fisiológicas específicas da manipulação aguda do programa e o impacto dessas respostas na elaboração dos exercícios físicos e do programa;
5. compreender o conceito de potencial de treinamento e as diferentes janelas de adaptações para diferentes níveis de condicionamento e medidas diversas; e
6. desenvolver objetivos individualizados e eficazes de treinamento que sejam testáveis, duráveis e priorizados.

Um método de treinamento resistido que funciona para uma pessoa pode não funcionar tão bem para outra. A avaliação das metas e dos objetivos de treinamento, bem como a individualização das sessões de exercício, são necessárias para a otimização de qualquer programa de treinamento resistido. O programa ideal deve ser individualizado para atender a metas específicas, sendo então colocado num modelo de treino periodizado e adequado para a otimização das adaptações e da recuperação. O **planejamento de um programa** é um processo sistemático que necessita de um entendimento adequado dos princípios básicos de um programa de treinamento resistido que atenda às necessidades de cada aluno ou indivíduo que o realize. As variáveis do programa devem ser moduladas para criar um estímulo individualizado e eficaz ao exercício. Sendo assim, o planejamento adequado de um programa de treinamento deve oferecer um amplo conjunto de recursos para que se desenvolva, prescreva e depois se modifique as sessões de exercício de treino resistido durante o período de treinamento. Este capítulo descreve as principais variáveis usadas no planejamento de uma sessão de treinamento resistido, de

forma que sejam fornecidos os estímulos necessários para que ocorram adaptações fisiológicas e de desempenho em resposta ao treinamento.

Opções de programa

Ao longo das eras, a força sempre foi assunto de mitos e lendas. Hoje em dia, intensas estratégias de *marketing* são usadas para a venda de programas comerciais de exercícios, estilos de treinamento e equipamentos para a promoção do condicionamento muscular e mudanças na imagem corporal. Nesta era de cadeias de academias de condicionamento físico e programas prontos pela internet, além de comerciais promovendo equipamentos, é importante que os treinadores consigam, de modo sistemático, analisar as variáveis de treinamento envolvidas nesses programas, bem como os efeitos potenciais nas adaptações aos treinos.

Sem uma individualização correta dos programas, metas irreais de treinamento podem levar à não adesão ao exercício quando as melhorias não satisfazem às expectativas dos alunos ou pessoas engajadas. Incrementos substanciais costumam ficar evidentes nas fases iniciais do treinamento, mas não se pode esperar que tais mudanças continuem a longo prazo. Além disso, e potencialmente mais grave, está o fato de que podem ocorrer síndromes de uso excessivo que levam a lesões, quando as demandas do programa são demasiadas para que a pessoa as tolere. Logo, o desafio é planejar programas de treino resistido eficazes, seguros e realistas.

O que constitui o melhor programa de treinamento resistido não é uma pergunta simples de responder; são muitos os fatores a serem considerados e, em especial, as metas individuais. Essas metas estão relacionadas aos tipos específicos de adaptações desejadas e ao potencial genético da pessoa para atingi-las. Finalmente, outros fatores, como idade e sexo, também têm um papel nos resultados do treinamento. Dessa forma, pode-se argumentar que não existe um programa ideal de exercícios, séries, repetições e cargas.

A próxima pergunta seria se todo o programa de treinamento ainda funciona em outro momento. Uma vez que os objetivos do treinamento podem mudar e os praticantes tornam-se mais condicionados, é duvidoso que o mesmo programa resulte na mesma magnitude de adaptações ao longo do tempo. Portanto, **progressão**, ou tornar o programa mais estressante (estresse mecânico ou metabólico), é um princípio importante no treinamento resistido. Treinadores que desenvolvem programas devem utilizar os princípios mais importantes do treinamento resistido, como sobrecarga progressiva, especificidade e variação, e ainda devem dar atenção especial à realização de mudanças no treino que atendam aos objetivos estabelecidos e ao nível de condicionamento físico de cada praticante. Hoje em dia, programas e progressões individualizados ainda não existem em vários programas de condicionamento a esportes disponibilizados no comércio.

Uma quantidade quase infinita de programas pode ser elaborada a partir das diversas possibilidades de variações nos componentes do treinamento resistido. Programas fundamentados em princípios científicos sólidos terão efeitos positivos relacionados ao modelo do programa. Por exemplo, se um praticante utiliza um peso leve e realiza alto número de repetições, a resistência muscular localizada melhora, mas poucos benefícios serão visíveis na força muscular (Anderson e Kearney, 1982). Essas mudanças também se refletem no tamanho das fibras musculares, porque cargas leves produzem ganhos limitados no tamanho das fibras com o treino (Campos et al., 2002). Esses são exemplos de uma adaptação específica ao treinamento. Adaptações ocorridas na força, na potência e nas fibras musculares são previsíveis quando há o entendimento das adaptações fisiológicas em resposta ao treinamento com cargas leves (ver Capítulo 3).

O treinador responsável pela elaboração do programa, contudo, também deve considerar as diferenças na magnitude da adaptação ao treinamento entre os indivíduos.

Por exemplo, um corredor universitário da modalidade *cross country* não terá os mesmos aumentos relacionados ao treinamento, em força ou hipertrofia, que um jogador de futebol americano universitário devido às consideráveis diferenças fisiológicas e genéticas em fatores como quantidade, tipo e tamanho das fibras musculares. A prescrição inicial do exercício deve basear-se numa compreensão científica das metas do treinamento e das variáveis agudas do programa, como séries, repetições, períodos de descanso e escolha dos exercícios necessários para estimular uma mudança fisiológica. Entretanto, as respostas das pessoas ao treinamento são variadas, e o protocolo de exercícios poderá precisar de modificação quando não estiver ocorrendo os efeitos desejados. Cada adaptação ocorre numa linha de tempo exclusiva, uma vez que as adaptações neurais acontecem rapidamente e o acréscimo de proteínas musculares que levam à hipertrofia leva mais tempo para ocorrer (ver Capítulo 3). Portanto, as expectativas de alterações devem ser mantidas no contexto fisiológico da linha de tempo necessária à adaptação de cada variável. Além disso, a genética pode também determinar se o praticante apresenta um índice de resposta baixo, moderado ou elevado em relação à determinada peculiaridade fisiológica, como a hipertrofia ou força muscular (Marshall, McEwen e Robbins, 201). Essas variações são também observadas com incrementos no consumo máximo de oxigênio com treino aeróbio (Skinner et al., 2001).

Alguns indivíduos não conseguem alcançar um grau elevado de melhoria para determinada adaptação, como a hipertrofia muscular, em razão da genética imprópria. Isto significa que há pessoas que atingem o seu potencial genético mais rapidamente que outros com o treino, podendo passar para programas de manutenção em relação a variáveis específicas (como força no supino). Não obstante, o planejamento geral do programa pode ser ajustado ao longo do tempo para otimizar o potencial fisiológico de cada pessoa para determinada meta do treinamento. Embora seja possível prever determinado tipo de adaptação a partir de uma variável específica do programa, tal como intensidade, os indivíduos variam na magnitude de resposta com o passar do tempo. Por exemplo, um programa periodizado que inclua três séries intensas de 3 a 5RM resultará em incremento da força muscular em qualquer pessoa; a magnitude do aumento, entretanto, irá variar de pessoa para pessoa.

Ainda permanecem várias dúvidas: no que a pessoa está tentando atingir a excelência? Como as alterações se relacionam com o resultado do teste? O teste é específico para a tarefa treinada ou é apenas um teste geral? Um programa de teste deve ser específico à tarefa em que se desejam melhorias, tendo uma interface com o modelo de programa; além disso, os efeitos desejados do treino devem ser avaliados individualmente (Kraemer e Spiering, 2006). Treinadores e instrutores particulares que afirmam não realizar teste por não desejarem que os praticantes treinem para o teste falham num aspecto: o de ter um programa de testes válido que reflita os tipos de capacidades de desempenho físico que seus alunos tentam desenvolver. Há quem não queira que seus programas sejam avaliados, o que os impede de saber quais modificações poderiam ser necessárias.

A magnitude absoluta de uma adaptação ao treinamento variará entre os praticantes de um mesmo programa. Portanto, programas gerais para condicionamento, esportes ou outra atividade devem ser vistos apenas como um ponto de partida para o praticante, a partir do qual o tipo de programa será ajustado de modo a corresponder com as necessidades de treinamento daquela pessoa. Programas de treino resistido não têm os mesmos objetivos entre as pessoas. Alguns são usados para manutenção; outros, para desenvolvimento fisiológico contínuo e prolongado e melhoria do desempenho. Programas de manutenção e aumentos da massa muscular podem ocorrer num mesmo programa de treino, uma vez que cada um está voltado a metas exclusivas.

A chave para o planejamento de um programa exitoso é uma supervisão por treinadores e *personal trainers* qualificados. De fato, vários estudos mostram que a supervisão por profissionais qualificados em condicionamento de força e a progressão da intensidade e do volume do exercício são necessárias para causar incrementos máximos de aptidão física. Em homens e mulheres, e mesmo em atletas mais jovens (por volta de 16 anos), aumentos maiores de força são observados com supervisão (Coutts, Murphy e Dascombe, 2004; Mazzetti et al., 2000; Ratames et al., 2008). Treinadores que supervisionam mais de um praticante devem tentar manter um baixo número de alunos a serem supervisionados ao mesmo tempo. Uma proporção de um treinador para cinco praticantes produziu resultados de treinamento significativamente melhores do que um treinador para 15 praticantes (Gentil e Bottaro, 2010). Logo, a otimização da supervisão é um dos elementos-chave ao sucesso do programa.

A supervisão deve incluir a observação do praticante para garantir técnica correta do exercício e tolerância dos estresses criados pela combinação de variáveis agudas do programa, bem como para determinar a capacidade da pessoa de realizar a sessão de exercícios. Monitorar os registros e os resultados de cada sessão para determinar a próxima no plano geral é outro elemento importante do processo de individualização.

O desenvolvimento de objetivos individuais para fases ou ciclos específicos do treinamento também é fundamental na elaboração de um programa de longo prazo. Portanto, os profissionais que elaboram o programa veem-se diante de fazer as modificações apropriadas no programa de treinamento resistido ao longo do tempo, a fim de atender às necessidades e às metas mutáveis do praticante. Fazer isso requer a tomada de decisões considerando-se aspectos clínicos ou o modelo do programa de treino inicialmente utilizado, a capacidade de monitorar e testar se há evolução e o entendimento das necessidades e das respostas do praticante ao treino. Isto exige uma compreensão básica dos princípios do treinamento resistido e da teoria subjacente ao processo de planejamento do programa. Deve-se, também, compreender as necessidades do esporte ou da atividade do praticante e saber como usar os dados dos testes para monitorar os efeitos do treinamento para cada indivíduo. O processo de planejar e mudar a prescrição de exercícios ao longo do tempo é vital para o sucesso definitivo de qualquer programa de treinamento resistido (ver Figura 5.1).

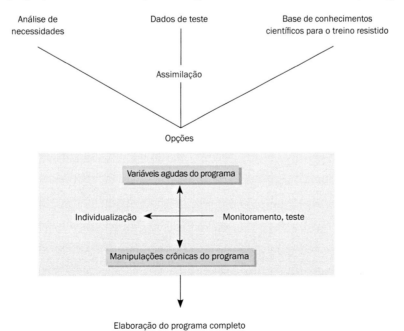

FIGURA 5.1 Modelo de prescrição de exercícios para treino resistido.

A compreensão dos fatores que envolvem a criação do estímulo do exercício é essencial para o sucesso do processo de planejamento do programa. A criação de um estímulo de exercício eficaz começa com o desenvolvimento de uma sessão isolada de treinamento, direcionada a características específicas, passíveis de treino, como produção de força, potência, hipertrofia. Ao longo do tempo, as alterações feitas nas variáveis agudas do programa criam as progressões, variações e sobrecargas necessárias para atingir as adaptações fisiológicas e a melhoria do desempenho. A sequência das sessões de exercícios corretamente elaboradas compõe um programa periodizado que produz os resultados desejados e esperados do treino. Logo, o processo do planejamento sempre começa com a sessão individual de treinamento (série de exercícios) e as variáveis agudas do programa escolhidas para abordar as metas do ciclo e do programa geral de treinamento.

Este capítulo trata dos seguintes componentes do planejamento de programas: a análise das necessidades e variáveis agudas do programa, tais como intensidade, volume, intervalos de recuperação entre séries e exercícios, seleção e ordem dos exercícios, velocidade de repetição e frequência do treinamento.

Análise das necessidades

Uma **análise de necessidades** é um processo que envolve a resposta a uma série de perguntas que auxiliam no planejamento de um programa de treinamento resistido (ver Figura 5.2) (Kraemer, 1983b). Treinadores responsáveis pela elaboração de programas devem dedicar algum tempo para examinar cada uma dessas perguntas para que tenham um contexto básico de abordagem de cada uma das variáveis agudas do programa.

As principais indagações numa análise de necessidades são:

- Quais grupos musculares devem ser treinados?
- Quais fontes energéticas básicas (p. ex., anaeróbia, aeróbia) devem ser treinadas?
- Que tipo de ação muscular (p. ex., isométrica, excêntrica) deve ser treinado?
- Quais são os principais locais de lesão pela prática do esporte ou da atividade específica e qual é o histórico de lesões anteriores do indivíduo?
- Quais são as necessidades específicas de força muscular, hipertrofia, resistência, potência, velocidade, agilidade, flexibilidade, composição corporal, equilíbrio e coordenação?

Análise biomecânica para determinar as necessidades do treinamento

Quais grupos musculares devem ser treinados? Essa primeira pergunta exige um exame dos músculos e ângulos articulares que precisam ser treinados. Para qualquer atividade, incluindo os esportes, isso envolve uma análise básica dos movimentos realizados. No nível mais simples, a técnica do "observador" pode ser usada para determinar os movimentos e os músculos ativados num esporte ou atividade de treino. Um entendimento básico de biomecânica ajuda a definir melhor essa análise.

Com a tecnologia de hoje, uma variedade de análises em vídeo pode ser feita, desde a mais simples via câmera de celular, outras gravações via celular (apps) até algo mais detalhado (isto é, programas de análise e captação de imagem comercializados). Vídeos possibilitam aos treinadores o exame criterioso de aspectos específicos dos padrões de movimento envolvidos em atividades e esportes. Dependendo da sofisticação do equipamento de

---

Análise das necessidades

Movimentos dos exercícios (biomecânica)
- Músculos específicos usados
- Ângulos articulares
- Ação muscular

Metabolismo
- Sistema ATP-CP
- Sistema anaeróbio
- Sistema aeróbio

Prevenção de lesões
- Locais comuns de lesões
- Locais de lesões prévias

Variáveis agudas do programa

Opções de exercício
- Estrutural, corpo inteiro, multiarticulares
- Parte do corpo, articulação isolada (uniarticular)

Ordem dos exercícios
- Grandes grupos musculares primeiro
- Exercícios com técnica complexa primeiro
- Braços-pernas ou membro superior-inferior
- Formatação de circuito da seguinte ordem:
  braço-braço ou perna-perna, ou membro superior-superior
  ou inferior-inferior

Número de séries

Intensidade da carga externa constante e dinâmica

Duração dos períodos de descanso
- Curto: < 1 minuto
- Moderado: 2 a 3 minutos
- Longo: > 3 minutos

FIGURA 5.2 Um modelo detalhado de componentes para uma análise de necessidades e as variáveis agudas do programa.

gravação, é possível avaliar músculos, ângulos articulares, velocidade dos movimentos e forças envolvidas. A análise do esporte ou das técnicas corretas de execução dos exercícios se tornou mais fácil a partir da disponibilidade de aplicativos gratuitos nos celulares, que contêm arquivos de vídeo com as técnicas de execução corretas tanto de diferentes esportes quanto para exercícios de academia. Além disso, *softwares* de análise biomecânica estão disponíveis a um custo razoável e permitem a análise de técnicas de exercícios e esportes usando vídeos filmados com duas a três câmeras. Essas tecnologias oferecem aos treinadores a oportunidade de examinar diversas variáveis agudas de programas, assegurando assim que os movimentos realizados são específicos da tarefa ou esporte para o qual a pessoa treina.

O princípio da **especificidade,** elemento fundamental no treino resistido afirma que o programa de exercícios deve refletir, em parte, as características da atividade ou esporte para que haja uma transferência adequada do programa para a atividade. Análises biomecânicas permitem a escolha de exercícios específicos que usam os músculos e os tipos de ações musculares de uma forma específica à atividade para o qual o treinamento está sendo realizado (ver Quadro 5.1). A especificidade pressupõe que os músculos usados no esporte ou atividade têm de ser treinados a partir dos seguintes pressupostos:

- A articulação em que o movimento ocorre
- A amplitude de movimento articular
- O padrão de resistência ao longo da amplitude de movimento

- O padrão de velocidade do membro ao longo da amplitude de movimento
- Os tipos de ações musculares que ocorrem (concêntrica, excêntrica, isométrica)

O treinamento resistido para qualquer esporte ou atividade deve iniciar com exercícios de amplitude total de movimento, em torno de todas as principais articulações do corpo. Entretanto, o treinamento para esportes específicos ou atividades de movimentos específicos, como o agachamento parcial (delimitado em um quarto da amplitude total) para o desempenho de salto vertical, também deve fazer parte da sessão a fim de maximizar a contribuição do treinamento resistido para aspectos específicos do desempenho. A melhor forma de selecionar tais exercícios é analisar biomecanicamente o esporte ou a atividade física e combiná-los com os exercícios de acordo com as variáveis previamente mencionadas. O ideal é que os exercícios sejam então escolhidos com base em análises dos músculos específicos usados, os tipos de ação muscular e os ângulos das articulações. Para condicionamento geral e desenvolvimento muscular, os principais grandes grupos musculares envolvendo os ombros, o tórax, as costas, o dorso, as coxas e as pernas são sempre treinados.

O princípio da especificidade é uma regra primordial no processo de planejamento de um programa de treinamento resistido. Cada exercício e carga utilizada num programa deverá ter considerável quantidade de transferência para o desempenho de uma atividade ou de um esporte. A quantidade de transferência estará relacionada ao grau de especificidade que pode ser atingido com o projeto de todo o

---

 QUADRO 5.1 **PERGUNTA PRÁTICA**

Preciso fazer supino horizontal e inclinado?

Considerando que o exercício de supino realizado nas posições horizontal e inclinado treina os mesmos grupos musculares, é necessário que ambos sejam realizados? Alterar a biomecânica de um exercício altera o padrão de recrutamento nos músculos envolvidos na execução do exercício. Por exemplo, no supino, os principais músculos envolvidos são o peitoral maior e o deltoide clavicular. Embora o supino horizontal e o inclinado usem os mesmos músculos como motores primários, diferenças sutis são vistas na comparação entre padrões eletromiográficos (EMG) de ativação entre eles (Trebs, Brandeburg e Pitney, 2010). Há uma alteração óbvia nos ângulos articulares e nos movimentos das articulações entre os dois exercícios de supino. No entanto, isso se traduziria em padrões de ativação diferentes?

Uma comparação entre o supino horizontal e o supino inclinado demonstrou que a ativação das duas cabeças do peitoral maior (partes clavicular e esternocostal) e o deltoide clavicular foi significativamente diferente em relação à ativação EMG em ângulos articulares diferentes. Logo, o uso dos dois exercícios num programa de treino resistido garante que toda a musculatura envolvida seja recrutada e, portanto, treinada. A mudança de ângulos de um exercício cria padrões diferentes de recrutamento da musculatura envolvida. Nesse caso, fazer os dois exercícios é importante para propiciar a ativação neuromuscular completa e o treino integral dos músculos envolvidos. À medida que o programa evolui, exercícios suplementares adicionais devem ser escolhidos para estimular todas as unidades motoras na musculatura envolvida e treinar na íntegra o músculo-alvo.

Trebs, A.A., Brandenburg, J.P., and Pitney, W.A. 2010. An electromyography analysis of 3 muscles surrounding the shoulder joint during the performance of a chest press exercise at several angles. *Journal of Strength and Conditioning Research* 24: 1925-1930

programa e o equipamento disponível. Quando o treinamento tem como objetivo melhorar a saúde e o bem-estar, a especificidade do treinamento terá relação com a escolha dos exercícios que podem afetar uma determinada variável fisiológica ou adaptação desejada. Outras variáveis agudas do programa, como períodos de repouso entre séries e exercícios, também interagirão com as respostas agudas e crônicas dos vários sistemas hormonais e metabólicos necessários ao suporte das unidades motoras recrutadas com o treino. Logo, uma variável aguda do programa interagirá com outras para criar um estímulo integrado para a sessão de exercícios. As variáveis agudas do programa serão discutidas em mais detalhes posteriormente neste capítulo.

O conceito de **especificidade de transferência** refere-se ao fato de que toda atividade do treinamento tem determinada quantidade de transferência para outras atividades em termos de especificidade. Excetuando-se o treinamento da tarefa específica ou o esporte em si, nenhuma atividade de condicionamento terá 100% de transferência. Entretanto, alguns programas de exercícios têm um grau muito maior de transferência para uma atividade ou esporte do que outros, em virtude de uma maior especificidade ou semelhanças nas características biomecânicas, nos padrões de recrutamento neuromuscular e nas fontes de energia. Ainda que a especificidade seja essencial para a transferência do treino para o desempenho, certos movimentos de exercícios (como agachamento, suspensão com a barra [*hang clean*], remada sentada, supino) e cargas (isto é, de leves a pesadas) são usados para força geral e condicionamento de potência. Isto fornece uma base para técnicas de treinamento mais avançadas. Portanto, cada ciclo de treino deve ter objetivos claros para cada exercício e para a carga escolhida.

Algumas vezes, vários exercícios e variedades de carga são necessários para treinar completamente um movimento. Em essência, normalmente se deve treinar toda a curva de força-velocidade concêntrica, da velocidade baixa, com elevados níveis de força, até a velocidade alta, com menores níveis de força, em movimentos que objetivam desenvolver todo o sistema neuromuscular e, por fim, a transferência para a habilidade da atividade ou do esporte. Por exemplo, para melhorar um salto vertical, a potência (definida como força × distância/tempo ou trabalho/velocidade) é crucial. Cargas pesadas são necessárias para melhorar o componente de força da equação de potência, que desenvolve força concêntrica e excêntrica máximas. Entretanto, para contemplar o fator velocidade na equação de potência, devem-se incluir movimentos de potência de alta velocidade e realizar saltos verticais máximos (pliometria), ou saltos com agachamento a várias porcentagens submáximas de 1RM (como 30 a 50%). Essa combinação de intensidades de treino melhora a força máxima, a taxa de produção de força e a potência (ver Figura 3.26), todas necessá-

rias para o incremento da capacidade de salto vertical (Kraemer e Newton, 2000).

A maioria das habilidades esportivas não pode ser carregada sem que se altere o padrão ou a técnica de movimento. Por exemplo, quando uma carga é adicionada a um bastão de beisebol (como, por exemplo, um anel de peso), o padrão de movimento do balanço com o taco será alterado para uma velocidade menor, o que requer mais força para movimentar o bastão. O programa de treinamento ideal tem uma base sólida de treinamento de força e potência para todos os principais grupos musculares e, então, maximiza a especificidade para criar a maior transferência para o esporte ou a atividade em que se deseja melhorar. Muitos fatores contribuem para o desenvolvimento do desempenho, incluindo técnica, coordenação, produção de força, taxa de produção de força e o ciclo alongamento-encurtamento (Newton e Kraemer, 1994). O treinamento resistido aborda alguns desses fatores e melhora o potencial fisiológico para o desempenho.

Ações musculares a serem treinadas

Decisões sobre o uso de modalidades de exercícios isométricos, dinâmicos concêntricos, dinâmicos excêntricos ou isocinéticos são importantes nos estágios preliminares do planejamento de um programa de treinamento resistido para esportes, condicionamento ou reabilitação. A análise biomecânica básica descrita anteriormente é usada para decidir quais músculos treinar e identificar o tipo de ação muscular envolvida na atividade. Muitas atividades e programas de treinamento resistido utilizam vários tipos de ações musculares, geralmente incluindo concêntricas e excêntricas, além de algumas isométricas.

No treino para certas tarefas, um tipo de ação muscular pode ser enfatizado para melhoria do desempenho. Por exemplo, um fator que separa basistas de elite de basistas de um nível competitivo inferior é a velocidade com a qual a carga é baixada no agachamento e no supino (Madsen e McLaughlin, 1984; McLaughlin, Dillman e Lardner, 1977). Basistas de elite baixam os pesos em velocidade mais lenta do que basistas em nível competitivo inferior, ainda que os primeiros utilizem maiores cargas. Nesse caso, realizar um período de treinamento excêntrico pode ser vantajoso para basistas competitivos. Na luta greco-romana, por sua vez, muitas imobilizações envolvem ações isométricas de vários grupos musculares. Consequentemente, incluir no treinamento global algumas sessões com ações isométricas ajudará o condicionamento desses atletas. Sabe-se que a força isométrica da pegada (*grip*) e a do "abraço de urso" são acentuadamente reduzidas ao longo de um campeonato de luta greco-romana (Fry et al., 2001). Esse é um exemplo de como um movimento específico num esporte pode ser avaliado na análise de necessidades e depois colocado no programa para promover uma transferência específica ao esporte.

Fontes de energia a serem treinadas

O desempenho de cada esporte e atividade requer um percentual da energia de todas as três fontes de energia (Fox, 1979). Entretanto, muitas atividades exigem proporções maiores de fontes energéticas específicas (a energia para o *sprint* de 50 m, por exemplo, vem predominantemente do ATP e CP intramuscular). Sendo assim, as fontes de energia para um treinamento causam grande impacto na elaboração do programa (ver Quadro 5.2). O treino resistido costuma se concentrar no incremento do uso da energia derivada de fontes anaeróbias de energia (sistemas de energia ATP-CP e glicolítico anaeróbio). Melhorar o metabolismo glicolítico anaeróbio de todo o corpo não é uma meta tradicional do treino resistido clássico. Esse tipo de treino, contudo, pode contribuir para uma melhoria no treino aeróbio em consequência de seus efeitos sinérgicos, como redução na tensão cardiovascular, padrões de recrutamento mais eficientes, aumento da massa livre de gordura, melhor eficiência e economia de energia e melhora na dinâmica do fluxo sanguíneo sob o estresse do exercício. Isso vale principalmente em algumas populações, como as pessoas com mais idade.

Principais locais de lesão

Determinar os principais locais de lesão em um esporte recreativo ou competitivo ou numa atividade é crucial. E isto pode ser obtido a partir de uma busca bibliográfica ou de uma conversa com um treinador de atle-

---

 QUADRO 5.2 **PERGUNTA PRÁTICA**

Em certos esportes, será que um atleta pode realizar um treinamento resistido com breves períodos de descanso e alta produção de lactato?

Uma análise de necessidades de esportes que produzem altas concentrações de lactato muscular e sanguíneo, como a luta greco-romana, o boxe e a corrida de 800 m, pode sugerir que os atletas devem fazer protocolos de exercícios de força com curtos intervalos de tempo e com altas concentrações de lactato em diversas sessões de treinamento. Entretanto, deve ser lembrado que cada programa com exercícios de força tem de ser individualizado e periodizado. Os vários programas populares e de alta intensidade vendidos não tratam desse tópico. Usar somente um protocolo é como usar somente uma ferramenta na construção de uma casa. Há necessidade de outros protocolos para desenvolver força e potência máximas que oportunizam a base ao desempenho e à prevenção de lesões. Não há dúvidas de que atletas nesses esportes precisam de protocolos com intervalos curtos no programa geral de treino, já que isso melhora as capacidades de tamponamento, que fortalecem o desempenho e a tolerância a condições ácidas. Esses programas costumam ser empregados nas semanas de pré-temporada, uma vez que práticas desportivas em plena temporada expõem de forma adequada os atletas a condições de acidez. Outras capacidades de força e potência precisam ser abordadas para limitar o destreinamento durante a temporada.

Componentes ideais de condicionamento de força e potência não podem ser desenvolvidos sob condições extremas de fadiga produzida por períodos de descanso de um minuto ou menos. Além disso, usar apenas protocolos com descanso breve pode criar um acúmulo de fadiga e a diminuição da recuperação, quando usadas frequências elevadas de treino (como seis dias na semana), conforme proposto por alguns programas comercializados. Essas sessões de exercício estão também associadas a estresse fisiológico bastante alto (tal como grandes aumentos de adrenalina e cortisol). Ainda que isso seja importante para adaptações ao estresse, quando repouso e recuperação não são oferecidos no modelo de treinamento (isto é, periodização), pode ocorrer síndrome de sobretreinamento (*overtraining*). Ainda mais preocupante se torna o desenvolvimento de rabdomiólise, quando tais protocolos são empregados de modo indiscriminado sem a progressão e o planejamento corretos.

Muitos treinadores desportivos não compreendem a necessidade de um treinamento qualificado e identificam-se apenas com uma ideia mal-concebida de trabalho pesado. Hoje em dia, inúmeros treinadores desportivos estão se voltando para realização de protocolos comerciais de alta intensidade em consequência da propaganda e da ideia errônea de que uma sessão de exercícios real deixa o atleta encharcado de suor, exausto e até mesmo um pouco doente. Alguns aspectos marcantes de uma sessão de exercícios inadequada incluem náusea, tontura e fadiga mental, em consequência de progressões incorretas ou tempos de treino aquém do ideal, como o que ocorre logo após um feriado. Ainda que uma progressão apropriada de protocolos com descansos breves possa ajudar os atletas a tolerar essas condições fisiológicas, o uso constante de *somente* esses tipos de protocolos de descanso muito breve e alta intensidade limita o desenvolvimento de força e potência máximas. Isso se dá porque os sujeitos em treinamento conseguem manifestar somente um percentual de sua força e potência máximas sob condições de pouco descanso durante treinamento ou competições.

tas, fisioterapeuta desportivo ou médico de uma equipe. O melhor indicativo de possíveis futuras lesões é a ocorrência de uma lesão anterior, daí a importância de haver registro do histórico de lesões da pessoa. A prescrição dos exercícios de treinamento resistido pode ser direcionada ao aumento da força e melhoria da função dos tecidos, a fim de que resistam melhor a lesões ou repetição de uma lesão, para recuperação mais rápida e menor sofrimento de grandes danos quando lesionado. O termo clássico **pré-habilitação** refere-se à prevenção de uma lesão pelo treinamento das articulações e dos músculos mais suscetíveis a lesões em determinada atividade. Compreender o perfil típico de lesão em um esporte ou uma atividade, como lesões de joelho na luta greco-romana e no futebol, além do histórico de lesões de um indivíduo, pode auxiliar a planejar adequadamente um programa de treinamento resistido.

A base fundamental de um programa de exercícios de força que visa a prevenção de lesão é o fortalecimento dos tecidos para que possam melhor tolerar os estresses físicos, além da melhoria das capacidades fisiológicas para reparo e remodelagem de tecidos. Estresse induzido por exercícios de força causa certo dano ao tecido muscular. A resposta de degradação e reparo normais demandados pelo treinamento resistido é mediada, em parte, por vários processos inflamatórios, imunológicos e endócrinos envolvidos no reparo de tecido lesionado. O treino resistido pode ajudar a condicionar e preparar esses sistemas para atividades de reparo mais extensivos necessários após a lesão, podendo resultar numa recuperação mais rápida das lesões, bem como auxiliar a preveni-las, como resultado de ligamentos, tendões e tecidos musculares mais fortes.

Outros componentes do treinamento

A determinação da magnitude de melhoria necessária para variáveis tais como força muscular, potência, hipertrofia, resistência muscular localizada, velocidade, equilíbrio, coordenação, flexibilidade e composição corporal é um passo importante no abrangente processo de planejamento de um programa de treinamento resistido. Pode parecer razoável admitir que um programa de treinamento de força deva melhorar todas essas variáveis. Para isso, várias fases do treinamento podem ter de almejar componentes específicos do condicionamento em determinados períodos ao longo de um ano. Por outro lado, melhorias similares em todas essas variáveis podem não ser necessárias em todos os casos. Por exemplo, muitos esportes, como a ginástica, a luta greco-romana e o levantamento olímpico de peso, requerem altas relações entre força e massa ou entre potência e massa. Em tais casos, programas de treinamen-

to resistido são planejados para maximizar a força e a potência, ao mesmo tempo em que minimizam aumentos na massa corporal. Isso é evidente em esportes que têm categorias de peso, tais como levantamento de pesos, basismo e luta greco-romana, e para esportes que requerem velocidade máxima em *sprints* ou capacidade de saltos (como salto em altura, salto em distância), nos quais o incremento de massa corporal pode ser prejudicial tanto para o *sprint* quanto para o salto em altura ou distância. Além disso, alguns esportes se beneficiam de aumentos na massa corporal, como o futebol americano, em que a força de impacto é maior para determinada massa corporal, admitindo que a potência é aumentada em conformidade com essa massa. Portanto, a necessidade desses componentes do condicionamento muscular deve ser avaliada para o planejamento de um programa de treinamento resistido adequado.

Planejamento do programa

Assim que concluída a análise das necessidades, deve ser elaborado um programa geral. As fases do treinamento, ou ciclos, precisam ser desenvolvidas para oferecer variação nos estímulos dos exercícios. As abordagens às "manipulações crônicas do programa", ou a periodização das diversas variáveis agudas do programa, serão abordadas no Capítulo 7. Essas sequências de sessões de exercício devem tratar das metas e necessidades específicas do indivíduo. As variáveis agudas do programa servem para estruturar uma sessão específica de treino resistido. A compreensão dos efeitos dessas variáveis agudas do programa é muito importante, porque as sessões individuais de treino (exercícios) compõem todos os programas de treinamento.

Variáveis agudas do programa

No início do ano de 1983, Kraemer desenvolveu uma abordagem para a avaliação de cada sessão em relação a uma série específica de variáveis de treinamento (Kraemer, 1983b). Utilizando análises estatísticas, ele determinou a existência de cinco grupos de variáveis agudas dos programas, cada uma contribuindo diferentemente para tornar exclusivas as sessões de exercício. **As variáveis agudas do programa** oferecem uma descrição geral de qualquer protocolo de uma sessão. Manipulando as variáveis em cada grupo, conforme mostra a Figura 5.3, os treinadores conseguem elaborar sessões isoladas. Todas as sessões de treinamento resultam em respostas fisiológicas específicas, resultando em adaptações induzidas por esses estímulos. Logo, as opções feitas quanto às variáveis agudas do programa causam impacto importante na elaboração e eficiência do programa.

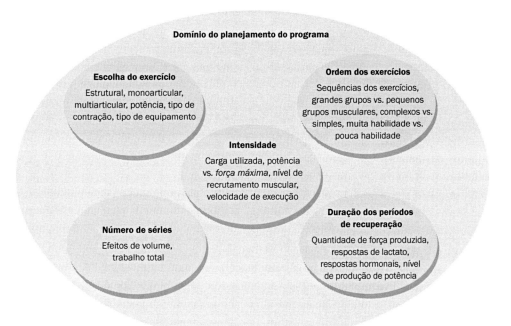

FIGURA 5.3 Os grupos de variáveis agudas do programa que podem ser manipuladas em um programa de treinamento resistido, com exemplo dos fatores constituintes que podem ser abordados em cada grupo.

Escolha dos exercícios

Conforme descrito na análise das necessidades, a **escolha dos exercícios** tem a ver com as características biomecânicas da atividade. O número de ângulos articulares e exercícios é quase ilimitado. Uma mudança no ângulo articular afeta o recrutamento das unidades motoras que estão sendo ativadas no músculo (tal como os dedos dos pés apontando para dentro, para fora ou para frente durante elevação da panturrilha em pé) (Tesch e Dudley, 1994). As unidades motoras contendo fibras musculares não ativadas não se beneficiam com o treino resistido. Devem ser escolhidos aqueles exercícios que intensificam os músculos e os ângulos articulares identificados pela análise de necessidades.

Os exercícios podem ser escolhidos arbitrariamente como exercícios primários ou secundários. **Exercícios primários** treinam os músculos motores primários de um dado movimento e são, normalmente, exercícios para os grandes grupos musculares, como o agachamento, o supino e a puxada. **Exercícios secundários** treinam predominantemente um músculo ou um grupo muscular associado ao exercício primário. Os exercícios também podem ser classificados como estruturais ou segmentares (para partes específicas do corpo). **Exercícios estruturais** incluem os levantamentos com todo o corpo, que requerem a ação coordenada de mais de uma articulação e vários grupos musculares. Os arranques, os arremessos, os levantamentos-terra e o agachamento são bons exemplos de exercícios estruturais para todo o corpo.

Os exercícios também podem ser classificados como **multiarticulares** ou **exercícios de diversos grupos mus-** culares, significando que exigem movimentação em mais de uma articulação ou uso de mais de um grupo muscular. Exercícios que procuram isolar um grupo muscular particular são conhecidos como de **parte do corpo, monoarticulares** ou **exercícios para um único grupo muscular**. A rosca de bíceps e as extensões e flexões de joelho são exemplos de exercícios monoarticulares, para um único grupo muscular ou exercício de parte isolada do corpo. Muitos exercícios secundários podem ser classificados como segmentares, para um determinado grupo muscular, ou monoarticulares.

Exercícios estruturais ou multiarticulares requerem coordenação neural entre músculos e articulações. De uma perspectiva de implementação, sabemos que exercícios multiarticulares podem exigir um período de aprendizagem inicial maior, ou fase de adaptação neural, na comparação com exercícios monoarticulares (Chilibeck et al., 1998). Assim, é fundamental ensinar a técnica correta durante as fases iniciais do treinamento aos que estão sendo apresentados a esses tipos de exercício. Todavia, mesmo que mais tempo possa ser necessário para a orientação da técnica correta, exercícios multiarticulares são fundamentais e devem ser incluídos quando são treinados movimentos com o corpo todo para determinadas atividades. A maior parte dos esportes, tarefas do serviço militar e atividades funcionais cotidianas (como subir escadas, levantar de uma cadeira, retirar a neve, erguer sacolas de compras) dependem de movimentos multiarticulares estruturais. É por isso que tais movimentos são incluídos na maioria dos programas de treinamento resistido.

Nos esportes, os movimentos de força e potência com todo o corpo são a base para o sucesso. Por exemplo, atividades de corrida e salto, a interceptação no futebol americano e no *rugby*, habilidades na luta greco-romana e as rebatidas no beisebol, todas exigem força e potência no corpo inteiro. Muitas vezes, exercícios estruturais envolvem a necessidade de técnicas de levantamento avançadas, como os arranques e os arremessos, que requerem ensinamentos mais técnicos do que os exercícios mais simples. Professores e treinadores devem saber como ensinar esses exercícios, ou identificar um profissional com as credenciais corretas capaz de ensinar e supervisionar tais exercícios (como os treinadores certificados pela United States Weightlifting). A retirada desses exercícios devido a uma falta de professores qualificados pode reduzir a eficiência do programa; é por isso que profissionais qualificados costumam ser necessários para a implementação ideal de um programa. Para indivíduos interessados em condicionamento básico, exercícios estruturais também são vantajosos quando o tempo para o treinamento é limitado, pois permitem o treinamento de mais de um grupo muscular em cada exercício. A economia de tempo atingida com exercícios estruturais e multiarticulares também é uma consideração importante para um indivíduo ou equipe com limitação de tempo por sessão de treinamento.

Ações musculares

Ações musculares concêntricas, excêntricas e isométricas influenciam as adaptações a exercícios de força. Maior força é produzida durante ações musculares excêntricas, com a vantagem da exigência de menos energia por unidade de força muscular (Bonde-Peterson, Knuttgen e Henriksson, 1972; Eloranta e Komi, 1980; Komi, Kaneko e Aura, 1987). Sabe-se há algum tempo que um componente excêntrico da repetição é necessário para otimizar a hipertrofia muscular (Dudley et al., 1991; Hather, Mason e Dudley, 1991). Incrementos na força dinâmica e na hipertrofia são maiores quando ações excêntricas fazem parte de uma repetição (Dudley et al., 1991). Portanto, cada repetição deve ter uma ação muscular concêntrica e excêntrica para resultados ideais. Há equipamentos que não produzem uma fase excêntrica da repetição (como equipamento hidráulico e alguns isocinéticos).

A força excêntrica é maior que a concêntrica (ver Figura 3.26), variando de 105 a 120% de 1RM concêntrica, dependendo do exercício. Fisiculturistas, basistas, saltadores em distância, patinadores artísticos e outros tipos de atletas usam técnicas como negativas acentuadas, negativas intensas e "negativas lentas" para maximizar força, potência ou hipertrofia muscular, ou para ajudar a controlar as forças de desaceleração com as aterrissagens (ver Capítulo 2). Entretanto, o uso de cargas acima de 1RM concêntrica em qualquer exercício deve ser feito com muita cautela, uma vez que o dano ao tecido muscular produzido pode ser grande. Exercícios de força com cargas excêntricas intensas, em especial com pessoas destreinadas, levam a uma dor muscular tardia mais pronunciada do que após a realização de ações intensas apenas concêntricas, treino isométrico e treino com pesos normal, incluindo ação pesada concêntrica e excêntrica (ver a discussão de dor pós-exercício no Capítulo 2). Além diss-o, a realização de uma sessão de treino de muita intensidade ou a execução de novos exercícios em ângulos articulares novos pode resultar em dor muscular mais intensa quando ações excêntricas são envolvidas.

Aumentos na força isométrica são específicos aos ângulos articulares treinados (isto é, especificidade angular), mas parecem se transferir para outros ângulos articulares (ver discussão sobre treino isométrico no Capítulo 2). Portanto, ações isométricas podem ser usadas para causar aumentos na força em determinado ângulo da amplitude de um exercício ou movimento (ver a discussão sobre isometria funcional no Capítulo 6). Conforme antes observado, o treinamento isométrico pode ser importante para alguns esportes, como a luta greco-romana, ou atividades recreativas, como escalada em rocha, em razão da importância da força isométrica numa habilidade desportiva (como agarrar e segurar na luta greco-romana), ou para as exigências físicas da atividade (como agarrar-se a uma rocha na escalada).

Ordem dos exercícios

A ordem dos exercícios recentemente recebeu mais atenção no desenvolvimento de uma rotina de exercícios. Há quem teorize que exercitar os maiores grupos musculares primeiro apresenta um estímulo de treinamento superior a todos os músculos envolvidos. Acredita-se que isso seja mediado por estimulação de uma maior resposta neural, metabólica, endócrina e circulatória, o que pode aumentar o treinamento com músculos ou exercícios mais adiante na sessão.

A ordem dos exercícios é importante na sequência de exercícios multiarticulares e uniarticulares. Tradicionalmente, exercícios multiarticulares, como o agachamento e o arranque, são realizados primeiro, seguidos por exercícios monoarticulares, como a rosca bíceps e a extensão de joelho. A justificativa para essa ordem é que os exercícios executados no início da sessão exigem maior quantidade de massa muscular e energia para um desempenho ideal. Os praticantes podem desenvolver maior estimulação neural ao levantar cargas mais pesadas, uma vez que estão menos cansados no inicio do treino.

Quando exercícios multiarticulares são feitos logo no começo da sessão, mais carga pode ser empregada, uma vez que a fadiga é limitada. Para examinar essa ideia, os autores analisaram os diários de treino de 50 jogadores de futebol americano que realizavam agachamentos no início e no término da sessão. Os jogadores levantavam cargas significativamente mais pesadas (195 ± 35 vs. 189 ± 31 kg) nos dias intensos (3 a 5RM) quando executavam os agachamentos primeiro. Outros demonstraram que, no total, um maior número de repetições pode ser realizado se um exercício de grande grupo muscular, como o agachamento, for feito no começo e não no final da sessão (Sforzo e Touey, 1996; Spreuwenberg et al., 2006). Além disso, numa sequência de exercícios para membros superiores mais repetições podem ser feitas, com ambos os exercícios para grupos musculares grandes e pequenos, quando o exercício é colocado mais no início que no final da sessão. A redução no desempenho é ainda maior quando períodos de um minuto de descanso são dados comparados com períodos de descanso de três minutos (Miranda et al., 2010; Simão et al., 2007). Vale ressaltar, as taxas de percepção de esforço não foram diferentes com as ordens dos exercícios, o que, possivelmente, se deve às altas taxas desse esforço com quaisquer exercícios de força de alta intensidade (Simão et al., 2007; Spreuwenberg et al., 2006). Portanto, a qualidade do desempenho do exercício parece ser influenciada pela fadiga anterior, seja na carga que pode ser levantada, seja na quantidade de repetições realizadas, o que afeta a quantidade de trabalho total nas sessões de exercício.

A ordem dos exercícios também pode contribuir para o conceito de **potenciação pós-ativação** (PPA). As unidades motoras podem reagir produzindo maior força ou potência em consequência de atividade prévia (Ebben, 2006; Robbins, 2005, 2010b). Assim, a ordem dos exercícios pode ser usada para otimizar a qualidade da produção de força ou potência subsequente. Treinamentos complexos, ou contrastantes, envolvem a realização de um exercício de força, como o agachamento, e então, após um período de descanso curto, a realização de um exercício de potência, como o salto vertical. Uma ampla variedade de protocolos envolvendo carga pesada, antes de treino de potência foi examinada (Weber et al., 2008). Muitos fatores estão envolvidos, inclusive a escolha dos exercícios, o tempo de descanso entre os exercícios e as cargas usadas no protocolo de treino complexo (ver Quadro 5.3). Embora o treino complexo pareça aumentar o desenvolvimento de potência, um modelo genérico ideal que funcione para todos ainda é uma ilusão. Logo, ao usar essa técnica de treinamento, um método individualizado é essencial para determinar se há ou não uma sequência de carga de PPA ideal. Nem todos responderão a esse tipo de sequência de treino com incrementos no desenvolvimento de potência realizado no exercício conseguinte.

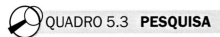 **QUADRO 5.3 PESQUISA**

Escolha de exercícios e duração dos períodos de descanso num treinamento complexo

O desempenho do salto vertical é muito importante para vários atletas, especialmente os jogadores de vôlei. Um dos métodos de treino é usar um treinamento complexo, ou ordem de exercícios com contraste de carga. Isto envolve a realização de um exercício de força, como o agachamento, e, após breve descanso, um exercício de potência, como o salto vertical (ver Treinamento Complexo, ou Carga Constante, no Capítulo 6). O mecanismo que parece mediar os incrementos na produção da potência com estresse induzido pelo exercício anterior se chama potenciação pós-ativação (PPA). Ainda que o conceito teórico esteja válido há anos, as características da elaboração de um programa para sua implementação ainda permanecem ilusórias.

Uma pesquisa esclarece um pouco esse conceito de treino. Homens e mulheres jogadores de vôlei da Primeira Divisão NCAA participaram de um estudo para determinar a eficácia de programas específicos para induzir PPA com o intuito de intensificar o desempenho no salto vertical (McCann e Flanagan, 2010). A determinação de uma sequência ideal de exercícios seria importante para otimizar a qualidade do treino para a realização do salto vertical. Os atletas fizeram agachamento ou arranque com a barra movimentada a partir da porção média da coxa, com uma carga igual a 5RM, seguido de saltos com contramovimento, com descanso de 4 ou 5 minutos entre os exercícios. O protocolo que induziu maior aumento no salto vertical resultou num incremento de 5,7%. Entretanto, nenhum protocolo produziu maior aumento no salto vertical em cada atleta, o que indica que o aumento na potência em razão de vários protocolos de treino complexo é bastante individual. Foi observado uma grande variação interindivíduos, indicando poder existir sujeitos responsivos e não responsivos a cada um dos protocolos. A conclusão é que o treinamento complexo aumenta o desenvolvimento de potência, mas o protocolo ideal ainda não é conhecido e pode variar de pessoa para pessoa. Desta forma, treinadores e praticantes têm de individualizar a elaboração do programa quando usam métodos de treino complexo e avaliar diretamente a eficácia para cada atleta. Além disso, o treinamento complexo parece aumentar de forma aguda a produção de potência, embora ainda não tenha sido encontrada uma prescrição geral e ideal que maximize o desenvolvimento de potência em todas as pessoas (Robbins, 2005).

McCann, M.R., and Flanagan, S.P. 2010. The effects of exercise selection and rest interval on postactivation potentiation of vertical jump performance. *Journal of Strength and Conditioning Research* 25: 1285-1291.

Robbins, D.W. 2005. Postactivation potentiation and its practical applicability: A brief review. *Journal of Strength and Conditioning Research* 19: 453-458.

Fisiculturistas nos Estados Unidos e halterofilistas nos países do antigo bloco soviético usaram vários tipos de métodos de treinamento de **pré-exaustão**, que envolve a realização de exercícios para os pequenos grupos musculares antes de exercícios para os grandes grupos musculares. Por exemplo, um exercício monoarticular, como a extensão do cotovelo ou o crucifixo com halteres, é executado antes de um exercício multiarticular, como o supino. A teoria é que os músculos menores, fadigados, contribuirão menos para o movimento e, desta forma, ocorra maior estresse sobre outros grupos musculares. Por exemplo, a exaustão muscular durante o supino costuma ter relação com fadiga do tríceps. Muitos fisiculturistas incluem o supino para maximizar a hipertrofia dos músculos peitorais. Portanto, a razão para a realização de um exercício monoarticular, como o crucifixo com halteres, é ocorrer a pré-exaustão da musculatura do peitoral, de modo que a exaustão durante o supino possa ser relacionada à fadiga dos músculos peitorais, em oposição à do tríceps. A pré-exaustão da musculatura do peito com o crucifixo não alterou significativamente a atividade eletromiográfica (EMG) no peitoral maior ou no deltoide clavicular, mas a atividade EMG no tríceps braquial aumentou (Brennecke et al., 2009). Desta forma, os músculos colocados em pré-exaustão não mostraram aumento na atividade EMG, mas o músculo que não foi pré-exaurido mostrou. Na pratica, a pré-exaustão costuma resultar numa diminuição na quantidade de carga usada no exercício com grande grupo muscular, o que levanta a dúvida em relação do seu uso em treino de força puro.

Outro método de pré-exaustão envolve a fadiga dos músculos sinergistas, ou estabilizadores, antes da realização de um exercício primário. Um exemplo é a execução de puxadas dorsais ou do meio desenvolvimento antes da realização do supino. Em um estudo, porém, essa ideia popular foi questionada, já que uma série do exercício *leg press* com e sem o exercício de pré-exaustão (uma série de uma extensão de joelhos) demonstrou uma menor ativação muscular do quadríceps, bem como menor número de repetições realizadas, quando os antagonistas foram submetidos à pré-exaustão (Augustsson et al. 2003). Portanto, músculos levados ao estado de pré-exaustão podem não ter ativação muscular aumentada.

O sistema de prioridades, que envolve focar no primeiro ou último exercício de uma sessão, também é extensivamente usado no treino resistido (ver Sistema de Prioridades, no Capítulo 6). Esse sistema permite ao praticante usar cargas mais pesadas para os exercícios realizados logo no começo da sessão, eliminando, assim, a fadiga excessiva. Uma alternativa ao sistema de prioridades é o sequenciamento dos exercícios de potência (tais como arranques, pliométricos), de modo que sejam executados no inicio de uma sessão. Isso permite ao executante desenvolver e treinar a potência máxima antes do desenvolvimento da fadiga, que é considerada um fator que atrapalha nas adaptações ao treino. Contudo, em alguns casos, exercícios de potência podem ser realizados mais adiante na sessão para melhorar o condicionamento anaeróbio. Por exemplo, jogadores de basquete devem não somente ter um salto vertical alto, mas ainda conseguir saltar durante uma prorrogação quando estão fatigados. Nesse caso, exercícios de potência, como os pliométricos, podem ser realizados posteriormente na sessão, a fim de treinar a capacidade de desenvolver potência máxima dos membros inferiores em condições de fadiga. Alguns exercícios como os levantamentos olímpicos podem sofrer degradação severa da técnica em condições extremas de fadiga, aumentando o potencial de lesão ortopédica. Essa sequência deve ser usada somente como auxiliar para otimizar o desenvolvimento de potência, tendo-se que cuidar quanto à escolha dos exercícios utilizados. Além disso, a condição de aptidão física do atleta e a progressão do programa têm de ser considerados com cuidado e planejados de acordo.

Outra consideração sobre a ordem dos exercícios é a colocação daqueles exercícios em que os atletas estão em fase de aprendizagem, em especial os com movimentos complexos, próximos ao início da ordem de exercícios. Por exemplo, se um atleta está aprendendo a executar arranques, esse exercício deve ser colocado no início da sessão, para que o aprendizado não seja inibido pela fadiga. Durante as fases de aprendizagem de qualquer levantamento, é importante o domínio da técnica correta, e a fadiga promove um efeito negativo nesse processo.

A sequência dos exercícios também se aplica à sua ordem usada nos vários tipos de protocolos de treinamento com pesos em circuito. A questão de fazer um exercício de perna logo após outro exercício de perna ou passar para outro grupo muscular tem que ser pensada (ver a discussão sobre alternância na ordem dos grupos musculares, no Capítulo 6). O conceito de pré-exaustão antes abordado cabe nesse momento. O ordenamento alternado de grupos musculares, como a ordem dos braços para as pernas, proporciona certa recuperação de um grupo muscular enquanto outro grupo está executando um exercício. Essa é a ordem mais comumente utilizada em programas de treinamento com pesos em circuito. Praticantes de levantamento iniciantes são menos tolerantes a ordens de exercícios de braços para braços e de pernas para pernas, ou exercícios repetidos para determinado grupo muscular, em razão das altas concentrações de lactato sanguíneo (10 a 14 mmol/L), que representam elevadas condições de acidez, menor capacidade de tamponamento e alta produção de ATP, especialmente quando os períodos de repouso entre os exercícios são curtos (60 segundos ou menos) (Kraemer et al., 1990, 1991; Robergs, Ghiasvand e Parker, 2004). A realização sucessiva de exercícios é uma prática comum entre levantadores de elite que buscam aumentar a definição muscular e reduzir a gordura corporal durante as fases de "definição" de um programa de exercícios que levam a uma competição. É comum que uma ordem alternada de braço para perna, ou parte superior para a inferior do corpo, seja usada no começo; mais tarde, se desejado, ordens de acúmulo de exercício são gradualmente incorporadas ao programa de treinamento.

Quando a força funcional (isto é, alta especificidade de transferência) é a ênfase, exercícios básicos de força e potência, como o agachamento, o arranque e o supino, devem ser feitos no começo da sessão. O treinamento para aumentar velocidade e potência costuma precisar do desempenho de levantamentos explosivos com todo o corpo próximo ao início da sessão, como o arranque e o salto a partir da posição agachada. A sequência imprópria dos exercícios pode comprometer a capacidade do levantador para realizar o número planejado de repetições com a carga desejada. Ainda mais importante de ser ressaltado são as alterações na técnica do exercício na presença de fadiga, o que pode levar a síndromes de uso excessivo ou lesões. Desta forma, a ordem dos exercícios deve corresponder às metas específicas do treino. Alguns métodos gerais para desenvolver uma sequência de exercícios para sessões de treino com um único ou vários grupos musculares incluem:

- Exercícios com grandes grupos musculares antes de pequenos grupos musculares
- Exercícios multiarticulares antes de monoarticulares
- Alternância de exercícios de puxar e empurrar em sessões em que todo o corpo é treinado
- Alternância de exercícios para os membros superiores e os inferiores em sessões em que todo o corpo é treinado
- Exercícios para os pontos fracos (prioridade) devem ser realizados antes dos exercícios para os pontos fortes (de cada indivíduo)
- Levantamentos olímpicos antes de exercícios de força básicos e monoarticulares
- Exercícios de potência muscular antes de outros tipos de exercícios

Uma consideração final sobre a ordem dos exercícios diz respeito à atenção ao condicionamento e situação de treinamento do indivíduo. Um efeito negativo da fadiga na técnica de um exercício pode resultar em síndrome de uso excessivo ou lesão grave. Conforme discutido anteriormente, as sessões de treinamento nunca devem ser estressantes demais, em especial para os iniciantes e para quem retorna de um longo tempo de destreino ou uma lesão.

Número de séries

Não é necessário que todos os exercícios em uma sessão de treinamento sejam realizados com o mesmo número de séries. Essa é uma ideia abordada no Capítulo 2. A quantidade de séries é um dos fatores que afeta o volume de exercícios (por exemplo, séries multiplicadas pelas repetições, multiplicadas pelo peso), ou, noutras palavras, o total de trabalho feito (*joules*). O que costuma acontecer é a realização de 3 a 6 séries para alcançar ganhos máximos em força, e as respostas fisiológicas parecem diferentes para 3 *versus* 1 série de exercícios em uma sessão para todo o corpo (American College of Sports Medicine, 2009; Gotshalk et al., 1997; Mulligan et al., 1996). Sugeriu-se que sistemas de séries múltiplas foram melhores para o desenvolvimento de força e de resistência muscular localizada (American College of Sports Medicine, 2009; Atha, 1981; Kraemer, 1997) e que os ganhos ocorreram mais rapidamente do que os alcançados com sistemas de uma única série (McDonagh e Davies, 1984).

Em muitas pesquisas de treinamento, uma série por exercício executada com 8 a 12RM, em velocidade lenta, foi comparada a programas de séries múltiplas, periodizados e não periodizados. A Figura 5.4 mostra estudos representativos com um contínuo de homens e mulheres treinados até destreinados, que demonstraram a superioridade dos programas de séries múltiplas para ganho de força a curto e longo prazos. Os estudos representativos estão na Tabela 5.1.

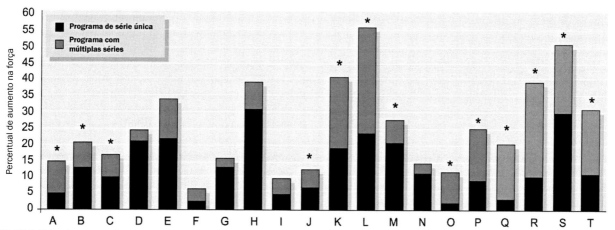

FIGURA 5.4 Comparação dos aumentos na força muscular seguindo programas de treinamento resistido com série única e com séries múltiplas. Os estudos estão dispostos a partir de curto prazo (6 semanas) até longo prazo (9 meses). Os dados apresentados são os aumentos percentuais médios em todos os exercícios usados no teste para cada estudo.

* = uma diferença entre os programas de série única e múltiplas séries.

TABELA 5.1 **Exame comparativo dos efeitos de programas de série única e múltiplas séries no aumento da força**

Estudo	Protocolo Geral	Autor	% Aumento (SM; SU)
A	1 × 6 a 9RM *versus* 3 × 6 a 9RM em mulheres moderadamente treinadas (MT)	Schlumberger, Stec e Schmidtbleicher, 2001	15%; 6%
B	1 × 7 a 7RM *versus* 3 × 7 a 7RM de exercícios de perna em homens não treinados (NT)	Paulsen et al., 2003	21%; 14%
C	1 × 10 a 12RM *versus* 3 × 10 a 12RM e um programa periodizado em homens não treinados (NT)	Stowers et al., 1983	17,5%; 12,5%
D	1 × 10 a 12RM *versus* 3 × 6RM em homens NT	Silvester et al., 1984	25%; 24%
E	1 × 8 a 12RM *versus* um programa periodizado em mulheres NT	Sanborn et al., 2000	34,7%; 24,2%
F	1 × 7 a 12RM *versus* 2 e 4 × 7 a 12RM em homens MT	Ostrowski et al., 1997	7%; 4%
G	1 × 10 a 12RM *versus* 2 × 8 a 10RM em homens NT	Coleman, 1977	15%; 16%
H	1 × até falha (o máximo possível), com 60 a 65% do 1RM *versus* 3 × 6 (80 a 85% de 1RM) em homens NT	Jacobson, 1986	40%; 32%
I	1 × 8 a 20RM *versus* 3 × 6 (75% de 1RM) em homens NT	Messier e Dill, 1985	10%; 6%
J	1 × 8 a 12RM *versus* 3 × 8 a 12RM em homens treinados em força (TF)	Kraemer, 1997	13%; 9%
K	1 × 10 (10RM) até 1 × 7 (7RM) vs. 3 × 10 (10RM) até 3 × 7 (7RM de exercícios para pernas em homens NT	Ronnestad et al., 2007	41%; 21%
L	1 × 8 até 10RM, 6 a 8RM, 4 a 6RM vs. 3 × 8 a 10RM, 6 a 8RM, 4 a 6RM em H MT	Rhea et al., 2002	56%; 26%
M	1, 2 ou 3 × 2, 6 ou 10RM em homens NT	Berger, 1963d	28%; 23%
N	1 × 8 a 12RM *versus* 3 × 8 a 12RM em homens e mulheres MT	Hass et al., 2000	13%; 14%
O	1 × 8 a 12RM *versus* um programa periodizado em homens TF	Kraemer, 1997	12%; 4%
P	1 × 8 a 12RM *versus* 3 × 10RM em um programa periodizado em homens TF	J.B. Kraemer et al., 1997	25%; 12%
Q	1 × 8 a 10RM *versus* um programa periodizado em homens TF	Kraemer, 1997	21%; 6%
R	1 × 8 a 12RM *versus* um programa periodizado em mulheres NT	Marx et al., 2001	40%; 13%
S	1 × 8 a 12RM *versus* 3 × 8 a 12RM em homens e mulheres NT	Borst et al., 2001	51%; 31%
T	1 × 8 a 12RM *versus* um programa periodizado em mulheres TF	Kraemer et al., 2000	31%; 14%

SM = séries múltiplas; SU = série única; TF = treinado em força; NT = não treinado; MT = moderadamente treinado

Estudos que examinaram indivíduos treinados em força mostram programas de séries múltiplas como sendo superiores para incrementos em força, potência, hipertrofia e resistência de alta intensidade (Kraemer, 1997; Kraemer et al., 2000; J.B. Kraemer et al., 1997; Krieger, 2010; Marx et al., 2001; McGee et al., 1992). Esses achados levaram o American College of Sports Medicine (2009) a recomendar programas periodizados de séries múltiplas quando progressões de treino a longo prazo (não manutenção) constituírem o objetivo do programa de treino. Com uma exceção, até agora, os incrementos percentuais após programas de séries múltiplas foram maiores do que com série única em estudos com programas de treinamento de curto e longo prazos realizados em pessoas treinadas e previamente destreinadas.

Pesquisas de curto prazo e todas as de longo prazo sustentam a ideia de que o treino de volumes superiores a uma série é necessário para melhorar e progredir o desenvolvimento físico e o desempenho, em especial após o período de treinamento inicial a partir de uma condição de destreinamento. Conforme observado no Capítulo 2, metanálises demonstraram que, para pessoas treinadas e destreinadas, séries múltiplas por grupo muscular induzem aumentos máximos na força. Deve-se ter em mente que essas metanálises examinaram a quantidade de séries por grupo muscular e não por exercício. É interessante observar que uma das metanálises mostrou que pessoas destreinadas aumentaram mais a força com maior volume (isto é, 1 vs. 4 séries; Rhea et al., 2003). Duas outras metanálises demonstraram que ganhos de cerca de 40% e 46% a mais de hipertrofia e força foram observados após realização de treino de múltiplas séries comparado com o treino de série única, ambos realizados por pessoas treinadas e destreinadas (Krieger, 2009, 2010). Ainda assim, devido à necessidade de variação (inclusive em volume durante algumas fases do treino) ser tão fundamental para melhorias progressivas, o treino com série ou volume baixo pode ser útil durante algumas sessões ou ciclos de treinamento, ao longo de um macrociclo. O fator-chave é a periodização do volume de treino, em vez de apenas aumentar a quantidade de séries, o que representa apenas um fator na equação volume e intensidade em qualquer modelo de periodização.

Considerando-se o número de variáveis envolvidas no projeto do programa de treinamento resistido, a comparação de protocolos de série única e de séries múltiplas pode ser simplificação demasiada. Por exemplo, vários dos estudos antes mencionados compararam programas com diferentes números de séries desconsiderando diferenças na intensidade, na seleção dos exercícios e na velocidade de repetição. Além disso, o uso de sujeitos destreinados durante breves períodos de treinamento também gerou críticas (Stone et al., 1998), pois foi relatado que os indivíduos destreinados responderam favoravelmente à maioria dos programas (Häkkinen, 1985).

Em levantadores avançados, mais aumentos no volume podem ser contraproducentes, mas a manipulação correta do volume e da intensidade parece produzir ganhos máximos no desempenho e evitar o *overtraining* (Häkkinen, Komi et al., 1987; Häkkinen, Pakarinen et al., 1989). Ainda outro estudo mostrou que pessoas treinadas podem precisar de um número maior do que quatro séries por exercício para que sejam observados incrementos na força máxima no exercício de agachamento (Marshall, McEven e Robbins, 2011).

Séries múltiplas de um exercício apresentam um estímulo de treinamento ao músculo durante cada série. Assim que o condicionamento inicial é atingido, a indução de um novo estímulo com maior volume (3 ou 4 séries) e períodos específicos de repouso (possibilitando o uso da carga desejada), é superior à realização de um única série de treinamento. Alguns defensores dos programas de série única acreditam que um músculo ou grupo muscular só pode realizar exercício máximo para uma série única; entretanto, isso não foi observado. De fato, fisiculturistas altamente treinados (Kraemer, Noble et al., 1987) e atletas treinados para tolerar protocolos com períodos curtos de recuperação (Kraemer, 1997) podem repetir várias séries de 10RM, utilizando a mesma carga com tempos de descanso entre as séries consideravelmente baixos, de no máximo um minuto.

O volume de exercícios é um conceito essencial da progressão do treinamento, o que se torna pronunciado em indivíduos que já atingiram um nível básico de treinamento ou de condicionamento em força. A interação da quantidade de séries com o princípio de variação no treinamento ou, mais especificamente, treinamento periodizado, também pode ajudar a aumentar as adaptações ao treino. A linha de tempo em que são realizadas as alterações no volume é importante para a mudança no estímulo dos exercícios nos modelos de treinamento periodizado. Um programa com volume constante pode levar à monotonia e à falta de adesão ao treinamento. Finalmente, a variação no volume de treino ao intercalar protocolos de alto e de baixo volume para provocar estímulos diferentes de exercício durante um período de treinamento de longo prazo é importante para proporcionar períodos de repouso e recuperação. Esse assunto será abordado em mais detalhe no Capítulo 7.

O número de séries executadas por sessão para programas de séries múltiplas é muito variável e não tem recebido muita atenção na literatura. Em geral, essa quantidade é afetada (1) pelos grupos musculares treinados e se são feitos exercícios com pouca ou muita massa muscular; (2) pela intensidade do treino; (3) pela fase do treinamento (ou seja, se o objetivo é força, potência, hipertrofia ou resistência); (4) pela frequência do treinamento e a estrutura da sessão (tal como corpo todo vs. sessões divididas em membros superiores ou inferiores, ou sessões divididas por grupos musculares, ou duas sessões diárias); (5) pelo nível de condicionamento; (6) pelo número de exercícios em que um grupo muscular está envolvido; (7) pelo uso de estratégias de recuperação, como refeições após o treino; e (8) pelo uso de substâncias anabólicas (que habilitam os levantadores a tolerar volumes de treinamento maiores do que o normal). O número de séries toma por base o praticante em questão e depende da análise das necessidades, da fase do programa de treinamento, de fatores administrativos e outros fatores antes mencionados.

Períodos de descanso entre séries e exercícios

O efeito da duração dos períodos de descanso na bioenergética, na resposta hormonal aguda e em outros fatores fisiológicos foi assunto detalhado no Capítulo 3. A duração do período de descanso entre séries e exercícios é uma variável aguda importante do programa. Essa variável pode influenciar a intensidade do exercício, bem como a segurança dos levantadores caso comprometa a técnica do exercício (revisões em Salles et al., 2009; Wilkinson, 2006).

Períodos de descanso entre séries e exercícios determinam a magnitude da ressíntese de ATP-CP e as concentrações de lactato no músculo e no sangue. Um período breve de descanso entre séries e exercícios aumenta significativamente as respostas metabólicas, hormonais e cardiovasculares a uma sessão aguda de exercício de força, bem como o desempenho de séries subsequentes (Kraemer, 1997; Kraemer, Dziados et al., 1993; Kraemer, Noble et al., 1987; Kraemer et al., 1990, 199; Rahimi et al., 2010). Diferenças baseadas no histórico de treinamento foram observadas em atletas que tiveram períodos de descanso de três *versus* um minuto entre séries e exercícios (Kraemer, 1997). Todos esses atletas conseguiram fazer 3 séries de 10RM no *leg press* e no supino quando períodos de 3 minutos de descanso foram dados. Entretanto, quando os períodos de descanso foram reduzidos a 1 minuto, 10, 8 e 7 repetições por série foram executadas, na primeira até a terceira série, respectivamente. Quando os períodos de descanso de um minuto são comparados aos de três minutos, menos repetições são feitas por homens treinados em sessões de exercícios para a porção superior do corpo (Miranda et al., 2007). A Figura 5.5 apresenta a resposta da concentração de lactato sanguíneo a protocolos de exercícios que utilizam períodos de recuperação de diferentes durações. Desta forma, a duração do período de descanso influencia muitas variáveis fisiológicas e o nível de fadiga durante uma sessão de treino.

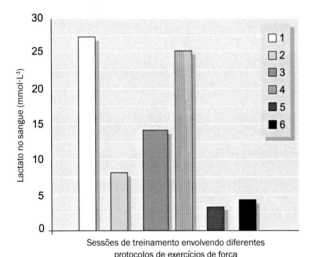

FIGURA 5.5 Valores médios das respostas de concentração de lactato imediatamente após protocolos de exercício de força, com as primeiras quatro sessões usando períodos de descanso breves e as duas últimas sessões usando períodos longos de descanso: (1) sessão de fisiculturismo; (2) treino com pesos em circuito de baixa intensidade; (3) treino com pesos em circuito de alta intensidade; (4) descanso curto e sessão de exercícios de alta intensidade; (5) levantamento de potência e (6) levantamento de peso olímpico.
Dados de Kraemer et al., 1987; Gettman e Polock, 1981 e Keul et al., 1978.

Para o treinamento avançado com ênfase na força ou potência absoluta, períodos de recuperação de pelo menos dois minutos são recomendados para exercícios multiarticulares, como agachamentos, arranques e levantamentos-terra, com cargas máximas ou próximas da máxima; menos repouso pode ser necessário para exercícios que envolvem massas musculares menores ou para movimentos mono-articulares (American College of Sports Medicine, 2009; de Salles et al., 2009). Levantadores avançados podem precisar de períodos de repouso maiores para manter o levantamento de cargas pesadas de que precisam para ganhos de força. Isso se deve muito ao fato de que essas cargas se aproximam do potencial genético do levantador e que para a obtenção desses níveis de força, maximizar a recuperação das reservas de energia é fundamental (de Salles et al., 2009).

Quando períodos de descanso de dois *versus* cinco minutos foram usados com homens recreacionalmente treinados em força, não foram observadas diferenças nas respostas hormonais à carga, nos ganhos relacionados à hipertrofia e força musculares nem nas concentrações hormonais em repouso durante seis meses de treino (Ahtiainen et al., 2005). Descansos de três minutos resultaram num aumento de 7% no desempenho do agachamento após cinco semanas de treino comparado com um aumento observado de 2% em consequência de períodos de descanso de 30 segundos (Robinson et al., 1995).

O papel das durações dos períodos de descanso também foi examinado com treino isocinético. O pico de torque de extensão de joelho aumentou significativamente de 170 para ~198 Nm (14,1%) com 160 segundos de repouso comparado com um aumento não significativos, de 160 a 175 Nm (8,6%), observados quando apenas 40 segundos de descanso foram dados. O trabalho total realizado foi maior com períodos longos de descanso do que com períodos curtos (13,2 vs. 7,2%, respectivamente), e a potência aumentou na mesma proporção com os dois períodos de descanso (Pincivero, Lephart e Karunakara, 1997). O papel dos períodos de descanso breves num programa de treinamento isocinético foi novamente sustentado quando investigadores observaram que o pico de torque e a potência média de extensão de joelho a 60 graus por segundo aumentou apenas 0,7% quando um período breve de descanso foi dado (40 segundos) entre as séries, mas aumentou em 5,9 e 8,1%, respectivamente, com uso de um período longo (160 segundos) de descanso (Pincivero et al., 2004). Períodos de descanso de 60 segundos e menos podem causar um forte impacto na intensidade do exercício e, portanto, comprometerão o desenvolvimento de força e potência máximas. Além disso, períodos de descanso muito breves podem comprometer a técnica de vários levantamentos. Para levantadores novatos ou recreacionais, um mínimo de dois minutos de descanso pode ser necessário de modo a permitir a recuperação da produção de força necessária para otimizar o desenvolvimento da força.

O desempenho de força e potência é altamente dependente do metabolismo energético anaeróbio, principalmente do sistema ATP-CP (energia derivada de fosfato). A maior parte da reposição dos fosfatos parece ocorrer em 3 minutos (Dawson et al., 1997; Fleck, 1993; Volek e Kraemer, 1996). Além disso, a remoção de lactato e de H+ pode precisar de pelo menos 4 minutos (Robinson et al., 1995). A realização de levantamentos máximos requer máxima disponibilidade de substrato energético antes das séries, e isso exige períodos de recuperação relativamente longos. O estresse nos sistemas energéticos glicolítico e ATP-CP pode reforçar o treinamento para a resistência muscular localizada e, assim, menos descanso entre as séries parece efetivo para este objetivo (Kraemer, 1997; Kraemer, Noble et al., 1987). Mais uma vez, deve-se ter cautela em relação à escolha dos exercícios e da intensidade usada para reduzir possíveis problemas na técnica correta durante a realização dos exercícios.

Diversas pesquisas (Kraemer, Fleck et al., 1993; Kraemer et al., 1990, 1991) usaram várias combinações de carga e períodos de recuperação numa sessão de exercícios para investigar as respostas agudas da concentração de lactato no sangue. Essas comparações indicam que volumes maiores de trabalho resultam em concentrações mais altas de lactato no sangue, em especial quando usados períodos curtos de recuperação. Essas pesquisas também indicam que cargas mais pesadas não acarretam necessariamente em maiores concentrações de lactato sanguíneo. Os efeitos das durações variadas dos períodos de recuperação entre séries e exercícios nas concentrações de lactato parecem similares para ambos os gêneros. Parece que a quantidade de trabalho realizada e a duração das demandas de força durante uma série influenciam as concentrações agudas de lactato no sangue. Desta forma, quando for realizado um treino em modelo de séries múltiplas (três séries), uma carga de 10RM permite uma quantidade relativamente grande de repetições por série, embora ainda mantenha o uso de um percentual relativamente alto de 1RM (75 a 85% de 1RM), o que resulta em elevadas concentrações de lactato, especialmente quando usados períodos curtos de recuperação. Assim, quando duas sessões usam exercícios idênticos, períodos de recuperação de dois minutos e trabalho total igual, se cargas maiores forem levantadas, a resposta aguda do lactato no sangue será maior comparada com o uso de cargas mais leves. Isso é válido ainda que cargas mais leves resultem em maior produção de potência, o que indica que a produção de força tem uma influência maior do que a de potência nas demandas glicolíticas de uma sessão de exercícios (Bush et al., 1999).

Do ponto de vista prático, foi demonstrado que programas com períodos curtos de repouso podem causar maior ansiedade psicológica e fadiga (Tharion e colaboradores, 1991). Isso pode estar relacionado ao maior desconforto, à fadiga muscular e a altas demandas metabólicas que se dão quando protocolos com períodos curtos de descanso são realizados (isto é, um minuto ou menos). As consequências psicológicas da utilização de sessões com períodos curtos de recuperação também devem ser cuidadosamente consideradas no planejamento de sessões de treinamento. A ansiedade elevada parece estar relacionada às intensas demandas metabólicas caracterizadas por sessões com períodos de descanso de um minuto ou menos. Embora o estresse psicológico seja maior, as alterações no estado de humor não constituem alterações psicológicas anormais, podendo ser parte do processo de excitação que ocorre antes de uma sessão exigente.

Exercício intenso resulta em altas concentrações de íons de hidrogênio, reduções no pH, aumentos intensos nos hormônios do estresse, epinefrina e cortisol, e aumentos de lactato do sangue (Gordon, Kraemer e Pedro, 1991; Kraemer, Noble et al., 1987). Essas alterações indicam estresse metabólico severo, e o desempenho depende dos sistemas de tamponamento do corpo, como o tamponamento de bicarbonato no sangue e do fosfato e da carnosina no músculo, para a tolerância desse estresse. Apesar desses mecanismos fisiológicos, fadiga e reduções no desempenho ocorrem sob tais condições. Sessões com períodos de descanso inferiores a um minuto e com um volume de exercício moderado a alto resultam em estresse metabólico e psicológico, conforme antes descrito, e possíveis malefícios à saúde, em especial quando os exercícios são realizados no início de um programa de treinamento ou imediatamente após um intervalo de destreinamento (ver Quadro 6.5, no Capítulo 6). O uso de programas com períodos curtos de repouso ficou popular em vários programas comerciais e, com mais frequência, no chamado período de aprimoramento no treino de atletismo e militar. Entretanto, náusea, tontura e vômito são sinais de doença e exagero das capacidades fisiológicas do praticante para lidar com o estresse, sinalizando que a sessão não foi boa. Progressão correta e frequência adequada desses programas são necessárias. Caso contrário, síndrome do uso excessivo, *overreaching* ou lesão podem ocorrer.

A progressão de períodos de descanso mais longos para mais curtos é importante. Sintomas adversos como tontura, indisposição, náusea, vômito e desmaio têm que ser monitorados durante e após as sessões (de Salles et al., 2009; Willardson, 2006). Protocolos de descanso curto devem ser incluídos com cautela no programa geral de treino, e a duração dos tempos de descanso deve ser mais reduzida somente quando não estiverem presentes os sintomas antes referidos. Nos esportes em que os atletas treinam e competem o ano inteiro, os treinadores não devem adicionar mais desses estímulos semelhantes durante o treino. Por exemplo, práticas e competições de luta greco-romana produzem elevadas demandas glicolíticas no sistema de ácido láctico. Os lutadores que competem quase o ano inteiro também não precisam de protocolos com curtos períodos de descanso nas salas de musculação. Replicar os mesmos estímulos na sala de musculação não beneficia nem demonstra efetividade;

além disso, pode levar a *overreaching* ou *overtraining*. O tempo pode ser mais bem usado em trabalhos com atributos básicos de força e potência, cujo treino exige períodos longos de descanso (como de três a cinco minutos) entre séries e exercícios. Se períodos de descanso curtos são desejados, então devem ocorrer no contexto maior de um programa de treino de força ou potência para esportes (como uma ou duas sessões de exercício com descansos curtos e duas sessões de exercícios de força ou potência, num ciclo semanal), ou ser parte de um programa pré-temporada de 8 a 12 semanas. Isso beneficia especialmente os esportes cujos atletas têm de desenvolver uma tolerância a condições de acidez e o treino específico de seu esporte não aborda essa necessidade em práticas ou competições.

A curta duração de descanso também caracteriza o treino com pesos em circuito (ver Sistema de Circuito, no Capítulo 6), embora as cargas sejam normalmente mais leves (isto é, 40-60% de 1RM), e as séries podem não ser realizadas até falha concêntrica (Gettman e Pollock, 1981). Essas sessões de exercício não resultam em concentração de lactato tão alta quanto a que ocorre nas sessões com curtos períodos de recuperação, séries múltiplas, com cargas de 10RM até a falha ou próximo dela. Essas sessões de treino com pesos em circuito não resultam em fadiga causada por programas de descanso curto, de volumes moderado a altos, como anteriormente abordado.

Curtos períodos de descanso influenciam a qualidade de uma repetição ou da potência produzida. A Figura 5.6 demonstra comparações na qualidade da repetição em diversos períodos de repouso. A qualidade de uma repetição é importante especialmente para desenvolvimento máximo de potência, porque potência submáxima e velocidades no desempenho de uma repetição não melhoram o desenvolvimento de potência máxima. A fadiga também afeta a qualidade da repetição. Para desenvolvimento de potência e força máximas, os praticantes têm que obter um ótimo recrutamento de unidades motoras, ou recrutamento total, com o estímulo do exercício. Esse recrutamento exige um período de descanso maior entre as séries (de Salles et al., 2009; Willardson, 2006).

A duração dos tempos de descanso influencia muitos fatores fisiológicos e biomecânicos da sessão de exercícios. As pessoas usam períodos de descanso breves basicamente para incrementar suas capacidades de tamponamento para que tolerem melhor as atividades e os esportes que demandam do sistema de energia anaeróbia. Hoje em dia, muitos usam essa variável na elaboração do programa para desenvolver a percepção de uma sessão de exercícios ou para gasto energético. No entanto, períodos curtos de descanso não possibilitam que os praticantes recrutem todas as unidades motoras necessárias para desenvolvimento de força e potência. Além disso, há um potencial aumento da síndrome do uso excessivo ou lesões, ou ambos, quando usados períodos breves de repouso aleatoriamente ou sem uma compreensão de como evoluir em segurança de períodos maiores para menores de descanso.

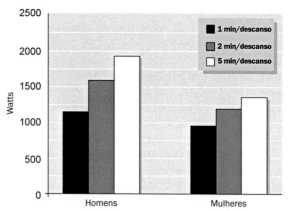

FIGURA 5.6 Potência média por série, num salto com agachamento, usando três séries a 60% de 1RM no agachamento em homens treinados (n = 10) e mulheres treinadas (n = 10), que eram universitários do time de futebol, com vários períodos de descanso entre as séries. Diferenças significativas (p ≤ 0,05) foram observadas entre as durações dos períodos de descanso, e os homens demonstraram um desenvolvimento de potência significativamente maior em cada duração de descanso do que as mulheres.

Cortesia do dr. William J. Kraemer, Department of Kinesiology, University of Connecticut, Stors, CT.

Carga utilizada (intensidade)

A quantidade de carga levantada ou intensidade em qualquer exercício é, provavelmente, uma das variáveis mais importantes num programa de treinamento resistido. Ela determina a quantidade de unidades motoras recrutadas, sendo que somente essas unidades motoras serão beneficiadas com o exercício realizado (ver a discussão sobre unidades motoras no Capítulo 3). Historicamente, trata-se de uma das variáveis agudas de programas de treinamento mais investigadas (Atha, 1981; McDonagh e Davies, 1984).

Elaborar um programa de treino resistido inclui a escolha de uma carga para cada exercício. Conforme abordado no Capítulo 2, a intensidade pode ser determinada pelo uso de repetições máximas (RMs) ou **zona-alvo de repetições máximas (RM)** (como 3 a 5RM). A meta de uso de zonas-alvo de RM é assegurar que se realize uma faixa de repetições ao mesmo tempo em que não haja necessidade de se chegar à falha concêntrica em cada série e, simultaneamente, garantir que a carga usada não resulte no desempenho de menos ou mais repetições do que o prescrito. Quando menos ou mais repetições são realizadas, a carga deve ser modificada para a série subsequente, ou para a próxima vez que o exercício for realizado. A intensidade do exercício pode também ser determinada a partir do percentual de 1RM e depois realizar um certo número de repetições por série. Pode-se observar uma evolução dos indivíduos numa sessão de exercício e entre elas a partir de qualquer um desses métodos, e o registro diário do treinamento de cada indivíduo constitui um recurso avaliativo importante para as progressões da carga (intensidade) dos exercícios.

De maneira geral, as pesquisas suportam uma base para um *continuum* de repetições por série (ver Figura 5.7) (Anderson e Kearney, 1982; Atha, 1981; Clarke, 1973; McDonagh e Davies, 1984; Weiss, Coney e Clark, 1999). À medida que cargas mais pesadas são usadas, mais unidades motoras são recrutadas no músculo, o que resulta numa maior quantidade de fibras musculares sofrendo adaptações ao treinamento. Historicamente, a maioria das pesquisas costuma examinar programas de força sem variação, usando a mesma carga durante todo um programa. Modelos avançados de periodização usam várias intensidades de treino, percorrendo toda a curva de força-velocidade. Aumentos significativos na força foram relatados mediante uso de uma variedade de cargas ao longo de um *continuum* de repetições, embora a magnitude do aumento seja determinada pelo nível de treinamento do individuo (American College of Sports Medicine, 2002; Delorme e Watkins, 1948; Kraemer, 1997; Kraemer, Fleck e Evans, 1996; Staron et al., 1994). Cargas mais leves (isto é, 12RM e menos) têm efeitos menores na força máxima em pessoas antes destreinadas (Anderson e Kearney, 1982; Weiss, Coney e Clark, 1999), mas mostraram ser muito eficazes para aumento da resistência muscular localizada (Campos et al, 2002; Stone e Coulter, 1994). Usar uma variedade de cargas parece ser mais adequado para se observar melhorias da aptidão física do que comparado com a execução de todos os exercícios com a mesma carga. Não há dúvida de que, para otimizar o desenvolvimento de força e músculos, há necessidade de séries mais pesadas. O treino periodizado que inclui variação de cargas parece mais eficaz para melhorias no condicionamento muscular a longo prazo (ver

Capítulo 7). Treino sem variação de carga ou de carga constante realizado durante períodos longos de treinamento não está de acordo com as recomendações de progressão de treinamento (American College os Sports Medicine, 2009; Garber et al., 2011).

À medida que levantadores se afastam das seis repetições por série ou realizam menos do que isso, indo de cargas mais pesadas para cargas mais leves e mais repetições, os ganhos de força diminuem e podem até mesmo não ser obtidos. Os ganhos em força obtidos acima de 25 repetições por série são normalmente pequenos ou inexistentes em indivíduos destreinados (Atha, 1981; Anderson e Kearney, 1982; Campos et al., 2002) e, possivelmente, relacionados à melhora do desempenho motor ou aprendizagem neural, quando ocorrem. Uma variedade de respostas individuais em razão de predisposição genética e nível de treinamento inicial afeta os incrementos observados no treinamento. Depois que ganhos iniciais são obtidos como resultado de efeitos neurais ou de aprendizado, basicamente em razão da fase excêntrica da repetição, cargas mais pesadas tornam-se necessárias para otimizar os ganhos de força e hipertrofia. Historicamente, há quem diga que chegar até a falha com um peso mais leve (como 39-50%) resultará em mais recrutamento das unidades motoras de limiar mais elevado, que são usadas para cargas mais pesadas. Conforme abordado antes, dados de pesquisas de treinamento não são consistentes com essas afirmações, o que é ainda mais sustentado em resultados de estudos utilizando eletromiografia (EMG). Mesmo quando a pessoa está pré-fadigada antes da realização de uma série mais leve a 50% de 1RM, o sinal EMG não reflete qualquer recrutamento de unidades motoras de alto limiar. O mesmo também é observado quando se realiza uma série com carga leve até a falha (ver Figura 5.8).

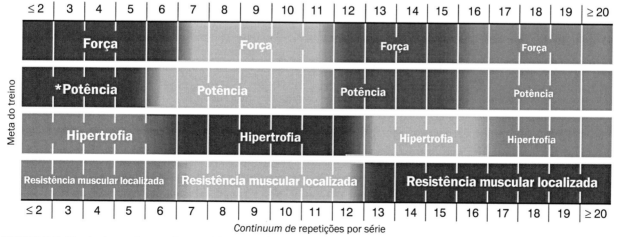

FIGURA 5.7 Teoria do *continuum* de repetições por série. Ganhos máximos de potência são observados a partir da realização de relativamente poucas repetições por série, e os incrementos de potência são específicos à carga e de acordo com a curva força-velocidade. Veja o Capítulo 3 para mais explicações sobre metas de treinamento.

Adaptada, com permissão de NSCA, 2008, Resistance training, T.R. Baechle, R.W. Earle e D. Wathen. In *Essentials of strength training and conditioning*, 3rd. ed., editado por T.R. Baechle e R.W. Earle (Champaign, ll: Human Kinetics, 401.

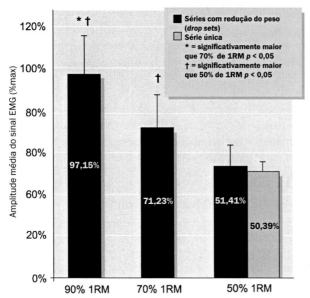

FIGURA 5.8 Dados eletromiográficos (EMG) do músculo vasto lateral em resposta à realização do agachamento no Smith (ou agachamento guiado) usando 90% de 1RM; depois 70% de 1RM e, então, 50% de 1RM, numa sequência contínua de séries em que as cargas diminuem (drop sets). Os aumentos são mostrados nas barras do gráfico juntamente das mudanças estatísticas ocorridas. A amplitude do sinal EMG é mais elevada com uma carga de 90% de 1RM e, mesmo numa situação de pré-fadiga com 50% de 1RM, a ativação de unidades motoras não se mostrou maior. As porcentagens nas barras denotam o percentual de recrutamento máximo de unidades motoras para cada intensidade. As classificações da percepção de esforço foram similares quando as repetições foram levadas até a falha, mostrando que a falha para qualquer carga levantada dá uma falsa percepção de recrutamento máximo.

O uso de porcentagens de 1RM é outro método comum para a determinação de cargas para um exercício (tal como 70 ou 85%). Se a 1RM do praticante em determinado exercício é de 45,4 kg, uma intensidade de 80% seria 36,3 kg. Esse método demanda que a força máxima seja avaliada regularmente para os exercícios usados no programa de treinamento. Se o teste de 1RM não é realizado regularmente (semanalmente), o percentual de 1RM utilizado no treinamento não será exato. Logo, a intensidade do treino ficará reduzida e o levantador estará treinando com menos carga do que o ideal. Isso é particularmente importante de ser determinado para se iniciar um programa de treinamento. Num contexto prático, o uso de porcentagens de 1RM para a prescrição da carga para a maioria dos exercícios constituídos num programa (como extensão de joelho, remada ereta) pode não ser administrativamente eficaz devido à quantidade de tempo necessário para testes. Usar um alvo de RM ou uma zona-alvo de RMs possibilita a fácil mudança de cargas para que se mantenha na intensidade desejada

(RM ou zona-alvo de RMs) desenvolvendo, então, as características associadas a uma porção do continuum das RMs por série.

O uso de percentuais de 1RM é mais exigido para competições de levantamento de peso olímpico (isto é, o arranque e o arremesso, snatch e variações), pois esses levantamentos requerem movimentos coordenados e o desenvolvimento da potência ideal de muitos músculos para resultar na técnica de levantamento correta. Os movimentos não podem ser executados em verdadeiras RMs ou até falha momentânea completa. Reduções drásticas na velocidade e no desenvolvimento de potência experimentada na última repetição de uma série de RM podem levar à execução da técnica incorreta nas variações de levantamentos de peso olímpicos competitivos (como power clean, hang clean, power snatch, hang snatch). Portanto, o percentual de 1RM é necessário para se calcular corretamente as cargas para tais levantamentos.

Em dois estudos clássicos (ver Tabela 5.2), Hoeger e colaboradores (1987, 1990) investigaram em exercícios específicos a relação entre o percentual de 1RM e o número de repetições que homens e mulheres, treinados e destreinados, podiam executar. Essa relação variou com a quantidade de massa muscular necessária para realizar o exercício (isto é, leg press requer mais massa muscular que extensão de joelho). Quando foram utilizadas cargas de 80% de 1RM em aparelhos, o que anteriormente se considerava uma prescrição relacionada sobretudo à força, o número de repetições que os sujeitos puderam realizar foi tipicamente maior do que 10, em especial para exercícios envolvendo grandes grupos musculares, tais como o leg press. Exercícios compondo maiores grupos musculares parecem precisar de percentuais muito maiores de 1RM para ficar dentro da faixa ou zona de repetições requerida para focar nos incrementos de força, ou qualquer outra zona do continuum de repetições por série.

Foi demonstrado que powerlifters conseguem realizar 22 repetições a 80% de 1RM no leg press, ou 22RM, e sujeitos destreinados (usados como grupo controle) conseguem fazer apenas 12 repetições a 80% de seu 1RM, ou 12RM (Kraemer et al, 1999). Esses dados, junto com os apresentados nas duas pesquisas anteriores (Hoeger et al., 1987, 1990) indicam claramente que, se o percentual 1RM for usado para determinar a carga para uma quantidade específica de repetições, deve ser considerado com cuidado para cada grupo muscular e cada tipo de levantamento, bem como o modo de exercício usado (como agachamento com peso livre vs. máquina de leg press). É importante também observar que houve uma variação consideravelmente grande no número de repetições possíveis a uma porcentagem específica de 1RM, conforme mostram os grandes desvios-padrão na Tabela 5.2. Esses resultados levantam a seguinte indagação: mesmo que um elevado percentual de 1RM tenha sido usado, a

TABELA 5.2 **Número de repetições que podem ser realizadas até a falha com uma série determinada pelo percentual de 1RM**

	40% X ± DP	60% X ± DP	80% X ± DP	1RM[b] X ± DP
Homens destreinados, n = 38				
LP	80,1 ± 7,9A[a]	33,9 ± 14,2A	15,2 ± 6,5A	137,9 ± 27,2
LD	41,5 ± 16,1B	19,7 ± 6,1B	9,8 ± 3,9B	59,9 ± 11,6
BP	34,9 ± 8,8B	19,7 ± 4,9B	9,8 ± 3,6B	63,9 ± 15,4
KE	23,4 ± 5,1C	15,4 ± 4,4C	9,3 ± 3,4BC	54,9 ± 13,3
SU	21,1 ± 7,5C	15,0 ± 5,6C	8,3 ± 4,1BCD	40,9 ± 12,6
AC	24,3 ± 7,0C	15,3 ± 4,9C	7,6 ± 3,5CD	33,2 ± 5,9
LC	18,6 ± 5,7C	11,2 ± 2,9D	6,3 ± 2,7D	33,0 ± 8,5
Homens treinados, n = 25				
LP	77,6 ± 34,2A	45,5 ± 23,5A	19,4 ± 9,0A	167,2± 43,2
LD	42,9 ± 16,0B	23,5 ± 5,5B	12,2 ± 3,72B	77,8 ± 15,7
BP	38,8 ± 8,2B	22,6 ± 4,4B	12,2 ± 2,87B	95,5 ± 24,8
KE	32,9 ± 8,8BCD	18,3 ± 5,6BC	11,6 ± 4,47B	72,5 ± 19,8
SU	27,1 ± 8,76CD	18,9 ± 6,8BC	12,2 ± 6,42B	59,9 ± 15,0
AC	35,3 ± 11,6BC	21,3 ± 6,2BC	11,4 ± 4,15B	41,2 ± 9,6
LC	24,3 ± 7,9D	15,4 ± 5,9C	7,2 ± 3,08C	38,8 ± 7,1
Mulheres destreinadas, n = 40				
LP	83,6 ± 38,6A	38,0 ± 19,2A	11,9 ± 7,0A	85,3 ± 16,6
LD	45,9 ± 19,9B	23,7 ± 10,0B	10,0 ± 5,6AB	29,2 ± 5,6
BP	c	20,3 ± 8,2B	10,3 ± 4,2AB	27,7 ± 23,7
KE	19,2 ± 5,3C	13,4 ± 3,9C	7,9 ± 2,9BC	26,7 ± 7,8
SU	20,2 ± 11,6C	13,3 ± 8,2C	7,1 ± 5,2C	19,3 ± 8,3
AC	24,8 ± 11,0C	13,8 ± 5,3C	5,9 ± 3,6C	13,8 ± 2,7
LC	16,4 ± 4,4C	10,5 ± 3,4C	5,9 ± 2,6C	15,8 ± 3,7
Mulheres treinadas, n = 26				
LP	146 ± 66,9A	57,3 ± 27,9A	22,4 ± 10,7A	105,5 ± 16,0
LD	81,3 ± 41,8B	25,2 ± 7,9CB	10,2 ± 3,9C	34,8 ± 6,0
BP	c	27,9 ± 7,9B	14,3 ± 4,4B	35,6 ± 4,9
KE	28,5 ± 10,9C	16,5 ± 5,3ED	9,4 ± 4,3CD	40,3 ± 10,2
SU	34,5 ± 16,8C	20,3 ± 8,1CD	12,0 ± 6,5CD	23,8 ± 6,4
AC	33,4 ± 10,4C	16,3 ± 5,0ED	6,9 ± 3,1ED	17,3 ± 3,8
LC	23,2 ± 7,7C	12,4 ± 5,1E	5,3 ± 2,6E	21,7 ± 5,0

LP = *leg press* (joelhos flexionados a 100° a partir da posição inicial); LD = Puxada lateral (carga puxada atrás da cabeça até a base do pescoço); BP = supino; KE = extensão de joelho; SU = abdominal (decúbito dorsal, pés mantidos no solo, joelhos em um ângulo de 100° e carga apoiada na região do peito); AC = rosca bíceps (roldana baixa); LC = flexão de joelho (até 90° de flexão)

[a] Letras indicam grupos significativamente diferentes: nível de alfa = 0,05; mesma letra = sem diferença estatística.
[b] 1RM expresso em kg.
[c] dados não obtidos devido a limitações de carga do equipamento Universal Gym.

Adaptada, com permissão, de W.W.K. Hoeger et al., 1990, "Relationship between repetitions and selected percentages of one repetition maximum: A comparison between untrained and trained males and females," *Journal of Applied Sport Science Research* 4:47-54.

execução de 22 repetições por série resulta em aumentos máximos na força? Ainda que alguns tenham postulado que treinamento com altos números de repetições (como 30RM) é útil para desenvolver força, dados longitudinais com treinamento não sustentam essa ideia (Anderson e Kearney, 1982; Campos et al., 2002).

Com base no *continuum* das repetições por série, a realização de 22 repetições por série está principalmente relacionada ao desenvolvimento de resistência muscular localizada, o que não é considerado ideal para o desenvolvimento de força e potência máximas. Em geral, um determinado percentual de 1RM com exercícios de peso livre permite menos repetições que o mesmo percentual de 1RM de um exercício similar feito em equipamento

(ver a Tabela 1.1). Isso se deve, possivelmente, à necessidade de maior equilíbrio e controle nos três planos de movimento que ocorrem com pesos livres. Com aparelhos, o controle do movimento é geralmente necessário em apenas um plano espacial. Essa relação entre a quantidade de repetições feitas num dado percentual de 1RM é diferente quando se usam pesos livres, conforme observado no Capítulo 1 (Shimano et al., 2006).

O teste de 102 kg da U.S. National Football League é popular para a prescrição do escore da carga de 1RM no supino para jogadores de futebol norte-americano, com base na quantidade máxima de repetições realizadas com esse peso (Hetzler et al., 2010). Além disso, gráficos ou equações de predição costumam ser usados para predizer a 1RM decorrente da quantidade máxima de repetições realizadas com cargas submáximas (Mayhew, Ball e Bowen, 1992; Shimano, Kraemer et al., 2006; Morales e Sobonya, 1996; Ware et al., 1995). Uma das equações de predição mais conhecidas para diversos exercícios é a de Epley. Usando a quantidade máxima de repetições feitas com determinado peso, a equação fornece a carga estimada para 1RM (Epley, 1985). Esta é a equação:

$$1RM = [(0,033 \times n^o \text{ de repetições}) \times (\text{peso})] + \text{peso}$$

Gráficos e equações dão apenas uma estimativa da carga de 1RM, e alguns fornecem valores mais próximos para determinados exercícios do que outros (para uma revisão, ver Shimano et al., 2006). A estimativa de 1RM se torna mais exata quanto menor for o número de repetições realizadas, o que significa levantar uma carga mais pesada até a falha. Parece que a predição de 1RM é mais exata quando três a cinco repetições são realizadas e 80 a 85% de 1RM é usado (Brechue e Mayhew, 2009, 2012).

É claro que a quantidade de peso levantado numa série é altamente dependente de outras variáveis agudas do programa, tais como a ordem dos exercícios, o volume, a ação muscular, a velocidade da repetição e a duração do período de recuperação (Kraemer e Ratamess, 2000). Desta forma, a zona de repetições por série, ou quantidade de repetições possíveis, num percentual específico de 1RM é influenciada pelo exercício ser feito no início ou no final de uma sessão de treino.

A carga necessária para aumento máximo de força pode depender da condição do treinamento ou treinabilidade do sujeito. Levantadores iniciantes, sem experiência anterior em treinamento resistido, necessitam de uma carga mínima de 45 a 50% de 1RM para aumentar a força muscular dinâmica (American College of Sports Medicine, 2009; Baechle, Earle e Wathen, 2000; Garber et al., 2011). Contudo, levantadores experientes precisam de cargas maiores para a concretização de ganhos máximos de força (American College of Sports Medicine, 2009). Häkkinen, Alen e Komi (1985) relataram que cargas de pelo menos 80% de 1RM foram necessárias para produzir alguma adaptação neural adicional em praticantes experientes de peso. A necessidade de aumentar a intensidade (percentual de 1RM) à medida que o treinamento progride é demonstrada pelos resultados de uma metanálise (Rhea et al., 2003). Uma carga média de treino de 60% de 1RM resultou em ganhos de força máxima em indivíduos previamente destreinados, enquanto uma carga média de treino de 80% de 1RM produziu ganhos de força máxima nos indivíduos treinados. Adaptações neurais são essenciais para o treinamento de força, já que precedem a hipertrofia durante períodos intensos de treinamento. Dessa forma, uma variedade de cargas e, portanto, de percentuais de 1RM é necessária para aumentar de forma ideal tanto a função neural (isto é, elevar o recrutamento de unidades motoras, a taxa de disparo e a sincronização) quanto à hipertrofia. Independentemente da carga de treino escolhida, há necessidade de uma progressão correta no treino para ganhos de condicionamento seguros a longo prazo.

Velocidade de repetição

A velocidade empregada para executar ações musculares dinâmicas, ou **velocidade de repetição**, afeta as adaptações ao treinamento resistido. A velocidade de execução das repetições depende da carga de treino, da fadiga e dos objetivos, bem como tem repercussão significativa nas adaptações neurais (Häkkinen, Alen e Komi, 1985; Häkkinen, Komi e Alen, 1985; Eloranta e Komi, 1980), hipertróficas (Coyle et al., 1981; Housh et al., 1992) e metabólicas (Ballor, Becque e Katch, 1987) ao treinamento resistido. A produção de força e a velocidade de execução da repetição interagem diretamente durante a realização de um exercício. Geralmente, a produção de força concêntrica é maior nas velocidades menores e menor nas maiores. Essa relação é representada graficamente pela curva de força-velocidade (ver Figura 3.26). As implicações da curva de força-velocidade demonstram que o treinamento em baixas velocidades com força máxima é efetivo para o treinamento da força máxima, e que o treinamento em altas velocidades é efetivo para melhorias na potência e na velocidade. No entanto, o treino com uma variedade de velocidades pode ser ainda mais efetivo para otimizar o desenvolvimento tanto da força quanto da potência.

Deve-se chamar atenção à diferença entre a execução de repetições de baixa velocidade intencionais e não intencionais. Velocidades de levantamento baixas e não intencionais são reguladas pela carga empregada durante repetições intensas, como as de 1 a 6RMs. Nesse caso, a carga, fadiga ou ambas são responsáveis pela maior duração da repetição (isto é velocidade baixa). Por exemplo, a fase concêntrica do supino em 1RM e a última repetição de uma série de 5RM podem durar de três a cinco segundos (Mookerijee e Ratames, 1999). Isso pode ser considerado lento; entretanto, levantar o peso com mais velocidade não é possível sob essas condições de alta demanda de força. Esse tipo de velocidade de execução lenta, não intencional, durante fase concêntrica da repetição é uma função da curva de força-velocidade e do padrão de fadiga que leva à falha numa série intensa de múltiplas repetições. Noutras palavras, a força necessária para a realização de 5RM é alta, e a velocidade em que a carga pode ser movimentada é, em consequência, lenta. A cada repetição consecutiva até um ponto de falha, a velocidade continua diminuindo (Sanchez-Medina e Gonzalez-Badillo, 2011). Isso é normal em qualquer série em que a falha (isto é, RM) é o ponto terminal almejado, uma vez que a velocidade da repetição desacelera progressivamente.

A velocidade de execução das repetições altera a qualidade da repetição, tal como a produção de potência e força máxima. Uma comparação de repetições do exercício de supino realizada no Smith foi testada usando-se as seguintes condições experimentais: 55% de 1RM, com fases de execução excêntrica e concêntrica de 5 segundos (velocidade de treino baixa); 30% de 1RM em que a fase concêntrica foi executada de forma balística, de modo que a barra era empurrada com a máxima velocidade, sustentada no ar e pega antes da fase excêntrica de cada repetição (treinamento de potência) e 6 repetições com uma carga para 6RM (treinamento tradicional de alta intensidade); foram observadas diferenças nas qualidades das repetições (Keogh, Wilson e Weatherby, 1999). Tanto o treinamento com baixa velocidade quanto o de potência resultaram em níveis de força significativamente menores durante as fases excêntrica e concêntrica das repetições, e em níveis inferiores de atividade eletromiográfica (EMG) em comparação com o treinamento intenso tradicional. Na comparação com o treino tradicional intenso, o tempo sob tensão foi maior durante o treino lento e menor durante o treino de potência. Compreender quais diferenças ocorrem nas medidas da força e da potência, com base na forma de execução da repetição, e o fato de que isso pode influenciar as adaptações específicas ao treino a partir de um programa de treinamento, tem enorme importância para a instrução e implementação de um protocolo de sessão de exercícios.

Reduzir de forma significativa a carga usada é uma consequência inevitável da execução intencional lenta de repetições. Sabe-se que a desaceleração intencional de uma carga convencional num exercício resulta num menor número de repetições executadas (Hatfield et al., 2006). Numa pesquisa em que os sujeitos fizeram o agachamento e o desenvolvimento a 60% e 80% de 1RM usando uma velocidade voluntária e outra intencional bastante lenta (10 segundos) nas fases concêntrica e excêntrica da repetição, um número significativamente menor de repetições foi realizado com a velocidade lenta e intencional de repetições (isto é, agachamento, 60% de 1RM; superlento, 5RM, velocidade voluntária, 24RM, 80% de 1RM; superlenta, 2RM; velocidade voluntária normal, 12RM). Além disso, a produção de potência foi drasticamente reduzida para cada série, e o trabalho total foi menor com o treino lento intencional. Apenas uma pesquisa mostrou que treinamento lento é superior (Westcott et al., 2001) às velocidades do treinamento tradicional para o desenvolvimento de força. A maioria dos outros estudos demonstrou que treino com velocidade lenta está aquém do ideal para aumentos da força comparado a treino tradicional (Keller et al., 2001; Rana et al., 2008).

Repetições lentas intencionais devem ser realizadas com cargas submáximas, de modo que o levantador tenha maior controle sobre a velocidade de repetição; tais repetições resultam num maior tempo sob tensão. Entretanto, durante esse tempo sob tensão são recrutadas e treinadas predominantemente unidades motoras com limiar mais baixo. Dessa forma, levantamentos intencionalmente lentos podem ser mais adequados para o incremento da resistência muscular localizada, quando cargas mais leves são usadas.

Tanto velocidades de levantamento rápidas quanto moderadas podem aumentar a resistência muscular localizada, dependendo da quantidade de repetições realizadas e do descanso empregado entre séries e exercícios. É interessante observar que o treino com baixas velocidades (6 a 10RM, concêntrico 10 segundos e excêntrico 4 segundos) parece melhorar a resistência muscular localizada, embora não mais do que o treino realizado com carga tradicional (6 a 10RM, concêntrico um segundo e excêntrico dois segundos), ou protocolos tradicionais de resistência muscular localizada (20 a 30RM) (Rana et al., 2008). O treinamento com velocidades altas voluntárias é a forma mais efetiva para se aumentar a potência e a velocidade, e também eficaz para incrementos de força (Morrissey et al., 1998; Thomas et al., 2007). Porém, esse tipo de treino não é tão eficiente para incrementos da hipertrofia comparado com treino de velocidades baixas ou moderadas de execução (Häkkinen, Komi e Alen, 1985), muito provavelmente devido ao menor recrutamento de unidades motoras de alto limiar devido às demandas mais baixas de força. Repetições em altas velocidades impõem menos demandas metabólicas em exercícios como extensão de joelho, agachamento, remada e rosca bíceps do que comparado com repetições realizadas em velocidades lentas a moderadas (Ballor, Becque e Katch, 1987). Além disso, quando não é usada periodização durante programas de treino de curto prazo, o treinamento para potência é executado de melhor forma com levantamento de peso mais leve (30% de 1RM) a uma velocidade máxima (Wilson et al., 1993).

Exercícios de barra (*pull-ups*) e apoios (*push-ups*) autorritmados resultam em maior trabalho total, maior número de repetições e mais produção de potência em menos tempo de treinamento do que exercícios feitos a um ritmo de 2 segundos para a fase concêntrica e excêntrica (cadência 2/2) e 2 segundos e 4 segundos, respectivamente, para a fase concêntrica e excêntrica (cadência 2/4) (LaChance e Hortobagyi, 1994). A cadência autorritmada ocorreu numa velocidade maior de repetição que as outras duas. A quantidade de repetições, o trabalho total e a produção de potência da cadência 2/2 localizaram-se num ponto médio entre os da cadência autorritmada e 2/4. Independentemente do formato, o ritmo artificial/imposto (como contar, usar metrônomo) sempre resulta em desafios de aprendizagem motora, à medida que a pessoa tenta atender aos estímulos externos. Com exercícios de força, isso afeta a característica da série feita.

Historicamente, outra técnica empregada no treinamento de força e potência é a **aceleração compensatória**

(Hatfield, 1989; Wilson, 1994). Isso requer que o levantador acelere a carga de forma máxima em toda a amplitude de movimento do exercício (despreocupando-se com o momento), durante a fase concêntrica da repetição, esforçando- se para aumentar a velocidade a níveis máximos. No entanto, deve haver extremo cuidado para evitar lesão e estresse articular. Cargas mais pesadas devem ser utilizadas para realizar essa técnica para que não seja criado um estresse indevido em articulações nos exercícios que terminam com o peso sendo segurado ou ainda em contato com o membro e a articulação sendo totalmente bloqueada ao finalizar o movimento (como supino, *leg press*, extensão de joelho). Uma vantagem importante dessa técnica é poder ser usada com cargas altas e ser muito eficaz com exercícios multiarticulares (Jones et al., 1999). Confirmando isso, Hunter e Culpepper (1995) e Jones e colaboradores (1999) relataram aumentos significativos na força e na potência ao longo de toda a amplitude de movimento quando levantadores empregaram a aceleração compensatória. Os aumentos foram significativamente maiores do que os atingidos com treinamento em uma velocidade inferior (Jones et al., 1999). Ter a intenção cognitiva de tentar acelerar ao máximo mesmo com cargas mais pesadas pode proporcionar estimulação neural adicional.

A velocidade de execução da repetição influencia os resultados do treino. Em geral, maior velocidade na fase concêntrica da repetição deve ser usada no treino para potência. A carga empregada afetará a velocidade de movimentação (isto é, a curva de força-velocidade). Para condicionamento geral, velocidades voluntárias ou normais de repetição podem ser usadas. Repetições bastante lentas podem ser úteis para treino de resistência muscular localizada, embora não proporcionem vantagens quando o objetivo do treino for incrementos na força ou hipertrofia muscular (ver Sistemas Superlentos, no Capítulo 6).

Períodos de descanso entre as sessões de treinamento (frequência de treinamento)

O número de sessões de treino realizadas durante um tempo, como uma semana, pode afetar as adaptações subsequentes ao treinamento (ver a discussão sobre treinamento com carga externa dinâmica e constante, no Capítulo 2). A frequência pode ser mais bem classificada como a quantidade ou número de vezes que determinados exercícios ou grupos musculares são treinados por semana e baseia-se em vários fatores, como volume e intensidade, seleção dos exercícios, nível de condicionamento ou *status* de treinamento, capacidade de recuperação, nutrição e objetivos. Normalmente, um exercício é realizado duas vezes por semana (Peterson, 2004). É adequado reduzir a frequência de treino quando a meta for manter as adaptações (como treino de manutenção). Treinar um a dois dias por semana pode ser adequado para a manutenção da massa muscular, potência e força (Zatsionsky, 1995). Entretanto, isso parece funcionar apenas durante períodos curtos, pois treino para manutenção de longo prazo (isto é, frequência e volume reduzidos) leva ao destreinamento.

No início de um programa, uma frequência de duas a três vezes por semana parece ser bastante eficaz e é, ainda, recomendada pelo American College of Sports Medicine (American College of Sports Medicine, 2009; Garber et al., 201). Isso conta com o apoio de muitas pesquisas sobre treino resistido que usaram frequências de dois ou três dias alternados por semana com pessoas destreinadas (Dudley et al., 1991; Hickson, Hidaka e Foster, 1994). Algumas pesquisas mostram que treinar três vezes por semana é superior a treinar somente duas vezes por semana (Graves et al., 1989), enquanto treinar de três a cinco dias por semana foi superior em outros estudos (Gillam, 1981; Hunter, 1985). Uma metanálise indica que, para sujeitos destreinados, uma frequência de treinamento de três vezes por semana, considerando um determinado grupo muscular, acarreta maiores ganhos de força (Rhea et al., 2003). Uma progressão de treinamento de iniciantes para intermediários não muda necessariamente a frequência, mas pode ser mais determinante das alterações ocorridas em outras variáveis agudas, tais como seleção dos exercícios, volume e intensidade. Entretanto, levantadores intermediários costumam treinar 3 a 4 dias por semana. O aumento da frequência permite maior volume e especialização ou maior opção de exercícios por grupo muscular, maior volume de acordo com objetivos mais específicos, ou ambos.

Muitos levantadores intermediários usam uma divisão de treino por membros superiores/inferiores do corpo, ou rotinas divididas por grupos musculares. Ganhos similares no desempenho foram observados entre uma rotina dividida em membros superiores e membros inferiores e em uma sessão para todo o corpo, em mulheres destreinadas (Calder et al., 1994). Além disso, não é recomendado que grupos musculares ou exercícios selecionados similares sejam treinados em dias consecutivos, durante sessões de rotina com programa dividido, para permitir a recuperação adequada e a minimização do risco de *overreaching* ou *overtraining* não funcionais. Além disso, um dia de recuperação é ainda mais importante após sessões de treino com alto impacto metabólico e curtos períodos de descanso (como, por exemplo, segunda-feira, força e potência; terça-feira, sessão metabólica com descanso breve; quarta-feira, repouso; quinta-feira, sessão de força e potência; sexta-feira, sessão metabólica e descanso breve; sábado e domingo, descanso) (Kraemer, Patton et al., 1995).

A frequência de treinamento para atletas avançados ou de elite pode variar consideravelmente (dependendo da intensidade, do volume e dos objetivos) e costuma ser maior do que a frequência de treinamento de levantadores intermediários. Frequências de até 18 sessões semanais foram relatadas em levantadores búlgaros (Zatsiorsky, 1995), embora esse seja um exemplo extremo.

Um aspecto da frequência que sempre deve ser lembrado é a quantidade de vezes por semana em que um grupo muscular é treinado. Em muitas situações, as maiores frequências totais de levantadores avançados são alcançadas pela realização de sessões dedicadas a grupos musculares específicos (isto é, programas parcelados). Uma metanálise mostrou que a frequência ideal para indivíduos treinados foi de 2 dias por semana por grupo muscular, e não 3 dias por semana, como mostrado para indivíduos destreinados (Rhea et al., 2003). A frequência mais reduzida para os indivíduos treinados deveu-se, em parte, a um maior volume de treinamento por sessão. Um estudo demonstrou que jogadores de futebol americano treinando 4 ou 5 dias por semana atingiram melhores resultados do que as frequências autosselecionadas de 3 e 6 dias por semana (Hoffman et al., 1990). Entretanto, cada grupo muscular foi treinado apenas 2 ou 3 dias por semana. Halterofilistas e fisiculturistas costumam utilizar altas frequências de treinamento (isto é, 4 a 6 sessões por semana). Duas sessões de treinamento por dia foram utilizadas (Häkkinen, Pakarinen et al., 1988a; Zatsiorski, 1995) durante períodos preparatórios do treinamento, o que pode resultar em 8 a 12 sessões de treino por semana (ver Duas Sessões de Treino no mesmo Dia, no Capítulo 7).

A justificativa para esta elevada frequência de treino é que sessões curtas e frequentes seguidas de períodos de recuperação, suplementação e ingestão de alimentos reforçam a qualidade do treino de alta intensidade, em consequência da recuperação máxima de energia e da reduzida fadiga durante o exercício (Baechle, Earle e Wathen, 2000). Aumentos superiores no tamanho e na força musculares de atletas do sexo feminino foram mostrados quando o volume de treinamento foi dividido em 2 sessões por dia em vez de uma (Häkkinen e Kallinen, 1994). Além disso, exercícios executados por levantadores olímpicos (isto é, levantamentos com todo o corpo) requerem domínio da técnica, o que pode aumentar o volume total e a frequência do treinamento. *Powerlifters* de elite geralmente fazem de 4 a 6 sessões por semana (Kraemer e Koziris, 1994). Deve-se notar que o treinamento nessas frequências elevadas resultaria, na maioria dos indivíduos, em *overreaching* ou até mesmo *overtraining*, se volumes elevados fossem realizados sem progressão. O condicionamento superior desses atletas, em consequência de anos de progressão de treinamento, bem como uma predisposição genética, pode contribuir para a realização com êxito de programas com frequências muito altas.

Historicamente, o uso de anabolizantes pode ter influenciado na recuperação e na tolerância de volumes e frequências de treinamento extremamente elevados. Sem o uso dos anabolizantes, estratégias nutricionais ideais são fundamentais para apoio desses programas. Ciclos de treino periodizado avançado usam, atualmente, mais variações no volume e na frequência de treinamento para alteração do estímulo do exercício, intensificação do estímulo e oferecimento de uma recuperação adequada entre sessões. Treinar com cargas pesadas exige maior tempo de recuperação antes das sessões posteriores, em especial as que envolvem exercícios multiarticulares. Isto pode ser devido, basicamente, à maior carga durante a fase excêntrica da repetição. Pesquisas mostram que exercícios excêntricos geralmente causam mais dor muscular de início tardio (DMT) na comparação com treino concêntrico (Ebbling e Clarkson, 1989; Fleck e Schutt, 1985; Talag, 1973). O treino excêntrico causa maior ruptura de fibras musculares e de tecido conectivo, maior liberação enzimática, DMT e prejuízo da função neuromuscular, limitando a produção de força e a amplitude de movimento (Saxton et al., 1995). Assim, tempos de recuperação de pelo menos 72 horas podem ser necessários antes do início de outras sessões que exijam várias séries intensas ou levantamentos excêntricos supramáximos (Zatsiorsky, 1995).

Uma pesquisa com sujeitos destreinados comparou frequências de um dia/semana com dois ou três dias/semana (Sorichter et al., 1997). Cada sessão consistiu em sete séries de dez ações musculares excêntricas de um a dois segundos, envolvendo o quadríceps. Os dois grupos mostraram incrementos na força após o treino. Entretanto, os resultados mostraram que o treino excêntrico realizado uma vez por semana teve efeitos positivos na manutenção, enquanto o treino excêntrico realizado duas vezes por semana foi mais eficaz para aumentos de força. Portanto, a inclusão de repetições excêntricas mais intensas pode exigir uma mudança na frequência de treino (ou os grupos musculares treinados por sessão) comparado com o treino resistido tradicional (concêntrico-excêntrico); outra estratégia adequada seria o uso de cargas mais leves e periodizadas, que não recrutam as fibras musculares que pertencem às unidades motoras de alto limiar, envolvidas com níveis mais elevados de produção de força e mais propensas a dano tecidual.

A frequência do treinamento talvez precise ser ajustada com base no tipo de programa de treino. Metanálises indicam que uma frequência de treino ideal para pessoas altamente treinadas em força envolve dois dias na semana por grupo muscular; é possível que isso se deva ao uso de volumes de treino maiores por sessão (Peterson et al., 2003; Rhea et al., 2003). A frequência pode também ter de ser ajustada com base na experiência de treinamento do individuo. Frequências mais altas de quatro a seis sessões por semana podem ser necessárias em pessoas altamente treinadas em força para que ocorram maiores ganhos (American College of Sports Medicine, 2009). Além disso, duas sessões diárias podem também ser úteis como estratégia de treino avançado (ver Duas Sessões de Treino no mesmo Dia, no Capítulo 7).

A frequência do treino deve estar cuidadosamente em consonância com as metas do praticante e os resultados almejados. Usando-se modelos de treino periodizado, as necessidades e as metas individuais (como para determinada variável fisiológica ou desempenho) devem determinar a quantidade de exercícios. A progressão na frequência é um componente central em programas exitosos de treino resistido. A frequência do treino irá variar dependendo da fase do ciclo de treinamento, do nível de condicionamento da pessoa, das metas do programa e do histórico de treino individual. Escolhas cuidadosas têm de ser feitas quanto ao repouso entre os dias de treino para evitar síndromes de *overreaching* ou *overtraining*. Essas escolhas devem estar baseadas na progressão dos objetivos específicos do treinamento e na tolerância do indivíduo às alterações realizadas. Dor excessiva no dia conseguinte à sessão de exercício pode indicar que o estresse físico está alto demais. Se este for o caso, as cargas de treino, as séries, os períodos de recuperação entre séries e a frequência do treinamento precisam ser reavaliados e ajustados. Além disso, os instrutores devem sempre lembrar que pessoas mais jovens têm um grande potencial de tolerância a erros, embora, fisiologicamente possam não se adaptar de forma positiva ao programa. Logo, monitorar o progresso e entender os tipos de estresses associados a cada modelo de sessão é fundamental às progressões realizadas para um treinamento de sucesso.

Resumo das variáveis agudas de um programa

As variáveis agudas de um programa descritas abaixo são tratadas na elaboração de uma sessão de treino resistido:

- Exercício e grupos musculares treinados
- Ordem dos exercícios
- Número de séries e estrutura das séries
- Períodos de recuperação
- Carga ou resistência utilizada
- Velocidade de execução da repetição

A configuração dessas variáveis determina o estímulo do exercício para uma determinada sessão. Como as sessões devem ser modificadas periodicamente para atender às alterações nos objetivos do treinamento e para variá-lo, esse paradigma também é usado para descrever, modificar e controlar a programação dos exercícios de força. Finalmente, repouso e recuperação entre sessões são importantes, e a implementação de descanso planejado e dos períodos de recuperação pode promover uma periodização mais eficiente e resultar em melhores adaptações ao treino.

A utilização das variáveis agudas para desenvolver sessões que reforcem determinadas características é fundamental para o desenvolvimento físico. Também é possível treinar músculos ou grupos musculares diferentes de várias formas, resultando em programas para músculo(s) diferente(s) com objetivos diversos. Por exemplo, é possível treinar a musculatura do peitoral para força máxima, enquanto se treina a musculatura das pernas para potência e os músculos abdominais para resistência muscular localizada. A manipulação apropriada das variáveis agudas de um programa no desenvolvimento de uma única sessão e a alteração de uma sessão ao longo do tempo (isto é, periodização) forma a base para o planejamento de um programa de sucesso. Ninguém deve usar o mesmo programa de treinamento resistido por longos períodos. Alegações de superioridade de um programa único, por vezes divulgados em revistas, na internet e em outros lugares, são apenas *marketing* ou autopromoção, e devem ser vistos com cautela.

A prescrição de treinamento resistido é tanto uma ciência quanto uma arte. A chave é traduzir a ciência do treinamento resistido para a prática nas salas de musculação, dessa forma acabando com a distância entre ciência e prática. Finalmente, programas individualizados promovem os melhores resultados e as melhores respostas ao treinamento geral. Este capítulo apresenta um paradigma para a prescrição de exercício e uma estrutura para o planejamento ideal de programas de treinamento resistido.

Esse paradigma é um modelo de progressão de treinamento resistido, do geral para o específico (American College of Sports Medicine, 2009). Os programas iniciais devem ser simples, até que se construa uma base adequada de força e condicionamento. Um programa simples pode ser efetivo para a melhoria de todos os aspectos do condicionamento, especialmente em indivíduos destreinados. Contudo, esse não é o caso do treinamento avançado, pois aqui há necessidade de planejamento de programas mais complexos para atender às metas de treino ou desempenho, ou ambos. À medida que os programas evoluem, mais variação deve ser introduzida. Com níveis avançados de treinamento, há necessidade de uma gama de variações, pois o princípio da especificidade é um determinante essencial para ganhos futuros no condicionamento. Ou seja, é virtualmente impossível aperfeiçoar múltiplas variáveis do condicionamento (isto é, força, hipertrofia, potência, resistência muscular, velocidade, composição corporal), nesse estágio de uma só vez. Portanto, ciclos específicos de treinamento precisam ser incluídos para atender cada uma dessas variáveis individualmente e assegurar a progressão.

Ainda que possam ser dadas diretrizes, a arte de elaborar programas de treinamento resistido eficazes vem da prescrição lógica do exercício, seguida da avaliação, dos testes e da interação com o praticante. A prescrição de treinamento resistido é um processo dinâmico que requer que o praticante e o especialista em força e condicionamento ou o *personal trainer* respondam às mudanças dos níveis de adaptação e da capacidade funcional do seu aluno ou atleta através de alterações da estrutura do programa para atender às metas de treinamento e desempenho.

Potencial de treinamento

Os ganhos iniciais obtidos durante o treinamento resistido são grandes em comparação aos obtidos após vários meses ou anos de treinamento. À medida que o treinamento prossegue, a magnitude dos ganhos diminui, conforme o praticante se aproxima do seu potencial genético (ver o topo da curva na Figura 5.9). A compreensão desse conceito é importante para que sejam entendidas as adaptações e mudanças que ocorrem ao longo do tempo. Além disso, pode-se notar que praticamente qualquer programa de treinamento resistido pode funcionar para um indivíduo destreinado nas primeiras fases do treinamento, uma vez que o potencial para o ganho, em qualquer variável de condicionamento, é significativo. Porém, com os ganhos de condicionamento adquiridos com o treino, torna-se muito importante a realização de alterações nas variáveis agudas e na periodização do programa para que ocorram mais incrementos no condicionamento. Isso se deve à diminuição da janela de adaptação em consequência da progressão do treino (ver o Capítulo 7, Estratégias de Treinamento Avançado).

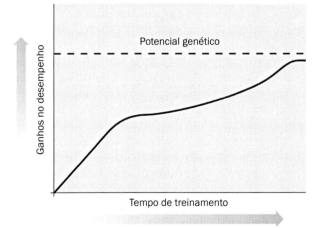

FIGURA 5.9 Uma curva teórica de treinamento. Os ganhos são facilmente obtidos na porção inferior da curva, conforme os indivíduos começam a treinar, e tornam-se mais lentos à medida que as pessoas se aproximam de seu potencial genético.

Janela de adaptação

A possibilidade de melhoria em uma variável em particular é chamada de janela de adaptação (Newton e Kraemer, 1994). Isso significa que quanto menos treinado você for, maior será seu potencial para melhorar e, assim, maiores seus ganhos relativos. Além disso, também pode significar que quanto maior seu potencial genético (como, por exemplo, o número de fibras musculares que possui), maiores seus ganhos absolutos. A janela de adaptação torna-se cada vez menor à medida que você treina uma variável específica e progride na direção de seu limiar genético teórico. Consequentemente, se no início de um programa de treinamento um indivíduo já possui alto nível de adaptação ou condicionamento, a janela inicial para adaptação será pequena. Portanto, as expectativas quanto ao treinamento devem ser mantidas em perspectiva em termos de ganhos relativos que podem ser obtidos em uma variável específica do condicionamento e em termos de ganhos absolutos que podem ser obtidos, partindo-se de uma predisposição genética específica. Além disso, todas as adaptações ao treinamento são específicas do programa realizado, e nem todas as melhorias são obtidas no mesmo espaço de tempo (como ganho neural vs. hipertrofia; ver Capítulo 3) ao longo de um programa de treinamento.

O conceito de janela de adaptação está exemplificado em atletas altamente treinados, que algumas vezes demonstram ganhos muito pequenos em um desempenho específico durante longo período de tempo. Na verdade, nos jogadores universitários de elite do futebol americano, muitos dos incrementos ocorreram no primeiro ano ou quase, em consequência do elevado treinamento no ensino secundário, o que os colocou mais perto de seu potencial genético quanto à força e à potência (Miller et al., 2002)

A janela de adaptação também difere para medidas diferentes de condicionamento. Jogadores universitários de futebol americano escolheram uma entre as diferentes frequências semanais de treinamento, num programa de condicionamento fora de temporada, de 10 semanas (Hoffman et al., 1990). Os grupos que escolheram 3 e 6 dias por semana não obtiveram ganhos em 1RM do supino (ver Tabela 5.3). Os autores sugeriram que o programa de 3 dias por semana não representou um estímulo suficiente para provocar ganhos significativos na força em atletas já condicionados que haviam participado de um programa intensivo de treinamento resistido de alta intensidade durante a temporada. A falta de alterações em 1RM do supino em jogadores que utilizaram um programa com 6 dias por semana foi postulada como consequência de um estado de *overreaching* de curto período de tempo ou síndrome de *overtraining*. Entretanto, a força no agachamento aumentou em todos os grupos, exceto no grupo que treinava 3 vezes por semana, indicando que nem todos os grupos musculares (isto é, supi-

TABELA 5.3 **Resultados dos testes de desempenho e antropométricos em jogadores universitários de futebol americano, utilizando uma frequência de treinamento selecionada**

Variável	Teste	3 dias	4 dias	5 dias	6 dias
PC (kg)	Pré	80,3 ± 5,1	94,2 ± 12,7	99,2 ± 14,4	112,3 ± 12,4
	Pós	79,6 ± 6,4	93,1 ± 12,0*	98,7 ± 13,7	111,0 ± 12,1
SP (kg)	Pré	107,2 ± 11,6	127,7 ± 13,9	131,1 ± 20,1	143,9 ± 12,0
	Pós	109,1 ± 28,7	132,2 ± 14,5	135,3 ± 9,0*	149,7 ± 17,3
AG (kg)	Pré	140,1 ± 18,6	173,6 ± 36,2	170,6 ± 19,4	191,6 ± 34,9
	Pós	147,7 ± 38,9	186,3 ± 31,9*	183,4 ± 22,1*	204,1 ± 39,5*
40 (s)	Pré	4,83 ± 0,14	5,01 ± 0,22	4,97 ± 0,23	5,23 ± 0,20
	Pós	4,82 ± 0,19	4,97 ± 0,18	4,93 ± 0,24	5,18 ± 0,20
SV (cm)	Pré	70,2 ± 7,7	65,9 ± 8,4	64,5 ± 8,6	59,9 ± 6,7
	Pós	71,7 ± 7,6	66,0 ± 8,8	66,0 ± 7,9	62,5 ± 7,1
2 Mi (s)	Pré	933,1 ± 49,7	945,0 ± 61,3	960,8 ± 99,3	982,2 ± 65,0
	Pós	811,1 ± 77,1*	830,7 ± 55,5*	834,2 ± 84,8*	879,8 ± 68,7*
SD (mm)	Pré	54,7 ± 12,2	79,7 ± 15,3	83,6 ± 20,0	100,3 ± 13,0
	Pós	50,9 ± 10,5*	72,9 ± 12,7*	79,0 ± 19,7*	92,4 ± 15,2*
CC (cm)	Pré	56,0 ± 2,5	59,5 ± 4,6	59,8 ± 4,6	63,9 ± 3,4
	Pós	56,7 ± 1,6	61,4 ± 3,5*	61,5 ± 4,2*	65,0 ± 3,2
CT (cm)	Pré	92,8 ± 3,9	103,3 ± 7,2	105,9 ± 8,4	111,9 ± 7,1
	Pós	94,8 ± 3,1*	105,5 ± 6,9*	107,1 ± 8,2*	112,3 ± 6,1

* = $p \leq 0,05$

MC = peso corporal; SP = supino; AG = agachamento; 40 = *sprint* de 40 jardas (36,3 m); SV = salto vertical; 2 Mi = corrida de 2 milhas; SD = somatório das dobras cutâneas; CC = circunferência da coxa; CT = circunferência do tórax.

Adaptada, com permissão, de J.B. Hoffman et al., 1990, "The effects of self- selection for frequency of training in a winter conditioning program for football", *Journal of Applied Sport Science Research*, 4: 76-82.

no vs. agachamento) respondem da mesma maneira a todos os programas de treinamento. O interessante é que nenhum dos grupos apresentou melhoria nos tempos de corrida de 36,3 m (40 jardas), o que demonstra a dificuldade que é para atletas que já atingiram um alto grau de condicionamento em uma variável particular obter melhorias em resposta a um treinamento de curto prazo. Ainda assim, embora mudanças pequenas (com de 0,1 segundo) numa corrida rápida de 36,3 m possam não ter significância estatística, o praticante não deve desconsiderar a importância prática desse efeito.

Portanto, a duração do programa de treinamento, o nível de condicionamento do atleta em determinada tarefa desempenhada, o potencial genético e o tipo de programa de treinamento, tudo isso tem influência sob as adaptações ao treino. A expectativa de grandes ganhos em força ou desempenho, de forma contínua, em todos os aspectos do perfil de um atleta ou entusiasta de aptidão física é irreal.

Vários estudos mostram que podem ser detectadas diferenças na taxa de melhoria do condicionamento durante treinamentos de curta duração. Certos programas de curto prazo de treino produzem mudanças muito grandes na força, comparados a outros (Keeler e colaboradores, 2001; Rana et al., 2008; Schlumberger, Stec e Schmidtbleicher, 2001; Staron et al., 1994). Por exemplo,

ao longo de 10 semanas de treinamento, um programa de série única foi superior a um programa superlento em mulheres destreinadas (Keeler et al., 2001). Durante seis semanas de treino, um programa de 3 séries foi superior a um programa de série única em mulheres treinadas (Schlumberger, Stec e Schmidtbleiccher, 2001). Esses dados indicam que, durante a fase inicial de um treinamento, a taxa de melhoria parece ser afetada pelo tipo e pela velocidade da ação muscular e pelo volume de treinamento.

Ainda assim, um acúmulo, ou um "banco" de horas de treinamento é necessário para que sejam observadas diferenças significativas entre vários programas realizados durante períodos mais longos de treino. Tais adaptações ao treinamento de longo prazo são também mais resistentes aos efeitos do destreinamento. Essa ideia foi demonstrada durante seis a nove meses. Em um estudo de nove meses com universitárias jogadoras de tênis, um programa de treinamento periodizado demonstrou ser superior a um programa de treinamento com uma série única e baixo volume, tanto no desenvolvimento de força muscular quanto de potência, além de incrementos da velocidade da bola no saque, bem como nos movimentos de *forehand* e *backhand* (Kraemer et al., 2000). Num programa de treinamento de seis meses com mulheres destreinadas, foram observados ganhos similares no *sprint* de 36,3 m (40 jardas), nas medidas da composição corporal, força e potência, demonstrando que um programa de treinamento periodizado, com múltiplas séries, foi superior a um programa do tipo circuito, com baixo volume e uma série única (Marx et al., 2001). Portanto, certos princípios do treinamento (como especificidade, periodização, volume de exercício) parecem afetar a taxa e a magnitude dos ganhos no condicionamento observados em determinado período de treinamento. Entretanto, nas duas pesquisas, 2 a 3 meses foram necessários para que se observasse uma superioridade do programa periodizado em algumas medidas do condicionamento, demonstrando que períodos longos de treinamento podem ser necessários antes que os programas comecem a se diferenciar e exibir diferenças nos ganhos de condicionamento. Isto é muito provável na fase inicial do treino, pois quase todos os programas produzem ganhos rápidos, o que pode mascarar as diferenças entre eles.

Definição dos objetivos do programa

Um programa eficiente de treinamento resistido requer objetivos específicos. Fatores como idade, maturidade física, histórico de treinamento e tolerância psicológica e física devem ser considerados em qualquer processo de desenvolvimento de objetivos e no planejamento individualizado dos programas. Além disso, os treinadores que planejam e elaboram os treinos devem dar prioridade a objetivos, para que os programas não entrem em competição com a prioridade de adaptação (o treinamento de resistência aeróbia, por exemplo, reduz o desenvolvimento de potência). Entre os objetivos mais comuns nos programas de treinamento resistido relativos ao incremento na função estão os aumentos na força muscular, na potência e na resistência muscular localizada, sendo que relativo aos efeitos fisiológicos do treinamento está o aumento na massa corporal magra. Outros ganhos funcionais, como aumentos na coordenação, na agilidade, no equilíbrio e na velocidade, também são objetivos comuns de programas de condicionamento, especialmente para atletas. Além disso, está cada vez mais claro que atributos do condicionamento, como equilíbrio, podem também ter implicações importantes para a prevenção de lesões, como a limitação de quedas em indivíduos mais velhos, ou a prevenção de lesões de joelho em atletas. Outras alterações fisiológicas relacionadas ao aumento da massa corporal magra por meio de hipertrofia muscular, ou a melhoria de outras funções fisiológicas, como pressão arterial mais baixa, diminuição da gordura corporal e incremento na taxa metabólica basal, para auxiliar no controle do peso a longo prazo, também são objetivos de programas de treinamento resistido. O treinamento resistido afeta quase todas as funções fisiológicas e pode melhorar o desenvolvimento físico e o desempenho em todas as idades (Kraemer, Fleck e Evans, 1996; Kraemer e Ratames, 2004).

Em sua maior parte, os objetivos do treinamento devem ser passíveis de avaliação, como a 1RM, a potência, a altura do salto vertical e a composição corporal, para que os treinadores possam julgar objetivamente se ganhos estão ocorrendo. A realização de diários observacionais de treino pode não ser válida na avaliação dos efeitos de um programa de treinamento resistido. Testes formais para determinar alterações funcionais na força podem ser realizados com vários equipamentos, incluindo dinamômetros isocinéticos, pesos livres e aparelhos (Kraemer, Ratames, Fry e French, 2006). A análise dos resultados de testes específicos pode auxiliar treinadores e praticantes a modificarem o programa de exercício caso incrementos não estejam sendo alcançados ou decidam repetir um programa em que o praticante não obteve sucesso.

Em alguns casos, o treinamento para desempenho em esporte de alto nível não coincide com a melhoria da saúde. Muitos atletas de elite treinam excessivamente (como levantando pesos 7 dias por semana, ou correndo 160 km em uma semana, ou treinando de 4 a 6 horas por dia), mais do que precisam para otimizar a saúde e o condicionamento geral. Na verdade, programas com períodos breves de descanso e volume elevado (chamados de *condicionamento extremo)*, feitos sem preparo e recuperação adequados, podem levar a um estado agudo de *overreaching* e até causar danos musculares e lesões graves. Os objetivos do treinamento resistido têm de ser inseridos no contexto do resultado almejado pelo indivíduo. Por exemplo, a tentativa de ganhar grandes quantidades de massa corporal (incluindo gordura e músculos) para se tornar um *lineman* no futebol americano pode não ser saudável; contudo, atletas grandes são procurados em universidades e níveis profissionais (Kraemer e Gotshalk, 2000). Nesse caso, saúde e desempenho desportivo podem não ser compatíveis. O atleta de competição deve considerar seriamente se o treinamento para uma carreira esportiva pode ou não ser prejudicial para um estilo de vida saudável ao se aposentar no esporte. Ainda não se sabe muito sobre o destreinamento do chamado atleta "corpulento", exceto que esse tipo de atleta deve reduzir massa corporal e eliminar alguns dos principais fatores de risco para doença cardiovascular e diabetes, o que pode levar à morte prematura, em especial nos jogadores profissionais de futebol americano (Helzberg et al., 2010; Kraemer, 1983a; Mazzeti, Ratamess e Kraemer, 2000). A alteração dos objetivos do treinamento após a conclusão de uma carreira esportiva é importante para a manutenção da saúde e do condicionamento.

Manutenção dos objetivos de treinamento

O termo *capping* (estabelecimento de um teto) é usado para descrever a decisão de parar de tentar treinar certas características quando está claro que pequenos ganhos requerem quantidades muito grandes de tempo e volume para ser alcançados. Isso pode estar relacionado com o desempenho (tal como 1RM no supino), ou com alguma forma de desenvolvimento físico (como a circunferência da panturrilha). O estabelecimento de um teto é uma decisão difícil que só deve ser tomada após um período adequado de treinamento e observação do potencial do indivíduo para melhorar. Em algum momento, treinador e praticante devem fazer um julgamento sobre como usufruir melhor do tempo de treinamento. Se decidido não dedicar mais tempo de treino para desenvolver determinada característica muscular (como força, volume, potência), o praticante entra em um programa de treinamento de manutenção. Nesses programas de manutenção, os exercícios não precisam ser executados com o mesmo número de séries, repetições e intensidade, apesar do uso disseminado de tais programas padronizados. O período poupado pode ser usado para a busca de outros objetivos de treinamento. Essas decisões no planejamento do programa permitirão ao praticante priorizar outros aspectos do condicionamento durante determinado tempo de treino.

Muitos exemplos de treinamento "*overkill*" (em excesso) podem ser encontrados nos esportes. Embora, por exemplo, o desenvolvimento continuado da potência geral seja vantajoso para um jogador de futebol americano, um exercício como o supino pode não ser uma boa medida da capacidade no jogo (Fry e Kraemer, 1991). Os atributos físicos necessários para levantar uma grande quantidade de peso no supino incluem tronco grande e musculoso, musculatura do peito e das costas desenvolvida e braços curtos. A musculatura desenvolvida na porção superior do corpo é um atributo positivo para jogadores de futebol americano devido à dependência da massa corporal no esporte. Entretanto, devido às vantagens dos jogadores mais altos nas equipes de hoje, especialmente os da posição de *linemen*, poucos jogadores de futebol americano de elite têm os braços curtos, necessários para um grande sucesso no supino (Kraemer e Gotshalk, 2000).

O exercício de supino deve ser incluído na prescrição de exercícios para jogadores de futebol americano? Deve, mas as expectativas de desempenho para cada jogador devem ser mantidas em perspectiva. Além disso, o potencial lesivo dos ombros durante a execução desse exercício torna-se um fator preocupante. Logo, as dimensões físicas de cada jogador devem ser consideradas no desenvolvimento dos objetivos a curto prazo (como força no supino após um programa de condicionamento de 10 semanas no verão) e a longo prazo (como aumento na força no supino durante carreira esportiva na universidade). Além disso, a importância de um determinado levantamento para o desempenho do esporte também deve ser avaliada. O dispêndio de um tempo extra no supino para ganhar de 4,5 a 9,1 kg a mais no levantamento, com o custo de não treinar, por exemplo, o *hang clean*, que desenvolve a potência estrutural vital para o desem-

penho no futebol americano, seria um uso pouco inteligente do tempo de treinamento (Barker et al., 1993; Fry e Kraemer, 1991). Por exemplo, considere um jogador que está treinando há um ano e que atingiu uma 1RM no supino de 161 kg. O tempo extra necessário para atingir uma carga de 180 kg em 1RM pode ser mais bem usado para treinar outro levantamento (como o arranque em suspensão), melhorar a velocidade ou a agilidade de tiro ou praticar mais o esporte. Além disso, jogadores de elite podem não ter as dimensões físicas (como braços curtos) necessárias para levantar 180 kg no supino (Kraemer e Gotshalk, 2000). A manutenção ou o *capping* do supino pode ser a opção nesse caso.

A tomada de tais decisões de treinamento está entre as várias opções, considerando aspectos clínicos e técnicos, que devem ser executadas quando se monitora a progressão do treinamento resistido. Os objetivos do treinamento são realistas em relação à meta de melhoria no esporte ou na saúde? O alcance de um objetivo particular de treinamento é vital para o sucesso ou a saúde individual? Essas são perguntas difíceis que precisam ser feitas continuamente à medida que o treinamento progride.

Metas irreais

Deve-se estar atento à magnitude da meta de desempenho e à quantidade de treinamento necessário para atingi-la. Muitas vezes, os objetivos são muito amplos ou irreais. Para muitos homens, possuir circunferências de 58,4 cm de braço, 91,4 cm de coxa, 50,8 cm de pescoço e 127 cm de tórax, além de fazer supino com 181,4 kg, são ilusões em razão de limites genéticos. Mulheres também podem ter objetivos ilusórios, ainda que diferentes daqueles dos homens. Suas metas podem incluir reduções drásticas no volume dos membros ou peso corporal, para refletir os ideais femininos de cultura midiática. Novamente, com base na genética, tais alterações podem não ser possíveis em muitas mulheres. Muitas acreditam, erroneamente, que grandes ganhos em força, definição muscular e perda de gordura corporal podem ser atingidos com o uso de programas de treinamento com cargas muito leves (como halteres de 0,9 kg a 2,3 kg), para "esculpir localizadamente" parte do corpo ou músculo em particular. Embora alguém possa ser capaz de hipertrofiar uma parte do corpo, isso não se dá com cargas tão leves. Finalmente, tanto para homens quanto para mulheres, a pergunta é se o programa de treinamento resistido é capaz de estimular as mudanças corporais desejadas. Essas mudanças devem ser examinadas cuidadosa e honestamente.

Surgem expectativas irreais em relação a equipamentos e programas quando não avaliadas com base em princípios científicos sólidos. Na cultura "*high-tech*" e "*big-hype*" atual de *marketing* de produtos e programas e equipamentos, a pessoa normal pode desenvolver expectativas de treinamento ilusórias. Além disso, atores de cinema, modelos e atletas de elite projetam uma imagem corporal e níveis de desempenho desejados, mas para a maioria das pessoas esses níveis de desenvolvimento físico, biotipo e desempenho são irreais. Programas com breves períodos de intervalo e de intensidades elevadas dão muito pouca atenção à individualização e à periodização. Como antes observado, muito em pouco tempo é um convite ao uso excessivo, *overtraining* ou lesão.

O desenvolvimento de objetivos adequados é alcançado iniciando-se com modéstia e evoluindo gradativamente. A definição dos objetivos é precedida de uma avaliação do nível atual de condicionamento físico do indivíduo. A maioria das pessoas comete o erro de querer demais a curto prazo e com pouco esforço e os programas de *marketing* comercializados tiram vantagem desse desejo psicológico. Embora possam ser obtidos ganhos iniciais usando-se um programa de condicionamento, se não for individualizado e depois periodizado, com o tempo pode causar lesões agudas por uso excessivo, resultante de fazer demais em pouco tempo. Fazer progressos em um programa de treinamento resistido requer comprometimento a longo prazo com um programa de condicionamento total. Isso significa ter mais do que uma meta de condicionamento, um princípio que não costuma constar de programas comerciais (como ênfase apenas na resistência muscular localizada ou na redução da gordura do corpo). Além disso, nutrição e estilo de vida adequados podem dar suporte aos objetivos do treinamento, além de facilitar o desenvolvimento físico. Uma avaliação cuidadosa dos objetivos do treinamento e do equipamento necessário para atingi-los pode evitar perda de tempo, dinheiro e esforço. Os praticantes devem ainda lembrar que, à medida que evoluem no programa, suas metas mudam e o programa deve ser alterado de acordo.

Priorização de objetivos de treinamento

Ainda que qualquer programa de treinamento de força resulte em uma quantidade de adaptações concomitantes no corpo, a priorização de objetivos de treinamento ajuda o profissional que elabora o programa a criar o estímulo ideal. Por exemplo, embora a execução de 4 séries de 3RM num exercício em particular aumente a potência, afetando o componente força da equação de potência, isso não influencia o componente velocidade da equação. Dessa forma, um programa que também tenha sessões (6 séries de 3 repetições com 30% de 1RM) ou ciclos de treinamento dirigidos a esse componente otimizará o desenvolvimento da potência. Isso se torna ainda mais importante à medida que o treinamento progride e a janela de adaptação para o desempenho diminui. Prioridades para um objetivo específico podem ser definidas para uma sessão, uma fase ou ciclo específico de

treino ou determinado período de tempo. Muitos modelos de periodização levam em conta esse conceito, manipulando os estímulos do exercício usados, seja durante um ciclo de treino (periodização linear), seja semanalmente (periodização não linear diária).

Embora programas diferentes de treinamento resistido possam produzir efeitos diferentes no corpo relacionados ao desenvolvimento de força e muscular, a verificação cuidadosa de um programa de condicionamento é essencial quando outras formas de exercício são incluídas. Elaboradores de programas devem considerar atentamente a compatibilidade dos tipos de treinamento quanto a um objetivo específico (ver Capítulo 4). Dar muita ênfase à corrida de longa distância para manter uma massa corporal menor em esportes como a ginástica ou a luta greco-romana, por exemplo, pode ser prejudicial ao desenvolvimento da potência, o que é vital nesses esportes. Inversamente, o entusiasta típico do condicionamento pode não se preocupar com quaisquer efeitos negativos sobre o desenvolvimento de potência quando seus objetivos principais forem o controle da massa corporal e a saúde cardiovascular. Nesse caso, as capacidades de potência ficam em segundo plano no programa de condicionamento. Entretanto, atletas que levam a sério o jogo e o desempenho em ligas recreativas de basquetebol, por exemplo, podem pensar num treino de potência para o salto vertical e o condicionamento cardiorrespiratório, usando um programa de treinamento intervalado. Outros tipos de elementos do condicionamento também devem ser examinados no contexto do programa de treinamento resistido, entre eles o treinamento pliométrico, o treinamento de velocidade com tiros curtos, o treinamento da flexibilidade, programas para ganho e perda de peso e a prática e as competições esportivas.

A priorização de objetivos de treinamento e os planejamentos de programas associados devem ser considerados no contexto mais global da exposição do indivíduo à totalidade dos exercícios. A chave é detectar qualquer estímulo de exercício que esteja competindo e possa comprometer a recuperação ou o alcance de um objetivo específico de treinamento de alta prioridade. O desenvolvimento simultâneo de objetivos de treinamento costuma exigir o parcelamento cauteloso do planejamento do programa ao longo do tempo, seja numa semana, seja num ciclo de treinamento.

Individualização

Há pouca individualização nos programas comercializados em vídeo e pela internet. Sessões de exercícios aleatórias, criadas por programas *online*, não têm como individualizar a progressão adequada e necessária, bem como a participação segura. Cada programa deve ser projetado para atender às necessidades individuais e às metas de treinamento. O professor, o *personal trainer*, o técnico e o praticante devem, todos, avaliar e compreender o nível de condicionamento do praticante. Tenha em mente, no entanto, que o nível de condicionamento de um praticante só deve ser avaliado quando ficar determinado se a pessoa é capaz de tolerar as demandas do teste (como teste de 1RM) e se os dados gerados são significativos e confiáveis (Kraemer, Fry, Ratamess e French, 2006). Um dos erros mais graves cometidos no planejamento de uma sessão é a imposição de níveis intoleráveis de estresse sobre o indivíduo (isto é, "demais em pouco tempo"). Repouso insuficiente entre séries e exercícios, volume e intensidade em excesso, ausência de progressão individual além do "fazer o que conseguir", muitas sessões contínuas sem períodos de descanso e nenhuma variação no programa formal, são apenas algumas barreiras potenciais à progressão ideal num programa de treino resistido.

O progresso em um programa de treinamento resistido deve seguir o princípio da escada (ver Figura 5.10). Um indivíduo inicia uma sessão de treinamento em um nível particular de força. Durante a sessão, a força diminui devido à fadiga; na conclusão da sessão, a força está em seu nível mais baixo. Após a recuperação da primeira sessão, o indivíduo deve iniciar a seguinte em um nível de força levemente mais alto. Esse efeito em escada deve ser passível de observação, à medida que sessões de treino, semanas, meses e anos se passam, e a pessoa aproxima-se do potencial genético. (Esse princípio pode ser violado intencionalmente, durante um período de *overreaching* funcional, porque o volume do treino é posteriormente reduzido, possibilitando que o praticante tenha uma supercompensação (uma melhoria radical na meta do exercício). Elaborar programas de treino que demonstrem esse efeito escada é o maior desafio no campo do treinamento resistido.

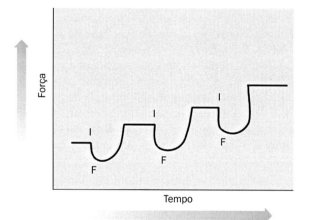

FIGURA 5.10 Um programa de treinamento resistido deve produzir um efeito escada. *I* e *F* representam o início e o fim de uma sessão de treinamento, respectivamente.

Equipamento computadorizado para treino, além de dispositivos portáteis e manuais, aumentaram muito nossa capacidade de monitorar o *feedback* e de verdadeiramente executar programas individualizados de treinamento resistido para grandes grupos de pessoas. Elaboradores de programas para equipes de atletas ou grandes academias costumam distribuir um programa generalizado para ser seguido por todos. Esses programas não produzem os mesmos resultados em cada um, e, nos esportes, posições diferentes requerem programas de treinamento muito diferenciados. Portanto, um programa geral prescrito para um grupo particular de pessoas ou esporte deve ser visto como um ponto de partida para cada indivíduo. Acréscimos, reduções, modificações e progressões podem, então, ser aplicados para atender às taxas de progressão e às necessidades individuais. Isso se aplica tanto para atletas quanto para quem treina para condicionamento geral.

Resumo

A combinação das variáveis de um programa forma a configuração dos estímulos de exercício, apresentada ao corpo, num programa de treino resistido. O propósito do planejamento do programa é elaborar a combinação mais efetiva de variáveis de treinamento, a fim de criar os estímulos desejados para que ocorra a adaptação da maneira desejada. De várias formas, a prescrição de exercícios de força por longo tempo é mais arte que ciência, levando a muitos mitos, modismos e sistemas comerciais mais relacionados à filosofia do que aos fatos. Entretanto, o crescente número de estudos científicos sobre treinamento resistido continua a expandir nossa compreensão e pode desempenhar um papel vital no processo de prescrição de exercícios.

Independentemente de quanta ciência esteja disponível, a responsabilidade de tomar decisões adequadas sobre cada programa cabe ao técnico, ao *personal trainer* e ao praticante. Em cada caso, uma maior compreensão da base de conhecimentos ajudará com as diretrizes do treinamento e dará as primeiras respostas iniciais às indagações do planejamento do programa. As decisões do programa devem ser baseadas em justificativas sólidas, com uma fundamentação em fatos científicos.

Este capítulo abordou o processo de desenvolvimento do planejamento de um programa. O capítulo seguinte traz descrições de diversos sistemas de treino resistido que evoluíram com o tempo. O Capítulo 7 oferece uma programação de longo prazo de exercícios de força, com ênfase especial na periodização do treinamento. A fundamentação apresentada neste capítulo irá ajudá-lo a compreender a base para esses conceitos.

LEITURAS SELECIONADAS

American College of Sports Medicine. 2002. Position stand. Progression models in resistance training for healthy adults. *Medicine & Science in Sports & Exercise* 34: 364-380.

Calder, A.W., Chilibeck, P.D., Webber, C.E., and Sale, D.G.1994. Comparison of whole and split weight training routines in young women. *Canadian Journal of Applied Physiology* 19: 185-199.

Cormie, P., McGuigan, M.R., and Newton, R.U. 2011. Developing maximal neuromuscular power: Part 1. Biological basis for maximal power. *Sports Medicine* 41: 17-38.

Cormie, P., McGuigan, M.R., and Newton, R.U. 2011. Developing maximal neuromuscular power: Part 2. Training considerations for improving maximal power production. *Sports Medicine* 41: 125-146.

Garber, C.E., Blissmer, B., Deschenes, M.R., Franklin, B.A., Lamonte, M.J., Lee, I.M., Nieman, D.C., and Swain, D.P.2011. Quantity and quality of exercise for developing and maintaining cardiorespiratory, musculoskeletal, and neuromotor fitness in apparently healthy adults: Guidance for prescribing exercise. *Medicine & Science in Sports & Exercise* 43: 1334-1359.

Hoffman, J.R., Kraemer, W.J., Fry, A.C., Deschenes, M., and Kemp, M. 1990. The effects of self-selection for frequency of training in a winter conditioning program for football. *Journal of Applied Sport Science Research* 4: 76-82.

Jones, K., Hunter, G., Fleisig, G., Escamilla, R., and Lemak, L. 1999. The effects of compensatory acceleration on upper-body strength and power in collegiate football players. *Journal of Strength and Conditioning Research* 13:99-105.

Keogh, J.W.L., Wilson, G.J., and Weatherby, R.P. 1999. A cross-sectional comparison of different resistance training techniques in the bench press. *Journal of Strength and Conditioning Research* 13: 247-258.

Kraemer, W.J. 1997. A series of studies: The physiological basis for strength training in American football: Fact over philosophy. *Journal of Strength and Conditioning Research* 11: 131-142.

Kraemer, W.J., Duncan, N.D., and Harman, F.S. 1998. Physiologic basis for strength training in the prevention of and rehabilitation from injury. In *Rehabilitation in sports medicine*, edited by P.K. Canavan, 49-59. Stamford, CT:Appleton and Lange.

Kraemer, W.J., and Fry, A.C. 1995. Strength testing: Development and evaluation of methodology. In *Physiological assessment of human fitness*, edited by P. Maud and C.Foster. Champaign, IL: Human Kinetics.

Kraemer, W.J., and Gómez, A.L. 2001. Establishing a solid fitness base. In *High-performance sports conditioning*, edited by B. Foran, 3-16. Champaign, IL: Human Kinetics.

Kraemer, W.J., and Gotshalk, L.A. 2000. Physiology of American football. In *Exercise and sport science*, edited by W.E. Garrett and D.T. Kirkendall, 798-813. Philadelphia: Lippincott, Williams & Wilkins.

Kraemer, W.J., Mazzetti, S.A., Ratamess, N.A., and Fleck, S.J. 2000. Specificity of training modes. In *Isokinetics in human performance*, edited by L.E. Brown, 25-41. Champaign, IL: Human Kinetics.

Kraemer, W.J., and Newton, R.U. 2000. Training for muscular power. In *Clinics in sports medicine*, edited by J. Young, 341-368. Philadelphia: W.B. Saunders.

Kraemer, W.J., and Nindl, B.A. 1998. Factors involved with overtraining for strength and power. In *Overtraining in athletic conditioning*, edited by R.F. Kreider and A.M. O'Toole, 69-86. Champaign, IL: Human Kinetics.

Kraemer, W.J., and Ratamess, N.A. 2000. Physiology of resistance training: Current issues. In *Orthopaedic physical therapy clinics of North America*, edited by C. Hughes, 467- 513. Philadelphia: W.B. Saunders.

Kraemer, W.J., and Ratamess, N.A. 2004. Fundamentals of resistance training: Progression and exercise prescription. *Medicine & Science in Sports & Exercise* 36: 674-678.

Kraemer, W.J., Ratamess, N.A., and Rubin, M.R. 2000.Basic principles of resistance training. In *Nutrition and the strength athlete*, 1-29. Boca Raton, FL: CRC Press.

Mazzetti, S.A., Kraemer, W.J., Volek, J.S., Duncan, N.D., Ratamess, N.A., Gómez, A.L., Newton, R.U., Häkkinen, K., and Fleck, S.J. 2000. The influence of direct supervision of resistance trai-ning on strength performance. *Medicine & Science in Sports & Exercise* 32: 1043-1050.

Mazzetti, S.A., Ratamess, N.A., and Kraemer, W.J. 2000. Pumping down: After years of bulking up, when they graduate, strength-trained athletes must be shown how to safely detrain. *Training and Conditioning* 10: 10-13.

Pearson, D., Faigenbaum, A., Conley, M., and Kraemer, W.J. 2000. The National Strength and Conditioning Association's basic guidelines for the resistance training of athletes. *Strength and Conditioning Journal* 22 (4): 14-30.

Robbins, D.W., Young, W.B., Behm, D.G., and Payne, W.R. 2010. Agonist–antagonist paired set resistance training: A brief review. *Journal of Strength and Conditioning Research* 24: 2873–2882.

Sforzo, G.A., and Touey, P.R. 1996. Manipulating exercise order affects muscular performance during a resistance exercise training session. *Journal of Strength and Conditioning Research* 10: 20-24.

Sistemas e Técnicas do Treinamento Resistido

Após o estudo deste capítulo, você deverá ser capaz de:

1. descrever as variáveis agudas do treinamento que devem ser conhecidas para a realização de um sistema de treino ou técnica de treino;
2. discutir as vantagens de programas de treinamento com uma série ou múltiplas séries;
3. descrever os sistemas diferentes de treino conforme a ordem dos exercícios;
4. descrever técnicas de treinamento, como roubada, séries até a falha, repetições forçadas, repetições parciais e oclusão vascular;
5. descrever sistemas especializados de treino, como isométrico funcional, com implementos, vibração, negativo, de superfície instável, extremo e a cadeia de treinamento; e
6. discutir o que é conhecido a partir de pesquisas sobre técnicas de treinamento e sistemas especializados de treinamento.

A maioria dos sistemas e técnicas de treinamento de força foi desenvolvida originalmente por treinadores de força, basistas, levantadores olímpios, fisiculturistas e treinadores pessoais. Grande parte dos sistemas foi elaborada originalmente para suprir as necessidades e metas de grupos específicos, sendo que a maior parte foi criada para adultos ou atletas jovens e saudáveis. As necessidades e os objetivos de um grupo incluem não apenas os resultados do treinamento, como aumentos de força e alterações na composição corporal, mas também questões burocráticas, como disponibilidade de tempo para todo o treino, tipo de treino tradicionalmente realizado e disponibilidade de equipamento.

O fato de uma técnica ou sistema ser utilizado por um número suficiente de pessoas a ponto de ser reconhecido pelo nome indica que teve sucesso substancial na concretização das adaptações desejadas num determinado grupo. Entretanto, qualquer sistema ou técnica de treinamento com pesos, quando executado de forma consistente, resultará em adaptações de treino, mesmo em períodos breves de treinamento, especialmente em pessoas não treinadas. Em geral, técnicas e sistemas específicos não são populares por ter mostrado cientificamente superioridade em relação a outros em termos

de alterações de força, potência ou composição corporal. Eles são populares porque uma pessoa, um grupo de pessoas ou empresas os promove e comercializa. Um sistema ou técnica também pode ser mais popular entre determinados grupos devido a considerações administrativas como, por exemplo, demandar menor tempo de execução do que outros sistemas ou técnicas de treino.

Existe muita especulação a respeito de por que vários sistemas e técnicas são eficientes e como determinados sistemas causam adaptações fisiológicas. Geralmente, são necessárias mais investigações, em especial nos indivíduos treinados em força, a respeito da efetividade dos sistemas e das técnicas de treinamento. Estudos de mais longo prazo (isto é, seis meses ou mais) são necessários para demonstrar se determinado sistema ou técnica de treinamento promove ganhos contínuos em condicionamento físico ou resulta em platôs após vários meses de sua realização. O conhecimento das várias técnicas e sistemas de treinamento é valioso na tentativa de se elaborar um programa de treinamento que alcance os objetivos e as necessidades de um grupo ou indivíduo em particular, ao mesmo tempo em que se deve lidar com as questões administrativas. Trata-se de conhecimento útil também para situações em que se encontra num platô de progressão, uma vez que a alteração no treino é uma forma de ultrapassar esse nível.

A variedade de técnicas e sistemas evidencia as diversas possibilidades de combinações das variáveis agudas de treinamento que têm sido utilizadas e demonstra quase uma infinidade de combinações possíveis (ver Quadro 6.1). Muitos praticantes adotam um sistema ou técnica de treinamento e, então, aplicam somente esse sistema a todas as pessoas durante longos períodos de tempo. A execução de treinamento não variado ao longo de meses pode levar a um platô de força, potência e composição corporal (Kraemer et al., 2000; Kraemer, Häkkinen et al., 2003; Marx et al., 2001; Willoughby, 1993). Além disso, o uso prolongado de uma única técnica ou sistema pode resultar em platôs de força em alguns exercícios após diferentes durações de treinamento (Willoughby, 1993). Desta forma, o uso por longo tempo de somente um sistema ou técnica pode levar a menores incrementos de condicionamento e platôs de força após diferentes durações de treinamento para diferentes grupos musculares. A utilização de diferentes sistemas ou técnicas é um meio de variar um programa de treinamento e evitar platôs de treino.

Um erro comum de novos praticantes é supor que um sistema ou técnica utilizado por um campeão basista, um fisiculturista, um levantador olímpico ou outro tipo de atleta é o melhor sistema ou técnica para um novato no levantamento ou atleta amador. Programas empregados por atletas de elite são geralmente muito intensos ou com volumes altos demais para levantadores iniciantes ou atletas recreacionais (amadores sem pretensões de serem profissionais). Muitos anos de treinamento são necessários para se alcançar os altos níveis de condicionamento físico suficientes para tolerar e realizar os programas que geralmente usam. Atletas de força e potência de elite também podem apresentar um potencial genético para tolerar os programas de alta intensidade

ou grande volume que eles realizam e ainda manter ganhos de força, potência e hipertrofia.

O registro dos treinos é de grande valor para a determinação de qual sistema, ou variação de sistema ou técnica, apresenta melhores resultados para o indivíduo, grupo ou equipe. Sem um registro minucioso das sessões do treinamento, uma pessoa não lembrará detalhes suficientes para uma progressão de um programa adequado e bem-sucedido em termos de ganhos de condicionamento físico. Além disso, as séries, as repetições, os exercícios e as cargas utilizados num programa têm de ser registrados para o planejamento da próxima sessão ou fase de treino. Os registros esclarecem inúmeras indagações a respeito das respostas individuais a um determinado programa, inclusive quais sistemas ou técnicas resultam em melhores resultados e durante quanto tempo podem manter uma técnica especial de treino antes de o platô ser alcançado. Diários de treino são fatores motivacionais para muitas pessoas, pois os praticantes podem acompanhar seu progresso ao longo de semanas ou meses de treinamento de maneira visível.

Sistemas de série única

No **sistema de série única**, uma só série é executada em cada exercício do treino, sendo este um dos sistemas mais antigos de treinamento de força. Os efeitos das séries únicas ou de séries múltiplas em resposta a vários tipos de treinamento resistido foram discutidos detalhadamente no Capítulo 2. O sistema de série única descrito em 1925 (Liederman, 1925) consistia no uso de cargas pesadas e poucas repetições por série, com 5 minutos de intervalo entre os exercícios. Esses sistemas ainda são populares e têm sido recomendados como um método eficiente tanto para o tempo de realização da sessão como para a manutenção do condicionamento muscular em levantadores de peso iniciantes e experientes (American College of Sports Medicine, 2011).

 QUADRO 6.1 PERGUNTA PRÁTICA

O que se deve saber para o uso correto de um sistema ou técnica?

Como qualquer tipo de programa de técnica ou sistema de treino resistido, as variáveis agudas tradicionais do programa têm que ser conhecidas. Estas incluem o número de repetições por série, a carga utilizada, os exercícios, a ordem dos exercícios, o intervalo entre as séries e os exercícios, o número de séries por exercício e a velocidade do movimento. Uma descrição completa pode ainda incluir a frequência semanal do treino, o tempo total sob tensão, a quantidade de repouso entre as repetições (se houver), a distribuição do tempo dos tipos de contração (concêntrica, excêntrica, isométrica) durante as repetições, a amplitude de movimentos do exercício, se as séries são executadas até a falha e a recuperação entre as sessões de treino. Alguns sistemas ou técnicas descrevem mais variáveis, como o descanso entre repetições durante a técnica descanso-pausa. Muitos sistemas e técnicas demandam descrições não apenas das variáveis agudas tradicionais do treino, mas ainda dessas variáveis adicionais. Antes de usar determinada técnica ou sistema de treino de força é preciso haver um completo entendimento de todas as variáveis agudas do programa. Muitos, entretanto, não descrevem todas as variáveis agudas do treinamento, o que dificulta sua realização.

Sistemas com série única resultam em aumentos significativos da força e alterações importantes na composição corporal (American College of Sports Medicine, 2009). Alguns estudos não relataram diferenças significativas em ganhos de força entre programas não variados de série única e programas com múltiplas séries em pessoas destreinadas, ao passo que outros mostram uma superioridade dos programas com séries múltiplas (American College of Sports Medicine, 2009). Essa discrepância pode ser consequência, em parte, do tempo de treinamento realizado nessas pesquisas. Alguns estudos não relatam grande diferença nos ganhos de força durante as primeiras 16 semanas de treino quando são realizados sistemas de séries únicas e séries múltiplas não variadas; outros estudos de duração mais prolongada (17 a 40 semanas) demonstraram que os programas com séries múltiplas resultam em ganhos de força maiores que os programas de série única (American College of Sports Medicine, 2009; Wolfe, LeMura e Cole, 2004). Metanálises sustentam a afirmação anterior de que maiores durações de treinamento com séries múltiplas resultam em maiores ganhos de força do que programas com séries únicas tanto em pessoas treinadas quanto destreinadas (Rhea et al., 2003; Rhea, Alvar e Burkett, 2002; Wolfe, LeMura e Cole, 2004). O interessante é que a diferença nos ganhos de força entre os programas de série única e séries múltiplas pode ser maior nas pessoas destreinadas do que em sujeitos treinados (Rhea, Alvar e Burkett, 2002). Comparações entre vários sistemas periodizados com séries múltiplas e com sistemas não variados de série única demonstraram que os sistemas periodizados resultam em maiores incrementos (e, em muitos casos, incrementos significativamente maiores) na força e no desempenho motor em alterações na composição corporal (Fleck, 1999; Kraemer et al., 1997, 2000; Marx et al., 2001).

Um sistema de série única resulta em ganhos significativos de força, em especial durante as primeiras semanas de treino (6-16 semanas). Entretanto, os programas com séries múltiplas são melhores para os ganhos de força durante treinamento por períodos mais longos e podem ser necessários para aumento do volume do treino para levar a ganhos adequados e contínuos de força muscular (American College of Sports Medicine, 2009). Sistemas de série única podem ser uma opção razoável para pessoas com muito pouco tempo para realizar treinamento resistido e, também, para atletas durante um programa na temporada, ou qualquer outra fase de treino, quando menos tempo pode ser dedicado ao treinamento resistido.

Circuitos expressos

Treinadores pessoais têm elaborado treinamentos de circuitos expressos para clientes com muito pouco tempo para praticar o treino resistido, bem como qualquer outro tipo de treinamento visando o condicionamento físico. Os circuitos expressos em geral são variações do sistema de série única. Normalmente, uma única série de 6 a 12 repetições de cada exercício, com 30 segundos a 1 minuto de intervalo entre eles, compõem este tipo de treino. Eles podem ser usados em exercícios multi-articulares ou monoarticulares, e normalmente envolvem um exercício para cada grande grupo muscular. Dependendo da opção de exercício, as sessões incluem de 8 a 10 exercícios por sessão. Cabe salientar que este tipo de treinamento também apresenta as mesmas vantagens e limitações de um sistema de série única.

Sistemas de séries múltiplas

O **sistema de séries múltiplas** pode envolver múltiplas séries com a mesma resistência (carga); séries múltiplas com resistência variável (isto é, pesado para leve, leve para pesado); com variação ou mesmo número de repetições por série; e com todas, algumas ou nenhuma série realizada até a fadiga voluntária. De maneira geral, todos os sistemas de treinamento em que seja realizada mais de uma série de um exercício podem ser classificados como sistema de série múltipla. Um dos sistemas originais de série múltipla consistia em 2 ou 3 séries de aquecimento, aumentando a resistência, seguidas de várias séries com a mesma resistência. Esse sistema de treino tornou-se popular na década de 1940 (Darden, 1973) e parece ser o precursor dos muitos sistemas de séries múltiplas utilizados atualmente.

Metanálises indicam que programas com séries múltiplas resultam em maior força (Peterson, Rhea e Alvar, 2004; Rhea et al., 2003; Rhea, Alvar e Burkett, 2002; Wolfe, LeMura e Cole, 2004) e ganhos de hipertrofia (Krieger, 2010) na comparação com programas de uma única série. Para analisar o número de séries realizadas, deve-se diferenciar a quantidade de séries por exercício da quantidade de séries por grupo muscular. Por exemplo: quando duas séries de dois tipos de exercícios de flexão de cotovelo são realizadas, os músculos flexores do cotovelo realizam um total de quatro séries. Metanálises indicam que quatro séries por grupo muscular para pessoas treinadas e destreinadas (Rhea, Alvar e Burkett, 2002) e oito séries por grupo muscular para pessoas treinadas (Peterson, Rhea e Alvar, 2004) produzem incrementos da força muscular próximas do máximo. Conforme antes referido, as metanálises ainda indicam que os ganhos de força podem ser mais pronunciados como uma das consequências da realização de séries múltiplas e que estes incrementos podem ser mais pronunciados com períodos de treino maiores (17-40 semanas) do que com períodos de treino menores (6-16 semanas). Entretanto, o desempenho de um sistema de séries múltiplas sem mudança nas variáveis agudas do treinamento de força por longos períodos de tempo pode resultar num platô dos incrementos de força muscular (Willoughby, 1993).

Embora programas de séries múltiplas geralmente induzam maiores ganhos de condicionamento do que programas de série única, nem sempre isso acontece. Por exemplo, um estudo demonstrou que um programa de treinamento constituído de uma ou três séries na mesma intensidade (% de 1RM) realizados três dias por semana incrementou em maior magnitude a força e a hipertrofia de membros inferiores para o programa constituído de três séries, mas não demonstrou incrementos superiores na força e na hipertrofia para os membros superiores (Ronnestad et al., 2007). Além disso, comparações (ver Capítulo 7) entre sistemas periodizados com múltiplas séries e sistemas não variados de múltiplas séries mostram, em geral, que os sistemas periodizados resultam em maiores incrementos de condicionamento.

Sistema de circuito

Os sistemas de circuito consistem em uma série de exercícios de treinamento resistido executada sucessivamente, com um intervalo mínimo (15 a 30 segundos) entre os exercícios. Aproximadamente 10 a 15 repetições de cada exercício são executadas por circuito, com uma resistência (carga) de 40 a 60% de 1RM e, geralmente, são realizados vários circuitos dos exercícios. Entretanto, quando é realizada somente uma série de cada exercício, o protocolo do treino seria mais bem denominado como circuito expresso. Os exercícios podem ser escolhidos para treinar qualquer grupo muscular. Este sistema é muito eficiente quanto ao tempo quando um grande número de pessoas é treinado, pois todos os equipamentos podem estar em constante utilização. É muito eficiente, também, para pessoas com pouca disponibilidade de tempo para treinar (ver Quadro 6.2).

As cargas normalmente realizadas nos exercícios constituídos no treinamento de força em circuito variam de 40 a 60% de 1RM para a execução de 10 a 15 repetições nos exercícios, e resultam na execução de séries não próximas à fadiga voluntária; portanto, os ganhos de força máxima podem ficar limitados. Em homens e mulheres, tanto treinados como não treinados, o número de repetições em uma série que atinja a fadiga voluntária no exercício de *leg press* varia de 78 a 146 repetições com 40% de 1RM, e de 34 a 57 repetições com a carga correspondente a 60% de 1RM (Hoeger et al., 1990). Concretamente, mais de 15 repetições por série podem ser executadas em uma série de puxada dorsal com esses percentuais de 1RM. Portanto, caso um dos objetivos do sistema de circuito seja aumentar a força máxima, pode ser aconselhável aumentar o percentual de 1RM utilizado em vários dos exercícios, ou elaborar o circuito usando resistências de 10 a 15RM, ou próximas das cargas de RMs para os exercícios.

Conforme esperado, um programa de circuito (três séries × 10 repetições por série com uma carga equivalente a 12RM) com cerca de 67% de 1RM aumenta a frequência cardíaca, a pressão arterial e o consumo de oxigênio (Ortega et al., 2009). Entretanto, há algumas diferenças dessas respostas entre os sexos. Por exemplo, os homens demonstram consumo de oxigênio, gasto total de energia e pressão arterial sistólica, embora não diastólica, substancialmente mais elevados durante o circuito do que as mulheres. Entretanto, a frequência cardíaca média elevou-se tanto para os homens quanto para as mulheres durante os três circuitos e atingiu por volta de 86% da frequência cardíaca máxima para os dois sexos durante o terceiro circuito (ou seja, não houve diferença marcante entre os sexos).

Um dos benefícios marcantes do treinamento em circuito é o incremento do condicionamento cardiorrespiratório. Esse benefício está relacionado, em parte, ao uso de curtos intervalos de tempo entre os exercícios, resultando em frequência cardíaca mantida elevada durante todo o circuito, em comparação com períodos de descanso tradicionais mais longos (35 segundos vs. três minutos) realizados durante uma sessão de treino (Alcaraz, Sanchez-Lorente e Blazevich, 2008). Os programas em circuito aumentam o consumo máximo de oxigênio, mas esse aumento pode variar muito. Em geral, sistemas de circuito

---

(?) QUADRO 6.2 PERGUNTA PRÁTICA

Quais são os exercícios num programa usual de treino de peso em circuito?

Os exercícios normalmente incluídos em um programa de treinamento de peso em circuito podem variar conforme o objetivo do programa. O treinamento de peso em circuito, no entanto, costuma ser projetado como um programa para todo o corpo usando uma ordem alternada de exercícios (ver a seção Sistemas de Ordem de Exercícios, no final do capítulo), com exercícios multiarticulares sendo normalmente realizados no começo dos circuitos. Muitos circuitos são feitos usando-se equipamento com pesos, pois isso permite alterações rápidas na carga e facilita quando várias pessoas estão fazendo o mesmo circuito concomitantemente. O número de circuitos pode ser incrementado à medida que a pessoa se adapta ao treino. Um exemplo de programa de treinamento com pesos em circuito para todo o corpo seria: *leg press*, supinos, flexão do joelho, puxada dorsal, extensão do joelho, meio desenvolvimento, flexão plantar, rosca de bíceps, extensão do tronco, extensão do cotovelo e exercícios abdominais.

de duração breve (8-12 semanas) aumentam o consumo de oxigênio de pico em aproximadamente 4 e 8% em homens e mulheres saudáveis, respectivamente (Gettman e Pollock, 1981). Entretanto, este aumento pode ser bastante variável. Por exemplo, em mulheres e homens universitários, o treinamento em circuito resultou num aumento de 10% e 0%, respectivamente (Wilmore et al., 1978). Em outro estudo, sujeitos anteriormente sedentários mostraram uma elevação de 12% (Camargo et al., 2008) no consumo máximo de oxigênio. Mulheres pós-menopáusicas com baixo consumo (24 ml $\cdot$ kg^{-1} $\cdot$ min^{-1}) de oxigênio de pico pré-treinamento realizaram um treinamento em circuito de forma periodizada (progressão de 45-50% de 1RM para duas séries de 15-20 repetições por série até 55-60% de 1RM para três séries de 10-12 repetições por série) durante 24 semanas e demonstraram incrementos expressivos do consumo de oxigênio de pico (18,6%; Brentano et al., 2008). A força máxima (carga de 1RM) de membros superiores (26,4%) e inferiores (42,2%) também aumentou de forma expressiva. Desta forma, o incremento do consumo de oxigênio de pico pode ser bastante variável e é dependente da população que realiza o treinamento em circuito; quando o consu-mo inicial de oxigênio de pico é baixo podem ser espe-rados aumentos maiores nesse consumo.

Caso um dos objetivos de um sistema de treinamento com pesos seja o incremento da capacidade cardiorrespiratória, uma variação de um circuito é uma boa opção. Para alcançar este objetivo, entretanto, um componente tradicional do treinamento aeróbio, como corrida, ciclis-

mo, treino elíptico ou natação, deve ser incluído no programa de treino total.

São diversas as variações possíveis de um programa de treinamento em circuito. Uma delas é o sistema de ação cardíaca periférica, em que a sessão de treino é dividida em diversas sequências (Gaja, 1965). Uma sequência é um grupo de quatro a seis exercícios, para diferentes partes do corpo. O número de repetições por série para cada exercício numa sequência varia segundo os objetivos do programa, mas normalmente são realizadas 8 a 12 repetições em cada série. Uma sessão de treino consiste na execução de todos os exercícios na primeira sequência por três vezes, conforme o modelo de treino em circuito. As sequências restantes são realizadas uma após a outra, da mesma forma que a primeira sequência. Um exemplo de exercícios numa sessão de treino de ação cardíaca periférica é mostrado na Tabela 6.1.

O sistema trisséries é similar ao sistema de ação cardíaca periférica (SACP), incorporando grupos ou sequências de exercícios. Como o nome denota, consiste em grupos de três exercícios. Os exercícios executados numa série tripla são para o mesmo grande segmento corporal, como braços ou pernas, mas podem ser treinados diferentes grupos musculares. Pouco ou nenhum intervalo é utilizado, e normalmente três séries de cada exercício são executadas. Os exercícios que constituem uma trissérie são, por exemplo, rosca bíceps, rosca tríceps e supino militar. O sistema trisséries é um dos tipos de treinamento de força dinâmicos que é bastante eficaz no incremento da força isométrica máxima, conforme comparado na Tabela 6.2.

TABELA 6.1 **Exemplo de uma sessão de treinamento de ação cardíaca periférica de quatro sequências**

	Sequência			
Parte do corpo	**1**	**2**	**3**	**4**
Peitorais	Supino	Supino inclinado	Supino declinado	Crucifixo
Costas	Puxada dorsal	Remada sentada	Remada curvada	Remada com barra T
Ombros	Meio-desenvolvimento	Remada alta	Elevação lateral (abdução de ombros)	Elevação frontal de ombros
Pernas	Agachamento	Extensão de joelhos	Agachamento (costas)	Meio-agachamento
Abdome	Abdominais	Abdominais parciais	Abdominais com pés apoiados	Canivete

TABELA 6.2 **Comparação de ganhos na força isométrica observados em oito sistemas de treinamento de força**

	Sistema com roubada	Delorme	Meio triângulo descendente	Progressão dupla	Isométrico[a]	Oxford	Supersérie	Trissérie
Flexão de cotovelo	23*	9*	11*	7	0	7*	12*	25*
Extensão de cotovelo	66**	16	9**	25*	35*	28**	9	30**
Costas e pernas	27*	0	24*	13	-5	11	21*	17*

Os valores de força mostrados são percentuais de alteração de força de pré a pós-treino; ** = aumento de força entre pré e pós-treinamento, com nível de significância de 0,01; * = aumento significativo pré e pós-treinamento, com nível de significância de 0,05; [a] = o treinamento isométrico consistiu em uma execução máxima com 6 segundos de duração; Oxford é um sistema do tipo pesado para leve; Delorme é um sistema do tipo leve para pesado.

Adaptada, com permissão, de J.R Leighton, et al., 1967, "A study of effectivenes of ten different methods of progressive resistance exercise on the development of strength, flexibility, girth and body weight", *Journal of the Association for Physical and Mental Rehabilitation* 21:79.

As duas variações de sistema em circuito (ação cardíaca periférica e trisséries) são bastante fatigáveis e resultam numa frequência cardíaca elevada durante o treino. Portanto, ambos são boas estratégias de treinamento em circuito quando o objetivo é aumentar o condicionamento cardiorrespiratório e a resistência muscular localizada.

Séries *drop* ou *strip*

Séries *drop* ou *strip sets* envolvem a realização de uma série de um exercício até a fadiga voluntária, a queda (*drop*) ou a retirada (*strip*) de um pouco de resistência para em seguida ser realizada outra série do mesmo exercício até a fadiga voluntária. Normalmente, é dado pouco ou nenhum descanso entre as séries e, ainda que qualquer quantidade de repetições por série possa ser feita, o normal envolve de 8 a 12 repetições. Fisiculturistas e alguns adeptos do condicionamento físico usam esse tipo de treino para aumento da hipertrofia muscular, embora possa resultar em aumentos na resistência muscular localizada. Diminuir a resistência e fazer mais séries pode ser repetido sempre que desejado, embora duas ou três séries por exercício sejam normalmente realizadas.

Ganhos de 1RM durante nove semanas de treino foram notavelmente maiores para a roca de bíceps (13,2 vs. 8,2%) e supino (16,5 vs. 10,6%), com três séries de 6 a 10 repetições, usando séries drop, do que uma série de 6 a 10 repetições (Humburg et al. 2007). Ainda que tenham sido observados aumentos de 1RM de leg press unilateral (perna direita e esquerda, 13,3 vs. 9,7% e 15,5 vs. 9,4%) com o programa de *drop* com três séries, não foi encontrada diferença significativa entre o treino de *drop* com três séries e o programa com uma única série, ambos realizando séries até a falha voluntária (ver a seção Técnica de Séries até a Falha, mais adiante neste capítulo). Os resultados indicam que programas de treinamento de força de séries múltiplas compostas por séries *drop* resultam em maiores incrementos da força muscular do que um programa de uma única série e estas comparações são afetadas pelas diferenças de volume de treino realizado.

Um objetivo desse tipo de treino é manter o volume total de treinamento através da manutenção da quantidade de repetições por série; deve ser lembrado, no entanto, que reduzir a carga resultará numa diminuição no volume total do treino. Fazer séries sucessivas usando a mesma carga e períodos de descanso relativamente curtos (como um minuto) acarreta na diminuição da quantidade de repetições nas séries sucessivas. Por exemplo, realizar quatro séries do exercício de agachamento com uma carga equivalente a 8RM acarreta em 5,93, 4,47 e 4,20 repetições por série, da segunda à quarta série, respectivamente (Willardson e Burkett, 2005). Da mesma forma, este mesmo exercício realizado com uma carga de 15RM com 5 séries realizadas sucessivamente resulta em 10,67, 8,40, 6,27 e 6,33 repetições por série, da segunda até a quinta série, respectivamente (Willardson e Burkett, 2006).

Para manter o mesmo número de repetições por série em aproximadamente 10 repetições com resistência de 10RM utilizando um minuto de intervalo entre séries de cada exercício e dois minutos entre exercícios em três séries consecutivas de diferentes exercícios (agachamento com barra de pesos nas costas, mesa de flexão do joelho e extensão de joelho, respectiva ordem) ocorre uma redução de 15% da carga por série realizada (Willardson et al., 2010). Reduções de 5 a 10% da intensidade por série resultaram numa diminuição do número de repetições por série dos exercícios de agachamento com barra nas costas e mesa de flexão do joelho, os dois primeiros exercícios realizados. Com uma diminuição de 5% na carga, por exemplo, a quantidade média de repetições para todas as três séries realizadas do exercício de agachamento foi oito. Surpreendentemente, mesmo que a extensão de joelho tenha sido o último exercício realizado nessa sequência, não foram necessárias reduções na carga para manter aproximadamente 10 repetições por série. Este resultado indica que o efeito da redução da carga sobre a quantidade de repetições por série pode variar dependendo do exercício ou ser influenciado pela ordem dos exercícios realizados. Treinamento resistido anterior visando incrementar a resistência muscular localizada (carga moderada e períodos de descanso curto) também pode influenciar a capacidade de manter um determinado número de repetições por série sem alteração na carga, ou resultar em pequenos decréscimos da carga necessária para manter a mesma quantidade de repetições por série.

Outros nomes, como sistema de multicarga e treino *breakdown*, são usados para descrever as séries do tipo *drop*. Para alguns, esses outros nomes são sinônimos de *drop* ou *strip*; para outros, são apenas uma variação desse tipo de treino (subtipo). O sistema multicarga usa séries *drop* com uma resistência de 4 ou 5RM, para quatro ou cinco repetições na primeira série. A carga é, então, diminuída para realizar a próxima série com o mesmo número de repetições. Este procedimento é repetido durante várias séries (Poole, 1964).

No treino *breakdown* (fragmentado), depois que o praticante executa uma série até a fadiga muscular voluntária, a resistência é imediatamente reduzida, de modo que possam ser feitas mais duas a quatro repetições. Uma comparação entre o treino fragmentado e o tradicional mostrou maiores ganhos de força com o BT (*breakdown training*) (Wescott, 1994). Os dois tipos de treinamento foram feitos para uma série de 10 a 12 repetições, com a carga de 10 a 12RM, durante um mês. No mês seguinte, metade da amostra continuou com esse programa e a outra metade realizou o BT. Após atingirem a fadiga volitiva, a carga dos indivíduos sob o regime de treino de BT foi reduzida em 4,5 kg, e eles fizeram de duas a quatro repetições adicionais. A média de aumento da resistência utilizada para o treinamento foi 3,2 kg maior no grupo que utilizou o sistema BT, ao final de dois meses de treinamento. O estudo não analisou estatisticamente se a diferença entre os grupos foi significativa. Devido ao fato de um grupo ter feito o mesmo programa de treino durante dois meses, enquanto o outro fez um tipo de treino durante um mês e outro tipo (BT) no segundo mês, esses resultados podem ser interpretados significando que foi a variação do treino, e não o sistema BT por si só, que resultou no ganho de força adicional. Entretanto, o trabalho não indica que o BT pode aumentar a força em indivíduos destreinados.

O desempenho seguro de qualquer variação de séries *drop* com pesos livres exige um ou mais auxiliares. Se usado equipamento, os auxiliares de apoio podem não ser necessários. Além disso, esse tipo de treino causa muita fadiga e, provavelmente, resulta numa grande quantidade de dor muscular tardia nos períodos iniciais de treino. Desta forma, séries *drop* devem ser introduzidas lentamente em qualquer programa de treinamento.

Sistema de triângulo ou pirâmide

Muitos basistas (levantadores de peso de potência) e pessoas interessadas em aumentar a capacidade de 1RM usam o sistema de triângulo ou pirâmide. O sistema completo de triângulo ou pirâmide inicia com uma série de 10 a 12 repetições com carga leve. Esta é, então, aumentada nas várias séries seguintes, de maneira que cada vez menos repetições sejam executadas, até que 1RM seja realizada. As mesmas séries e resistências são, então, repetidas em ordem inversa, com a última série consistindo em 10 a 12 repetições (ver Figura 6.1). Normalmente, a carga utilizada e a quantidade de repetições feitas são próximas às RMs. Qualquer combinação de número de repetições por série pode ser denominada sistema de triângulo, desde que o número de repetições por série diminua no começo e depois aumente.

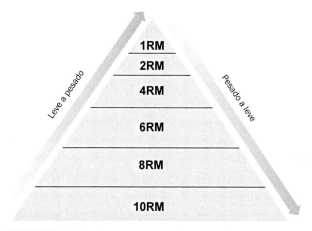

FIGURA 6.1 Um sistema que consiste em séries que progridem de resistências leves a pesadas é referido como sistema de leve a pesado (meio triângulo ascendente). Se a progressão for inversa, chama-se sistema de pesado a leve (meio triângulo descendente). Um sistema de triângulo completo, ou pirâmide, consiste na parte ascendente e descendente do triângulo.

Sistema leve a pesado

Como o nome diz, o sistema leve a pesado envolve progressão de resistências leves para pesadas. Um tipo desse sistema é o meio triângulo ascendente, ou meia pirâmide ascendente (ver Figura 6.1). Nesse sistema, a pessoa executa somente a primeira metade de um sistema de triângulo, indo de um número maior de repetições por série, com resistências leves, para quantidades menores de repetições por série com resistências mais pesadas. Uma variação do sistema de meio triângulo ascendente foi um dos sistemas mais eficientes para aumento da força isométrica das costas e pernas nos resultados da pesquisa mostrada na Tabela 6.2.

Uma variação do sistema leve a pesado tornou-se popular nas décadas de 1930 e 1940 entre levantadores olímpicos (Hatfield e Krotee, 1978). Consiste na execução de uma série de 3 a 5 repetições com uma carga relativamente leve. Depois, são adicionados 2,3 kg à resistência, e outra série de 3 a 5 repetições é executada. Continua-se assim até que apenas uma repetição possa ser realizada. O regime Delorme, um dos mais antigos sistemas pesquisados cientificamente, consiste em 3 séries de 10 repetições, com a resistência progredindo de 50 para 66% e, então, 100% de 10RM, em séries consecutivas. Esse sistema causa aumentos significativos de força em curtos prazos de treino (Delorme, Ferris e Gallagher, 1952; Delorme e Watkins, 1948). O sistema Delorme foi avaliado nos resultados do estudo referido na Tabela 6.1 e demonstrou aumento significativo na flexão isométrica de cotovelo, mas não na extensão isométrica de cotovelo ou na força das costas e pernas.

Sistema pesado a leve

No sistema de pesado a leve, após algumas séries de aquecimento, a série mais pesada é executada, e então a resistência é reduzida nas séries seguintes. Alguns sistemas de pesado a leve também podem ser chamados de meio triângulo descendente, ou meia pirâmide descendente (ver Figura 6.1). Nesse tipo de sistema (um meio triângulo descendente), a primeira série executada é a mais pesada, com menos repetições; a resistência é, então, diminuída e as repetições são aumentadas.

O sistema Oxford, relativamente antigo, é um sistema pesado a leve, consistindo em três séries de 10 repetições que evoluem de 100 para 66 a 50% de 10RM em cada série sucessiva. Ganhos importantes de força foram demonstrados com esse sistema (McMorris e Elkins, 1954; Zinovieff, 1951). O sistema Oxford, foi avaliado na pesquisa mostrada na Tabela 6.2 e demonstrou aumentos significativos na flexão e extensão isométrica do cotovelo, embora não tenha sido observada uma alteração significativa na força das costas e pernas. Comparações entre o sistema Oxford, de pesado a leve, e o sistema Delorme, de leve a pesado, são inconclusivas, em termos de ganhos de força. Uma pesquisa demonstrou uma superioridade nos incrementos de força do sistema pesado a leve em relação ao leve a pesado, mas indicou a necessidade de mais pesquisas (McMorris e Elkins, 1954). Os resultados da pesquisa mostrados na Tabela 6.2 encontraram pouca diferença entre o sistema Oxford e o Delorme quanto a aumento da força na flexão isométrica do cotovelo, mas demonstraram que o sistema Oxford foi superior ao Delorme quanto ao aumento da extensão isométrica do cotovelo e força de pernas e costas.

Sistema de progressão dupla

O sistema de progressão dupla pode ser descrito como um meio triângulo descendente; entretanto, durante as várias séries iniciais, ou porção descendente, a carga não é alterada. No sistema de progressão dupla, a quantidade de repetições por série e a carga utilizada variam. Durante as várias séries iniciais, mantém-se constante a carga, ao mesmo tempo em que a quantidade de repetições por série aumenta até a execução de um número específico de séries. A carga é, então, aumentada, e o número de repetições por série diminui até que a quantidade de repetições executadas volte à da primeira série. Esse processo é repetido em todos os exercícios executados. Um exemplo desse sistema é apresentado na Tabela 6.3. Além desse tipo de sistema consumir bastante tempo ele ainda parece ser um dos menos eficazes para ganho de força isométrica (ver Tabela 6.2). Além disso, as primeiras séries se parecem como séries de aquecimento, porque não são realizadas próximo da fadiga voluntária e mais repetições podem ser executadas nas séries posteriores com a mesma carga. As poucas pesquisas sobre este tipo de sistema indicam que seu uso é injustificável.

Sistemas de ordem de exercícios

Os sistemas de ordem de exercícios referem-se à ordem na qual os exercícios são executados. Há dois tipos principais de ordem de exercícios. A primeira é a **ordem alternada de grupos musculares**, que envolve a alternância da sequência dos exercícios realizados por diferentes grupos musculares (como extensão e flexão do joelho). O segundo tipo envolve a realização dos exercícios para o mesmo grupo muscular sucessivamente, o que é conhecido como **ordem de exercícios cumulativa**. Todos os sistemas de **ordem de exercícios** são derivados, em parte, dessas duas concepções.

A comparação de um modelo que alterna grupos musculares de três séries de dois exercícios (supino e remada alta) utilizando uma carga de 4RM seguindo uma ordem clássica de exercícios com outro modelo em que são executadas as mesmas três séries de cada exercício sucessivamente oferece certa compreensão do efeito de uma ordem alternada de exercícios (Robbins et al., 2010c; Robbins, Young e Behm, 2010). Esse tipo de ordem alternada de grupo muscular (isto é, realização de uma série de um exercício e depois uma série de outro exercício, usando grupos musculares antagônicos aos usados no primeiro exercício) é chamado de treino de **séries emparelhadas**, também pode ser chamado de supersérie agonista-antagonista (ver a seção Sistemas de Supersérie, mais adiante neste capítulo). Os períodos de descanso entre os exercícios na ordem com alternância de grupos musculares foram de dois minutos, o que resultaram em cerca de quatro minutos entre as séries sucessivas de um exercício. No entanto, o período de descanso na ordem clássica de exercícios foi de quatro minutos entre as séries. Embora o período total de descanso entre as séries do mesmo exercício fosse de dois minutos nas duas ordens de exercícios, o tempo de realização da sessão seguindo o modelo de ordem alternada foi a metade (10 vs. 20 minutos) do tempo que o modelo respeitando a ordem de exercícios clássica.

Uma vantagem da ordem que alterna grupos musculares é propiciar a recuperação para o grupo muscular que foi previamente utilizado. Essa vantagem não se concretizou por meio da atividade EMG, que foi a mesma com as duas ordens. Porém se concretizou pelo volume total de treino realizado, que evidenciou uma pequena redução a partir da primeira até a terceira série com a ordem alternada de exercícios (supino 36 vs. 51% e remada alta 17 vs. 35%).

Flushing

O sistema *flushing* foi desenvolvido por fisiculturistas para a produção de hipertrofia, definição e vascularização musculares. A quantidade de exercícios, séries, repetições por série e o tempo de descanso não são claramente estabelecidos. O *flushing* é a execução de dois ou mais exercícios para o mesmo grupamento muscular, o que significa uma ordem cumulativa de exercícios, ou para dois grupos musculares próximos um do outro. A hipótese por trás do método é manter o sangue no grupo ou grupos musculares por longo período de tempo. Os defensores do sistema acreditam que ocorrerá hipertrofia

TABELA 6.3 **Exemplo do sistema de progressão dupla**

Série	Repetições	Carga (lb-kg)
1	4	120/54,4
2	6	120/54,4
3	8	120/54,4
4	10	120/54,4
5	12	120/54,4
6	10	140/63,5
7	8	160/72,6
8	6	175/79,4
9	4	185/83,9

muscular. Muitos fisiculturistas treinam um grupo muscular com vários exercícios sucessivamente durante a mesma sessão de treino; a experiência prática indica que o método pode resultar em hipertrofia. Uma vez que não se conhece de que maneira o fluxo sanguíneo age como mediador nas alterações na hipertrofia, esses mecanismos são especulações. Pode-se pressupor que um maior fluxo de sangue possibilita que mais fatores anabólicos naturais presentes no sangue, como o hormônio do crescimento ou a testosterona, se aglutinem aos receptores nos tecidos muscular e conjuntivo ou que o aumento do fluxo sanguíneo eleve a disponibilidade de nutrientes necessários à síntese proteica.

O *flushing* (ou irrigação) resulta de fato em hipertrofia temporariamente aumentada, ou o inchaço causado pelo treinamento com pesos. O aumento do volume celular em decorrência de maior quantidade de água na célula foi mostrado como um dos fatores reguladores da síntese proteica (Waldegger et al., 1997). Com o tempo, isso pode resultar em aumento de hipertrofia muscular. Entretanto, a eficácia do sistema de irrigação (*flushing*) para aumentar a hipertrofia é desconhecida, já que não há evidências científicas que suportem esta afirmação.

Sistema de prioridade

O sistema de prioridade pode ser aplicado a quase todos os sistemas de treinamento de força. Este sistema envolve a realização de exercícios que se aplicam à meta principal do programa de treinamento logo no começo da sessão de treino, para que possam ser executados com intensidade máxima durante o número de repetições desejadas. Por exemplo: se exercícios monoarticulares que envolvem os músculos usados no agachamento ou no supino forem feitos antes dos exercícios prioritários, a força total (repetições × peso levantado) será menor, e a taxa de fadiga é maior no supino e no agachamento (Sforzo e Touey, 1996; Simão et al., 2005, 2007). O mesmo vale para exercícios monoarticulares se a ordem deles for invertida. Caso os exercícios relacionados ao objetivo mais importante do programa forem feitos mais ao final da sessão de treino, a fadiga poderá impedir que o atleta realize o exercício com intensidade máxima para um determinado número de repetições desejadas, o que pode limitar a adaptação ao treino.

Consideremos um fisiculturista cujo grupo muscular mais fraco em termos de hipertrofia e definição seja o quadríceps. Usando o conceito de prioridade, os exercícios para o grupo do quadríceps deverão ser realizados no início da sessão. Um treinador de basquete pode decidir que um jogador está com grande falta de potência nos membros superiores, fazendo com que o jogador seja empurrado quando debaixo das tabelas. Então, os principais exercícios para os membros superiores do cor-

po serão colocados no início da sessão de treino desse jogador. Igualmente, se um jogador de futebol americano ou de *rugby* quiser promover o desenvolvimento de força e potência dos quadris e membros inferiores das costas, o atleta terá de realizar exercícios de desenvolvimento dessa característica, como, por exemplo, suspensões e agachamentos no início da sessão de treino.

Sistema de supersérie

O sistema de supersérie evoluiu para dois tipos diferentes, sendo que um deles envolve a realização de séries alternadas de dois exercícios para grupos musculares agonistas e antagonistas de uma articulação específica. Exemplos desse tipo de sistema são alternar os exercícios de rosca bíceps direta com extensões do cotovelo, ou extensões de joelho alternadas com flexões de joelho. Aumentos significativos na força foram relatados com o uso desse tipo (ver Tabela 6.2). Dos oito sistemas comparados na Tabela 6.2, a supersérie é um dos mais eficientes para aumentar a força isométrica das costas e das pernas. A discussão anterior de uma supersérie com 4RM, mais alta que a intensidade normal de 8 a 12RM normalmente usada numa supersérie, indica que superséries de grupos musculares agonistas e antagonistas possibilitam a execução de maior volume de treinamento comparado ao sistema de ordem tradicional.

Há evidências indicando que a potência do exercício supino pode ser incrementada (4,7%) após realizar uma única série (oito repetições) de um exercício envolvendo a musculatura antagonista dos músculos envolvidos no supino (Baker e Newton, 2005). Entretanto, realizar uma série isocinética de flexão de joelho (antagonista) seguida de extensões de joelho (agonista) com três séries de forma alternada resulta num decréscimo da capacidade de produção de força agonista em velocidades mais lentas (60°/s), maior tempo para o agonista atingir a força máxima e, também, numa diminuição da potência (Maynard e Ebben, 2003). Esses resultados sugerem uma limitação do sistema de treinamento de supersérie agonista-antagonista em termos de capacidades de produção de força e potência. Embora nenhuma diferença tenha sido observada nas mudanças em medidas de potência durante as três séries realizadas usando um sistema de ordem de exercícios agonista-antagonista (remada e arremesso da barra no supino) comparado a um sistema respeitando a ordem tradicional dos exercícios, o tempo de realização da ordem de exercícios agonista-antagonista foi menor (Robbins et al., 2010b). É importante observar que essa ordem de exercícios envolveu um exercício de força (remada) e um de potência (arremesso da barra no supino). Desta forma, ainda são necessárias mais pesquisas para entender os efeitos de superséries agonista-antagonista na potência, principalmente no que se refere aos tipos de exercícios incluídos no protocolo.

Uma das maiores vantagens do sistema de super-séries agonista-antagonista em relação aos outros modelos de ordens alternadas é a eficiência de tempo. Pesquisadores analisaram o efeito de realizar uma supersérie agonista-antagonista constituída de seis exercícios de quatro séries de 10RM para cada exercício e períodos de descanso de um minuto entre os exercícios comparado a um modelo de ordem tradicional de exercícios em que todas as séries de um único exercício são executadas antes das séries do exercício seguinte, e mostraram que esse tipo de supersérie foi eficiente quanto ao tempo para gasto de energia (Kelleher et al., 2010). Ainda que o gasto energético total não tenha sido diferente entre as duas ordens de exercícios, o gasto energético por minuto de treino foi 3,2% maior com a supersérie. Além disso, o lactato no sangue foi significativamente mais elevado após a supersérie do que o modelo tradicional. O maior gasto de energia total por minuto de treino pode ser uma vantagem para alguém com limitação no tempo para exercitar-se e com uma meta de treinamento de redução da gordura total do corpo.

O segundo tipo de supersérie é semelhante ao sistema de trissérie e consiste na execução de uma série de 2 a 3 exercícios de maneira rápida e sucessiva para o mesmo grupo muscular ou parte do corpo. Um exemplo disso são as puxadas dorsais, as remadas sentadas e as remadas curvadas. Esse tipo de supersérie resulta em ganhos significativos de força, alteração na composição corporal e também incremento do desempenho do salto vertical, como parte de um programa periodizado de treinamento de força (Kraemer, 1997).

Ambos os tipos de supersérie normalmente envolvem séries de 8 a 12 (ou mais) repetições com pouco ou nenhum intervalo entre as séries e os exercícios. O sistema é popular entre os fisiculturistas e entusiastas da forma física, sugerindo que esses sistemas resultam em hipertrofia muscular. O fato de que curtos períodos de descanso entre as séries e os exercícios resultam em aumentos substanciais na acidose sanguínea indica que esses sistemas devem ser implementados quando a meta do treino é incrementar a resistência muscular localizada.

Sistema de divisão entre membros superiores e inferiores

Alguns fisiculturistas, atletas e entusiastas da aptidão física usam um sistema de divisão do corpo em que este é dividido em duas porções principais, a superior e a inferior. O sistema permite a realização de mais exercícios por membros do corpo ou grupo muscular do que comparado com o que seria possível em uma única sessão de treinamento de duração razoável na qual todos os grupos musculares fossem treinados. Muitas variações são possí-

veis numa rotina com este tipo de sistema. Um exemplo seria o treino de braços, pernas e abdome, nas segundas, quartas e sextas-feiras, e peitorais, costas e ombros nas terças-feiras, quintas-feiras e nos sábados. A rotina permite a execução de diversos exercícios para um membro do corpo em uma única sessão de duração razoável, mas significa que serão necessárias 6 sessões por semana.

Variações neste tipo de sistema podem ser programadas de forma que as sessões de treinamento sejam realizadas quatro ou cinco dias por semana. Apesar de que as sessões são bastante frequentes, há a possibilidade de uma recuperação suficiente dos grupos musculares exercitados, já que os membros do corpo não são necessariamente treinados em dias consecutivos. Um sistema de divisão possibilita que a intensidade do treino para uma parte do corpo em particular, ou grupo de exercícios, seja mais alta do que aquilo que seria possível se entre quatro e seis sessões fossem combinadas em duas ou três sessões longas, com o mesmo volume de treino. É ainda possível desenvolver rotinas parceladas em que o volume de treino total por parte do corpo seja maior do que em uma sessão típica de treino do corpo todo. Isso acontece porque, no sistema parcelado, cada sessão de treino é dedicada a um menor número de partes do corpo ou grupos musculares.

Uma provável vantagem desse sistema é possibilitar o desempenho de exercícios auxiliares. Em atletas de força altamente treinados, como os jogadores de futebol americano universitários, ganhos de força a curto prazo (10 semanas) no supino e no agachamento dependem, em parte, de exercícios auxiliares (Hoffman et al., 1990). Pelo fato de que as rotinas parceladas permitem o desenvolvimento de mais exercícios auxiliares ou secundários, eles podem ser úteis também para incrementar o desenvolvimento de força.

Uma rotina de treinamento utilizando este sistema com periodização linear resultou em aumentos significativos na força e na massa magra, bem como em reduções da massa adiposa e do percentual de gordura corporal de homens jovens (18 a 22 anos) e meia-idade (35 a 50 anos) (Kerksick et al., 2009). Nesse sistema de divisão do corpo, todos os exercícios para a parte superior e inferior foram feitos em duas sessões diferentes de treino, em que cada uma delas foi dividida em dois dias na semana, o que resultou num total de quatro sessões semanais.

Uma comparação entre rotina de treino do corpo inteiro e sistema de divisão em mulheres jovens destreinadas não demonstrou diferenças significativas entre os grupos nos ganhos de força determinados por 1RM, na massa magra e no percentual de massa adiposa (Calder et al., 1994). O grupo de treino de corpo todo realizou 4 exercícios para a parte superior do corpo (5 séries, 6 a 10RM) e 3 exercícios para a parte inferior do corpo (5 séries, 10 a 12RM) em cada sessão, duas vezes na semana, ao longo de vinte semanas. O grupo que usou a rotina parcelada utilizou os mesmos exercícios e o mesmo número de repetições e de séries, mas executou tanto os exercícios para a parte superior quanto para a parte inferior do corpo, dois dias na semana, resultando num total de quatro sessões de treino em quatro dias diferentes na semana. Os resultados indicam que as rotinas para todo o corpo e para o sistema de divisão do corpo demonstraram resultados similares, em mulheres jovens saudáveis, nas primeiras vinte semanas de treinamento.

Na prática, rotinas parceladas ou de divisão oferecem algumas vantagens, como, por exemplo, maior volume para um grupo muscular ou parte do corpo; portanto, podem ter maior aplicabilidade quando se tem como objetivo aumentar o volume de treino. Se o volume de treino, todavia, for igual entre um programa para todo o corpo e sistema parcelado, os resultados serão similares.

Sistema por partes corporais

Os sistemas por partes corporais assemelham-se ao sistema de divisão corporal quanto a treinamento, em dias específicos, de partes do corpo ou grupos de músculos. Com um sistema por partes corporais, no entanto, geralmente apenas uma ou duas partes do corpo, ou principais grupos musculares, são treinados em cada sessão. Um programa típico por parte corporal seria o treino dos seguintes grupos musculares, em dias específicos da semana: dia 1, costas; dia 2, quadríceps, panturrilhas e abdominais; dia 3, peito e tríceps; dia 4, sem treino; dia 5, costas e bíceps; dia 6, isquiotibiais, glúteos e bíceps; e dia 7, trapézio, deltoides e abdominais.

Os sistemas por partes corporais são populares entre fisiculturistas e entusiastas do condicionamento físico. Múltiplos exercícios para cada parte do corpo e múltiplas séries de cada exercício são comumente realizados, o que possibilita o desempenho de um alto volume de treino de determinado grupo muscular numa sessão de treino, seguida de vários dias de descanso para aquele grupo de músculos. Os defensores do sistema acham que treino em volume elevado, seguido de vários dias de descanso para determinado grupo muscular, é necessário à indução de ganhos ideais em hipertrofia.

Sistema *blitz*, ou de divisão isolada

O *blitz*, ou divisão isolada, é uma variação do sistema por partes corporais. Em vez de treinar em várias partes do corpo numa mesma sessão, as pessoas treinam apenas uma parte a cada sessão. A duração do treinamento por sessão não diminui. Logo, mais séries e exercícios por parte do corpo podem ser realizados. Um exemplo desse sistema pode ser a execução de todos os exercícios de braço, peito, perna, tronco, costas e ombro de segunda a sábado, respectivamente. Alguns fisiculturistas fazem esse tipo de programa para se preparar para alguma competição. Um programa de *blitz* de curta duração pode ser apropriado quando o desempenho de um atleta está limitado pela força de um grupo ou grupos musculares específicos. Um saltador de distância pode fazer uma variação do programa de *blitz* para as pernas antes de iniciar a temporada de provas, o que pode envolver o treinamento somente dessa parte do corpo duas vezes por semana.

Técnicas de treinamento aplicáveis a outros sistemas

Muitas técnicas de treinamento podem ser usadas com praticamente todos os sistemas de treino. As pessoas, por exemplo, podem fazer repetições parciais com qualquer sistema de treino – série única, séries múltiplas ou superséries. As técnicas de treinamento a seguir são aplicáveis à maioria dos tipos de sistemas de treino.

Técnica da "roubada"

A técnica da "roubada" é popular entre os fisiculturistas. Como o nome indica, trata-se de enganar ou romper a técnica correta do exercício (Weider, 1954). Por exemplo, em vez de manter o tronco ereto na execução da rosca de cotovelo com halteres, de pé, o levantador utiliza um balanço do tronco para iniciar o movimento do haltere a partir da posição de cotovelo estendido. Esse movimento de tronco não deve ser muito exagerado, mas suficiente para permitir ao praticante erguer uma carga de 4,5 a 9,1 kg a mais do que seria possível realizando a técnica correta do exercício. A rosca com halteres tem uma curva de força na forma de um sino; sendo assim, a posição de maior desvantagem mecânica (mais fraca) se dá quando os braços estão totalmente estendidos. Entretanto, a posição mais forte é aquela em que a articulação do cotovelo está perto de um ângulo de 90º. Quando esse exercício é executado com a técnica completamente correta, a carga máxima que pode ser erguida depende da resistência que pode ser movida a partir da posição mais fraca (cotovelos totalmente estendidos). Desta forma, a musculatura envolvida na flexão do cotovelo não é ativada de forma máxima durante as posições mais fortes da amplitude do movimento do exercício ao se levantar uma carga constante. O objetivo da roubada é permitir o uso de uma carga maior, obrigando(s) o músculo(s) a desenvolver força próxima da máxima, por meio de uma porção maior da amplitude de movimento do exercício e, assim, aumentar ganhos de força e hipertrofia. A "roubada" também pode ser utilizada no final de uma série, após a ocorrência de fadiga volitiva.

Os levantadores devem ser cuidadosos no uso dessa técnica. A carga mais pesada e o movimento de "roubada" podem aumentar os riscos de lesão. Por exemplo, o movimento de balanço do tronco durante o exercício rosca pode adicionar estresse à lombar.

Comparações de ganhos de força devido à técnica de roubada e devido a outros sistemas ou técnicas de treino utilizadas indicam que a primeira é bastante eficaz (ver Tabela 6.2). A técnica da roubada foi um dos sistemas ou técnicas mais eficientes para aumento da flexão de cotovelo, extensão de cotovelo e força isométrica nas costas e pernas.

Técnica das séries até a falha

Uma série até a falha significa que é executada até que nenhuma repetição completa a mais possa ser realizada com a técnica correta do exercício. Sinônimos de séries até a falha incluem séries até a fadiga volitiva e séries até falha concêntrica. Essas séries podem ser incorporadas a praticamente todos os sistemas de treinamento. Seus defensores acreditam que ela promove um recrutamento maior de unidades motoras e uma maior secreção de hormônios que promovem o crescimento, na comparação com séries não realizadas até a falha, o que resulta num maior estímulo ao treinamento. Desta forma, séries até a falha induzem maiores ganhos de força e hipertrofia. Muitas descrições de estudos e programas de treinamento utilizam termos indicativos de que as séries foram executadas até a falha. O uso de uma repetição máxima (RM) ou de uma zona de treino de RM (tal como 4 a 6 com RM) num programa indica que as séries são executadas até a falha.

Ganhos de condicionamento podem ser alcançados quando todas as séries do programa de treinamento são feitas até a falha. Entretanto, alterações significativas de força, desempenho motor e composição corporal também são possíveis quando algumas, mas nem todas, séries num programa são feitas até a falha (Marx et al., 2001; Stone et al., 2000, Willardson et al., 2008). Ganhos de força significativamente maiores também foram relatados quando nenhuma série num programa de séries múltiplas foi executada até a falha do que comparado a um programa de série única em que todas as séries chegaram à falha muscular momentânea (Kraemer et al., 1997). É importante salientar que nessas pesquisas, mesmo que algumas séries não tenham sido executadas até a falha, o número de repetições e as cargas utilizadas resultaram em séries próximas a falha.

Sem dúvida, quando as séries são feitas até a falha, a velocidade da barra diminui enquanto a série evolui e a técnica do exercício se altera (Duffy e Challis, 2007; Izquierdo et al., 2006). Em alguns exercícios, como o arranque e o arremesso, mesmo que uma série possa não ser feita até a falha (isto é, o levantador não consegue concluir uma repetição), ocorre fadiga de algumas unidades motoras. Ainda que outra repetição possa ser feita com boa técnica de exercício, a velocidade máxima da barra é diminuída, indicando a fadiga de algumas unidades motoras. Uma desaceleração da velocidade máxima nesses exercícios pode ser indicada por um ângulo maior do joelho, quando a barra é pega. Logo, numa perspectiva de alcance da máxima velocidade possível da barra, a série é feita até um ponto de falha momentânea de algumas unidades motoras.

Algumas pesquisas examinaram especificamente, o efeito das séries até a falha comparado a treino que não leva até a falha volitiva. Um dos mais antigos (Rooney et al., 1994) relatou que, em pessoas destreinadas, o treino até a falha resultou em aumentos de força isométrica e dinâmica maiores dos flexores do cotovelo comparados ao treinamento em que não ocorreu a falha. Após seis semanas de treino com agachamento com barra nas costas, flexão e extensão de joelho, o treino até a falha não mostrou vantagem no aumento da resistência muscular localizada dos membros inferiores (trabalho com agachamento com barra nas costas, rosca de joelho e extensão de joelho a 100, 90 e 80% de 15RM até a falha) comparados com treino que não foi até a falha (Willardson et al., 208). Um aspecto desse estudo é de que o volume total de treino foi igual entre treino até a falha (três séries com 13-15 repetições, 60-115% de 15RM) e treino que não foi realizado até a falha (quatro séries de 10-12 repetições, 60-115% de 15RM). Isso indica que, quando o volume total de treinamento é igual, não há vantagem em treinar até a falha para resistência muscular localizada.

Uma pesquisa durante 16 semanas demonstrou incrementos da resistência muscular localizada quando o treino foi até a falha, embora maiores ganhos de potência quando o treino não ocorreu até a falha (Izquierdo et al., 2006). Essa pesquisa usou um programa de treino periodizado e uma fase de pico. Não treinar até a falha nas primeiras 11 semanas consistiu em executar metade das repetições com a mesma intensidade usada no treino até a falha (ver Quadro 6.3). Esse período de treino de 11 semanas foi seguido de cinco semanas de uma fase de pico, com os dois grupos treinando de 80 a 90% de 1RM, com séries de duas a quatro repetições por série. Durante a fase de pico, os dois grupos também fizeram um programa de treino balístico, consistindo em salto vertical e exercícios com *medicine ball*. Os grupos de treino até a falha e treino não até a falha aumentaram significativamente a capacidade de 1RM no supino (ambos 20%) e no agachamento (19 e 20%, respectivamente), após as onze semanas de treino. A 1RM de supino não mudou muito após fase de pico; já a 1RM de agachamento aumentou significativamente nos dois grupos (3% em ambos). Não foram encontradas diferenças significativas entre os grupos após as 11 semanas de treino em relação à potência de braços e pernas, ou quantidade máxima de repetições feitas até a falha (75% de 1RM) no agachamen-to. O treino até a falha resultou em um aumento significativo do número

QUADRO 6.3 **PESQUISA**

A eficácia das séries até a falha

Determinar o que significa uma série não levada até a falha pode ser difícil. Numa das pesquisas abordadas anteriormente (Izquierdo et al., 2006), os atletas passaram por treinamento de força realizado como seu período normal de treino durante 16 semanas. Nas primeiras seis semanas, "não falhar" foi definido como realizar seis séries de cinco repetições com 10RM. Nas semanas 7 a 11, ficou definido como a execução de seis séries de três repetições a 6RM no supino e a mesma quantidade de séries e repetições a 80% de 6RM no agachamento. Nas semanas 12 a 16, treino "até a falha" e "não até a falha" consistiram numa fase de pico com o uso de 85 a 90% de 1RM, ou por volta de 5RM, e na realização de três séries de duas a quatro repetições por série.

Em outra pesquisa (Izquierdo-Gabarren et al., 2010), em que os remadores foram treinados durante oito semanas, "séries até a falha" consistiram no desempenho de quatro séries a, inicialmente, 10 repetições por série, a 75% de 1RM, evoluindo para quatro repetições por série a 92% de 1RM. "Séries não levadas até a falha" foi definido de duas formas: inicialmente realizando quatro séries de cinco repetições e evoluindo para duas repetições por série com as mesmas intensidades do treino "até a falha", ou a realização de apenas duas séries para a mesma quantidade de repetições com as mesmas intensidades do treino "até a falha".

A primeira pesquisa resultou em ganhos similares na força, seja com treino "até a falha", seja com treino "não até a falha": ganhos significativamente maiores na resistência da musculatura localizada foram observados com treinamento até a falha, e aumentos significativamente maiores na potência foram observados com treino não até a falha. A segunda pesquisa mostrou maiores aumentos na força e na potência máximas quando feitas quatro séries não até a falha comparadas a duas séries executadas não até a falha. Interessante que o treino de quatro séries e o de duas séries "não até a falha" resultaram em aumentos significativamente maiores na potência da remada em 10 movimentos máximos ou durante 20 minutos de remada comparados com o treino até a falha.

Nessas duas pesquisas, treinar "não até a falha" geralmente consistiu na realização de metade das repetições por série do que o número de repetições observadas no treino "até a falha". No entanto, nas duas pesquisas, o "treino não até a falha" resultou em aumentos significativamente maiores em alguma medida da potência, com aumentos similares ou maiores na força. Isso indica que atletas que fazem outros tipos de treinamento talvez não precisem executar séries até a falha para obterem aumentos no desempenho.

Izquierdo, M., Ibanez, J., Gonzalez-Badillo, J.J., Häkkinen, K., Ratamess, N.A., Kraemer, W.J., French, D.N., Eslava, J., Altadill, A., Asiain, X., and Gorostiaga, E.M. 2006. Different effects of strength training leading to failure versus not to failure of hormonal responses, strength, and muscle power games. *Journal of Applied Physiology* 100: 1647-1656.

Izquierdo-Gabarren, M., Gonzalez De Txabarri Exposito, R., Gracia-Pallares, J., Sanchez-Medina, L., De Villarreal, G., and Izquierdo, M. 2010. Concurrent endurance and strength training not to failure optimizes performance gains. *Medicine & Science in Sports & Exercise* 42: 1191-1199.

de repetições até a falha no supino (46 vs. 28%) após 11 semanas de treino e após a fase de pico (85 vs. 69%). Após a fase de pico, o treino não levado até a falha resultou em aumento significativo na potência de membros inferiores. Os resultados indicam que treinar até a falha oferece uma vantagem em termos de treinar com o objetivo de incrementar a resistência muscular localizada de membros superiores (supino), ao passo que não treinar até a falha oferece uma vantagem na potência de membros inferiores, após uma fase de pico.

Contradizendo as conclusões anteriores, uma pesquisa com remadores treinados realizada durante oito semanas com treinamento de força periodizado não levado até a falha em conjunto com treinamento de resistência muscular localizada demonstrou aumentos significativos de 1RM no supino. Concordando, no entanto, com a pesquisa anterior, a potência do supino e o desempenho nas remadas melhoraram significativamente com o treino não até a falha do que com treino até a falha (Izquierdo-Gabarren et al., 2010). As duas pesquisas indicam que não treinar até a falha pode aumentar a potência e o desempenho desportivo.

Os efeitos na resposta hormonal quando treinando até a falha são inconclusivos. Séries até a falha resultam numa reação hormonal aguda muito maior (hormônio do crescimento, testosterona) comparados com séries não levadas até a falha (Linnamo et al., 2005). Dezesseis semanas de treinamento com séries não levadas até a falha, porém, resultaram numa concentração mais baixa de cortisol no sangue em repouso e de testosterona mais elevada comparados com treino até a falha; isso indica um ambiente anabólico mais positivo quando não se treina até a falha (Izquierdo et al., 2006).

Há necessidade de mais informações sobre o efeito da realização de séries até a falha. Está claro que realizar as séries até a falha não é necessário para o aumento da força máxima, da resistência muscular localizada ou da hipertrofia. Além disso, a decisão de fazer as séries até a falha pode, em parte, depender da meta principal do treino ser ou não um aumento na resistência muscular localizada ou em algum outro fator, como a potência. Uma dificuldade inerente nessas comparações é definir o que constitui "não até a falha". Isso que pode ser definido como o momento em que uma ou mais repetições podem ser feitas, ou o momento em que qualquer outra quantidade de repetições adicionais pode ser realizada. Períodos curtos de séries até a falha podem ajudar os levantadores avançados que querem atravessar um platô de treinamento (Willardson, 2007a). Treino até a falha, entretanto, repetidas vezes durante períodos longos não é recomendado, devido a aumento do risco de *overtraining* e lesões por uso excessivo (Willardson, 2007a).

Técnica da "queimação"

A técnica da "queimação" é uma extensão da técnica das séries até a falha. Após a execução de uma série até falha concêntrica momentânea o levantador faz repetições pela metade ou parciais. Normalmente, 5 ou 6 repetições parciais são feitas, o que causa uma sensação dolorosa ou de queimação (Richford, 1966), origem do nome do sistema. Provavelmente, a sensação de "queimação" é causada, em parte, pelo aumento da acidez intramuscular. Defensores da técnica da queimação acreditam que, na execução de repetições parciais em estado de fadiga, mais unidades motoras sofrem fadiga, o que resulta em maiores ganhos de força e hipertrofia.

Técnica da repetição forçada ou repetição assistida

Uma forma da repetição forçada é uma extensão da técnica das séries até a falha. Após o praticante ter completado uma série de exaustão, o companheiro de treino o auxilia a erguer a resistência permitindo a execução de 2 a 4 repetições a mais. O auxílio é dado somente na fase concêntrica, ou de levantamento das repetições; o levantador realiza a fase excêntrica, ou de abaixamento, sem ajuda. Pode, ainda, ser dada assistência com algum equipamento, realizando-se a fase concêntrica de uma repetição com dois membros e a excêntrica com um único membro. A repetição forçada também passou a significar para alguns treinadores de força um tipo de treinamento negativo pesado. Com essa técnica, 2 ou 3 repetições são executadas com carga muito próxima de 1RM para o exercício. Similar à técnica de repetições forçadas e descrita anteriormente, a assistência ocorre durante a fase concêntrica, mas não na excêntrica das repetições.

Os defensores de repetições forçadas acreditam que, devido ao fato de os músculos serem forçados a continuar a produzir força após a falha concêntrica ou com uma resistência maior do que a que pode ser levantada durante a fase concêntrica, mais unidades motoras são

fatigadas, o que resulta em maiores ganhos de força, hipertrofia e resistência muscular localizada. Mais fadiga acumulada como resultado da realização de repetições forçadas pode ser indicado por EMG em atletas experientes em treino de força (basistas e levantadores de peso olímpicos), embora não em pessoas sem experiência em treino de força (Ahttiainen e Häkkinen, 2009). A atividade EMG do quadríceps foi menor durante quatro repetições forçadas realizadas por atletas treinados em força, mas não para sujeitos praticantes experientes de treinamento. Este resultado indica maior fadiga e aumento na ativação de unidades motoras nos atletas com treino de força durante as repetições forçadas, bem como indica que a resposta às repetições forçadas pode ser diferente entre pessoas treinadas e destreinadas.

Levantadores de peso que conseguem mover cargas maiores no supino e no agachamento realizam a fase excêntrica muito mais lentamente do que os levantadores de peso que deslocam cargas menores (Madsen e McLaughlin, 1984; McLaughlin, Dillman e Lardner, 1977). Pelo fato de a fase excêntrica da repetição ser executada sem assistência durante as repetições forçadas, pode-se levantar a hipótese de que esse sistema ajuda no desenvolvimento das adaptações neurais necessárias para realizar a fase excêntrica com cargas altas e técnica adequada do exercício. Portanto, trata-se de uma técnica valiosa quando o objetivo é o aumento da carga de 1RM dos exercícios como, por exemplo, o supino, no qual a execução da fase excêntrica de uma repetição em baixa velocidade de movimento é vantajosa, pois a carga desenvolve pouco *momentum* (massa de um objeto $\times$ velocidade de deslocamento) que precisa ser vencido no inicio da fase concêntrica da repetição.

Aumentos na força de 1RM durante nove semanas de treino foram significativamente maiores para a flexão do cotovelo (13,2 vs. 8,2%) e supino (16,5 vs. 10,6%), com três séries de 6 a 10 repetições realizadas até a falha seguidas de duas repetições auxiliadas, na comparação com uma série de 6 a 10 repetições feitas até a falha seguidas de duas repetições assistidas (Humburg et al., 2007). Entretanto, ainda que o leg press unilateral tenha demonstrado maiores ganhos de 1RM (perna direita e esquerda, 13,3 vs. 9,7% e 15,5 vs. 9,4%) com o programa de três séries, não foi observada diferença significativa entre o programa com três séries e o com uma série. Essa pesquisa também usou séries *drop* junto ao programa com três séries, fato este que pode ter comprometido as conclusões referentes às repetições auxiliadas. Os resultados, porém, indicam que repetições assistidas podem acarretar em maiores aumentos na força quando usadas junto de programas com séries múltiplas, na comparação com programas de série única.

Uma pesquisa comparando um sistema de circuito de uma série (8 a 12RM) com repetições forçadas e outro de circuito de 3 séries sem repetições forçadas mostrou que o sistema de circuito de três séries resultou em ganhos muito maiores em 1RM dos exercícios de supino e *leg press*, bem como na quantidade de repetições possíveis a 80 e 85% de 1RM no supino e *leg press*, respectivamente (Kraemer, 1997). Embora haja diferença na quantidade de séries realizadas entre os circuitos, os resultados demonstram que um sistema de circuito de 3 séries resulta em ganhos significativamente maiores na força e na resistência muscular localizada do que o circuito de série única com repetições forçadas. As repetições forçadas com treino de séries múltiplas de supino mostraram que três ou quatro repetições forçadas, comparadas a uma forçada por sessão de treino, resultaram em aumentos semelhantes na capacidade de força (3RM) no arremesso da barra no supino, na potência de pico ou na potência média (Drinkwater et al., 2007). Portanto, uma repetição forçada de um exercício por sessão de treino pode ser o necessário para se obter os benefícios dessa técnica.

Repetições forçadas ou assistidas devem ser utilizadas com cautela, pois facilmente pode ocorrer dor muscular, em especial nos levantadores não habituados a essa técnica. Além disso, como as repetições forçadas são feitas em condições de fadiga (após a série ser executada até a falha ou com peso muito grande para a conclusão da fase concêntrica de todas as repetições da série), o levantador irá se defrontar com desconforto agudo e terá que tentar fazer as repetições forçadas, apesar do desconforto. Os auxiliares precisam estar extremamente atentos e conseguir erguer toda a carga utilizada caso o praticante perca a técnica apropriada do exercício ou fique fatigado a ponto de não ser capaz de realizar uma repetição.

Técnica das repetições parciais

Uma repetição parcial é aquela executada em uma amplitude restrita de movimento do exercício. Normalmente, as repetições parciais são realizadas nas fases concêntrica e excêntrica da repetição, durante 1 a 5 repetições por série a cerca de 100% de 1RM. A quantidade de peso que é possível utilizar para uma repetição parcial depende da curva de força do exercício (isto é, ascendente, descendente ou em forma de sino) e da amplitude de movimentos na qual é executada. Por exemplo, fazer a parte superior da amplitude de movimentos num agachamento com uma carga maior do que a possível para uma repetição completa deve-se ao fato de o agachamento ter uma curva de força ascendente. Os defensores da técnica da repetição parcial acreditam que, usando-se cargas muito pesadas com restrição da amplitude de movimentos, o praticante aumenta sua força máxima.

As repetições parciais são utilizadas com sucesso no aumento da força isométrica, na amplitude de movimentos parcial da repetição e com amplitude total de um exercício em indivíduos com amplitude limitada de movimento (Graves et al., 1989, 1992). Em homens saudáveis com experiência em treinamento com pesos, uma sessão de treinamento de supino incluindo repetições com toda a amplitude possível e amplitude parcial do movimento resulta em significativo aumento na repetição parcial com carga de 1RM (4,8%) e 5RM (4,1%) (Mookerjee e Ratamess, 1999). A amplitude de movimentos na repetição parcial utilizada para o supino partiu de um ângulo de 90º de cotovelo até a realização de um movimento.

Aumentos na força ou na potência com treino com repetições parciais possivelmente ocorrem em razão das adaptações neurais, como maior recrutamento de fibras musculares na amplitude de movimento da repetição parcial. O treinamento isométrico funcional demonstrou incremento da amplitude total de movimento da força de 1RM somente quando o treinamento foi executado no ponto de desvantagem mecânica de um exercício (ver Isometria Funcional, mais adiante no capítulo). Isso está relacionado com a especificidade do ângulo articular do treinamento isométrico. A falta de incremento na amplitude total de movimento no supino durante o exercício com carga de 1RM, com apenas uma sessão de treino na pesquisa antes descrita em que foi utilizado apenas uma amplitude parcial de movimentos que não incluiu o ponto de desvantagem mecânica no supino (*stick point*), pode estar relacionada com a especificidade ângulo-articular neural da técnica de repetição parcial.

Duas pesquisas seguindo programas idênticos de treino indicam que repetições com amplitude total de movimento do supino aumentam significativamente mais a força em mulheres destreinadas, mas não em homens destreinados, do que repetições parciais (Massey et al., 2004, 2005). O treino com amplitude de movimento total, o treino com amplitude parcial de movimento a 100% de 1RM e um programa de treino misto (duas séries de amplitude parcial de movimentos e uma série de amplitude total de movimentos realizados durante cinco semanas seguidas de uma série de amplitude parcial de movimento e duas séries de amplitude total de movimento durante as últimas semanas do treino) foram comparados. As repetições parciais da amplitude de movimentos foram feitas na porção superior (cotovelos estendidos) da amplitude de movimentos do supino, quando os músculos envolvidos estão num comprimento relativamente curto. Todos os grupos melhoraram significativamente 1RM do supino. O treinamento com uma amplitude total de movimentos aumentou 1RM em mulheres (35%) significativamente mais do que o treinamento com repetições parciais (22%) e do que o protocolo de treino misto (23%). Não foi observado diferença significativa nos ganhos de força (1RM) do supino entre os programas de treinamento para os homens.

O treinamento dinâmico com resistência externa constante (RECD) dos extensores e flexores do joelho, a partir de um ângulo do joelho de 80 a 115º e 170 a 135º, respectivamente, aumentou significativamente a potência (Ullrich, Klçeinder e Bruggemann, 2010). Durante essas duas amplitudes de movimento, os músculos estão com comprimentos relativamente compridos/alongados, indicando que as repetições parciais com o músculo em comprimentos maiores aumentam significativamente a potência. As pesquisas antes descritas do supino indicam que a força pode ser incrementada quando a repetição parcial é realizada com o músculo num comprimento relativamente curto. Logo, força ou potência podem ser aumentadas com repetições parciais, com músculo em posição mais curta ou mais alongada; entretanto, ainda não há certeza quanto ao comprimento menor ou maior do músculo ser mais vantajoso para o incremento de força e potência.

Agachamentos realizados com amplitude parcial de movimento (ângulo do joelho a 120º) em comparação com agachamentos realizados com amplitude total de movimentos (coxas paralelas ao chão) podem resultar em maior força e potência (Drinkwater, Moore e Bird, 2012). Os dois tipos de agachamento foram feitos ao longo de 10 ou 5 repetições, usando 67 e 83% de 1RM, respectivamente. A velocidade do movimento não foi controlada e, portanto, foi autosselecionada. O agachamento com amplitude parcial de movimento a 87% de 1RM produziu mais força e potência do que durante as outras três séries de agachamentos. A velocidade máxima foi maior durante os agachamentos com amplitude total de movimentos, com 63% de 1RM, do que comparado com as outras séries de agachamento. Os resultados indicam que agachamentos com amplitude parcial de movimento podem resultar em mais potência e força que agachamentos com amplitude total de movimento, quando os levantadores escolhem a velocidade do movimento, embora isso só valha para cargas mais pesadas.

Repetições com amplitude parcial de movimento aumentam muito a força máxima da respectiva amplitude de movimento e podem ser úteis como auxiliares de treino com amplitude total de movimento em algumas situações. Além disso, em pessoas saudáveis, as repetições parciais parecem aumentar muito depressa a força máxima (uma sessão de treino) dentro da amplitude de movimento da repetição parcial. Então, as repetições parciais podem ser adequadas aos que querem aumentar a força máxima apressadamente em determinada amplitude de movimento de um exercício.

Sistemas superlentos

Os sistemas superlentos envolvem a execução de repetições em baixa velocidade. Embora possa ser usada qualquer velocidade lenta, geralmente com treino superlento apenas uma ou duas séries de um exercício são realizadas com fase de repetição concêntrica de 10 segundos e excêntrica de 4 ou 5 segundos. Os proponentes desses

sistemas acreditam que a quantidade maior de tempo em que um músculo está sob tensão intensifica o desenvolvimento da força, da hipertrofia e das capacidades aeróbias mais do que o uso de velocidades tradicionais de repetição.

Treinamento superlento no supino, a 53% de 1RM, com fase de repetição concêntrica e excêntrica de cinco segundos, foi comparado a treino tradicional com carga pesada (seis repetições a 6RM); a atividade EMG do peitoral maior e do tríceps braquial foi significativamente maior com o treino tradicional com carga pesada durante a fase excêntrica e concêntrica (Keogh, Wilson e Weatherby, 1999). Isso funcionou durante a primeira, a intermediária e a última repetição da série, o que indica recrutamento de menos fibras musculares com o sistema superlento.

Estudos prévios demonstram que o treino superlento pode aumentar a força máxima. Esse tipo de treino, com uma série de 4 a 6 repetições e 10 e 4 segundos de fase concêntrica e excêntrica, respectivamente, resultou em ganhos similares de força a um programa normal com uma série de 8 a 12 repetições com 2 e 4 segundos de fase concêntrica e excêntrica, respectivamente (Wescott, 1994). Numa pesquisa similar, indivíduos treinaram com ênfase na contração excêntrica (10 seg de fase de repetição excêntrica e 4 seg de concêntrica), e treino com ênfase concêntrica (4 seg de fase de repetição excêntrica e 10 seg de concêntrica), realizando uma série de quatro a seis repetições (Wescott, 1995). Os aumentos na força foram similares entre os treinos. Nenhuma das pesquisas analisou estatisticamente os resultados, embora ambas indiquem que o treino superlento é capaz de aumentar a força. O treinamento com ênfase excêntrica (6 seg excêntrica, 2 seg concêntrica) ou com ênfase concêntrica (6 seg excêntrica e 2 seg concêntrica) aumenta significativamente a força (Gillies, Putman e Bell, 2006). Embora os dois programas tenham resultado em aumentos significativos em 1RM concêntrica (21%), excêntrica (44%) e normal (25%), não foi constatada diferença significativa nos ganhos de força entre os treinos.

Diversas pesquisas compararam treino resistido superlento e normal. Por exemplo, mulheres destreinadas realizaram um treinamento superlento (50% de 1RM, fase concêntrica de 10 seg e fase excêntrica de 5 seg), ou treino tradicional com carga (2 seg de fase concêntrica e 4 seg de excêntrica) de uma série e foi observado que o treinamento com pesos tradicional resultou em incrementos significativos na força em cinco de oito exercícios (Keeler et al., 2001). Os níveis de 1RM para, por exemplo, o supino (34 vs. 11%), *leg press* (33 vs. 7%) e flexão de joelho (40 vs. 15%) foram todos significativamente maiores com o treinamento tradicional. Além disso, nenhum grupo de treino alterou significativamente a composição corporal (BOD POD) ou o consumo máximo de oxigênio.

Uma comparação entre um treinamento superlento durante uma série (fase de repetição concêntrica e excêntrica de 10 seg, a 50% de 1RM) e treinamento tradicional realizado durante quatro semanas com três séries de oito repetições (fase de repetição concêntrica e excêntrica de 2 seg, a 80% de 1RM) não mostrou diferença significativa nos incrementos de força entre os dois tipos de treino, embora somente o tradicional tenha mostrado incrementos significativamente maiores na força muscular do que o grupo controle (Kim et al., 2011). Outra comparação entre treino superlento (50% de 1RM, fase concêntrica e excêntrica de 10 seg) e treino tradicional (80% de 1RM, fase concêntrica de 2 seg e excêntrica de 4 seg) não mostrou diferença significativa em ganhos de força em homens destreinados (Neils et al., 2005). Os dois grupos realizaram sete exercícios de seis a oito repetições por série. Ambos aumentaram significativamente 1RM do agachamento (6,8% tradicional vs. 3,6% superlento) e supino (8,6% tradicional vs. 9,1% o superlento), mas não houve diferença significativa demonstrada entre os grupos. Além disso, a composição corporal (absormetria radiográfica de dupla energia – DEXA) não foi alterada em qualquer um dos grupos. Todavia, a potência de pico e a capacidade de salto com contramovimento aumentaram significativamente com o treino tradicional, mas não com o superlento. Os resultados indicam que incrementos de força e potência podem ser maiores com as velocidades do treino tradicional, embora as alterações na composição corporal sejam as mesmas com os dois tipos de treino.

Homens e mulheres de meia-idade treinaram com programa superlento (fase concêntrica de 10 seg e excêntrica de 4 seg) ou tradicional; os dois evidenciaram aumentos significativos na força (Wescott et al., 2001). O treino consistiu em uma série com 13 exercícios diferentes. O grupo superlento mostrou ganhos significativamente maiores na força do que aqueles do treino tradicional. Uma limitação da pesquisa, porém, foi que a força de 5RM e 10RM foi testada no grupo superlento e no tradicional, respectivamente.

Treinamento tradicional (80-85% de 1RM, fase concêntrica e excêntrica de 1 a 2 seg) resultou em adaptações diferentes das fibras musculares comparado com o treino superlento (40-60% de 1RM, fase concêntrica de 10 seg e excêntrica de 4 seg) (Herman, 2009). Os dois grupos treinaram as pernas com três séries de três exercícios (*leg press*, agachamento e extensão do joelho). Foram examinadas alterações nas fibras musculares do vasto lateral. A área de secção transversa de todos os tipos principais de fibras (tipo I, IIa e IIx) aumentou significativamente com o treino tradicional, ao passo que o treino superlento mostrou aumento significativo em apenas dois desses três tipos de fibra (IIa e IIx). Além disso, somente o treino tradicional mostrou um aumento no percentual de células-satélites em outras fibras (I, IIa, IIax vs. IIax, IIx) do que o treino superlento.

De maneira geral, as pesquisas indicam que o treino superlento é capaz de aumentar a força máxima. Pode, no entanto, não resultar em grandes incrementos de força expressos por ganhos de 1RM, grandes aumentos na potência ou incrementos globais do tipo de fibra muscular. É interessante observar que o gasto total de energia consequente da realização de dez exercícios com treino tradicional pode chegar a 48% a mais (172 vs. 116 kcal) que o do treino superlento (Hunter, Seelhorst e Snyder, 2003). As duas sessões de treino têm a mesma duração (29 minutos); no entanto, duas séries de cada exercício foram feitas no treino tradicional, ao passo que com o treino superlento apenas uma série foi realizada. Mesmo que o grupo no treino tradicional tenha feito mais séries de cada exercício, uma vez que o tempo total de treino foi o mesmo, o tradicional resultou num gasto calórico maior por unidade de tempo, o que sugere que uma maior redução na gordura corporal pode ocorrer com o treino tradicional.

Oclusão vascular

A oclusão vascular é uma técnica de treino resistido relativamente nova. Envolve o uso de um manguito estreito para comprimir a artéria principal que alimenta o músculo ou músculos sendo treinados com o objetivo de diminuir o fluxo de sangue para o(s) músculo(s). O manguito costuma ser inflado de modo a se aproximar da pressão arterial diastólica (Manni e Clark, 2009). Geralmente, intensidades baixas de treino resistido (20-50% de 1RM) são usadas com a oclusão vascular. Esse tipo de treino já fora usado na década de 1980, no Japão, conhecido como treinamento Kaatsu. Comparações entre treino de caminhada com e sem oclusão demonstraram um aumento da área de seção transversal do músculo (4-7%) e da força isométrica (8-10%) em resposta ao treino com oclusão, enquanto o treino de caminhada normal não causou efeito significativo nessas medidas (Abe, Kearns e Sato, 2005).

O treino com oclusão vascular recebeu uma atenção importante no ano 2000, quando um programa de 16 semanas de baixa intensidade (30-50% de 1RM) de treinamento com oclusão em mulheres idosas demonstrou aumentos similares na área de seção transversa e força muscular quando comparado com programa de alta intensidade (50-80% de 1RM) sem oclusão (Takarada, Nakamura et al., 2000). Outras pesquisas realizadas concluíram que o treino com oclusão vascular a 50% de 1RM resulta em aumentos significativamente maiores na área de seção transversa do músculo e ganhos em força de atletas destreinados (Moore et al., 2004) e treinados (Takarada, Sato e Ishii, 2002) na comparação com treino na mesma intensidade, porém sem oclusão vascular.

Ainda que tenha sido mostrada uma vantagem em treinar a 20% de 1RM com oclusão vascular nos incrementos de força (o pico de torque isocinético teve um aumento significativamente maior a 60°/s, mas não a 180°/s), não foi observada diferença significativa na área de seção transversa do músculo comparado com o mesmo programa de treino sem oclusão (Sumide et al., 2009). Outras pesquisas, porém, mostram que treino com oclusão vascular a 50% de 1RM (Baurgomaster et al., 2003), ou 60% de 1RM (cerca de 12RM) e 80% de 1RM (cerca de 6RM), resultou em ganhos de força ou tamanho do músculo similares na comparação com a realização do mesmo programa de treino sem oclusão (Laurentino et al., 2008). Igualmente, treino com oclusão a 20% de 1RM (40%) não mostrou diferença significativa nos aumentos de 1RM comparado a treino sem oclusão a 20% (21%) ou 80% (36%) de 1RM (Laurentino et al., 2012). Entretanto, apenas o treino com oclusão a 20% de 1RM e 80% de 1RM sem oclusão aumentou significativamente a área de seção transversa do músculo (6%) e reduziu a expressão do gene miostatina, que pode ter relação com os incrementos do volume muscular causados por esses dois tipos de treino. Portanto, nem todas as pesquisas mostram uma vantagem clara em incrementos de força e tamanho muscular em resposta a treinamento com oclusão vascular.

Motivos para o treino com oclusão vascular resultar em incrementos maiores de força e tamanho muscular ainda não estão esclarecidos. O que está claro é que o uso da oclusão enquanto é realizado treinamento com pesos resulta numa maior dependência do metabolismo anaeróbio, um aumento em alguns hormônios (o hormônio do crescimento norepinefrina), mais acidez no músculo sendo treinado, bem como em aumento de radicais livres ou moléculas reativas de oxigênio comparados com o mesmo treino sem oclusão (Abe, Kearns e Sato, 2006; Manni e Clark, 2009; Takarada, Nakamura et al., 2000; Takarada Takazawa et al., 2000). Ainda não há evidencias suficientes para sustentar que esses fatores influenciam ou não, de forma direta ou indireta, nos aumentos de força máxima ou em maior síntese proteica (mais hipertrofia muscular). Desta forma, a eficácia da oclusão vascular com treino resistido de baixa intensidade é algo que ainda não está bem esclarecido.

Técnica do pequeno incremento

A carga usada para um exercício é tradicionalmente incrementada quando um determinado número de repetições em uma série pode ser feito. Com pesos livres e equipamentos de força, normalmente a menor carga é de 1,1 kg. Nos equipamentos em que os pesos não podem ser removidos, a variação da carga pode ser grande (4,5 kg ou mais) se o objetivo for colocar pesos mais leves, mas elas estão acopladas de alguma forma à pilha de pesos, tornando-se complicado o incremento relativamente baixo na carga como os normalmente utilizados na técnica do pequeno incremento.

Um estudo de 8 semanas de treinamento de força demonstrou que a técnica do pequeno incremento resultou em ganhos de 1RM no supino e na rosca tríceps equivalente ao incremento normalmente observado com o treinamento resistido de técnica tradicional (Hostler, Crill et al., 2001). Com a técnica do pequeno incremento, a carga foi aumentada 0,23 kg e 0,45 kg quando sete ou oito e quando nove ou mais repetições foram executadas por série, respectivamente. Durante o treinamento, a carga foi incrementada quase quatro vezes mais do que a geralmente realizada no supino e duas vezes mais do que o geralmente colocado na rosca tríceps quando comparado à técnica de pequeno incremento e a técnica tradicional. O uso da técnica do pequeno incremento pode melhorar o nível de satisfação do novato em levantamentos, bem como a probabilidade de continuar no programa em consequência do retorno positivo do aumento das cargas numa taxa relativamente rápida. Esse sistema também pode auxiliar levantadores que já atingiram um platô de treinamento (Hostler, Crill et al., 2001).

Sistemas e técnicas especializados

Os sistemas e as técnicas especializados foram criados para produzir resultados específicos de treinamento em levantadores avançados. Geralmente, os objetivos dos levantadores avançados incluem aumento de 1RM, de desempenho motor ou hipertrofia muscular. Tais sistemas e técnicas costumam ser recomendados apenas para levantadores avançados que já dominaram a técnica do exercício e tiveram adaptações psicológicas substanciais ao treino de força.

Isometria funcional

A isometria funcional tira proveito de ganhos de força específicos em ângulo articular (ver Treinamento Isométrico, no Capítulo 2). A isometria funcional requer a execução de uma ação concêntrica dinâmica em uma parte da fase concêntrica de uma repetição até que a carga atinja os pinos de segurança/apoio do equipamento (ver Figura 6.2). O praticante então prossegue na tentativa de levantar o peso com esforço máximo, executando a ação isométrica durante 5 a 7 segundos. Note que na Figura 6.2 os pinos de segurança/apoio do equipamento também são colocados na posição mais baixa da amplitude de movimento, para segurança do indivíduo.

O objetivo desse sistema é utilizar a especificidade do ângulo articular para causar aumentos na força no ângulo da articulação em que é realizada a ação isométrica. O ângulo articular escolhido para a realização da ação isométrica costuma ser o *sticking point* (isto é, o ponto mais fraco na amplitude concêntrica de movimento, ou ponto de desvantagem mecânica) para o exercício. A quantidade máxima de carga que pode ser erguida concentricamente em

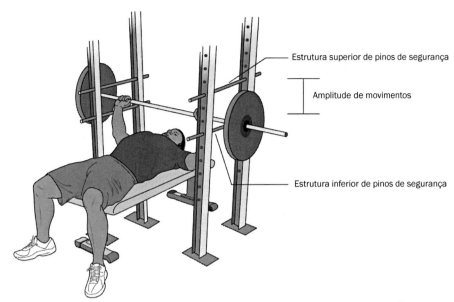

Estrutura superior de pinos de segurança

Amplitude de movimentos

Estrutura inferior de pinos de segurança

FIGURA 6.2 Isometria funcional usada no ponto mais fraco do movimento do supino. O pino superior é colocado exatamente no ponto exato da amplitude de movimento desejada. O pino inferior é colocado no ponto mais baixo da amplitude de movimento.

qualquer exercício é determinada pela quantidade de carga que pode ser movimentada através do ponto mais fraco. Acredita-se que aumentar a força no ponto mais fraco resulta em aumentos em 1RM.

A necessidade de executar a ação isométrica no ponto mais fraco de um exercício é sustentada por pesquisas da área. Estudos de treinamento de curta duração comparando o uso da isometria funcional num programa de treino com um programa RECD normal indicam a ocorrência de ganhos significativamente maiores em 1RM do supino (19 vs. 11%, Jackson et al., 1985) e agachamento (26 vs. 10%, O'Shea e O'Shea, 1989) quando a isometria funcional foi realizada no ponto mais fraco do exercício ou próximo a ele. Entretanto, tanto no supino quanto no agachamento, quando a isometria funcional é feita no ângulo de 170° de cotovelos ou joelhos, que não é próximo do ponto mais fraco desses exercícios, não há diferença significativa em incrementos de 1RM, na comparação com programa de treino RECD normal (Giorgi et al., 1998).

Adicionar um agachamento isométrico funcional de três segundos após aquecimento em bicicleta de baixa intensidade de cinco minutos pode aumentar significativamente o salto vertical com contramovimento comparado com realizar apenas o aquecimento de baixa intensidade (Berning et al., 2010). Um aumento de aproximadamente 5% ocorreu quatro e cinco minutos após o agachamento isométrico funcional em homens com experiência em treino de força, mas não em homens destreinados. Isso indica que a isometria funcional pode aumentar o desempenho em praticantes com experiência em pesos quando realizado após o aquecimento.

Muitos basistas utilizam esse sistema sem os pinos de segurança/apoio do equipamento durante a última repetição de uma série de alta intensidade (1 a 6RM, por exem-

plo). Eles tentam executar a máxima amplitude de movimento possível durante a fase concêntrica da última repetição e quando não conseguem mais erguer o peso continuam produzindo força de forma isométrica no exato ângulo de maior desvantagem mecânica. Esse tipo de treino necessita de auxiliares muito atentos. Parece que, para um uso ideal do sistema, os levantadores devem conhecer o *sticking point* em sua amplitude do movimento para otimizar o treinamento. Esse sistema é apropriado quando o principal objetivo do programa é aumentar a capacidade 1RM de determinado exercício.

Treino com implementos

O **treino com implementos** utiliza uma variedade de objetos como carga a ser erguida ou movimentada (ver Figura 6.3). Pode envolver levantamento de halteres cheios de água, barris, *kettlebell* ou pneus com água (Bennett, 2008; Hedrick, 2003). Algumas formas de treinamento com implementos são chamados treino *strongman* devido à sua semelhança com tarefas em competições do *strongman*. Os defensores desse treinamento acham que erguer um objeto instável, como um barril cheio de água, em que esta se movimenta enquanto o barril está sendo erguido, estimula o levantamento ou movimentação de objetos instáveis com que nos deparamos em atividades ou esportes cotidianos. Alguns tipos de implementos, como os *kettlebells*, possibilitam um movimento de rotação e outros de difícil execução com halteres; esses movimentos também se assemelham a movimentos ou atividades em vários eventos desportivos. Esses tipos de exercícios são incorporados a alguns programas de condicionamento e força; há, porém, poucas pesquisas disponíveis sobre a maior parte dos treinos com implemento.

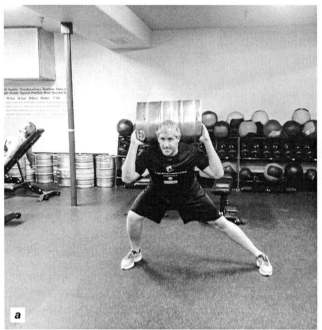 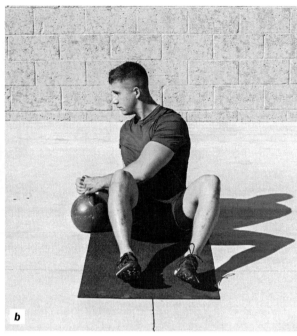

FIGURA 6.3 O treino com implementos usa implementos como a carga a ser levantada ou movimentada; (a) barril cheio de água sendo usado num movimento de passada lateral; (b) um *kettlebell* sendo erguido num movimento de rotação de tronco.

Foto 6.3a: cortesia de Alen Hedrick. Colorado State University – Pueblo.

O sucesso na virada de pneu (*tire flip*), em que um pneu grande é virado em sequência, extremidade sobre extremidade, depende, em grande parte, da duração de tempo que o pneu leva para ultrapassar a altura dos joelhos até que as mãos o deixem reposicionado sobre ele, quase em posição ereta (Figura 6.4). A virada de pneu também resulta em elevações significativas da frequência cardíaca e lactato sanguíneo, indicando seu benefício como um exercício de condicionamento anaeróbio (Keogh et al., 2010). Entretanto, similar a maioria dos métodos de treino com implementos, ainda não temos evidências de transferência para o desempenho desportivo.

O treino com *kettlebell* e com pesos normais durante seis semanas aumentou significativamente o salto vertical, a 1RM de agachamento e a capacidade de arranque (Otto et al., 2012). Nessa pesquisa, o treino com pesos normais incluiu o agachamento, o arranque e outros exercícios. O treino com *kettlebell* incluiu uma variedade de exercícios. O salto vertical e a capacidade de arranque 1RM aumentaram significativamente com os dois tipos de treino (~ 2%), embora o percentual de aumento no arranque tenha sido maior com o treino com pesos normais (9 vs. 4%). A 1RM de agachamento aumentou com os dois tipos de treino, mas o aumento com o treino com pesos normais foi significativamente maior (13,5 vs. 4,5%). O treino com balanço do *kettlebell*, com dez intervalos de 35 segundos, separados por intervalos de descanso de 25 segundos, aumentou a frequência cardíaca a ponto de causar elevações na capacidade aeró-bia (Hulsey et al., 2012). Portanto, o treinamento com *kettlebell* pode ser usado para aumentar força, potência e capacidade aeróbia.

É possível que o treino com implementos mais pesquisado seja o uso de bolas e bastões com menor e maior peso para aumento da velocidade de arremesso e do bastão, respectivamente, nos jogadores de beisebol e *softball*. Treinar arremessando bolas de beisebol com menos ou mais peso aumenta a velocidade máxima de arremesso, e o uso de uma bola com peso levemente menor ou maior (+ 20% de uma bola normal de beisebol de 142 g) não influencia significativamente os padrões de movimento de arremesso (Szymanski, DeRenne e Spaniol, 2009). Igualmente, treinar usando bastões com mais e menos pesos (– 12 a + 100% de um bastão normal) pode aumentar muito a velocidade do bastão (Szymanski, DeRenne e Spaniol, 2009). Entretanto, devido ao uso de bastões com menos ou mais peso, o aumento na velocidade do bastão varia desde alterações sem valor até aumentos que alcançam 10% (Szymanski, DeRenne e Spaniol, 2009). É importante observar que aumentos na velocidade do bastão podem também ocorrer em consequência do treino-padrão de balanço com bastão. Bastões com menos peso e mais peso são usados também como um aquecimento antes da batida na bola para ocorrer um aumento significativo da velocidade. Os efeitos agudos do uso de bastões com menos e mais pe-sos, num aquecimento, para aumentar a velocidade do bastão são contraditórios; aumentos de cerca de 6% (Reyes e Doly, 2009) e nenhuma alteração significativa foram mostrados (Szymanski et al., 2011).

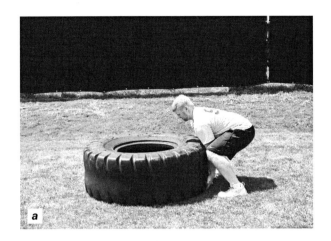

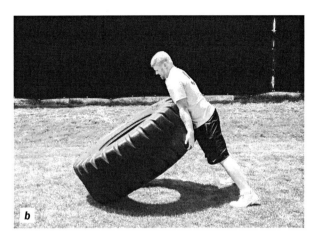

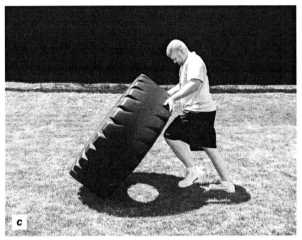

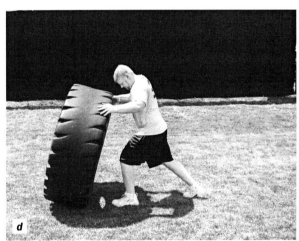

FIGURA 6.4 A virada de pneu: (*a*) posição inicial, (*b*) final do primeiro movimento de levantamento, (*c*) final do movimento de levantamento para conseguir que o pneu fique na vertical, (*d*) reposicionamento das mãos para empurrar o pneu para uma posição vertical, (*e*) movimento de empurrar o pneu para além da posição vertical.

Cortesia do Dr. William J. Kraemer, Department of Kinesiology, University of Connecticut, Storrs, CT.

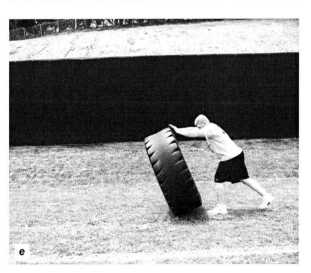

Assim, bolas e bastões com menor e maior pesos podem aumentar o desempenho em tarefas relativas a esporte em jogadores de beisebol e *softball*. Da mesma maneira, chutar bolas de futebol com pesos pode ser útil para aumento da velocidade do chute (Young et al., 2011). A maioria dos métodos de treino com implementos, entretanto, não tem pesquisas que sustentem este método.

Treinamento vibratório

O **treinamento vibratório** é bastante popular. A vibração pode ser usada de forma aguda, como num aquecimento, para aumentar o desempenho físico numa atividade a seguir, ou durante um treinamento prolongado para intensificar ganhos de força e potência. O tipo mais popular de treinamento vibratório é a aplicação da vibração ao corpo inteiro, em que uma pessoa se coloca de pé sobre uma plataforma vibratória. Outros tipos incluem uso de halteres vibratórios e equipamentos de vibração local (diretamente num tendão ou outra parte do corpo).

Vários mecanismos fisiológicos são sugeridos para explicar como o treinamento vibratório pode aumentar o desempenho físico (Rehn et al., 2007). Isso pode ocorrer em consequência de maior sensibilidade do reflexo miotático (alongamento) ou fusos musculares, que iniciam a contração muscular, ou por aumento do recrutamento de fibras musculares. Esses dois mecanismos neurais podem aumentar a força ou potência muscular. Respostas hormonais específicas, como aumento da concentração de testosterona ou do hormônio do crescimento, bem como maior hipertrofia, também podem aumentar o desempenho. Não existe, porém, um consenso definido sobre como a vibração pode intensificar o desempenho neuromuscular.

Muitos fatores podem afetar a ocorrência ou não de uma mudança marcante na força e na potência em consequência da vibração. A frequência ou a quantidade de vibrações por segundo (Hz) e a amplitude (deslocamento), ou a distância da vibração deslocada da plataforma vibratória ou do implemento vibratório durante cada vibração, são as variáveis descritas com maior frequência.

Os dois tipos principais de plataformas vibratórias para o corpo inteiro (o mais popular usado nos treinamentos) são o vertical e o oscilante. Plataformas verticais de vibração, como implica o nome, vibram predominantemente na vertical; as oscilantes vibram por rotação por um eixo horizontal. A Tabela 6.4 lista outros fatores que podem influenciar a ocorrência ou não de alterações na força, na potência ou no desempenho em consequência de treino vibratório. Qualquer um desses fatores pode determinar se a vibração afeta o desempenho de modo agudo ou durante treino prolongado.

A vibração com todo o corpo costuma ser mais usada nos treinos e nas pesquisas, em parte porque as plataformas vibratórias para o corpo inteiro são mais fáceis de ser adquiridas. Geralmente, o treino com vibração envolve a execução de um exercício, como o agachamento, ou a manutenção de uma posição de agachamento parcial (agachamento em quarto ou metade), que resulta numa ação isométrica da musculatura da perna, enquanto de pé sobre plataforma vibratória para todo o corpo. Medidas de força e potência são feitas logo após a sessão de treino vibratório para determinar os efeitos agudos. A aplicação aguda de vibração oscilatória de corpo inteiro pode aumentar o desempenho de salto no contramovimento em atletas de hóquei de campo do sexo feminino (Cochrane e Stannard, 2005) e em homens recreacionalmente ativos (Turner, Sanderson e Attwood, 2011). A força isométrica máxima também pode aumentar significativamente logo após (9,4%) e oito minutos após (10,4%) a realização do exercício de agachamento com vibração vertical de corpo inteiro (McBride, Nuzzo et al., 2010). Logo, a vibração de corpo inteiro pode aumentar a força e a potência.

Entretanto, uma revisão crítica dos efeitos agudos da vibração de todo o corpo conclui não haver evidências suficientes de que a vibração influencia de forma aguda o desempenho muscular (Rehn et al., 2007). Uma metanálise concluiu que usar plataformas vibratórias para corpo inteiro, tanto verticais quanto oscilantes, não influencia na produção de força de maneira aguda (Marin e Rhea, 2010).

Mudanças inconsistentes em força, potência ou capacidade de salto devido à exposição à vibração aguda são aparentes. Todavia, outras medidas de desempenho também devem ser analisadas, como a capacidade para corrida de tiro curto. O desempenho nesse tipo de corrida (5, 10 e 40 m) após vibração de corpo inteiro (30, 40 e 50 Hz) não é significativamente afetado; entretanto, foi demonstrada uma tendência à redução no tempo dessa corrida após vibrações com a frequência de 30 Hz

TABELA 6.4 **Fatores que afetam o treino vibratório**

Fator	Explicação
Frequência da vibração	Quantidade de vibrações por segundo (Hz)
Amplitude da vibração	Deslocamento da vibração
Amortecimento	Uso de calçado ou manoplas forradas pode afetar a frequência ou a magnitude da vibração
Direção da vibração	Direção em que ocorre a vibração; plataformas vibratórias para todo o corpo, verticais ou oscilatórias, são as mais comuns
Duração	O tempo que leva a vibração, durante cada sessão, a quantidade de sessões de vibração e a quantidade de exercícios feitos com vibração
Momento certo da medida do desempenho	De forma aguda, o tempo entre a vibração e a medida do desempenho; em treino prolongado, o tempo entre a última sessão de treinamento e a medida do desempenho
Postura	Posição do corpo em que se dá a vibração
Períodos de descanso	Duração dos períodos de descanso entre as sessões ou exercícios feitos com vibração

(Guggenheimet et al., 2009). Quando uma vibração vertical para o corpo inteiro é utilizada entre duas sessões de saltos com contramovimento e tiros curtos, menores reduções no desempenho são observadas quando comparados com a ausência de vibração entre essas duas sessões de exercícios (Bullock et al., 2008). Isso sugere que a vibração aguda pode ter efeitos positivos, embora pequenos, no desempenho da corrida de tiro de curta duração.

Vibração de todo o corpo pode ser adicionada a um programa de treinamento de longa duração realizando-a em conjunto com o programa de treinamento normal (como, por exemplo, antes das sessões normais de treinamento) ou entre as séries de um programa de treinamento de força. Da mesma forma que a análise dos efeitos agudos da vibração, o treino prolongado com vibração costuma envolver realização de um exercício, como o agachamento, ou uma ação isométrica, como manter uma posição de um quarto de agachamento enquanto se está em cima da plataforma vibratória para corpo inteiro. Todos os fatores antes abordados podem determinar se o treinamento vibratório pode afetar a força, a potência ou outra medida de desempenho.

Adicionar treino vibratório vertical de corpo inteiro ao programa de bailarinas aumentou muito o desempenho de salto com contramovimento (6,3%) e a potência média em relação a várias cargas (50, 70 e 100 kg, ou 110, 154 e 220 libras), em movimentos de extensão (Annino et al., 2007). Cabe destacar que não foi realizada nenhuma comparação com outro tipo de treino nesse programa de treinamento das bailarinas (Annino et al., 2007). Outro estudo comparou o efeito de nove semanas de treino de força utilizando o exercício de agachamento e treino de força usando o exercício agachamento na plataforma vibratória oscilatória de corpo inteiro e demonstrou significativos incrementos na força isométrica máxima do *leg press* unilateral para ambos os grupos, apesar de não terem sido observadas diferenças significativas entre os programas de treinamento (Kvorning et al., 2006). A altura e a potência do salto com contramovimento aumentaram significativamente somente com o programa de agachamento sem plataforma vibratória. Uma possível explicação para esse resultado seriam mudanças na resposta hormonal ao treinamento. Embora programas de treinamento com e sem vibração resultem num aumento significativo na testosterona e no hormônio do crescimento durante sessões de treino, o treino vibratório resultou em aumentos significativamente maiores no hormônio do crescimento.

A inclusão de treino vibratório de corpo inteiro vertical ao programa de treinamento de jogadoras de basquete, que incluiu treino resistido, não mostrou vantagem significativa em várias medidas de força e potência na comparação com o programa de treinamento normal (Fernandez-Rio et al., 2010). O treino de vibração de corpo inteiro adicionado consistiu na realização de ações isométricas para a musculatura das pernas (meio agachamento e colocar-se de pé sobre os dedos), numa posição ortostática sobre a plataforma vibratória. Uma série de pesquisas com inclusão de treino vibratório vertical de corpo inteiro (agachamento isometrico a um quarto de amplitude) aplicado entre as séries dos exercícios que consistiram num programa de treino de agachamento periodizado de seis semanas demonstrou algumas vantagens significativas, embora pequenas, na porção inicial da taxa de desenvolvimento de força (até 1530 ms) durante saltos com contramovimento e saltos com agachamento com peso quando comparado com o mesmo programa de treinamento sem a inclusão do treino vibratório entre as séries (Lamont et al., 2008, 2009, 2010).

A discussão anterior esclarece que as respostas ao treino vibratório para corpo inteiro podem ser variadas, provavelmente em razão da frequência, da duração e outros fatores associados ao treinamento vibratório. Uma revisão sistemática concluiu que vibração prolongada em todo o corpo pode causar efeitos positivos no desempenho da musculatura de membros inferiores em pessoas destreinadas e mulheres idosas (Rehn e al., 2007). Uma metanálise também demonstrou efeitos positivos no desempenho após o treino vibratório de corpo todo aplicado por longo período de tempo (Marin e Rhea, 2010). Todavia, esses efeitos dependem, em parte, das características do treino. A vibração vertical de corpo inteiro pode causar um efeito prolongado significativamente maior na força do que a vibração oscilatória. Frequências vibratórias baixas (< 35 Hz) e frequências altas (> 40 Hz) são menos eficazes do que as moderadas (> 35-40 Hz), fato que indica que as frequências moderadas são mais adequadas à vibração de corpo inteiro.

A conclusão de que frequências vibratórias moderadas são melhores para incrementar a força vai ao encontro de um estudo que indica que uma frequência de 40 Hz aumenta significativamente a capacidade de salto com contramovimento de forma aguda (6%), mas que outras frequências não causam efeito significativo (Turner, Sanderson e Attwood, 2011). Amplitudes vibratórias de menos de 6 mm são benéficas e amplitudes de 8 a 10 mm são as mais eficientes para incrementos significativos da potência. O tempo total de treino variou de 360 a 720 segundos por sessão; no entanto, ainda não está claro qual o tempo ideal das séries para incrementos substanciais da potência (séries curtas – 15 a 30 segundos – ou mais longas – vários minutos).

Embora a vibração de corpo inteiro seja o tipo mais comum de treino vibratório, ela pode também ser aplicada diretamente a um tendão ou grupo muscular específico, mediante uso de um equipamento especial ou personalizado. Várias pesquisas intensas mostram efeitos inconsistentes desse tipo de vibração. Uma sessão vibratória aplicada aos extensores do joelho durante a realização da extensão do joelho a 35 ou 70% de 1RM aumentou a força e a potência durante o exercício, bem como a carga de 1RM após o exercício (Mileva et al., 2006). A vibração aplicada com uso de um haltere vibratório entre séries sucessivas do supino aumentou a potência média, com uma tendência ($p = 0,06$) para um aumento da potência de pico durante o supino a 70% de 1RM (Poston et al., 2007). Entretanto, a aplicação de vibração na porção superior do corpo utilizando um haltere vibratório não influenciou as medidas da potência (*medicine ball*) da força de preensão ou do desempenho específico na escalada em escaladores experientes em rochas (Cochrane e Hawke, 2007).

Da mesma forma que a vibração aplicada em todo o corpo, a ocorrência ou não de uma alteração aguda na força ou potência em consequência da vibração de um tendão ou grupo muscular específico depende das características da vibração usada. Por exemplo: uma vibração aplicada à musculatura do bíceps em frequências de 6, 12 e 24 Hz resultou em incrementos da força isométrica máxima, ao passo que uma frequência mais elevada de 48 Hz reduziu a força isométrica máxima (Kin-Isler, Acikada e Artian, 2006). Entretanto, vibração aplicada diretamente no tendão do bíceps a 65 Hz não afetou o resultado da potência durante séries sucessivas de roscas bíceps a 70% de 1RM, nem um minuto e meio e oito minutos após a última série deste exercício (Moran, McNamara e Luo, 2007). Esses resultados indicam que exposição intensa a vibração de baixa frequência pode incrementar a força e a potência, ao passo que exposição a frequências mais altas não causa esse efeito.

Pesquisas que investigaram os efeitos a longo prazo do treino com halteres vibratórios ou algum outro dispositivo que aplique vibração diretamente num tendão ou músculo são inconclusivas. Alguns apresentam pequenos efeitos (tamanho do efeito 0,02), mas ainda não há uma quantidade suficiente de pesquisas disponíveis para que se chegue a conclusões sobre os efeitos desses tipos de dispositivos (Martin e Rhea 2010). Entretanto, um estudo demonstrou que a inclusão de vibração ao treinamento isométrico durante quatro semanas enquanto foi realizado o exercício de flexão do cotovelo aumentou a força isométrica máxima mais significativamente (26 vs. 10%) do que o mesmo programa de treino sem vibração (Silva et al., 2008).

Sem dúvida, frequência, amplitude e outras características da vibração podem determinar se o treino vibratório resulta em efeito agudo ou crônico. A duração do período de descanso entre as séries de vibração de uma sessão de treinamento influencia a resposta. Quando usada vibração vertical em todo o corpo para fases múltiplas de estímulo (seis sessões de um minuto, 30 Hz, amplitude de 4 mm) numa sessão de treino, os períodos de descanso entre sucessivas tentativas de dois e um minutos aumentaram significativamente a capacidade do salto partindo da posição agachada (*squat jump* – SJ), a de

salto com contramovimento (*countermovement jump* – CMJ) e a potência da musculatura de membros inferiores; entretanto, tentativas usando períodos de descanso de três minutos não causaram efeitos significativos nessas medidas (DaSilva-Grigoletto et al., 2009). Já períodos de descanso de dois minutos entre as tentativas resultaram em aumentos significativamente maiores nessas medidas do que os tempos de descanso anteriormente referidos. Quando períodos de descanso de um ou dois minutos são usados em programa similar de treino, durante quatro semanas, as duas condições produziram aumentos significativos nas medidas da força e potência (DaSilva-Grigoletto et al., 2009). Entretanto, os aumentos no SJ, (9 vs. 4%), CMJ (7 vs. 4%) e 4RM do agachamento (13 vs. 11%) foram significativamente maiores com períodos de descanso de um minuto. Desta forma, a duração ideal do período de descanso pode depender se o objetivo é ter um efeito de treinamento agudo ou de longo prazo.

Alterações ou adaptações neurais são as razoáveis explicações para os possíveis efeitos de treino vibratório no desempenho. No entanto, os efeitos agudos da vibração em medidas de EMG são inconsistentes. A atividade EMG da musculatura da perna pode aumentar no exercício realizado durante vibração vertical de corpo inteiro (Roelants et al., 2006), e a vibração oscilante de corpo inteiro pode aumentar a sensibilidade do fuso muscular (Hopkins et al., 2008). Da mesma forma, vibração aplicada aos extensores do joelho durante exercício de extensão de joelho pode aumentar medidas de EMG (frequência de disparo, velocidade de condução) da excitabilidade das unidades motoras (Mileva et al., 2006). Entretanto, as medidas EMG da excitabilidade dos motoneurônios tampouco parecem ser afetadas por vibração vertical de todo o corpo (McBride, Nuzzo et al., 2010), e a atividade EMG do bíceps não é influenciada pela vibração aplicada diretamente ao tendão do bíceps (Moran, McNamara e Luo, 2007).

Vibração com amortecimento também pode afetar ou não as alterações da força, da potência ou do desempenho. O uso de calçados ou de determinado tipo de calçado usado pode influenciar a resposta EMG dos músculos à vibração de todo o corpo. Por exemplo, a resposta EMG do vasto lateral e do gastrocnêmio medial são maiores durante a aplicação de vibração vertical de corpo todo, usando ou não calçados, a uma amplitude de 4 mm do que comparada a 2 mm. No entanto, na amplitude de 4 mm, a atividade EMG do vasto lateral é maior sem os calçados e a do gastrocnêmio medial é maior com os calçados (Narin et al. 2009). Portanto, a reação de músculos diferentes pode ser diferentemente influenciada pelo efeito do amortecimento ao usar calçado durante a vibração de todo o corpo.

A frequência, a amplitude, a duração e o tempo que se leva para realizar a medida de desempenho afetam a ocorrência ou não de uma alteração na força ou na potência. Aumentos no CMJ um minuto após a vibração vertical de todo o corpo, com combinações variadas de frequência, amplitude e duração, indicam que mesmo 30 segundos de vibração em todo o corpo podem aumentar a capacidade do salto com contramovimento imediatamente ou após cinco minutos, mas não passados dez minutos, de vibração de todo o corpo (Adams et al., 2009). Foi também demonstrado que o CMJ é significativamente incrementado logo após vibração vertical de todo o corpo, ao passo que 5, 15 e 30 minutos após a vibração de todo o corpo não há efeito significativo na capacidade de salto com contramovimento (Cormie et al., 2006). Assim, o efeito agudo de qualquer aumento no desempenho em decorrência da vibração de corpo inteiro pode durar relativamente pouco. Além disso, frequências altas (40 e 50 Hz) associadas a uma grande amplitude (4-6 mm) e frequências baixas (30 e 35 Hz) associadas a uma amplitude pequena (2-4 mm) podem oferecer o estímulo ideal para o aumento agudo do CMJ (Adams et al., 2009).

Outro fator que possivelmente influencia a ocorrência ou não de alterações no desempenho é o comprimento do músculo em que é medida a força ou a potência. Vários comprimentos (vários ângulos articulares) dos flexores do cotovelo foram testados e mostraram aumentos significativos na força isométrica máxima quando esta é medida durante a vibração, mas esses incrementos não foram significativamente diferentes entre comprimentos testados (Kin-Isler, Acikada e Artian, 2006). Entretanto, o pico de torque isocinético da flexão plantar ocorre em comprimentos maiores do músculo (mais alongados) após a aplicação de vibração no corpo todo, enquanto o pico de torque de dorsiflexão não é significativamente alterado e, portanto, mostra que não há efeito do comprimento muscular em que o pico de torque ocorre após vibração de todo o corpo (Kemertzis et al., 2008). Assim, os efeitos do comprimento do músculo nos aumentos de força ou potência não estão claros.

Talvez um dos achados mais consistentes seja um aumento agudo na flexibilidade imediatamente após exposição à vibração. Maior flexibilidade foi evidenciada em atletas (jogadoras de hóquei de campo e ginastas jovens dos dois sexos) após vibração de todo o corpo, vibração de grupos musculares específicos e vibração durante o alongamento de determinados grupos musculares (Cochrane e Stannard, 2005; Kinser et al., 2008; Sands et al., 2006, 2008). O efeito crônico do treino de flexibilidade com a vibração ainda não foi muito estudado, embora pareça aumentar a flexibilidade durante quatro semanas de treino e indique ser uma promessa como forma de aumento da flexibilidade durante treinamentos de longa duração (Sands et al., 2006). A vibração pode ainda diminuir a dor muscular de início tardio

(DOMS) após exercício excêntrico (caminhada em descida), o que pode ser importante como um método de recuperação entre sessões de treino (Bakhitary et al., 2006). Isso sugere que o treino vibratório pode oferecer outros benefícios, além dos aumentos na força e na potência.

Essa discussão deixa claro que os efeitos de uma exposição aguda e crônica a treinamento vibratório dependem da frequência e amplitude, além de outras características, da vibração usada. Assim como vários outros tipos de treino, também são encontradas diferenças de resposta individual ao estímulo vibratório específico. Outro fator complicador do possível efeito do treino vibratório é a consistência da vibração produzida pelo equipamento, como, por exemplo, qualquer mudança no deslocamento da plataforma vibratória com o aumento da massa corporal. Parece haver efeitos positivos de treino vibratório agudo e de longo prazo, embora haja necessidade de mais pesquisas.

Treinamento negativo

Durante a maioria dos exercícios de força, a parte negativa ou excêntrica se dá durante o movimento de retorno ou ao abaixar a carga de maneira controlada, enquanto os músculos estão se alongando ativamente. Por outro lado, em muitos exercícios, o levantamento da carga é denominado de porção positiva ou concêntrica da repetição. Os efeitos do treino excêntrico isocinético, apenas RECD excêntrico, excêntrico acentuado e comparações de treino excêntrico e concêntrico foram abordados no Capítulo 2. Aqui o assunto ficará limitado ao uso de treinamento excêntrico ou negativo como auxiliar do treinamento resistido clássico.

É possível baixar mais carga na fase negativa de uma repetição do que o geralmente levantado na fase positiva. Desta forma, pode ser utilizada mais carga do que 1RM para uma repetição completa durante a realização do treino negativo. O **treinamento negativo** envolve baixar, ou executar a parte excêntrica das repetições, com mais carga do que 1RM para uma repetição completa. O treinamento excêntrico acentuado refere-se a treino em que é realizada uma repetição completa (concêntrica e excêntrica), embora seja usada mais carga na fase excêntrica do que na concêntrica. Esse tipo de treino foi abordado do Capítulo 2 e não será discutido aqui.

O treinamento negativo pode ser realizado com a assistência de auxiliares para o levantamento do peso, que o executante depois retorna (realizada a parte excêntrica) sem assistência. Isso também é possível com a utilização de equipamentos de treino resistido, quando se levanta o peso utilizando ambos os braços ou pernas (bilateral) e, depois, a carga é baixada com apenas um dos membros (unilateral). Alguns aparelhos são específicos para permitir maior carga na fase excêntrica de uma repetição.

Deve-se ter atenção para a técnica de exercício apropriada e segura com auxiliares que devem estar sempre atentos e acompanhando o movimento durante todos os exercícios realizados de forma negativa pesada.

Cargas em torno de 105 a 140% de 1RM concêntrico foram propostas para serem utilizadas durante treinamento negativo. Idosos (idade média de 68 anos) realizaram um treinamento, de maneira segura, com cargas de 115 a 140% de 1RM concêntrica durante a fase excêntrica das repetições de seis exercícios em equipamentos de musculação (Nichols, Hitzelberger et al., 1995); durante a fase negativa de extensão de joelho, 11,7 repetições puderam ser executadas com 120% de 1RM tradicional (repetição com fase concêntrica/excêntrica) (Carpinelli e Gutin, 1991) indicando que o uso de cargas maiores do que 1RM concêntrica parece ser seguro durante o treinamento excêntrico. Entretanto, a carga capaz de ser utilizada durante o treino excêntrico pode variar muito entre diferentes exercícios e, também, dependendo do sexo (Tabela 6.5).

A carga de 1RMs excêntricas em homens determinadas em equipamento ficaram entre 27 e 49% além da carga de 1RM concêntrica também determinada em equipamento (ver Tabela 6.5). Já em mulheres, a carga de 1RMs excêntricas, também em equipamento, variaram entre 66 e 161% além de 1RM somente concêntrica. Observe que a 1RM excêntrica masculina situa-se, geralmente, nos percentuais propostos de 1RM concêntrica estipulados para usar durante o treino excêntrico. Entretanto, a 1RM excêntrica de mulheres para alguns exercícios é significativamente maior do que os limites propostos de 1RM concêntrica, para ser usada durante treino excêntrico. Além disso, a carga usada para o treino negativo pode depender do uso ou não de equipamento ou pesos livres. Cargas negativas mais pesadas podem ser possíveis com equipamento, porque as máquinas reduzem a necessidade de equilibrar a carga nos três planos do movimento.

Defensores do treinamento negativo acreditam que o uso de cargas maiores durante a porção negativa do exercício resulta em maiores aumentos de força. Adaptações neurais podem contribuir para o benefício do treinamento negativo de alta intensidade. Um estudo demonstrou maiores incrementos (86%) na atividade eletromiográfica (EMG) durante ações excêntricas máximas após o treinamento excêntrico máximo do que pós-concêntrico máximo (11%) (Hortobagyi e colaboradores, 1996). Durante ações concêntricas máximas, a atividade EMG aumentou 8 e 12% em consequência do treinamento excêntrico e concêntrico, respectivamente. Um incremento na atividade EMG durante ações excêntricas máximas pode ser vantajoso (como foi discutido na seção Técnica da Repetição Forçada, ou Repetição Assistida, anteriormente neste capítulo) para incrementar 1RM. A execução de repetição excêntrica intensa (105% de 1RM concêntrica) imediatamente antes da execução de uma ação concêntrica resulta em 1RM concêntrica significativamente maior (Doan e colaboradores, 2002). Isso indica que a ação excêntrica pode aumentar a facilitação neural durante o movimento concêntrico. Desta forma, algumas evidências sugerem que o treinamento excêntrico intenso pode resultar em adaptações neurais capazes de aumentar a força.

Algumas pesquisas antes mencionadas sobre treinamento excêntrico (negativo) intenso (ver Capítulo 2) indicam que deve ser usada 1RM maior que a concêntrica durante o treinamento excêntrico intensificado para que sejam obtidos maiores incrementos de força do que os obtidos com treinamento resistido clássico. Essas mesmas pesquisas também indicam que treino excêntrico intensificado pode ser realizado de forma segura com até 125% de 1RM concêntrica. Todas essas pesquisas anteriores examinaram os efeitos do treino excêntrico intenso ou somente negativo em sujeitos moderadamente treinados em força ou destreinados.

Um estudo realizou 12 semanas de treinamento excêntrico intensificado em levantadores de competições olímpicas e demonstrou incrementos significativos na força máxima (Häkkinen e Komi, 1981). Os competidores executaram 25% das ações excêntricas nos treinamentos com 100 a 130% da carga de 1RM concêntrica e demonstraram incrementos significativos (10%) no arranque e no arremesso (13%). Os atletas que executaram seus treinamentos normais nesse mesmo tempo aumentaram 7% no arranque e 6% no arremesso. O incremento no arremesso demonstrado pelos levantadores que fizeram treinamento excêntrico intensificado

TABELA 6.5 Aumento percentual de 1RM excêntrica sobre 1RM concênctrica em exercícios em equipamento

Exercícios	Homens (% maior de 1RM excêntrica do que concêntrica)	Mulheres (% maior de 1RM excêntrica do que concêntrica)
Puxada dorsal	32	29
Leg press	44	66
Supino	40	146
Extensão de perna	35	55
Supino militar	49	161
Rosca de perna	27	82

Dados de Hollander et al. 2007.

foi significativamente maior que o do grupo de treinamento tradicional. Ambos os grupos também aumentaram significativamente várias medidas de força isométrica, concêntrica e excêntrica no *leg press* e extensão de joelho, mas sem diferenças significativas entre os grupos. O desempenho desses atletas competitivos é medido por meio de 1RM de arranque e arremesso. Desta forma, o treinamento excêntrico intensificado demonstrou uma vantagem competitiva aos levantadores de peso olímpico.

Sistema de supercarga

O sistema de supercarga é um tipo de treinamento de força negativo. Repetições parciais são executadas com 125% de 1RM. Por exemplo, se 1RM do indivíduo no supino é de 90,7 kg, então 113,4 kg são utilizados (90,7 kg × 1,25 = 113,4 kg) para repetições parciais. Por exemplo, no supino, os auxiliares ajudam o levantador a colocar o peso na posição inicial, a extensão total de cotovelo. O atleta abaixa o peso o máximo possível antes de erguê-lo de volta na posição inicial (cotovelos estendidos) sem auxílio. O atleta executa 7 a 10 repetições parciais em cada série. Após as repetições parciais, o peso é baixado de maneira lenta e controlada até tocar o peito, e os auxiliares ajudam a elevar a carga de volta até a posição com cotovelos estendidos. Normalmente são executadas três séries com essa carga por sessão de treino.

Após oito semanas de treino realizados três dias por semana, com pelo menos um dia de descanso entre as sessões, o sistema de supercarga resultou em incrementos de 1RM no supino e no *leg press* igual ao treinamento de força convencional (Powers, Browning e Groves, 1978). Isso indica que o sistema de supercarga é tão eficaz quanto o treino convencional com pesos para incrementos em 1RM. Devido ao fato de se usar cargas maiores que 1RM, os auxiliares são fundamentais quando pesos livres são utilizados. O uso de aparelhos também é possível nesse sistema. Assim como nos outros sistemas negativos, em alguns equipamentos de força a carga pode ser erguida com ambos os braços ou pernas (bilateral) e as repetições parciais executadas com somente um dos membros (unilateral).

Treinamento em superfície instável

O **treinamento em superfície instável** envolve realizar os exercícios sobre uma bola suíça, disco inflável, pranchas de equilíbrio ou outras superfícies com instabilidade (ver a Figura 6.5). Os exercícios podem ser feitos apenas com a massa corporal ou com a adição de carga. Os proponentes desse tipo de treino afirmam que ele fortalece o desempenho atlético em consequência de melhorias no equilíbrio, sentido cinestésico, na propriocepção e na estabilidade no *core*. Dizem ainda que, pelo fato de todos os movimentos necessitarem de

estabilidade e mobilidade, o treino dessas duas qualidades ao mesmo tempo, somado ao incremento da estabilidade do *core*, resulta numa maior transferência da produção de força pela musculatura dos membros superiores e inferiores em ações cotidianas e específicas do esporte.

A **musculatura do *core*** pode ser definida como o esqueleto axial e todos os músculos, ligamentos e outros tecidos moles, com suas inserções originadas no esqueleto axial, independentemente desses tecidos terminarem no esqueleto axial ou apendicular (braço ou perna). O aumento da estabilidade do *core* pode ajudar no controle da posição e do movimento do tronco sobre a pelve, permitindo produção de força ótima, transferência e controle da força, além de melhor movimento dos membros durante atividades atléticas. O treino em superfície instável desenvolveu-se, originalmente, para uso em situações de reabilitação. Esse tipo de treinamento parece realmente aumentar o equilíbrio, em especial em pessoas com essa capacidade prejudicada, como as pessoas com mais idade e, além disso, parece ainda evitar certos tipos de lesão como as da lombar (DiStefano, Clark e Padua, 2009; Hibbs et al., 2008; Schilling et al., 2009; Willardson, 2007b). Muitos fatores, porém, podem influenciar a estabilidade do *core* ou das atividades da vida diária ou atléticas.

Vários tipos de equipamento com superfície instável e programas de treinamento foram usados para determinar se esse treinamento aumenta a capacidade de realizar atividades atléticas (DiStefano, Clark e Padua, 2009; Hibbs et al., 2008; Willardson, 2007b). Além disso, o tipo de teste de equilíbrio empregado também pode determinar se o equilíbrio melhora ou não. Equilíbrio estático (parado, em pé) sobre superfície firme, ou superfície instável, e equilíbrio dinâmico, ou capacidade de se estabilizar em posição estática durante ou após o movimento, podem ser usados para avaliar se ocorre ou não um aumento no equilíbrio em consequência de treinamento em superfície instável.

Em geral, o treinamento de equilíbrio em superfície estável e instável parece melhorar a capacidade de equilíbrio estático sobre superfícies estáveis e instáveis, além do equilíbrio dinâmico. Desta forma, atletas de elite podem melhorar o equilíbrio estático numa superfície instável e o equilíbrio dinâmico, embora o equilíbrio estático em superfície estável pareça apresentar um limite de melhora (DiStefano, Clark e Padua, 2009). Isso indica que se o equilíbrio estável em superfície estável já for bom, o treino pode não o melhorar muito. Trata-se de uma consideração importante, já que muitas atividades atléticas são feitas sobre superfícies estáveis (pisos em academias e ginásios, superfícies sólidas de jogo). Porém, atletas de esportes executados sobre superfícies instáveis, como o surfe, o *windsurf*, a natação e o *snowboard* podem se beneficiar de treino em superfície instável, mais do que atletas de outros tipos de esportes.

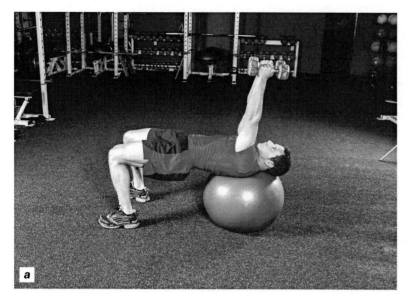
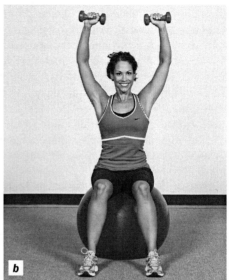
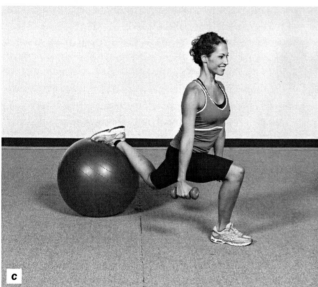
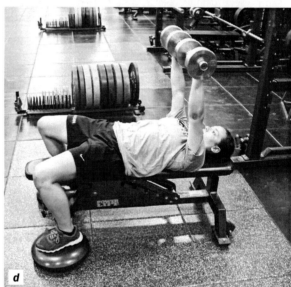

FIGURA 6.5 Diversos equipamentos podem ser usados durante treino em superfície instável: (*a*) supino com halteres sobre bola suíça, (*b*) sentado na bola suíça, com halteres sobre a cabeça, (*c*) passada com um pé sobre bola suíça, (*d*) supino com os pés sobre discos infláveis.

Figura 6.5d. Cortesia do Dr. William J. Kraemer. Department of Kinesiology, University of Connecticutt, Storrs, CT.

Foi demonstrada uma redução na capacidade de força máxima e um aumento na atividade EMG quando o exercício é feito em superfície instável (Behm et al., 2010; Norwood et al., 2007; Willardson, 2007b). No entanto, a atividade EMG depende se a comparação é feita entre a mesma carga absoluta ou o percentual de 1RM específica à condição instável ou estável (McBride, Larkin et al., 2010). Geralmente, a atividade EMG é maior nos músculos usados no agachamento quando 70, 80 ou 90% de 1RM são levantadas em superfícies de condição estável do que comparados com o levantamento de 1RM em condições de instabilidade. Entretanto, ao erguer uma carga absoluta (59, 67 ou 75 kg), embora a atividade EMG seja maior na condição

estável, geralmente a diferença não é significativa. Aumento na atividade EMG representa uma elevação na ativação muscular e na taxa de codificação de unidades motoras.

A atividade EMG também pode depender da superfície instável usada e do músculo em questão. Por exemplo, na execução do desenvolvimento sentado em bola suíça ou assento normal, seja com halteres ou com barra com pesos, a carga de 10RM é significativamente (10-23%) menor quando sentado na bola suíça (Kohler, Flanagan e Whitting, 2010). O EMG do tríceps foi maior no supino estável, possivelmente em razão de uma carga maior ter sido utilizada, e o músculo eretor da espinha na porção superior mostra maior atividade EMG quando os sujeitos fizeram os exercícios sentados na bola suíça. Durante o supino com halteres realizado em bola suíça, usando uma carga de 60% de 1 RM determinada num supino estável, a atividade EMG de vários músculos foi maior durante a execução do exercício em superfície instável do que durante a estável com a mesma carga, inclusive dos abdominais (Marshall e Murphy, 2006). Porém, a carga utilizada foi, provavelmente, um percentual além de 1RM no supino instável feito sobre bola suíça, o que pode ter resultado na maior atividade EMG.

Contradizendo as duas pesquisas anteriores, 1RM do supino livre e a atividade EMG em vários músculos não mostrou diferença significativa entre o supino feito na bola suíça e outro feito em banco estável normal (Goodman et al., 2008). Logo, usar carga absoluta (determinado peso) ou o mesmo percentual de 1RM no exercício estável e instável, bem como o músculo em questão, pode influenciar a atividade EMG quando os exercícios são feitos em situações instáveis.

Da mesma forma, o tipo de equipamento instável usado também influenciará a atividade EMG. Realizar o exercício de agachamento em cima da bola suíça ou numa prancha de equilíbrio pode mostrar aumento da ativação muscular comparado ao mesmo exercício em condição estável em pessoas altamente experientes com treinamento com pesos (Wahl e Behm, 2008). Agachamento com os dois pés sobre a prancha de equilíbrio ou realizado com um único pé sobre essa superfície não demonstrou aumentos significativos na ativação dos músculos, o que indica que este equipamento moderadamente instável não é suficiente para causar uma instabilidade significante a ponto de aumentar a atividade muscular de pessoas altamente treinadas.

Muitos exercícios que usam superfícies instáveis têm como meta o aumento da estabilidade do *core* por meio de aumento da atividade dos músculos abdominais e lombares. Vários exercícios avançados com bola suíça não parecem ativar a maioria dos músculos de forma suficiente para aumentar a força (Marshall e Desai, 2010). Apenas um em seis dos exercícios avançados (segurar em pronação, louva-a-deus, agachamento com uma perna, segurar e fazer abdominal, ponte, extensão de quadril e rolagem) mostrou atividade EMG suficiente para indicar que o reto abdominal, os oblíquos externos ou o eretor lombar foram significativamente ativados para incrementar a força máxima. A ponte demonstrou uma ativação significativa no reto do abdômen, para indicar que a força máxima aumentaria. Desta forma, o uso de exercícios em superfície instável para o aumento da força máxima pode ser limitado; porém, quando realizados com uma quantidade suficiente de repetições, podem aumentar a resistência muscular localizada.

Se o treino em superfície instável melhora ou não o desempenho em determinada atividade depende de esta ser feita num ambiente instável. No caso de algumas atividades feitas em ambientes instáveis, como o hóquei no gelo, não

há correlação significativa entre o equilíbrio na prancha instável oscilante e a velocidade do deslocamento sobre patins de jogadores altamente hábeis (Behm et al., 2005). Este resultado indica que o treino em superfície instável pode não melhorar o desempenho nesses esportes.

A inclusão de treino de prancha de equilíbrio ao programa de treinamento de atletas femininas da primeira divisão melhorou o desempenho no teste de abdominal de um minuto, indicando aumento da força e da resistência da musculatura abdominal, bem como foi observado um incremento da capacidade de agachamento unilateral.

Numa pesquisa realizada durante dez semanas, em que atletas homens da primeira divisão realizaram exercícios sobre discos infláveis e outros fizeram esses exercícios sem os discos, não foi observada nenhuma vantagem do exercício com discos (Cressey et al., 2007). O treino normal resultou num aumento significativo na capacidade do salto a partir de superfície mais elevada (3,2%) e do salto com contramovimento (2,4%), ao passo que o treino em superfície instável não resultou em mudanças significativas nessas mesmas medidas. Tanto o treino em superfície instável quanto o normal resultaram numa redução significativa (36 m, – 1,8 e – 3,9%; 9 m, – 4,0 e – 7,6%, respectivamente) no tempo de tiro de corrida de 36 m e 9 m, respectivamente. Esta diminuição de 36 m com o treino normal foi significativamente maior do que a mostrada com treino em superfície instável. Os dois grupos também melhoraram significativamente o teste de agilidade (teste T), embora não tenha sido demonstrada diferença significativa entre os modos de treino.

O acréscimo de seis semanas de treino com bola suíça nas sessões de atletas de condicionamento aeróbio (consumo máximo de oxigênio de 55 ml · kg^{-1} · min^{-1}) aumentou significativamente a estabilidade do *core*; o consumo máximo de oxigênio e a economia da corrida, porém, não foram afetados de forma importante (Stanton, Reaburn e Humphries, 2004). A velocidade de arremesso de uma equipe de handebol foi significativamente maior (4,9%) após seis semanas de treino de estabilidade do *core* com o uso de uma variedade de dispositivos de superfícies instáveis (tiras suspensas, discos; Saeterbakken, van der Tillaar e Seiler, 2011). Coletivamente, essas pesquisas indicam que nem todos os tipos de treino ou programa em superfície instável demonstram melhorias significativas em medidas do desempenho atlético.

O treinamento em superfície instável realizado durante no mínimo dez minutos por sessão, durante três sessões semanais, por um mínimo de quatro semanas, melhora o equilíbrio em pessoas saudáveis (DiStefano, Clark e Padua, 2009). Ainda que faltem evidências claras de que treinar em superfície instável melhora o desempenho atlético, esse tipo de treino parece reduzir o risco de alguns tipos de lesão. Diretrizes para uso de treino em superfície instável em programas anuais de treino para atletas já existem (ver Quadro 6.4).

(?) QUADRO 6.4 PERGUNTA PRÁTICA

Quais são as orientações para treinamento em superfície instável?

Como ocorre com todos os tipos de treino resistido, não há uma técnica de treinamento que deva ser usada com exclusividade num programa de treino normal. O treinamento em superfície instável tem algumas vantagens e desvantagens comparadas ao treinamento resistido clássico. Uma meta para o desenvolvimento de um programa de treinamento de longo prazo ou de um ano inteiro para atletas ou entusiastas do condicionamento físico é o uso de uma variedade de técnicas de treino para conseguir as adaptações desejadas. Logo, para entusiastas da aptidão física e saúde e atletas de todos os níveis, levantamentos em pisos estáveis com pesos livres, como os agachamentos, os levantamentos-terra, os levantamentos olímpicos e os que envolvem rotação do tronco, devem compor a base de seus programas para o treino da musculatura do *core*. Os que treinam para aptidão física associada à saúde, mas que não querem os estresses de um treino associado a levantamentos em solo com pesos livres, ou não têm acesso a locais para realizarem esses exercícios, podem atingir as adaptações e os benefícios de saúde funcional com treino tradicional usando equipamentos e exercícios de instabilidade.

DiStefano, L.J., Clark, M.A., and Padua, D.A. 2009. Evidence supporting balance training in healthy individuals: A systematic review. *Journal of Strength and Conditioning Research* 23: 2718- 2731.

Treinamento em suspensão (TRX)

O treinamento com faixa em suspensão envolve segurar uma tira ou faixa de algum material, ou colocar outra parte do corpo, como o pé, numa tira e então fazer os exercícios (Figura 6.6). Como a faixa tem livre movimentação, esse tipo de exercício pode ser entendido como de superfície instável. Uma ampla variedade de exercícios em tiras pode ser feita, inclusive flexões, variações de remada e exercícios abdominais ou de estabilidade do *core*. Em virtude da natureza instável das faixas, esse tipo de exercício resulta em muitas características de outras técnicas de treino com instabilidade, como maior capacidade de equilíbrio e estabilidade do *core*.

O treino com suspensão de faixas é efetivo para ganhos de força. Por exemplo, estudantes universitárias engajadas em treinamento tradicional com pesos ou com exercícios com faixas mostraram aumento significativo no torque isocinético numa variedade de movimentos, bem como em 1RM do supino e *leg press*, sem diferenças significativas evidenciadas entre os programas (Dannelly et al., 2011). Esse treinamento com faixa, no entanto, resultou num maior incremento da capacidade de flexões realizadas nas faixas do que o programa tradicional de treino com pesos. Os dois grupos também melhoraram significativamente a capacidade de equilíbrio, sem diferenças marcantes entre os grupos. Os resultados indicam que o treino com suspensão de faixa tem a mesma eficiência que o treino normal com pesos nas adaptações geradas no período inicial de treinamento de pessoas destreinadas.

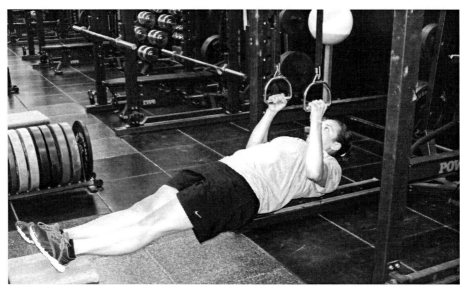

FIGURA 6.6 Muitos exercícios diferentes com faixas ou tiras podem ser realizados, inclusive a remada invertida, mostrada aqui.

O treino com faixas também melhorou o desempenho motor. Combinando-o com outro treino em superfície instável (discos), durante seis semanas, ocorreu melhora significativa da velocidade de arremesso (4,9%) de jogadoras de handebol do ensino médio (Saeterbakken, van den Tillaar e Seiler, 2011). Esse tipo de treino também melhora a velocidade do arremesso em jogadoras universitárias de *softball* (Prokopy et al., 2008). O treino com faixa pode, ainda, ser usado como aquecimento. O uso de um aquecimento baseado no treinamento com suspensão de faixas aumenta a velocidade e a precisão de arremesso de jogadores universitários de beisebol da mesma maneira que aquecimento mais tradicional (Huang et al., 2011). Estes resultados indicam que o exercício em faixas é uma forma eficaz de aumentar a força e o desempenho motor. Uma limitação de muitos exercícios com faixas é que a resistência é limitada pela massa corporal. Essa limitação, entretanto, pode ser vencida pelo uso de mais resistência/carga como, por exemplo, os coletes com pesos.

Treinamento funcional

Um termo associado a treino em superfície instável e estabilidade do *core* é o *treinamento funcional,* que passou a significar coisas diferentes para grupos diferentes. A definição geral de **treinamento funcional** é o treino destinado ao aumento do desempenho em algum tipo de tarefa funcional, como as atividades cotidianas ou os testes relacionados ao desempenho atlético. Portanto, treinamento funcional pode se referir a praticamente qualquer tipo de treino em que se pretende aumentar o desempenho motor. Para alguns, esse treinamento se refere a várias formas de treino em superfície instável, cuja meta é aumentar o equilíbrio e a força do *core*. O treino em superfície instável foi desenvolvido originalmente para uso em instituições de reabilitação para aumento do equilíbrio (em especial, pessoas com capacidades de equilíbrio prejudicadas, como idosos) e prevenção de alguns tipos de lesão. O treino funcional também tem a ver com desempenho em tarefas ou atividades como, por exemplo, erguer-se de uma cadeira ou subir escadas. Esse tipo de treinamento costuma ser parte de programas que melhoram as atividades cotidianas em pessoas idosas.

Para outros, o treino funcional refere-se a vários tipos de exercícios, inclusive treino em superfície instável, feito para aumento do desempenho não somente nas atividades diárias, mas nos esforços atléticos. Exercícios funcionais desse tipo costumam incluir várias formas de pliometria, exercícios com rotação para a musculatura do *core*, além de outros tipos de treinamento, como aquele com a *kettlebell*, que inclui movimentos balísticos e rotacionais.

Assim, o treino funcional é definido de modo diferente por diferentes pessoas. As informações aqui apresentadas, além daquelas em outros capítulos, sugerem que, independentemente de como o treino funcional é definido, este é capaz de aumentar a força e o desempenho motor.

Programas de condicionamento extremo

Programas de condicionamento extremo são aqueles com múltiplos exercícios, períodos breves de descanso e alto volume, muitos já bastante populares (tais como *CrossFit, Insanity, Gym Jones*). Além disso, esses programas costumam ter frequência elevada de treino, com alguns realizados cinco ou seis dias por semana. Alguns incluem uma grande quantidade de exercícios multiarticulares, variações de levantamentos olímpicos, treinamento intervalado e pliometria. Em razão da variedade dos programas de condicionamento extremo, não há uma sessão de treinamento representativa. Entretanto, uma sessão típica consiste em dez repetições de agachamento, supino e levantamento-terra realizados num circuito, seguido de séries sucessivas em que o número de repetições por série diminui em um, até que apenas uma única repetição por série seja realizada. A carga usada é de 80% de 1RM. Embora os levantadores consigam descansar entre os exercícios, a meta é fazer os circuitos com o mínimo descanso possível entre exercícios.

Aspectos positivos desses tipos de programas incluem redução da gordura corporal e aumento da resistência muscular localizada, em consequência do alto volume (Bergeron et al., 2011). Aspectos negativos, também em razão do volume elevado, incluem deterioração da técnica de exercício resultando em fadiga, possíveis lesões por uso excessivo e lesões agudas. Rabdomiólise por esforço (ver Quadro 6.5), bem como *status* de *overreaching* e *overtraining* também são preocupantes (Bergeron et al., 2011). Para evitar esses problemas potenciais, os treinadores devem individualizar os programas de condicionamento de força e aumentar o volume, a intensidade e a frequência lentamente para permitir a ocorrência das adaptações fisiológicas inicialmente necessárias. Os programas também precisam ser periodizados, com descanso suficiente entre as sessões, para que haja recuperação.

Técnica da pausa para descanso, ou do descanso entre as repetições

A técnica da pausa para descanso, ou descanso entre as repetições envolve a realização de uma ou mais repetições com carga relativamente pesada e o posterior descanso durante breve tempo, antes da realização de uma ou várias repetições a mais. Esse tipo de treino também é chamado de treinamento de *cluster*, uma vez que várias séries são repartidas em grupos de repetições separados por breves períodos de descanso. Entre as repetições ou séries, o levantador baixa o peso até o chão e descansa brevemente. Como um exemplo, ele faz uma repetição de um exercício com 113,4 kg, algo próximo de 1RM

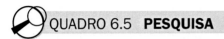
QUADRO 6.5 **PESQUISA**

Rabdomiólise por esforço

Pesquisas têm mostrado que todo o exercício causa dano e ruptura de tecido muscular, essenciais ao crescimento dos músculos. No entanto, exercícios demasiadamente extenuantes, seja numa única sessão ou em sessões consecutivas, podem levar a complicações graves. Uma grande preocupação é o aparecimento da rabdomiólise por esforço (chamada "rabdo", num termo mais conciso), que é uma condição perigosa em que a ruptura excessiva do tecido muscular resulta em grandes quantidades de elementos constituintes do músculo, como a mioglobina, íons de potássio e fosfato, creatina quinase (CK), ácido úrico e outros derivados da fragmentação, sendo liberados no líquido intersticial e na corrente sanguínea. Ocorre inflamação com a invasão de células brancas do sangue na área de tecido lesionado, complicando ainda mais o processo. Os altos níveis de mioglobina e ácido úrico no sangue podem depois reunir-se nos túbulos renais, podendo levar a uma condição denominada insuficiência renal. Além disso, a liberação de íons de potássio pode aumentar sua concentração no sangue e causar desequilíbrios iônicos. Esse acontecimento pode, então, causar uma perturbação no ritmo cardíaco normal, algo potencialmente fatal.

A rabdomiólise é uma emergência médica que, se não tratada, pode causar morte. Mesmo jogadores de futebol americano não estão imunes a esse problema, conforme se vê nos relatos em noticiários; nos últimos anos, essa condição foi bastante abordada, pois esses profissionais realizavam treinamento com cargas excêntricas altas, grandes volumes ou pouco tempo de descanso, desenvolvendo, então, a rabdomiólise. Essa condição pode ocorrer ainda em pessoas destreinadas que querem entrar em forma por meio de programas de condicionamento exagerados (como protocolos de alto volume e descansos breves), querendo ficar em boas condições físicas muito depressa. Realizar esses tipos de programas extenuantes após uma pausa durante o treinamento ou após uma fase de destreinamento sem uma individualização e realizando um volume muito alto de exercício com pouco descanso entre as séries e as sessões, bem como a ausência de progressão no treino, são fatores que levam ao desenvolvimento da condição de rabodmiólise.

Num estudo de caso, observou-se rabdomiólise num jogador universitário de 18 anos da Primeira Divisão de futebol americano da NCAA, que participou de uma sessão de treino no final do verão, após quatro semanas de treino da equipe em campo (Moeckel-Cole e Clarkson, 2009). Os autores relataram que ocorreu a rabdomiólise na ausência de desidratação, algo que muitos erroneamente acreditavam ser necessário para seu desenvolvimento. Eis o relato:

> Os jogadores foram orientados pelo treinador de condicionamento e força a fazer 10 séries de 30 repetições de exercícios de agachamento (300 no total) usando resistência elástica presa a uma plataforma sob os pés e esticada sobre os ombros. Havia intervalo de um minuto entre cada série. O paciente recorda ter sido esse um dos exercícios mais doloridos que fizera. Após as dez séries de agachamento, os jogadores foram então orientados a fazer 30 levantamentos-terra romenos, usando halteres com 18 kg. Finalmente, todos fizeram 30 elevações de ombro usando halteres de 36 kg. A sessão ocorreu no fim da tarde e não havia ar condicionado no local. Durante a sessão, o paciente relatou que fazia calor na sala, embora não exageradamente quente, algo por volta de 25ºC a 28,8ºC. O paciente informou que, durante a sessão de treino do incidente, bebeu água (0,177 a 0,23 litros cada vez) entre cada série de exercícios. Após a sessão de exercícios, contou ter sentido tontura e dor no grupo do quadríceps. Também informou que vários outros jogadores estavam estressados pela sessão e vomitando durante o treino (p. 1056).

O jogador, então, teve problemas com os movimentos (mais limitados) e dor forte nas coxas após retornar ao dormitório, e esses sintomas permaneceram no dia seguinte. Depois de consultar o treinador de atletismo e diante do mesmo estado de dor e limitações dos movimentos, o jogador foi até a sala de emergências, onde constataram estar completamente hidratado, ainda que após o exame tenha apresentado um valor de CK de 84,629 IU $\cdot$ L^{-1} (valores normais em repouso variam de 25 a 100 IU$\cdot$L^{-1}, aumentando após exercícios de força normais para algo por volta de 250-350 IU $\cdot$ L^{-1}). Após oito dias hospitalizado, foi necessário um mês para a recuperação desse atleta e ele estar pronto para a retomada das atividades normais. Esse estudo mostrou que protocolos severos e exagerados, mesmo em atletas condicionados e hidratados, podem levar à emergência médica. A hidratação por si só não é suficiente para evitar a rabdomiólise, sendo fundamental o monitoramento importante dos sintomas, como dor muscular severa e urina escura (marrom) nos praticantes, para que possa ser prestado atendimento médico imediato. Ao elaborar e implementar um programa de condicionamento é essencial que os atletas tenham tido toda a progressão adequada quanto a intensidade, volume e duração dos períodos de descanso, além de estarem preparados para a sessão que devem realizar. É frequente que sessões severas sejam usadas erradamente para punir ou enrijecer os trabalhos. Porém, está cada vez mais claro que, independentemente do condicionamento individual, se usadas prescrições de exercício excessivas, há potencial para o desenvolvimento de rabdomiólise e suas complicações.

Moeckel-Cole, S.A., and Clarkson, P.M. 2009. Rhabdomyolysis in a collegiate football player. *Journal of Strength and Conditioning Research* 23: 1055-1059.

para o exercício. Em seguida, coloca o peso no chão, descansa 10 a 15 segundos e faz outra repetição (ou várias) com a mesma carga. Isso se repete quatro ou cinco vezes. Se o levantador não conseguir fazer uma repetição completa, os auxiliares ajudam-no apenas o suficiente para possibilitar a realização das quatro ou cinco repetições. Pode ser feita uma ou várias séries de um exercício. Os proponentes da técnica acreditam que o uso de cargas pesadas durante várias repetições e depois um descanso curto antes da realização de várias outras repetições possibilita ao levantador o uso de uma carga mais pesada, ou a manutenção da potência (ou ambos), em repetições sucessivas. Qualquer um desses resultados pode causar incrementos maiores na força ou na potência com o treino.

O descanso entre as repetições para a execução de várias repetições aumenta a produção de potência comparada com a ausência de descanso entre repetições (Lawton, Cronin e Lindsell, 2006). Atletas que fizeram a fase concêntrica da repetição o mais rápido possível numa série normal de seis repetições de 1RM comparados ao uso da mesma carga durante seis séries de uma repetição e descanso de 20 seg entre as séries, três séries de duas repetições com descanso de 50 seg entre as séries, e duas séries de três repetições com descanso de 100 seg entre as séries, mostraram uma produção de potência significativamente maior nas repetições de 4 a 6 (25-49%) quando houve descanso. A produção de potência total durante todas as séries com descanso entre as repetições também foi maior (21,6-25,1%) comparado à série tradicional de 6RM. Não houve diferença significativa na produção de potência entre os três protocolos.

Os sujeitos que fizeram arranques durante três séries de seis repetições sem descanso entre as repetições, ou descanso de 20 e 40 seg entre elas, mostraram a mesma manutenção de potência com descanso entre as repetições (Hardee et al., 2012). A potência e a força de pico diminuíram muito menos durante as três séries quando 20 seg de descanso (6 e 2,7%, respectivamente) e 40 seg de descanso (3 e 0,4%, respectivamente) foram permitidos, na comparação com nenhum descanso permitido (16 e 7%, respectivamente). Da mesma maneira, a potência se manteve mais estável durante quatro séries de seis repetições de saltos com agachamento quando permitidos 12 seg de descanso entre as repetições, 30 seg entre grupos de duas repetições e 60 seg entre grupos de três repetições (Hansen, Cronin e Newton, 2011). Em razão da maior produção de potência e força quando utilizados intervalos de descanso entre as repetições, esse tipo de treino pode ser válido quando a meta for incrementar a potência ou a força.

Embora o descanso entre as repetições ou grupos de repetições possibilite maior desenvolvimento de potência e força durante o treino, quando aplicado durante seis semanas não foi encontrada diferença significativa na produção de potência (Lawton et al., 2004). Os atletas fizeram a fase da repetição concêntrica das repetições do supino o mais rápido possível, seja nas quatro séries de seis repetições, com cerca de quatro minutos de descanso entre elas, seja nas oito séries de três repetições, com algo em torno de 1,7 minuto de descanso entre as séries. O volume total de treino e a porcentagem de 6RM usada pelos dois grupos foram iguais. Ambos os grupos melhoraram o desenvolvimento da potência no arremesso de supino (carga de 20, 30 e 40 kg), com variação de 5,8 a 10,9; não foi encontrada diferença significativa entre os grupos. O treino com quatro séries e seis repetições mostrou aumento significativamente maior para 6RM de supino (9,7 vs. 4,0%). Uma limitação dessa pesquisa foi que, mesmo que a fase da repetição concêntrica tenha sido feita o mais rápido possível com os dois tipos de treino, o programa de oito séries com três repetições treinou usando percentuais de 6RM em oposição a percentuais de 3RM. Desta forma, as séries de três repetições não foram realizadas com uma carga perto de 3RM, o que poderia limitar os ganhos de força máxima.

Uma investigação aplicou diferentes modelos de treinamento durante oito semanas em atletas de *rugby* altamente treinados, usando um protocolo de treino de força ou de descanso entre grupos de repetições ou *cluster* de um exercício (Hansen et al., 2011). Ambos os programas seguiram a norma da periodização. A técnica de treino em *clusters* foi usada apenas para exercícios de força e potência multiarticulares, como agachamento, arranque, *clean pull* e o agachamento com salto. Ambos os programas aumentaram significativamente a 1RM do agachamento, mas o aumento foi bem maior com o treino tradicional (18 vs. 15%). Nenhum programa de treino aumentou significativamente as medidas de potência. Entretanto, o treino de *cluster* teve maior efeito em algumas medidas da potência do que o tradicional. Por exemplo, a potência de pico durante o salto partindo da posição agachada (*SJ*) com 40 kg favoreceu o treino de *cluster* (4,7 vs. 0% de aumento), e a velocidade de pico *SJ* com o peso do corpo favoreceu o treino em *cluster,* (3,8 vs. 0,5%). Portanto, os efeitos crônicos da técnica com pausa para descanso e treino de *cluster* não estão claros, embora esse tipo de treino possa oferecer uma pequena vantagem no desenvolvimento da potência.

Uma variação da técnica com pausa para descanso demonstrou ganhos significativos na força. Esses ganhos, porém, não foram tão grandes como os ocorridos com um programa mais convencional (Rooney, Herbert e Balwave, 1994). A técnica da pausa para descanso consistiu na realização de uma série de 6 a 10 repetições com peso de 6RM e 30 seg de descanso entre as repetições. Os ganhos de força decorrentes da técnica foram comparados com uma série de seis repetições usando uma carga de 6RM. Os dois grupos tiveram aumentos significativos em 1RM comparados aos ganhos do grupo de controle. O aumento em 1RM mostrado pelo grupo normal, ou sem descanso entre repetições (56%), porém, foi muito maior que o mostrado pelo grupo com descanso entre repetições (41%). Aumentos na força isométrica máxima dos dois grupos foram significativamente maiores que os do grupo de controle. A diferença entre o grupo com descanso e o sem descanso, entretanto, não foi significativa. Os resultados indicam que essa variação da técnica da pausa para descanso comparada a um sistema sem descanso entre repetições não foi tão eficiente para aumento da força dinâmica e resultou em ganhos equivalentes na força isométrica.

Nenhuma das pesquisas de treino abordadas até aqui usou carga de RM para a quantidade de repetições feitas com treino de pausa para descanso. No entanto, como discutido antes, em Técnica das Séries até a Falha, treinos não levados até a falha podem resultar em aumentos maiores na potência de que o treino até a falha. Essas pesquisas podem ser interpretadas como significando que, quando uma técnica com pausa para descanso deva resultar em maior aumento na força que o treino tradicional, os praticantes teriam que usar algo próximo a uma carga de RM para a quantidade de repetições feitas. O treino com pausa para descanso não parece oferecer qualquer vantagem para aumentar a força máxima, embora possa ser útil quando o treino tem como objetivo o incremento do desenvolvimento de potência.

Técnica das correntes, ou tira elástica para adição de carga

A técnica de treino com correntes envolve uso de ganchos para pendurar correntes nas extremidades de uma barra. Quando a barra está na posição mais baixa de um exercício como, por exemplo, durante o final da fase excêntrica no exercício, supino (barra no peito), uma parte relativamente pequena da corrente é adicionada à massa da barra, enquanto o restante da corrente fica no chão. À medida que a barra é erguida durante a fase concêntrica da repetição, a corrente vai sendo, aos poucos, retirada do chão e, como consequência, mais massa/carga será erguida. O mesmo princípio também pode ser aplicado ao prender faixas elásticas às extremidades de uma barra, pois essas vão sendo cada vez mais esticadas ao realizar a fase concêntrica da repetição e, assim, adicionando resistência ao movimento. No exemplo do exercício de supino, isso resulta numa carga cada vez mais pesada à medida que a barra é erguida da região do peito até a posição de cotovelos estendidos. Inversamente, à medida que a barra é baixada da posição de cotovelos estendidos para flexionados a aproximadamente 90° (barra toca no peito), a carga diminui.

Estes tipos de treinamento são populares principalmente para auxiliar as rotinas de treinamento de força de levantadores de elite. Cinquenta e sete por cento e 39% dos *powerlifters* (Swinton et al., 2011) e 56 e 38% dos competidores de *strongman* (Winwood, Keogh e Harris,

2011) incorporam o treino com correntes ou faixa elástica, respectivamente, aos programas totais de treino. Parece que essas técnicas são mais predominantes em exercícios multiarticulares como supino, agachamento e levantamento-terra, que têm uma curva de força ascendente, e nos levantamentos olímpicos, em que a aceleração da barra e da potência são necessárias para completar uma repetição.

Vários métodos com correntes penduradas a uma barra foram criados. Com a técnica linear, uma ou mais argolas encadeadas são penduradas em cada lado da barra (ver Figura 6.7). Com a técnica da corrente dupla, uma extremidade de uma corrente menor é acoplada à barra e a outra extremidade da corrente é acoplada a uma segunda corrente maior (ver Figura 6.7). Isso resulta num grande aumento da carga, quando a corrente maior começa a ser erguida do chão. Com ambas as técnicas, a corrente pode ser enrolada várias vezes para aumento da carga e correntes de diferentes tamanhos podem ser usadas como variação da carga. Com a técnica da corrente dupla, a mudança na carga pode ser substancialmente maior que com a linear (Neely, Terry e Morris, 2010). Por exemplo, no agachamento com barra nas costas, a técnica da alça dupla oferece quase duas vezes o aumento na carga do que a linear.

A reprodutibilidade teste-reteste de 1RM de supino com corrente (McCurdy et al., 2008) é alta em homens ($r = 0,99$) e mulheres ($r = 0,93$). Mais importante numa perspectiva do treinamento é que 1RM do supino com correntes tem correlação significativa com 1RM do supino normal em homens e mulheres ($r = 0,95$ e $0,80$, respectivamente). Isso indica que, ao passo que 1RM do supino com corrente é incrementada, também se observa incrementos de 1RM no supino normal (McCurdy et al., 2008). Durante um agachamento normal e o agachamento feito com correntes, a atividade EMG do grupo muscular do quadríceps e dos isquiotibiais, bem como as forças de reação vertical do solo, não são significativamente diferentes entre a última repetição e as cinco repetições feitas com uma carga de 5RM, não indicando vantagem do treino com correntes (Ebben e Jensen, 2002). Durante a realização do agachamento com correntes, cerca de 10% da massa da barra foi retirado e substituída por correntes.

Como seria esperado, o uso de correntes altera a velocidade do movimento durante um exercício. Por exemplo, foi realizada uma comparação do exercício de supino com 75% de 1RM e 60% de 1RM com correntes, o que levaria a um aumento da carga em aproximadamente 75% de 1RM; os resultados deste estudo demonstraram um aumentou na velocidade durante a fase concêntrica por volta de 10% na situação em que fora usada corrente (Baker e Newton, 2009). Da mesma formam, também foi observado um aumento na velocidade durante a fase excêntrica para essa respectiva condição (com corrente).

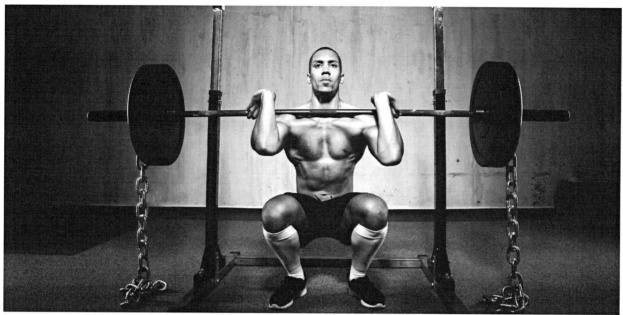

FIGURA 6.7 Com a técnica linear de uso de correntes, uma corrente é pendurada de cada lado de uma barra com pesos.

Nos levantamentos-terra a 30, 50 e 70% de 1RM com correntes adicionando 20 ou 40% de 1RM, a velocidade do movimento e outras medidas também foram afetadas (Swinton et al., 2011). Os levantamentos-terra foram realizados na velocidade mais rápida possível. Com o uso de correntes, a velocidade de pico (– 17 a 30%), a potência de pico (– 5 a 25%) e a taxa de desenvolvimento de força (– 3 a 11%) foram significativamente menores; a força de pico (+ 2 a 10%) aumentou significativamente, e uma maior força foi realizada no final da fase concêntrica da repetição.

A diferença na velocidade entre as duas pesquisas anteriores possivelmente se deve à maneira que a carga com as correntes foi adicionada. No supino, as correntes foram usadas para aumento da carga para que fosse usado o mesmo percentual de 1RM com correntes e sem elas, enquanto no levantamento-terra as correntes foram usadas para adicionar carga num percentual determinado de 1RM. Nos dois casos, alterações na velocidade se devem, provavelmente, à mudança da carga durante a fase concêntrica e excêntrica das repetições. O modo de usar as correntes para alterar a resistência num exercício pode afetar a maneira de como o seu uso aumenta ou reduz a velocidade, a potência e a força em relação a repetições sem correntes. Além disso, se a velocidade excêntrica for incrementada com uso de correntes, retirar a carga em razão do uso de correntes na fase excêntrica da repetição pode resultar num ciclo alongamento-encurtamento mais rápido.

Pesquisas sobre treinamento favorecem o uso de correntes e faixas elásticas. Uma pesquisa realizou um treinamento de sete semanas com faixas elásticas e demonstrou aumento significativamente maior em 1RM do agachamen-

to (16 vs. 6%) e supino (8 vs. 4%) comparado com o treinamento normal (Anderson, Sforzo e Sigg, 2008). As cargas do treinamento com faixas elásticas e com pesos foram iguais: durante o treino com faixa elástica, 80% da carga foram pesos livres e 20% por tiras elásticas. Homens destreinados realizaram durante três semanas um treinamento com o exercício de supino com 15% da carga oferecida por faixas elásticas e mostraram aumentos significativamente maiores de 1RM comparado ao treino com cargas sem faixas elásticas (10 vs. 7%) (Bellar et al., 2011). Durante um período de treinamento de sete semanas, aumentos em 1RM do supino não foram significativamente diferentes entre o treino com corrente e com faixa elástica comparados ao treinamento normal (Ghigiarelli et al., 2009), embora tenha sido observada uma tendência para incrementos na potência de pico de 5RM ($p = 0,11$) favorecendo a tira elástica (4%) e a corrente (2,5%), na comparação com o treino normal (1%).

Usar correntes durante levantamento olímpico parece oferecer pouca ou nenhuma vantagem (Berning, Coker e Briggs, 2008; Coker, Berning e Briggs, 2006). As forças verticais de reação do solo, o deslocamento vertical da barra com pesos, a velocidade da barra e a taxa de produção de força não foram significativamente diferentes com uso de correntes no arremesso e arranque (*clean e snatch*). Essas variáveis foram examinadas quando levantadores olímpicos experientes usaram 80 e 85% de 1RM e, em seguida, 5% dessas cargas foram removidas da barra e substituídas por correntes (75% de 1RM + 5% de 1RM a partir das correntes, 80% de 1RM + 5% de 1RM a partir das correntes). Entretanto, os levantadores informaram que houve necessidade de maior esforço durante todo o levantamento com uso de correntes e que, devido à oscilação provocada pelas correntes, também foi necessário se esforçarem mais para estabilizar a barra, especialmente durante a fase de pegada da barra no arranque. Isso sugere uma possível vantagem psicológica e fisiológica do uso de correntes num treino.

Treinar com correntes e faixas elásticas é bastante popular entre alguns grupos de atletas. Muitas variações de troca da carga são possíveis. Há, no entanto, necessidade de mais pesquisas para determinar a eficácia dessa prática de treino.

Treinamento complexo ou de contraste de carga

O **treinamento complexo**, ou de **contraste de carga**, envolve execução de um exercício de força, como o agachamento, seguido, após um curto intervalo de um exercício de potência, como, por exemplo, o salto vertical (Fleck e Kontor, 1986). A sequência de exercícios pode consistir em uma ou múltiplas séries de exercícios de força e potência. Numa sessão, a sequência pode ter vários tipos de exercícios de força e potência. Por exemplo, o treino complexo pode consistir em séries alternadas de supino ou agachamento com uma carga maior que 80% de 1RM, seguidas de movimentos de arremesso da barra no supino ou saltos verticais com carga de 30 a 45% de 1RM, ou algum outro tipo de exercício pliométrico ou de alongamento-encurtamento. O objetivo desse tipo de treinamento é aumentar a produção de potência muscular de forma aguda ou prolongada em tarefas como saltos, tiros de corrida e arremessos de bola (tarefas com pouca ou nenhuma carga).

O termo *potenciação pós-ativação* (PPA) é usado para descrever o maior desempenho ou produção de potência alcançada após a realização de exercício de força. A potenciação pós-ativação pode se dever a algum tipo de adaptação neural de curto prazo, resultando numa maior capacidade de recrutar fibras musculares ou inibição dos mecanismos protetores (órgãos tendinosos de Golgi), embora essa explicação careça de um mecanismo fisiológico claro. Outra explicação da potenciação pós-ativação é o aumento da fosforilação das moléculas da cadeia leve da miosina, resultando em maior sensibilidade ao cálcio pelas proteínas contráteis do músculo (Babault, Maffiuletti e Pousson, 2008; J. C. Smith e Fry, 2007; Tillin e Bishop, 2009).

Algumas pesquisas mostraram que o treino complexo aumenta significativamente a produção de potência e a velocidade de movimento agudas (Babault, Maffiuletti e Pousson, 2008; Baker, 2001a, 2001b; Paasuke et al., 2007; Rixon, Lamont e Bemben, 2007; Robbins, 2005; Stone et al., 2008). Entretanto, diversos fatores podem afetar a ocorrência ou não de aumentos agudos da força e potência induzidos pelo treinamento complexo. A ocorrência ou não do aumento na potência depende de um equilíbrio

da fadiga causada pelo exercício de força, da recuperação do exercício de força e do período de tempo que se dá para haver a potenciação pós-ativação (Tillin e Bishop, 2009). Desta forma, o tempo entre a realização do exercício de força para a indução da PPA e o tempo que se leva para determinar a produção de potência pode afetar se é demonstrado ou não um aumento na potência (induzido pela PPA).

A PPA, quando presente, pode ficar bastante aparente entre 4 e 12 minutos (Batista et al., 2007) e 8 e 12 minutos (Kilduff et al., 2007) após realização do exercício de força. Essa potenciação também pode durar até seis horas (Saez Saez de Villareal, Gonzalez-Badillo e Izquierdo, 2007). Nem todas as informações, porém, concordam com os tempos acima descritos. A PPA foi maior de um a três minutos após ação isométrica máxima e diminuiu de quatro a cinco minutos após a ação isométrica; não ficou aparente em nenhuma PPA aos 10 minutos após o exercício de força (Miyamoto et al., 2011).

A PPA pode também ser mais evidenciada nos músculos com elevada proporção de fibras do tipo II (Hamada et al, 2000). O tipo de contração muscular também influencia a PPA. Incrementos na força ou potência ficam mais evidentes após ações isométricas do que comparado a ações dinâmicas; durante ações concêntricas rápidas comparadas a lentas (30 vs. 150°/s); após ações isométricas comparadas a concêntricas, excêntricas e concêntricas-excêntricas (Esformes et al., 2011); e durante ações concêntricas comparadas a excêntricas (Babault, Maffiuletti e Pousson, 2008; Rixon, Lamont e Bemben, 2007). A condição de treinamento (grau de treinabilidade do sujeito) ou a força máxima podem também influenciar a ocorrência de PPA: atletas treinados e atletas de força mostram uma maior resposta de PPA do que pessoas destreinadas (Rixon, Lamont e Bemben, 2007; Robbins, 2005), e atletas treinados em potência mostram uma resposta ainda maior do que os treinados em resistência aeróbia (Paasuke te al., 2007). Da mesma forma, a força máxima também pode influenciar a PPA: pessoas mais fortes têm uma resposta maior do que pessoas mais fracas (Tillin e Bishop, 2009).

Considerados todos os fatores precedentes capazes de afetar a ocorrência da PPA, não é surpresa que haja uma variação muito grande nessas respostas (Comyns et al., 2006; Mangus et al., 2006). As pesquisas disponíveis são inconclusivas no que se trata dos treinos complexos resultarem ou não numa resposta de PPA (Tillin e Bishop. 2009).

Normalmente, cargas de 3 a 5RM são usadas para induzir PPA, embora, conforme antes abordado, ações isométricas possam ser mais eficazes na produção da resposta dessa potenciação. Os exemplos a seguir demonstram algumas das dificuldades encontradas na determinação da ocorrência ou não da PPA. Após três séries de exercício de supino com uma carga de 3RM, a velocidade de arremesso (arremesso sentado da *medicine ball*) foi significativamente incrementada quando arremessada uma bola de 4 kg (8,3%), mas não quando arremessada uma de 0,55 kg (Markovic, Simek e Bradic, 2008). Não foi demonstrada alteração significativa na potência de arremesso do supino a 45% de 1RM após a realização de repetições do supino a 100, 75 ou 50% de 1RM (Brandenburg, 2005). Os resultados dessas duas pesquisas indicam que a carga utilizada para determinar se ocorre ou não a PPA pode afetar os resultados.

Praticantes do atletismo realizaram cinco repetições de agachamento a 85% de 1RM e foram demonstrados incrementos significativos na altura vertical máxima (4,7%) e pico de força da reação do solo (4,6%) durante o SJ (Weber et al., 2008). Sujeitos praticantes de treinamento resistido recreacionais (não atletas) não apresentaram alteração significativa no pico de força da reação de solo durante o CMJ vertical, nem no tempo de contato com o solo após realizarem uma série de agachamentos de oito repetições usando 40% de 1RM ou uma série de quatro repetições com 80% de 1RM (Hanson, Leigh e Mynark, 2007). Embora as diferenças de estado de treinabilidade desses sujeitos tenham sido diferentes nessas duas pesquisas, o uso de uma carga similar (80 a 85% de 1RM) no agachamento apresentou um aumento significativo e nenhuma mudança significativa na PPA.

Embora uma série de um exercício de força seja usada, tipicamente, para tentar causar a PPA, múltiplas séries e outros tipos de exercícios também podem causar essa potenciação (Saez Saez Villareal, Gonzalez-Badillo e Izquierdo, 2007). Três séries de cinco saltos com acréscimo de carga acarretam em maior produção de potência num salto; duas séries de quatro repetições a 80% de 1RM e duas séries de duas repetições a 85% de 1RM no agachamento; duas séries de duas repetições a 90%, e duas séries de uma repetição a 95% de 1RM todos induzem um aumento significativo na altura do DJ (3 a 5,5%) e CMJ, com um acréscimo de carga que causa potência máxima (2,5 a 11,4%). Fazer uma série de três saltos verticais aumenta significativamente (5,4%) a produção de potência em uma série de seis saltos verticais com uma carga de 40 kg (Baker, 2001a). Essas duas pesquisas indicam que séries múltiplas de uma atividade e atividades de potência também podem induzir PPA.

Há pouca informação sobre os efeitos a longo prazo do treinamento complexo. Seis semanas de treino somente pliométrico, somente resistido ou complexo aumentaram a 1RM de agachamento, de flexão plantar e de levantamento-terra romeno, embora não tenha sido mostrada diferença significativa entre os tipos de treino (McDonald, Lamont e Garner, 2012). Quatro semanas de treino complexo, somente pliométrico e de força mostraram incrementos significativos em algumas tarefas de desempenho motor. O treino complexo, no entanto, mostrou os maiores incrementos gerais e, em específico, nas tarefas de desempenho motor (Dodd e Alvar. 2007).

O treinamento complexo melhorou significativamente a capacidade no tiro de corrida (0,55% em 18 m; 0,26% em 36 m; 0,27% em 54 m), na capacidade de salto vertical (1,8%) e no tempo de agilidade no teste T (2,33%). O treino resistido melhorou de forma significativa apenas a capacidade de corrida de tiro (0,15% em 5 metros), a capacidade do salto vertical (0,36%), a capacidade do salto em distância (0,67%) e o tempo de agilidade T (1,24%). O treino pliométrico melhorou apenas a capacidade de salto vertical (1,91%) e a do salto em distância (1,1%).

Em dez semanas de treinamento complexo (exercício com carga seguido de uma série de exercícios pliométricos), houve aumento significativo no SJ e no CMJ em jogadores jovens de basquete (14 e 15 anos) (Santos e Janeira, 2008). Embora não tenha sido incluída comparação com outro tipo de treino na pesquisa, há indicação de que o treinamento complexo pode ser eficiente. Três semanas de treino complexo ou treino composto resultam em aumentos similares (5 vs. 9%) na altura do salto vertical (Mikalik et al., 2008). O treinamento composto consistiu na realização dos mesmos exercícios do complexo, embora em dias diferentes da semana (treino com pesos e pliométrico não foram feitos na mesma sessão). O treinamento complexo parece resultar em PPA em algumas situações. O efeito do treino complexo a longo prazo, porém, precisa ser mais pesquisado.

Resumo

As possibilidades de criação de novos sistemas e técnicas de treino resistido parecem quase infinitas. Todos os sistemas e técnicas discutidos neste capítulo foram criados para alcance de metas específicas de treinamento. Eles vieram de diversas origens, incluindo fisiculturistas, basistas, levantadores de peso olímpico e *personal trainers*. Quando grupos se dão conta de que alcançaram as adaptações desejadas utilizando determinados sistemas e técnicas, eles continuam os utilizando. Algumas indústrias de equipamentos promovem técnicas e sistemas de treinamento resistido apropriados às características de seus equipamentos ou que se enquadrem nas suas estratégias de venda. Assim, muitos fatores além da fundamentação científica sensata influenciam a popularidade ou não de um sistema ou técnica de treino.

Pode ser possível descrever cada sistema e técnica em termos de suas variáveis agudas do programa de treino. Entretanto, em relação à maioria dos sistemas e técnicas, as variáveis agudas do programa não foram completamente definidas. Optar por um sistema ou técnica de treino depende dos objetivos do programa, do tempo hábil para ser realizado, dos equipamentos disponíveis e de como as metas do programa do treinamento resistido estão relacionados com os objetivos do programa de condicionamento total. Diferentes sistemas e técnicas de treinamento podem ser incorporados a estratégias avançadas de treinamento (ver Capítulo 7).

LEITURAS SELECIONADAS

Ahtiainen, J.P., and Häkkinen, K. 2009. Strength athletes are capable to produce greater muscle activation and neural fatigue during high-intensity resistance exercise than nonathletes. *Journal of Strength and Conditioning Research* 23: 1129-1134.

Behm, D.G., Drinkwater, E.J., Willardson, J.M., and Cowley, P.M. 2010. Canadian Society for Exercise Physiology positions stand: The use of instability to train the core in athletic and nonathletic conditioning. *Applied Physiology, Nutrition and Metabolism* 35: 109-112.

Giorgi, A., Wilson, G.J., Weatherby, R.P., and Murphy, A. 1998. Functional isometric weight training: Its effects on the development of muscular function and the endocrine system over an 8-week training period. *Journal of Strength and Conditioning Research* 12: 18-25.

Izquierdo, M., Ibanez, J., Gonzalez-Badillo, J.J., Häkkinen, K., Ratamess, N.A., Kraemer, W.J., French, D.N., Eslava, J., Altadill, A., Asiain, X., and Gorostiaga, E.M. 2006. Different effects of strength training leading to failure versus not to failure of hormonal responses, strength, and muscle power games. *Journal of Applied Physiology* 100: 1647-1656.

Keogh, J.W.L., Wilson, G.J., and Weatherby, R.P. 1999. A cross-sectional comparison of different resistance training techniques in the bench press. *Journal of Strength and Conditioning Research* 13: 247-258.

Krieger, J.W. 2010. Single vs. multiple sets of resistance exercise for muscle hypertrophy: A meta-analysis. *Journal of Strength Conditioning Research* 24: 1150-1159.

Lawton, T.W., Cronin, J.B., Drinkwater, E., Lindsell, R., and Pyne, D. 2004. The effect of continuous repetition training and intra-set rest training on bench press strength and power. *Journal of Sports Medicine and Physical Fitness* 44: 361-367.

Marin, P.J., and Rhea, M.R. 2010. Effects of vibration training on muscle strength: A meta-analysis. *Journal of Strength and Conditioning Research* 24: 548-556.

Mookerjee, S., and Ratamess, N. 1999. Comparison of strength differences and joint action durations between full and partial range-of-motion bench press exercise. *Journal of Strength and Conditioning Research* 13: 76-81.

Tillin, N.A., and Bishop, D. 2009. Factors modulating post--activation potentiation and its effect on performance of subsequent explosive activities. *Sports Medicine* 39:147-166.

Waller, M., Miller, J., and Hannon, J. 2011. Resistance circuit training: Its application for the adult population. *Strength and Conditioning Journal* 33: 16-22.

Willardson, J.M. 2007. Application of training to failure in periodized multiple-set resistance exercise programs. *Journal of Strength and Conditioning Research* 21: 628-631.

Estratégias Avançadas de Treinamento

Após o estudo deste capítulo, você deverá ser capaz de:

1. descrever o padrão de intensidade e volume de treinamento mais utilizado para a periodização linear e não linear;

2. descrever os resultados das pesquisas a respeito de alterações na força, no desempenho motor e na composição corporal em resposta a treinos com periodização linear e não linear;

3. definir treino de potência e discutir como a taxa de produção de força, a carga levantada, a velocidade de movimentos e a fase de desaceleração influenciam no desenvolvimento de potência num exercício;

4. descrever os resultados de pesquisas a respeito da elaboração de programa de treinamento pliométrico ideal; e

5. discutir por que duas sessões de treino com pesos por dia podem ser vantajosas para os atletas.

A busca de estratégias avançadas de treinamento provavelmente teve início após o desenvolvimento dos primeiros programas de treinamento resistido. Após a execução de um programa de treino resistido por um curto período de tempo, tendo atingido ganhos substanciais em força e hipertrofia, alguém provavelmente se perguntou: o que eu posso fazer para melhorar meu programa atual de treinamento? Essa busca de estratégias avançadas, iniciada àquela altura, ainda persiste. A popularidade de estratégias avançadas de treinamento é demonstrada por levantamentos indicando que 95% dos treinadores no ensino médio norte-americano, 69% dos treinadores da American National Football League, 80% dos competidores de *strongman*, 85% dos treinadores da American National Basketball Association, 86% dos treinadores de força e condicionamento da American Major League Baseball e 96% dos *powerlifters* de elite britânicos usam algum tipo de treinamento periodizado (Duehring, Feldman e Ebben, 2009; Ebben e Blackard, 2001; Ebben, Hintz e Simenz, 2005; Simenz, Dugan e Ebben, 2005; Swinton et al., 2009; Winwood, Keogh e Harris, 2011). Da mesma forma, nos Estados Unidos, 100% dos treinadores do ensino médio, 100% dos pertencentes à National Basketball Association, 95% dos da Major League Baseball e 94% dos da National Football

League que trabalham com força e condicionamento utilizam o treino pliométrico em seus programas de treino total (Duering, Feldman e Ebben, 2009; Ebben e Blackard, 2001; Ebben, Hintz e Simenz, 2005; Simenz, Dugan e Ebben, 2005).

Estratégias avançadas de treinamento são necessárias, em parte, porque quanto maior é o condicionamento físico do atleta, mais lentos são os ganhos, e platôs de treinamento podem ocorrer. Táticas avançadas de treino também são necessárias para otimizar o desenvolvimento de algumas variáveis de condicionamento, como potência e taxa de produção de força pela musculatura, em indivíduos altamente treinados. Embora novas estratégias de treino sejam desenvolvidas com frequência por técnicos, *personal trainers* e especialistas em condicionamento de força, muitas delas não são estudadas cientificamente. Neste capítulo, as estratégias avançadas de treino discutidas são a periodização do treinamento resistido, o treinamento de potência, o treinamento pliométrico ou do ciclo alongamento-encurtamento e sessões múltiplas de treino num mesmo dia. Todas recebem considerável atenção da comunidade científica do esporte. Portanto, há um número suficiente de pesquisas das quais podem ser obtidas conclusões e desenvolvidas diretrizes para treinamento.

Periodização do treinamento resistido

A periodização do treinamento refere-se ao planejamento das mudanças em qualquer variável aguda do programa de treinamento, como ordem dos exercícios, escolha dos exercícios, número de séries, número de repetições em cada série, períodos de descanso entre as séries e os exercícios, intensidade dos exercícios e número de sessões de treino por dia, para o alcance de ganhos de condicionamento contínuos e ideais. Cientistas do esporte, treinadores e atletas de países do antigo Bloco Soviético e Alemanha Oriental são reconhecidos como os criadores e pesquisadores do conceito de periodização. Entretanto, evidências informais também indicam que atletas executavam programas periodizados nos Estados Unidos, na Europa e em alguns outros países ocidentais já na década de 1950.

Os principais objetivos do treinamento periodizado consistem em otimizar as adaptações ao treino durante curtos períodos de tempo, como semanas e meses, bem como em longos períodos de tempo, como anos ou toda uma carreira de atleta. Alguns planos periodizados também têm como meta atingir um pico de desempenho físico num momento específico, como uma grande competição. Outro objetivo do treinamento periodizado é evitar os platôs de treinamento. Durante treino prolongado, qualquer programa pode resultar num platô de treinamento, em parte porque as pessoas estão próximas de suas capacidades genéticas máximas para determinada característica, como a força. Entretanto, estudos comparativos de programas não variados e periodizados, nos quais testes sequenciais foram realizados, demonstram que programas sem variação podem resultar em platôs de treinamento (ver Tabela 7.1), enquanto programas periodizados resultam em ganhos mais consistentes de condicionamento.

TABELA 7.1 Alterações percentuais em resposta a vários períodos de treinamento em que foram observados platôs de treinamento com treino não periodizado

1RM no Supino			
	Pré-treino até 12 semanas	**Pré-treino até 24 semanas**	**12 a 24 semanas**
Periodização não linear	23[a, c]	47[a, c]	19[a]
1 série × 8-12 repetições	12[a]	12[a]	0
1RM no leg press			
Periodização não linear	21[a, c]	32[a, c]	9[c]
1 série × 8-12 repetições	8[a]	11[a]	3
Número de repetições no exercício supino a 80% de 1RM			
Periodização não linear	14[a, c]	24[a, c]	9[b]
1 série × 8-12 repetições	2	10[a]	8
Número de repetições no exercício leg press a 80% de 1RM			
Periodização não linear	35[a, c]	65[a, c]	22[b]
1 série de 8-12 repetições	16[a]	19[a]	2
Pico de potência no teste de Wingate			
Periodização não linear	14[a, c]	27[a]	12[b]
1 série × 8-12 repetições	1	4	4
Abdominais em 1 min			
Periodização não linear	26[a, c]	42[a, c]	13[b]
1 série × 8-12 repetições	8[a]	13[a]	2
Potência do salto vertical			
Periodização não linear	24[a, c]	40[a, c]	13[b]
1 série × 8-12 repetições	9[a]	10[a]	1
Tiro de corrida de 36 metros (40 jardas)			
Periodização não linear	– 3[a, c]	– 6[a, c]	– 3[b]
1 série × 8-12 repetições	+ 1	– 1	– 1

(continua)

a = diferença significativa em relação ao pré-teste; b = diferença significativa em relação a 12 semanas; c = diferença significativa em relação ao grupo de uma série.

Dados de Marx et al., 2001.

TABELA 7.1 Alterações percentuais em resposta a vários períodos de treinamento em que foram observados platôs de treinamento com treino não periodizado (*continuação*)

1RM no supino					
	Pré-treino até 4 semanas	Pré-treino até 16 semanas	4 a 8 semanas	8 a 12 semanas	12 a 16 semanas
Periodização linear	7[a]	24[a, b]	4	8	5
5 × 10RM	5[a]	8[a]	0	1	2
6 × 8RM	7[a]	10[a]	− 2	2	3
1RM no agachamento					
Periodização linear	9[a, c]	3[a, c]	3	9	12
5 × 10RM	4[a]	15[a]	3	3	5
6 × 8RM	10[a, c]	22[a, c]	2	7	3

a = aumento significativo em relação ao grupo de controle; b = diferença significativa em relação a dois outros grupos; c = diferença significativa em relação ao grupo de 5 × 10RM.

Dados de Willoughby, 1993.

1RM no supino				
	Pré-treino até 16 semanas	Pré-treino até 36 semanas	16 a 24 semanas	24 a 36 semanas
Periodização não linear	22[a]	25[a]	0[a]	4[a, c]
1 série × 8-12 repetições	10[a]	10[a]	0[a]	0[a]
1RM no *leg press*				
Periodização não linear	11[a]	18[a]	5[a, c]	3[a, c]
1 série × 8-12 repetições	6[a]	7[a]	0[a]	0[a]
Desenvolvimento				
Periodização não linear	19[a]	28[a]	7[a, b]	2[a, c]
1 série × 8-12 repetições	14[a]	14[a]	3[a]	− 3[a]
Salto vertical				
Periodização não linear	26[a]	48[a]	6[a]	17[a, c]
1 série de 8-12 repetições	5	5	0	0
Pico de potência no teste de Wingate				
Periodização não linear	8	14[a]	4	3
1 série de 8-12 repetições	0	0	0	0
Velocidade de saque do tênis				
Periodização não linear	21[a]	23[a]	2[a, b]	0[a]
1 série × 8-12 repetições	4	4	3	− 3

A = diferença significativa em relação ao pré-teste; b = diferença significativa em relação a 16 semanas; c = diferença significativa em relação a 24 semanas.

Dados de Kraemer et al. 2000.

1RM no supino				
Periodização não linear	15[a]	28[a, c]	6[b]	5[a]
Periodização linear	4	9	1	5
3 a 8 a 10RM	3	9	2	3
1RM no *leg press*				
Periodização não linear	15[a, c]	39[a, c]	11[a]	8[b]
Periodização linear	5	16[a]	5	5
3 × 8 a 10RM	4	8	1	3

a = diferença significativa em relação ao pré-teste; b = diferença significativa em relação a outro momento de avaliação; c = diferença significativa em relação à periodização não linear e ao grupo de controle.

Dados de Monteiro et al., 2009.

Uma metanálise indicou que programas de treino resistido periodizados resultam em maiores incrementos de força nos dois sexos, em pessoas treinadas e destreinadas, na comparação com programas sem variação (Rhea e Alderman, 2004). Embora programas periodizados resultem em aumentos na força nos dois sexos realizando o mesmo programa de treinamento periodizado, ganhos relativos de força podem ser maiores nas mulheres do que nos homens (Kell, 2011). Talvez surpreenda que pessoas destreinadas tenham maiores aumentos na força (tamanho do efeito = 1,59) na comparação com as treinadas (tamanho do efeito = 0,78) e atletas (tamanho do efeito = 0,84), ambos com programas periodizados.

Os programas periodizados também resultam em maiores ganhos de força na comparação com programas não variados se o programa tiver uma duração de 1 a 8, 9 a 20 ou 20 a 40 semanas; entretanto, a maior diferença entre programas periodizados e programas não variados é mostrada com uma duração de treino de 9 a 20 semanas. Os programas periodizados podem não resultar em maiores incrementos na força em algumas populações, como pessoas com média de idade de 71 anos (DeBeliso et al., 2005). Isso é sustentado, parcialmente, numa metanálise que indicou que pessoas com 55 anos ou menos (tamanho do efeito = 1,34) têm maiores incrementos na força com programas periodizados, na comparação com não periodizados, do que pessoas com 55 anos ou mais (tamanho do efeito = 0,85).

Programas de treinamento periodizados usam combinações diferentes de variáveis agudas do programa de treinamento para dar ênfase a resultados diferentes do treino, como hipertrofia, força máxima, resistência muscular localizada e potência máxima. Isso não significa que uma sessão de treino que enfatiza um determinado resultado, com o tempo, não resulte em aumentos em outros resultados; significa mais apropriadamente que a sessão de treino pretende desenvolver o máximo de resultado possível em relação a outros. Exemplificando, uma sessão de treino que enfatiza força máxima resultará, com o tempo, em hipertrofia muscular; porém, a sessão tem como objetivo o desenvolvimento da força máxima mais do que da hipertrofia. Foram criadas diretrizes (ver Tabela 7.2) para salientar vários resultados do treinamento para praticantes de treino com peso novatos, intermediários e avançados (American College of Sports Medicine, 2009). Essas orientações podem ser usadas para desen-volvimento de sessões periodizadas de treino resistido.

A manipulação de variáveis agudas de um programa de treinamento resistido resulta em um número praticamente ilimitado de possibilidades e, assim, numa quantidade ilimitada de estratégias de treinamento a curto ou longo prazos. Até agora, a comunidade científica do esporte investigou dois principais tipos de treinamento resistido periodizado: periodização linear e periodização não linear.

Periodização linear

A **periodização linear** é a mais antiga dos dois tipos principais de periodização de treinamento resistido. Também chamada de **periodização clássica de força e potência** e **periodização progressiva**, ela segue uma tendência geral de diminuir o volume de treinamento e aumentar a intensidade do treino à medida que ele evolui (ver Figura 7.1). Para o treinamento com pesos, isso significa que um número relativamente alto de repetições é executado em baixas intensidades quando o treino é iniciado; à medida que o treinamento progride, o número de repetições diminui e a intensidade do treino aumenta.

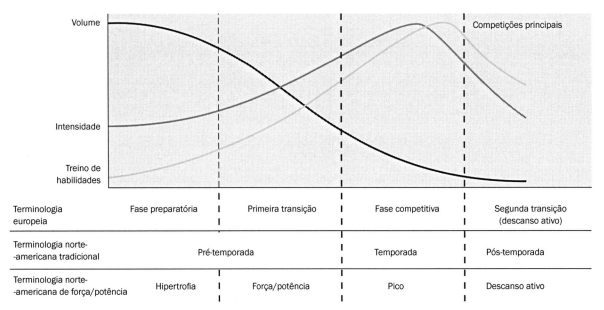

FIGURA 7.1 Padrão de volume e intensidade de treino de força e potência com periodização linear.

TABELA 7.2 **Orientações do American College of Sports Medicine para enfatizar vários resultados do treinamento**

Tipo de praticante	Frequência semanal	Quantidade de séries por exercício	Quantidade de repetições por série	Intensidade (% de 1RM)	Descanso entre séries (min)
Ênfase na força					
Praticante iniciante	2 ou 3 sessões para todo o corpo	1-3	8-12	60-70	2-3 exercícios primários, 1-2 exercícios secundários
Praticante intermediário	3 para sessões para todo o corpo, 4 para rotinas divididas	Múltiplas	8-12	60-70	2-3 exercícios primários, 1-2 exercícios secundários
Praticante avançado	4-6 rotinas divididas	Múltiplas	1-12	Até 100 de uma forma periodizada	2-3 primários, exercícios, 1-2 exercícios secundários
Ênfase na hipertrofia					
Praticante iniciante	2 ou 3 sessões para todo o corpo	1-3	8-12	70-85	1-2
Praticante intermediário	3 para sessões de corpo inteiro, 4 para rotinas divididas	1-3	8-12	70-85	1-2
Praticante avançado	4-6 rotinas divididas	3-6	1-12 (mais 6-12)	70-100 de forma periodizada	2-3 exercícios primários, 1-2 exercícios secundários
Ênfase na resistência muscular localizada					
Praticante iniciante	2 ou 3 sessões para todo o corpo	Múltiplas	10-15	Baixa	1 ou menos
Praticante intermediário	3 sessões para todo o corpo, 4 para rotinas divididas	Múltiplas	10-15	Baixa	1 ou menos
Praticante avançado	4-6 rotinas divididas	Múltiplas	10-25	Vários percentuais	1 ou menos para 10-15 repetições; 1-2 para 15-25 repetições
Ênfase na potência					
Praticante iniciante	2 ou 3 sessões para todo o corpo	Treino de força máxima + 1-3 exercícios de potência	3-6 não até a falha	Membros superiores: 30-60 Membros inferiores: 0-60	2-3 exercícios primários, com alta intensidade, 1-2 exercícios secundários e primários, de baixa intensidade
Praticante intermediário	3 ou 4 rotinas para todo o corpo ou divididas	Iniciante + 3-6 exercícios de potência	Iniciante + 1-6	Iniciante + 85-100	2-3 para os exercícios primários, com alta intensidade, 1-2 exercícios de assitência e primários de baixa intensidade
Praticante avançado	4 ou 5 para rotinas de corpo inteiro ou dividida	Iniciante + 3-6 exercícios de potência	Iniciante + 1-6	Iniciante + 85-100	2-3 exercícios primários com alta intensidade, 1-2 exercícios de assistência e primários com baixa intensidade

Baseada no American College of Sports Medicine, 2009.

Fases de recuperação ativa são incorporadas ao modelo de periodização linear. Porém, recuperação ativa não significa total ausência de atividade física ou treinamento, nem se trata de uma fase muito longa, pois isso resultaria em destreinamento ou descondicionamento substancial, e os praticantes teriam então que usar tempo de treino para recuperar a condição física anterior, em vez de melhorá-la. As fases de recuperação ativa normalmente consistem em redução do volume e da intensidade do treinamento total e não em interrupção do treino. Assim, numa fase de recuperação ativa não apenas o volume e a intensidade do treino com pesos são diminuídos, mas também outras formas de treinamento são reduzidas, como o treino intervalado, o treino aeróbio e treino de habilidades específicas de cada esporte. É também possível que durante a fase de recuperação ativa, o desempenho de um tipo de treinamento seja completamente cessado, enquanto outros tipos são mantidos em volume e intensidade baixos. Fases prolongadas de recuperação ativa são incorporadas a alguns programas de acordo com as necessidades do esporte e do atleta; podem também ter relação com seu nível de treinamento e experiência. Por exemplo, a fase de recuperação ativa de um atleta experiente e de sucesso, imediatamente após uma grande competição ou temporada competitiva, pode ser mais longa que a de um atleta menos experiente.

Como a terminologia e o modelo norte-americano de força e potência são usados com mais frequência em pesquisas que examinam a periodização linear, há uma descrição mais detalhada de cada uma das fases (ver Tabela 7.3). Observe que o volume do treinamento diminui e a intensidade aumenta a partir das fases de treino de hipertrofia até a fase de pico. Além disso, pode-se perceber que existe uma variação de séries e repetições por série para cada exercício em determinada fase do treino. Então, embora o volume e a intensidade

sigam uma tendência geral de diminuir e aumentar à medida que o treinamento evolui, podem ocorrer, e ocorrem, variações no volume e na intensidade, diária ou semanalmente, na maioria dos planos de treino.

A variação no número de séries e repetições também permite variar o volume e a intensidade de exercícios específicos. Por exemplo, um indivíduo pode ter diferentes intensidades e volumes para grupos musculares ou exercícios específicos com base em suas necessidades e objetivos. Volume e intensidade de treino também são influenciados pela quantidade de exercícios realizados por sessão. Em muitos planejamentos de treino, conforme a evolução do treinamento, particularmente nas fases de potência e alcance de pico, ocorre uma diminuição na quantidade de exercícios feitos por sessão. Isso resulta numa redução no volume e possibilita um aumento na intensidade, já que ocorre menos fadiga durante uma sessão, permitindo a realização de exercícios num percentual mais alto de 1RM. Além disso, com a evolução do treino, a opção de exercícios realizados também pode mudar, dependendo dos objetivos e da necessidade do praticante. O normal para muitos atletas é uma redução na quantidade de exercícios monoarticulares realizados coforme o treino evolui, sendo enfatizados então exercícios multiarticulares. Além disso, uma maior ênfase, em especial nas fases de potência e pico, é dada a exercícios de potência, como variações do levantamento olímpico, pliometria de membros inferiores do corpo e exercícios pliométricos para membros superiores do corpo com *medicine ball*. Em muitos programas, apenas exercícios multiarticulares são periodizados. Ainda que o padrão geral do plano periodizado norte-americano de força e potência seja usado pelas pesquisas nas ciências do esporte, uma grande variedade de durações das fases de treino, quantidade de séries e quantidade de repetições por série são usados nas pesquisas (ver Tabela 7.4).

TABELA 7.3 **Modelo de periodização linear**

Fases de treinamento					
	Hipertrofia	**Força**	**Potência**	**Pico**	**Descanso ativo**
Séries/exercício	3-5	3-5	3-5	1-3	Atividade física leve
Repetições/série	8-12	2-6	2 ou 3	1-3	
Intensidade	Baixa	Moderada	Alta	Muito alta	
Volume	Muito alto	Alto	Moderado	Baixo	

Baseada em Stone, O'Bryant, e Garhammer, 1981.

TABELA 7.4 **Resultados de pesquisas comparando treinamento periodizado linear vs. não variado**

Referência	Média de idade (anos) e sexo	Duração do treinamento (semanas)	Frequência por semana	Séries × repetições	Intensidade	Exercícios treinados	Teste	Percentual de aumento
Stone et al., 1981	Alunos do ensino médio, masculino	6	4	Séries múltiplas 3 × 6	Progrediram em seu próprio ritmo	Agachamento e 5 outros	Agachamento Salto vertical	?* ?*
				Periodização linear Sem. 1-3: 5 × 10; Sem. 4: 5 × 5; Sem. 5: 3 × 3; Sem. 6: 3 × 2	Progrediram em seu próprio ritmo	Agachamento e 5 outros	Agachamento Salto vertical	?*a ?*a
Stowers et al., 1983	Universitários, masculino	7	3	1 × 10	10RM	Combinação de 8 exercícios	Supino Agachamento Salto vertical	7* 14* 0
				3 × 10	10RM	Combinação de 8 exercícios	Supino Agachamento Salto vertical`	9* 20* 1
				Periodização linear: Sem. 1 e 2: 5 × 10; Sem. 3-5: 3 × 5; Sem. 6-7: 2 × 3	RMs	Combinação de 8 exercícios	Supino Agachamento Salto vertical	9* 27*b 10*
O'Bryant, Byrd e Stone, 1988	19 anos, masculino	11	3	3 × 6	81-97% de 1RM pré-treinamento	Agachamento e 8 outros	Agachamento Wingate	32* 6*
				Periodização linear: Sem. 1-4: 5 × 10; Sem: 5-8: 3 × 5,1 × 10; Sem 9-11: 3 × 2, 1 × 10	70-117% de 1RM pré--treinamento	Agachamento e 8 outros	Agachamento Wingate	38*a 17*a
McGee et al., 1992	19-20, masculino	7	3	1 × 8-12	8-12RM	Combinação de 7 exercícios	Cicloergômetro até a exaustão Repetições máximas no agachamento até a exaustão	12 46
				3 × 10	Próximo de 10RM	Combinação de 7 exercícios	Cicloergômetro até a exaustão Repetições máximas no agachamento até a exaustão	15* 71*
				Periodização linear: Sem. 1 e 2: 3 × 10 Sem. 3 - 5: 3 × 5 Sem. 6 e 7: 3 × 3	Próximo de repetições máximas (RMs)	Combinação de 7 exercícios	Cicloergômetro até a exaustão Repetições máximas no agachamento até a exaustão	29* 74*
Willoughby, 1992	20, masculino	12	2	3 × 10	10RM	Supino e agachamento	Supino Agachamento	8* 13*
				3 × 6-8	6-8RM	Supino e agachamento	Supino Agachamento	17*c 26*c
				Periodização linear: Sem. 1-4: 5 × 8-10 Sem 5-8: 4 × 5-7 Sem. 9-12: 3 × 3-5	RMs	Supino e agachamento	Supino Agachamento	28*d 48*d
Willoughby, 1993	20, masculino	16	3	5 × 10	79% de 1RM	Supino e agachamento	Supino Agachamento	8* 14*
				6 × 8	83% de 1RM	Supino e agachamento	Supino Agachamento	10* 22*e
				Periodização linear: Sem. 1-4: 5 × 10 Sem. 5-8: 4 × 8 Sem. 9-12: 3 × 6 Sem. 13-16: 3 × 4	79% de 1RM 83% de 1RM 88% de 1RM 92% de 1RM	Supino e agachamento	Supino Agachamento	23*f 34*f

(continua)

TABELA 7.4 Resultados de pesquisas comparando treinamento periodizado linear vs. não variado (*continuação*)

Referência	Média de idade (anos) e sexo	Duração do treinamento (semanas)	Frequência por semana	Séries × repetições	Intensidade	Exercícios treinados	Teste	Percentual de aumento
Baker, Wilson e Carlyon, 1994a	19-21, masculino	12	3	Exercícios p/ o CORE: 5 × 6 todos os outros exercicios: 5 × 8	RMs	Combinação de 17 exercícios	Supino Agachamento Salto vertical	12* 26* 9*
				Periodização linear: Sem. 1-4: 5 × 10 nos exercícios p/ CORE, 3 × 10 Todos outros Sem. 5-8: 5 × 5 CORE, 3 × 8 todos os outros exercícios Sem. 9-11: 3 × 3,1 × 10 CORE, 3 × 6 todos os outros exercícios Sem. 12: 3 × 3 CORE, 3 × 6 todos os outros exercícios	RMs	Combinação de 17 exercícios	Supino Agachamento Salto vertical	12* 27* 4*
Herrick e Stone, 1996	20-24, feminino	14	2	3 × 6	6RM	6	Supino Agachamento	25* 46*
				Periodização linear: Sem. 1-8: 3 × 10 Sem. 9: repouso Sem 10-11: 3 × 4 Sem. 12: repouso Sem 13-14: 3 × 2	RMs	6	Supino Agachamento	31* 54*
Kraemer, 1997	20, masculino	14	3	1 × 10, repetições forçadas	8-10RM	9	Supino Hang Clean Salto vertical Wingate	3 4* 3* 0
				Periodização linear: Sem. 1-3: 2 ou 3 × 8-10 Sem. 4-5: 3 ou 4 × 6 Sem. 6-7: 5 × 1-4 Repete todas as semanas	50% do 1RM 70-85% de 1RM 85-95% de 1RM	12	Supino Hang Clean Salto vertical Wingate	11*ᵍ 19*ᵍ 17*ᵍ 14*ᵍ
Schiotz et al., 1998	24, masculino	10	4	4 × 6 nos exercícios para o CORE; 3 × 8 todos os outros	Inicialmente a 80% de 1RM e, então, progredindo ao ritmo do indivíduo	2 p/ o CORE e 5 secundários	Supino Agachamento	5 11*
				Periodização linear: Sem. 1-2: 5 × 10 exercícios p/ CORE, 3 × 10 exercícios secundários Sem. 3: 3 × 10, 1 × 8, 1 × 6 p/ CORE, 3 × 10 secundários Sem. 4: 2 × 8, 3 × 5 p/ CORE, 3 × 8 secundários Sem. 5: 1 × 8, 1 × 6, 3 × 5 p/ CORE, 3 × 8 secundários Sem. 6: 1 × 8, 4 × 5 p/ CORE, 3 × 8 secundários Sem. 7: 1 × 8, 2 x 5, 1 × 3, 1 × 1 p/ CORE, 3 × 6 secundários Sem. 8: 2 × 5, 1 × 3, 1 × 2, 1 × 1 p/ CORE, 3 × 6 secundários Sem. 9-10: 2 × 3, 4 × 1 p/ CORE, 3 × 4 secundários	Inicialmente 50% de 1RM pré--treinamento e, então, progredindo no ritmo do indivíduo	2 p/ o CORE e 5 complementares	Supino Agachamento	8* 10*

(*continua*)

TABELA 7.4 Resultados de pesquisas comparando treinamento periodizado linear vs. não variado (*continuação*)

Referência	Média de idade (anos) e sexo	Duração do treinamento (semanas)	Frequência por semana	Séries × repetições	Intensidade	Exercícios treinados	Teste	Percentual de aumento
Stone et al., 2000	Universitários, masculino	12	3	5 × 6	6RM, média 67% de 1RM pré--treinamento	6	Agachamento	10
				Periodização linear: Sem. 1-4: 5 × 10 exercícios primários, 3 × 10 secundários Sem. 5-8: exercícios primários 5 × 5, 3 × 8 secundários Sem. 9-11: 3 × 3, 1 x 10 exercícios primários, 3 × 6 secundários Sem. 12: 3 × 3 primários, 3 × 6 secundários	RMs, aproximadamente 61% de 1RM de pré-treinamento	6	Agachamento	15*
				Periodização linear: Sem. 1-2: 5 × 10 primários, 3 × 10 secundários Sem. 3-4: 3 × 5, 1 x 10 primários, 3 × 10 secundários Sem. 5: 3 × 3,1 × 5 primários, 3 × 10 secundários Sem. 6-8: 3 × 5, 1 × 5 primários, 3 × 5 secundários Sem 9: 5 × 5, 1 × 5 primários, 3 × 5 secundários Sem. 10: 3 × 5, 1 × 5 primários, 3 × 5 secundários Sem. 11: 3 × 3, 1 × 5 primários, 3 × 5 secundários Sem. 12: 3 × 3 primários, 3 × 5 secundários	Dias intensos/leves. Nos dias intensos foram usadas RMs, aproximadamente 72% de 1RM pré--treinamento.	6	Agachamento	15*
Hoffman et al., 2009	20 masculino	15	4 (parcelado por grupo muscular)	Exercícios não de potência 3 ou 4 × 6-8 Exercícios de potência 4 ou 5 × 3-4	RMs	Múltiplos por sessão de treino	Agachamento Supino Salto vertical Arremesso da *medicine ball*	20** 9* 4 2
				Periodização linear: Sem. 1-4: 3 ou 4 × 9-12; Sem. 5-10: 3 ou 4 × 3-8; Sem. 11-15: 3-5 × 1-5	RMs	Múltiplos por sessão de treino	Agachamento Supino Salto vertical Arremesso da *medicine ball*	21* 8* 0 6*
Monteiro et al., 2009	27 masculino	12	4 (parecelado por grupo muscular)	3 × 8-10	RMs	15	Agachamento Supino	9 8
				Periodização linear: Sem. 1-4: 3 × 12-15 Sem. 5-8: 3 × 8-10 Sem. 9-12: 3 × 4 ou 5	RMs	15	Supino Agachamento	9 16

* = mudança significativa pré e pós-treinamento; a = diferença significativa em relação ao grupo 3 x 6; b = diferença significativa em relação aos grupos 1 x 10 e 3 x 10; c = diferença significativa em relação ao grupo de 3 x 10; d = diferença significativa em relação aos grupos 3 x 10 e 3 x 6-8; e = diferença significativa em relação ao grupo 5 x 10; f = diferença significativa em relação aos grupos 5 x 10 e 6 x 8; g = diferença significativa em relação ao grupo 1 x 10.

Periodização não linear

A periodização não linear é um tipo mais recente de periodização comparada ao modelo linear. Um dos principais objetivos em muitos modelos lineares de treino é atingir pico de força e potência no final da fase de pico. No entanto, para esportes ou atividades em que o sucesso competitivo depende do desempenho no decorrer de uma longa temporada, o desenvolvimento e a manutenção do condicionamento físico durante toda a temporada são importantes. Alcançar picos de força e potência para as principais competições, que normalmente ocorrem ao final da temporada, também é muito importante. Porém, sem o sucesso na temporada, a qualificação para os principais torneios e competições não é obtida. Logo, os objetivos de um modelo de treinamento para esportes ou atividades com longas temporadas, como vôlei, basquete, beisebol e futebol, devem desenvolver a aptidão física para assegurar o sucesso durante a temporada e contribuir para aumento do condicionamento ao longo dela.

Os modelos não lineares estão cada vez mais populares nos esportes e nas atividades com longas temporadas, por diversas razões. Um programa de treinamento típico de força e potência algumas vezes resulta no pico de força e potência imediatamente antes da temporada, ainda que as competições principais ocorram ao final. Por outro lado, a realização de treinamento de alto volume durante a parte inicial do período de competição, a fim de atingir pico de força e potência ao final da temporada, pode resultar em fadiga residual, com baixo desempenho no começo da temporada. Isso pode resultar na desclassificação do atleta ou da equipe para uma competição ou torneio principal ao final da temporada.

A periodização não linear varia o volume e a intensidade de treinamento para que os ganhos de condicionamento ocorram durante períodos prolongados de treino, como as longas temporadas, o que faz dos picos de aptidão em determinados momentos um objetivo de menor ênfase durante o treinamento. Com a **periodização não linear,** a intensidade e o volume são variados pela utilização de diferentes RMs ou zonas de treinamento próximas à RM. Geralmente, três zonas de treino são utilizadas, como 4 a 6RM, 8 a 10RM, 12 a 15RM, ou próximas à RM. Outras zonas de treino podem ser incluídas num modelo não linear. Por exemplo, uma zona de treino resistido muito pesado, como 1 a 3RM, ou de intensidade muito baixa, como 20 a 25RM, também pode fazer parte de um modelo não linear. As zonas de treino costumam ser variadas a cada sessão de treino, o que recebe o nome **periodização não linear diária.** Todavia, as zonas de treino também

podem ter variação semanal ou quinzenal (ver Quadro 7.1). Como as zonas de treinamento não são executadas necessariamente em determinada ordem, a intensidade ou o volume não segue um padrão de aumento ou redução consistente ao longo do tempo.

Embora muitas variações de intensidade e volume possam ser incorporadas a um programa não linear, segue alguns exemplos mais comuns: todos os exercícios, inclusive os multiarticulares e monoarticulares, numa sessão de treino, usam três zonas de treinamento com três sessões de treinamento por semana. Com três sessões semanais, somente os exercícios multiarticulares usam três zonas de treino por semana e os uniarticulares sempre usam uma zona de treino de 8 a 10RM. Algumas sessões compostas predominantemente de exercícios multiarticulares usam zonas diferentes de treino, e outras sessões compostas predominantemente de exercícios monoarticulares usam apenas uma zona de treinamento de 8 a 10RM. Por exemplo, um modelo não linear que usa três zonas de treinamento e dois tipos de sessão poderia ser constituído da seguinte forma: as sessões de segunda e quinta-feira compostas predominantemente de exercícios multiarticulares, incluindo exercícios de potência, como os *power cleans*, realizadas nas três zonas de treinamento, e uma sessão na terça e na quinta compostas predominantemente de exercícios monoarticulares, realizadas numa única zona de 8 a 10RM. Com todas as diferentes variações da periodização não linear, se realizadas duas sessões semanais durante uma semana, duas zonas de treino são treinadas; na semana seguinte, poderiam ser utilizadas uma das zonas de treino da primeira semana e outra diferente. Obviamente, muitos outros padrões não lineares de intensidade e volume são possíveis de se realizar.

Muitos padrões de volume e intensidade de treinamento podem ser desenvolvidos a partir dos conceitos de periodização, incluindo a combinação de vários aspectos do modelo linear e não linear. Por exemplo, um modelo linear fora do período de competição e no começo da pré-temporada de um esporte pode garantir pico de força e potência imediatamente antes da temporada. Um modelo não linear ao final da pré-temporada e em plena temporada também pode auxiliar não somente na manutenção, mas também no aumento do condicionamento na temporada, para que força e potência contribuam ao máximo para o sucesso durante toda a temporada. Outras variações do modelo não linear poderiam incluir um modelo em que as zonas de treino sigam gradualmente um aumento na intensidade e uma redução no volume à medida que o treino evolui, e um modelo em que a escolha dos exercícios seja variada para enfatizar o desenvolvimento da potência à medida que o treino progride.

(?) QUADRO 7.1 **PERGUNTA PRÁTICA**

Como são organizadas as zonas de treinamento num programa não linear semanal ou quinzenal?

Da mesma forma que todos os modelos de periodização, programas semanais ou quinzenais não lineares podem diferir bastante em intensidade e volume. No entanto, os dois tipos variam a intensidade e o volume do treino usando três zonas de treinamento. A Tabela 7.5 mostra como um treinamento típico de três zonas de um plano de treinamento não linear podem ser organizadas num programa não linear semanal ou quinzenal durante seis semanas de treino. Observe que, pressupondo a mesma quantidade de séries, exercícios e frequência de treino para os dois programas, a intensidade e o volume totais do treino são os mesmos nos dois planejamentos. A única diferença é que as alterações na intensidade e no volume são feitas após cada semana de treino ou após duas semanas de treino. Se as zonas forem organizadas conforme aumento na intensidade, tanto o programa semanal quanto o quinzenal poderiam ser considerados variações da periodização linear.

TABELA 7.5 **Exemplo de programas não lineares semanais e quinzenais**

	Semana 1	Semana 2	Semana 3	Semana 4	Semana 5	Semana 6
Não linear semanal	12-15 repetições/série	4-6 repetições/série	8-10 repetições/série	12-15 repetições/série	4-6 repetições/série	8-10 repetições/série
Não linear quinzenal	12-15 repetições/série	12-15 repetições/série	4-6 repetições/série	4-6 repetições/série	8-10 repetições/série	8-10 repetições/série

Estudos comparativos

Quando examinamos comparações entre programas de treinamento com pesos, devemos considerar a duração da pesquisa e a condição de treinamento dos sujeitos (ver Capítulo 2). Isto é válido tanto para a comparação entre programas não variados ou periodizados, bem como entre programas periodizados e não variados. Durante as primeiras 4 a 6 semanas de qualquer bom programa de treinamento com pesos, ganhos consideráveis de força ocorrem devido às adaptações neurais. Outras adaptações fisiológicas, como alterações na qualidade das proteínas musculares, também podem ser notáveis nas primeiras várias semanas de um programa de treinamento. Essas adaptações físicas muito rápidas ocorrem com qualquer programa bem elaborado e podem resultar em aumentos substanciais de força. Assim, em pesquisas de curto prazo, as diferenças significativas de ganhos de força e potência entre diferentes programas de treinamento, ou na resistência anaeróbia de alta intensidade (avaliada pelo teste de Wingate), são de difícil obtenção, uma vez que esses incrementos iniciais em força podem mascarar qualquer diferença real entre os programas. Isso é especialmente verdadeiro quando indivíduos sedentários são treinados. Por outro lado, quando uma pesquisa de curta duração demonstra uma superioridade de um programa de treinamento sobre o outro, isso pode apenas significar que o programa superior produziu adaptações neurais mais rápidas, ou alterações na qualidade proteica, e quaisquer diferenças entre os programas podem não existir num treino mais prolongado. Isso pode ser especialmente verdadeiro quando não são demonstrados ganhos na área de seção transversal das fibras musculares ou na massa livre de gordura no período inicial do treinamento.

Outra consideração relevante em discussões de pesquisas comparativas é o fato de que a maioria dos estudos investigam indivíduos sedentários ou moderadamente treinados, o que limita a aplicabilidade das pesquisas a pessoas altamente treinadas ou atletas. Aumentos de força e potência ocorrem de maneira muito mais lenta nessas pessoas (Häkkinen et al., 1989). Dessa forma, pressupor que a magnitude da alteração e a taxa de alteração em variáveis como força, a partir de pesquisas com sujeitos sedentários, sejam diretamente aplicáveis a indivíduos altamente treinados torna-se complicado ou quase impraticável. É importante notar, também, que nem todos os grupos musculares respondem na mesma taxa e magnitude após programas específicos de treino resistido, incluindo programas periodizados (ver Tabelas 7.1, 7.4 e 7.6). Por exemplo, ao longo de 16 semanas de treinamento periodizado de força e potência, o aumento na força do supino foi substancialmente menor do que o demonstrado no agachamento, após 4, 8, 12 e 16 semanas de treinamento (Willoughby, 1993). Por isso, os treinadores devem ser cuidadosos ao pressupor que um programa de treinamento em particular resultará na mesma taxa e magnitude de adaptações em diferentes grupos musculares ou outros exercícios. Não obstante, um número suficiente de pesquisas comparando modelos de periodização e modelos não variados tem surgido, tornando possível formar conclusões a respeito da efetividade dos modelos periodizados. Isso não significa, entretanto, que mais estudos de modelos periodizados não sejam necessários.

Comparações entre programas de periodização linear e não variados

Estudos comparativos entre programas de periodização linear e programas de séries únicas e múltiplas não variados demonstram que a periodização pode resultar em ganhos de força significativamente maiores (ver Tabela 7.4). Muitas comparações utilizaram homens jovens e saudáveis como amostra. Entretanto, um estudo demonstrou maior percentual de ganho de força em mulheres após a realização de um treinamento periodizado, mas sem diferença significativa entre os programas de treinamento periodizado e de séries múltiplas (Herrick e Stone, 1996). Vários estudos descrevendo os sujeitos como moderadamente treinados ou como treinados indicam que a periodização linear resultou em ganhos de força significativamente maiores do que programas não periodizados. Por exemplo, considerando que indivíduos treinados eram capazes de realizar o supino com 120% e o agachamento com 150% (ou mais) do peso corporal total, foi demonstrado que o treinamento periodizado nesses sujeitos treinados resultou em maiores ganhos de força do que os programas de séries múltiplas não variados (Willoughby, 1992, 1993). Também foi mostrado que jogadores de futebol americano do ensino médio e universitários (Kraemer, 1997) evidenciaram maiores ganhos de força com programa periodizado do que com programa de série única não variado. Entretanto, não foi observada diferença significativa nos ganhos de força entre periodização linear e programas não variados em jogadores universitários de futebol americano (Hoffman et al., 2009) e homens treinados em força com dois anos de experiência em treinamento (Monteiro et al., 2009). Nesse último estudo, embora aumentos de 1RM no supino não tenham sido diferentes entre programas periodizado e não variado, o treinamento periodizado causou um aumento significativamente maior em 1RM do exercício *leg press*.

Comparações de ganhos no desempenho motor e resistência muscular localizada são menos comuns do que comparações de ganhos de força. Programas periodizados lineares mostraram ganhos significativamente maiores na capacidade de salto vertical, ciclismo de curta duração e potência no Wingate do que programas não variados e com séries múltiplas. Entretanto, nem todas as pesquisas demonstram aumentos significativamente maiores com treinamentos periodizados, e relativamente poucos trabalhos examinaram os efeitos do treino nessas medidas. Portanto, conclusões sobre desempenho motor devem ser vistas com cautela. As comparações já realizadas favorecem modelos periodizados lineares em relação a não periodizados, em termos de desempenho motor.

Poucas pesquisas compararam alterações na massa corporal total e na composição corporal de modelos periodizados e não variados. Algumas comparações entre programas periodizados lineares e programas de série única (McGee et al., 1992) e programas de séries múltiplas não variados (Hoffman et al., 2009; McGee et al., 1992; Monteiro et al., 2009; O'Bryant, Byrd e Stone, 1988; Schiotz et al., 1998; Stone, O'Bryant e Garhammer, 1981) demonstraram que nenhum programa causou alteração significativa na massa corporal total. Outras comparações mostraram que o treinamento periodizado e programas com séries múltiplas resultam em aumentos significativos (mas idênticos) na massa corporal total (Baker, Wilson e Carlyon, 1994a) e incremento significativamente maior na massa corporal total com programa periodizado linear, quando comparado a um programa de série única (Kraemer, 1997).

Comparações de mudanças na composição corporal mostram que programas periodizados lineares e programas de séries múltiplas resultam em aumentos significativos e idênticos na massa livre de gordura, ao passo que a gordura corporal total mostrou uma alteração com os dois tipos de treino (Baker, Wilson e Carlyon, 1994a) e não mudou significativamente com ambos os treinos (Hoffman et al. 2009; Monteiro et al. 2009). As comparações também mostraram elevações não significativas na massa livre de gordura com ambos os tipos de treinamento, uma pequena diminuição também não significativa no percentual de gordura corporal com o treinamento de séries múltiplas, bem como uma pequena – mas significativa – diminuição no percentual de gordura corporal com o treinamento periodizado (Schiotz et al., 1988). Além disso, foi observada uma alteração significativamente maior na massa livre de gordura e no percentual de gordura corporal com o treinamento periodizado em comparação com um programa de séries múltiplas não variado (Stone, O'Bryant e Garhammer, 1981). Uma comparação entre programa não variado de série única e programa periodizado linear relatou diminuição significativamente maior no percentual de gordura corporal com o treinamento periodizado (Kraemer, 1997). Embora alterações na massa livre de gordura não tenham sido relatadas nesse estudo, porque o treinamento periodizado também resultou em aumento significativamente maior na massa corporal total, pode-se concluir que o treino periodizado também causou maior elevação da massa magra do corpo em comparação com um programa de série única não variado.

Devido à escassez de pesquisas para investigar alterações na massa corporal total, massa livre de gordura e na gordura corporal, e a utilização de dobras cutâneas para determinar a composição corporal na maior parte das pesquisas, as conclusões a respeito da superioridade de um tipo de treinamento sobre o outro quanto a ocasionar mudanças nessas variáveis devem ser examinadas com cuidado. Entretanto, em relação a incrementos na força e alterações no desempenho motor, é importante observar que, sempre que foi relatada uma diferença significativa entre os programas de treinamento, ela favoreceu os programas periodizados lineares.

Diversos estudos oferecem entendimento de por que o treino periodizado de força e potência pode resultar em maiores ganhos do que o treinamento não periodizado. Por exemplo, um aspecto exclusivo da pesquisa de Willoughby (1993) foi que, nas primeiras oito semanas de um total de 16 semanas de treinamento, não houve diferença significativa no volume total de treinamento entre o modelo periodizado e dois modelos de séries múltiplas. Após oito semanas de treinamento, todos os grupos demonstraram aumentos significativos, embora idênticos, em 1RM. A partir da nona semana, o volume do treino periodizado diminuiu significativamente na comparação com o volume dos programas de séries múltiplas, sendo que somente após a nona semana foram observadas diferenças significativas na força, favorecendo o modelo periodizado. Logo, diminuições no volume de treinamento presentes nos modelos periodizados lineares com a evolução do treino podem, em parte, explicar o maior incremento de 1RM. Outro aspecto dessa pesquisa foi que os sujeitos eram, no mínimo, moderadamente treinados (capazes de realizar agachamentos com 150% e supino com 120% ou mais do seu peso corporal total). Sendo assim, os resultados também indicam que indivíduos treinados podem necessitar de no mínimo oito semanas de treinamento para que o programa periodizado demonstre resultados superiores aos programas não variados. Essa conclusão é sustentada por uma metanálise indicando que programas periodizados apresentam maiores incrementos na força, comparados a programas não variados, quando o treino dura de 9 a 20 semanas, na comparação com durações de treinamento de oito semanas ou menos. Independente se as durações dos programas forem de 9 a 20 semanas, ou de oito ou menos, os programas periodizados serão menos favorecidos em relação a aumentos na força; quando, porém, os programas forem de oito semanas ou menos, os programas periodizados serão me-

nos favorecidos quanto a aumentos na força (Rhea e Alderman, 2004).

A conclusão de que alterações no volume de treinamento podem, em parte, explicar as diferenças entre os programas de treinamento é sustentada em outras pesquisas que não mostram diferença significativa em ganhos de força entre programas periodizados lineares e programas não variados quando os volumes totais de treino são igualados (Baker, Wilson e Carlyon, 1994a; Hoffman et al., 2009). Umas das pesquisas, além de equalizar o volume total do treino, também equipararam a intensidade entre o programa periodizado linear e um programa com séries múltiplas. Durante 12 semanas de treinamento, o volume de treinamento (carga total realizada) e a intensidade relativa de treinamento foram igualados (Baker, Wilson e Carlyon, 1994a), e não foi observada diferença significativa nos incrementos de força. Isso indica que incrementos maiores na força com treino periodizado podem ocorrer em razão de maiores volumes de treino, alterações na intensidade do treino, ou ambos, em algumas comparações.

O exato motivo para esses maiores incrementos no condicionamento em decorrência de treino periodizado linear em comparação com modelos não variados (quando aparentes) é algo ainda a ser esclarecido. No entanto, a maioria das pesquisas favorece modelos periodizados lineares aos modelos não variados.

Comparações entre programas periodizados não lineares e programas não variados

Em relação à periodização linear, pesquisas comparando a periodização não linear com programas de série única e séries múltiplas demonstram que a periodização pode resultar em incrementos de força significativamente maiores (ver Tabela 7.6). Pesquisas que compararam um modelo não variado de série única com um modelo típico não linear diário, em que foram usadas três zonas de treinamento sucessivas a cada sessão de treino, mostraram que o treino não linear ocasionou percentuais maiores de incrementos de força em jogadoras universitárias de tênis (Kraemer et al., 2000), além de incrementos significativos na força em universitárias destreinadas (Marx et al., 2001), na comparação com modelo de treino de série única.

TABELA 7.6 **Pesquisas representativas de treino periodizado diário e não linear vs. treino não variado**

Referência	Idade média (anos) e sexo	Duração do treinamento (semanas)	Frequência semanal	Séries × repetições	Intensidade	Exercícios treinados	Teste(s)	Percentual de aumento
Kraemer et al., 2000	19, feminino	36	2 ou 3	1 × 8-10	Próximo a 8 a 10RM	14	Supino Desenvolvimento *Leg press* Potência no Wingate Salto vertical	10* 14* 7* 1 5
			2 ou 3	Periodização não linear diária 3 zonas de treinamento: 2-4 × 4-6, 8-10, 12-15	Próximo a RMs	14	Supino Desenvolvimento *Leg press* Potência no Wingate Salto vertical	25* 28* 18* 14* 48*
Marx et al., 2001	22-23, feminino	24	3	1 × 8-12	8-12RM	2 grupos alternados de 10 exercícios	Supino *Leg press* Supino, rep. a 80% de 1RM *Leg press*, repetições a 80% de 1RM Potência no Wingate Sentar e levantar, 1 minuto Salto vertical *Sprint* de 36 metros	12* 11* 10* 19* 4 13* 10* + 1
			4	Periodização diária não linear, 2 sessões/semana usando 3 zonas de treino 1-4 × 3-5, 8-10, 12-15, e 2 sessões/semana usando semre2-4 × 8-10	RMs	Não variadas 1 x 8-12 RM	Supino *Leg press* Supino, rep. a 80% de 1RM *Leg press*, repetições a 80% de 1RM Potência no Wingate Sentar e levantar, 1 minuto Salto vertical *Sprint* de 36 metros	47*[a] 32*[a] 24*[a] 64*[a] 27*[a] 42*[a] 40*[a] - 6*[a]
Hunter et al., 2001	66-67, masculino e feminino	25	3	2 x 10	80% de 1RM	10	Supino *Leg press* Desenvolvimento Rosca direta	34* 43* 42* 69*
			3	Periodização não linear diária, 3 zonas de treino: 50%, 65% e 80% de 1RM	50%, 65% e 80% de 1RM	10	Supino *Leg press* Desenvolvimento Rosca direta	23* 31* 30* 59*
Kraemer, Häkkinen et al., 2003	19 fem	36	2 ou 3	3 x 8-10	RM	14	Supino *Leg press* Desenvolvimento Potência no Wingate Salto vertical *Sprint* 10 m	17* 17* 23* 14* 37* - 1
				Periodização não linear diária, 3 zonas de treino: 3 x 4-6, 8-10, 12-15	RM	14	Supino *Leg press* Desenvolvimento Potência no Wingate Salto vertical *Sprint* de 10 m	23* 19* 24* 12* 50*[b] - 2

(continua)

TABELA 7.6 **Pesquisas representativas de treino periodizado diário e não linear vs. treino não variado** (*continuação*)

Referência	Idade média (anos) e sexo	Duração do treinamento (semanas)	Frequência semanal	Séries × repetições	Intensidade	Exercícios treinados	Teste(s)	Percentual de aumento
Hoffman et al., 2009	20 RM	15	4 (parcelado por grupo muscular)	Exercícios não de potência: 3 ou 4 × 6-8 Exercícios de potência: 4 ou 5 × 3 ou 4	RMs	Múltiplos por sessão de treino	Agachamento Supino Salto vertical Arremesso c/*medicine ball*	20* 9* 4 2
				Periodização não linear diária, 3 zonas de treino: 3 ou 4 × 9-12, 3 ou 4 x 3-8, 3-5 × 1-5	RMs	Múltiplos por sessão de treino	Agachamento Supino Salto vertical Arremesso c/*medicine ball*	11* 8* 1 3
Monteiro et al., 2009	27 masculino	12	4 (parcelado por grupo muscular)	3 × 8-10	RMs	15	Supino Leg press	9 8
				Periodização não linear diária, 3 zonas de treino: 3 × 12-15, 8-10, 4 ou 5	RMs	15	Supino Leg press	28*[b] 39*[b]

* = alteração significativa pré- e pós-treino.
[a] = diferença significativa em relação ao grupo 1 × 8-12.
[b] = diferença significativa em relação ao grupo 3 × 8-10.

Comparações entre treino não linear e treino não variado com séries múltiplas em jogadoras universitárias de tênis (Kraemer et al., 2003) e jogadores de futebol americano *All-American* universitários (Hoffman et al., 2009) não mostraram diferenças significativas em incrementos de força entre os dois tipos de treinamento. Nas jogadoras de tênis, os ganhos percentuais favoreceram o treino não linear; nos jogadores de futebol americano, os ganhos percentuais favoreceram o treino não variado. Uma variação da periodização não linear em programa de treino de partes do corpo, em que foram usadas duas de três zonas de treino por semana de treinamento, com uma combinação diferente de duas de três zonas usadas em semanas sucessivas de treino, mostraram que o treino não linear resultou em aumentos significativamente maiores na força (Monteiro et al., 2009). Várias pesquisas que testaram a força em momentos variados durante o programa de treino (12-36 semanas) mostraram ganhos mais consistentes na força com a periodização não linear diária do que com treino não variado com série única (Kraemer, Häkkinen et al., 2003; Marx et al., 2001) e programas de séries múltiplas (Monteiro et al., 2009).

Uma variação de um modelo não linear, empregando três zonas de treinamento, se revelou tão eficaz quanto um modelo de séries múltiplas não variadas em adultos de 66 a 77 anos de idade (Hunter et al.,

2001). O modelo de séries múltiplas usou uma carga equivalente a 80% de 1RM em todas as sessões de treinamento, enquanto o modelo não linear utilizou zonas de treinamento equivalentes a 80%, 65% e 50% de 1RM. Os sujeitos nos dois modelos treinaram com duas séries de 10 repetições, ou repetições até a falha concêntrica, o que ocorresse primeiro. Assim, o modelo não linear não utilizou a zona de treinamento na RM, ou próxima a ela, em todas as sessões de treino. Não houve diferenças significativas nos ganhos de força entre os dois programas (ver Tabela 7.6). Entretanto, o modelo não variado demonstrou um percentual maior de ganhos de força. Isso indica que as séries não precisam ser feitas até a falha concêntrica (ver Capítulo 6), e que não há necessidade de alta intensidade (80% de 1RM) em todas as sessões de treino com um grupo dessa idade. O modelo não linear apresentou algumas vantagens sobre o não variado: apresentou uma redução significativamente maior na dificuldade de executar uma atividade de transportar alguma coisa.

Atividades de desempenho motor aumentaram com o treino não linear; porém, o aumento nem sempre foi significativamente maior do que os resultados dos programas de treino não variado (ver Tabela 7.6). A periodização não linear evidenciou aumentos significativos no desempenho motor em universitárias destreinadas

(Marx et al., 2001) e em jogadoras universitárias de tênis (Kraemer et al., 2000), na comparação com treino não variado de série única. É interessante observar que ocorreu um aumento de 30% na velocidade do saque com o treino não linear comparado ao aumento de 4% com o de série única. O aumento percentual no saque (29 vs. 16%) no *forehand* (22 vs. 17%) e no *backhand* (36 vs. 14%) em relação à velocidade da bola também mostrou aumentar significativamente mais com a periodização não linear na comparação com o treino não variado com séries múltiplas (Kraemer, Häkkinen et al., 2003).

Foi demonstrado que os modelos não lineares levaram a alterações na composição corporal, embora elas não tenham sido significativamente diferentes das observadas em resposta a programas de treino não variados. Pesquisas com treinamento de jogadores universitários de futebol americano (Kraemer, 1997), jogadoras universitárias de tênis (Kraemer et al., 2000) e universitárias destreinadas (Marx et al., 2001) demonstraram que os modelos não lineares proporcionam significativamente maiores diminuições no percentual de gordura e elevações significativas na massa corporal magra. Entretanto, somente nas universitárias destreinadas o modelo não linear mostrou uma diminuição significativamente maior no percentual de gordura e aumento da massa livre de gordura, na comparação com o treino não variado de série única (Marx et al., 2001). Nessa pesquisa, a diferença na composição corporal pode ser devida ao aumento no volume de treino realizado no modelo não linear comparado ao de série única. Também não foi observado uma alteração significativa na massa corporal e na composição corporal com treino não linear (Hoffman et al., 2009; Monteiro et al., 2009). Um ponto fraco em todos esses estudos é o uso de dobras cutâneas para determinar alterações na composição corporal. Uma variação do modelo não linear antes descrita mostrou que um programa de alta intensidade com séries múltiplas causa aumentos significativos, embora similares, na massa livre de gordura e reduções no percentual de gordura corporal (pletismografia aérea) em idosos, embora nenhuma alteração significativa na massa corporal total (Hunter et al., 2001). Portanto, as comparações entre treino não linear e treino não variado em relação a alterações na composição corporal são mistas.

A periodização não linear é um programa eficaz para aumento da força e do desempenho motor e para alterar a composição corporal em pessoas treinadas e destreinadas. Esse tipo de treino pode ainda produzir alterações mais consistentes na força que o treino não variado. Logo, a periodização não linear é um programa de treinamento viável tanto paras entusiastas do condicionamento quanto para atletas.

Comparações entre tipos de periodização

A maioria das comparações entre modelos de periodização são realizadas entre periodização diária não linear e linear (ver Tabela 7.7). Nesses modelos de treinamento uma grande variedade de volumes (quantidade de exercícios, número de séries e repetições) e intensidades tem sido usada. Por exemplo, a quantidade de repetições por série nas comparações mostradas na Tabela 7.7 varia de 4 a 25. As escolhas dos programas envolvendo volume e intensidade podem influenciar os resultados do treino, como os aumentos na força máxima e, assim, afetar os resultados das comparações realizadas entre os modelos de treino. Isso é especialmente verdadeiro quando o volume e a intensidade do treino não são equiparados entre os modelos de treinamento. Todas as comparações descritas na Tabela 7.7 têm volumes e intensidades similares nos dois modelos de treinamento. A principal diferença é que o volume e a intensidade do treino não linear diário variam muito numa semana de treino, ao passo que o volume e a intensidade do treino linear mudam substancialmente após várias semanas de treino.

Algumas dessas comparações mostram ganhos de força significativamente maiores com o modelo não linear diário em homens com idade universitária (Monteiro et al., 2009; Rhea et al., 2002; Simão et al., 2012). Outros mostram diferenças não significativas entre os dois modelos de treinamento, embora favoreçam o modelo não linear (Kok, Hamer e Bishop, 2009; Prestes, Frollini et al., 2009) ou o modelo linear (Bufford et al., 2007; Hartman et al., 2009; Hoffman et al., 2009) quanto ao percentual ou tamanho do efeito em incrementos de força máxima. Uma dessas pesquisas comparou um modelo de treino linear com um misto (Simão et al., 2012). O modelo misto (ver Tabela 7.7) consistiu na realização de um programa linear durante seis semanas, seguido de seis semanas de um programa diário não linear. Foi observado nesse estudo que os aumentos na força favoreceram o modelo misto. Algumas dessas comparações não mostram diferenças significativas entre modelos de treino linear, não linear diário e não linear semanal (Bufford et al., 2007) e programas lineares, lineares quinzenais e não variados. No entanto, houve diferenças nos ganhos percentuais de força máxima entre os programas (ver Tabelas 7.4, 7.6 e 7.7).

A maioria dessas comparações envolveu homens e mulheres jovens e saudáveis com pouca ou nenhuma experiência em treinamento resistido; uma delas envolveu jogadores universitários treinados de futebol americano (Hoffman et al., 2009). A duração do treino nessas comparações variou de 9 a 15 semanas. Coletivamente, essas pesquisas indicam que o modelo não linear diário é tão eficiente quanto ou, provavelmente, mais eficiente que o linear quanto a ganhos de força máxima.

TABELA 7.7 **Pesquisas representativas da periodização não linear vs. linear**

Referência	Idade média (anos) e sexo	Duração do treinamento (semanas)	Frequência semanal	Séries e repetições	Intensidade	Exercícios treinados	Teste(s)	Percentual de aumento
Baker, Wilson e Carlyon, 1994b	19-21 masculino	12	3	Periodização linear: Sem. 1-4: 5 × 10 CORE; 3 × 10 todos os outros; Sem. 5-8: 5 × 5 CORE, 3 × 8 todos os outros sem 9-11: 3 × 3, 1 × 10 central, 3 × 6 todos os outros; sem 12: 3 × 3 central, 3x6 todos os outros 1	RMs	Combinação de 17	Supino Agachamento Salto vertical	12* 27* 4*
				2 semanas não linear: Sem. 1 e 2: 5 × 10 CORE. 3 × 10 todos os demais Sem. 3 e 4: 5 × 6 CORE, 3 × 8 todos os outros, Sem. 5 e 6: 5 × 8 CORE, 3 × 10 todos os outros, Sem.7 e 8: 5 × 4 CORE, 3x6 todos os outros, Sem. 9 e 10: 5 × 6 CORE, 3x8 todos os outros, semana 11 e 12: 4 × 3 CORE, 3 × 6 todos os outros	RMs	Combinação de 17	Supino Agachamento Salto vertical	16* 28* 10*
Rhea et al., 2002	21 masculino	12	3	Linear: Sem.1-4: 3 × 8 Sem. 5-8: 3 × 6 Sem. 9-12: 3 × 4	RMs	5	Leg press Supino	14* 26*
				Não linear diário: Dia 1: 3 × 8 Dia 2: 3 × 6 Dia 3: 3 × 4	RMs	5	Leg press Supino	29*[a] 56*[a]
Rhea et al., 2003	21-22 masculino e feminino	15	2	Linear: Sem. 1-5: 3 × 25 Sem. 6-10: 3 × 20 Sem. 11-15: 3 × 15	RMs	Extensão de joelho	Extensão de joelho Resistência muscular localizada de extensão de joelho	9* 56*
				Sessões diárias não lineares repetidas durante toda uma sessão de treino: Sessão 1: 3 × 25; sessão 2: 3 × 20; sessão 3: 3 × 15			Extensão de joelho Resistência muscular localizada de extensão de joelho	10* 55*
				Linear invertido: Sem. 1-5: 3 × 15 Sem. 6-10: 3 × 20 Sem. 11-15: 3 × 25			Extensão de joelho Resistência muscular localizada de extensão de joelho	6* 73*
Buford et al., 2007	22 masculino e feminino	9	3	Linear: Sem. 1-3: 3 × 8 Sem. 4-6: 3 × 6 Sem. 7-9: 3 × 4	RMs	6 por sessão	Leg press Supino	24* 85*
				Não linear diário Dia 1: 3 × 8 Dia 2: 3 × 6 Dia 3: 3 × 4	RMs	6 por sessão	Leg press Supino	17* 79*
				Não linear semanal: Sem. 1, 4 e 7: 3 × 8 Sem. 2, 5 e 8: 3 × 6 Sem. 3, 6 e 9: 3 × 4	RMs	6 por sessão	Leg press Supino	24* 100*

(continua)

TABELA 7.7 **Pesquisas representativas da periodização não linear vs. linear** (continuação)

Referência	Idade média (anos) e sexo	Duração do treinamento (semanas)	Frequência semanal	Séries e repetições	Intensidade	Exercícios treinados	Teste(s)	Percentual de aumento
Monteiro et al., 2009	27 masculino	12	4 (parcelado por grupo muscular)	Linear: Sem. 1-4: 3 × 12-15 Sem. 5-8: 3 × 8-10 Sem. 9-12: 3 × 4 ou 5	RMs	15	Supino Leg press	9 16*
				Não linear diário: 3 zonas de treinamento repetidas: 3 × 12-15, 8-10, 4 ou 5	RMs	15	Supino Leg press	28*a 39*a
Hoffman et al., 2009	20 masculino	15	4 (parcelado por grupo muscular)	Linear: Sem. 1-4: 3 ou 4 × 9-12 Sem. 5-10: 3 ou 4 × 3-8 Sem. 11-15: 3-5 × 1-5	RMs	Múltiplos por sessão de treino	Agachamento Supino Salto vertical Arremesso da medicine ball	21* 8* 0 6*
				Não linear diário: 3 zonas de treinamento repetidas: 3 ou 4 × 9-12, 2 ou 4 × 3-8, 3-5 × 1-5	RMs	Múltiplos por sessão de treino	Agachamento Supino Salto vertical Arremesso da medicine ball	11* 8* 1 3
Hartman et al., 2009	24 masculino	14	3	Linear: Sem. 1-10: 5 × 8-12 Sem. 11-14: 5 × 3-5	RMs	Supino	Supino Velocidade máxima de arremesso no supino CIVM no supino Taxa máxima de produção de força em CIVM no supino	15* 8* 4 7
				Não linear diário: Dia 1: 5 × 3-5 Dia 2: 5 × 8-12 Dia 3: 5 × 20-25	RMs	Supino	Supino Velocidade máxima de arremesso no supino CIVM no supino Taxa máxima de produção de força em CIVM no supino	10* 6* 1 2
Prestes, J., Frollini et al., 2009	18-25 masculino	12	4	Linear: Sem. 1,5 e 9: 3 × 12 Sem. 2, 6 e 11: 3 × 10 Sem. 3, 7 e 11: 3 × 8, Sem. 4, 8 e 12: 3 × 6	RMs	9 por sessão	Supino Leg press Rosca bíceps	18* 25* 14*
				Não linear diário: Sem. ímpares: Dias 1 e 2: 2 × 12 Dias 3 e 4: 3 × 10 Sem pares: Dias 1 e 2: 3 × 8 Dias 3 e 4: 3 × 6	RMs	9 por sessão	Supino Leg press Rosca bíceps	25* 41* 24*
Kok, Hamer e Bishop, 2009	20 feminino	9	3	Linear: Sem. 1-3: supino e agachamento 3 × 10; outros exerc 3 × 10 Sem. 4-6: supino e agacham 3 ou 4 × 6, outros exercícios 3 × 6 Sem. 7-9: supino e agacham 3 ou 4 × 8, outros exerc 3 8	semana 1-3: supino e agacham 75-80% de 1RM; outros exerc, RMs semana 4-6: supino e agacham 85-90% do 1RM; outros exerc RMs sem 7-9: supino e agacham 30-40% de 1RM; outros exerc 30-40% de 1RM[b]	10	Supino Agachamento Potência de arremesso no supino Potência de salto no agachamento	22* 35* 11* 10*

(continua)

TABELA 7.7 **Pesquisas representativas da periodização não linear vs. linear** *(continuação)*

Referência	Idade média (anos) e sexo	Duração do treinamento (semanas)	Frequência semanal	Séries e repetições	Intensidade	Exercícios treinados	Teste(s)	Percentual de aumento
				Não linear 1-9: supino, agachamento e outros exercícios 1 sessão/ semana da Sem. 1-3, 4-6 e 7-9 de programa linear	semana 1-9: supino, agacham e outros exercícios, 1 sessão/semana a partir da semana 1-3, 4-6 e 7-9 de programa linear	10	Supino Agachamento Potência de arremesso no supino Potência no salto com agachamento	28* 41* 14* 9*
Simão et al., 2012	29 masculino	12	2	Linear Sem. 1-4: 2 × 12-15 Sem. 5-8: 3 × 8-10 Sem. 9-12: 4 × 3-6	RMs	Supino, Puxada, rosca bíceps, rosca tríceps	Supino Puxada Rosca bíceps Rosca tríceps	12ᵃ 12* 16*ᵃ 25*
				Não linear Sem. 1 e 2: 2 × 12-15 Sem. 4 e 4: 3 × 8-10 Sem. 5 e 6: 4 × 3-5 Sem. 7-12: dia 1: 2 × 12-15 dia 2: 3 × 8-10 dia 3: 4 × 3-5	RMs	Supino, puxada, rosca bíceps, rosca tríceps	Supino Puxada Rosca bíceps Rosca tríceps	21* 9* 18* 27*

* = alteração significativa pré- e pós-treinamento.
ᵃ = diferença significativa entre periodização não linear e linear.
CIVM = contração isométrica voluntária máxima.

A limitação de informações sobre aumentos no desempenho motor e na potência com o treino durante essas mesmas durações de treino não mostrou diferença significativa entre o modelo de treino não linear diário e o linear (Hartman et al., 2009; Hoffman et al., 2009). Além disso, alterações na massa corporal e na composição corporal com esses dois modelos de treino foram similares e não alteraram significativamente ao longo da duração dos treinamentos realizados nas pesquisas (Bufford et al., 2007; Hoffman et al., 2009; Kok, Hamer e Bishop, 2009; Monteiro et al., 2009; Prestes, Frollini et al., 2009; Rhea et al., 2002). Entretanto, a avaliação de dobras cutâneas pode não ser sensível o suficiente para se observar alterações na composição corporal entre os programas em todas as pesquisas, com a exceção de uma delas (Rhea e colaboradores usaram a pletismografia). Alterações na espessura muscular em razão de um modelo misto, conforme anteriormente descrito, de modelos linear e não linear diário comparados a um modelo linear não foram significativamente diferentes entre o modelo linear e o misto, embora favoreçam o modelo misto (Simão et al., 2012).

Os padrões de treino não linear semanal e quinzenal, em que uma zona diferente de treinamento foi usada durante uma ou duas semanas antes de trocar as zonas, respectivamente, foram comparados à periodização linear (ver Tabela 7.7). Foram observadas diferenças significativas na força máxima, na capacidade do salto vertical, na massa corporal e na composição corporal entre os modelos de treinamento. Uma dessas compa-

rações (Baker, Wilson e Carlyn, 1994b) também mostra que uma periodização não linear quinzenal, periodização linear e um treinamento não variado (três séries de seis repetições) resultaram todos em ganhos significativos na força máxima, capacidade de salto vertical e massa livre de gordura; a comparação não foi significativamente diferente entre os modelos.

Comparações de vários modelos de periodização linear e não linear diário mostraram que os dois modelos produzem aumentos significativos na força máxima; entretanto, algumas comparações demonstram incrementos muito maiores na força máxima com o modelo não linear diário. Embora os dois modelos possivelmente produzam alterações significativas na composição corporal e nas medidas do desempenho motor, nenhuma diferença marcante parece haver entre os modelos de treinamento em relação a essas medidas. Todas essas conclusões têm que ser consideradas com certa cautela, pois há necessidade de mais comparações entre modelos de treino periodizado, em especial os de longo prazo em pessoas treinadas e atletas.

Periodização não linear diária flexível

A **periodização não linear diária flexível** envolve troca de zonas de treinamento usada num modelo não linear com base na disposição do praticante para atividade numa determinada zona de treino. As informações necessárias para tomar uma decisão de alterar a zona de treino numa determinada sessão podem ser coletadas de várias formas. Um teste, como o salto vertical máximo, o salto horizontal ou o arremesso da *medicine ball* pode ser feito imediatamente antes de uma sessão de treino para determinar a prontidão física do praticante. As séries iniciais dos primeiros exercícios numa zona de treino também podem ser monitoradas para a determinação da prontidão física do indivíduo para realizar a sessão.

Consideremos uma praticante que realizou um salto vertical imediatamente antes de uma sessão de treino; se ela não consegue atingir pelo menos 90% do salto vertical máximo prévio, ela pode estar fadigada. Da mesma maneira, se alguém conseguiu antes fazer seis repetições de um exercício com determinada carga e, no começo de uma sessão de treino, consegue realizar somente três repetições com essa carga, há uma indicação de que essa pessoa também se encontra fadigada. Fadiga ou outro fator fisiológico, como dor muscular de início tardio, pode ocorrer em virtude de sessões de treino de força ou outros tipos de treinos realizados antes da sessão. Estresse psicológico por trabalhos escolares ou estresses no trabalho também podem impedir que o praticante alcance o desempenho máximo que anteriormente fora apresentado. Seja qual for o caso, neste exemplo, se uma zona de treino de alta intensidade e baixo volume (quatro séries de 4-6 repetições, por exemplo) foi agendada para aquela sessão, a intensidade da zona de treino pode ser reduzida (três séries de 12-15 repetições, por exemplo).

É também possível passar de uma zona de treino de alto volume e intensidade para outra de maior intensidade e volume menor. Consideremos um praticante que faz 100% de seu melhor salto vertical, ou 12 repetições por série, quando planejadas somente de 8 a 10, no primeiro exercício de uma sessão de treino. Em vez de continuar com uma zona de treinamento de 8 a 10 repetições, o praticante pode se exercitar numa zona de maior intensidade e fazer de quatro a seis repetições. A periodização não linear diária flexível e alterações na zona de treino já foi bastante discutida (Kraemer e Fleck, 2007). Há relatos de que muitos treinadores alteram as sessões de treino para que combinem melhor com a prontidão física de seus atletas. Por exemplo, se planejada uma sessão forte de treino intervalado e o atleta está, sem dúvida, incapacitado para realizar os exercícios da sessão próximos de sua capacidade antes demonstrada, o treinador pode reduzir a intensidade da sessão.

A periodização não linear diária flexível foi usada para manter e aumentar os marcadores fisiológicos de jogadores de futebol universitário da Primeira Divisão durante a temporada de 16 semanas (Silvestre et al., 2006). As sessões de treino resistido foram mudadas para acompanhar o grau de prontidão dos atletas para

a realização de uma sessão de treino específica, baseada nas avaliações subjetivas dos treinadores da força e condicionamento e nas frequências cardíacas do atleta durante as práticas de futebol e jogos. O programa periodizado não linear flexível resultou na manutenção da capacidade do salto vertical, capacidade de corrida curta e consumo máximo de oxigênio durante a temporada. Entretanto, aumentos significativos no tecido magro total, no tecido magro das pernas, no tecido magro do tronco, na potência total do corpo (aumento de 17% na potência de meio desenvolvimento repetidos) e na potência de membros inferiores do corpo (aumento de 11% nos saltos partindo da posição agachada repetidos, seguidos de um *sprint*) foram mostrados após a temporada. Embora não tenha sido realizada comparação com o outro modelo de treino, os resultados indicaram que um modelo não linear flexível mantém ou aumenta o condicionamento físico durante uma temporada de futebol.

Uma comparação realizada entre o modelo não linear diário flexível e um modelo linear demonstrou que o primeiro ofereceu certa vantagem (McNamara e Stearne, 2010). Estudantes em uma aula de treino com pesos na universidade fizeram o programa não linear flexível ou o periodizado não linear planejado (tiveram de fazer a sessão de treino planejada num dia determinado), duas vezes na semana, durante 12 semanas. Antes de uma sessão, os sujeitos que realizaram o programa não linear flexível puderam escolher, com base na fadiga, qual das três zonas de treino (10, 15 ou 20 repetições por série) executariam. No entanto, no final das doze semanas, aqueles no programa não linear flexível tiveram que fazer a mesma quantidade de sessões de treino em cada zona de treinamento, igual aos praticantes do programa não linear planejado.

A capacidade de 1RM no supino e o salto horizontal máximo aumentaram de forma significativa do pré-treinamento para o pós-treinamento com os dois planos de treino, sem diferença significativa entre eles. Entretanto, a capacidade máxima no *leg press* (ver Figura 7.2) aumentou significativamente mais com o programa não linear flexível. Isso indica que esse plano não ofereceu vantagem para a força de membros superiores do corpo, mas demonstrou vantagem na força de membros inferiores.

A periodização não linear diária flexível é uma extensão do que alguns treinadores já fazem: alterar as sessões de treino planejadas com base na prontidão física de seus atletas para a realização daquela sessão. Esse tipo de treinamento pode oferecer vantagens ao longo da temporada para manter e melhorar os marcadores fisiológicos de desempenho e aumentar a força máxima.

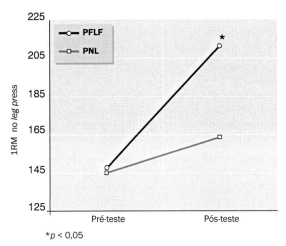

*p < 0,05

FIGURA 7.2 Aumentos em 1RM do *leg press* são significativamente maiores após um treino de periodização não linear flexível do que com a periodização não linear.
PNLF = periodização não linear flexível; PNL = periodização não linear.

Adaptada, com permissão, de J.M. McNamara e D.J. Stearne, 2010, "Flexible nonlinear periodization in a beginner college weight training class". *Journal of Strength and Conditioning Research* 24:17-22.

Periodização linear reversa

Periodização linear reversa refere-se a um programa de treinamento resistido que é alterado partindo de um treino com baixo volume e alta intensidade para um treino de alto volume e baixa intensidade à medida que o treino evolui. Assim, o volume e a intensidade de treino mudam de forma progressiva, adotando um padrão que é oposto ao da periodização linear. Esse tipo de treino pode oferecer algumas vantagens, como, por exemplo, aumentar a resistência muscular localizada ao término de um plano de treino periodizado comparado a outro de periodização linear.

Uma comparação entre periodização linear e linear reversa demonstrou que a periodização linear resulta em maiores incrementos de força máxima e hipertrofia (Prestes, Frollini et al., 2009). A quantidade de repetições por série realizada em cada plano de treino está descrita na Tabela 7.8. Observe que a intensidade e o volume do treino durante várias semanas têm direções opostas com o plano periodizado linear e o linear reverso. Mulheres (20-35 anos) treinando três dias por semana com cada um dos planos demonstraram aumentos

significativos na força máxima (1RM) no supino, na puxada, na rosca bíceps e na extensão de joelho. Porém, os aumentos foram significativamente maiores com o plano linear para a rosca bíceps e a puxada. Não foram observados aumentos significativos na resistência muscular localizada, num teste de exercícios de rosca bíceps e extensor do joelho constituído de repetições até a falha com 50% da massa corporal, após ambos os treinos. Alterações significativas na composição corporal (dobras cutâneas) de aumento de massa livre de gordura e redução do percentual de gordura corporal ocorreram apenas com o plano periodizado linear. De maneira geral, os resultados indicam que o plano de periodização tradicional resultou em maiores alterações na força e na composição corporal.

A Tabela 7.7 representa um exemplo de comparação entre periodização linear, não linear diária e linear reversa (Rhea, Phillips et al., 2003). Nesta comparação, o número de repetições por série foi sempre relativamente alto (mais de 25 repetições); portanto, considerando-se o *continuum* de repetições (ver Capítulo 5), todos os programas enfatizaram mais a ganhos na resistência muscular localizada do que na força máxima. Como os praticantes, inicialmente, não eram treinados e fizeram apenas exercício de extensão do joelho, a aplicação dos resultados a outros exercícios e pessoas treinadas devem ser avaliada com cautela. Nenhum dos programas mostrou um aumento significativamente maior na força máxima ou na resistência muscular localizada. Os programas linear e não linear diário mostraram aumentos percentuais substancialmente maiores na força máxima, e o programa linear reverso mostrou um percentual de aumento substancialmente maior na resistência muscular localizada.

O histórico de treinamento e o nível de treinamento do atleta podem determinar o tipo de plano periodizado mais eficaz. Uma pesquisa com remadores universitários realizando tanto um programa periodizado linear clássico quanto um periodizado linear reverso indica que o nível de treinamento do atleta afeta o resultado de qual treino é o mais eficiente (Ebben et al., 2004). O plano periodizado linear consistiu em séries de 12 repetições a 5 repetições ao longo de oito semanas; o plano periodizado linear reverso foi de 15 repetições por série para 32 repetições por série, durante o mesmo período. Os dois tipos de treino periodizado aumentaram significativamente os marcadores fisiológicos de condicionamento

TABELA 7.8 Repetições por série nos planos de treinamento linear e linear reverso de 12 semanas

Semanas de treinamento												
Semanas	**1**	**2**	**3**	**4**	**5**	**6**	**7**	**8**	**9**	**10**	**11**	**12**
Repetições por série na periodização linear	12-14	10-12	8-10	12	5-12	8-10	6-8	12	8-10	6-8	4-6	12
Repetições por série na periodização linear reversa	4-6	6-8	8-10	12	6-8	8-10	10-12	12	8-10	10-12	12-14	12

Baseada em Prestes et al., 2009.

(tais como consumo máximo de oxigênio e débito de potência), sem diferenças entre os tipos de periodização. Entretanto, remadores mais experientes (time universitário) que fizeram o plano periodizado linear demonstraram uma diminuição maior no tempo de remada de 2.000 m num teste ergométrico em comparação com remadores experientes que fizeram o plano periodizado linear reverso (– 7 vs. – 4 seg). Remadores menos experientes que fizeram o plano periodizado linear reverso demonstraram uma maior diminuição no tempo de remada de 2.000 m em comparação com os que fizeram o plano periodizado linear (– 15 vs. – 10 segundos). Estes resultados indicam que remadores mais experientes mostram incrementos maiores com um plano periodizado linear, ao passo que remadores menos experientes mostram incrementos maiores com um plano periodizado linear reverso. É importante observar que a intensidade do treino foi maior e o volume menor com o plano linear, na comparação com o linear reverso (12-5 vs. 15-32 repetições por série). Assim, os resultados indicam também que remadores mais experientes se beneficiam mais de um plano de treino de alto volume e baixa intensidade.

Vantagens significativamente maiores em ganhos de resistência muscular localizada não são observadas com a periodização linear reversa. Igualmente, aumentos consistentemente maiores na força máxima com a periodização linear e não linear diária não são observados em comparação à periodização linear reversa. Entretanto, essas conclusões precisam ser vistas com cautela, uma vez que poucas pesquisas compararam a periodização linear reversa a outros modelos de treinamento.

Desenvolvimento de potência

Acredita-se que o desenvolvimento da potência esteja estritamente relacionado ao desempenho da maioria das atividades cotidianas, como subir escadas, bem como com tarefas esportivas, como arremessar uma bola ou enterrar uma bola de basquete. Em parte, isso se deve a dados que demonstram correlações significativas entre medidas de potência e desempenho. No entanto, essas correlações costumam deixar grande parte (variância inexplicada) do desempenho no teste sem explicação. Por exemplo, a potência máxima medida num teste de subida de escadas (testes de subida de escada de Margarita-Kalamen) apresenta correlações significativas com o desempenho no *sprint* e na agilidade quando a potência é expressa em relação à massa corporal. Porém, tais correlações deixam uma grande parte (50-81% de variância inexplicada) do desempenho no tiro de corrida e na agilidade sem explicação (Mayhew et al., 1994). Logo, embora a potência possa ser uma característica relacionada a treino de desempenho, outros fatores associados à potência, como a taxa de produção de força e o tempo para atingir uma produção de força específica, podem ser tão importantes quanto o desenvolvimento de potência máxima para aumento do desempenho numa atividade específica (Cronin e Sleivert, 2005). Além disso, a relação da potência ou de algum outro fator a ela relacionado pode ser diferente entre várias atividades. Por exemplo, uma atividade de membros superiores do corpo, como o arremesso da barra de supino, uma atividade de membros inferiores do corpo, como o salto vertical ou o salto com agachamento, ou uma atividade com todo o corpo, como o arremesso de peso, apresenta correlações de magnitudes diferentes com várias medidas de potência (Cronin e Sleivert, 2005). Outros fatores, como se um teste de potência inclui ou não o ciclo alongamento-encurtamento (salto com contramovimento vs. salto com agachamento) ou a carga usada ao medir a potência, podem também influenciar a magnitude da correlação entre uma medida de potência e determinada atividade. Apesar desses fatores, em geral, acredita-se que quando a potência ou algum fator relacionado a ela é incrementado, o desempenho em muitas atividades também melhora. A relação da potência com a força, a distância que um objeto é movido e o tempo envolvido na realização de um movimento estão apresentados na equação a seguir:

Potência = Força × Distância / Tempo

Essa equação básica demonstra que a potência pode ser incrementada de múltiplas maneiras. O numerador da equação refere-se a "trabalho", e a potência pode ser aumentada por incremento do desenvolvimento de força ou pela distância em que um objeto é deslocado. O denominador da equação indica a importância do tempo usado para realizar a tarefa no cálculo da potência; uma redução no tempo resulta num aumento na potência. Programas de treinamento dedicados ao desenvolvimento da potência requerem tanto treinamento de força de alta intensidade quanto a realização de movimentos rápidos, que afetam o tempo de realização de um movimento para aumentar ao máximo a potência.

Na maioria das atividades, a potência depende da força concêntrica e da velocidade do movimento. A clássica curva de força-velocidade concêntrica indica que, à medida que a velocidade da ação muscular aumenta, a força produzida diminui. O desenvolvimento de potência atinge o pico numa velocidade intermediária entre a velocidade zero e a velocidade máxima do movimento. Analisando de outra perspectiva, em velocidades muito rápidas, a baixa produção de força resulta em baixa produção de potência. Entretanto, velocidades lentas, em que a força gerada é alta, também resultam em baixa produção de potência. Na verdade, quando a força é máxima, a velocidade é zero (ação isométrica), o que resulta em zero produção de potência. Potência alta resulta de uma combinação de velocidade intermediária e produção intermediária de força. As relações entre força, velocidade de movimento e potência são representadas na Figura 7.3.

O treinamento para produção de potência em diversos movimentos ou tarefas deve levar em consideração esses conceitos. O sucesso de um programa de treinamento de potência está relacionado à especificidade da atividade de treinamento e à capacidade de otimizar a função fisiológica para movimentos de alta potência, na velocidade necessária para aumentar o desempenho numa determinada tarefa ou num espectro de velocidades ou tarefas. A necessidade de aumentar a potência numa variedade de tarefas ou velocidades é observada em vários esportes em equipe, em que a capacidade de acelerar no início de um tiro de corrida, dar um salto vertical, chutar uma bola ou arremessar uma bola pode ser necessária para o sucesso.

Treinamento de força balístico refere-se a exercícios em que uma taxa alta de produção de força é necessária e em que a massa esteja sendo acelerada, tal como a massa corporal ou um peso externo pode ser projetada no ar (Newton e Wilson 1993b). Esses exercícios incluem salto com agachamento (assumindo uma posição agachada ou semiagachada para então saltar), exercícios com ciclo alongamento-encurtamento, como arremesso da *medicine ball*, pliometria e exercícios pliométricos de salto com e sem peso. Outros exercícios de força, como o *clean pull* e o *snatch pull,* e outras variações dos levantamentos olímpicos, exigem aceleração do peso e têm um componente balístico, embora a carga não seja, na

verdade, arremessada ao ar. O treino de força balístico cria aumentos específicos na ativação muscular e na taxa de produção de força (Häkkinen e Komi, 1985c). Esses tipos de exercícios não têm uma desaceleração (ver a seção Fase de Desaceleração e Treinamento Tradicional com Pesos, mais adiante neste capítulo) da carga ao término da amplitude de movimento (Newton et al., 1996). Quando um exercício "normal" de supino foi realizado de forma explosiva (como em repetições velozes), com carga leve (tal como 30% de 1RM), a potência diminuiu durante aproximadamente os últimos 50% da amplitude de movimento, porque o atleta teve que sustentar a barra e alcançar a velocidade zero quando a barra se encontrava numa posição de extensão total de cotovelo (Newton et al., 1996). Quando o peso pode ser liberado no ar ao término da amplitude de movimento com a utilização de um dispositivo de teste específico (isto é, um exercício balístico), a produção de potência e a aceleração foram incrementadas durante a amplitude de movimento. A redução na potência e o decréscimo na taxa de aceleração quando foi "segurada a barra" deveram-se à redução da ativação de agonistas e ao aumento da ativação dos antagonistas da musculatura da parte superior das costas, resultando na desaceleração da barra, porque ela teria que estar à velocidade zero com o comprimento do braço (ver Figura 7.4). Teoriza-se que esse efeito tenha sido necessário para proteger as articulações contra uma súbita desaceleração ao final da amplitude de movimento, quando o peso ainda não tinha sido liberado. A desaceleração não foi necessária quando o peso pode ser libe-

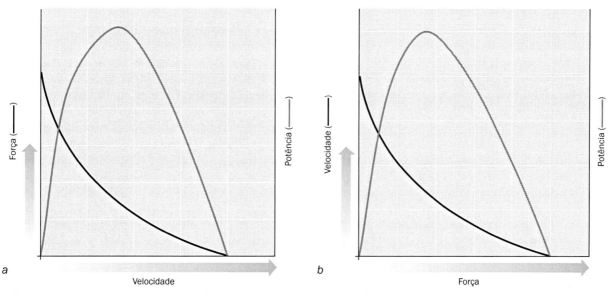

FIGURA 7.3 (*a*) A relação entre a geração de força e a geração de potência com a velocidade de encurtamento em ações concêntricas máximas. (*b*) A relação entre o encurtamento da velocidade e a geração de potência com o desenvolvimento de força em ações concêntricas máximas. Todas as ações musculares são concêntricas, exceto aquelas em velocidade zero, que são isométricas.

Adaptada, com permissão, de H.G. Knuttgen and W.J. Kraemer, 1987, "Terminology and measurement in exercise performance," *Journal of Applied Sport Science Research 1*: 1-10.

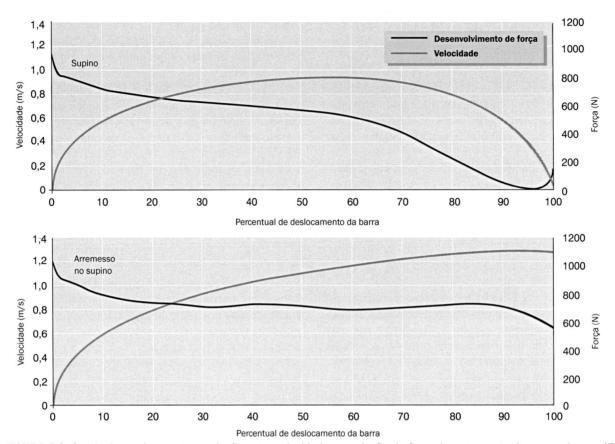

FIGURA 7.4 O painel superior mostra a relação entre velocidade e produção de força durante um supino normal, com 45% de 1RM. O painel inferior mostra a relação entre velocidade e produção de força durante o arremesso no supino, com 45% de 1RM.

Adaptada, com permissão, de R.U. Newton et al., 1996, "Kinematics, kinetics, and muscle activation during explosive upper body movements: Implications for power development," *Journal of Applied Biomechanics*, 13:31-43.

rado no final da amplitude de movimento do supino. Esses dados demonstram por que repetições velozes podem ser contraprodutivas para o desenvolvimento da potência em alguns exercícios (como supino, meio-desenvolvimento, extensão de joelhos) e sustentam a utilização apropriada de equipamento para treino resistido que possibilite a liberação do peso, como arremessos da *medicine ball* ou exercícios em que não ocorra desaceleração, como os de salto pliométrico ou as variações dos levantamentos olímpicos.

Com muitos exercícios, ao se tentar levantar uma quantidade máxima de peso possível (como uma carga perto de 1RM), as velocidades de movimento são maiores do que zero. Logo, é gerada força máxima, mas em razão da velocidade lenta do movimento, a produção de potência é bastante baixa. A força pura, próxima de 1RM, é necessária no esporte do *powerlifting*, pois não há exigência de desenvolvimento máximo ou próximo do máximo da potência (assim, o nome do esporte é inadequado), considerando que os levantadores devem movimentar altas cargas de forma lenta.

Muitos especialistas em força e condicionamento acreditam que, ao aumentar a força numa velocidade lenta, melhorarão também a produção de potência e o desempenho dinâmico. Isso é válido até certo ponto, pois a força máxima, mesmo em velocidades lentas, é um fator colaborador para a potência explosiva, pois afeta a força na equação de potência. Todos os movimentos explosivos começam do zero, ou a velocidades lentas, e é nessas fases do movimento que a força de velocidade lenta pode contribuir para desenvolver a potência. No entanto, à medida que os músculos começam a atingir altas velocidades de encurtamento, a capacidade de produção de força em velocidade lenta causa um impacto reduzido na capacidade de produção de altos níveis de força em velocidades rápidas de encurtamento (Duchateau e Hainaut, 1984; Kanehisa e Miyashita, 1983a; Kaneko et al., 1983; Moss et al., 1997). Esse fato se torna ainda mais importante quando pessoas já fortes tentam treinar especificamente para a otimização do desenvolvimento da potência. Correlações negativas entre aumentos em tarefas de desempenho motor (capacidade de salto vertical e de tiro curto de corrida) e carga de 1RM pré-treinamento ocasionadas por treino de força com o objetivo de incrementar o 1RM (Wilson, Murphy e Walshe, 1997) sustentam essa ideia.

Essas correlações negativas indicam que pessoas mais fortes mostraram aumentos menores no desempenho motor em consequência de treino normal com pesos. Assim, para melhorar o desempenho motor em pessoas já fortes, estratégias de treino diferentes daquelas para aumento da força máxima têm que ser empregadas.

Foram demonstrados aumentos no desempenho em atividades de potência, como o salto vertical (Adams et al., 1992; Bauer, Thayer e Baras, 1990; Clutch et al., 1983; Wilson et al., 1993) e a capacidade de *sprint* (Harris et al., 2008), após a realização de programa de treinamento de força. Por exemplo, um estudo de Häkkinen e Komi (1985a) mostrou aumento de 7% na capacidade de salto vertical após 24 semanas de treinamento intenso com pesos. Comparações entre treino resistido de alta intensidade e balístico mostram aumentos significativamente maiores em atividades de potência com o treino balístico (Cronin e Sleivert, 2005). Por exemplo, comparar o treino resistido de alta intensidade (agachamentos de 6 a 10RM) com o balístico (saltos a partir da posição agachada com carga relativa a 30% da força isométrica máxima) resultou em incrementos significativos na capacidade de salto com contramovimento, mas o aumento decorrente do treino balístico foi ainda maior que o decorrente do treino resistido tradicional (18 vs. 5%) (Wilson et al., 1993). Essas comparações, entretanto, podem mostrar aumentos maiores em atividades de potência a partir do treino balístico devido a uma diferença no volume total do treino, quando exercícios de treino de potência são adicionados a um programa tradicional de treino de força (Cronin e Sleivert, 2005). Substituir alguns exercícios balísticos no lugar de outros de força de alta intensidade produz aumentos maiores em atividades de potência, como o salto com agachamento (+ 5 vs. - 3%) na comparação com treino resistido de alta intensidade por si só (Mangine et al., 2008). Essa substituição ajuda a manter volumes iguais de treinamento no programa de treino total, indicando que é o treino balístico, e não um aumento no volume de treino, que causa o aumento na potência.

O nível inicial de força pode influenciar resultados de programas de treinamento resistido de alta intensidade e do tipo balístico. Homens que conseguiram fazer um agachamento com cerca de 1,3 vezes a massa corporal demonstram incrementos significativos, ainda que não significativamente diferentes, em atividades de potência (*sprint* e salto vertical) em consequência do treino resistido ou balístico (Cormie, McGuigan e Newton, 2010b). Entretanto, o incremento 1RM no agachamento foi significativamente maior com o treino resistido de alta intensidade (31 vs. 5%). Uma comparação entre homens relativamente fortes e relativamente fracos (1RM no agachamento de 1,97 vs. 1,32 da massa corporal) treinando com saltos agachados, com e sem pesos, mostrou uma tendência (maiores tamanhos de efeito) para maiores aumentos no salto vertical, mas não na capaci-

dade de *sprint*, nos mais fortes (Cormie, McGuigan e Newton, 2010a). Combinados, esses resultados indicam que treino resistido de alta intensidade resulta em maiores aumentos na força máxima e aumentos similares em atividades de potência em homens relativamente fracos, ao passo que o treino balístico pode resultar em maiores aumentos em algumas atividades de potência em homens relativamente fortes. Logo, o treino balístico pode não ser necessário para produzir aumentos ideais em atividades de potência nos estágios iniciais do treinamento. Entretanto, alguns estudos indicam que, diante de platôs de força, o treinamento de potência parece ser importante na otimização do desenvolvimento de potência (Baker, 2001a; Newton, Kraemer e Häkkinen, 1999).

Adaptações específicas na força e na velocidade em resposta ao treinamento foram evidenciadas com treinamento (Kaneko et al., 1983; Moss et al., 1997). O treinamento dos flexores de cotovelo de vários grupos com intensidades de 90, 35 e 15% de 1RM (todos os grupos treinaram para a potência máxima, procurando mover a carga o mais rápido possível durante cada repetição) mostrou resultados interessantes quanto à potência (Moss et al., 1997). A potência foi testada com cargas de 2,5 kg (5,5 lb), e 15, 25, 35, 50, 70 e 90% de 1RM pré-treinamento. O grupo que treinou com 15% de 1RM mostrou incrementos significativos na potência com cargas iguais ou menores a 50% de 1RM e incrementos não significativos com cargas maiores que 50% de 1RM. Não foram demonstradas diferenças significativas entre os grupos para a potência em cargas iguais ou menores do que 50% de 1RM. Os grupos de 35 e 90% não apresentaram diferenças entre si em quaisquer cargas, mas demonstraram aumentos de potência significativamente maiores do que o grupo de 15% para as cargas de 70 e 90% de 1RM. Entretanto, o grupo de 90% apresentou o maior aumento de potência nas duas cargas mais pesadas, e o grupo de 35% apresentou ganhos mais consistentes de potência para todas as cargas.

Efeitos específicos na velocidade para um movimento envolvendo o levantamento de um peso o mais rápido possível foram encontrados (Kaneko et al., 1983). Os indivíduos que treinaram com cargas de 0, 30, 60 ou 100% da força isométrica máxima demonstraram um efeito clássico do treinamento específico de força. Os grupos de treinamento com altas cargas apresentaram os maiores incrementos na força isométrica, e o grupo de treinamento com 0% de carga demonstrou o maior aumento na velocidade de movimento sem carga. Talvez o achado mais interessante observado tenha sido que a carga de 30% de 1RM produziu o maior aumento na força e na potência ao longo de toda a amplitude de velocidade concêntrica, e também resultou no maior aumento na potência mecânica máxima. Os resultados desses estudos demonstram certa especificidade do treinamento para potência.

Entretanto, nenhuma especificidade de treinamento tampouco foi demonstrada entre o treino de salto da modalidade de salto partindo da posição agachada, realizado a 80 e 30% de 1RM de agachamento (McBride at al, 2002), mesmo que a intensidade e o volume de treino tenham sido idênticas entre os programas. Ambos os programas demonstraram aumentos significativos em 1RM na capacidade de *sprint* (5, 10 e 20 m) e na agilidade (teste T). A única diferença significativa entre os programas foi que o treino com 30% de 1RM mostrou um incremento maior no desempenho da corrida de 10 m. O aumento percentual em 1RM do agachamento favoreceu o programa de treino a 80% de 1RM e, em geral, o aumento percentual no desempenho do salto agachado realizado com carga (30, 55 e 80% de 1RM de agachamento) favoreceu o grupo que treinou com 30% de 1RM.

Assim, mudanças no desempenho nem sempre são consistentes com o princípio da especificidade do treino. O conflito decorre da natureza complexa das ações musculares de explosão e da integração das exigências de produção rápida e lenta de força em um movimento específico. Outra influência que confunde é que a maioria das pesquisas anteriores treinou pessoas anteriormente destreinadas, em que uma ampla variedade de intervenções de treino irão produzir aumentos na força e na potência, e a parte de força da equação da potência poderá dominar os aumentos de potência, até que se atinja uma base estável de força (Baker, 2001c). Além disso, conforme antes abordado, dependendo da condição de treinamento da pessoa, a reação ao treino pode nem sempre seguir o princípio da especificidade (Komi e Häkkinen, 1988). No entanto, se uma pessoa tem um nível adequado de força, os incrementos no desempenho de potência explosiva em resposta a um treino de força tradicional, serão pequenos, e mais intervenções específicas de treinamento de potência serão necessárias a fim de que se aumente mais a produção da potência (Baker, 2001c; Häkkinen, 1989; Newton, Kraemer e Häkkinen, 1999). Sendo assim, aumentos em atividades de potência em atletas treinados podem exigir combinações de exercícios de força e potência (Baker, 2001a; Newton, Kraemer e Häkkinen, 1999; Wilson et al., 1993).

Taxa de produção de força

Em certas atividades, devido à limitação no tempo para se desenvolver força e potência (por exemplo, tempo de contato do pé durante *sprints*), o músculo precisa exercer a maior força possível num menor tempo possível (Häkkinen e Komi, 1985b). Por isso, a **taxa de produção de força** (TPF), ou a taxa na qual a força é desenvolvida ou aumentada, é de importante análise no desempenho de algumas atividades. Alterações na TPF induzidas pelo treino podem explicar, em parte, por que o treinamento de alta intensidade nem sempre aumenta o desempenho de potência, em especial durante movimentos que demandem muito pouco tempo (como 100 a 200 milésimos de

segundo). Treino de agachamento com altas cargas (70 a 120% de 1RM) demonstrou aumentar a força isométrica máxima; porém, não aumentou a TPF máxima (Häkkinen, Komi e Tesch, 1981), podendo inclusive reduzir a capacidade do músculo de desenvolver força rapidamente (Häkkinen, 1989). Atividades nas quais o atleta tenta desenvolver força com rapidez, como no treinamento de saltos explosivos com cargas leves, aumentam a capacidade de desenvolver força rapidamente (Behm e Sale, 1993; Häkkinen, Komi e Tesch, 1981)

Treinamento resistido do tipo explosivo aumenta a inclinação da porção inicial da curva força-tempo (ver Figura 7.5). Ainda que o treinamento resistido intenso aumente a força máxima, não aumenta a taxa de produção de força de forma considerável, em especial nos atletas que já desenvolveram uma base de treinamento de força (isto é, mais de 6 meses de treinamento). Isso ocorre porque o tempo de movimento durante atividades explosivas é geralmente menor do que 300 milésimos de segundo. Portanto, se a taxa de produção de força não é incrementada, a maior parte dos aumentos na força máxima decorrentes do treino resistido intenso não pode ser realizada, não ocorrendo então melhorias no desempenho de atividades de potência.

Na discussão anterior sobre a taxa de produção de força (TPF), o treinamento resistido de alta intensidade se refere a levantamento de peso num exercício, mas não uma tentativa de erguer o peso o mais rápido possível ou de forma explosiva. Os praticantes podem aumentar a TPF durante treino resistido intenso tentando erguer o peso o mais rápido possível (Behm e Sale, 1993; Crewther, Cronin e Keogh, 2005;

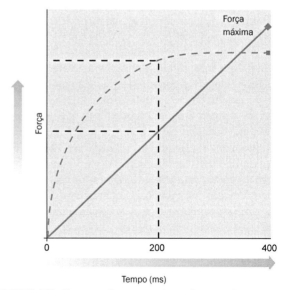

FIGURA 7.5 Com o treinamento de potência, a força desenvolvida em 200 milésimos de segundo (ou menos) é incrementada em comparação ao treinamento que visa aumentar predominantemente os níveis de força máxima.

Linha tracejada = treinamento de potência
Linha cheia = treinamento de força

Cronin e Sleivert, 2005). Logo, a intenção de movimentar o peso com o máximo de velocidade, mesmo que a carga seja pesada, pode resultar num aumento da TPF. Então, se a meta é treinar para incrementar a TPF e desenvolver potência, independentemente da carga que está sendo levantada, o praticante deve tentar erguê-la o mais rápido possível.

Fase de desaceleração e treinamento tradicional com pesos

A **fase de desaceleração** de uma repetição ocorre quando o movimento da carga se torna lento na última parte da fase concêntrica de uma repetição, mesmo que haja um esforço para aumentar ou manter a velocidade do movimento. A fase de desaceleração é necessária em muitos exercícios, pois o deslocamento da carga deve ser totalmente interrompido ao término da fase da repetição concêntrica. Essa desaceleração da carga durante a parte final da fase concêntrica de uma repetição resulta num exercício que contribuirá menos que o ideal para produção de potência (ver Quadro 7.2). Esse fenômeno é observado com frequência (Berger, 1963c; Wilson et al., 1993; Young e Bilby, 1993). Por exemplo, quando um indivíduo realiza 1RM no supino, a barra é desacelerada nos últimos 24% do movimento concêntrico (Elliott, Wilson e Kerr, 1989). A fase de desaceleração aumenta para 52% quando o indivíduo executa o levantamento com uma carga mais leve (como 81% de 1RM) (Elliott, Wilson e Kerr, 1989). Adicionalmente, se realizada uma tentativa de levantar o peso numa velocidade o mais rapidamente possível, a duração da fase de desaceleração aumenta (Newton e Wilson, 1993a).

O treinamento com salto pliométrico e com a *medicine ball* evita esse problema, permitindo ao indivíduo acelerar durante o movimento até a projeção da carga, como na impulsão num salto, liberação da bola no arremesso ou impacto em atividades de contato. Pode-se argumentar que o treinamento clássico com pesos promove o desenvolvimento da ação de desaceleração. A desaceleração resulta da diminuição da ativação dos agonistas durante a fase final do levantamento e pode ser acompanhada de uma considerável ativação dos antagonistas, particularmente na utilização de cargas mais leves e na tentativa de movimentar a carga rapidamente (Kraemer e Newton, 2000). Isto não é desejado quando o objetivo é a maximização dos desempenhos de potência. O problema da fase de desaceleração pode ser corrigido com treino balístico, em que a resistência é arremessada, como se faz com uma *medicine ball*, ou quando se salta no ar, com ou sem adição de carga, como no treino pliométrico de salto.

Uma comparação entre treinos utilizando agachamentos realizados de uma forma clássica e dois tipos de treino balístico (saltos com carga partindo da posição agachada e treinamento pliométrico, ou com ciclo alongamento-encurtamento, ou saltos a partir de superfície mais alta – *drop jump*) no desempenho do salto vertical favoreceu o treino na modalidade de saltos partido da posição agachada com carga em termos de incrementos de potência (Wilson et al., 1993). Os saltos com carga partindo da posição agachada foram executados numa intensidade de 30% de 1RM, o que permitiu aos sujeitos produzirem bastante potência mecânica. Todos os grupos que treinaram demonstraram aumentos no desempenho do salto vertical. Entretanto, o grupo dos saltos com sobrecarga apresentou incrementos significativamente maiores (18%) que os outros dois grupos (treinamento de agachamento tradicional 5%, treino com ciclo

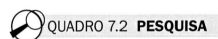

QUADRO 7.2 **PESQUISA**

Efeitos da fase de aceleração de repetições sobre a força e a potência

Uma consideração prática importante é a existência ou não de uma diferença em ganhos de força e potência entre treino com velocidade controlada e treino com velocidade rápida. Essa comparação pode ser feita levando-se algumas pessoas a realizarem as fases concêntrica e excêntrica da repetição com velocidade controlada, e levando-se outros a fazerem a fase excêntrica com uma velocidade controlada e concêntrica a uma velocidade rápida.

Treinar homens inexperientes nessa modalidade com o meio-agachamento (joelhos a um ângulo de 90°) durante 7,5 semanas, três vezes por semana, com quatro séries de 8 a 12 repetições, resulta em várias adaptações ao treino (Young e Bilby, 1993). Treinamento concêntrico rápido resultou num aumento significativamente maior na taxa de produção de força de 69%, comparado ao aumento de 24% com velocidade controlada. A velocidade controlada resultou num incremento significativamente maior na força isométrica absoluta de 31%, comparada ao aumento de 12% no treino concêntrico rápido. Não foram demonstradas diferenças significativas em 1RM do agachamento entre o treino com velocidade concêntrica rápida e velocidade controlada (21 vs. 22%, respectivamente), no salto vertical (5 vs. 9%, respectivamente) ou na espessura muscular (ultrassom) medido em vários locais do quadríceps. Portanto, treinar com velocidades concêntricas diferentes causa uma diferença em alguns resultados do treino.

Young, W.B., and Bilby, G.E. 1993. The effect of voluntary effort to influence speed of contraction on strength, muscular power, and hypertrophy development. *Journal of Strength and Conditioning Research* 7: 172-178.

alongamento-encurtamento 10%). Esses resultados foram similares aos obtidos por Berger (1963c), que também observou que o desempenho de saltos com sobrecarga, com carga de 30% da máxima, resultou em aumentos maiores na capacidade de salto vertical quando comparado a treinamento com pesos tradicional, treinamento pliométrico ou isométrico.

Embora o treinamento balístico melhore o desempenho da potência, ele resulta em forças excêntricas elevadas, exercidas sobre os praticantes nas situações de aterrissagem nos saltos, ou quando travam a carga em queda em alguns exercícios, como no arremesso da barra no supino, que costuma envolver lançamento da barra no ar ao término da fase concên-trica da repetição, em equipamento Smith (Newton e Wilson, 1993a). Entretanto, os equipamentos de treino com pesos podem ser adaptados para reduzir a carga excêntrica (Newton e Wilson, 1993a).

Uma comparação entre treinos de salto partindo da posição agachada realizado com pesos (30% de 1RM no agachamento) mostra algumas diferenças entre o treino com e sem sistema de frenagem excêntrico (Hori et al., 2008). O sistema excêntrico de freios remove praticamente toda a carga usada no treino de salto partindo da posição agachada durante a fase de aterrissagem de um salto. Os dois tipos de treino resultaram em aumentos significativos no salto com contramovimento e na capacidade de salto partindo da posição agachada, sem diferenças significativas observadas entre os grupos. O grupo da frenagem mostrou um aumento muito maior que o grupo que não teve o sistema de frenagem (11,5 vs. 7,4%) na capacidade de salto partindo da posição agachada em relação à massa corporal (W · kg^{-1}). Mas o grupo sem o equipamento de frenagem da carga mostrou um aumento significativamente maior no torque dos flexores avaliado no isocinético de forma concêntrica a 300 graus por segundo (8,1 vs. 4,5%). Outras medidas de força e potência mostraram incrementos significativos nos dois grupos, mas não foram observadas diferenças significativas entre eles. Assim, o sistema de frenagem excêntrica resultou nas mesmas mudanças nas medidas de desempenho comparado ao grupo que não treinou com esse sistema. Para minimizar a possibilidade de lesão proporcionada por esse tipo de exercício (salto partindo da posição agachada com carga) e outros tipos de treino balístico, os praticantes devem usar uma progressão, partindo de resistências sem carga ou leves até resistências mais pesadas.

Treinamento balístico e mecanismos neurais protetores

Os mecanismos neurais protetores podem afetar a produção de força. O treinampento pliométrico, ou do ciclo alongamento-encurtamento (Schmidtbleicher, Gollhofer e Frick, 1988), e o treinamento balístico do salto com peso partindo da posição agachada (McBride et al., 2002) resultam em aumento da estimulação neural geral do músculo e, com isso, na produção de força. Entretanto, há indicações de que esses mecanismos estão ativos durante esse tipo de treino. Pessoas não acostumadas ao treino pliométrico intenso (saltos) demonstraram uma redução na atividade eletromiográfica que começou entre 50 a 100 ms antes do contato com o solo, com duração de 100 a 200 ms (Schmidtbleicher, Gollhofer e Frick, 1988). Esse mecanismo protetor é atribuído ao reflexo do órgão tendinoso de Golgi que atua durante um alongamento súbito e intenso, para reduzir a tensão na unidade musculotendínea durante a força de pico do ciclo alongamento-encurtamento (Gollhofer, 1987). Após um período de treinamento pliométrico, esse efeito inibitório é reduzido (inibição) resultando em aumento do desempenho pliométrico (Schmidtbleicher, Gollhofer e Frick, 1988).

Qualidade das repetições no treinamento

A eficácia de um programa de treinamento de potência pode ter relação com a qualidade das repetições. Em outras palavras, se uma repetição não atinge uma alta porcentagem (tal como 90% ou mais) da produção de potência máxima ou velocidade máxima possível, seu impacto nas adaptações ao treino será mínimo. Então, se alguém fizer qualquer tipo de treino de potência quando fadigado, ou quando não está preparado para realizar o exercício no máximo, uma sessão de treino de potência realmente eficaz pode não ser atingida. Uma exceção pode ser observada na área do desenvolvimento de potência sob condições de fadiga extrema, como quando um atleta da luta greco-romana realiza uma entrada no final do combate quando a fadiga está presente, bem como elevadas concentrações de lactato no sangue (20 mmol · L^{-1}), ou no salto vertical do vôlei ao término de um jogo. Treinar potência sob essas condições pode aumentar o desempenho em esportes que causam fadiga.

A potência é uma medida de qualidade da repetição. A Figura 7.6 mostra as séries de saltos partindo da posição agachada realizados antes e depois de uma prática normal de treino, com uma resistência de 30% de 1RM no agachamento. Uma pessoa que realiza séries de uma repetição antes da prática pode não conseguir atingir 90% ou mais da produção máxima de potência. Todavia, fazer três repetições por série resulta em maior probabilidade de atingir 90% da potência de pico, no mínimo, numa das repetições. Após o treino, a potência da melhor das três repetições por série é diminuída. Entretanto, há necessidade de mais informações sobre a qualidade das repetições e a interação dessa qualidade com períodos de descanso entre as séries.

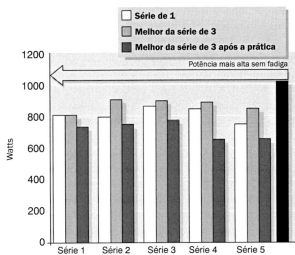

FIGURA 7.6 Dados do salto partindo da posição agachada demonstrando que uma maior qualidade de repetições, conforme indicado pela produção de pelo menos 90% do pico de potência inicial, é atingida em, no mínimo, uma repetição por série, em séries de três repetições. Em séries de uma repetição, a possibilidade de alcançar no mínimo 90% da potência de pico é diminuída, ao passo que a realização de três repetições por série em condições de fadiga, como após a prática, diminui a produção de potência. A carga é igual a 30% de 1RM. Ver o texto para mais explicações.

Dados não publicados, Dr. William J. Kraemer, Department of Kinesiology, University of Connecticut, Storrs, CT.

Foram desenvolvidas orientações para treinamento de potência (ver Quadro 7.3), descritas com brevidade no Capítulo 2. Vale mencionar, no entanto, algumas considerações relativas a essas orientações. As cargas usadas para exercícios voltados a membros superiores e inferiores do corpo diferem. Essa diferença se deve, em parte, ao fato de que, com a maioria dos exercícios para os membros infe-

riores, a massa corporal deve ser movimentada junto com a carga usada. Por outro lado, com os membros superiores apenas um pequeno percentual da massa corporal costuma ser movimentado durante o exercício. As séries costumam não ser realizadas até a falha em parte porque, quando isso ocorre, os aumentos na potência com o treino podem ser menores (ver Capítulo 6, que traz uma discussão mais aprofundada sobre o efeito de serem feitas séries até a falha).

Em razão da especificidade da carga do treino de potência, conforme discutido antes, deve ser usada uma variedade de cargas, ou um modelo misto, quando se está treinando potência (Newton e Kraemer, 1994). O uso de múltiplas cargas no treinamento resulta em maiores aumentos na potência máxima (Toji e Kaneko, 2004). Treinar com uma combinação de 30, 60 e 100% da força máxima, 30 e 60% da força máxima ou 30 e 100% da força máxima resulta em aumentos significativos na potência máxima, de 53, 41 e 24%, respectivamente, mesmo que os incrementos na força máxima não sejam significativamente diferentes.

Outra consideração é que atletas treinados que realizam treino de força e potência podem demonstrar resultados de força máxima em percentuais mais elevados (47-63%) de 1RM (Baker, Nance e Moore, 2001a 2001b) do que o percentual usual de 1RM (30-45%) em que a potência máxima é produzida. Portanto, pessoas treinadas podem ter de incorporar percentuais mais altos de 1RM a seus planos de treino periodizado quando fizerem treino de potência. Aumentos na potência em razão do treinamento costumam ocorrer quando é usada a mesma carga em que a potência é medida (Crewther, Cronin e Keogh, 2005; Cronin e Sleivert, 2005). Porém, se algum percentual de 1RM for usado para testar a potência, ocorrerá pouca ou nenhuma alteração na potência em razão do treinamento, pois à medida que 1RM aumenta, aumenta a carga

---

(?) QUADRO 7.3 **PERGUNTA PRÁTICA**

Quais são as orientações para o treinamento de potência?

O treino de potência pode aumentar a potência, a força máxima e o desempenho motor. Seguem orientações para inclusão de treinamento de potência num programa de treinamento resistido baseado em pesquisas (American College of Sports Medicine, 2009):

- Tipo de treino de potência ou balístico deve ser incorporado ao programa usual de treino de força quando uma das metas for aumento da potência.
- Os exercícios devem ser feitos de forma explosiva.
- Para exercícios para os membros superiores, usar de 30 a 60% de 1RM para uma até três séries por exercício de três a seis repetições por série não realizadas até a falha.
- Para exercícios para os membros inferiores, usar de 0 até 60% de 1RM para uma até três séries por exercício, com três a seis repetições por série não realizadas até a falha.
- Para treinamento avançado, cargas mais pesadas (85-100% de 1RM) podem também ser incorporadas de uma forma periodizada, usando de três a seis repetições por exercício de uma a seis repetições por série.

American College of Sports Medicine, 2009. Progression models in resistance training for healthy adults. *Medicine & Science in Sports & Exercise* 41:687-708.

em qualquer percentual de 1RM. Logo, normalmente, quando se realiza testes de potência para se observar alterações devido ao treinamento, a mesma carga pré-treinamento e pós-treinamento, e não um percentual de pré-treinamento e pós-treinamento 1RM, deve ser usada.

Treinamento pliométrico

Talvez o tipo de treino de potência mais antigo e de uso mais frequente seja o **treinamento pliométrico**. Esse tipo de treino geralmente é entendido como a realização de exercícios de salto com peso corporal e arremesso da *medicine ball*. Sinônimo de pliométrico são os *exercícios com ciclo alongamento-encurtamento*, termo que descreve de forma mais precisa os saltos com peso corporal e os arremessos da *medicine ball*.

O **ciclo alongamento-encurtamento** refere-se a uma parte natural da maioria dos movimentos. Exemplificando, toda vez que o pé toca no solo durante a caminhada, o quadríceps passa por um ciclo de alongamento-encurtamento. Quando o pé toca o chão, o quadríceps primeiramente executa uma ação excêntrica, seguida de breve ação isométrica, e uma ação concêntrica final. Se o inverso de uma ação excêntrica para uma isométrica e então concêntrica fosse realizado rapidamente, o músculo seria levemente alongado. Toda a sequência de ações excêntrica, isométrica e concêntrica que resulta num leve alongamento muscular é chamada de ciclo alongamento-encurtamento.

A realização do alongamento neste tipo de movimento armazena energia elástica, que pode ser liberada durante a fase de encurtamento, resultando numa ação concêntrica maior. A adição da energia elástica à força de uma ação concêntrica normal, onde não ocorre alongamento, é uma das justificativas dadas para a explicação da ocorrência de uma ação concêntrica maior após um ciclo alongamento-encurtamento. Outra explicação comumente dada para a ocorrência de uma ação concêntrica mais forte é a ocorrência de um reflexo neural resultando num recrutamento mais rápido das fibras musculares ou um recrutamento de mais fibras musculares.

É fácil demonstrar a ação concêntrica mais potente após o ciclo alongamento-encurtamento. Durante um salto vertical normal (salto com contramovimento), o executante flexiona os joelhos e o quadril (ação excêntrica dos extensores) e rapidamente inverte a direção e salta (uma ação isométrica seguida de uma ação concêntrica). Então, o salto de contramovimento envolve um ciclo de alongamento-encurtamento. Um salto no qual os joelhos e o quadril são flexionados, com essa posição sendo mantida durante 3 a 5 segundos, para então o salto ser executado, é denominado salto sem contramovimento, ou salto partindo da posição agachada; ele não envolve o ciclo alongamento-encurtamento e resulta num salto mais

baixo do que o salto com contramovimento (envolvimento do ciclo alongamento-encurtamento). É também possível demonstrar o efeito de um ciclo alongamento-encurtamento com o lançamento de uma bola a distância. Esse arremesso com um movimento normal de arremesso com a mão sobre a cabeça, que envolve o ciclo alongamento-encurtamento, resulta num lançamento mais distante que aquele sem o movimento de finalização, ou início do movimento de lançamento a partir do final da posição de finalização (ciclo alongamento-encurtamento ausente).

Exercícios envolvendo o ciclo alongamento-encurtamento podem ser executados tanto com a parte superior como com a parte inferior do corpo. Muitos exercícios com as *medicine balls* para a parte superior do corpo envolvem o ciclo alongamento-encurtamento. O salto em profundidade (o atleta cai de um plano elevado em relação ao solo e, imediatamente, quando o solo é tocado com os pés, realiza mais um salto) é provavelmente o exercício mais vezes associado com o ciclo alongamento-encurtamento, mas praticamente todos os exercícios de salto e lançamento nos quais não há pausa no movimento envolvem esse ciclo.

Mecanismos responsáveis pela maior força com o ciclo alongamento-encurtamento

A capacidade de uso da energia elástica estocada e de reflexos neurais são as explicações mais comuns para o treino com ciclo alongamento-encurtamento aumentar a produção de força (Markovic, 2007; Saez-Saez de Villarreal et al., 2009). Pesquisas corroboram o uso de energia elástica armazenada durante esse ciclo (Biewener e Roberts, 2000; Bosco et al., 1987; Bosco, Tarkka e Komi, 1982; Farley et al., 1991). Bosco e colaboradores (1987) calcularam que a energia elástica pode ser responsável por 20 a 30% da diferença entre saltos com e sem contramovimento. Essa energia pode ser estocada em tendões, outros tecidos conjuntivos e pontes cruzadas de miosina (Biewener e Roberts, 2000). Se a energia elástica fosse armazenada nas pontes cruzadas de miosina durante um pré-alongamento, seria perdida assim que essas pontes se desligassem dos sítios ativos. Logo, a energia elástica armazenada dessa maneira seria recuperada muito rapidamente. O tempo médio da ligação de uma ponte cruzada com o sítio ativo é de 30 milésimos de segundo. Em razão da intensificação da força a partir de um pré-estiramento durar mais do que isso, outros mecanismos devem estar presentes. Então, embora seja possível estocar energia elástica no nível da ponte cruzada de miosina, a maior parte da energia elástica é provavelmente armazenada nos tecidos conjuntivos. Uma adaptação no tecido conectivo ou muscular pode ocorrer com treinamento para aumentar o armazenamento e, em consequência, o uso de mais energia elástica; isso está implícito em pesquisas que mostram alterações na rigidez do músculo como resultado do treinamento pliométrico (Cornu, Almeida Silveira e Goubel, 1997; Hunter e Marshall, 2002).

Outro mecanismo envolvido na produção de mais força com um ciclo alongamento-encurtamento é o comprimento do músculo ou do fascículo. Durante os exercícios pliométricos, o músculo vasto lateral produz mais força com uso de um pré-alongamento, ainda que não ocorra diferença na atividade eletromiográfica entre a condição de pré-alongamento e a ausência de alongamento (Finni, Ikegawa e Komi, 2001). O aumento da força pode ter relação com um comprimento maior do fascículo antes da ação concêntrica, na condição de pré-alongamento. Isso colocará o músculo numa posição mais vantajosa na relação comprimento-tensão para a produção de força.

O recrutamento reflexo de unidades motoras adicionais, ou um aumento na taxa de disparo das unidades já recrutadas, pode resultar no aumento da força em consequência de um ciclo alongamento-encurtamento. Entretanto, a atividade eletromiográfica não se altera de forma significativa num músculo que executa uma ação isométrica e depois é alongado (Thompson e Chapman, 1988). Foi relatado que a atividade eletromiográfica não apresenta diferenças significativas entre uma ação muscular de pré-alongamento e ausência de alongamento (Finni, Ikegawa e Komi, 2001). Isso indica que a atividade reflexa não é responsável pelo aumento de força provocado pelo ciclo alongamento-encurtamento. Sem dúvida, algum tipo de potencialização de força é causado pelo ciclo alongamento-encurtamento, mas os mecanismos responsáveis não estão completamente elucidados, sendo possível que mais de um único mecanismo esteja envolvido.

Exercícios do treinamento de ciclo alongamento-encurtamento longo e curto

As ações do ciclo alongamento-encurtamento foram classificadas como longas ou curtas com base no tempo de contato com o solo (Schmidtbleicher, 1994). Uma ação de **ciclo alongamento-encurtamento longo** tem um contato com o solo maior do que 250 milésimos de segundo (como no salto com contramovimento ou no salto de bloqueio no voleibol). Uma ação de ciclo alongamento-encurtamento longo também é caracterizada por grande deslocamento angular nas articulações do quadril, dos joelhos e dos tornozelos. Uma ação de **ciclo alongamento-encurtamento curto** tem contato com o solo menor do que 250 milésimos de segundo (como no salto precedido por uma pequena queda, no qual se tenta minimizar o tempo de contato com o solo, nas corridas de altas velocidades, na impulsão nos saltos em altura e distância). Uma ação do ciclo alongamento-encurtamento curto também é caracterizado por pequenos des-

locamentos angulares nas articulações do quadril, dos joelhos e dos tornozelos. São baixas as correlações entre altura dos saltos com contramovimento e altura de salto a partir de uma superfície mais alta, com mínimo tempo de contato com o solo, indicando que esses testes medem diferentes características do movimento (Hennessy e Kilty, 2001; Schmidtbleicher, 1994). Portanto, esses dois tipos de ações de ciclo alongamento-encurtamento devem ser considerados modalidades diferentes de treino e essa diferença deve ser levada em conta no planejamento de um programa de treinamento com ciclo alongamento-encurtamento para diferentes atividades.

Resultados de metanálises sustentam a existência de uma diferença entre esses dois tipos de ciclo alongamento-encurtamento e observam que o treino pliométrico costuma tender a aumentar o desempenho mais no ciclo longo de alongamento-encurtamento que no curto. Entretanto, as diferenças não são estatisticamente significativas (Markovic, 2007; Saez-Saez de Villarreal et al., 2009). Com treino pliométrico, aumentos na capacidade de salto com contramovimento usando um salto de ciclo longo de alongamento-encurtamento, sem (mãos nos quadris) e com um movimento do braço, são de 8,7 e 7,5%, respectivamente (Markovic, 2007). Saltos no ciclo curto de alongamento-encurtamento, como aquele feito a partir de superfície mais alta, aumentam 4,7% com treino pliométrico. Essas diferenças percentuais devem ser entendidas com cautela, já que a maioria das pesquisas de treino não distingue entre os tipos de salto com ciclo alongamento-encurtamento usados nos treinos, e muitas usam mais de um tipo de salto no programa de treinamento.

A ideia de que ações do ciclo alongamento-encurtamento longo e curto têm relação diferente com o desempenho são sustentadas por dados de correlação. Por exemplo, em mulheres corredoras de curtas distâncias e de corrida com barreiras, classificadas em nível nacional, são variadas as correlações entre testes de ciclos alongamento-encurtamento longos e curtos e a capacidade de *sprints* em diferentes distâncias (Hennessy e Kilty, 2001). Correlações entre a capacidade de corrida de 30 metros (– 0,70 e – 0,60), 100 m (– 0,75 e – 0,64) e 300 m (– 0,49 e – 0,55) e o desempenho no salto a partir de superfície mais alta, com mínimo tempo de contato com o solo, e o salto com contramovimento, respectivamente, variam. Todas as correlações foram significativas, com exceção da correlação entre corrida de 300 metros e desempenho do salto a partir de superfície mais alta, com mínimo tempo de contato com o solo. Esse salto com mínimo tempo de contato com o solo foi a principal variável relacionada com o desempenho na corrida de 30 metros; essa variável e o tempo de contato com o solo explicam 70% da variação no desempenho do *sprint* de 30 metros. Para a corrida de 100 metros rasos, 61% da variação foi explicado pela altura do salto com contramovimento (*countermovement jump* – CMJ) e do salto com queda (*drop jump* – DJ), com mínimo tempo de contato com o solo. Isso sugere que as ações de longa e curta duração do ciclo alongamento-encurtamento são relacionadas com o desempenho na corrida de 100 metros. A capacidade do salto com contramovimento explicou 30% da variação no desempenho em corrida de 300 metros, e o salto com queda, com mínimo tempo de contato com o solo, não foi significativamente correlacionado com o desempenho na corrida de 300 metros. Foi ainda relatado que a capacidade no tiro de corrida (velocidade máxima) apresenta as correlações mais altas ($r = 0,69$) com o o salto com queda, na comparação com outros saltos pliométricos (Kale et al., 2009). Esses resultados indicam que os treinadores devem considerar as diferenças entre as ações de curta e longa duração do ciclo alongamento-encurtamento quando planejam programas de treinamento com esse ciclo para atletas de determinadas atividades ou esportes.

Eficácia do treino do ciclo alongamento-encurtamento

Pesquisas de treinamento sustentam a ideia de que a execução apenas de treino de ciclo alongamento-encurtamento pode incrementar o desempenho em atividades de desempenho motor, como salto vertical, salto específico de esportes, corrida de curta distância, ciclismo de curta distância, salto em altura e corrida em distância, além da economia na corrida (Berryman, Maurel e Bosquet, 2009; Lockie et al., 2012; Markovic, 2007) e velocidade dos pés no chute do futebol (Young e Rath, 2011). Pesquisas feitas entre 6 e 12 semanas apresentaram melhorias em tarefas de desempenho motor de indivíduos que utilizam somente um ou dois tipos de exercícios pliométricos (Bartholomeu, 1985; Blackey e Southard, 1987; Gehri et al., 1998; Matavulj et al., 2001; Miller, 1982; Scoles, 1978; Steben e Steben, 1981). Os efeitos de um único tipo de exercício pliométrico no desempenho da porção superior do corpo também são positivos. Fazer apenas ações pliométricas (três sessões semanais durante seis semanas) resultou numa melhoria significativa na potência da parte superior do corpo com arremessos da *medicine ball* (Vossen et al., 2000). Uma flexão pliométrica envolve a realização de uma flexão normal e, em seguida, a impulsição do corpo para cima, para que as mãos deixem o solo; a pessoa precisa, então, suportar o peso corporal ao voltar ao solo, antes de realizar outra flexão pliométrica. Essas pesquisas demonstram que treinamento com ciclo alongamento-encurtamento usando somente um ou dois tipos de exercício pliométrico pode melhorar o desempenho motor de membros superiores e inferiores do corpo.

Pesquisas com uma variedade de exercícios pliométricos realizados durante 6 a 12 semanas também mostraram incrementos significativos em tarefas de desempenho motor (Adams et al., 1992; Bartholomeu, 1985;

Bosco e Pittera, 1982; Diallo et al., 2001; Fatouros et al., 2000; Ford et al., 1983; Hawkins, Doyle e McGuigan, 2009; Lockie et al., 2012; Potteiger et al., 1999; Rimmer e Sleivert, 2000; Wagner e Kocak, 1997; Young e Rath, 2011). Essas pesquisas usaram combinações de saltos em profundidade, saltos com contramovimento, pulo alternando as pernas e saltos, bem como outros exercícios pliométricos. Pessoas destreinadas foram treinadas na maior parte das pesquisas mediante o uso de apenas um ou dois tipos de exercícios pliométricos, ou de uma combinação deles. Há pesquisas com atletas treinados (basquete, esportes de campo e futebol) que também mostraram incrementos positivos no desempenho motor (Diallo et al., 2001; Locke et al., 2012; Matavulj et al., 2001; Wagner e Kocak, 1997). Treinamento pliométrico resulta não apenas em melhoria na capacidade de salto, como ainda na capacidade específica do esporte, como redução no tempo de *sprint* de 10 m (-2%), redução do tempo no teste de agilidade (9,6%) e aumento nas velocidades do chute com a perna dominante (11%) e não dominante (13%) em jogadores de futebol (Meylan e Malatesta, 2009; Sedano, Campo et al., 2009). Uma metanálise concluiu que a capacidade do salto aumenta igualmente em atletas e não atletas (Markovic, 2007). Outra metanálise, porém, indicou que o treino pliométrico aumenta a capacidade do salto vertical ainda mais em atletas de nível internacional que em atletas de nível regional, e que atletas mais experientes atingem maiores aumentos na capacidade de salto vertical com esse treinamento (Saez Saez de Villarreal et al., 2009). Logo, o treino pliométrico aumenta o desempenho motor em atletas e pode ser mais importante à medida que aumenta a experiência.

As pesquisas anteriores indicam que uma variedade de frequências e duração de treino pliométrico pode ser usada. O volume do treino é medido como a quantidade de repetições pliométricas, como saltos e arremessos, por sessão. Nos exercícios pliométricos de salto, o número de contatos dos pés com o solo é uma medida do volume. Um contato do pé consiste em um pé, ou ambos juntos, fazendo contato com o solo. Assim, se uma pessoa faz saltos em altura 2×10, ocorrem vinte contatos totais com o pé. Uma metanálise e outras pesquisas dão algum entendimento quanto à projeção de um programa de treinamento pliométrico de salto (ver Quadro 7.4).

Altura de saltos em profundidade e saltos com queda

Os saltos em profundidade e os com queda são tipos populares de treinamento pliométrico, e aumentos na capacidade de salto resultam de sua realização a partir de uma grande variedade de alturas. Os saltos em profundidade (*depth jumps*) envolvem queda a partir de uma caixa, com toque no solo e salto para outra caixa. Os saltos com queda envolvem a queda de uma caixa ou outra es-

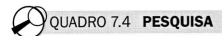

Elaboração de um programa de saltos pliométricos

Uma metanálise (Saez Saez de Villarreal et al., 2009) e outras pesquisas (Saez Saez de Villarreal, Gonzalez-Radillo e Izquierdo, 2008) oferecem algumas orientações para a elaboração de um programa de treino pliométrico de saltos.

Frequência: para causar benefícios positivos, uma frequência de treinamento de duas vezes na semana, durante, no mínimo, dez semanas, é necessária.

Eficiência do treinamento: o percentual de aumento no desempenho por salto pliométrico é uma medida da eficiência do treino. Treinar dois dias por semana pode também ser mais eficaz que maiores frequências de treino. Treinar dois e quatro dias por semana resulta num aumento significativo na capacidade de saltar (12 e 18%, respectivamente), mas nenhuma diferença significativa existe entre as frequências. Entretanto, treinar dois dias por semana resulta em maior eficiência (0,014 vs. 0,011% por salto, respectivamente), na comparação com treino quatro dias por semana. Incrementos similares dos tempos de *sprint* de 20 m e eficiência no treino foram mostrados com as duas frequências de treino. Logo, treinar dois dias por semana resultou em aumentos similares no desempenho motor, mas com maior eficiência no treino.

Contatos dos pés: pelo menos 50 contatos dos pés são necessários por sessão de treino para causar efeitos positivos com treino pliométrico.

Variedade dos exercícios pliométricos: uma variedade de saltos pliométricos é necessária para causar o maior aumento nessa capacidade, e exercícios pliométricos de maior intensidade resultam em aumentos maiores na capacidade do salto vertical.

Saez Saez de Villarreal, E., Gonzalez-Badillo, J.J., and Izquierdo, M. 2008. Low and moderate plyometric training frequency produces greater jumping and spending gains compared with high frequency. *Journal of Strength and Conditioning Research* 22: 715-725.

Saez Saez de Villarreal, E., Kellis, E., Kraemer, W.J., and Izquierdo, M. 2009. Determining variables of plyometric training for improving vertical jump height performance: A meta-analysis. *Journal of Strength and Conditioning Research* 23: 495-506.

trutura e, depois disso, apenas a realização do salto (*drop jumps*). A altura de onde o praticante salta é uma consideração importante, já que as forças de reação do solo aumentam com os dois tipos de salto conforme a altura aumenta (Wallace et al., 2010; saltar de superfícies mais altas pode aumentar o risco de lesão e afetar, provavelmente, a quantidade ideal de saltos necessários para acarretar ganhos máximos na capacidade de salto.

O possível efeito da altura de queda na capacidade de saltar foi reconhecido já em 1967. Verhoshanski (1967) afirmou que os saltos em profundidade realizados de uma altura superior a 110 cm são contraproducentes, em virtude de a alteração da fase excêntrica para a concêntrica, ocorrida nos saltos, ser muito lenta. Schmidtbleicher e Gollhofer (1982), mais tarde, também sugeriram que a altura não deve ser tão grande a ponto de não permitir que os calcanhares toquem o solo. Isso é justificado, em parte, pela maior possibilidade de lesão causada por forças de alto impacto quando os calcanhares tocam o solo.

Treinamento com quedas a partir de várias alturas (40-110 cm) realizado de modo isolado, ou em combinação com treino com pesos resultou em aumento na capacidade de salto vertical, na força de membros inferiores e no desempenho motor; entretanto, não foi observada uma diferença significativa entre alturas dos saltos (Bartholomeu, 1985; Blackey e Southard, 1987; Clutch

et al., 1983; Matavulj et al., 2001). Fica a sugestão de que saltos com queda de alturas maiores que 40 cm não oferecem vantagem, pois a eficiência mecânica não aumenta em comparação com alturas menores, e que saltos com queda acima de 60 cm não são recomendados devido a uma ausência de eficiência mecânica e uma maior possibilidade de lesão (Peng, 2011). Uma metanálise concluiu que a altura da queda não causa efeito significativo na capacidade de salto vertical em razão do treino (Saez, Saez de Villarreal et al., 2009). Logo, no momento, parece não haver uma altura ideal de queda para a realização de treinos desses saltos.

Exercícios pliométricos com carga para membros inferiores

Estudos sobre utilização de um colete de pesos, cinto com pesos ou uma barra apoiada nas costas enquanto se executam exercícios do ciclo alongamento-encurtamento já resultaram em diferença significativa e em nenhuma diferença significativa em comparação ao mesmo treino sem carga adicional (Saez, Saez de Villarreal et al., 2009). Esse tipo de exercício é similar ao treinamento de potência descrito anteriormente. Uma metanálise concluiu que a altura do salto vertical apenas com o peso corporal não é intensificada pelo treino pliométrico com uso de mais carga (Saez Saez de Villarreal et al., 2009). Cargas adicionais, entretanto, podem reforçar o desempenho quando carregadas durante tarefa motora (como forros no corpo ou outro equipamento). Logo, o uso de carga a mais durante treinamento pliométrico pode ser necessário em algumas situações, ou quando o treino for para esportes específicos.

Treinamento de força associado ao treinamento do ciclo alongamento-encurtamento

A realização de exercícios do ciclo alongamento-encurtamento e de força, duas ou três vezes por semana, durante quatro a dez semanas, resulta em aumento da capacidade de salto vertical, salto com contramovimento e força de pernas (Adams et al., 1992; Bauer, Thayer e Baras, 1990; Blackey e Southard 1987; Clutch et al., 1983; Fatouros et al., 2000; Hunter e Marshall, 2002). Aumentos na capacidade do salto vertical foram de 3,0 até 10,7 cm com esse tipo de treinamento, que também decorreu em aumentos significativos na capacidade de salto em distância nos homens, mas não entre as mulheres, com diminuição significativa do tempo necessário para percorrer 36,6 m (Polhemus et al., 1981) e significativo incremento na velocidade do chute na bola de futebol (Young e Rath, 2011), e aumento significativo no desempenho na subida rápida de escadas (Blackey e Southard, 1987).

Em geral, as alterações positivas nos testes de desempenho motor com o treinamento simultâneo do ciclo alongamento-encurtamento e de força são maiores do que somente com um deles (Adams et al., 1992; Bauer, Thayer e Baras, 1990; Fatouros et al., 2000; Polhemus et al., 1981). Por exemplo, a capacidade de salto vertical aumentou 3,3, 3,8 e 10,7 cm somente com agachamentos, somente com pliométricos ou com a combinação de ambos, respectivamente (Adams et al., 1992), e 11, 9 e 15% apenas com treinamento com pesos para os membros inferiores, apenas com treinamento pliométrico e com a combinação de ambos, respectivamente (Fatouros et al., 2000). No grupo em que foi combinado o treinamento com pesos e o do ciclo-alongamento encurtamento, foi observado um aumento maior comparado com todos os grupos que treinaram individualmente.

O treinamento concomitante de força e de ciclo alongamento-encurtamento também é valioso em situações de treino específico. Jogadores adolescentes de beisebol realizaram um programa de treino periodizado de força, ou o mesmo programa mais treino pliométrico com *medicine ball*, consistindo em lançamentos dessa bola envolvendo rotação do tronco, que resultou em medidas significativamente maiores da rotação de tronco e da força e potência da rotação quadril-tronco-braço (Szymanski et al., 2007). No entanto, o treino associado resultou em aumentos significativamente maiores nessas medidas. Os aumentos na força e na potência de rotação são essenciais

no movimento com o bastão de beisebol e no lançamento. Logo, os dois tipos de treino devem fazer parte dos programas de treino resistido, quando desejados incrementos no desempenho motor.

Efeito do treinamento do ciclo alongamento-encurtamento na força

O treinamento do ciclo alongamento-encurtamento aumenta a força máxima. A força isométrica dos extensores de joelho, mas não dos flexores, foi significativamente aumentada com a execução somente de exercícios de saltos com a utilização do princípio do ciclo alongamento-encurtamento (Bauer, Thayer e Baras, 1990). O treinamento de pular corda, com corda com pesos, resultou em significativo incremento em 1RM do *leg press* e do supino (Masterson e Brown, 1993). Os saltos de superfícies mais elevadas acarretaram em aumento na força de extensores do quadril (Matavulj et al., 2001), em 1RM de agachamento (Hawkins, Doyle e McGuigan, 2009; MacDonald, Lamont e Garner, 2012) e no *leg press* (Masterson e Brown, 1993). Saltos de altura diferente também mostraram aumentar a força dos extensores de joelho (Matavuli et al., 2001), em 1RM do agachamento (Hawkins, Doyle e McGuign, 2009; MacDonald, Lamont e Garner, 2012) e no 1RM do *leg press* (Saez Saez de Villarreal, Gonzalez-Badillo e Izquierdo, 2008). Por exemplo, um programa de treino pliométrico com uma variedade de saltos do ciclo alongamento-encurtamento aumentou significativamente 1RM de agachamento em 28% (Hawkins, Doyle e McGuigan, 2009) e a capacidade de 3RM do agachamento em 7% (Lockie et al., 2012).

Treinamento de flexões pliométricas sobre o solo aumentou significativamente a capacidade de 1RM no supino sentado, mas não na mesma magnitude que o treino com flexões normais (Vossen et al., 2000). Como esperado, a combinação de treinamento de força e pliométrico também aumentou a força (Blackey e Southard, 1987; Fatouros et al., 2000). Vale ressaltar que uma dessas pesquisas relata que a capacidade de agachamento foi incrementada muito mais (29, 12 e 22%, respectivamente) com treino combinado, na comparação com os treinamentos de força ou pliométrico isolados (Fatouros et al., 2000). O aumento demonstrado pelo grupo que treinou apenas força foi significativamente maior do que o atingido pelo grupo apenas de treinamento pliométrico, e o aumento evidenciado pelo grupo da combinação foi significativamente maior que as outras duas abordagens isoladamente. Embora os indivíduos nessa pesquisa não fossem treinados em peso, eles foram capazes de agachar com 1,5 vezes o próprio peso corporal.

Sendo assim, ainda não há comparação de que o treinamento pliométrico isolado aumenta a força de 1RM em atletas de força altamente treinados. Com adolescentes jogadores de beisebol, a adição de exercícios pliométricos de arremesso da *medicine ball* a um programa de treino de força periodizado não resultou em incrementos muito maiores em 3RM do supino, na comparação com programa isolado de treino de força (17 vs. 17%, respectivamente), em 3RM do agachamento (27 vs. 30%). Conforme descrito na seção anterior, incrementos maiores na força e na potência rotacionais do tronco e do quadril-tronco-braço foram demonstrados com treinamento combinado.

Assim, se o treino combinado de força e ciclo alongamento-encurtamento resulta ou não em incrementos maiores na força que o treino de força por si só depende da especificidade dos exercícios de ciclo alongamento-encurtamento adicionados ao programa total de treino e ao movimento em que a força é medida. Todavia, treino no ciclo alongamento-encurtamento combinado ao treino de força ou por si só pode aumentar a força.

Efeito do treinamento do ciclo alongamento-encurtamento na composição corporal

Pesquisas que examinaram os efeitos apenas do treinamento com ciclo de alongamento-encurtamento na composição corporal e no tamanho das fibras musculares são inconclusivas. Em mulheres, o desempenho apenas de treino do tipo ciclo alongamento-encurtamento com saltos não resultou em alteração significativa do percentual de gordura corporal ou de massa livre de gordura (Bauer, Thayer e Baras, 1990). Em meninos de 12 a 13 anos de idade, o uso dessa forma de treinamento com treino normal de futebol resultou em diminuição significativa no percentual de gordura corporal (Diallo et al., 2001). A execução do treino normal de futebol e do pliométrico não resultou em alterações em atletas adultas (Sedano, Campo et al., 2009). A realização de treino de salto no ciclo alongamento-encurtamento e algum treinamento normal de força não acarretou em hipertrofia significativa de fibras dos tipos I ou II, nem alteração no percentual de gordura ou massa livre de gordura (Häkkinen et al., 1990). Potteiger e colaboradores (1999), porém, relataram que o treinamento do ciclo alongamento-encurtamento resultou em significativa hipertrofia de fibras musculares do tipo I e do tipo II. Com qualquer tipo de treino, o efeito na composição corporal e no tamanho das fibras musculares pode depender do estado inicial do condicionamento, da duração do treino, do volume e de outros tipos de treinamento feitos em concomitância.

Compatibilidade do treino no ciclo alongamento-encurtamento com outros tipos de treinamento

Outros tipos de treino parecem bastante compatíveis com o de ciclo alongamento-encurtamento. Conforme

antes abordado, a combinação de treino com ciclo alongamento-encurtamento e outro treinamento de força pode, na verdade, resultar em maiores ganhos no desempenho motor e na força em comparação com qualquer tipo de treino feito isoladamente. Tanto o treino com ciclo alongamento-encurtamento com 20 minutos de treinamento aeróbio (70% da frequência cardíaca máxima) e somente o treino com ciclo alongamento-encurtamento resultam em incrementos significativos na capacidade do salto vertical, mas não há diferença significativa entre os grupos (Potteiger et al., 1999). É interessante perceber que aumentos significativos na área de seção transversal das fibras musculares do tipo I e II ocorreram com os dois programas de treinamento, embora não tenha sido percebida diferença significativa entre eles. Além disso, treino no ciclo alongamento-encurtamento das pernas reduz o custo da corrida ou aumenta a economia de corrida em corredores de longa distância; a diminuição no custo da corrida em razão do treino de ciclo alongamento-encurtamento é maior que a resultante de treino resistido normal (Berryman, Maurel e Bosquet, 2010; Spurrs, Murphy e Watsford, 2003).

Treino do ciclo alongamento-encurtamento e com pesos realizados dois dias por semana, para a porção inferior do corpo e treino de flexibilidade quatro dias por semana para essa mesma parte do corpo não evidenciam incompatibilidade (Hunter e Marshall, 2001). Os dois grupos melhoraram significativamente a capacidade de salto vertical com contramovimento, bem como a de salto de superfícies mais altas, de 28, 58 e 89 cm, embora não tenha sido observada diferença significativa entre os grupos. Embora os dados sejam limitados, o treino do ciclo alongamento-encurtamento não evidencia incompatibilidade com o treino de força, aeróbio ou de flexibilidade.

Potencial lesivo do treinamento do ciclo alongamento-encurtamento

Qualquer tipo de treinamento do ciclo alongamento-encurtamento apresenta risco inerente de lesão; evidências não científicas indicam que ocorrem lesões consequentes desse tipo de treinamento. Entretanto, algumas parecem estar relacionadas a fatores como saltos em profundidade (*depth jumps*) de muita altura ou solo ou área de aterrissagem inadequada. Vários autores de estudos sobre o treinamento do ciclo alongamento-encurtamento afirmam que não ocorrem lesões com esse treino (Berryman, Maurel e Bosquet, 2010; Polhemus et al., 1981), mesmo em indivíduos destreinados (Bartholomeu, 1985; Blatter e Nobel, 1979). Como medida de prevenção de lesões, há quem sugira que qualquer indivíduo executando um treinamento do ciclo alongamento-encurtamento para membros inferiores deve, primeiro, conseguir realizar o exercício de agachamento com 1,5 a 2 vezes o próprio peso corporal. Isso pode impedir que muitos indivíduos realizem treinamento do ciclo alongamento-encurtamento até mesmo após uma quantidade significativa de treinamento com pesos, e uma metanálise indica que o nível inicial de condicionamento não tem efeito nos aumentos da capacidade de salto em razão de treino com ciclo alongamento-encurtamento (Saez Saez de Villarreal et al., 2009).

Treino com ciclo alongamento-encurtamento pode resultar em dano significativo nas fibras musculares e fadiga neuromuscular (Chatzinkolaou et al., 2010; Nicol, Avela e Komi, 2006). Geralmente, após uma sessão de treino com ciclo alongamento-encurtamento há uma diminuição no desempenho que perdura por uma ou duas horas, seguida de uma segunda redução até cerca de 24 horas mais tarde, consequentes de dor e dano musculares (dor muscular de início tardio). Recuperar-se completamente de uma sessão de treino pode demandar até oito dias, dependendo da intensidade e do volume da sessão de treino com alongamento-encurtamento. Fadiga decorrente de outros tipos de treino antes do ciclo alongamento-encurtamento pode aumentar a possibilidade de lesão durante uma sessão de treino com este tipo de ciclo. Fadiga induzida por corrida em esteira altera significativamente a biomecânica do salto *drop jump* (maior pico de impacto da aceleração e pico da velocidade angular da flexão dos joelhos) na aterrissagem durante saltos de alturas diferentes, desde 15 e 30 cm (Moran et al., 2009).

Conforme antes discutido, o impacto na aterrissagem aumenta com elevações na altura de um salto de superfícies mais altas que o solo (Peng, 2011; Wallace et al., 2010). Logo, fazer treino pliométrico em estado de fadiga ou saltos de alturas diferentes, ou saltos em profundidade, ou estes saltos de alturas cada vez maiores, pode aumentar a possibilidade de lesão. Em razão dos estresses encontrados durante esse tipo de treino, o ciclo alongamento-encurtamento deve ser introduzido ao programa de treinamento de forma lenta e com volume inicial relativamente baixo.

Comparações com outros tipos de treino de força

Foi observado que o aumento em 1RM do agachamento após seis semanas de treino com pesos é maior, mas não estatisticamente diferente, do que o treino de ciclo alongamento-encurtamento (MacDonald, Lamont e Garner, 2012). Outra comparação mostrou que apenas treino pliométrico, de força e o treino complexo, todos aumentaram significativamente 1RM no agachamento, a elevação da panturrilha e a capacidade de levantamento-terra romeno, mas não ocorreram diferenças significativas entre os programas (MacDonald, Lamont e Garner, 2012).

Devido ao fato de que poucas pesquisas compararam o treino com ciclo alongamento-encurtamento a outros tipos de treinamento de força, as conclusões devem ser apreciadas com cautela. O treino não resultou em diferença significativa no aumento da capacidade de salto vertical entre o treino do ciclo alongamento-encurtamento e o treinamento de resistência externa constante dinâmica normalmente realizada (Adams et al., 1992). O treino normal com pesos consistiu em agachamento utilizando uma variação do treino periodizado linear, enquanto o treino do ciclo alongamento-encurtamento consistiu num programa periodizado de salto em profundidade (*depth jumps*), saltos com as duas pernas e saltos divididos. Os dois tipos de treino, agachamento e com ciclo alongamento-encurtamento, resultaram em aumentos semelhantes na capacidade do salto vertical de 3,3 cm e 3,8 cm, respectivamente. O treinamento do ciclo alongamento-encurtamento ou o treino de força dinâmico com resistência externa constante resultou em ganhos significativos e similares na altura do salto vertical nos dois grupos (Fatouros et al., 2000). Diferenças significativas a favor do programa de treinamento de força dinâmico com resistência externa constante em 1RM do *leg press* (9 vs. 15%) e do agachamento (12 vs. 22%) foram mostradas.

Uma comparação entre treino com pesos, levantamento de peso e com ciclo alongamento-encurtamento mostrou que todos os grupos aumentaram significativamente o salto com contramovimento, o salto partindo da posição agachada e 1RM no agachamento (Hawkins, Doyle e McGuigan, 2009). O programa de treino com pesos consistiu em exercícios de força para todo o corpo, sem tentativa de aceleração da resistência durante o treinamento. O programa de levantamento de peso usou predominantemente variações dos levantamentos olímpicos. O programa de treino com ciclo alongamento-encurtamento incluiu uma variedade de exercícios deste tipo para a porção inferior do corpo. Ainda que todos os programas tenham aumentado significativamente todas as variáveis medidas, o programa de treino com pesos foi favorecido (maior tamanho de efeito) na comparação com os outros dois grupos quanto a incrementos em 1RM do agachamento, salto com contramovimento e capacidade de salto partindo da posição agachada. Porém, o programa de treino com pesos foi menos eficiente que os outros dois tipos quanto a aumento na capacidade de salto vertical.

Outra comparação mostrou que o treino isolado do ciclo alongamento-encurtamento, o treino resistido isolado e o treino complexo aumentaram significativamente 1RM do agachamento, a elevação da panturrilha e a capacidade de levantamento-terra romeno; não houve diferença significativa entre os programas (MacDonald, Lamont e Garner, 2012). Entretanto, apenas os aumentos mostrados pelo treino resistido e pelo treino complexo foram maiores que os mostrados pelo treino com ciclo alongamento--encurtamento em todas as três medidas de força.

Uma comparação entre treino com ciclo alongamento-encurtamento e isocinético não evidenciou diferença significativa em aumentos da capacidade do salto vertical entre esses métodos (Blattner e Noble, 1979). Ambos resultaram em capacidade aumentada do salto vertical de 4,8 e 5,1 cm, respectivamente. Quanto a qualquer comparação de programas de treino, os resultados, em parte, dependem da eficácia dos programas.

Outras considerações

O treinamento do ciclo alongamento-encurtamento é eficaz no aumento do desempenho (aumento de 25% na capacidade de salto vertical) em mulheres (Ebben et al., 2010), e uma metanálise indicou que resulta em incrementos equivalentes na capacidade de salto vertical em homens e mulheres (Saez Saez de Villarreal et al., 2009). Ainda que o treino com ciclo alongamento-encurtamento costume estar associado a treino de atividades anaeróbias, como corridas de alta velocidade em curtas distâncias e saltos, também pode ter um papel no treino para atividades desportivas de maior duração. A distância em teste pliométrico de salto, consistindo em três saltos consecutivos a partir de um pé após o outro, com aterrissagem em ambos os pés após o último salto explicou 74% da variância numa competição de 10 km (Sinnett et al., 2001). Os indivíduos nesse estudo eram praticantes amadores de corrida em distância. Além disso, conforme antes discutido (Berryman, Maurel e Bosquet, 2010; Spurrs, Murphy e Watsford, 2003), o treino com ciclo alongamento-encurtamento reduz os custos da corrida, ou aumenta sua economia, em corredores de distância. Isso indica que o treino de ciclo alongamento-encurtamento deve ser incluído no programa de treino total de corredores de distância.

Geralmente, o objetivo do treino do ciclo alongamento-encurtamento é aumentar a potência máxima. São permitidos intervalos relativamente longos de recuperação, de forma que a potência próxima da máxima possa ser expressa durante cada repetição. Em alguns programas, isso significa permitir períodos de descanso após cada repetição com alguns tipos de treino com ciclo alongamento--encurtamento. Um estudo comparando períodos de descanso de 15, 30 e 60 segundos entre saltos em profundidade (*depth jumps*), numa série de 10 saltos, não demonstrou diferença significativa na altura do salto ou na força de reação do solo (Read e Cisar, 2001). Embora se acredite que deva ser possibilitada recuperação suficiente durante uma sessão de treino com ciclo alongamento-encurtamento, intervalos excessivamente longos entre cada repetição não parecem necessários.

O peso e a composição corporais podem ser levados em consideração na prescrição de exercício com ciclo alongamento-encurtamento. A maioria desses exercícios, especialmente para a parte inferior do corpo, utiliza o peso corporal como a carga a ser vencida. Um indivíduo com percentual maior de gordura deve executar os exercícios com maior carga (massa corporal) e com uma menor massa livre de gordura relativa. Então, para evitar lesão e, talvez, otimizar o treino, pessoas pesadas podem ter de usar volumes menores de treinamento (isto é, quantidade total de contatos dos pés no solo) na comparação com pessoas com percentuais menores de gordura.

Duas sessões de treino no mesmo dia

Duas ou mais sessões de treinamento resistido no mesmo dia são cada vez mais comuns. Alguns treinadores podem ter iniciado essa prática devido à limitação de tempo e calendário. Outros podem querer acumular maior volume total de treino. Porém, o treinamento com volume relativamente alto realizado duas vezes no mesmo dia não é recomendado para iniciantes. Como em qualquer outro treinamento físico, deve ser dado tempo de adaptação a aumentos de volume ou intensidade.

Quando levantadores de peso estilo olímpico executam uma sessão de treino pela manhã e outra à tarde, no mesmo dia, as medidas de força diminuem após a primeira sessão, mas são recuperadas na sessão seguinte (Häkkinen, 1992; Häkkinen, Pakarinen et al., 1988c). As medidas de força dos levantadores olímpicos também se recuperaram entre as sessões de treino, quando executadas duas ao dia, em quatro dias de um total de sete (Häkkinen, Pakarinen et al., 1988b). Esses atletas de força bem condicionados parecem ser capazes de tolerar duas sessões de treino no mesmo dia, pelo menos por curtos períodos de tempo.

Quando atletas de elite de levantamento olímpico executaram duas sessões de treino no mesmo dia durante dois dias, não houve alteração significativa no exercício de arranque do levantamento olímpico (Kauhanen e Häkkinen, 1989). Entretanto, a velocidade angular do joelho no ataque sob a barra diminuiu, e a barra foi puxada a uma altura levemente menor. Após um dia de descanso, a velocidade angular do joelho aumentou e a altura máxima da puxada voltou ao normal. Após uma semana com duas sessões de treino por dia, a produção de força isométrica máxima das pernas não se alterou nesses atletas de elite (Kauhanen e Häkkinen, 1989). Entretanto, o tempo necessário para atingir a força isométrica máxima, bem como a taxa de produção de força, aumentou. Após duas semanas com duas a três sessões diárias de treino, a capacidade do salto vertical diminuiu em levantadores de peso olímpico da categoria júnior (Warren et al., 1992). Essas pesquisas e outros dados indicam que atletas de força de elite podem tolerar duas sessões de treinamento diário, pelo menos por curtos períodos de tempo, mas podem ocorrer alterações na técnica e diminuição na produção de potência. Possíveis indícios de que o atleta não está suportando duas sessões de treino por dia incluem pequenas alterações na técnica dos exercícios ou do esporte e diminuição em tarefas voltadas à potência, como a capacidade do salto vertical.

Uma razão para a realização de duas sessões de treino no mesmo dia é aumentar o volume total do treinamento. Outra é parcelar a sessão de treino em duas meias-sessões a fim de permitir quase uma recuperação completa entre elas. Isso faz com que o atleta mantenha a intensidade em cada metade da sessão e atinja uma intensidade maior na segunda metade do treino. Esse modelo foi investigado e os resultados indicam que, quando o volume total do treino é o mesmo, há vantagens na utilização de duas sessões diárias de treino com metade do volume cada uma (Häkkinen, Pakarinen et al., 1991).

Em duas semanas de treinamento, fisiculturistas e atletas basistas executaram uma sessão de treino por dia. Em outro período de duas semanas, fizeram os mesmos exercícios, com o mesmo volume, mas divididos em duas sessões de treino no mesmo dia. Dessa forma, o volume total de treino foi o mesmo nos dois períodos de duas semanas; a única diferença foi o número de sessões de treino por dia. Cada período de treino de duas semanas foi seguido de uma semana de treinamento com volume reduzido. A força isométrica durante o movimento do tipo agachamento não se modificou após cada período de duas semanas de treino. A força isométrica também não apresentou alteração após os 7 dias de volume de treino reduzido, posteriores ao período com uma sessão diária. Entretanto, a força isométrica aumentou de forma acentuada após a semana de volume reduzido, seguinte ao período com duas sessões diárias de treino.

Numa pesquisa similar, mulheres atletas competidoras executaram um período de treino de duas semanas, no qual seus volumes normais de treinamento foram igualmente distribuídos em duas sessões no mesmo dia, seguidas de um período de uma semana de volume menor de treino (Häkkinen e Kallinen, 1994). Comparadas aos sujeitos num programa normal com uma sessão de treino diária durante três semanas, os sujeitos no grupo com duas sessões diárias demonstraram aumentos signi-

ficativos na força isométrica máxima, bem como na área de seção transversa do quadríceps. Esses resultados indicam que dividir o volume total de treino em duas sessões diárias pode resultar em maiores aumentos de força após um curto período de recuperação.

Resumo

Estratégias avançadas de treino, como a periodização, o treino de potência, o treino com ciclo alongamento-encurtamento e as duas sessões diárias podem ser necessárias para a otimização das adaptações em levantadores avançados. Mais investigações a esse respeito são necessárias, especialmente com levantadores avançados e atletas de elite. Entretanto, as informações disponíveis atualmente indicam que essas estratégias funcionam e podem ser mais eficazes que estratégias de treino sem sua inclusão. Portanto, estratégias avançadas devem ser utilizadas, em especial ao serem elaborados programas de treino resistido para indivíduos bem treinados e atletas.

LEITURAS SELECIONADAS

Cronin, J., and Sleivert, G. 2005. Challenges in understanding the influence of maximal power training on improving athletic performance. *Sports Medicine* 35: 213-234.

Fleck, S.J. 2002. Periodization of training. In *Strength training for sport*, edited by W.J. Kraemer and K. Häkkinen, 55-68. Oxford, UK: Blackwell Science.

Häkkinen, K. 2002. Training-specific characteristics of neural muscular performance. In *Strength training for sport*, edited by W.J. Kraemer and K. Häkkinen, 20-36. Oxford, UK: Blackwell Science.

Kraemer, W.J., and Fleck, S.J. 2007. *Optimizing strength training: Designing nonlinear periodization workouts*. Champaign, IL: Human Kinetics.

Kraemer, W.J., and Newton, R.U. 2000. Training for muscular power. *Physical and Medical Rehabilitation Clinics of North America* 11: 341-368.

Nicol, C., Avela, J., and Komi, P.V. 2006. The stretch-shortening cycle: A model for studying naturally occurring neuromuscular fatigue. *Sports Medicine* 36: 977-999.

Saez Saez de Villarreal, E., Kellis, E., Kraemer, W.J., and Izquierdo, M. 2009. Determining variables of plyometric training for improving vertical jump height performance: A meta-analysis. *Journal of Strength and Conditioning Research* 23: 495-506.

Destreinamento

1. descrever as circunstâncias sob as quais ocorre o destreinamento;
2. descrever a linha de tempo característica da perda da capacidade física durante o destreinamento;
3. discutir os mecanismos fisiológicos resultantes do destreinamento;
4. discutir os efeitos do destreinamento na temporada em diferentes esportes, e os fatores que afetam o destreinamento durante a temporada;
5. discutir por que o destreinamento, no final de uma carreira, é importante para um atleta musculoso; e
6. recomendar práticas de treinamento para um atleta musculoso após encerrar sua carreira.

A definição clássica de destreinamento é "a interrupção dos exercícios de treinamento". Entretanto, o destreinamento também pode ocorrer com o planejamento da interrupção, como num programa de treino periodizado, ou sem o planejamento da interrupção, em consequência de uma lesão, redução do volume ou da intensidade de treinamento. O **destreinamento** é um processo de descondicionamento físico que acontece quando o treino é diminuído ou cessado por completo, e pode influenciar o desempenho em função da diminuição da capacidade fisiológica. Sempre que acontecem diminuições na capacidade de força e potência, ou quando a massa muscular é perdida, pode ter acontecido algum tipo de destreinamento. Ele pode se dar após várias semanas ou ao longo de vários anos, em consequência de ausência de treinamento, do envelhecimento ou término da carreira de um atleta. O destreinamento de curto prazo (de semanas a meses) costuma ser mais relevante na elaboração de programas de treinamento resistido. Os objetivos de manutenção com o treino resistido ou de um programa na temporada incluem evitar o destreinamento ao mesmo tempo em que se possibilita realizar mais tempo de treino de outros componentes de condicionamento ou desempenho.

O destreinamento pode ocorrer em atletas em várias situações, incluindo a cessação total (devido, por exemplo, a uma lesão), redução do volume ou a interrupção total do treino com pesos (seja como elemento planejado de um programa de treino, como um programa de treino resistido na temporada ou fora dela) e períodos longos de ausência deste tipo de treinamento ou volume e intensidade reduzida (como após término da carreira atlética). Os efeitos gerais do destreinamento são apresentados na Figura 8.1. É importante salientar que o destreinamento só irá ocorrer em consequência de adaptações fisiológicas ou alterações no desempenho. A compreensão deste fenômeno facilita na elaboração de programas ideais de treinamento resistido para melhorar o desempenho e manter a força e a potência em períodos de redução do treinamento resistido.

Mujika e Padilla (2001) revisaram o tempo de duração das respostas ao destreinamento. Numa perspectiva cardiovascular, ele se caracteriza pela diminuição na densidade capilar, que pode surgir após duas a três semanas de inatividade, com diminuições na diferença arteriovenosa de oxigênio se o treinamento é interrompido entre três e oito semanas. Diminuições rápidas em algumas enzimas oxidativas causam redução na produção de ATP mitocondrial. Elas estão relacionadas a uma redução no consumo de oxigênio de pico e são importantes no condicionamento cardiorrespiratório. Atletas com maior condicionamento cardiorrespiratório têm maiores reduções em fatores fisiológicos relacionados ao transporte e uso de oxigênio para a produção de energia. Entretanto, após breve período de destreinamento, os atletas ainda

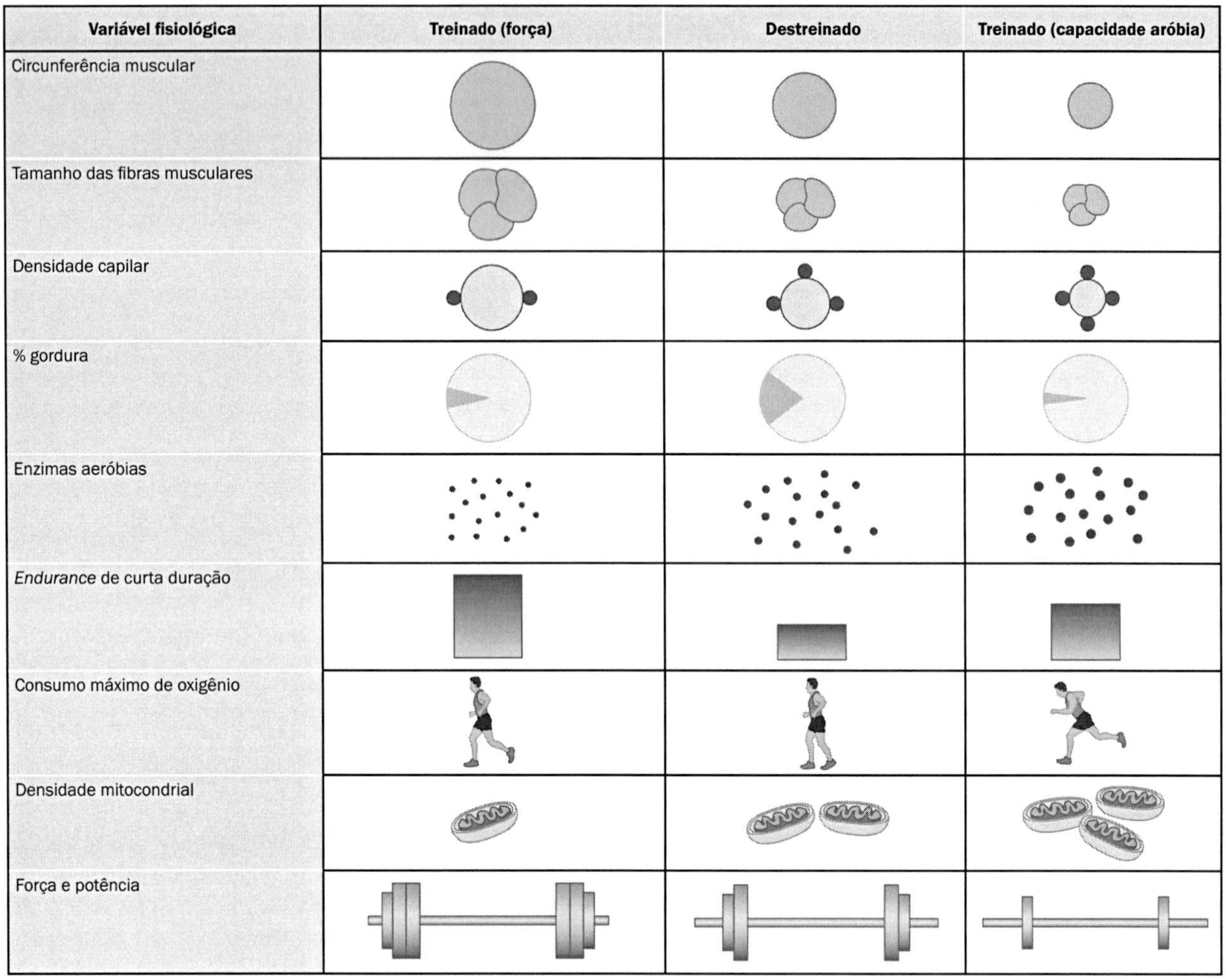

Variável fisiológica	Treinado (força)	Destreinado	Treinado (capacidade aróbia)
Circunferência muscular			
Tamanho das fibras musculares			
Densidade capilar			
% gordura			
Enzimas aeróbias			
Endurance de curta duração			
Consumo máximo de oxigênio			
Densidade mitocondrial			
Força e potência			

FIGURA 8.1 Os efeitos gerais do destreinamento representam um retorno ao estado destreinado.

têm valores dessas variáveis superiores aos de indivíduos destreinados e sedentários, e suas funções retornam rapidamente com retreinamento, após um curto período de destreinamento. Porém, o condicionamento cardiorrespiratório pode ser perdido mais depressa do que a produção de força máxima e a produção de potência.

Com destreinamento, a força pode ser mantida por até duas semanas em atletas de potência (Hortobagyi et al., 1993) e, em geral, por até quatro semanas (Mujika e Padilla, 2001). Nas pessoas que treinam de forma amadora (recreacionais), em razão dos níveis de força inicial serem mais baixos, a perda da força pode levar até seis semanas ou mais, na comparação com pessoas altamente treinadas (Kraemer et al., 2002). Mesmo em indivíduos antes destreinados períodos breves de destreinamento, como duas semanas, podem causar reduções na força máxima. Por exemplo, após quatro semanas de treino com pesos, a força isométrica aumentou 31% e, após duas semanas de ausência desse tipo de treino, decaiu até um nível que era 24% superior ao nível pré-treinamento (Herrero et al., 2010a).

Foi observado que a força excêntrica e a potência específica do esporte podem diminuir com períodos breves de destreinamento de algumas semanas em atletas treinados (Mujika e Padilla, 2001). No entanto, após três meses de treino, pessoas antes destreinadas mantiveram a força excêntrica, mas não a concêntrica, durante três meses de destreinamento (Andersen et al., 2005). A perda lenta da força máxima com o destreinamento reflete-se numa diminuição na atividade EMG (Andersen et al., 2005, Mujika e Padilla, 2001). A potência parece diminuir mais rapidamente que a força máxima durante o destreinamento (Izquierdo et al., 2010; Kraemer et al., 2002). Outras adaptações fisiológicas mudam ao se igualar a uma condição de destreinamento durante este processo: reduções no tamanho das fibras musculares (Blazevich, 2006), ângulo de penação das fibras musculares (Blazevich, 2006), quantidade de células-satélites (Kadi et al., 2004), hipertrofia ventricular esquerda (Kawano, Tanaka e Miyachi, 2006) e rigidez dos tendões (Kubo et al., 2010) ocorrem em virtude do destreinamento. Entretanto, a complacência arterial geralmente aumenta com o destreinamento após períodos de treinamento resistido (Kawano, Tanaka e Miyachi, 2006). Além disso, alteram-se as concentrações hormonais de repouso (como redução no hormônio do crescimento e aumento no cortisol; Kraemer e Ratamess, 2005), indicando uma condição anabólica inferior durante o destreinamento. Coletivamente, as pesquisas anteriores indicam que, durante o destreinamento, praticamente todas as adaptações induzidas pelo treino voltam a um estado inicial, em que o sujeito era destreinado, ainda que haja variações na linha de tempo desse retorno.

Tipos de destreinamento

O destreinamento costuma ocorrer em muitas situações. A primeira é a completa interrupção de todos os tipos de treinamento. Pode se dar no final da temporada ou da carreira do atleta. A completa interrupção do treinamento é raramente aconselhada devido a seus efeitos negativos no desempenho físico e implicações na saúde. Uma redução no volume ou intensidade do treino com pesos pode ocorrer em muitas situações, como, por exemplo, quando somente o treino com pesos vinha sendo realizado e ele é reduzido. Esta situação pode acontecer como parte de um projeto de pesquisa ou após lesão. Outra situação de ocorrência é uma redução planejada no volume ou intensidade de treinamento com pesos, com a realização contínua de outros tipos de treinamento físico. É algo que ocorre em muitos programas de treino com pesos voltados ao esporte, durante a temporada.

Interrupção do treinamento com pesos

Pesquisas anteriores indicam que, quando ocorre a completa interrupção do treinamento ou ele é drasticamente reduzido, os ganhos de força declinam numa proporção mais lenta do que os ganhos ocorridos em decorrência do treinamento (McMorris e Elkins, 1954; Morehouse, 1967; Rasch, 1971; Rasch e Morehouse, 1957; Waldman e Stull, 1969). A diminuição na força com a interrupção do treinamento resistido pode ser bastante grande (ver Tabela 8.1). Por exemplo, a capacidade no agachamento dos levantadores de peso olímpico (ver Figura 8.2) apresentou um declínio de aproximadamente 10%, observado quatro semanas após a interrupção do treinamento com pesos. Entretanto, homens ativos sujeitos a um período de destreinamento de duas semanas apresentaram um leve aumento na força isométrica (ver Figura 8.3).

Embora períodos breves de destreinamento possam resultar na diminuição da força máxima, estes níveis de força ainda são mais altos do que os do pré-treinamento (Herrero et al., 2010a 2010b; Izquierdo et al., 2010). Uma alteração não significativa na força também pode acontecer após período breve de destreinamento (Prestes, Frolini et al., 2009; Terzis et al., 2008). Por exemplo,

a carga de 1RM em vários exercícios, ao longo de uma semana de destreinamento, após um programa de periodização linear ou linear inversa, mostrou mudanças não significativas, embora alguns exercícios tenham evidenciado pequenos aumentos (Prestes, Frolini et al., 2009).

Assim, a direção e a magnitude das alterações na força ou na potência durante período curto de destreinamento podem variar e são dependentes do nível inicial de condicionamento ou do teste usado para determinar a força ou a potência máxima. Entretanto, na medida em que aumenta a duração do período de destreinamento, uma redução na força e na potência passa a ser mais pronunciada e significativa.

Períodos mais longos de destreinamento (até 24 semanas) resultam em uma significativa diminuição da força (ver Tabela 8.1), embora ela seja ainda maior após o período de destreinamento do que comparado com os valores iniciais de treinamento resistido. A ocorrência ou não da diminuição precoce da força durante período inicial de destreinamento (após as primeiras semanas) é determinada por um declínio lento desta capacidade em que é direcionada para os valores iniciais encontrados previamente ao treinamento, e pode ser ainda maior conforme aumenta a duração do período de destreinamento (Häkkinen et al., 2002; Ishida, Moritani e Itoh, 1990; Ivey et al., 2000; Lo et al., 2012).

Algumas pesquisas mostram uma manutenção melhor da força durante as primeiras semanas de destreinamento, comparada às semanas posteriores. A magnitude da perda da força com aumento do período de destreinamento pode ser influenciada pela idade; pessoas mais velhas perdem mais força do que as mais jovens com aumento do período de destreinamento (ver Quadro 8.1).

Em geral, pessoas com mais e menos idade mostram um padrão similar de redução da força com o destreinamento (Ivey et al., 2000). Ainda que percam força devido à ausência de treino, esta continua acima dos níveis pré-treinamento. Por exemplo, Kalapotharakos e colaboradores (2007) mostraram que, após seis semanas de destreinamento, homens idosos (68 anos) tiveram uma redução na força de 1RM por volta de 15% em vários exercícios, ainda que seus níveis continuassem acima dos níveis basais ao iniciarem o treinamento. Mulheres idosas parecem ser mais suscetíveis ao destreinamento (Ivey et al. 2000). Uma diferença entre pessoas mais velhas e mais jovens é que, normalmente, os idosos apresentam maior perda de força quanto maior é o tempo de destreinamento (ver Quadro 8.1). Em crianças e adolescentes, o destreinamento (6-12 semanas) também resulta numa diminuição na força, ainda que esta seja maior que os níveis anteriores ao treinamento (Ingle, Sleap e Tolfrey, 2006; Tsolakis, Vagenas e Dessypris, 2004). O crescimento natural das crianças e os aumentos na força podem, em parte, compensar as reduções na força em virtude dos longos períodos de destreinamento.

TABELA 8.1 **Alterações na força e na potência com o destreinamento**

Referência	Sujeitos	Tempo de treinamento (semanas)	Tipo de treinamento	Dias/ sem.	Séries× repetições	Tempo de destreinamento (semanas)	Tipo de teste de força	% acima pré-treinamento Treinados	% acima pré-treinamento Destreinados
Häkkinen et al., 1989	Homens treinados em força	10,5	Levantamento de peso	3,5	70-100% do 1RM	2	Extensão isométrica máxima de joelho	8*	5
	Homens	10,5	Levantamento de peso	3,5	70-100% do 1RM	2		13*	15*
	Mulheres	10,5	Levantamento de peso	3,5	70-100% do 1RM	2		19*	18*
Kraemer et al, 2002	Homens com treino de força	2+ anos	Periodização de todo o corpo	3 ou 4	3-5 × 1 a 12RM	6	1RM no agachamento 1RM no supino 1RM no desen-volvimento	? ? ?	– 3,2 – 4,7 – 0
Hortobagyl et al., 1993	Powerlifters e jogadores de futebol americano	8,1 anos	Levantamento de peso	3,4	2-5 × 1-12	2	1RM no agachamento 1RM no supino Potência - Wingate	? ? ?	– 1,7 – 0,9 – 8,7
Terzis et al., 2008	Homens	14	Todo o corpo	2 ou 3	2 sem. 2 × 8-10 RM 12 sem: 3 × 6RM	4	1RM no agachamento 1RM no leg press 1RM no supino	28* 34* 22*	22* 25* 17*
Izquierdo et al., 2010	Homens	16	Todo o corpo com treino periodizado + treino balístico	2	Progressão 3 × 10 a 80% do 10RM até 3 × 2-4 a 90% do RM	4	1RM no supino 1RM no agachamento	17* 22*	4 16*
Dudley et al., 1991	Homens	19	Leg press Extensão de joelhos	2	4-5 × 6-12	4	3RM no leg press 3RM na extensão de joelho	26* 29*	20* 20*
Herrero et al. 2010a	Homens	4	Extensão de joelhos	4	8 × 8 a 70% do 1RM	2	Extensão isométrica de joelho	31*	26*
Narici et al., 1989	Homens	8,6	Isocinético, 120 graus/seg	4	6 × 10	5,7	Isométrico	21*	3 semanas = 10 5,7 semanas = 4
Häkkinen e Komi, 1983	Homens	16	Agachamento	3	15 repetições a 80-100% do 1RM 5 repetições excentricamente a 100-120% do 1RM	8	Agachamento isométrico	30*	19*
Ishida et al., 1990	Homens	8	Flexão plantar	3	3 × 15 a 70% do 1RM	8	Isométrico	32*	4 sem = 20* 8 sem = 16*
Häkkinen et al., 1985a	Homens	24	Agachamento	3	18-30 repetições a 70-100% do 1RM, 3-5 repe-tições excentrica-amente a 100-120% do 1RM	12	Agachamento isométrico	21*	12*
Häkkinen et al., 1985b	Homens	24	Agachamento	3	18-30 repetições a 70-100% do 1RM, 3-5 repeti-ções excentrica-mente, a 100-120% do 1RM	12	1RM no agachamento	30*	15*
Houston et al., 1983	Homens	10	Leg press, extensão de joelho	4	3 × 10 RM	12	Extensão de joelho, 0-270 graus/seg	39-60*	4 sem. = 29-52* 12 sem. = 15-29*
Andersen et al., 2005	Homens	12	Leg press, agachamento, extensão e flexão de joelhos	3	Periodização linear 10-12RM progredindo para 4RM	12	Extensão de joelho Excêntrico a 30 graus /seg Excêntrico a 240 graus /seg Concêntrico a 30 graus /seg Concêntrico a 240 graus /seg	50* 25* 19* 11*	20* 24* 5 1

(continua)

TABELA 8.1 **Alterações na força e na potência com o destreinamento** (*continuação*)

Referência	Sujeitos	Tempo de treinamento (semanas)	Tipo de treinamento	Dias/ sem.	Séries× repetições	Tempo de destreinamento (semanas)	Tipo de teste de força	% acima pré-treinamento	
								Treinados	Destreinados
Häkkinen et al., 1985c	Homens	24	Treino de saltos com 10-60% de 1RM no agachamento	3	100-200 saltos por sessão	12	Agachamento isométrico	6,9*	2,6*
Lo et al., 2011	Homens	24	Corpo todo	3	Periodização linear	48	1RM no supino 1RM na extensão de joelho	32* 71*	2* 30*
Taaffe e Marcus, 1997	Homens idosos	24	Porções superior e inferior do corpo	3	3 x 8 a 75% de 1RM (+GH)	12	1RM na extensão de joelho	40,4*	10,5*
Häkkinen et al., 2000	Homens e mulheres de meia--idade	24	Leg press/ extensão de joelhos	2	3 ou 4 × 8-15 a 50-80% de 1RM	3	1RM na extensão de joelho	27*	27*
	Homens e mulheres idosos	24	Leg press/ extensão de joelhos	2	3 ou 4 × 8-15 a 50-80% de 1RM	3	1RM na extensão de joelho	29*	29*
	Homens e mulheres de meia--idade	24	Leg press/ extensão de joelhos	2	3 ou 4 × 8-15 a 50-80% de 1RM	24	1RM na extensão de joelho	29*	23*
	Homens e mulheres idosos	24	Leg press/ extensão de joelhos	2	3 ou 4 × 8-15 a 50-80% de 1RM	24	1RM na extensão de joelho	23*	19*
Prestes, De Lima et al., 2009	Mulheres	12	Periodizado linear Linear reverso	3	Progressão de 12 a 14RM a 4 a 6RM Progressão de 4 a 6RM a 12 a 14RM	1	1RM no supino 1RM na extensão de joelho 1RM no supino 1RM na extensão de joelho	15* 37* 16* 30*	17* 37* 17* 32*
Lemmer et al., 2000	Homens e mulheres jovens Homens e mulheres idosos	99	Extensão de joelho Extensão de joelho	3 3	5 × 5-10 5 × 5-10	31 31	1RM na extensão de joelho 1RM na extensão de joelho	34* 28*	26* 14*
LeMura et al., 2000	Mulheres	16	Levantamento de pesos com todo o corpo	3	2 sem: 2 × 8-10 a 60-70% de 1RM 14 sem: 3 × 8-10 a 60-70% de 1RM	6	Média de 1RM de vários exercícios para os membros superiores do corpo Média de 1RM de vários exercícios para membros inferiores do corpo	29* 38*	19* 24*
Staron et al., 1991	Mulheres	20	Leg press, agachamento, extensão de joelho	2	3 x 6 a 8RM uma sessão, 3 × 10 a 12RM	30-32	1RM no agachamento 1RM na extensão de joelho 1RM no leg press	67* 70* 70*	45* 105* 61*
Tsolakis et al., 2004	Meninos	8	Todo o corpo	3	3 × 10RM	8	Flexão isométrica de cotovelo	17*	6*
Faigenbaum et al., 1996	Meninos e meninas	8	Levantamento de peso	2	4 sem: 2 × 6 a 8RM 4 sem: 3 × 6 a 8RM	8	6RM na extensão de joelho 6RM no supino	53* 41*	17 19*
Blimkie et al., 1989	Meninos	20	Todo o corpo	3	3 × 15 a 70% de 1RM	8	Supino Leg press Extensão isomé-trica de joelho Flexão isométrica de cotovelo 1RM na extensão de joelho	35* 22* 21* 31* 70*	34* 17* 14* 30* 61

* = Diferenças significativas em relação aos valores pré-treinamento, +GH = suplementação hormônio do crescimento.

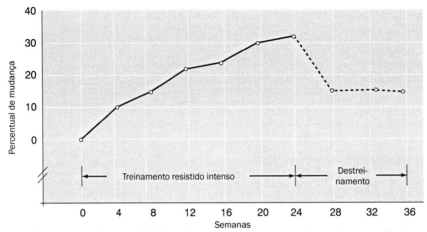

FIGURA 8.2 Alterações percentuais em 1RM de agachamento de levantadores de peso olímpicos em resposta ao treinamento e ao destreinamento.

Adaptada, com permissão, de K. Hakkinen and P.V. Komi, 1985, "Changes in electrical and mechanical behavior of leg extensor muscles during heavy resistance strength training," *Scandinavian Journal of Sports Science* 7: 55-64.

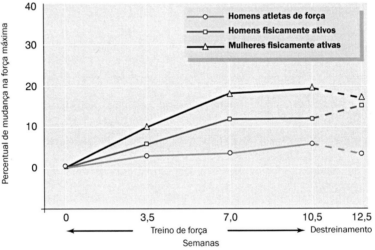

FIGURA 8.3 Percentual de alterações na força isométrica máxima em resposta ao treinamento e destreinamento.

Reimpressa, do *Journal of Biomechanics,* Vol. 8, K. Hakkinen et al., "Neuromuscular adaptations and hormone balance in strength athletes, physically active males, and females, during intensive strength training," pp. 889-894, Copyright 1989, com permissão da Elsevier.

Coletivamente, as informações disponíveis sobre períodos curtos (2 a 4 semanas) e longos de destreinamento indicam a ocorrência de diminuição na força, mas a magnitude da perda varia de forma significativa. A taxa da perda de força pode depender, em parte, da duração do período do treinamento anterior ao destreinamento, do tipo de teste usado para a força (seja supino, excêntrico, concêntrico, etc.) e do grupo muscular específico examinado. A idade, entretanto, também pode influenciar nessa magnitude de perda e, em especial, quando períodos maiores de destreinamento são adotados.

A grande maioria das pesquisas de destreinamento realizou treinamento tradicional resistido, com ações concêntricas e excêntricas durante cada repetição, antes do destreinamento. Há pesquisas que indicam que realizar esse tipo de treino antes do destreinamento pode resultar em uma perda mais lenta de força durante quatro semanas de destreinamento, na comparação com o que ocorreria com treino somente concêntrico (Dudley et al., 1991). Nesse estudo, o treinamento resistido tradicional e o treinamento somente concêntrico (apenas fase concêntrica e sem a fase excêntrica) consistiram em três séries de 10 a 12 repetições com carga de 10 a 12RM. Portanto, com treinamento concêntrico com o dobro do volume, a quantidade de ações musculares apenas concêntricas foi igual à quantidade de ações concêntricas e excêntricas feitas durante o treinamento resistido tradicional. O treino consistiu em *leg press* e extensão de joelho, realizados três dias por semana, por 19 semanas. Os incrementos de força (3RM) para os dois exercícios foram testados após ambos os treinos e foram observados que ambos os grupos melhoraram significativamente a capacidade de força apenas concêntrica no *leg press* (ver Figura 8.4).

QUADRO 8.1 **PESQUISA**

Efeitos da idade na perda da força durante o destreinamento

A idade parece influenciar a perda da força durante o período de destreinamento. Homens e mulheres jovens (20 a 30 anos) e idosos (65 a 75 anos) mostraram incremento significativo em 1RM de 34 e 28%, respectivamente, após nove semanas de treino dos extensores de joelho (Lemmet et al., 2000). Os ganhos dos sujeitos mais jovens foram significativamente maiores do que os dos mais velhos. Durante 31 semanas de destreinamento, sujeitos idosos e jovens mostraram reduções significativas na força, de 14 e 8%, respectivamente. A perda evidenciada pelos mais velhos foi significativamente maior que a dos mais jovens. Vale ressaltar que, os idosos (13%) e os jovens (6%) mostraram a maior perda de força a partir das semanas 12 até 31. Os homens jovens, os mais velhos e as mulheres mais velhas evidenciaram reduções significativas na força da semana 1 até a 12 e da semana 12 até a 31 do período do destreinamento. As mulheres mais jovens mostraram um padrão similar de perda de força, exceto pelo fato de que a perda não foi significativa da semana 12 até a 31. Os resultados indicam que pessoas jovens e mais velhas mantêm melhor a força durante as primeiras 12 semanas do destreinamento, comparadas às semanas posteriores do destreinamento, embora os sujeitos mais velhos, em particular, percam força mais rapidamente após 12 semanas de destreinamento. A maior perda de força em idosos deve-se, em parte, à perda natural de força com o envelhecimento*.

Lemmer, J.T., Hurlbut, D.E., Martel, G.F., Tracy, B.L., Ivey, F.M., Metter, E.J., Fozard, J.L., Fleg, J.L., and Hurley, B.F. 2000. Age and gender responses to strength training and detraining. Medicine & Science in Sports & Exercise 32: 1505-1512.

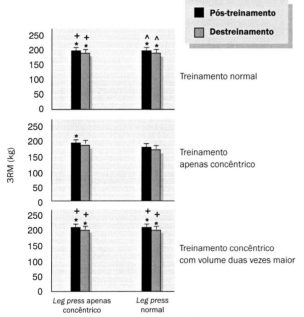

FIGURA 8.4 Alterações na carga de 3RM *no leg press* com o treinamento resistido tradicional, treinamento somente concêntrico e treinamento concêntrico com um volume duas vezes superior.
* = incremento em relação aos valores pré-treinamento;
+ = maior incremento do que o grupo somente concêntrico; ^ = incremento maior do que no grupo somente concêntrico e concêntrico com volume duas vezes maior.

Adaptada, com permissão, de G.A. Dudley et al., 1991, "Importan-ce of eccentric actions in performance adaptations to resistance training", *Aviation, Space, and Environmental Medicine,* 62:543-550.

Após o período de destreinamento, o treinamento resistido tradicional e o com um volume duas vezes superior somente concêntrico resultaram em maior retenção de força do que o treinamento somente concêntrico (ver Figura 8.4). Além disso, o treinamento resistido tradicional resultou numa perda menor de força em comparação com o treinamento com duplo volume concêntrico. A força dos extensores de joelho seguiu padrão similar. Essas informações indicam que o treinamento resistido tradicional resulta numa maior manutenção da força durante o destreinamento do que o treinamento somente concêntrico, até mesmo quando o volume de treinamento concêntrico é duas vezes maior.

Na grande maioria das pesquisas que investigaram o destreinamento, os sujeitos treinaram somente com uma intensidade antes do destreinamento. Entretanto, algumas informações sugerem que o treinamento em maiores intensidades desacelera a perda de força durante o destreinamento (ver Quadro 8.2). Portanto, algumas considerações na elaboração de treino com pesos podem ser implementadas antes de um período de destreinamento com o intuito de desacelerar a perda da força.

Redução do volume de treinamento

Há muito tempo temos informações indicando que a força poderia ser mantida e mesmo melhorada com um programa consistindo numa menor frequência e volume de treino. Por exemplo, foi observado incremento na força durante um período de seis semanas de destreinamento utilizando somente uma série de 1RM e treinando somente um dia por semana (Berger, 1962a).

---

* N. de R.T.: Processo denominado de dinapenia.

(?) QUADRO 8.2 **PERGUNTA PRÁTICA**

A intensidade do treinamento de força influencia a perda de força durante o destreinamento?

Após seis meses de treino a 40, 60 ou 80% de 1RM, homens idosos (média de idade por volta de 70 anos) mostraram incrementos de 1RM no supino de 34, 48 e 75%, respectivamente, e no *leg press* de 38, 53 e 63%, respectivamente (Fatouros et al., 2006). Após seis meses de destreinamento, esses mesmos grupos mostraram reduções em relação aos valores pós-treino, no supino, de 98, 50 e 29%, respectivamente, e no *leg press* de 70, 44 e 27%, respectivamente. Não somente ocorreram ganhos de força de uma maneira dependente da intensidade de treino, mas os incrementos na força foram muito mais bem conservados após o treino com intensidades maiores. O interessante foi que o treino mais intenso também resultou em incrementos bastante maiores na flexibilidade e uma retenção significativamente melhor dos ganhos na flexibilidade durante o destreinamento. Infelizmente, ainda que atraente, a aplicação dessa comparação em pessoas mais jovens ou atletas com menos idade carece de sustentação científica. Entretanto, para clientes e atletas com mais idade, esse resultado indica que uma intensidade maior, se usada com segurança, ajudará a manter os ganhos de força durante um período de destreinamento.

Fatouros, I.G., Kambas, A., Katrabasas, I., Leontsini, D., Chatzinikolaou, A., Jamurta, A.Z., Douroudos, I., Aggelousis, N., and Taxildaris, K. 2006. Resistance training and detraining effects on flexibility performance in the elderly are intensity-dependent. *Journal of Strength and Conditioning Research* 20: 634-642.

Sabe-se que a redução na frequência do treino não resulta em alteração significativa e, provavelmente, mesmo em aumento na força. Treinar com vários exercícios de salto e atividades que envolvem o ciclo de alongamento-encurtamento, três vezes por semana, ao longo de 16 semanas, aumentou a força isométrica de membros inferiores em 28% (Häkkinen et al., 1990). Após oito semanas de realização de um mesmo tipo de sessão de treinamento, com frequência reduzida de apenas uma vez por semana, a força isométrica diminuiu 6% em relação aos níveis de pré-treinamento. Entretanto, esse decréscimo não foi significativo, e houve muita variação individual em resposta ao período de destreinamento.

Treinar com uma série de 7 a 10 repetições, com uma carga variável de extensão de joelho, realizadas duas ou três vezes na semana para, então, reduzir a frequência para uma ou duas sessões semanais, durante 12 semanas, não mostrou redução significativa na força isométrica durante o destreinamento (Graves et al., 1988). Não realizar treinamento durante o destreinamento mostra uma diminuição significativa na força isométrica (ver Tabela 8.2). Resistência variável ou treino isométrico da musculatura dos extensores lombares mostra resultados similares (Tucci et al., 1992). Treinar em frequência reduzida de uma sessão a cada duas ou quatro semanas durante 12 semanas após treinar durante uma ou três sessões semanais resulta em alterações insignificantes na força isométrica dos extensores lombares em sete ângulos (+ 1 a – 13%); a ausência de treinamento resultou em reduções significativas da força isométrica de extensão lombar (6-14%). O treino isocinético do manguito rotador (rotação interna e externa do ombro), em frequências de uma ou duas sessões por semana, durante 12 semanas após o treinamento numa frequência de três sessões semanais ao longo de 12 semanas, não mostrou reduções significativas no pico de torque isocinético concêntrico ou excêntrico (McCarrick e Kemp, 2000). Não treinar durante o período de destreinamento resultou em

---

TABELA 8.2 **Alterações na força dos extensores de joelho após 10-18 semanas de treinamento seguidas por 12 semanas de destreinamento**

Frequência de treinamento/ destreinamento	% da força isométrica em relação aos valores pré-treinamento		% da carga de treinamento em relação aos valores pré-treinamento	
	Treinados	Destreinados	Treinados	Destreinados
3/2	27*	23*	64*	65*
3/1	20*	20*	59*	59*
2/1	17*·	15*	47*	40*+
2-3/0	18*	6*+	40*	–

* = significativamente maior do que o pré-treinamento; + = significativamente menor do que o pós-treinamento.

Dados de Graves et al., 1988.

perdas significativas do pico de torque concêntrico e excêntrico, sendo estas maiores na força excêntrica.

Um programa de treinamento com peso para todo o corpo feito por homens de 59 anos de idade duas vezes na semana ao longo de 21 semanas, e, em seguida, três vezes a cada duas semanas durante 21 semanas adicionais, manteve a força no *leg press* no nível atingido durante as 21 semanas iniciais do treino (Sallimen et al., 2007). A força do *leg press* aumentou significativamente em 20% comparada ao pré-treino durante as primeiras 21 semanas de treino, além disso aumentou mais 25% na comparação com o pré-treino, durante as primeiras dez semanas de treino numa frequência reduzida, para depois diminuir novamente para 20% na comparação com o pré-treinamento nas dez últimas semanas do treino com frequência diminuída. Portanto, treinar numa frequência reduzida durante dez semanas resultou em aumento da força. Porém, após esse período, a força diminuiu, mas ainda se manteve no nível alcançado durante as 21 semanas iniciais com frequência mais alta de treino.

De maneira geral, essas pesquisas indicam que reduzir a frequência do treino para uma ou duas vezes por semana pode manter os níveis de força numa variedade de grupos musculares, quando mantida a intensidade do treinamento em nível alto; entretanto, a ausência total de treino resulta em perda de força durante o destreinamento. A necessidade de manter a intensidade do treinamento para conservar aumentos de força durante destreinamento é apoiada pelos resultados de três anos de intensidade reduzida de treinamento (Smith et al., 2003). Homens e mulheres com média de idade de 73 anos treinaram duas vezes por semana, com programa para todo o corpo, usando até 80% de 1RM durante dois anos e, depois, treinaram durante três anos, com a mesma frequência, mas com uma intensidade de 60 a 70% de 1RM, ou não treinaram. O treinamento durante três anos, com intensidade reduzida, resultou numa queda substancial na força, embora esta ainda estivesse maior que os valores do pré-treinamento (ver Tabela 8.3). Não treinar re-

sultou em diminuições na força que não foram muito maiores que os valores no pré-treinamento. Portanto, treinar numa intensidade diminuída, ainda que resulte em diminuições menores na força do que não treinar, não mantém a força nos níveis alcançados pelos dois anos anteriores de treinamento prévio realizado com uma intensidade maior. Entretanto, o decréscimo da força observado nesse grupo de idosos pode ter sido decorrente do processo de envelhecimento, o que possivelmente influenciou os resultados, sendo isso confirmado a partir dos resultados do grupo controle, que apresentou redução na força.

Destreinamento na temporada

O **destreinamento na temporada** refere-se a perdas de desempenho, potência ou força quando os indivíduos interrompem completamente o treinamento, ou reduzem o volume do treino de força, enquanto realizam outro tipo de treinamento relacionado ao esporte. É importante que seja analisado esse tipo de destreinamento, pois ocorre em vários esportes durante toda a temporada, ou em parte dela. A quantidade de força ou desempenho que é perdida na temporada depende de vários fatores, como tempo de jogo do atleta, outros tipos de exercícios de condicionamento físico realizado e exigências de força ou potência do esporte ou atividade.

As seções anteriores demonstram que cessar o treinamento resistido resulta em perda de força. Também não há dúvidas de que interromper esse treinamento acaba acarretando numa redução no desempenho motor. No entanto, períodos curtos de destreinamento podem não afetar o desempenho motor. Por exemplo, o treinamento pliométrico, que aumentou significativamente a capacidade de salto com contramovimento (25%) e a potência de pico no salto com contramovimento, não mostrou alteração num período de destreinamento de dez dias (Ebben et al., 2010). Vinte e quatro semanas de movimentos de agachamento usando 70 a 100% de 1RM, realizados três vezes por semana, aumentaram significativamente a capacidade de salto vertical em

TABELA 8.3 Alterações na força durante dois anos de treinamento seguidos de três anos de treinamento com intensidade reduzida

	% de 1RM em relação ao nível pré-treinamento após dois anos de treino	% de 1RM em relação ao nível pré-treinamento após três anos de destreinamento
Leg press		
Grupo de frequência reduzida	27*	16*
Grupo destreinado	32*	14
Grupo-controle	– 4	– 12
Supino		
Grupo de frequência reduzida	53*	26*
Grupo destreinado	50*	4
Grupo-controle	6	– 9

* = diferença significativa do pré-treinamento.

Dados de Smith et al., 2003.

13% (Häkkinen e Komi, 1985c). Após doze semanas de destreinamento, a capacidade do salto vertical diminuiu significativamente, mas ainda estava 2% acima do valor anterior ao treino. Da mesma forma, 24 semanas de treino pliométrico aumentou 17% a capacidade do salto vertical e, após 12 semanas de destreinamento essa capacidade diminuiu, mas ainda estava 10% acima do valor pré-treino (Häkkinen e Komi, 1985a). Durante essas duas pesquisas, foram observadas reduções na capacidade do salto (partindo da posição agachada – *squat jump*) durante o período de destreinamento.

Duas semanas de destreinamento em atletas treinados em força (basistas e jogadores de futebol americano) resultaram em aumentos pequenos e não significativos na capacidade do salto vertical (2,3%) e do *squat jump* (3,6%) (Hortobagyi et al., 1993). No entanto, mesmo que as mudanças na força e no desempenho motor possam estar relacionados (Terzis et al., 2008), eles são fatores claramente diferentes. Isso é indicado por uma diminuição na força que pode ocorrer em um curto período de destreinamento (quatro semanas), sem redução significativa no desempenho motor, como na capacidade de arremesso de peso (Terzis et al., 2008). Isso parece valer também para pessoas com mais idade. Durante um período de destreinamento de 24 semanas, os níveis de desempenho motor em ações motoras, em salto explosivo e na caminhada continuaram elevados (acima dos níveis pré-treinamento) em pessoas de meia-idade e idosas, mesmo ocorrendo atrofia muscular e perda de força (Häkkinen et al., 2002).

Durante treino na temporada, atletas realizam outros tipos de treinamento, ainda que haja uma interrupção do treino resistido. Os esquiadores de elite nas modalidades de velocidade em declive e estilo livre mostraram alterações na força durante uma temporada, mesmo que o desempenho nesses esportes exija alto nível de força e potência (Koutedakis et al., 1992). Em três meses de treino na temporada, a força isocinética dos extensores de joelho a 60°s diminuiu significativamente em 6%, o mesmo ocorrendo com os flexores de joelho, em que a redução foi de 7%, embora sem significância estatística. Após sete meses, a força dos extensores de joelho a 60°/s diminuiu 14% e a dos flexores de joelho, 16%. A força isocinética de flexores e extensores do joelho em 180°/s, após três e sete meses de destreinamento, apresentou pequenas diminuições sem significância estatística, e a produção de potência num teste máximo de 30 segundos em cicloergômetro (teste de Wingate) também mostrou alterações não significativas. Desta forma, esses atletas podem perder força em velocidades muito baixas, mas não em velocidades intermediárias, durante a temporada. No entanto, como não ocorreu perda na produção de potência, o efeito sobre o desempenho pode ser mínimo.

A ausência do treino resistido durante a temporada em alguns esportes com bola parece causar pequenos efeitos na força ou no desempenho motor. Períodos de destreinamento durante a temporada de basquete tiveram pouco efeito na força ou no desempenho motor. Um programa de força com cinco semanas realizado antes da temporada em homens da Primeira Divisão universitária aumentou significativamente 1RM no agachamento (18%), embora não tenham sido observadas alterações significativas em 1RM do supino, no tempo do tiro de velocidade em 27 metros e na capacidade do salto vertical de, respectivamente, 4, 2 e 0% (Hoffman et al., 1991). Não realizar treinamento resistido durante a temporada de 20 semanas resultou em alterações não significativas em 1RM do supino, em 1RM do agachamento e na capacidade do salto vertical durante a temporada de 20 semanas (– 1 a 5%), ao passo que na capacidade de *sprint* de 27 m ocorreu muita redução (3%). Jogadores de basquete adolescentes (14,5 anos) participaram de um programa de treinamento pliométrico de 10 semanas (saltos e arremessos com *medicine ball*), duas vezes por semana, junto com o treino normal do basquete, e foram observados aumentos significativos no salto partindo da posição agachada, no salto com contramovimento, no salto em profundidade e no arremesso da *medicine ball* sentado, de 9 para 16% (Santos e Janeira et al., 2011). Durante as 16 semanas seguintes em que não houve treino pliométrico, mas continuou sendo realizado o treino de basquete, não ocorreram alterações significativas nessas mesmas medidas (+ 2-7%). Num trabalho similar (Santos e Janeira et al., 2009), jogadores adolescentes de basquete (1-15 anos) realizaram treinamento complexo duas vezes por semana, durante dez semanas. Nas 16 semanas seguintes, em que foi realizado o treino de basquete, mas não o treino complexo, não foram observadas alterações significativas no salto partindo da posição agachada, no salto com contramovimento, no salto em profundidade e no arremesso da *medicine ball* (ver Quadro 8.3).

Resultados similares foram mostrados com jogadores de tênis e da equipe de handebol. Jogadoras universitárias de tênis da Primeira Divisão sem treino resistido durante a temporada de nove meses mostraram que jogando tênis e participando de exercícios específicos a esse esporte, o condicionamento foi mantido (Kraemer et al., 2000; Kraemer, Häkkinen et al., 2003). Entretanto, mesmo que tenha ocorrido a manutenção do condicionamento, não foram observados incrementos nas medidas desse condicionamento ou do desempenho específico do esporte, como a velocidade da bola no saque, no *forehand* e no *backhand*. Após realização de programa de treino com pesos para o corpo todo durante 12 semanas, jogadores de elite da equipe masculina de handebol mostraram incrementos significativos de 13% no salto com contramovimento e de 6% na velocidade de arremesso da bola (Marques e Gonzalez-Badillo, 2006). Durante um período de destreinamento de sete semanas em que não foi feito treino de força, o salto com contramovimento mostrou uma redução pequena, mas não estatisticamente significativa (– 2%); a velocidade de arremesso da bola mostrou uma redução significativa (– 3%).

(?) QUADRO 8.3 **PERGUNTA PRÁTICA**

O treinamento desportivo normal pode manter o desempenho motor na temporada?

Uma pergunta importante é se incrementos no desempenho motor podem ser mantidos ou não em alguns esportes, com treinamento normal. Em jogadores de basquete com 14 e 15 anos de idade, o treino usual do esporte manteve o desempenho motor durante a temporada, e realizar uma única sessão semanal de treinamento com pesos causa pouco efeito (Santos e Janeira, 2009). Antes da temporada, um programa de 10 semanas de treinamento com pesos foi realizado. Interromper este treino ou realizar uma única sessão desse treino por semana durante as 16 semanas da temporada demonstrou que ambos mantiveram o desempenho motor. Porém, foi observada uma redução gradual no desempenho motor à medida que o período de destreinamento de 16 semanas evoluiu. Por exemplo, após quatro semanas de destreinamento, ocorreram aumentos não significativos no salto agachado, no salto com contramovimento e no arremesso da *medicine ball* quando foi interrompido o treinamento com pesos (+ 7, + 3 e − 8%, respectivamente), ou foi reduzido o volume de treinamento (+ 7, + 4 e + 3%, respectivamente). Entretanto, após 16 semanas de destreinamento, foi observado um decréscimo geral sem significância estatística no salto agachado, no salto com contramovimento e no arremesso da *medicine ball* quando foi interrompido o treino com pesos (− 8, 0 e − 3%, respectivamente), ou foi reduzido o volume do treinamento (− 4, + 6 e − 6%, respectivamente). Embora as alterações no desempenho motor tenham sido pequenas, os níveis desse desempenho diminuíram à medida que a temporada evoluiu, independentemente de cessação total de treino com pesos ou uma única sessão por semana realizada.

Santos, E.J.A.M., and Janeira, M.A.A.S. 2009. Effects of reduced training and detraining on upper and lower body explosive strength in adolescent male basketball players. *Journal of Strength and Conditioning Research* 23: 1737-1744.

Coletivamente, os resultados apresentados anteriormente indicam que, em geral, a força e o desempenho motor podem ser mantidos durante a temporada ou parte dela praticando-se o esporte e realizando exercícios gerais associados ao treino, especialmente se esse treino exigir o desenvolvimento de níveis elevados de força ou potência. Entretanto, podem ocorrer alguns decréscimos na força e no desempenho.

Programas de treinamento resistido dentro da temporada

O objetivo de um **programa dentro da temporada** é aumentar ainda mais ou, pelo menos, manter a força, a potência e o desempenho motor durante a temporada de competições. Entretanto, os resultados de programas durante a temporada podem ser muito variados.

A atividade de remar por si só exige altos níveis de força e condição aeróbia. Após dez semanas de treino resistido, três vezes por semana, remadores demonstraram aumento na força (ver Figura 8.5; Bell et al., 1993). Seis semanas de treino resistido com frequência reduzida de uma ou duas vezes por semana, resultaram em ausência de alteração significativa ou um aumento na força. Todas as sessões de treino giraram em torno de três séries de cada um dos seis exercícios mostrados na Figura 8.5, a uma intensidade aproximada de 75% da máxima. Esses resultados indicam que a força pode ser mantida ou aumentada durante seis semanas em remadores que não fazem treino com pesos, mas que continuam remando.

Duas pesquisas, descritas na seção anterior, envolvendo jogadores adolescentes de basquete, demonstraram a variabilidade na manutenção do condicionamento com um programa de temporada. Esses jogadores que fizeram um programa de treino pliométrico de dez semanas, duas vezes por semana, junto do treino normal do basquete, mostraram aumentos significativos no salto agachado, no salto com contramovimento, no salto em profundidade e no arremesso da *medicine ball* (Santos e Janeira, 2011). Durante as 16 semanas seguintes, a não realização do treino pliométrico, mas a execução do treino normal do basquete, não resultou em alterações significativas nessas mesmas medidas. Porém, a realização de uma única sessão de treino pliométrico por semana durante o período de destreinamento de 16 semanas mostrou aumentos significativos (8-15%) em três dessas quatro medidas. Logo, não realizar treino pliométrico manteve o desempenho motor nas tarefas avaliadas; entretanto, realizar treino pliométrico com volume reduzido resultou, em geral, em aumentos significativos nas medidas do desempenho motor.

Num estudo similar, não foram observadas diferenças significativas (− 5 a + 8%) no salto agachado, no salto com contramovimento, no salto em profundidade e no arremesso da *medicine ball* em jogadores adolescentes de basquete após realização de treinamento complexo, duas vezes por semana, ao longo de dez semanas, seguido de 16 semanas sem treino complexo ou realização desse tipo de treino uma única vez na semana (Santos e Janeira, 2009). Não foi demonstrada diferença entre realizar

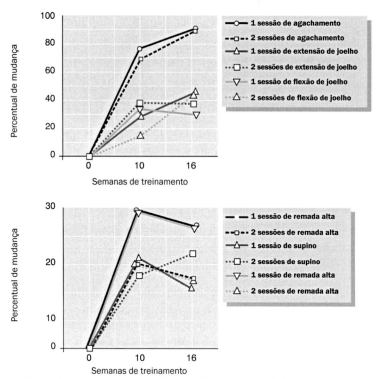

FIGURA 8.5 Alterações na força de remadoras durante dez semanas de treinamento com pesos realizado três vezes por semana, seguido de seis semanas de treinamento com pesos de uma ou duas sessões por semana.
Dados de Bell et al., 1993.

uma vez por semana ou não realizar o treino complexo. Mas deve ser observado que o programa de treino complexo de dez semanas antes do período de destreinamento não incrementou significativamente o desempenho motor nas tarefas.

Durante uma temporada de basquetebol de 22 semanas em que as jogadoras realizavam treinamento resistido uma ou duas vezes por semana, a capacidade do salto vertical aumentou significativamente em 6% (Häkkinen, 1993). A força isométrica máxima de extensores de joelho não foi alterada. O treinamento dentro da temporada consistiu em um ou dois exercícios de membros inferiores por sessão de três a oito repetições por série, a 30 a 80% do máximo. As atletas realizaram um total de 20 a 30 repetições por sessão de treinamento, e a cada duas semanas realizaram uma sessão de saltos horizontais e verticais que perfizeram um total de 100 a 150 saltos. Esse programa dentro da temporada manteve a força e aumentou a capacidade do salto vertical.

Um programa dentro da temporada para jogadores de futebol profissionais indica que uma sessão semanal, mas não uma sessão a cada duas semanas, manteve o condicionamento durante a temporada (Ronnestad, Nymark e Raastad, 2011). Após um programa de treinamento com pesos na pré-temporada, durante 24 semanas, o meio-agachamento, o *sprint* de 40 m e o salto agachado incrementaram significativamente (19, 2 e 3%, respectivamente), embora não tenha sido observada influ-

ência significativa no salto com contramovimento. Doze semanas de um programa de treino com pesos durante a temporada, consistindo em uma sessão semanal, não alterou significativamente a capacidade do meio-agachamento e *sprint* de 40 m. Treinar apenas uma vez a cada duas semanas resultou em reduções significativas na capacidade do meio-agachamento (10%) e no *sprint* de 40 m (1%). O salto agachado, bem como o salto com contramovimento, não foram alterados na temporada com as duas frequências de treino, indicando que uma sessão semanal mantém o condicionamento mais do que uma sessão a cada duas semanas. Entretanto, a manutenção do condicionamento mostrou uma variação individual substancial com ambas as frequências de treino.

Programas dentro da temporada para jogadores de futebol americano universitário também mostram resultados variados. Atletas da posição de *lineman* e de outras posições (Schneider et al., 1998), realizando programa de treinamento com pesos durante 16 semanas na temporada, duas vezes por semana, mostraram reduções significativas ou incrementos pequenos e não significativos nas medidas típicas do desempenho motor, flexibilidade e força (ver Figura 8.6). Um total de 68 jogadores universitários de futebol americano num programa de volume reduzido de treino (isto é, frequência menor de treinamento) mostrou manutenção da força durante a temporada (Kraemer, dados não publicados). Os sujeitos fizeram um programa de temporada de 14 semanas (ver

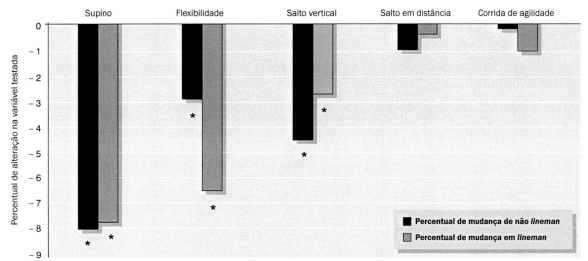

FIGURA 8.6 Alteração percentual em testes de condicionamento realizados na temporada do futebol americano universitário.
Dados de Schneider et al., 1998.

TABELA 8.4 **Programa de treinamento para jogadores de futebol americano universitário realizado durante 14 semanas durante a temporada**

Exercício	Repetições por série
Supino	8, 5, 5, 8
Agachamento	5, 5, 5, 5
Extensão de joelho unilateral	10, 10
Flexão de joelho unilateral	10, 10
Meio desenvolvimento	8, 8, 8
Power clean	8, 8, 8

Obs.: Períodos de descanso de dois minutos ocorreram entre as séries e os exercícios. A frequência do treino foi de duas vezes por semana.

Tabela 8.4), realizados duas vezes por semana; 1RM foi avaliada na pré-temporada, na metade da temporada e na pós-temporada. Antes da temporada, durante programa de treino resistido de inverno e verão, os jogadores fizeram treino de quatro ou cinco dias por semana, com volume de treino e número de exercícios por sessão maior do que o programa de temporada. Foi observado que todos os jogadores não sofreram reduções significativas em 1RM em nenhum dos exercícios testados durante a temporada (ver Figura 8.7). Uma avaliação separada de atacantes e zagueiros mostrou resultados similares.

Uma comparação entre programas de séries múltiplas não lineares e programas de série única (descrita com mais detalhe no Capítulo 7), realizados por jogadoras de tênis ao longo de nove meses, inclusive durante a temporada, mostrou resultados interessantes (Kraemer et al., 2000). Ambos os programas foram realizados duas ou três vezes por semana, durante nove meses, dependendo dos horários das partidas. Em geral, o programa não linear resultou em ganhos consistentes e significati-

vos nas medidas de condicionamento, incluindo a velocidade do saque, ao longo dos nove meses. O programa de série única não resultou em alterações nas medidas de condicionamento, nem em mudança significativa durante os três primeiros meses e, então, um platô no condicionamento foi mantido por seis meses. O programa de série única não alterou significativamente a velocidade do saque ao longo dos nove meses. Em geral, o programa não linear resultou em maiores ganhos na aptidão física do que o de série única. Outra pesquisa similar (descrita com detalhes no Capítulo 7) comparou um programa não linear com duas ou quatro séries (Kraemer, Häkkinen et al., 2003). Essa comparação mostrou resultados similares aos da primeira pesquisa com jogadoras de tênis, exceto pelas diferenças em ganhos de força e desempenho entre o programa linear e não linear, que foram bastante próximas. Em geral, durante toda a temporada de jogos, o programa não linear resultou em aumentos maiores em força, potência e desempenho motor na comparação com o programa de séries múltiplas. Os resultados também indicaram que o programa não linear resultou em aumentos significativamente maiores na velocidade da bola no *forehand* e *backhand*. Os resultados dessas duas pesquisas indicam que ganhos na aptidão física podem ser alcançados na temporada, mas a magnitude e a possibilidade de se obter algum ganho dependem do volume total e do tipo de programa realizado.

Em conjunto, as pesquisas apresentadas aqui indicam que os programas podem manter ou melhorar a força, a potência e o desempenho motor durante a temporada. Parece que uma ou duas sessões de treino resistido por semana podem manter a força e a potência neste período. Entretanto, o volume e a intensidade do treino e o tipo de programa podem influenciar se os incrementos no condicionamento são mantidos ou aumentados.

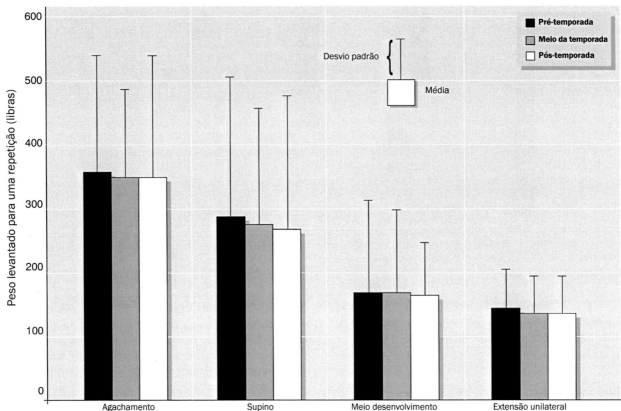

FIGURA 8.7 Resultados de um programa de treino resistido realizado durante a temporada em 1RM de jogadores de futebol americano.

É também importante observar que, se a meta de um programa dentro da temporada for manter o desempenho motor, a atividade desse desempenho deve fazer parte do programa de treinamento. Entretanto, isso não costuma ser um fator preocupante, visto que atividades de desempenho motor num esporte (saque no tênis, salto, *sprint*) normalmente são tarefas realizadas como parte do jogo e em vários exercícios de condicionamento e desportivos realizados durante a temporada.

Longos períodos de destreinamento

Longos períodos de destreinamento (tal como vários meses ou anos) recebem menos atenção em pesquisas do que períodos mais curtos de destreinamento. O destreinamento nesse contexto refere-se à ausência de treino resistido. Em idosos (média de idade de 58 e 70 anos, respectivamente), dois e seis meses de destreinamento resultaram num declínio de força, embora a força tenha permanecido acima dos valores pré-treinamento (Elliott, Sale e Cable, 2002; Fatouros et al., 2006). Conforme antes descrito (ver Quadro 8.2), nessa mesma população, perdas de força durante o treinamento são afetadas pela intensidade do treino que antecede o destreinamento; maiores perdas ocorrem após o treinamento, conforme menor for a sua intensidade (40% > 60% > 80% de 1RM) (Fatouros et al., 2006).

Vários estudos de caso oferecem certo entendimento do efeito do destreinamento prolongado em pessoas mais jovens, após longos períodos de treino resistido. A Tabela 8.5 descreve os efeitos de sete meses de destreinamento e dieta em um levantador de peso de elite. Os resultados sugerem que o destreinamento resulta em uma mudança no perfil fisiológico, passando de um perfil de força para um perfil aeróbio melhorado (Staron, Hagerman e Hikida, 1981). Três observações refletiram essa troca: uma melhora do consumo de oxigênio de pico (VO_2 pico), aumento da densidade mitocondrial e melhora do perfil das enzimas oxidativas das fibras musculares. Essas alterações ocorreram sem nenhum estímulo aeróbio no período de destreinamento de sete meses. A grande perda de peso (27,5 kg) e a redução da gordura corporal durante esse período podem responder por algumas dessas alterações; a diminuição na área de fibras musculares contribuiu para a redução do perímetro da coxa. Essas observações são consistentes com as alterações normalmente atribuídas à atrofia muscular.

A perda na área de fibras musculares com períodos longos de destreinamento em atletas antes altamente treinados em força também é mostrada num estudo de caso de um arremessador de peso de classe mundial (Billeter et al., 2003). Ao término de sua carreira competitiva, a média da área de fibras tipo II do arremessador era substan-

TABELA 8.5 **Alterações fisiológicas após sete meses de destreinamento**

Variável	Treinados	Destreinados
Estatura (cm)	170,0	170,0
Massa corporal (kg)	121,5	94,0
% de gordura corporal	25,2	14,8
Circunferência da coxa (cm)	82,5	66,5
PA (sistólica/diastólica)	146/96	137/76
VO_2 de pico (ml/kg/min)	32,6	49,1
FC máx	200	198
% do volume de mitocôndrias Tipo I (contração lenta) Tipo II (contração rápida)	 3,04 1,76	 4,41 2,46
Tipo de fibra SO (%) FG (%) FOG (%)	 31,2 53,2 15,6	 38,1 43,7 21,2
Área de seção transversal (μm^2) SO FG FOG	 5.625 8.539 9.618	 3.855 5.075 5.835

PA = pressão arterial; FC = frequência cardíaca; SO = oxidativo lento; FG = glicolítico rápido; FOG = glicolítico oxidativo rápido. As fibras SO são menores que as de contração rápida e do que as FOG.

Adaptada, do *Journal of Neurological Sciences*, Vol. 51, R.S. Staron, F.C. Hagerman, and R.S. Hikida, "The effects of detraining on an elite power lifter," págs. 247-257, Copyright 1981, com permissão da Elsevier.

cialmente maior que a de seu irmão destreinado. Após três anos de destreinamento, a média da área de fibras tipo II do arremessador havia diminuído para um valor bastante próximo ao de seu irmão destreinado. A média de área de fibras do tipo I aumentou levemente durante os três anos de destreinamento e se aproximou a do irmão destreinado.

Um terceiro estudo de caso examinou dois homens que realizaram um treinamento de força de oito semanas e por um período de destreinamento de cinco meses (Thorstensson, 1977). O período inicial do treinamento consistiu em vários exercícios de extensão de joelho e exercícios de saltos com e sem sobrecarga. Após o início do período de treinamento, um indivíduo realizou um treinamento resistido com volume reduzido, dois ou três dias por semana e não realizou nenhum exercício de saltos. O outro sujeito não realizou treinamento durante os cinco meses do período de destreinamento. O homem que treinou com volume reduzido durante o período de destreinamento apresentou incrementos comparados ao período imediatamente após a 8ª semana de treino em 1RM do agachamento e no torque isocinético a 60°/s e em velocidades mais rápidas, mas não em velocidades mais lentas. Entretanto, foram observadas reduções na força isométrica de extensão de joelho, na capacidade do salto vertical e do salto horizontal. Após o destreinamento, todas as medidas ainda estavam acima dos valores de

pré-treinamento. O homem que não treinou apresentou diminuições em todas as medidas e somente 1RM do agachamento ainda estava acima dos valores de pré-treinamento após o período de destreinamento. A massa livre de gordura continuou aumentando no indivíduo que treinou com volume reduzido e diminuiu em níveis marginalmente abaixo dos de pré-treinamento no indivíduo que não treinou. A proporção da área nas fibras do tipo II em relação à área de fibras do tipo I diminuiu nas duas pessoas durante o período de destreinamento, mas ainda estava acima dos valores de pré-treinamento nos dois sujeitos, indicando maior perda de área de fibras do tipo II do que nas fibras do tipo I. Portanto, após cinco meses de destreinamento, praticamente todos os aumentos na força e na massa muscular, a partir de período de treino de oito semanas, são perdidos se não for realizado treinamento resistido. Porém, treinamento resistido realizado com um volume reduzido durante cinco meses pode manter ou mesmo aumentar incrementos na força e na massa muscular, após programa de treinamento de oito semanas.

Mecanismos fisiológicos da perda de força

Assim como nos ganhos de força durante o treinamento, diversos mecanismos podem resultar em alterações na força e potência durante períodos de destreinamento. O conhecimento desses mecanismos ajudará o praticante a planejar melhor programas dentro da temporada. Um dos mecanismos, a atrofia, ocorre durante o destreinamento. Por exemplo, três meses de treino resultaram num aumento significativo de 10% na área de seção transversa do quadríceps; após três meses de destreinamento, essa variável voltou ao valor do pré-treinamento (Andersen et al., 2005).

Alterações na atividade eletromiográfica (EMG) durante ações musculares após o treinamento e o destreinamento indicam mudanças na taxa de disparo das unidades motoras e em sua sincronização. As alterações no sinal EMG foram acompanhadas durante períodos de destreinamento entre três e 12 semanas de duração. Durante breves períodos de destreinamento, reduções e ausência de alteração em medidas de força e potência foram acompanhadas por alterações não significativas na atividade EMG (Häkkinen et al., 1990; Häkkinen e Komi, 1985c; Hortobagyi et al., 1993). Entretanto, diminuições na atividade eletromiográfica em razão de breves períodos de destreinamento também foram apresentadas (Häkkinen e Komi, 1986; Häkkinen, Komi e Alen, 1985; Narici et al., 1989), e já foi demonstrado que a diminuição na atividade EMG tem correlação significativa com a perda de força (Andersen et al., 2005; Häkkinen, Alen e Komi, 1985; Häkkinen e Komi, 1985a, 1986). Quando a força foi diminuída nas ações concêntricas, foi observada uma atividade EMG menor, e durante ações excêntricas que não mostraram qualquer perda de força nenhuma alteração significativa na atividade EMG foi mostrada (Andersen et al., 2005). O decréscimo da atividade EMG com o destreinamento pode ocorrer em alguns músculos (vasto lateral), mas não em outros (vasto medial, reto femoral) (Häkkinen, Alen e Komi, 1985). Assim, a perda inicial de força, quando ocorre durante as primeiras semanas de destreinamento, é devida a mecanismos neurais; a perda progressiva da força conforme maior é a duração do destreinamento é, em parte, consequência da atrofia muscular (Häkkinen e Komi, 1983).

Durante períodos de destreinamento, adaptações positivas no tamanho das fibras musculares ocorridas em consequência do treinamento regressaram ao estado de não treinamento e pré-treinamento (ver Tabela 8.6). Durante breves períodos (duas a oito semanas) de destreinamento em homens, a área das fibras do tipo I e II (Häkkinen, Komi e Alen, 1985; Häkkinen, Komi e Tesch, 1981; Hather, Tesch et al., 1991; Hortobagyi et al., 1993) podem diminuir

quando comparadas com a condição pós-treinamento, mas ainda assim são maiores do que o tamanho das fibras na condição de destreinado. Em outros estudos foi também observada a ausência de alterações (Hather et al., 1992; Hortobagyi et al., 1993). Em indivíduos idosos (65 a 77 anos), o retorno dos valores de área de seção transversa das fibras musculares tipo I e II aos valores iniciais (pré-treinamento) pode ser mais rápido do que em indivíduos mais jovens, mesmo quando acompanhado de terapia com utilização de hormônio de crescimento humano (Taafe e Marcus, 1997). Isso pode ocorrer, em parte, por diferenças na atividade espontânea e no estilo de vida dos indivíduos jovens e idosos. Curiosamente, o treinamento resultou num aumento de 40% na força, dos quais 30% foram perdidos durante o destreinamento, apesar de as áreas das fibras musculares retornarem aos níveis de pré-treinamento, sugerindo que os mecanismos neurais são responsáveis por parte da retenção da força (Taaffe e Marcus, 1997).

TABELA 8.6 **Alterações nas fibras musculares com destreinamento**

Referência	Duração do treinamento (semanas)	Duração do destreinamento (semanas)	Tipo de treinamento	Tipo de destreinamento	Atrofia de fibras μm^2	Razão tipo I/ tipo II	Transformação de fibras
Häkkinen, Komi e Tesch, 1981	16	8	Agachamentos, 1-6 rep concêntricas, 100-120% de 1RM	Sem treinamento	Tipo I* Tipo II*	Diminuição*	Redução % FT*
Houston et al., 1983	10	12	Extensão de joelho, leg press, 8RM, 4 vezes por semana, 3 séries	Sem treinamento	Tipo IIx*	—	Nenhuma
Staron, Hagerman e Hikida, 1981	36	28	Basista, estudo de caso	Sem treinamento	FOG*, FG*, SO*	—	FG para FOG
Thorstensson, 1977	8	20	2 a 32 a 2 sessões/semanas, pesos e saltos	Sem treinamento	Tipo II* Tipo I*	Diminuição*	Somente FT
Hather et al., 1991	19	4	Leg press, extensão de joelho, 4-5 séries, 2 vezes por semana, 6-12 rep. concêntrica/ excêntrica Concêntrica/ concêntrica Concêntrica	Sem treinamento	Tipo II	Redução*	Nenhuma
Staron et al., 1991	20	30-32	Agachamentos, extensão de joelho, leg press	Sem treinamento	Tipo IIa + tipo IIx*	Redução*	—
Andersen e Aagaard, 2000	12	12	Treinamento intenso dos membros inferiores	Sem treinamento	Tipo I e tipo II*	Diminuições*	Tipo IIa para tipo IIx
Billeter et al., 2003	15 anos	36	Arremessador de pesos competitivo	Não esclarecido	Tipo II	Redução	Redução % FT

1RM = carga para uma repetição máxima; RM = repetições máximas; * = $p < 0,05$; FG = glicolítico de contração rápida; SO = oxidativo lento; FOG = oxidativo rápido.

Reduções na proporção da área das fibras do tipo I em relação à área das de tipo II foram mostradas durante períodos de destreinamento em homens (Häkkinen, Komi e Tesch, 1981; Hather et al., 1992), indicando uma atrofia seletiva das fibras do tipo II. Entretanto, um estudo demonstrou ausência de diferenças em relação ao nível de treinamento inicial (Hather et al., 1992). Em mulheres, foram mostradas diminuições pequenas, mas não significativas, na área das fibras do tipo I, acompanhadas de significativa redução nas áreas combinadas das fibras dos tipos IIax e IIx (Staron et al., 1991). Ausência de alteração na área das fibras do tipo I e II também foi relatada durante oito semanas de destreinamento; entretanto, esse estudo não apresentou aumentos na área das fibras em decorrência do treinamento realizado antes do período de destreinamento, envolvendo o ciclo alongamento-encurtamento (Häkkinen et al., 1990).

Em conjunto, essas informações indicam que as fibras do tipo II podem apresentar maior atrofia do que as fibras do tipo I durante pequenos períodos de destreinamento tanto em homens como em mulheres. Isso, é claro, pode ocorrer apenas se o treinamento induzir um aumento na área da fibra muscular.

Um estudo de caso de um ex-campeão mundial de arremesso de peso sustenta o fato de que o destreinamento resulta em atrofia seletiva das fibras tipo II (Billeter et al., 2003). Após uma carreira competitiva de 15 anos, três anos de destreinamento resultaram numa redução de 25% na área das fibras tipo II e num pequeno aumento (5%) na área das fibras tipo I. Entretanto, ao contrário do que se poderia se esperar, ao término dessa carreira competitiva, 40% de todas as fibras consistiam em fibras do tipo II e 60% do tipo I. Após três anos de destreinamento, somente 27% de todas as fibras eram do tipo II e 73%, do tipo I. Porém, no final da carreira, em consequência da hipertrofia extrema das fibras tipo II, 67% da área de seção transversal muscular consistiam em fibras tipo II. Após o destreinamento, a atrofia das fibras tipo II resultou em 43% da área de seção transversal sendo de fibras tipo II. O tamanho das fibras do tipo II e I e o percentual da área de seção transversal ocupada pelas fibras tipo II, após o período de destreinamento, foram similares aos valores mostrados no irmão não treinado do sujeito, indicando que durante o destreinamento, as fibras musculares retornam ao estado inicial de destreinado.

Além de atrofia e alterações no tipo de fibra, o destreinamento também influencia as cadeias leve e pesada da miosina. Três meses de destreinamento resultaram no aumento do conteúdo de fibras do tipo IIx e redução do conteúdo de fibras do tipo IIa (Andersen e Aagaard, 2000). O destreinamento resultou em valores mais elevados de cadeia pesada da miosina (fibras IIx) do que comparado aos valores pré-treinamento resistido ou num "excesso" nos valores de cadeia pesada da miosina. No entanto, não foi observado este efeito após três meses de destreinamento em diabéticos obesos (Gjøvaag e Dahl, 2009). Num arremessador de pesos ex-campeão mundial, também foi observado uma mudança nas cadeias leves de miosina após três anos de destreinamento, com mudanças ocorridas de isoformas mais rápidas para mais lentas (Kadi et al., 2004). Logo, alterações nas cadeias pesada e leve da miosina mostram um padrão de mudança para isoformas mais lentas com o destreinamento.

A resposta do sistema hormonal ao destreinamento pode variar muito, e os hormônios individuais podem reagir de formas diversas (Kraemer, Dudley et al., 2001; Kraemer e Ratamess, 2005). Em geral, períodos breves de destreinamento de várias semanas em homens (Häkkinen et al., 1989, 1985; Häkkinen e Pakarinen, 1991; Kraemer et al., 2002) e mulheres (Häkkinen et al., 1990, 1989) não mostraram alterações significativas numa grande quantidade de hormônios, incluindo o do crescimento em repouso, a testosterona, o cortisol, a adrenocorticotropina, o luteinizante, a progesterona, o estradiol, o folículo estimulante e a globulina de ligação ao hormônio sexual. Foram evidenciadas reduções na proporção testosterona/cortisol que se correlacionaram com as reduções na força após períodos de destreinamento de oito semanas ou mais (Alen et al., 1988; Häkkinen et al., 1985). Entretanto, duas semanas de destreinamento em basistas e jogadores de futebol americano resultaram em aumentos significativos no hormônio do crescimento em repouso, na testosterona e na proporção testosterona/cortisol (Hortobagyi et al., 1993). Os autores sugeriram que isso pode ter ocorrido em razão de uma resposta compensatória inicial para combater a atrofia muscular. Portanto, o histórico de treinamento, ou a duração do treinamento resistido antes do período de destreinamento, e a duração do destreinamento podem afetar a resposta hormonal.

O possível efeito das variáveis agudas de treinamento na resposta hormonal ao destreinamento foi demonstrado em um estudo de Häkkinen e Pakarinen (1991). Após duas semanas de treino diário, seguido de uma semana de volume reduzido de treino, não ocorreram alterações significativas na testosterona, na testosterona livre, no cortisol ou na proporção testosterona/cortisol. No entanto, quando o mesmo volume de treinamento foi feito, mas dividido em duas sessões diárias durante uma semana, seguido de uma semana de volume reduzido de treinamento, a testosterona e a proporção testosterona/cortisol diminuiram significativamente, enquanto o cortisol aumentou significativamente somente após a semana de treino reduzido.

Assim, em geral, a reação hormonal a períodos curtos de destreinamento é mínima. Entretanto, ela pode depender, possivelmente, do volume, da intensidade e da duração do treino anterior ao período de destreinamento, bem como do histórico de treinamento, mostrando algumas variações. A resposta hormonal de longo prazo ao destreinamento, por sua vez, tem relação provável com a perda na força e no tamanho muscular com o destreinamento (Kraemer e Ratamess, 2005).

Durante períodos breves de destreinamento, a massa livre de gordura e o percentual de gordura corporal mostram alterações pequenas e não significativas (Häkkinen et al., 1990; Häkkinen, Komi e Alen, 1985; Häkkinen, Komi e Tesch, 1981; Hortobagyi et al., 1993; Izquierdo et al., 2007; Prestes, De Lima et al., 2009; Staron et al., 1991), inclusive em mulheres de 58 anos de idade (Elliot, Sale e Cable, 2002) e meninas com 12 anos de idade (Ingle, Sleap e Tolfrey, 2006). Embora a área de seção transversal muscular mostre reduções não significativas (Häkkinen et al., 1989) ou significativas (Andersen et al., 2005; Narici et al., 1989), a alteração mínima e não significativa na massa livre de gordura ocorre possivelmente em razão da natureza bruta dessa medida e da breve duração do período de destreinamento. Porém, alterações na massa livre de gordura e no percentual de gordura corporal ocorrem com o destreinamento numa direção capaz de afetar negativamente o desempenho. Por exemplo, após 16 semanas de treino com pesos, a massa livre de gordura aumentou 1,3 kg (de 48,1 para 50,3 kg) e o percentual de gordura diminuiu 2,6% (24,8 para 22,2%) em mulheres jovens. Durante seis semanas de destreinamento, a massa livre de gordura diminuiu (48,5 kg) e o percentual de gordura aumentou (23%), retornando aos valores basais de treino (LeMura et al., 2000). Nenhuma dessas alterações na composição corporal foi estatisticamente significativa em nenhum momento do período de treinamento ou destreinamento, embora elas tendam a afetar negativamente o desempenho durante o período de destreinamento.

Efeitos do tipo de ação muscular

Pesquisas anteriormente abordadas (Dudley et al.,1991; Hather et al., 1992) indicam que o treinamento resistido tradicional (que inclui as contrações concêntrica e excêntrica) e o treinamento com duplo volume puramente concêntrico resultam em maior retenção das adaptações ao treinamento durante um breve período de destreinamento (4 semanas), na comparação com o treinamento somente concêntrico (ver Figura 8.4). Além disso, quando utilizadas somente repetições concêntricas, o destreinamento pode resultar em perdas maiores na força isométrica máxima, quando comparado a perdas em 1RM durante oito semanas de destreinamento (Weir et al., 1997).

Numa dessas pesquisas (Dudley et al., 1991), o treino resistido tradicional, o treino apenas concêntrico e o concêntrico com volume duplo resultaram em aumento no percentual das fibras do tipo IIa e numa redução correspondente nas fibras do tipo IIx. Essas alterações foram mantidas no período de destreinamento. O treino

resistido tradicional e o concêntrico com duplo volume resultaram em um aumento na área média das fibras, mas somente o treinamento normal resultou na manutenção desse aumento após o período de destreinamento. O treinamento puramente concêntrico não resultou em aumento na área das fibras. Somente o treinamento resistido tradicional resultou num aumento na área das fibras e na manutenção nas fibras do tipo I e II ao longo do período de destreinamento. O treinamento com duplo volume puramente concêntrico resultou em aumento apenas no tamanho das fibras do tipo II e em sua manutenção após o período de destreinamento. O treinamento puramente concêntrico não resultou em acréscimo significativo no tamanho das fibras do tipo I ou II. Isso pode ser interpretado como indicativo de que o treinamento resistido tradicional e o com alto volume resultam na maior manutenção do tamanho da fibra durante um breve período de destreinamento.

A quantidade de capilares por fibra aumentou na sequência de todos os três tipos de treinamento e permaneceu acima dos valores de pré-treinamento após o período de destreinamento. Entretanto, somente o treino com duplo volume concêntrico e o treinamento somente concêntrico levaram a aumento dos capilares por área de seção transversa em consequência do treino e à manutenção dos capilares por área da seção transversa durante o destreinamento. Isso ocorreu, em parte, devido a aumento levemente maior do tamanho das fibras induzido pelo treinamento resistido tradicional, bem como a um pequeno aumento dos capilares por fibra consequente do treinamento de duplo volume concêntrico e do treinamento apenas concêntrico. Essa alteração pode ser interpretada como indício de que o treinamento somente concêntrico pode ser apropriado a atletas que tenham que manter o condicionamento aeróbio.

Efeitos do destreinamento no tecido ósseo

Pouco se sabe acerca dos efeitos do destreinamento nos ossos, mesmo que as implicações sejam potencialmente importantes, sobretudo se o estilo de vida sedentário usual de muitos indivíduos for visto como destreinamento. O metabolismo, a estrutura e a condição óssea são sensíveis a cargas colocadas nos exercícios de força e também à ausência delas no destreinamento. O sistema neuromuscular aparece como mediador de muitos acontecimentos nos ossos, e isso pode se dever às alterações hormonais que decorrem de treino com exercícios de força. O tempo de ocorrência das alterações nos ossos e a influência de vários tipos de programas de treino resistido nos ossos durante o destreinamento ainda não estão esclarecidos. Além disso, a duração do período de destreinamento pode ser importante, pois ocorrem alterações em alguns parâmetros ósseos numa proporção muito mais lenta do que as alterações na produção de força muscular.

Está claro que um maior nível de atividade física aumenta a densidade mineral óssea (DMO) e que o destreinamento resulta em perda de DMO em atletas de ambos os sexos (Nordstrom, Olsson e Nordstrom, 2005; Snow et al., 2001). Por exemplo o efeito de dois anos de treino de ginástica em mulheres (18 anos de idade) demonstra que os ossos reagem ao treino e ao destreinamento (Snow et al., 2001). Nos dois anos, a densidade mineral óssea aumentou durante a temporada competitiva de oito meses e diminuiu durante os quatro meses fora de temporada, o que pode ser considerado uma forma de destreinamento. Durante a primeira e segunda temporadas de competição, a DMO corporal total aumentou 1,2 e 1,6%, respectivamente, e mostrou reduções fora da temporada de 0,3 e 0,4%, respectivamente. O resultado líquido foi um ganho total na DMO de todo o corpo de 2,1% nos dois anos. Porém, nem todos os ossos demonstraram o mesmo padrão de aumentos e reduções na densidade mineral. Por exemplo, a coluna lombar mostrou aumentos nessa densidade mineral durante duas temporadas de competições de 3,5 e 3,7%, respectivamente, e reduções de 1,5 e 1,3%, respectivamente, fora das temporadas. Isso resultou num aumento na densidade mineral óssea da coluna lombar de 4,3% ao longo dos dois anos. A densidade mineral óssea do colo femoral aumentou 2,0 e 2,3%, respectivamente, durante a primeira e a segunda temporadas de competições e diminuiu 1,5 e 2,1%, respectivamente, durante a primeira e segunda temporadas sem competições. Isso resultou num aumento, durante os dois períodos, de apenas 0,6%. Portanto, a DMO de ossos diferentes reagiu da mesma forma, aumentando durante a temporada de competições e diminuindo durante a temporada não competitiva. Entretanto, a magnitude dessa reação foi muito variada e, em certos locais, as perdas na DMO fora da temporada competitiva anularam os aumentos na temporada competitiva, acarretando em ausência de ganhos líquidos durante os dois anos. Em outros locais, o aumento na densidade mineral óssea durante a temporada de competições foi maior que a perda fora dessa temporada, resultando num incremento líquido na densidade mineral óssea.

Mulheres entre 30 e 45 anos (Winters e Snow, 2000), que completaram 12 meses de um programa de treinamento resistido de membros inferiores do corpo e saltos máximos sem carga, bem como saltos com sobrecarga (10 a 13% da massa corporal), mostraram um grande aumento na força e na potência (13 a 15% acima do grupo-controle), junto com aumentos na densidade mineral óssea (1 a 3% acima do grupo-controle). Após seis meses de destreinamento, a densidade mineral óssea, a força e a potência muscular diminuíram significativamente, a ponto de retornar aos valores basais, enquanto não foram observadas alterações nos indivíduos do grupo-controle. Esses dados indicam a importância da manutenção de um programa de treinamento que mantenha elevado não apenas o desempenho da força muscular, mas também a densidade mineral óssea. Por outro lado, um treinamento resistido para membros superiores de mulheres mais jovens (23,8 ± 5 anos) resultou num aumento da força nos movimentos de flexão e extensão de cotovelo, mas não foram observados aumentos significantes na densidade mineral óssea ou em sua geometria (Heinonen et al., 1996). Desta forma, com um destreinamento de oito meses ocorre diminuição na força, mas não ocorreram alterações nos ossos.

De maneira geral, as pesquisas anteriores indicam que os ossos podem ser afetados pelo destreinamento, embora o efeito possa depender, em parte, da idade, da atividade normal inerente e da localização óssea. Além disso, em muitas situações em que ocorre ausência de carga ou destreinamento, como em viagens de avião ou repouso no leito, o treinamento resistido pode ser uma intervenção importante para melhorar ou proteger contra a perda mineral óssea.

Destreinamento do atleta musculoso

Um atleta musculoso é aquele que adquiriu quantidades substanciais de peso corporal por meio de treinamento resistido e dietas alimentares. Este ganho no peso está relacionado a aumento da massa muscular e do peso corporal total, necessários à participação exitosa em esportes como o futebol americano, eventos de corrida e arremesso em campo e levantamento de peso. É bastante conhecido que a obesidade e um estilo de vida sedentário contribuem para aumentar o risco de doença cardiovascular e que o destreinamento crônico, especialmente nesse tipo de atleta, pode levar a problemas de saúde ao término da carreira atlética.

Muitos atletas que treinam para aumentar a massa muscular e a força não sabem como se exercitar com o objetivo de melhorar a saúde ou de forma recreacional usando outros tipos de treinamento, como o aeróbio ou o treinamento com pesos em circuito. O atleta aposentado precisa reiniciar um treinamento com outros objetivos e examinar os hábitos alimentares para evitar ganho excessivo de peso. Isso se aplica especialmente para atletas de força e potência, uma vez que determinada aptidão específica para essas modalidades atléticas, incluindo o levantamento de peso olímpico, não oferece proteção contra doenças cardiovasculares após a aposentadoria da atividade esportiva competitiva. Entretanto, uma aptidão para eventos atléticos que exigem resistência e a continuação de uma atividade física vigorosa após o encerramento da atividade esportiva competitiva oferece proteção contra as doenças cardiovasculares (Kujala et al., 2000).

Comparações entre não atletas e ex-atletas demonstram que os atletas têm uma vantagem no condicionamento cardiovascular (Fardy et al., 1976). Tal vantagem não existe na comparação entre ex-atletas e não atletas que tenham se envolvido em atividades recreacionais vigorosas. Todavia, uma comparação (Paffenbarger et al., 1984) concluiu que a atividade física pós-universidade é mais importante do que a participação em atividades universitárias de atletismo para que seja evitada a doença arterial coronariana. Atletas de resistência, em especial, (ver Quadro 8.4) têm uma vantagem em termos de ciclo total de vida (Ruiz, Moran et al., 2011). Uma pesquisa com levantamento com ex-atletas finlandeses de classe mundial concluiu que eles têm uma expectativa de vida acima do normal; os pesquisadores trabalharam com a hipótese de que a atividade aeróbia recreacional e o tabagismo pouco frequente, após o encerramento da carreira atlética, podem, em parte, explicar a maior expectativa de vida (Fogelholm, Kaprio e Sarna, 1994). No entanto, atletas que necessitam de ganhos substanciais de peso corporal para o sucesso na carreira esportiva podem correr maior risco de doenças cardiovasculares. Para reduzir esse risco, a aposentadoria do atleta requer a prescrição correta de exercícios, juntamente com alterações alimentares e controle do peso.

Atletas treinados com peso e aposentados devem sentir que ainda podem desfrutar do treinamento resistido. A periodização do treinamento e o desenvolvimento de novos objetivos de treino são importantes para facilitar essa sensação. Mais do que qualquer outro aspecto, a continuação do treinamento é fundamental, já que muitos atletas abandonam suas rotinas de exercícios ao se aposentarem. O destreinamento saudável do atleta treinado em força exige novas metas de treinamento, como melhoria da saúde e da aptidão física por meio da participação em programas de exercícios aeróbios para melhorar a função cardiovascular, reduzir o peso corporal e realizar treinamento resistido para manter o condicionamento muscular. Além disso, orientação nutricional pode ser importante para lidar com comportamentos de ingestão calórica excessiva (jogadores de futebol americano, por exemplo, ingerem entre 5 mil e 10 mil calorias ao dia) que foram adotados ao longo da carreira esportiva para ganhos de massa corporal. À medida que um ex-atleta competitivo envelhece, as metas de treino devem ser coerentes com as da população em geral: melhorar a saúde e a aptidão física e reduzir os fatores de risco de doenças crônicas (como doença cardiovascular, câncer e diabetes).

Indivíduos com muitos fatores de risco de doença cardiovascular têm aumento no risco de desenvolvimento de outras doenças (ver Tabela 8.7). O gerenciamento desses fatores de risco ajuda a reduzir o risco de doença cardiovascular. É fácil fazer uma análise dos fatores de risco; esse procedimento foi descrito extensivamente (American College of Sports Medicine, 2008).

O papel de professores e técnicos é educar todos os indivíduos, inclusive atletas, sobre saúde e condicionamento ao longo da vida e expor as pessoas a outros exercícios diferentes de treino resistido de alta intensidade e volume (Kraemer, 1983a). Isso acrescenta variação ao programa de treino total e ainda contribui para uma transição saudável aos atletas cujas carreiras terminaram após o ensino médio, a universidade ou a participação profissional nos esportes. Cabe aos profissionais do condicionamento auxiliar os atletas na transição do esporte competitivo para esportes durante o restante da vida e para exercícios voltados à saúde.

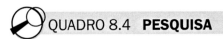 **QUADRO 8.4 PESQUISA**

O efeito de ser um atleta sobre a expectativa de vida

Muitos fatores além da participação nos esportes influenciam a expectativa de vida. Os relacionados ao estilo de vida durante e após uma carreira atlética também afetam a expectativa de vida. Por exemplo, tabagismo, dieta insatisfatória e inatividade física após uma carreira competitiva podem reduzir a expectativa de vida. A genética também tem um papel importante nisso. A seguir, estão listadas as expectativas de vida de ex-atletas finlandeses de classe mundial (Sarna et al., 1993):

- Não atletas: 69,9 anos
- Atletas de esportes de resistência aeróbia (corrida de longa distância, esqui *cross-country*): 75,6 anos
- Atletas de esportes em equipe (futebol, hóquei no gelo, basquete, corrida de velocidade): 73,9 anos
- Esportes de potência (boxe, luta greco-romana, levantamento de peso, arremesso de peso): 69,9 anos

Sarna, S., Sahi, T., Koskenvuo, M., and Kaprio, J. 1993. Increase life expectancy of world-class male athletes. *Medicine & Science in Sports & Exercise* 25: 237-244.

TABELA 8.7 **Fatores de risco de doença cardiovascular**

Fatores de risco controláveis	Fatores de risco incontroláveis
Tabagismo	Hereditariedade (histórico familiar)
Nível de lipídios no sangue	Gênero masculino
Nível de colesterol LDL alto	Idade avançada
Nível de colesterol HDL baixo	
Nível alto de triglicerídeos	
Hipertensão	
Inatividade física	
Obesidade e excesso de peso	
Diabetes melito	

Resumo

O destreinamento pode ocorrer em muitas situações, incluindo uma completa interrupção do treinamento com pesos, a diminuição do volume do treinamento com pesos (tal como durante programa de treino resistido na temporada) e a ocorrência de longos períodos sem o treinamento com pesos, ou ainda com a redução no volume de treinamento resistido (tal como após o término de uma carreira atlética). A intensidade, o volume e a frequência de treinamento resistido, ou o tipo de programa necessário para manter ganhos numa situação de menor quantidade de treino resistido, como fora de temporada, ainda não estão determinados. Para manter ganhos de força ou desacelerar perdas da força durante um período de destreinamento, as pessoas devem manter a intensidade, mas reduzir o volume e a frequência de treinamento. Em vários esportes, especialmente os que exigem muita força ou potência, o desempenho do esporte e o treinamento normal a ele direcionado mantêm a força durante a temporada. Igualmente, programas de treino resistido dentro da temporada também mantêm os ganhos de força adquiridos.

LEITURAS SELECIONADAS

Andersen, L.L., Andersen, J.L., Magnusson, S.P., and Aagaard, P. 2005. Neuromuscular adaptations to detraining following resistance training in previously untrained subjects. *European Journal of Applied Physiology* 93: 511-518.

Billeter, R., Jostarndt-Fogen, K., Gunthor, W., and Hoppeler, H. 2003. Fiber type characteristics and myosin light chain expression in a world champion shot putter. *International Journal of Sports Medicine* 4: 203-207.

Blazevich, A.J. 2006. Effects of physical training and the training, mobilization, growth and aging on human fascicle geometry. *Sports Medicine* 36: 1003-1017.

Fatouros, I.G., Kambas, A., Katrabasas, I., Leontsini, D., Chatzinikolaou, A., Jamurta, A.Z., Douroudos, I., Aggelousis, N., and Taxildaris, K. 2006. Resistance training and detraining effects on flexibility performance in the elderly are intensity-dependent. *Journal of Strength and Conditioning Research* 20: 34-642.

Izquierdo, M., Ibanez, J., Gonzalez-Badillo, J.J., Ratamess, N.A., Kraemer, W.J., Häkkinen, K., Granados, C., French, D.N., and Gorostilaga, E.M. 2007. Detraining and tapering effects of hormonal responses and strength performance. *Journal of Strength and Conditioning Research* 1: 768-775.

Lemmer, J.T., Ivey, F.M., Ryan, A.S., Martel, G.F., Hurlbut, D.E., Metter, J.E., Fozard, J.L., Fleg, J.L., and Hurley, B.F. 2001. Effect of strength training on resting metabolic rate and physical activity: Age and gender comparisons. *Medicine & Science in Sports & Exercise* 33: 532-541.

LeMura, L.M., Von Duvillard, S.P., Andreacci, J.A., Klebez, J.M., Chelland, S.A., and Russo, J. 2000. Lipid and lipoprotein profiles, cardiovascular fitness, body composition, and diet during and after resistance, aerobic and combination training in young women. *European Journal of Applied Physiology* 82: 451-458.

Mujika, I., and Padilla, S. 2000a. Detraining loss of training-induced physiological and performance adaptations.Part I. Short term insufficient training stimulus. *Sports Medicine* 30: 79-87.

Mujika, I., and Padilla, S. 2000b. Detraining loss of training-induced physiological and performance adaptations. Part II. Long term insufficient training stimulus. *Sports Medicine* 30: 79-87.

Mujika, I., and Padilla, S. 2001. Muscular characteristics of detraining in humans. *Medicine & Science in Sports & Exercise* 33: 1297-1303.

Ruiz, J.R., Moran, M., Arenas, J., and Lucia A. 2011. Strenuous endurance exercise improves life expectancy: It's in our genes. *British Journal of Sports Medicine* 45: 159-161.

Mulheres e Treinamento Resistido

Após o estudo deste capítulo, você deverá ser capaz de:

1. compreender as diferenças de desempenho entre homens e mulheres;
2. identificar as diferenças entre homens e mulheres na força dos membros superiores e inferiores, nas perspectivas relativa e absoluta;
3. compreender as diferenças de sexo relacionadas à função hormonal e às respostas a exercícios de força;
4. identificar as principais diferenças da morfologia das fibras musculares entre homens e mulheres;
5. compreender os efeitos de diferentes programas de treino resistido para mulheres;
6. compreender as diferentes fases do ciclo menstrual e fatores relacionados à disfunção menstrual;
7. identificar fatores relacionados à prevenção de lesões em mulheres e o papel do treino resistido; e
8. desenvolver um programa de treinamento resistido para mulheres.

Mulheres de todas as idades já compreendem os benefícios dos exercícios de força e do estilo ativo em geral. Exercícios de força são comuns entre as mulheres, em especial as entusiastas da aptidão física, militares e outras profissionais de segurança (como policiais e bombeiras). Seja em razão de benefícios à saúde e condicionamento físico, ou para força, potência e desempenho (ou tudo isso), o treino resistido é um componente necessário de um programa de condicionamento total (ver Figura 9.1).

Este capítulo trata de uma gama de questões relacionadas a treinamento para mulheres. Com poucas exceções, elas podem participar de programas quase idênticos aos dos homens, já que são pequenas as diferenças entre os sexos que possam afetar a elaboração de programas de treino resistido. As mulheres têm as mesmas respostas fisiológicas agudas e crônicas ao treinamento resistido que os homens. Na verdade, numa perspectiva da saúde, elas podem ser mais beneficiadas com os efeitos positivos do treinamento na saúde dos ossos e no risco de osteoporose.

Diferenças fisiológicas e de desempenho entre os sexos

As diferenças entre homens e mulheres costumam ser óbvias. Subjacente a essas diferenças está em um fato fundamental da biologia. O impacto da testosterona nas células musculares durante as fases de crescimento, com as alterações androgênicas que se dão em meninos e meninas à medida que crescem, levam a diferenças na reação fisiológica e nas diferenças de desempenho associadas à força, à potência e à hipertrofia. Mesmo no mais alto nível competitivo dos levantamentos de peso e de potência, quando comparados levando em consideração o peso corporal, os homens são mais fortes que as mulheres no desempenho dos levantamentos. Entretanto, o estímulo do treino resistido relativo aos vários aspectos da fisiologia e do desempenho é notadamente similar nos dois sexos; somente a magnitude das respostas difere entre eles. Compreender tais diferenças, documentadas há décadas, é importante para a elaboração de programas de treino resistido para mulheres.

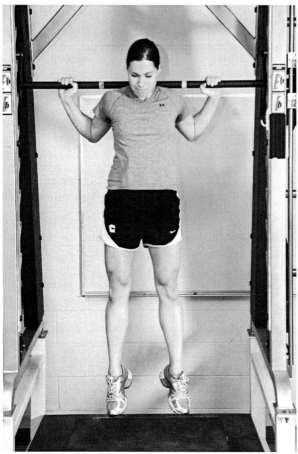

FIGURA 9.1 Atletas, entusiastas da aptidão física, militares e outras atletas táticas do sexo feminino usam programas avançados para treino resistido a fim de melhorar a força e a potência para incrementar o desempenho e evitar lesões.

Cortesia do Dr. William J. Kraemer, Department of Kinesiology, University of Connecticut, Storrs, CT.

Participação em atividade física

Como consequência das percepções sociais, estereótipos de sexo e ideias errôneas sobre o sexo feminino, muitas mulheres hesitam em incorporar o treino resistido às atividades e não são encorajadas a isso. O medo de "aumentar de tamanho" ainda leva muitas delas a evitar o treinamento com pesos, acreditando que se trata de "coisa de homem". Em virtude disso, muitas mulheres realizam programas de treino resistido inferiores aos dos homens, mesmo que hoje saibamos que os benefícios desse treinamento só podem ser alcançados com cargas pesadas. Além disso, mulheres de todas as idades tendem, até hoje, a ser fisicamente menos ativas do que os homens, apesar das evidências oriundas de pesquisas que indicam os benefícios do treinamento resistido para mulheres (assunto da seção Treinamento para Mulheres). Historicamente, mais meninos participam de esportes do que meninas, e os homens normalmente participam de exercícios mais vigorosos do que as mulheres

(Barnekow-Berglovist et al., 1996). Em crianças de idade escolar, 42% dos meninos cumprem a orientação de no mínimo fazer uma hora de atividade física de nível moderado a intenso por dia, ao passo que somente 11% das meninas seguem essa orientação (Metcalf et al., 2008).

Ainda não está claro se estamos ou não progredindo na promoção da atividade física em homens e mulheres e, em especial, na promoção de treino resistido. Dados do U.S. Centers for Disease Control and Prevention (CDC) mostram que somente 17% das mulheres norte--americanas e 20% das mulheres nas universidades cumprem as recomendações de treino aeróbio e de força sugeridos por essa instituição. Os homens não mostram muito mais; apenas 23% deles e 37% daqueles na universidade alcançam os níveis de condicionamento físico e participação em atividades físicas propostos pelo CDC. Uma pesquisa descobriu que 21% dos adultos norte--americanos fazem treino de força pelo menos dois dias por semana, mas há diferenças estatísticas com base no sexo, na origem étnica, no estado civil, no nível educacional e na região estudada. Nas mulheres, a participação é mais baixa à medida que envelhecem; mas deve-se ressaltar mais uma vez que o nível educacional influencia esses percentuais (Chevan, 2008). Logo, ainda que o treino de força possa estar mais presente aos olhos do público, considerando todos os programas de condicionamento físico comercializados e as informações disponibilizadas atualmente, a participação poderia ser bastante maior. Já se evoluiu, mas profissionais de exercícios de força e condicionamento ainda têm muito a fazer para aumentar a participação de mulheres de todas as idades em exercícios de força.

Níveis de atividade física na infância podem causar efeitos a longo prazo na saúde, no desenvolvimento neurológico e no desempenho durante o envelhecimento. Crianças mais ativas de ambos os sexos exibem escores metabólicos melhores (relativos à resistência à insulina, aos níveis de triglicerídeos e de pressão arterial, entre outros), indicando que a inatividade em idade precoce pode colocar os dois sexos em desvantagem quanto à saúde metabólica (Metcalf et al., 2008). Mesmo em populações atléticas em idade precoce (9-10 anos), os meninos mostram maior força isocinética do que as meninas (Buchanan e Vardaxis, 2009). Além disso, diferentemente dos meninos, as meninas tendem a não mostrar um padrão claro de incremento de força com a idade; meninas com 12 e 13 anos, algumas vezes, mostram menor força do que meninas de 9 e 10 anos. Essa disparidade na atividade física pode se dever ao comprometimento na densidade óssea, na força e no desempenho físico em mulheres, na comparação com os homens, indicando com clareza a importância dos exercícios de força para mulheres. Os níveis mais baixos de participação em exercícios das mulheres em relação aos homens parece ter repercussões graves à saúde feminina ao longo da vida.

O restante desta seção revisa as diferenças entre homens e mulheres numa variedade de parâmetros, inclusive força, potência e composição das fibras musculares. É importante observar que as diferenças nos níveis de atividade são evidenciadas desde a infância, mas também a exposição ao treino resistido e a equipamentos (como em clubes de atividade física, academias, associações desportivas) podem estar associados a muitas das diferenças entre os sexos discutidas. Aumentos na quantidade de exercícios físicos entre mulheres de todas as idades podem diminuir a diferença de desempenho físico entre os sexos.

Diferenças no tamanho, no tipo e na composição das fibras musculares

Antes de descrever as diferenças entre os sexos em parâmetros de desempenho físico (força e potência), é importante compreender todas as diferenças na composição de fibras musculares. Primeiro, ainda que homens e mulheres tenham os mesmos tipos de fibras musculares, alguns perfis podem ser diferentes em certas comparações. As características dessas fibras podem variar de uma pessoa a outra conforme a área de seção transversal muscular e das fibras musculares, quantidade, tipo e padrões de recrutamento. A quantidade de fibras e o percentual de fibras tipo I e II não parecem diferir com o sexo; no entanto, poucas pesquisas foram realizadas para confirmar esse fato, que contraria observações usuais, desenvolvimento do ciclo de células embrionárias e alterações da adolescência. Muitas das diferenças existentes na morfologia das fibras podem decorrer do fato das mulheres serem menos ativas fisicamente e de não participarem de programas de treino resistido progressivo e consistente ao longo da vida.

Conforme se poderia esperar, os níveis de características de músculos treinados, como a área de seção transversa total do músculo, o tamanho das fibras musculares e as proporções relativas entre os tipos I e II, são mais baixos nas mulheres. Numa pesquisa recente, a área da seção transversa de fibras do tipo I e II foi 10,4 e 18,7% menor, respectivamente, nas mulheres do que nos homens (Claflin et al., 2011). Além disso, foi observado que as fibras do tipo II de mulheres produziam 17,8% menos força e 19,2% menos potência do que as dos homens, indicando uma diferença subjacente na forma e na função musculares. Em geral, as mulheres têm áreas menores nas fibras musculares do que os homens (ver Figura 9.2). Considerando que o tamanho absoluto do músculo determina a produção de força e potência, essas diferenças no tamanho muscular serão pertinentes na discussão do desempenho (Pattonpatton et al., 1990).

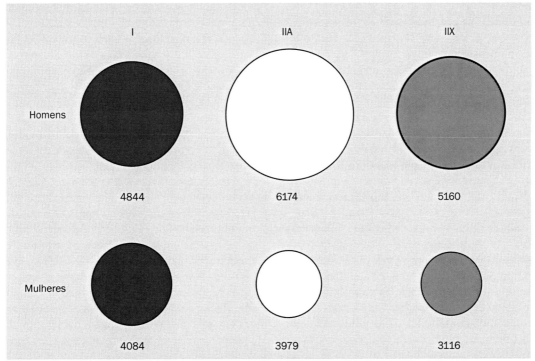

Área da seção transversa (µm2)

FIGURA 9.2 Comparações gráficas no tamanho da área da seção transversal de fibras musculares (µm2) de homens e mulheres fisicamente ativos (destreinados) em relação aos vários tipos de fibras musculares. Observe a maior área da seção transversa das fibras dos homens comparativamente às mulheres, e as relações de tamanho entre as fibras.

Dados de Staron et al., 2000.

Ainda não está claro se existem ou não diferenças na quantidade de fibras em vários músculos entre homens e mulheres; as diferenças podem depender do tipo de músculo e tipo de comparação. No entanto, estudos não científicos sugerem que as mulheres têm quantidades menores de fibras musculares, em especial na musculatura da porção superior do corpo. A quantidade de fibras em média no bíceps braquial feminino parece ser menor que (Sale et al., 1987) ou semelhante (Miller et al., 1992) à média masculina. Fisiculturistas do sexo feminino parecem ter a mesma quantidade de fibras musculares no bíceps braquial que os fisiculturistas do sexo masculino (Alway, Grumbt et al., 1989). O tibial anterior nas mulheres parece ter menos fibras musculares do que o dos homens (Henriksson-Larsen, 1985), ao passo que o tríceps braquial e o vasto lateral das mulheres têm a mesma quantidade de fibras musculares que os dos homens (Schantz et al., 1983, 1981). Assim, dependendo do nível de treinamento e da comparação muscular realizada, podem existir diferenças entre os sexos na quantidade de fibras musculares em determinado músculo e, de maneira geral, as mulheres apresentam uma quantidade menor de fibras. Com base nas características de maturidade durante a adolescência, a porção superior do corpo feminino tem menor quantidade de fibras musculares do que a dos homens, algo confirmado pelas diferenças em desempenhos de força de membros superiores entre homens e mulheres.

Não há evidências consistentes de que o percentual de fibras musculares dos tipos I e II varie em razão do sexo, já que homens e mulheres têm conjuntos similares de tipos de fibras musculares (Drinkwater, 1984; Staron et al., 2000). Numa investigação, o ponto inicial de condição de destreinado para o tipo de fibra muscular em homens e mulheres jovens (por volta de 21 anos) foi caracterizado (Staron et al., 2000). Usando a análise por biópsia (ver Capítulo 3) do vasto lateral de 55 mulheres jovens e 95 homens jovens, os pesquisadores realizaram uma análise histoquímica em que foram medidos os tipos I, Ic, IIc, IIa IIax e IIx de fibras musculares, e áreas de seção transversa de fibras do tipo I, IIa e IIx. O conteúdo de cadeia pesada da miosina também foi analisado. Homens e mulheres demonstraram tipos de fibras de cerca de 40% do tipo I, 1% do tipo Ic e IIc, 31% do tipo IIa, 6% do tipo IIax e 20% do tipo IIx. Não foram observadas diferenças nos percentuais de tipos de fibras.

Nas pesquisas feitas com medidas de biópsia, as mulheres apresentaram fibras do tipo II menores do que os homens. Na pesquisa anteriormente referida, a área da seção transversa de todos os principais tipos de fibras foi maior nos homens do que nas mulheres. A fibra muscular tipo IIa foi maior nos homens; nas mulheres, porém, a fibra tipo I tendeu a ser a maior de todas, sendo maior que IIa ou IIx, indicando uma falta de uso das unidades motoras tipo II. A caracterização do tipo de cadeia pesada de miosina na fibra seguiu o mesmo padrão. Apesar dessas diferenças, tanto homens quanto mulheres apresentaram percentual elevado de fibras IIx, que são convertidas em IIa e não estão presentes após um programa de treino resistido de alta intensidade (ver Capítulo 3). As fibras musculares dos tipos I e II das mulheres têm áreas de seção transversal menores do que os homens (Alway et al., 1992; Alway, Grumbt et al., 1989; Miller et al., 1992; Ryushi et al., 1988; Staron et al., 2000), e as fibras musculares tipo II têm uma área de seção transversal relativa menor do que os homens, na comparação com as fibras musculares tipo I (Alway et al., 1992; Alway, Grumbt et al., 1989). Por exemplo, a área média da área seção transversal de fibras musculares do tipo I em fisiculturistas do sexo feminino é 64% daquela dos fisiculturistas do sexo masculino, ao passo que a área média da seção transversal de fibras tipo II é 46% daquela dos fisiculturistas do sexo masculino (Alway et al., 1992).

Considerando que as mulheres têm fibras musculares do tipo II menores que os homens, pode-se dizer que a área total ocupada num músculo por tipos de fibras musculares do tipo II é muito menor nas mulheres. Da maior para a menor área de um músculo, a ordem decrescente de área dos tipos de fibras musculares nos homens é do tipo IIa, IIx e I, ao passo que, nas mulheres, a ordem é do tipo I, IIa e IIx. Isso resulta numa proporção menor entre a área das fibras dos tipos I e II nas mulheres, podendo explicar sua taxa de fadiga mais lenta em alguns tipos de exercício de alta intensidade (Kanehisa et al., 1996; Pincivero et al., 2000). Por exemplo, a taxa de fadiga durante 50 ações isocinéticas de extensão de joelho consecutivas é significativamente menor (48 vs. 52%) nas mulheres do que nos homens (Kanehisa et al., 1996). A menor razão entre a área de seção transversa das fibras dos tipos II e I (razão tipo II/tipo I) nas mulheres comparada à dos homens pode resultar num desempenho menor em tarefas de força e potência das mulheres.

Em resumo, as mulheres podem ter quantidades menores de fibras em alguns músculos; mas elas têm áreas de seção transversal menores em todas as fibras musculares na comparação com os homens, e os percentuais são quase iguais em comparações de grupos similares (como homens e mulheres destreinadas). Entretanto, as mulheres têm área da seção transversal muscular menor, bem como uma menor razão do tamanho das fibras musculares do tipo II em relação às do tipo I. Esses atributos musculares podem dificultar a comparação direta entre homens e mulheres, em termos de desempenho e, com certeza, resultar em diferença no desempenho em termos absolutos. Ulteriormente, as diferenças entre os sexos têm de ser colocadas num contexto correto e baseadas nos grupos comparados e suas semelhanças, ou ausência delas (como mulheres destreinadas vs. homens destreinados, ou mulheres treinadas vs. homens destreinados).

Diferenças entre os gêneros na força absoluta

Força absoluta refere-se à quantidade máxima de força ou tensão (isto é, 1RM) gerada num movimento ou exercício sem o ajuste pela estatura, massa ou composição corporal. Em geral, a força absoluta da mulher é mais baixa do que a do homem e, ainda que algumas alterações pareçam diminuir a distância da diferença entre os sexos, esse fato ainda suscita comparações apropriadas. A força máxima geral numa mulher é, em média, de 60,0 a 63,5% da média do homem (Laubach, 1976; Shepard, 2000a). A força de membros superiores de uma mulher é, em média, 55% da força do homem e, para os membros inferiores, ela fica em torno de 72% da do homem (Bishop, Cureton e Collins, 1987; Knapik et al., 1980; Laubach, 1976; Sharp, 1994; Wilmore et al., 1978). As variações na força entre homens e mulheres fisicamente ativos mostram que os homens ainda têm maior força absoluta do que as mulheres (ver Figura 9.3). Por exemplo, são encontradas diferenças nos percentuaisde força masculina em movimentos monoarticulares (tais como flexão do cotovelo, extensão do ombro, extensão do quadril) e multiarticulares (como supino, agachamento, desenvolvimento) de membros superiores e inferiores do corpo. Além disso, o uso de tipos diferentes de testes de força máxima também contribui para estes resultados. Por exemplo, a força na extensão de joelhos da mulher (determinada por 1RM em equipamento) (Cureton et al., 1988), a força isométrica máxima (Maughan et al., 1986) e o pico de torque isocinético concêntrico a 150°/s (Colliander e Tesch, 1989) foram mostrados como sendo 50, 68 e 60% das dos homens, respectivamente. Desconsiderando a medida, a

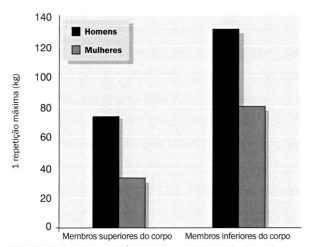

FIGURA 9.3 Uma coletânea de pesquisas relacionadas ao desempenho médio de 1RM de membro superior (supino) e inferior do corpo (agachamento) em homens e mulheres norte-americanos, universitários, recreacionalmente ativos.

Cortesia do Dr. William J. Kraemer, Department of Kinesiology, University of Connecticut, Storrs, CT.

força absoluta máxima das mulheres tende a ser menor que a dos homens.

Embora o treinamento possa diminuir as diferenças na força absoluta, isso nem sempre acontece. Por exemplo, foi demonstrado que a força geral de membros inferiores e superiores em mulheres é 57,4, 58,6 e 54,1%, respectivamente, em relação à dos homens (Lemmer et al., 2007). Após a participação de homens e mulheres num programa de treinamento de força durante 24 semanas, a força geral das mulheres aumentou para 63,4% em relação à do homem e a força de membros inferiores do corpo nas mulheres aumentou para 67,3% em relação à do homem (Lemmer et al., 2007). No entanto, surpreendentemente, a força de membros superiores da mulher foi ligeiramente reduzida para 53,1% comparada à do homem, o que levanta questionamentos relativos à progressão e eficácia do programa de treinamento.

A potencial disparidade nos ganhos de força de membros superiores entre homens e mulheres, conforme observado, pode ocorrer em razão de menores quantidades de fibras musculares nas mulheres. Numa outra pesquisa, diferenças de força máxima entre os sexos e a grande variação nessas diferenças ainda são aparentes em jovens do sexo masculino e adultas do sexo feminino, após 24 semanas de treinamento com pesos, realizado três dias por semana (Lemmer et al., 2001) (ver Tabela 9.1). Entretanto, quando as mulheres realizam um programa de treino resistido periodizado para todo o corpo durante seis meses, três dias por semana, aumentos acentuados em 1RM de supino e agachamento e na potência (W) foram observados, sugerindo a importância potencial do uso de programa de treinamento periodizado (Kraemer, Mazzetti et al., 2001). Assim, de alguma forma, o treino pode diminuir a lacuna nas diferenças na força absoluta entre homens e mulheres; entretanto, a força absoluta por si só não responde pelo tamanho corporal; portanto, pode não ser a melhor medida de força quando homens e mulheres são comparados.

Diferenças na força relativa

As medidas na força absoluta podem colocar as mulheres em desvantagem na comparação com os homens, em termos de tamanho corporal, massa muscular e nível inicial de condicionamento. Em média, mulheres adultas com 20 anos de idade e mais velhas são mais baixas do que os homens (162,2 $\pm$ 0,16 cm na comparação com 176,3 $\pm$ 0,17 cm) e têm massa corporal mais baixa (74,7 $\pm$ 0,53 kg, na comparação com 88,3 $\pm$ 0,46 kg) (McDowell, 2008). A massa corporal total e a massa livre de gordura podem explicar, em parte, as diferenças entre os sexos na força absoluta. Para contabilizar as diferenças no tamanho corporal, pesquisadores podem usar a **força relativa**, que se refere à força absoluta dividida por, ou expressa em

TABELA 9.1 **Alterações em 1RM por sexo, antes (pré) e depois (pós) do treinamento**

	HOMENS (*n* = 21)		MULHERES (*n* = 18)	
	Pré	Pós	Pré	Pós
Rosca bíceps	31,2	40,5t	15,0	22,2t
Supino*	58,3	70,9t	30,7	37,5t
Puxada dorsal*	62,0	76,7t	31,7	39,5t
Desenvolvimento*	47,4	57,3t	29,0	31,6t
Puxada no tríceps*	65,9	88,0t	37,1	46,5t
Extensão de joelhos*	97,4	123,4t	58,0	73,2t
Leg press	613,4	747,4t	385,6	513,5t

* O aumento na força foi significativamente influenciado pelo sexo.

t O exercício mostrou um aumento significativo na força após 24 semanas de treino resistido.

Dados de Lemmer et al., 2007.

relação à, massa corporal total ou massa livre de gordura (isto é, massa magra).

Sabe-se há bastante tempo que a força da mulher se equivale mais à do homem quando expressa relativamente à massa corporal total ou à massa livre de gordura. Num estudo clássico, 1RM de supino das mulheres foi 37% de 1RM dos homens (Wilmore, 1974). Quando expressa em relação à massa corporal total e à massa livre de gordura, a 1RM de supino da mulher foi de 46 e 55%, respectivamente, na comparação com os homens. De forma semelhante, a força isométrica máxima das mulheres no *leg press* foi 73% da dos homens. Contudo, quando expressa em relação à massa corporal e à massa livre de gordura, a força isométrica das mulheres no *leg press* foi de 92 e 106%, respectivamente, na comparação com os homens. Igualmente, a força isocinética absoluta máxima da mulher no supino e no *leg press* foi de 50 e 74% na comparação com os homens, respectivamente (Hoffman, Stauffer e Jackson, 1979). Quando ajustada em relação à estatura e à massa livre de gordura, a força da mulher no supino foi 74% daquela do homem, mas a do *leg press* foi de 104% da do homem. Portanto, a força relativa da mulher é equivalente a dos homens, principalmente dos membros inferiores do corpo, o mesmo não ocorrendo em relação aos membros superiores.

Medidas relativas da força excêntrica e concêntrica também mostram diferenças entre homens e mulheres. O pico de torque isocinético excêntrico relativo à massa livre de gordura pode ser mais parecido entre os sexos do que o pico de torque isocinético concêntrico (Colliander e Tesch, 1989; Shephard, 2000a). O pico de torque isocinético concêntrico do quadríceps e dos isquiotibiais de mulheres relativo à massa livre de gordura, a 60 °/s, 90°/s e 150°/s foi, em média, 81% do dos homens (ver Tabela 9.2). O pico de torque isocinético excêntrico de mulheres, relativo à massa livre de gordura, às mesmas velocidades, teve uma média de 93% do dos homens. O interessante é que outra pesquisa indicou que a força excêntrica das mulheres, em relação à sua força concêntrica, é maior que a

dos homens (Hollander et al., 2007). A razão da força concêntrica em relação à excêntrica mostrou-se maior usando exercícios de resistência dinâmica variável, em vez de isocinéticos usados em pesquisas anteriores. Além disso, as proporções foram até maiores em exercícios para os membros superiores do corpo na comparação com aqueles para os membros inferiores.

É possível que as mulheres armazenem energia elástica melhor que os homens (Aura e Komi, 1986), ou que elas não consigam recrutar tanto suas unidades motoras durante ações musculares concêntricas do que durante excêntricas, na comparação com os homens. Pesquisas mais recentes concordaram com essa explicação anterior, não tendo surgido novas teorias na literatura científica, o que não trouxe, na verdade, dados significativos sobre esse tópico.

Resumindo, a força excêntrica de membros inferiores para sujeitos do sexo feminino em relação à massa livre de gordura é quase igual à dos homens, ao passo que a força concêntrica, não. Entretanto, a razão da força excêntrica em relação à concêntrica pode ser maior nas mulheres do que nos homens, e as medidas podem variar conforme a modalidade.

TABELA 9.2 **Pico de torque isocinético concêntrico e excêntrico do quadríceps e dos isquiotibiais de mulheres e homens**

	Percentual de força das mulheres em relação aos homens, relativo à massa corporal	
	Excêntrico	Concêntrico
Quadríceps		
60°/s	90	83
90°/s	102	81
150°/s	99	77
Isquiotibiais		
60°/s	84	84
90°/s	90	80
150°/s	92	81

Dados de Colliander e Tesch, 1989.

O treinamento pode ajudar a reduzir ou eliminar diferenças na força relativa entre homens e mulheres. Por exemplo, uma pesquisa recente comparou a força relativa de homens e mulheres treinados, tanto em relação aos seus valores iniciais de treinamento quanto após programa de treino de força periodizado e não linear, realizado durante 12 semanas. Conforme a pesquisa anterior, os homens mostraram ter maior força relativa do que as mulheres em exercícios para membros superiores do corpo (supino, desenvolvimento, puxada), mas não no exercício de agachamento (Kell, 2011). Curiosamente, ainda que os homens e as mulheres tivessem sido previamente treinados, foi observado que as mulheres tinham menos força relativa nos exercícios para membros superiores do corpo. Entretanto, após 12 semanas de um programa periodizado não linear, as diferenças na força relativa no supino não foram mais observadas, embora tenha sido observado uma diferença na força relativa nos exercícios de desenvolvimento e puxada. Estes resultados sugerem que programas ideais de treino de força podem ser capazes de reduzir a diferença na força relativa encontrada entre homens e mulheres, sobretudo em alguns exercícios para a porção superior do corpo.

Uma dificuldade encontrada para se comparar a força entre homens e mulheres reside nas diferenças subjacentes na condição de treino que podem inevitavelmente existir mesmo em pessoas destreinadas ou que treinam de forma recreacional. Em pessoas altamente treinadas, a diferença na força entre homens e mulheres parece ser reduzida (ver Figura 9.4). Por exemplo, os recordes mundiais de 2001 no *powerlifting* da International Powerlifting Federation para a classe com massa corporal de 51,7 kg para mulheres foram de 235 kg para o agachamento, 145 kg para o supino e 202,5 kg para o levantamento-terra. Os recordes mundiais para homens, na classe com massa corporal de 50,3 kg foram 300,5 kg no agachamento, 182,5 kg no supino e 260kg no levantamento-terra. Desta forma, os recordes mundiais femininos para o agachamento, o supino e o levantamento-terra foram 78,2, 79,5 e 77,9% daqueles dos homens, respectivamente. Naturalmente, as mulheres têm mais gordura corporal do que os homens; assim, uma medida relativa mais adequada poderia ser a que utiliza a massa corporal magra. Dito isso, mesmo mulheres altamente treinadas não são tão fortes quanto homens altamente treinados quando os ajustes são relativizados pela massa corporal.

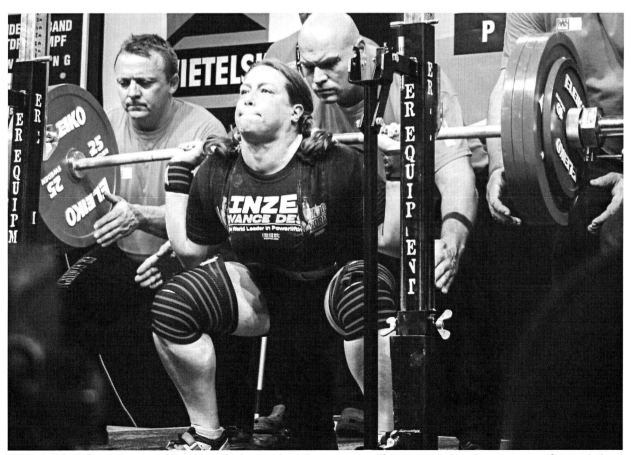

FIGURA 9.4 Até mesmo *powerlifters* de elite do sexo feminino mostram diferenças relacionadas ao sexo na força relativa e máxima, na comparação com os homens competidores.

Foto cortesia do Dr. Disa L. Hatfield, University of Rhode Island, Kingston, RI.

Geralmente, os dados indicam que a força de membros superiores do corpo da mulher é menor do que a dos homens, em termos absolutos e em relação à massa corporal total ou livre de gordura. A força absoluta de membros inferiores do corpo feminino é inferior à do homem, mas pode ser equivalente em relação à massa livre de gordura. Algumas dessas discrepâncias nas pesquisas antes mencionadas, em relação à força expressa de forma relativa à massa livre de gordura, podem estar associadas às diferenças na distribuição da massa livre de gordura entre os sexos. Os homens, em geral, têm uma massa livre de gordura maior, e a grande diferença regional situa-se na porção superior do corpo (Janssen et al., 2000). Quando a força é expressa em relação à massa livre de gordura, os valores das mulheres são superestimados para os membros inferiores e subestimados para os superiores. Logo, a força de membros superiores em relação à massa livre de gordura não será equivalente entre os sexos, mas a força de membros inferiores em relação à massa livre de gordura será maior nas mulheres que nos homens. Portanto, a força relativa de membros inferiores do corpo das mulheres parece ser comparável a dos homens, embora isto não seja verdadeiro para os membros superiores do corpo. Parece que as medidas relativas de força são beneficiadas quando é utilizada a massa muscular de uma área específica de interesse, como massa livre de gordura regional ou área da seção transversal do músculo.

Força relativa à área de seção transversa muscular

Em geral, os homens apresentam maior massa muscular do que as mulheres, sendo que essas diferenças localizadas entre os sexos são maiores na porção superior do corpo (Janssen et al., 2000; Nindl et al., 2000). A grande variação está na massa muscular total, e sua distribuição no corpo pode contar muito nessa diferença de força em razão do sexo. A discussão anterior de medidas relativas de força, inclusive massa muscular ou massa corporal livre de gordura, baseia-se na ideia de que uma pessoa fisicamente maior (mais especificamente, com mais massa muscular) seria mais forte. Noutras palavras, essas medidas são tentativas de corrigir o tamanho do músculo ou da área da seção transversal muscular, pressupondo que a força dependa, basicamente, de massa muscular. De fato, a força relativa à área da seção transversal do músculo tem correlação significativa com a força máxima (Castro et al., 1995; Miller et al., 1992; Neder et al., 1999) (ver Figura 9.5). Portanto, a força relativa entre os sexos pode ser mais bem expressa em relação à área da seção transversal do músculo.

Ao longo de anos, as pesquisas demonstraram, com clareza e repetidas vezes, que a normalização da força máxima (usando equações relativas por massa corporal total, massa livre de gordura ou tamanho do músculo)

diminui a distância entre as diferenças de homens e mulheres, em especial na porção inferior do corpo (Kanehisa et al., 1994, 1996). A diferença percentual no torque concêntrico de extensão de joelhos (60º/s) entre homens e mulheres fica gradativamente reduzida quando expressa em termos absolutos (54% de diferença), em relação à massa corporal (diferença de 30%), em relação à massa livre de gordura (diferença de 13%) e em relação à massa magra da perna desconsiderando a massa dos ossos (7% de diferença). A diferença entre os sexos é estatisticamente significativa até que o pico de torque seja expresso em relação à massa magra da perna sem os ossos (Neder et al., 1999). Nos membros superiores (flexores de cotovelo mais extensores do cotovelo, dividido pela da área de seção transversa muscular total) e coxas (flexores do joelho mais extensores do joelho, dividido pela área da seção transversa muscular total) de pessoas treinadas e destreinadas, a força isocinética máxima mostra um padrão similar quando expressa em termos absolutos, em relação à massa corporal, em relação à massa livre de gordura e em relação à área da seção transversa do músculo (ver Tabela 9.3). Os valores de 1RM de extensão de joelho e de flexão de cotovelo da mulher foram informados como sendo 80 e 70%, respectivamente, em relação ao homem quando expressos em relação à massa livre de gordura (Miller et al., 1992). Entretanto, quando expressos em relação à área da seção transversa do músculo, não é observada diferença significativa entre os sexos (Miller et al., 1992). Desta forma, a área da seção transversa do músculo pode responder pela maior parte da diferença na força entre homens e mulheres.

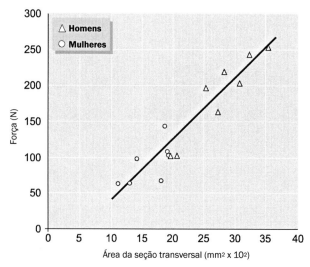

FIGURA 9.5 A força do flexão de cotovelo tem uma correlação significativa com a área da seção transversal dos flexores de cotovelo (r = 0,95) num grupo composto pelos dois sexos.

Adaptada, com permissão, de A.E.J. Miller et al., 1992, "Gender differences in strength and muscle fiber characteristics," *European Journal of Applied Physiology* 66: 254-264. © Springer-Verlag.

TABELA 9.3 **Relação do torque isocinético máximo em 30°/s em relação à massa corporal total, massa corporal magra e área de seção transversal do músculo**

	Torque absoluto		Torque/MCT		Torque/MLG		Torque/AST	
	Flexores de cotovelo	Flexores de joelho	Flexores de cotovelo	Flexores de joelho	Flexores de cotovelo	Flexores de joelho	Flexores de cotovelo	Flexores de joelho
Mulheres destreinadas (% dos homens)	52	73	68	97	74	105	95	101
Mulheres treinadas (% dos homens)	66	79	84	102	92	112	98	98

MCT = massa corporal total; MLG = massa livre de gordura; AST = área da seção transversal.

Dados de Castro et al., 1995.

Algumas pesquisas demonstram diferenças na força entre os sexos, apesar de terem sido expressados em relação à área da seção transversa. Essas pesquisas demonstraram diferenças percentuais significativas na área da seção transversal do músculo tanto em adultos jovens (6% maiores nos homens) quanto em fisiculturistas competitivos (10% maior nos homens) (Alway, Grumbt et al., 1989; Kent-Braun, Ng e Young, 2000). As duas pesquisas mostraram uma correlação significativa entre a força máxima e o tamanho do músculo, mas as diferenças de força entre os sexos não puderam ser totalmente explicadas unicamente pela área da seção transversa do músculo. As diferenças podem, também, ter sido relacionadas à menor atividade eletromiográfica integrada durante ações musculares voluntárias máximas nas mulheres, maior tempo de atraso eletromecânico, ou ambos (Kanehisa et al., 1994). É possível que o método para determinar a área de seção transversal muscular afete os resultados, pois foi usado ultrassom. Seja como for, qualquer diferença na força máxima relativa ao tamanho do músculo não tem possibilidade de estar relacionada a tecido não contrátil num músculo, já que não foram observadas diferenças significativas em tecido não contrátil entre os sexos. Logo, em algumas pesquisas, as mulheres mostraram menor força em relação à área de seção transversal do músculo do que os homens. Uma vez mais, essa área de pesquisa necessita mais atenção.

Diferenças entre os sexos na produção de potência

Há também diferenças entre os sexos na produção de potência, fator importante e determinante do sucesso em muitos esportes e atividades. No levantamento olímpico, a capacidade de potência tem papel essencial no desempenho. A média no arranque de mulheres destreinadas é de 54% da média dos homens, ao passo que, após 24 semanas de treinamento resistido, a média das mulheres no arranque aumenta para 66% da média de homens destreinados (Kraemer et al., 2002). Em 2012, os recordes mundiais de levantamento de peso olímpico na classe dos 63 kg para mulheres era de 143 kg nos dois tempos do arremesso (*clean* e *jerk*) e de 117 kg no *snatch*,

enquanto nos homens, na classe dos 62 kg, os recordes eram de 182 kg no *clean* e *jerk* de 153 kg no *snatch*. Os recordes mundiais femininos foram 79 e 76% dos homens no *clean* e no *jerk*, respectivamente. Portanto, no mundo competitivo do levantamento de peso, as mulheres parecem estar atingindo um percentual mais alto e mais próximo ao desempenho dos homens. Entretanto, o desempenho máximo de uma mulher em levantamentos olímpicos, ainda que impressionante, é inferior ao dos homens, em termos absolutos e relativos à massa corporal total.

A produção de potência em atividades de salto parece diferir entre homens e mulheres se não corrigida pela massa livre de gordura. Há relatos de que a média do salto vertical máximo da mulher é de 54 a 79%, e 75% do salto em distância de pé na comparação com a média produzida pelo homem médio (Colliander e Tesch, 1990b; Davies, Greenwood e Jones, 1988; Maud e Shultz, 1986; Mayhew e Salm, 1990). Mesmo em jogadores de vôlei na Primeira Divisão norte-americana, os homens mostram ter um salto vertical 48% mais alto que as mulheres (McCann e Flanagan, 2010), sugerindo que mesmo em atletas altamente treinados, ainda é observada uma discrepância substancial na potência máxima. A potência gerada pelas mulheres durante o salto em distância por unidade de volume magro da perna é significativamente menor do que a gerada pelos homens (Davies, Greenwood e Jones, 1988). Se levada em conta a massa livre de gordura, a capacidade da mulher no *sprint* e na subida máxima de escadas (teste de Margaria-Kalamen) é de 77% e 84 a 87%, respectivamente, na comparação com os homens (Maud e Shultz, 1986; Mayhew e Salm, 1990). Entretanto, a capacidade do salto vertical, quando expressa em relação à massa livre de gordura, mostra apenas diferenças pequenas (0-5,5%) entre os sexos (Maud e Shultz, 1986; Mayhew e Salm, 1990). Logo, diferenças entre os sexos na produção de potência durante atividades de salto, conforme abordado, podem ser bastante diminuídas com uso de correções relativas dos valores absolutos.

Testes relativos de produção de potência de membros inferiores do corpo usando o teste de Wingate mostraram resultados mistos em termos de se os homens são ou não mais fortes que as mulheres. A capacidade de *sprints* no ciclismo (teste de Wingate de 30 segundos) não é significativamente diferente (diferença de 2,5%) entre os sexos quando expressa em relação à massa livre de gordura (Maud e Shultz, 1986). Foi observada uma forte correlação ($r = 0,73$) entre a potência média produzida no teste de Wingate e a massa livre de gordura em lutadores da modalidade greco-romana de elite de ambos os sexos (Vardar et al., 2007). Esses dados indicam que, conforme o esperado, quantidades maiores de massa livre de gordura estariam associadas a desempenhos de potência melhores e que os homens, como têm maior massa livre de gordura do que as mulheres, também teriam maior potência. Porém, a pesquisa não conseguiu normalizar a potência por massa livre de gordura devido à pequena população pesquisada. Numa população de sujeitos muito maior (1.585 atletas homens universitários da Primeira Divisão) foi avaliada a potência de pico relativa e, os homens produziram em média 11,65 (W × kg⁻¹), ao passo que as mulheres tiveram uma média de 9,59 (W × kg⁻¹) (Zupan et al., 2009), mostrando uma grande diferença por sexo e contradizendo os achados da pesquisa anterior (Maud e Shultz, 1986). Assim, embora os resultados dos testes de Wingate tenham sido inconclusivos, os homens parecem ter uma produção de potência de membros inferiores mais alta do que as mulheres numa pesquisa de grande porte.

As mulheres mostraram uma potência isocinética mais baixa do que os homens, exceto quando expressa em termos de potência relativa. A potência isocinética concêntrica da extensão de joelho ($300^\circ \cdot s^{-1}$) de mulheres, quando expressa em termos absolutos, em relação à massa corporal, à massa livre de gordura e à massa magra da perna sem os ossos é, respectivamente, 62, 34, 18 e 13% menor do que a dos homens (Neder et al., 1999). Essa diferença é estatisticamente significativa, até ser expressa em relação à massa magra da perna sem os ossos. Correções quanto ao tamanho relativo dos músculos podem eliminar diferenças entre sexos na potência isocinética. Um fator capaz de influenciar a potência isocinética é o tempo necessário para atingir a velocidade de pico. Brown e colaboradores (1998) informaram que, durante extensão isocinética de joelho, as mulheres exigem uma porção maior da amplitude de movimento que os homens para alcançar a velocidade máxima.

A produção de potência absoluta máxima também mostra algumas diferenças sutis entre os sexos quando examinada como um percentual de 1RM em homens e mulheres jogadores de futebol (Thomas et al., 2007). No supino, os homens mostraram a produção mais alta de potência máxima a 30% de 1RM, enquanto as mulheres tiveram uma produção de potência máxima não diferente, entre 30 e 50% de 1RM. No exercício de salto com agachamento, a potência máxima ocorreu numa maior variação percentual de 1RM para as mulheres (30-50% de 1RM no agachamento) do que os homens (30-40% de 1RM no agachamento). No exercício *hang pull*, não

foram encontradas diferenças entre os sexos. Uma quantidade de fatores pode ser responsabilizada por essa diferença, inclusive condição de treinamento ou força absoluta. Seja como for, parece que as mulheres conseguem produzir potência de pico num percentual mais alto de 1RM, fazendo com que a produção de potência pareça relativamente menor na comparação com os homens quando usado um percentual baixo de 1RM.

Ainda que esses dados não sejam consistentes, a justificativa do por que as mulheres geraram menos potência por volume de unidade do músculo é ainda buscada. No entanto, a quantidade de pesquisas voltadas a esse tópico é limitada. A produção de potência em altas velocidades de movimento seria influenciada se a curva de força-velocidade fosse diferente entre homens e mulheres. Porém, parece que a queda na força com o aumento da velocidade concêntrica do movimento é similar nos dois sexos (Alway, Sale e MacDougall, 1990; Griffin et al., 1993), e a velocidade de pico durante extensão de joelho não é diferente entre os sexos (Houston, Norman e Froese, 1988). A taxa de produção de força é em média mais lenta na mulher do que no homem (Komi e Karlsson, 1978; Ryushi et al., 1988), mas isso por si só é uma medida de potência e não uma resposta à pergunta principal. Conforme antes descrito, as diferenças na proporção de área de fibras do tipo II e tipo I possivelmente produzem diferenças na potência entre os sexos. Essa disparidade também pode ter relação com diferenças neurais entre os sexos, o que afeta o recrutamento das fibras musculares, diferenças estas que podem ser atribuídas a uma menor ativação durante a atividade física na infância.

As mulheres parecem produzir menos potência relativa do que os homens em levantamentos olímpicos e testes de Wingate, embora não em todas as atividades de salto ou isocinéticas. Conforme abordado na seção anterior "Diferenças na Força Relativa", a normalização pela massa livre de gordura tende a ser corrigida em excesso para medidas de membros inferiores do corpo. Isso significa que, em relação à massa livre de gordura total, uma medida normalizada para a potência de membros inferiores do corpo seria maior nas mulheres do que nos homens; apesar disso, foram observadas diferenças na potência em algumas medidas. Entretanto, está claro que a correção apropriada deve ser feita e que, quanto mais próxima for à correção da área de seção transversal das fibras musculares (que não superestima a correção), maior é a probabilidade de encontrar diferenças entre os sexos. Além disso, outros fatores, como o percentual de 1RM em que a potência é testada, ou a amplitude de movimento permitida, podem ter grande impacto nas diferenças observadas. Logo, semelhante à força máxima, a diferença no tamanho dos músculos pode responder pelas diferenças na produção de potência máxima entre os sexos.

Ângulo de penação

O ângulo de penação e o comprimento de uma fibra muscular estão associados às capacidades de força e velocidade de encurtamento da fibra muscular. O **ângulo de penação** refere-se ao ângulo da direção da força da fibra muscular em relação à direção da linha de ação de força do músculo inteiro, ou à direção da linha de ação de força necessária para produzir movimento em uma articulação (ver Capítulo 3 e Figura 3.13). Ângulos de penação maiores podem permitir um maior grau de alojamento de fibras musculares, resultando em maior força exercida sobre um tendão para o mesmo volume muscular. A ultrassonografia mostrou ângulos de penação maiores nos homens do que nas mulheres, embora a diferença varie por grupo muscular. Por exemplo, os ângulos de penação de homens e mulheres foram: no tibial anterior, 9,4° e 8,7°; no gastrocnêmio lateral, 14,1° e 11,8°; no gastrocnêmio medial, 18,6° e 15,8°; e no sóleo, 20,0° e 15,2°, respectivamente (Manal, Roberts e Buchanan, 2008). Infelizmente, não foi realizado teste estatístico inferencial para saber se houve diferenças entre homens e mulheres. Essas diferenças pareceram aumentar assim que os sujeitos realizaram contração voluntária máxima.

Diferenças entre os sexos também foram observadas no desempenho do salto vertical em jogadores de vôlei, explicadas por diferenças na morfologia muscular. A arquitetura dos músculos como o vasto lateral, o gastrocnêmio medial e o gastrocnêmio lateral foi analisada em repouso, por ultrassonografia. Foram observadas relações significativas entre o tamanho do vasto lateral e o desempenho ao saltar ($r = 0,49 - 0,50$) e nas relações não lineares entre parâmetros de tamanho muscular e ângulos de penação ($R^2 = 0,67, 0,77$) (Alegre et al., 2009). Uma vez mais, são necessárias mais pesquisas para que se compreenda melhor o papel do ângulo de penação das fibras musculares nas diferenças de desempenho entre os sexos.

Em termos de comprimento das fibras musculares, as mais longas têm mais sarcômeros organizados em série, o que permite uma maior excursão muscular e velocidade de contração. Apenas uns poucos estudos examinaram o efeito do sexo nessa característica das fibras musculares. Nos músculos gastrocnêmio (medial e lateral) e sóleo, há relatos de que as mulheres têm maior comprimento médio das fibras musculares e maior variação no comprimento das fibras (Chow et al., 2000), enquanto os homens evidenciaram maiores ângulos de penação nesses mesmos músculos. Por outro lado, o comprimento dos fascículos do tríceps (cabeça longa), do vasto lateral e do gastrocnêmio (medial) não foram relatados como diferentes entre os sexos (Abe et al., 1998), embora outra pesquisa tenha relatado que as mulheres evidenciam comprimentos maiores dos fascículos nesses mesmos músculos. A espessura dos músculos também parece ser significativamente maior nos homens que nas mulheres (Kubo et al., 2003).

Correlações positivas e significativas foram observadas entre o ângulo de penação e a espessura muscular (o ângulo de penação aumenta à medida que a espessura do músculo aumenta) (Abe et al., 1998; Ichinose et al., 1998). A maior espessura muscular em homens (Abe et al., 1998; Chow et al., 2000) pode ser o motivo de terem ângulo de penação maior. Uma vez que relativamente poucas pesquisas examinaram essas características, não há conclusões sólidas sobre diferenças entre os sexos no que tange ao comprimento das fibras musculares e aos ângulos de penação. Entretanto, independentemente do sexo, é possível que aumentos no tamanho dos músculos em resposta a treinamento resistido provavelmente resulte em aumentos no ângulo de penação.

Treinamento para mulheres

Discussões sobre se as mulheres podem se beneficiar com treino resistido parecem ter desaparecido da comunidade científica. Tem sido dada mais atenção ao tipo de programa mais eficiente (Kraemer,1993, 2005; Marx et al., 2001; Nichols, 2007; Schuenke et al., 2012; Staron, 1989). No momento, as pesquisas demonstram apenas benefícios positivos de um programa elaborado e implementado corretamente para as mulheres e para os homens. Elas demonstram incrementos de força significativos, bem como conversões de tipo de fibra muscular (Kraemer, 1993, 2005; Staron, 1989) e aumentos na densidade mineral óssea (Nichols, 2007) em decorrência de programas elaborados de forma apropriada. Pesquisas até agora indicam que o treino resistido costuma ser, no mínimo, tão benéfico para mulheres quanto para homens, senão mais, já que seus ganhos relativos podem ser maiores em consequência de uma maior janela de adaptação.

Aumentos na força

Quando fazem o mesmo programa de treino resistido que os homens, as mulheres costumam ganhar força na mesma proporção ou mais rápido que os homens (Cureton et al., 1988; Lemmer et al., 2000, 2007; Wilmore, 1974; Wilmore et al., 1978). Durante um programa de treino resistido de 24 semanas (ver Figura 9.6) e outro de 16 semanas (ver Figura 9.7), em geral, as mulheres ganharam força numa taxa igual ou maior que a dos homens. Estes podem demonstrar aumentos absolutos maiores na força que as mulheres, mas elas costumam evidenciar os mesmos, ou maiores, aumentos relativos em relação aos homens. Após 24 semanas de treino resistido, mulheres jovens (20-30 anos) e idosas (65-75 anos) incrementaram a 1RM de membros superiores e inferiores do corpo. Na comparação com os homens, não houve diferença no ganho de força de membros inferiores quando combinados os resultados da extensão de joelho, flexão de joelho e *leg press*. Mas os ganhos na força de membros superiores encontrados no supino, na puxada, no desenvolvimento

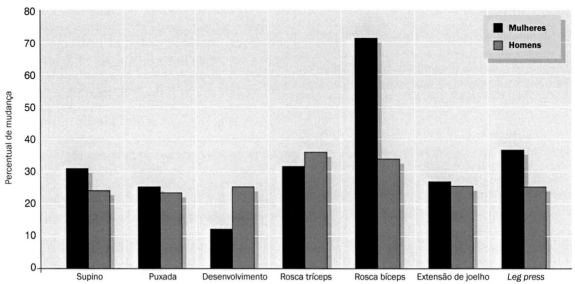

FIGURA 9.6 Alterações da força em homens e mulheres após programa de treinamento resistido de 24 semanas.
Dados de Lemmer et al., 2001.

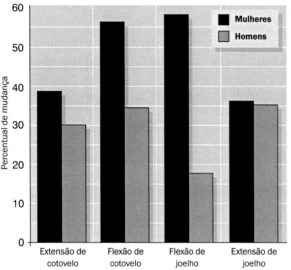

FIGURA 9.7 Alterações na força de homens e mulheres após um programa de treino resistido de 16 semanas.
Dados de Cureton et al., 1988.

e na rosca tríceps foram significativamente mais baixos nas mulheres (Lemmer et al., 2007). Apesar das mulheres terem incrementado significativamente a força máxima em resposta ao treinamento, a força máxima média da mulher (1RM no agachamento livre, supino, *clean high pull*) ainda é significativamente inferior aos valores médios da força máxima de homens destreinados após seis meses de treino resistido (Kraemer, Mazzetti et al., 2001).

Tem sido proposto que os ganhos de força na mulher podem chegar a um platô após três a cinco meses de treinamento, com possibilidade de não acontecer uma progressão de forma tão rápida quanto nos homens após

esse ponto (Häkkinen, 1993; Häkkinen et al., 1989). Quando aparente, esse platô pode ter relação com o tipo de programa de treino realizado. Programas periodizados com séries múltiplas realizados por mulheres não mostraram platôs em força, potência e composição corporal durante seis a nove meses de treinamento (Kraemer et al., 2000; Kraemer, Mazzetti et al., 2001; Marx et al., 2001), ao passo que programas de série única, não variados, mostraram platôs em força, potência e composição corporal após três a quatro meses de treino (Kraemer et al., 2000; Marx et al., 2001). Isso indica que, tal como nos homens, programas periodizados ou com alto volume podem ajudar as mulheres a evitar platôs de treinamento. Portanto, uma exigência crônica importante nos treinamentos para mulheres e homens seria o uso da periodização do treinamento para otimizar intensidade, volume e recuperação ao longo de programas de treino resistido a longo prazo.

Hipertrofia

Algumas mulheres não praticam treinamento resistido com altas cargas por acreditarem que seus músculos hipertrofiarão excessivamente e que poderão parecer menos femininas. Esse tipo de receio pode limitar o uso de cargas pesadas e, assim, limitar os benefícios à saúde, como o desenvolvimento de ossos e tendões e outras adaptações do tecido conectivo, capacidade funcional e desempenho físico. Cargas pesadas devem ser incluídas num programa de treinamento para recrutar todo o conglomerado de unidades motoras. Ainda que a hipertrofia de fibras musculares do tipo I e fibras musculares do tipo II (tipos IIa e IIx) possa ocorrer em mulheres que realizam treinamento resistido (Staron et al., 1989, 1991), os músculos da maioria das mulheres não hipertrofiam muito na maioria das vezes, aparentemente em razão de uma quantidade baixa de fibras musculares.

Mulheres hipertrofiam em decorrência de programas resistidos elaborados corretamente e usando cargas de moderadas a pesadas (tal como 10RM e zonas RM mais baixas). Entretanto, cargas leves resultam em mudanças limitadas na hipertrofia das fibras musculares. Isso ficou demonstrado numa pesquisa com mulheres destreinadas de 20 anos de idade, após a realização de arranjos diferentes de cargas durante o programa de treino resistido de membros inferiores, constituídos pelos exercícios *leg press*, agachamento e extensão de joelho (Schuenke et al., 2012). Em zonas de treino com cargas de 6 a 10RM e 20 a 30 RM realizadas dois dias por semana na semana inicial e três dias por semana nas cinco semanas restantes, somente a zona de 6 a 10RM produziu hipertrofia em fibras musculares dos tipos I e II. Isso demonstrou que, mesmo na fase inicial do treinamento, cargas mais pesadas resultaram em alterações maiores na hipertrofia de fibras musculares. O grupo de treino resistido com carga mais leve não resultou em alterações na hipertrofia das fibras musculares. No mundo atual do condicionamento físico, é frequente que pessoas realizem treinamento com cargas leves e muitas repetições, uma vez mais deixando as mulheres receosas de muito desenvolvimento muscular. Isso limita os benefícios obtidos com os programas.

Foram observados incrementos na força isométrica e dinâmica dos flexores de cotovelo e na área da seção transversa (AST) do bíceps braquial, medida por ressonância magnética, em homens e mulheres após realizarem 12 semanas de treinamento progressivo de resistência dinâmica externa constante. Em razão do treino resistido, os homens obtiveram ganhos absolutos significativamente maiores na AST do bíceps braquial ($4,2 \pm 0,1$ cm^2 vs. $2,4 \pm 0,1$ cm^2 nas mulheres), e ganhos relativos significativamente maiores na AST do bíceps braquial ($20,4 \pm 0,6$ vs. $17,9 \pm 0,5$%) comparado com as mulheres. Embora os homens tenham demonstrado ganhos absolutos maiores em 1RM dos flexores de cotovelo ($4,3 \pm 0,1$ kg vs. $3,6 \pm 0,1$ kg), as mulheres tiveram incrementos relativos significativamente maiores em 1RM do que os homens ($64,1 \pm 2,0$ vs. $39,8 \pm 1,4$%). Da mesma forma, os homens demonstraram ganhos absolutos maiores na força isométrica, mas significativamente menores na força isométrica relativa ($9,5 \pm 0,6$ kg vs. $6,1 \pm 0,3$ kg e $22,0 \pm 1,1$ vs. $15,8 \pm 1,1$%, respectivamente).

Geralmente, as mulheres têm aumentos pequenos, embora significativos, no tamanho dos músculos; isto foi demonstrado pelos incrementos na circunferência do braço e musculatura da coxa observados após seis meses de treinamento com pesos (Kraemer et al., 2002; Nindl et al., 2000). Mulheres previamente destreinadas demonstram ganhos maiores nos braços do que nas coxas

quando usadas análises de ressonância magnética para cálculo das áreas da seção transversal do músculo (Kraemer et al., 2004). Embora muitas mulheres se preocupem com medidas de circunferência, o maior aumento em várias circunferências do corpo nas mulheres após dez (Wilmore, 1974), 12 (Boyer, 1990) ou 20 semanas (Staron et al., 1991) de treino resistido foram de 0,6, 0,4 e 0,6 cm, respectivamente. Após seis meses de programa de treinamento resistido, um grupo de atletas mulheres mostrou aumentos de 3,5, 1,1 e 0,9 cm (5, 4 e 2%) em circunferências de ombro e porção superior do braço e da coxa, respectivamente (Brown e Wilmore, 1974). Aumentos maiores que a média na massa livre de gordura e em circunferências dos membros em algumas mulheres podem estar relacionados com outros fatores como, por exemplo, disposição genética, quantidade de fibras musculares ou maiores concentrações circulantes de androgênios adrenais. Com o programa de dez semanas, as circunferências de quadril, coxa e abdome realmente diminuíram 0,2 a 0,7 cm. Durante três programas diferentes de 12 semanas, a circunferência abdominal diminuiu de 0,2 a 1,1 cm (Boyer, 1990). A conclusão de que o treino resistido em mulheres não resulta em mudanças ou em mudanças pequenas nas circunferências corporais é sustentado por outras pesquisas (Capen, Bright e Line, 1961; Häakkinen et al., 1989; Staron et al., 1994; Wells, Jokl e Bohanen, 1973). Considerando que o músculo ocupa menor espaço que a gordura, as pesquisas, na verdade, mostram mulheres ficando mais magras do que grandes (isto é, mais musculosas). Portanto, elas não correm risco de hipertrofia excessiva, conforme indicado por alterações em circunferências dos membros, com programas de treino resistido progressivos com cargas pesadas.

Uma das consequências de grandes incrementos em hipertrofia muscular pode ser o aumento das circunferências do corpo. Elas, entretanto, podem não se alterar em razão de reduções no tecido adiposo em membros ou partes do corpo, algo que esconde qualquer aumento de circunferência em razão do incremento da massa muscular (Mayhew e Gross, 1974). Uma vez que o tecido muscular é mais denso do que o tecido adiposo, um aumento na massa muscular acompanhado de uma diminuição no tecido adiposo que iguale o ganho na massa muscular resultará numa pequena redução nas circunferências do corpo. As pesquisas de treinamento de 10, 12 e 16 semanas antes referidas demonstraram reduções na espessura de dobras cutâneas, indicando uma diminuição na gordura subcutânea. Entretanto, pode haver diferenças localizadas no corpo, na capacidade de perda de tecido adiposo e ganhos em massa muscular (Fleck, Mattie e Martensen, 2006; Nindl et al., 2000). Por exemplo, após seis meses de um programa de treino resistido periodizado e treino aeróbio, as mulheres mostraram uma perda importante na massa adiposa, mas nenhuma alteração na massa magra nos braços e no tronco. Isso resultou numa redução nas circunferências de braço e tronco.

O uso da periodização ao longo de período de treino de seis meses acarretou em aumentos significativamente maiores na área de seção transversa dos braços, mais do que nas coxas de mulheres; foi usada análise por ressonância magnética nessa pesquisa (Kraemer et al., 2004 (ver Figura 9.8). Além disso, com uso da sequência de carga de 8 a 3RM, foram observados incrementos individuais maiores na área de seção transversa da musculatura da coxa. É claro que, em virtude da não realização de treinamento nos braços previamente ao treino, as mulheres demonstraram incrementos exacerbados nessa musculatura devido à maior janela de adaptação. A ausência de aumentos ou mesmo pequenas reduções na circunferência do corpo estimulam as mulheres a querer aumentar a força e a ter uma aparência de condicionamento físico firme de musculatura treinada, mas sem aumentos das circunferências corporais.

Homens e mulheres mostram alterações relativas similares na hipertrofia com exercícios de força. O aumento na área de seção transversal do músculo após treino isométrico (Davies, Greenwood e Jones, 1988) e após treino dinâmico com carga externa constante (Cureton et al., 1988; O´Hagan et al., 1995b) demonstrou incrementos relativos similares entre os sexos. Após oito semanas de treino resistido, foram observados incremen-

tos gradativos similares na área da seção transversal das fibras musculares de ambos os sexos, embora não estatisticamente diferentes (Staron et al., 1994). Essas informações indicam que alterações no músculo inteiro e na área da seção transversal durante um período inicial de treino de curto prazo são similares entre os sexos. Quando implementado um programa de treinamento resistido de curto prazo e focalizado (de seis a oito semanas) em homens e mulheres destreinados, são observados aumentos significativos com programas de treino resistido moderados e intensos (3 a 11RM) na área de seção transversal das fibras musculares, mas não quando usados pesos muito leves (> 20RM) (Campos et al., 2002; Schuenk et al., 2012). Uma diferença entre os sexos é que a transformação das cadeias pesadas de miosina de tipo IIx para tipo IIab para tipo IIa ocorre numa proporção mais rápida nas mulheres que nos homens (Staron et al., 1994). Conforme abordado na seção anterior, a área da seção transversal das fibras musculares do tipo II de mulheres destreinadas é menor que a dos homens (Alway et al., 1992; Alway, Grumbt et al., 1989). Essa diferença entre os sexos pode resultar num maior potencial de hipertrofia em fibras tipo II nas mulheres e, de fato, já foi demonstrada essa tendência em mulheres que treinavam com pesos os membros inferiores do corpo (Staron et al., 1994); elas evidenciaram hipertrofia das fibras musculares (vasto lateral) de 25, 23 e 11% em fibras tipo IIa, IIx e I, respectivamente. Os homens demonstraram uma dife-

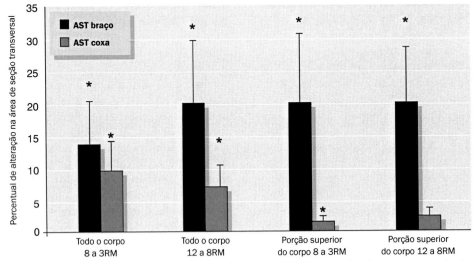

FIGURA 9.8 Aumentos percentuais dos braços e das coxas de mulheres, analisados por ressonância magnética, que participaram de um programa de treinamento resistido para todo o corpo ou para a porção superior do corpo todo de maneira periodizada. Foram usadas variações diferentes na periodização, sendo que um grupo realizou uma variação de 8RM para 3RM e outro de 12RM para 8RM, num modelo linear de periodização, durante seis meses. A especificidade dos exercícios é mostrada com clareza: mulheres que não treinaram membros inferiores não apresentaram alterações na área da seção transversa da musculatura da coxa. Além disso, os braços dessas mulheres foram mais responsivos ao treino, potencialmente em razão da falta de treino significativo dos braços em seus programas de atividades usuais.

*p ≤ 0,05 a partir do valor pré-treinamento. Os valores dos braços foram significativamente mais altos do que os das coxas nos grupos que treinaram o corpo inteiro.

Dados de Kraemer et al. 2004.

rença menos exacerbada na hipertrofia do tipo de fibra IIa, IIx e I, respectivamente de 19, 20 e 17%, após realizarem um programa idêntico de treino resistido (Staron et al., 1994). Aumentos relativos na área da seção transversa nas fibras tipo II na parte superior do corpo (bíceps) parecem similares entre os sexos (O'Hagan, 1995b). Logo, podem existir algumas diferenças entre os sexos na resposta de hipertrofia das fibras musculares a vários programas de treino resistido.

Consumo de oxigênio de pico

O consumo de oxigênio de pico relativo (mL · kg^{-1} · min^{-1}) de mulheres aumenta em média 8% como resultado de oito a 20 semanas de treinamento com pesos em circuito; o dos homens aumenta em média 5% ao longo do mesmo período (Gettman e Pollock, 1981). As capacidades de resistência cardiorrespiratória média da mulher, consequentemente, aumentam mais do que a do homem após um treinamento com pesos em circuito. A razão para que o consumo de oxigênio de pico delas aumente mais que o deles não é clara, mas pode estar relacionada ao nível mais alto, em média, do condicionamento cardiorrespiratório do homem antes do início de um programa de treinamento com pesos em circuito. Surpreendentemente, apesar de pesquisas prévias mostrarem que as mulheres têm uma reação mais favorável ao treino com pesos em circuito, achados recentes indicam que os homens têm respostas agudas mais altas no consumo de oxigênio absoluto e relativo, na pressão arterial sistólica e nas razões de troca respiratória, na comparação com as mulheres (Ortego et al., 2009). No entanto, as respostas agudas mais altas não estão muito claras até o momento e não indicam, necessariamente, que essa diferença entre os sexos influencie adaptações em longo prazo.

As mulheres são capazes de alcançar ganhos maiores no consumo de oxigênio de pico relativo (VO$_2$ de pico) se fizerem um programa de treinamento com pesos em circuito aeróbico, que consiste em exercícios de treinamento resistido intercalados por períodos curtos de treinamento aeróbio. Esse tipo de programa, quando executado utilizando cinco grupos de cinco exercícios de força e movimentos calistênicos, separados por cinco períodos de três minutos de exercício aeróbio, durante 12 semanas de treinamento, resulta em incrementos de 22% no consumo de oxigênio de pico em mulheres que antes não haviam treinado (Mosher et al., 1994). Mas deve haver cuidado para não usá-lo como o único tipo de exercício num programa de treinamento, porque o treino em circuito tem limitações ao dar conta de outras metas de treinamento neuromuscular em razão do uso exclusivo de pesos mais leves. Além disso, quando realizado com muita frequência como um tipo de treino "metabólico exagerado", sem dias de recuperação, podem ocorrer síndromes de *overreaching* (Bergeron et al., 2011).

Composição corporal

Alterações na composição corporal são metas de muitos homens e mulheres que praticam treinamento resistido. Aumentos na massa corporal magra e reduções no percentual de gordura corporal a partir de programas de treinamento resistido de curto prazo (8 a 20 semanas) têm a mesma magnitude nos dois sexos. Homens e mulheres que praticam programas idênticos de treinamento resistido de curto prazo mostram reduções significativas no percentual de gordura corporal, sem grandes diferenças entre os sexos (Staron et al., 2000). Também foi relatado que os dois sexos demonstraram aumentos significativos na massa livre de gordura e nenhuma alteração no percentual de gordura corporal quando realizaram um programa idêntico de treinamento com pesos durante 24 semanas (Lemmer e colaboradores, 2001). Nesse estudo, apenas os homens apresentaram redução significativa na massa adiposa, indicando que as mulheres podem ter mais dificuldade para perder gordura corporal durante o treinamento resistido.

Alterações na composição corporal em diferentes regiões do corpo após o treinamento também podem ser uma consideração importante para mulheres (Nindl et al., 2000). Após seis meses realizando um programa de treinamento com pesos periodizado e exercícios aeróbios, as mulheres demonstraram uma perda de 31% na massa adiposa, sem qualquer alteração na massa magra dos braços. Elas também demonstraram um ganho de 5,5% na massa magra das pernas, mas nenhuma alteração na massa adiposa. Esses resultados indicam que pode ser mais difícil aumentar a massa magra na parte superior do corpo do que na inferior nas mulheres. Entretanto, outros dados contradizem com veemência essa afirmação. Após realizarem vários programas de treinamento com pesos durante seis meses, mulheres previamente destreinadas apresentaram aumentos na área de seção transversal muscular dos braços de aproximadamente 15 a 19% e aumentos na área de seção transversal muscular da coxa de aproximadamente 5 a 9% (Kraemer et al., 2002). Isso indica que a musculatura dos braços sofreu maior hipertrofia do que a da coxa (uma vez mais, ver Figura 9.8).

Essa conclusão é sustentada por outro estudo que observou aumento no tecido magro de membros superiores, mas não nos membros inferiores, de mulheres que fizeram 14 semanas de treino resistido (Fleck, Mattie e Martensen, 2006). Isso sugere a possibilidade de maiores ganhos nos membros superiores de mulheres que não recrutam a musculatura de membros superiores na mesma intensidade que a da porção inferior do corpo em atividades cotidianas e recreacionais. Logo, a necessidade de treino resistido pode ser até maior para reduzir a drástica perda de músculos na porção superior do corpo feminino que ocorre com o envelhecimento (ver Capítulo 11).

Resposta hormonal de mulheres ao treinamento resistido

As respostas hormonais agudas e crônicas ao treinamento resistido de força afetam o ambiente anabólico/catabólico ao qual o tecido muscular é exposto. Isso vale para ambos os sexos e pode explicar, parcialmente, os ganhos no tamanho e na força musculares decorrentes desse tipo de treinamento. Quando se interpreta a resposta hormonal de uma mulher ao treinamento, os efeitos potenciais do ciclo menstrual devem ser considerados, pois as concentrações hormonais podem oscilar, dependendo da fase do ciclo menstrual. Deve ainda ser lembrado que uma baixa concentração de um hormônio não significa, necessariamente, que ele não tenha um papel ativo no controle de alguma função ou processo corporal, como o crescimento de tecidos. Hormônios em baixas concentrações podem ainda afetar uma função corporal devido ao incremento da interação com seus receptores, taxas mais altas de utilização, ou ambos. O possível efeito de uma concentração hormonal baixa é abordado no Quadro 9.1.

Testosterona

Normalmente, os homens apresentam 10 a 40 vezes mais testosterona em repouso na circulação do que as mulheres (Kraemer et al., 1991; Vingren et al., 2010; Wright, 1980). Isso pode explicar, em parte, a maior massa muscular dos homens em relação à das mulheres, pois a testosterona influencia no ciclo de desenvolvimento celular, sendo um sinal agudo para a produção de proteína que interage com uma variedade de processos sinalizadores das células, inclusive a ativação das células satélite e dos neurônios. Entretanto, conforme observado no Capítulo 3, as respostas da testosterona a exercícios de força dependem de vários fatores, inclusive da quantidade de massa muscular ativada e da manipulação das variáveis agudas do programa – especificamente, intensidade e volume do protocolo de exercícios (Fragala et al., 2011a; Kraemer et al., 1991).

Mesmo que as concentrações de testosterona em repouso das mulheres sejam baixas comparadas às dos homens, pequenas alterações em sua concentração podem afetar o crescimento do tecido muscular. Há relatos de aumento significativo na testosterona sérica de mulheres em resposta a uma sessão de treinamento resistido (Cumming et al., 1987; Nindl, Kraemer, Gotshalk et al., 2001). Entretanto, aumentos agudos de testosterona nas mulheres em resposta a uma sessão de treinamento são variáveis e baixos quando comparados aos dos homens (ver Figura 9.9) (Fragala et al., 2011a; Kraemer et al., 1991; Kraemer, Fle ck et al., 1993; Nindl, Kraemer,

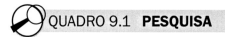

QUADRO 9.1 **PESQUISA**

O ambiente anabólico para hipertrofia muscular nas mulheres

As reações hormonais ao treinamento resistido em homens e mulheres são variadas. Uma das diferenças mais acentuadas entre os sexos reside na testosterona hormonal anabólica. As mulheres têm de 20 a 40 vezes menos concentrações do que os homens desse chamado hormônio masculino. Nos homens, a testosterona é um hormônio importante que sinaliza processos anabólicos numa gama de células-alvo e tecidos, inclusive no musculoesquelético (Vingren et al., 2010). Sabe-se que as concentrações de testosterona na circulação aumentam muito nos homens em resposta a exercícios de força ou, no caso, ao estresse induzido pelo exercício, em geral. É importante salientar aqui que apenas as fibras musculares ativadas têm uma relação ascendente dos receptores de androgênio e a posterior sinalização da testosterona que acaba interagindo com o DNA da célula. Logo, o sinal para a testosterona em resposta ao estresse só ocorre quando um receptor se aglutina ao hormônio para criar o início de uma cascata de sinais. É interessante observar que, embora exercícios aeróbios possam aumentar a testosterona em homens e mulheres, as unidades motoras do tipo I usadas para a realização desse exercício aeróbio submáximo oxidativo levam as fibras associadas a uma regulação descendente dos receptores de androgênio e ligação, juntamente com a subsequente sinalização. Isso demonstra uma diferença nos exercícios aeróbios e de força, em termos de estímulo ao crescimento para ambos os sexos.

As mulheres têm uma resposta drasticamente atenuada de testosterona a exercícios agudos de força, ainda que, surpreendentemente, os receptores de androgênio da mulher façam uma regulação ascendente em resposta a essas pequenas alterações na concentração de hormônio mediante exercícios de força aguda. Apesar de níveis mais baixos de testosterona, as mulheres têm aumentos na área da seção transversa muscular como consequência dos exercícios de força. Interessantes pesquisas mostram que, nas mulheres, os hormônios do crescimento e o fator de crescimento semelhante à insulina tipo I (IGF-1) parecem compensar a resposta atenuada da testosterona para sinalizar o crescimento do tecido muscular e, assim, podem desempenhar um papel mais central na hipertrofia muscular na comparação com o que ocorre nos homens.

Vingren, J.L., Kraemer, W.J., Ratamess, N.A., Anderson, J.M., Volek, J.S., and Maresh, C.M. 2010. Testosterone physiology in resistance exercise and training: The up-stream regulatory elements. *Sports Medicine* 40: 1037-1053.

Gotshalk et al., 2001). Numa pesquisa descrita na Figura 9.9, a concentração de testosterona nas mulheres não foi afetada pela sessão de exercícios de três séries de 10RM, com descanso de um minuto. Em comparação, as concentrações de testosterona nos homens aumentaram consistentemente em resposta a uma sessão idêntica de treino resistido. Embora a maioria das pesquisas com mulheres não demonstrem aumentos significativos de testosterona em resposta a exercícios de força, é interessante ressaltar que há pesquisas que relatam elevações transitórias e significativas na testosterona em resposta a exercícios de força (Nindl, Kraemer, Gotshalk et al., 2001).

Há necessidade de mais pesquisas para determinar os fatores subjacentes que contribuem para essa diferença na reação hormonal nas mulheres e a combinação de variáveis agudas de exercícios que estimulam uma alteração na reação da testosterona. No entanto, está claro que, apesar de uma resposta ao estresse agudo induzido pelos exercícios de força ser menor, os receptores de androgênio das mulheres apresentam um padrão similar ao dos homens na reação e nas interações com a testosterona, demonstrando uma interface ativa com a sinalização da testosterona nas mulheres (Vingren et al., 2009).

Outro fator conhecido que afeta as elevações de testosterona induzidas por treino resistido é o momento do dia em que ocorre o treino. Parece que os homens têm

picos maiores de testosterona quando o treino resistido é realizado em períodos mais tarde no dia. Isso pode ser justificado pelas concentrações maiores em repouso em outros momentos do dia, que podem não permitir picos exacerbados na circulação ou na saliva. Esse efeito na saliva foi observado numa competição de levantamento de peso (Crewther e Christian, 2010). As mulheres não parecem ter a mesma magnitude de resposta da testosterona dependente do horário do exercício, o que pode se dever às concentrações mais baixas de testosterona em repouso em todos os biocompartimentos do corpo, inclusive sangue e saliva.

Curiosamente, as concentrações séricas de testosterona em repouso não são significativamente diferentes entre mulheres destreinadas e levantadoras de peso olímpico de alto nível competitivo (Stoessel et al., 1991). Isso, novamente, confirma o fato de que a testosterona é um hormônio sinalizador e não uma entidade cumulativa que acompanha ganhos na força ou massa tecidual. Foi observado que, após oito semanas de treinamento de força (Staron et al., 1994) e 16 semanas de treinamento de potência (Häkkinen et al., 1990), não houve diferenças nas concentrações séricas de testosterona em repouso em mulheres. Entretanto, outras pesquisas demonstraram que oito semanas de treinamento resistido realizado por mulheres aumentaram significativamente as concentrações de testosterona sérica de mulheres em repouso, bem como a resposta imediatamente pós-exercício, em comparação com a resposta ao exercício no estado destreinado. É bem possível que essa seja uma tentativa do organismo de estabelecer uma nova concentração homeostática mais alta em repouso e otimizar a resposta aguda ao exercício (Kraemer, Staron et al., 1998). Contudo, um fator de confusão potencial é que nenhum desses estudos controlou a fase do ciclo menstrual. Quando ela foi controlada (soro obtido no início da fase folicular), ocorreram aumentos nas concentrações de testosterona em repouso a partir de seis meses de treinamento resistido. Como na pesquisa antes referida, é bem possível que esta seja uma tentativa de estabelecimento de uma base de partida em repouso mais alta no estado de treinado (Enea et al., 2009; (Marx et al., 2001). Além disso, o volume de treinamento afetou a resposta da concentração de testosterona em repouso. Mulheres que realizaram um programa periodizado de séries múltiplas demonstraram um aumento pequeno, porém significativamente maior, na concentração de testosterona de repouso, após três e seis meses de treinamento, do que mulheres que realizaram um programa não variado e com uma única série (Kraemer et al., 1998; Marx et al., 2001). A resposta da testosterona de mulheres parece ter relação com a distribuição localizada de gordura corporal. Mulheres com maior quantidade de gordura nos membros superiores mostram uma resposta acentuada, mas ainda são especulativos os mecanismos subjacentes para isso (Nindl, Kraemer, Gotshalk et al., 2001).

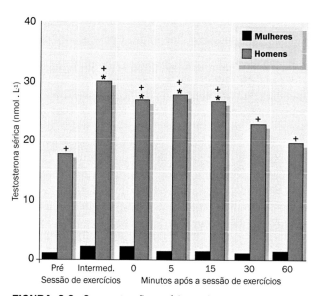

FIGURA 9.9 Concentrações séricas de testosterona em homens e mulheres em resposta à mesma sessão de treino de força. O treino consistiu em três séries de oito exercícios, com carga de 10RM, com descansos de um minuto entre as séries e os exercícios.

* = significativamente diferente do valor pré-exercício do mesmo sexo; + = significativamente diferente do valor para a mulher, no mesmo momento no tempo.

Adaptada, com permissão, de W.J. Kraemer et al., 1991, "Endogenous anabolic hormonal and growth factor responses to heavy resistance exercise in males and females," *International Journal of Sports Medicine* 12: 231.

Cortisol

O cortisol desempenha vários papéis regulatórios no metabolismo e tem efeitos catabólicos no metabolismo proteico (ver Capítulo 3). As concentrações séricas do cortisol de mulheres podem aumentar em resposta a uma sessão de treinamento resistido quando a fase do ciclo menstrual está controlada (Cumming et al., 1987; Kraemer, Fleck et al., 1993; Mulligan et al., 1996); o mesmo pode ocorrer quando a fase do ciclo menstrual não está controlada (Kraemer, Staron et al., 1998). Além disso, volumes de treinamento maiores (1 vs. 3 séries de exercícios) resultam numa resposta elevada de cortisol nas mulheres (Kraemer, Fleck et al., 1993; Mulligan et al., 1996). Da mesma maneira, a resposta de cortisol em homens também depende, em parte, do volume de treinamento.

Parece que o nível de treinamento de um atleta influencia a reação hormonal (Nunes et al., 2010), que pode ocorrer como consequência de estresse dos exercícios, como os de força de alta intensidade. Além disso, o estado emocional de um atleta também pode influenciar a magnitude da reação do cortisol, qualquer seja o sexo. Aumentos significativos de cortisol são observados em atletas dos dois sexos imediatamente antes de uma competição e até uma hora após (Crewther et al., 2011; McLellan et al., 2011). Há hipóteses de que esse pico antecipado no cortisol pode, na verdade, ter efeitos de intensificação do desempenho por meio de elevação da excitação e criação de estresse "positivo", suficiente para impulsionar o desempenho atlético.

Não foram observadas alterações nas concentrações séricas de cortisol no repouso após oito semanas de treinamento resistido (Staron et al., 1994) ou 16 semanas de treinamento potência em mulheres (Häkkinen et al., 1990) quando o ciclo menstrual não estava sob controle. Mas essas concentrações também diminuíram após oito semanas de treinamento resistido quando a fase de ciclo menstrual não estava controlada, e a resposta imediatamente após uma sessão de treinamento resistido estava diminuída, após oito semanas de treinamento resistido, na comparação com a condição destreinada. Isso indica uma diminuição no estresse total em decorrência de alguma combinação de fatores (Kraemer, Staron et al., 1998).

O volume de treinamento pode ser um fator importante para determinar se as concentrações de cortisol em repouso diminuirão ou não em resposta a treino resistido. Mulheres de aproximadamente 30 anos realizaram seis meses de um programa de treinamento resistido periodizado e com séries múltiplas, com controle da fase do ciclo menstrual, e foi observado que as concentrações de cortisol em repouso diminuíram significativamente, ao passo que isto não foi observado para o grupo que treinou com uma única série de exercício (Marx et al., 2001). Reduções nas concentrações de cortisol em repouso parecem diminuir o estresse fisiológico total. Entretanto, em mulheres e homens treinados em força, não foram observadas alterações no conteúdo dos receptores de glicocorticoide nos músculos em resposta aguda ao estresse induzido pelo treino constituído de seis séries de 10RM do exercício agachamento, com períodos de descanso de dois minutos (Vingren et al., 2009). As mulheres, porém, demonstraram uma concentração bem maior de receptores glicocorticoides do que os homens, em todos os momentos, potencialmente evidenciando uma influência mais exacerbada do cortisol em mulheres treinadas em força do que em homens treinados em força, quanto à sinalização catabólica para a célula muscular-alvo. Serão necessárias mais pesquisas para o esclarecimento dessa diferença observada. A ausência de uma regulação ascendente ou regulação descendente dos receptores de glicocorticoide no músculo em resposta ao exercício de força de alta intensidade, ou durante o período de treino de 70 minutos, mensurados do repouso à recuperação, indica uma saturação dos receptores de sinais catabólicos ao músculo a partir de aumentos agudos da concentração de cortisol potencialmente mais impactantes sobre outras células-alvo, como as células imunológicas (Fragala et al., 2011a; Fragala et al., 2011c). Uma vez mais, esses resultados demonstram a necessidade de se observar múltiplos alvos de sinalização hormonal em resposta ao estresse induzido pelo treino resistido. Novamente, durante a fase aguda de exercício e sua recuperação, outras células podem sofrer uma regulação diferente de seus receptores de glicocorticoide. Com seis séries de 5RM do exercício agachamento, e com períodos de descanso de três minutos, os homens têm um conteúdo do receptor de glicocorticoide do linfócito B significativamente mais elevado do que as mulheres, mensurado previamente ao exercício. Entretanto, com exercícios de força de alta intensidade, homens e mulheres mostram reduções significativas no conteúdo desse receptor, seguidas de aumentos significativos observados de uma e seis horas após o exercício (Fragala et al., 2011c). Assim, os receptores-alvo disponíveis para a aglutinação do cortisol podem variar conforme o sexo e tipo de células, bem como o tempo em que se leva para fazer sua mensuração.

Hormônios do crescimento

De acordo com a abordagem detalhada no Capítulo 3, existem diferentes formas do hormônio do crescimento (GH), a partir do polipeptídeo aminoácido original 22 KD 191, derivado do DNA, nos somatotrofos da pituitária anterior até agregados com peso molecular maior ou menor, ou combinações do GH e proteínas aglutinantes. Algumas pesquisas demonstraram que as elevações agudas do hormônio de crescimento em resposta ao exercício de força realizado por mulheres são dependentes da fração do peso molecular examinada e do tipo de ensaio usado (Hymer et al., 2001; Kraemer, Gordon et al., 1991;

Kraemer, Vingren et al., 2009; Kraemer, Nindl et al., 2006; Kraemer, Fleck et al., 1993; Kraemer e Spiering, 2006; Kraemer, Staron et al., 1998; Mulligan et al., 1996). A não ser quando diferentemente observado, definiremos o GH como a forma 22 kD nesta seção do livro, uma vez que tem sido a principal forma de estudá-lo.

Tal como ocorre com os homens, as mulheres respondem a sessões de treinamento resistido (ver Figura 9.10) com um aumento no GH 22 kD sérico. Além disso, muito semelhante ao que acontece com os outros hormônios (testosterona e cortisol), a resposta do GH a exercício de força também depende da manipulação das variáveis agudas do programa (Kraemer et al., 2010; Kraemer e Spiering, 2006). Como nos homens, o aumento agudo no hormônio do crescimento nas mulheres é sensível e reage com o volume total de uma sessão; observou-se uma resposta significativamente maior com sessões de volume de treino maior (uma série vs. três séries de cada exercício) em comparação com sessões de menor volume (Kraemer et al., 1991; Kraemer, Fleck et al., 1993; Mulligan et al., 1996). Sessões com volumes maiores são especialmente eficazes em aumentar a resposta do hormônio do crescimento humano em ambos os sexos quando períodos curtos de repouso (por volta de um minuto) são usados entre as séries e os exercícios, pois a liberação do GH 22 kD está vinculada a concen-

trações baixas do pH e altas de H+, conforme refletido pelas concentrações de lactato no sangue (Kraemer et al., 2010). Conforme referido no Quadro 9.1, os hormônios do crescimento podem desempenhar um papel maior na sinalização de hipertrofia do tecido muscular nas mulheres do que nos homens (Kraemer et al., 2010).

A condição de treinamento também pode afetar a resposta aguda do hormônio do crescimento de mulheres. Foram observados períodos mais longos de tempo para elevar o hormônio do crescimento acima dos valores de repouso em mulheres treinadas há pelo menos um ano em treinamento com pesos (resultando em maior magnitude de resposta desse hormônio), em comparação com mulheres destreinadas em força (Kraemer, Vingren et al., 2009; Kraemer, Nindl et al., 2006; Kraemer e Spiering, 2006; Taylor et al., 2000). A concentração sérica de hormônio do crescimento de repouso nas mulheres não é influenciada por oito semanas (Kraemer, Staron et al., 1998) e por seis meses (Marx et al., 2001) de treinamento resistido. Entretanto, há relatos de que mulheres com pelo menos um ano de experiência em treinamento com pesos demonstraram menor concentração sérica do hormônio do crescimento em repouso, mensurado imediatamente antes de uma sessão de treinamento resistido, quando comparado com mulheres destreinadas em força (Taylor et al., 2000). Mas isso pode ocorrer em razão de alterações homeostáticas nas formas moleculares mais pesadas (Kraemer et al., 2010). Em outras palavras, há várias isoformas de hormônio do crescimento, e o decréscimo pode estar relacionado com uma alteração na forma 22 kD para agregar uma ou mais formas que não são captadas pelo método mais usual de mensuração das contrações de GH. Contudo, até o momento, a resposta aguda e crônica do hormônio do crescimento em repouso (não alteração) são similares entre os sexos em relação ao GH bioativo agregado.

As respostas agudas e crônicas de vários hormônios ao treinamento resistido criam um ambiente anabólico ao qual o tecido musculoesquelético, ósseo e outros tecidos são expostos. A resposta hormonal ao treinamento resistido é responsável, em parte, pelos aumentos em força e em hipertrofia muscular dos dois sexos após treinamento resistido. Embora a resposta da testosterona da mulher ao treinamento resistido pareça mais baixa do que a dos homens, a resposta do hormônio do crescimento a esse treinamento é muito similar entre os sexos. Apesar de não abordados aqui, outros hormônios, como o IGF-I, o luteinizante, o folículo estimulante e o estradiol (ver Quadro 9.2) também podem reagir ao treinamento resistido, afetando então as adaptações das mulheres a longo prazo. Cada hormônio tem alvos específicos e estes podem ser diferentes; juntos, eles interagem para otimizar o ambiente fisiológico para o desenvolvimento de células que vão desde o sistema imune até aquelas dos tecidos conjuntivos (como ossos e tendões), chegando ao musculoesquelético. Logo, os hormônios

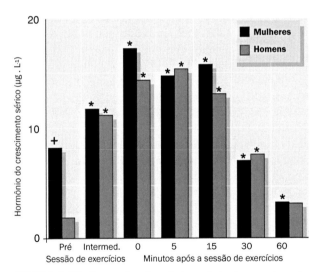

FIGURA 9.10 Concentrações de hormônio do crescimento (22 kD), medidas por ensaio radioimunológico, em resposta a mesma sessão de treino resistido realizada por homens e mulheres. O treino consistiu em três séries de oito exercícios de 10RM, com descansos de um minuto entre as séries e os exercícios.

* = significativamente diferente do valor pré-exercício no mesmo gênero;

+ = significativamente diferente do valor das mulheres no mesmo momento no tempo.

Adaptada, com permissão, de W.J. Kraemer et al., 1991, "Endogenous anabolic hormonal and growth factor responses to heavy resistance exercise in males and females," *International Journal of Sports Medicine* 12: 232.

QUADRO 9.2 **PESQUISA**

O papel do estradiol nas reações endócrinas induzidas por exercícios

Comparadas aos homens, as mulheres têm uma reação inflamatória atenuada ao dano muscular, bem como fadiga mais lenta do que os homens em resposta ao estresse agudo induzido pelo exercício (Fragala et al., 2011a). Essas diferenças, em geral, são atribuídas a níveis hormonais circulantes específicos do sexo – basicamente, o estradiol nas mulheres e a testosterona nos homens. Nelas, o estradiol funciona como um antioxidante e um estabilizador de membrana durante o exercício, em especial em exercícios que induzam altos níveis de estresse oxidativo, como os aeróbios intensos e os de força. O papel protetor do estradiol parece ser um fator primário na atenuação de danos musculares induzidos pelo exercício, sendo evidente na menor reação inflamatória encontrada nas mulheres. Mesmo em repouso, elas têm níveis mais baixos de creatina cinase circulante, um dos marcadores sanguíneos mais comumente avaliados de dano muscular, na comparação com os homens. Embora a reação do estradiol ao exercício de força careça de mais evidências, seu papel protetor indica possuir implicações importantes para as mulheres, em termos de fatigabilidade do tecido muscular e na recuperação do estresse dos exercícios.

Fragala, M.S., Kraemer, W.J., Denegar, C.R., Maresh, C.M., Mastro, A.M., and Volek, J.S. 2011. Neuroendocrine-immune interactions and responses to exercise. *Sports Medicine* 41: 621-639.

sinalizadores aumentam em resposta a um agente estressor, são colocados em circulação no sangue e se agregam a um receptor da célula-alvo para fornecer um sinal; depois, reduzem a concentração e o sinal é finalizado (Fragala et al., 2011a; Kraemer et al., 2010).

Ciclo menstrual

O ciclo menstrual é assunto importante na saúde da mulher. Entender seus elementos básicos é fundamental para profissionais do condicionamento físico que trabalham com as mulheres, já que esse ciclo tem uma relevância fisiológica que afeta de diversas formas, desde a condição nutricional ao desempenho.

Oligomenorréia e amenorreia secundária

As diferenças nos padrões do ciclo menstrual entre as mulheres podem ser consideráveis, e pode ser difícil determinar o que constitui um ciclo menstrual regular ou irregular para cada mulher. Independentemente disso, algumas mulheres que se engajam em treinamento físico, incluindo o de força, têm variações em seus ciclos menstruais. As irregularidades incluem encurtamento da fase lútea (pós-ovulatória) para menos de 10 dias; ausência de ovulação (liberação de um óvulo); **Oligomenorréia**, ciclo menstrual irregular (mais de 36 dias entre fluxos menstruais) em mulheres que antes tinham um padrão menstrual normal e **amenorreia secundária**, a ausência de menstruação por 180 dias ou mais, em mulheres que antes menstruavam regularmente.

Ainda que essas irregularidades possam ser encontradas em mulheres atléticas, o exercício costuma ser secundário ao tópico principal da baixa disponibilidade de energia (isto é, alimento ou ingestão calórica inadequada) (Ducher et al., 2011; Loucks, Kiens e Wright, 2011). Os problemas menstruais em mulheres ativas costumam ter relação com a tríade atlética feminina (alimentação desorganizada, amenorreia e osteoporose), sendo mais frequentes em esportes que enfatizam a massa muscular dos membros inferiores ou sistemas subjetivos de marcação de pontos, como a ginástica e a patinação artística. Na verdade, a deficiência de energia em mulheres ativas pode ser prevista com exatidão com um teste psicológico do anseio pela magreza (DeSouza et al., 2007). Trinta e um por cento de mulheres em esportes ditos de emagrecimento apresentam padrões alimentares desorganizados na comparação com 5,5% da população regular (Byrne e McLean, 2002). A amenorreia primária é observada em 1% da população regular e em 22% das mulheres que participam de grupos especiais de torcida, mergulho e ginástica, todos entendidos como atividades subjetivas. A amenorreia secundária, encontrada em 2 a 5% da população regular, é identificada em 69% das mulheres envolvidas em treino de balé (Abraham et al., 1982).

De 199 levantadoras olímpicas com idade média de 16 anos, 25% relataram ter fluxos menstruais irregulares; apenas três dessas atletas, com idades entre 13 e 15 anos, ainda não tinham começado a menstruar (Liu, Liu e Qin, 1987). A prevalência de Oligomenorréia e de amenorreia secundária em mulheres que não tomam contraceptivos orais foi de 20 e de 2%, respectivamente, em um grupo de praticantes de treinamento resistido recreacional; 71 e 14%, respectivamente, em um grupo de mulheres que tinham competido em pelo menos uma disputa de fisiculturismo (que enfatiza massa muscular muito baixa e julgamento subjetivo) e 9 e 4% em um grupo de mulheres sedentárias (Walberg e Johnston, 1991). Trinta e três por cento das mulheres que competiram em uma disputa de fisiculturismo e que não tomaram contraceptivos orais reportaram Oligomenorréia ou amenorreia secundária (Elliot e Goldberg, 1983). Portanto, alguns esportes ou atividades estão associados a um maior risco de ocorrência de irregularidades no ciclo menstrual.

Em corredoras de distância, maior volume de treinamento, maior intensidade, frequência e duração das sessões de treino são fatores que têm implicação para o aumento do risco de irregularidades menstruais (Cameron, Wark e Telford, 1992; Gray e Dale, 1984; Loucks e Horvath, 1985). Atletas que treinam por longos períodos, diariamente ou durante anos, em altas intensidades, parecem correr maior risco de ter Oligomenorréia e amenorreia secundária. Em treinandas recreacionais de força que não usam contraceptivos orais, a incidência de Oligomenorréia ou de amenorreia é de 22%, enquanto em fisiculturistas competidoras é de 85% (Walberg e Johnston, 1991). Dessa forma, um maior volume ou intensidade no treinamento resistido parece resultar num maior risco de irregularidades menstruais, provavelmente devido a uma maior necessidade de energia. Mesmo em atletas eumenorreicas (que menstruam normalmente), a anovulação, ou deficiência da fase lútea, foi encontrada em 78% das corredoras (DeSouza et al., 1998). Dito isso, nem todas as atletas que desempenham treino de alto volume e intensidade têm irregularidades menstruais. Também é importante observar que a amenorreia e outras irregularidades menstruais costumam resultar de ingestão calórica inadequada para atender as demandas da atleta, em vez de atender as demandas da atividade física por si só.

A incidência de amenorreia é maior em mulheres mais jovens que em mais velhas. Em corredoras, 85% das que relataram amenorreia secundária tinham menos de 30 anos de idade (Speroff e Redwine, 1980). Vários pesquisadores propuseram, também, que o treinamento físico em idade precoce retarda a menarca, e que a menarca tardia está associada a uma maior possibilidade de apresentar amenorreia (Gray e Dale, 1984; Loucks e Horvath, 1985; Nattiv et al., 1994). Uma gravidez anterior está associada ao menor risco de amenorreia (Loucks e Horvath, 1985). Ingesta calórica insuficiente, estresse psicológico, alterações abruptas na composição corporal e irregularidades menstruais prévias estão associados ao maior risco de irregularidades menstruais (Lebenstedt, Platte e Pirke, 1999; Loucks e Horvath, 1985; Nattiv et al., 1994; Shepard, 2000b). Todos esses fatores podem estar associados a distúrbios hormonais, resultando em irregularidades menstruais. Por exemplo, a baixa ingesta calórica durante um programa de treinamento físico pode predispor as mulheres a distúrbios hormonais (secreção de hormônio luteinizante) associados a distúrbios no ciclo menstrual (Williams et al., 1995), ao passo que a ingestão adequada de calorias pode evitar essas alterações.

A amenorreia é grave em termos de consequências para a saúde (Roupas e Georgopoulos, 2011). A restauração da energia é a primeira prioridade em quadros de amenorreia induzida por exercícios (Kopp-Woodroffe et al., 1999). No ambiente atual, a busca de assistência para controle dessas condições perdeu muito do estigma social infundado anteriormente. Uma avaliação de transtornos alimentares deve ser realizada e, se adequado, um tratamento psicológico deve ser planejado (Nattiv et al., 2007). Aumentos no peso costumam restaurar a função menstrual normal e aliviar, em parte, a menor densidade mineral óssea que costuma estar presente nessa população (Mendelsohn e Warren, 2010).

Sintomas pré-menstruais e dismenorreia

Uma das primeiras adaptações a um programa de exercícios é a redução dos sintomas pré-menstruais normais (Prior, Vigna e McKay, 1992), como crescimento das mamas, maior apetite, inchaço e alterações de humor. Mulheres fisicamente ativas e atléticas têm menos dificuldades com os sintomas pré-menstruais do que mulheres sedentárias (Prior, Vigna e McKay, 1992). Entretanto, se o treinamento for reduzido, os sintomas pré-menstruais podem aumentar, especialmente se ocorrer aumento do peso com um decréscimo no volume de treinamento (Prior, Vigna e McKay, 1992). Portanto, atletas com sintomas pré-menstruais excessivos que estão reduzindo o treinamento não devem fazê-lo de forma abrupta e devem evitar grandes aumentos no peso.

A dismenorreia, ou menstruação com dor, pode acompanhar os sintomas pré-menstruais (Prior, Vigna e McKay, 1992). Produção aumentada do hormônio prostaglandina está associada a cólicas uterinas, podendo ser causa de dismenorreia (Dawood, 1983). A dismenorreia é relatada por 60 a 70% das mulheres adultas, com relatos de aumento com as idades cronológica e ginecológica (Brooks-Gunn e Rubb, 1983; Widholm, 1979). Assim como outros sintomas pré-menstruais, a dismenorreia ocorre com menos frequência e é menos grave em atletas do que na população em geral (Dale, Gerlach e Wilhite, 1979; Timonen e Procope, 1971). A redução da frequência e da severidade dos sintomas pré-menstruais e da dismenorreia em atletas pode ser causada por diferenças nas concentrações hormonais ou na tolerância à dor. Seja qual for o caso, o treinamento físico parece diminuir a incidência de sintomas pré-menstruais e de dismenorreia. Algumas pesquisas revisaram estratégias de tratamento para atletas com sintomas pré-menstruais e dismenorreia (Prior, Vigna e McKay, 1992). Os contraceptivos orais são também usados como tratamento da dismenorreia (Lebrun, 1994).

Efeitos das fases do ciclo menstrual na produção de força e no treinamento com pesos

Surpreendentemente, há pouca informação disponível sobre o efeito da fase do ciclo menstrual na força máxima, uma vez que diferenças nos ciclos de treinamento, competições esportivas, controle de natalidade e diferenças individuais entre as reações das mulheres dificultam a determinação de dados definitivos. Lebrun (1994) demonstrou não haver diferenças nas medidas de força entre a fase folicular (do fluxo menstrual até aproximadamente 14 dias após) e a fase lútea (por volta de 14 dias após o fluxo menstrual até o início do próximo). Entretanto, há muita variação no efeito da fase do ciclo menstrual na força máxima das mulheres.

A explicação do por que a força ou o desempenho físico podem variar durante as diferentes fases do ciclo menstrual costuma incluir variações hormonais. Por exemplo, supõe-se que a progesterona tenha um efeito catabólico sobre o músculo, alcançando suas maiores concentrações sanguíneas durante a fase lútea. O cortisol, que também possui efeitos catabólicos, alcança maiores concentrações durante a fase lútea, comparando-se à fase folicular. A testosterona permanece em concentração relativamente constante durante todo o ciclo menstrual, exceto durante a ovulação, período em que ela aumenta. Tais aumentos nos hormônios catabólicos podem ser compensados por uma desinibição de receptores aos hormônios anabólicos. Dessa forma, os receptores podem não interagir com os hormônios catabólicos, mesmo com aumentos de suas concentrações.

Essas alterações hormonais ocorridas durante as fases do ciclo menstrual levaram pessoas a sugerir que o treinamento de força deve ser variado conforme as fases do ciclo menstrual. As variações nas concentrações hormonais resultam em condições apropriadas para um melhor crescimento e reparo musculares na fase folicular do que na fase lútea (Reis, Frick e Schmidbleicher, 1995). Portanto, a intensidade ou o volume do treinamento resistido podem ter que diminuir durante a fase lútea e aumentar durante a fase folicular (Reis, Frick e Schmidbleicher, 1995). Foi feita uma comparação desse plano de treinamento com um plano de treinamento resistido comum ao longo de dois ciclos menstruais consecutivos (aproximadamente 8 semanas) (Reis, Frick e Schmidbleicher, 1995). O treinamento normal consistiu na realização de treino resistido a cada três dias ao longo do ciclo menstrual. O treinamento resistido baseado nas fases do ciclo menstrual consistiu na realização de treinos a cada dois dias durante a fase folicular e uma vez por semana durante a fase lútea. A força isométrica máxima de extensão de joelho aumentou 33% após o treinamento baseado nas fases do ciclo menstrual e 13% com o treino normal. Os aumentos na área de seção transversa muscular do quadríceps femoral foram similares (aproximadamente 4%) nos dois grupos; contudo, a força máxima por área de seção transversa muscular foi significativamente maior com o treinamento desencadeado pelo ciclo menstrual (27 vs. 10%). Correlações significativas entre hormônio, força e área de seção transversal muscular foram mostradas. Por exemplo, o estradiol, no período de treinamento, teve correlação com o aumento da área de seção transversal mus-

cular ($r = 0,85$), e alterações nas concentrações de progesterona entre a primeira e a segunda fases lúteas no período de treinamento correlacionaram-se com os aumentos na força máxima ($r = 0,77$).

Nem todas as informações sustentam a justificativa do plano de treinamento baseado nas fases do ciclo menstrual, em que as condições hormonais durante a fase folicular levam a um maior crescimento e reparo do tecido muscular em comparação às condições observadas durante a fase lútea. Em mulheres destreinadas, uma maior resposta aguda do hormônio do crescimento ao treinamento resistido foi demonstrada na fase lútea em comparação à fase folicular (Kraemer, Fleck et al., 1993). Portanto, embora a variação do treinamento de acordo com as diferentes fases do ciclo menstrual seja uma hipótese atrativa, são necessários mais estudos.

Desempenho durante o ciclo menstrual e problemas menstruais

Lebrun (1994) observou pequena ou nenhuma diferença no desempenho aeróbio e anaeróbio em vários momentos durante o ciclo menstrual. Não foram observadas diferenças na capacidade aeróbia entre as fases lútea intermediária e folicular intermediária com corrida de pequena distância durante o ciclo (Shaharudin, Ghosh e Ismail, 2011). Entretanto, reduções no desempenho durante a fase pré-menstrual ou menstrual foram observadas; os melhores desempenhos ocorreram durante o período pós-menstrual imediato e o 15º dia do ciclo menstrual (Allsen, Parsons e Bryce, 1977; Doolittle e Engebretsen, 1972; Lebrun, 1994). Da mesma forma, a potência de pico, a capacidade anaeróbia e a taxa de fadiga (no teste de Wingate) foram negativamente afetadas durante a fase folicular, em comparação com a fase lútea (Masterson, 1999). Variações individuais nos efeitos da fase do ciclo menstrual sobre o desempenho podem ser substanciais; algumas atletas até percebem uma melhora no desempenho durante a menstruação (Lebrun, 1994).

As razões para a diminuição do desempenho durante a fase pré-menstrual ou menstrual podem estar associadas a muitos fatores, incluindo autoexpectativas, atitudes negativas em relação à menstruação e ganho de peso. Embora o efeito do controle dos sintomas pré-menstruais e da dismenorreia com contraceptivos orais não esteja esclarecido, há pesquisas retrospectivas e evidências não representativas que demonstraram aumentos no desempenho com uso dos contraceptivos orais (Lebrun, 1994). O provável efeito prejudicial no desempenho atlético dos sintomas pré-menstruais ou da dismenorreia levou alguns pesquisadores a recomendarem o uso dos contraceptivos orais ou injeções de progesterona para assegurar que a menstruação não ocorra durante competições importantes (Liu, Liu e Qin, 1987). Entretanto, desempenhos de medalhistas olímpicos ocorreram durante todas as fases do ciclo menstrual. O efeito desse ciclo no desempenho não está claro, sendo, possivelmente, muito específico ao indivíduo. A Oligomenorréia e a amenorreia, embora tendo efeitos potenciais sobre a saúde a longo prazo, como perda óssea, não parece ter efeito no desempenho. Entretanto, distúrbios no ciclo menstrual acompanhados de baixas concentrações de estradiol e progesterona séricas mostram uma reação atenuada do hormônio do crescimento a uma sessão de treino resistido (Nakamura et al., 2011). Isso pode influenciar adaptações a longo prazo ao treinamento resistido. Em geral, a participação em treinamento físico e eventos atléticos durante a menstruação, ou qualquer outra fase do ciclo menstrual, não tem efeito prejudicial na saúde, não devendo ser desencorajada.

Densidade óssea

Alterações na massa ou na densidade dos ossos têm a ver com dois principais tipos de ossos, o esponjoso e o cortical. O osso esponjoso, ou trabecular, tem elevada taxa de renovação e reage mais intensamente a mudanças nas concentrações hormonais do que a exercícios. O osso cortical tem uma taxa de renovação mais lenta e é mais influenciado por tensão mecânica do que o esponjoso (Rico et al., 1994; Young et al., 1994). Na tríade da atleta feminina, com envelhecimento sedentário, e em consequência de condições médicas, a densidade e massa ósseas diminuídas podem ocorrer na coluna lombar, composta predominantemente por ossos esponjosos (Cameron, Wark e Telford, 1992; Prior, Vigna e McKay, 1992; Tomten et al., 1998), e no esqueleto axial ou coluna vertebral, basicamente composto por ossos corticais (Nyburgh et al., 1993; Tomten et al., 1998). Logo, todo o esqueleto de mulheres amenorreicas, incluindo atletas com essa condição (Nyrburgh et al., 1993), podem ter uma diminuição na densidade óssea. Durante um ano, corredoras saudáveis com uma fase lútea média maior

que 11 dias não mostraram alteração significativa na densidade mineral de ossos esponjosos da coluna lombar, ao passo que corredoras com fase lútea média de menos de dez dias mostraram uma perda significativa de 3,6% da densidade mineral de ossos da coluna lombar (Petit, Prior e Barr, 1999). Isso indica que variações no ciclo menstrual podem influenciar a densidade óssea.

Com disponibilidade energética adequada, as mulheres podem ter um aumento na densidade óssea com atividade física (Chilibeck, Sale e Webber, 1995; Dalsky et al., 1988; DeCree, Vermeulen e Ostyn, 1991; Jacobson et al., 1984), incluindo o treinamento com pesos (Chilibeck, Sale e Webber, 1995). A densidade óssea aumentada com o treino ocorreu em mulheres com idades entre 20 e 23 anos (Hawkins et al., 1999) e 40 e 50 anos (Dornemann et al., 1977). Correlações significativas de massa livre de gordura, tecido magro localizado e força com a densidade óssea sustentam a ideia de que treino com pesos pode aumentar a densidade dos ossos (Aloia et al., 1995; Hughes et al., 1995; Nichols et al., 1995). Entretanto, não foi observado uma alteração significativa na densidade mineral óssea com treino resistido em mulheres com 28 anos de idade (Nindl et al., 2000) e com 54 anos (Pruit et al., 1992). Muitos fatores podem afetar essa resposta, incluindo a elaboração do programa de treino com pesos, a duração do treino e o local de medida da densidade óssea. Numa série de estudos de caso de basistas de elite do sexo feminino, a densidade óssea de mulheres na meia-idade estava drasticamente mais elevada do que a de mulheres da mesma idade (48 – 54 anos). Isso sugere que o treinamento com pesos de alta intensidade realizado de maneira prolongada causa efeitos drásticos no processo de envelhecimento dos ossos nas mulheres (Walters, Jezequel e Grove, 2012). Programas de treino com pesos bem planejados parecem oferecer uma boa possibilidade de aumento da densidade óssea nas mulheres ou, pelo menos, retardam a perda dessa densidade com o envelhecimento. Isso vale até mesmo após a menopausa (ver Quadro 9.3).

(?) QUADRO 9.3 **PERGUNTA PRÁTICA**

O treino de força pode beneficiar mulheres na menopausa?

Com o aumento do ciclo de vida, mais mulheres vivem mais tempo após a menopausa. Isso leva a muitas alterações fisiológicas que aumentam o risco de várias doenças, como diabetes, obesidade e hipertensão, bem como mudanças na composição corporal. Dieta e exercícios são recomendados para combater essas alterações. A menopausa está associada à sarcopenia e osteopenia (Leite et al., 2010). Uma vez que o treinamento resistido parece aumentar a massa óssea e muscular, além da força, tudo indica tratar-se de tratamento adequado para algumas dessas alterações. Entretanto, apesar dos benefícios potenciais, faltam pesquisas que examinem os efeitos de treino resistido em mulheres menopáusicas. Elas são necessárias para elucidação dos mecanismos moleculares e intracelulares que levam às reações negativas do corpo durante a menopausa e para estabelecimento de uma melhor dose-resposta à prescrição de treino resistido para essas mulheres.

Leite, R.D., Prestes, J., Pereira, G.B., Shiguemoto, G.E., and Perez, S.E.A. 2010. Menopause: Highlighting the effects. *International Journal of Sports Medicine* 31: 761-767.

Disfunção do ciclo menstrual e densidade óssea

A disfunção menstrual tem a ver com densidade óssea diminuída e risco aumentado de osteoporose (Cameron, Wark e Telford, 1992; Constantini, 1994; DeCree, Vermeulen e Ostyn, 1991; Nyburgh et al., 1993; Shepard, 2000b; Tomten et al., 1998). Diz-se que atletas amenorreicas têm densidade óssea maior do que não atletas na mesma condição (Cameron, Wark e Telford, 1992). O efeito da disfunção menstrual na densidade óssea pode ser expressivo. Mulheres que nunca têm ciclos menstruais regulares apresentam uma média de 17% de déficit na densidade óssea quando comparadas a outras mulheres que menstruam normalmente (Shepard et al., 2000b). Perda de massa óssea pode ocorrer de forma predominante durante os primeiros três a quatro anos de amenorreia (Cann et al., 1984). A idade na menarca, ou esse fator com subsequente amenorreia, a duração da Oligomenorréia e a duração da disfunção menstrual estão todos correlacionados com a redução da densidade óssea, comparando-se com valores normais (Cameron, Wark e Telford, 1992; Drinkwater, Bruemner e Chestnut, 1990; Lloyd et al., 1987; Nyburgh et al., 1993). Mulheres jovens amenorreicas podem, assim, perder massa óssea em algum momento de suas vidas, quando essa massa deveria estar aumentando. Atletas que foram amenorreicas e que depois recuperaram a menstruação durante 15 meses apresentaram um aumento na densidade óssea, enquanto atletas que não a recuperaram não evidenciaram qualquer alteração ou perda contínua de densidade óssea (Cameron, Wark e Telford, 1992). O quão prontamente a densidade mineral óssea normal pode ser restaurada em mulheres amenorreicas, uma vez que o ciclo menstrual se reinicia, ainda não foi determinado (Drinkwater, Bruemner e Chestnut, 1990).

Mulheres altamente treinadas em qualquer atividade e que não ingerem calorias suficientes para alcançar níveis suficientes de energia parecem correr um risco maior que o usual de problemas menstruais (conforme já abordado) e, em consequência, também correr o risco de osteoporose. Mulheres que praticam atividades de forma recreacional, incluindo o treinamento com pesos, ao longo de dois anos apresentaram um efeito positivo sobre o conteúdo mineral corporal total. Entretanto, contraceptivos orais tiveram um impacto negativo nesse conteúdo, mesmo com realização de exercícios (Weaver et al., 2001).

Mecanismos hormonais dos distúrbios do ciclo menstrual e da perda de densidade óssea

A massa ou a densidade óssea em mulheres saudáveis costuma aumentar em consequência da atividade física. As perturbações do ciclo menstrual têm relação com fatores que estimulam a reabsorção (perda óssea) e a formação de ossos. Estressores como tensão física decorrente de treinamento, estresse psicológico, ingesta calórica inadequada e outras deficiências alimentares podem resultar em distúrbios do ciclo menstrual (Chilibeck, Sale e Webber, 1995; Prior, Vigna e McKay, 1992). Esses agentes estressores causam aumento no hormônio liberador da corticotropina no hipotálamo (ver Figura 9.11), causando decréscimo no hormônio que libera a gonadotropina, o que, por sua vez, resulta numa diminuição nos hormônios da pituitária, o luteinizante e o folículo-estimulante. A queda nos hormônios da pituitária pode resultar em distúrbios do ciclo menstrual. Estes distúrbios diminuem os hormônios ovarianos, progesterona e estrogênio, o que, por sua vez, acabam afetando os osteoclastos e os osteoblastos, resultando em reabsorção e formação de ossos, respectivamente. O resultado líquido é uma diminuição na massa ou na densidade óssea.

Concentrações reduzidas dos hormônios ovarianos, estrogênio e progesterona, são os fatores hormonais mais frequentemente associados à osteoporose e à perda óssea. Há quem sugira que o estrogênio possa reduzir a reabsorção óssea, ainda que isso tenha pouco impacto na formação óssea, resultando em perda óssea líquida (Cameron, Wark e Telford, 1992; DeCree, Vermeulen e Ostyn, 1991). Foram encontrados receptores para o estrogênio, o androgênio, a progesterona e os corticosteroides nos ossos (Bland, 2000; Quaedackers et al., 2001). Também é possível que um hormônio como o estrogênio tenha um efeito indireto nos ossos agindo por meio de outro hormônio (DeCree, Vermeulen e Ostyn, 1991).

A corticotropina liberada a partir da pituitária anterior estimula a liberação de cortisol do córtex adrenal, podendo resultar em perda óssea e ter relação com distúrbios do ciclo menstrual (DeSouza e Metzger, 1991; Prior, Vigna e McKay, 1992). Elevações na beta-endorfina podem estar associadas também a distúrbios do ciclo menstrual (Cameron, Wark e Telford, 1992; DeCree, Vermeulen e Ostyn, 1991; Prior, Vigna e McKay, 1992). Os aumentos na beta-endorfina parecem ocorrer nas mulheres em resposta a treino resistido, especialmente quando acompanhado de um balanço calórico negativo, podendo isso responder, em parte, por perturbações no ciclo menstrual nessas mulheres (Walberg- Rankin, Franke e Gwazdauskas, 1992). É provável que muitos outros hormônios, como o do crescimento, a testosterona, o estradiol, a progesterona, os corticosteroides, a insulina e a calcitonina, também estejam envolvidos, em vários graus, nos distúrbios no ciclo menstrual e na perda óssea em mulheres fisicamente ativas (Bland, 2000; Cameron, Wark e Telford, 1992; Prior, Vigna e McKay, 1992).

Fatores locais também estão envolvidos na reabsorção e formação ósseas. A prostaglandina, que estimula os osteoblastos, é liberada a partir do próprio osso, tendo implicação na resposta inicial de formação óssea à

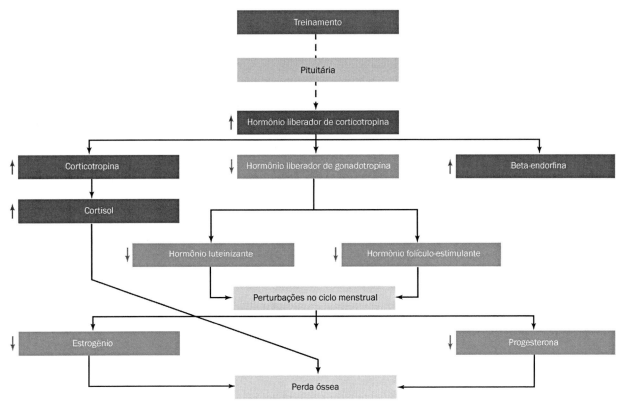

FIGURA 9.11 Mecanismos hormonais que podem resultar em distúrbios do ciclo menstrual e perda óssea.

carga mecânica (Chilibeck, Sale e Webber, 1995; Chow, 2000). O fator de crescimento semelhante à insulina tipo I, que estimula a formação óssea, é produzido por muitas células em resposta ao hormônio do crescimento, e pode ser liberado a partir do próprio osso, reagindo à carga mecânica do exercício e em decorrência da estimulação da prostaglandina (Chow, 2000; Snow, Rosen e Robinson, 2000). De maneira geral, as reações hormonais resultam em redução da massa ou da densidade óssea em mulheres com problemas no ciclo menstrual.

Lesões nos joelhos

Em esportes que usam saltos e interceptações, as mulheres têm de quatro a seis vezes mais probabilidade de desenvolver lesão grave no joelho do que os homens (Hewett, 2000). A maior taxa de lesão de joelho em mulheres, comparada à dos homens, pode ser multifatorial. Diferenças anatômicas, neuromusculares e hormonais podem ter relação com lesões ósseas em mulheres.

Uma diferença anatômica entre homens e mulheres está relacionada ao **ângulo Q**. Ele é medido pelo ângulo formado entre a linha que conecta a crista ilíaca antero-superior ao ponto médio da patela e à linha que conecta o ponto médio da patela ao tubérculo tibial. As mulheres tendem a possuir uma estrutura pélvica mais larga e seus alinhamentos de membro inferior resultam num ângulo Q maior que o dos homens. Pesquisadores têm relatado resultados conflitantes, como demonstrados pelas associa-

ções e não associações do ângulo Q à incidência de lesões nos joelhos (Hewett, 2000; Lathinghouse e Trimble, 2000). As mulheres também possuem menores larguras intercondilares femorais relativas ao ligamento cruzado anterior em comparação com os homens, mas evidências de que isso explicaria taxas mais altas de lesão nas mulheres são inconclusivas (Hewett et al., 2000). Se essa teoria fosse válida, não haveria programas de condicionamento capazes de reduzir a taxa de lesão de joelhos em mulheres.

Diferenças neuromusculares entre os sexos também são propostas para explicar as diferentes taxas de lesões nos joelhos entre os sexos. Essa teoria levanta a hipótese de que diferenças nos padrões de recrutamento muscular e tempos de reação mais longos, ou maior tempo para gerar força máxima durante manobras de mudança de direção ou a aterrissagem, predispõem as mulheres a lesões no joelho. Algumas diferenças nos padrões de recrutamento, como em mulheres atletas dependendo mais de seus quadríceps em resposta à translação anterior da tíbia comparado com os homens, foram demonstradas (Huston e Wojtys, 1996). Da mesma forma, tempos de reação mais demorados e tempos mais longos para gerar força máxima também foram evidenciados nas mulheres, em comparação com os homens (Hewett, 2000; Huston e Wojtys, 1996). Outras pesquisas não demonstraram diferenças entre os sexos nessas medidas.

Variações hormonais ao longo do ciclo menstrual também aparecem, teoricamente, como fatores que predispõem as mulheres à lesão de joelho (Hewett, 2000). Há relatos de que os hormônios estrogênio, progesterona e relaxina aumentam a lassidão das articulações, tornam mais lento o relaxamento muscular, afetam a força de tendões e ligamentos e diminuem as habilidades motoras (Hewett, 2000). A lassidão articular aumenta e diminui durante o ciclo menstrual (Shultz et al., 2012). Maior lassidão dos joelhos está associada a um aumento do valgo e da rotação externa do joelho, fatores associados ao aumento do risco de lesão. Esses fatores podem predispor as mulheres à lesão de joelho em várias fases do ciclo menstrual. Uma pesquisa que examinou mulheres mais jovens nas três diferentes fases de seu ciclo menstrual associou o estrogênio a um impacto crônico, em vez de agudo, no comportamento dos tendões. Os pesquisadores sugeriram que, em termos de propriedades dos tendões, a fase do ciclo menstrual não necessariamente tem de ser levada em conta, já que não foram observadas diferenças significativas nessas propriedades durante as três fases (Burgess, Pearson e Onambélé, 2010).

Programas de condicionamento físico, incluindo o treinamento pliométrico e o com pesos, parecem reduzir drasticamente a taxa de lesões de joelho em mulheres (Hewett, 2000). Atletas do sexo feminino do ensino médio que participaram de um programa de condicionamento de seis semanas tiveram uma taxa de lesão 1,3 vezes maior do que a de atletas homens do ensino médio no grupo de controle (Hewett, 1999), enquanto as mulheres atletas que não participaram do programa de con-

dicionamento tiveram uma taxa de lesões de joelho 4,8 vezes maior do que a dos homens atletas e 3,6 vezes maior do que a das mulheres atletas que participaram do programa de condicionamento. Aquelas com o pior escore inicial, conforme o *Landing Error Score System* (LESS), um instrumento clínico de avaliação do movimento usado para identificar padrões inadequados de movimentação durante atividades de salto-aterrissagem, parecem ter sido as mais beneficiadas com essas intervenções (DiStefano et al., 2009). Uma pesquisa demonstrou que uma intervenção de nove meses foi mais eficaz do que a de três meses em termos de retenção de melhorias no movimento investigado pelo LESS a longo prazo (Pádua et al., 2012). Esses estudos não elucidaram o mecanismo pelo qual a taxa de lesão é reduzida; contudo, demonstram que programas de condicionamento físico podem reduzi-la em mulheres (ver Quadro 9.4).

Análise geral das necessidades

A análise das necessidades para uma mulher, em determinado esporte ou atividade, ou para força e condicionamento gerais, é realizada utilizando-se as linhas gerais apresentadas no Capítulo 5. O necessário para que se obtenha sucesso em um esporte ou atividade em especial costuma ser ditado pelo próprio esporte, e não pelo sexo do participante. O programa de treinamento para o esporte desejado baseia-se nas exigências para uma participação exitosa no esporte, nos pontos fracos individuais da atleta, em seu his-

 QUADRO 9.4 **PERGUNTA PRÁTICA**

O treinamento resistido é capaz de reduzir o risco de lesões no joelho?

Quando a força do quadríceps é significativamente maior do que a força dos isquiotibiais, tanto os isquiotibiais quanto o ligamento cruzado anterior (LCA) ficam mais suscetíveis a lesões, já que eles são responsáveis por impedir a translação anterior da tíbia sobre o fêmur. Quando o quadríceps é capaz de produzir mais translação anterior do que os isquiotibiais e o LCA podem tolerar, lesões tornam-se prováveis. Por isso, o aumento da força dos isquiotibiais em relação ao quadríceps pode teoricamente reduzir o risco de lesão de LCA em mulheres.

Seis semanas de exercícos enfatizando o encurtamento dos isquiotibiais no regime de treinamento de força de jogadoras de futebol da primeira divisão universitária norte-americana apresentaram uma possível redução de risco de lesões no joelho. Além de outros exercícios de força e condicionamento, o levantamento-terra direto, *good morning*, hiperextensão de tronco, extensão de joelho com uma única perna em equipamento, caminhada arrastando carga presa ao corpo e flexão reversa das pernas com bola foram realizados duas vezes por semana. Todos estes exercícios envolvem o grupo muscular dos isquiotibiais. Durante as seis semanas de treinamento, o índice funcional aumentou de 0,96 para 1,08 (Holocomb et al., 2007). O índice funcional foi calculado como o torque isocinético excêntrico dos isquiotibiais dividido pelo torque isocinético concêntrico do quadríceps. Quando maior que 1, esse índice indica uma diminuição no risco de lesão do ligamento cruzado anterior (Li et al., 1996).

Sendo assim, o treinamento de força pode ser benéfico na redução de lesões do LCA, que são especialmente comuns em mulheres.

Holcomb, W. R., Rubley, M. D., Lee, H.J., and Guadagnoli, M.A. 2007. Effect of hamstring-emphasized resistance training on hamstrings: Quadriceps strength ratios. *Journal of Strength and Conditioning Research* 21:41-47.

Li, R. C., Maffulli, N., Hsu, T. C., and Chan, K. M. 1996. Isokinetic strength of the quadriceps and hamstrings and functional ability of anterior cruciate deficient knees in recreation athletes. *British Journal of Sports Medicine* 30 :161-164.

tórico de treinamento e lesões. Portanto, o processo de elaboração de um programa de treinamento resistido para um esporte ou atividade é essencialmente o mesmo para ambos os sexos. As diferenças na força absoluta entre homens e mulheres deixam claro que a principal diferença entre programas para ambos é a quantidade total de carga utilizada para exercícios específicos.

A maior incidência de lesões nos joelhos em mulheres deve ser levada em conta no planejamento do programa. Um programa de condicionamento de pré-temporada, incluindo pliométricos para os membros inferiores e treinamento com pesos, pode ser realizado de forma a auxiliar a reduzir a taxa de lesões nos joelhos em esportes de risco. Pode ser aconselhável a continuação de um programa de condicionamento em plena temporada, de modo que qualquer adaptação fisiológica com efeitos positivos potenciais na incidência de lesões nos joelhos seja mantida ao longo da temporada.

A massa muscular de membros superiores da mulher, geralmente menor, bem como o desempenho reduzido dessa parte do corpo, na comparação com os homens, pode limitar seu desempenho em esportes ou atividades que requeiram força e potência de membros superiores do corpo. O programa de treinamento para tais esportes ou atividades pode, então, ter de enfatizar exercícios para membros superiores, aumentando assim sua força e potência totais. Isso pode ser conseguido de várias formas. Se o volume do programa total de treinamento é relativamente baixo, um ou dois exercícios para a porção superior pode ser adicionado. Talvez a forma mais efetiva de atender a essa necessidade seja aumentando a duração do programa de treinamento com pesos na pré-temporada, a fim de proporcionar mais tempo às adaptações fisiológicas.

A musculatura mais fraca dos membros superiores do corpo da mulher também pode causar dificuldades no desempenho de exercícios estruturais/primários, como arranques e agachamentos. Nesses tipos de exercício, as mulheres podem achar muito difícil ou quase impossível deslocar as cargas com a parte superior, o que seria facilmente desempenhado com os membros inferiores. Os instrutores não devem permitir que levantadoras utilizem técnica incorreta em qualquer exercício para o levantamento de cargas ligeiramente mais pesadas; isso pode provocar lesões graves. Em vez disso, o programa deve enfatizar exercícios para fortalecimento da musculatura de membros superiores ao longo do tempo.

Todas as mulheres, inclusive as interessadas em melhorar a saúde e a aparência, se beneficiam da realização de cargas mais pesadas por aumentarem a densidade óssea. A incorporação de cargas acima de 80% de 1RM da pessoa, uma vez a cada uma a duas semanas, é adequada a todas as idades (mesmo mulheres mais velhas, conforme abordado no Capítulo 11). A menos que contraindicado, os exercícios devem dar ênfase a cargas na coluna, no quadril e no punho e com exercícios estruturais/primários como o agachamento. Cargas pesadas, com menos repetições, devem estimular o crescimento ósseo e melhorar o desempenho e a saúde funcional. Exercícios com saltos também podem melhorar a densidade dos ossos em consequência das forças de reação do solo no organismo, o que pode ser encorajador devido aos benefícios obtidos pelo treinamento pliométrico para a prevenção de lesões de joelho.

Resumo

Embora a força absoluta das mulheres seja menor que a dos homens, a diferença é bastante reduzida ou inexistente se expressa em relação à massa livre de gordura ou à área de seção transversal muscular. A força dos membros inferiores do corpo feminino em relação à massa livre de gordura é mais equivalente à dos homens do que a força dos membros superiores, devido à maior distribuição relativa de massa livre de gordura nos membros inferiores. As adaptações das mulheres a programas de treinamento resistido costumam ter a mesma magnitude ou ser até mesmo um pouco maiores do que em homens para algumas variáveis. Isso enfatiza que, em geral, programas de treinamento resistido para mulheres não precisam ser diferentes daqueles para homens, exceto que a carga absoluta utilizada por elas seja menor. Um aspecto que pode ser importante para otimizar o desenvolvimento dos membros superiores do corpo feminino é o foco no uso de mais exercícios para a parte superior, estimulando e maximizando o uso de todas as unidades motoras disponíveis. Além disso, o uso de treinamento periodizado parece fundamental para assegurar a adesão prolongada ao treino resistido e a eficiência nas adaptações.

Na maior parte dos casos, a atividade física tem impactos benéficos no ciclo menstrual e na síndrome pré-menstrual nas mulheres. Irregularidades menstruais, como a amenorreia, podem ser mais prevalentes em mulheres que realizam atividade extenuante, quando comparadas à população em geral, muito especialmente em esportes que enfatizam a massa magra do corpo e sistemas subjetivos de classificação. Essas irregularidades menstruais costumam indicar um desequilíbrio energético e podem estar associadas à tríade da atleta do sexo feminino, de amenorreia, distúrbio alimentar e osteoporose. No caso de distúrbio alimentar, uma sondagem nutricional e acompanhamento psicológico são essenciais, quando necessários. Logo que recuperado o nível de energia, costumam desaparecer as anomalias menstruais, geralmente melhorando a densidade óssea, ainda que a pessoa tenha de ser monitorada em relação a questões de saúde a longo prazo.

O treinamento resistido pode resultar no alcance de diversas características de condicionamento desejadas por várias mulheres, inclusive aparência apropriada e aumento de força e potência na vida cotidiana, nas demandas profissionais e em atividades esportivas. Frequentemente, as mulheres buscam por aparências magras e esbeltas apenas pelo treino cardiorrespiratório, mas esse estado costuma ser acompanhado de exercícios de força também. No entanto, exercícios cardiorrespiratórios em excesso podem levar a questões de compatibilidade no desenvolvimento de desempenho e musculares (ver Capítulo 4). As mulheres não devem recear o uso de cargas mais pesadas e exercícios pliométricos em seus programas de treinamento. Também devem evitar tornarem-se vítimas de enganações marqueteiras e da adoção de medos infundados que são prejudiciais a resultados ideais de treinamento para todas elas.

LEITURAS SELECIONADAS

Burgess, K.E., Pearson, S.J., and Onambélé, G.L. 2010. Patellar tendon properties with fluctuating menstrual cycle hormones. *Journal of Strength and Conditioning Research* 24: 2088-2095.

De Souza, M.J., Hontscharuk, R., Olmsted, M., Kerr, G., and Williams, N.I. 2007. Drive for thinness score is a proxy indicator of energy deficiency in exercising women. *Appetite* 48: 359-367.

DiStefano, L.J., Padua, D.A., DiStefano, M.J., and Marshall, S.W. 2009. Influence of age, sex, technique, and exercise program on movement patterns after an anterior cruciate ligament injury prevention program in youth soccer players. *American Journal of Sports Medicine* 37: 495-505.

Drinkwater, B.L. 1984. Women and exercise: Physiologica aspects. In *Exercise and sport science reviews*, edited by R.L. Terjung, 21-52. Lexington, KY: MAL Callamore Press.

Harbo,T., Brincks, J., and Andersen, H. 2012. Maximal isokinetic and isometric muscle strength of major muscle groups related to age, body mass, height, and sex in 178 healthy subjects. *European Journal of Applied Physiology* 112: 267-275.

Kraemer, W.J., Mazzetti, S.A., Nindl, B.C., Gotshalk, L.A., Volek, J.S., Bush, J.A., Marx, J.O., Dohi, K., Gómez, A.L., Miles, M., Fleck, S.J., Newton, R.U., and Häkkinen, K. 2001. Effect of resistance training on women's strength/power and occupational performances. *Medicine & Science in Sports & Exercise* 33: 1011-1025.

Kraemer, W.J., Nindl, B.C., Ratamess, N.A., Gotshalk, L.A., Volek, J.S., Fleck, S.J., Newton, R.U., and Häkkinen, K. 2004. Changes in muscle hypertrophy in women with periodized resistance training. *Medicine & Science in Sports & Exercise* 36: 697-708.

Kraemer, W.J., Nindl, B.C., Volek, J.S., Marx, J.O., Gotshalk, L.A., Bush, J.A., Welsch, J.R., Vingren, J.L., Spiering, B.A., Fragala, M.S., Hatfield, D.L., Ho, J.Y., Maresh, C.M., Mastro, A.M., and Hymer, W.C. 2008. Influence of oral contraceptive use on growth hormone in vivo bioactivity following resistance exercise: Responses of molecular mass variants. *Growth Hormone and IGF Research* 18: 238-244.

Laubach, L.L. 1976. Comparative muscular strength of men and women: A review of the literature. *Aviation, Space and Environmental Medicine* 47: 534-542.

Lester, M.E., Urso, M.L., Evans, R.K., Pierce, J.R., Spiering, B.A., Maresh, C.M., Hatfield, D.L., Kraemer, W.J., and Nindl, B.C. 2009. Influence of exercise mode and osteogenic index on bone biomarker responses during shortterm physical training. *Bone* 45: 768-776.

Loucks, A.B., Kiens, B., and Wright, H.H. 2011. Energy availability in athletes. *Journal of Sports Science* 29: S7-15.

Nattiv, A., Loucks, A.B., Manore, M.M., Sanborn, C.F., Sundgot-Borgen, J., and Warren, M.P. 2007. American College of Sports Medicine position stand. The female athlete triad. *Medicine & Science in Sports & Exercise* 39: 1867-1882.

Puthucheary, Z., Skipworth, J.R., Rawal, J., Loosemore, M., Van Someren, K., and Montgomery, H.E. 2011. Genetic influences in sport and physical performance. *Sports Medicine* 41(10): 845-859.

Ratamess, N.A., Chiarello, C.M., Sacco, A.J., Hoffman, J.R., Faigenbaum, A.D., Ross, R.E., and Kang, J. 2012. The effects of rest interval length manipulation of the first upper-body resistance exercise in sequence on acute performance of subsequent exercises in men and women. *Journal of Strength and Conditioning Research* 26: 2929-2938.

Singh, J.A., Schmitz, K.H., and Petit, M.A. 2009. Effect of resistance exercise on bone mineral density in premenopausal women. *Joint Bone Spine* 76: 273-280.

Staron, R.S., Hagerman, F.C., Hikida, R.S., Murray, T.F., Hostler. D.P., Crill, M.T., Ragg, K.E., and Toma, K. 2000. Fiber type composition of the vastus lateralis muscle of young men and women. *Journal of Histochemistry and Cytochemistry* 48: 623-629.

Staron, R.S., Karapondo, D.L., Kraemer, W.J., Fry, A.C., Gordon, S.E., Falkel, J.E., Hagerman, F.C., and Hikida, R.S. 1994. Skeletal muscle adaptations during the early phase of heavy-resistance training in men and women. *Journal of Applied Physiology* 76: 1247-1255.

Volek, J.S., Forsythe, C.E., and Kraemer, W.J. 2006. Nutritional aspects of women strength athletes. *British Journal of Sports Medicine* 40: 742-748.

von Stengel, S., Kemmler, W., Kalender, W.A., Engelke, K., and Lauber, D. 2007. Differential effects of strength versus power training on bone mineral density in postmenopausal women: A 2-year longitudinal study. *British Journal of Sports Medicine* 41: 649-655.

Walberg, J.L., and Johnston, C.S. 1991. Menstrual function and eating behavior in female recreational weight lifters and competitive body builders. *Medicine & Science in Sports & Exercise* 23: 30-36.

Walters, P.H., Jezequel, J.J., and Grove, M.B. 2012. Case study: Bone mineral density of two elite senior female powerlifters. *Journal of Strength and Conditioning Research* 26 (3): 867-872.

Warren, M., Petit, M.A., Hannan, P.J., and Schmitz, K.H. 2008. Strength training effects on bone mineral content and density in premenopausal women. *Medicine & Science in Sports & Exercise* 40: 1282-1288.

Treinamento Resistido para Crianças

Após o estudo deste capítulo, você deverá ser capaz de:

1. descrever as adaptações ao treinamento em pré-adolescentes e adolescentes;
2. discutir lesões agudas e crônicas decorrentes de treinamento em pré-adolescentes e adolescentes;
3. descrever as etapas para o desenvolvimento adequado, seguro e eficaz de um programa de treinamento com pesos para pré-adolescentes e adolescentes;
4. descrever diferenças em programas de treinamento resistido para crianças de idades variadas;
5. elaborar um programa de treinamento resistido periodizado para pré-adolescentes e adolescentes; e
6. descrever as alterações/adaptações nos equipamentos de força que possam ser necessárias para que crianças realizem o treino resistido, incluindo aumentos apropriados da carga durante o programa.

A popularidade do treinamento resistido entre pré-púberes e adolescentes aumentou espantosamente. A aceitação do treinamento resistido para jovens por organizações profissionais qualificadas vem se tornando universal. As organizações a seguir já se posicionaram, indicando que esse treinamento para jovens é eficaz e seguro quando apropriadamente supervisionado: American Academy of Pediatrics (2008), American College of Sports Medicine (2008), American Orthopedic Society for Sports Medicine (1998), Australian Strength and Conditioning Association (2007), British Association of Exercise and Sport Sciences (2004), Canadian Society for Exercise Physiology (2008), International Federation of Sports Medicine (1998), International Olympic Committee (2008), National Association for Sport and Physical Education (2008), National Strength and Conditioning Association (2009) e South African Sports Medicine Association (2001).

Apesar desses posicionamentos, ainda há alguns tópicos e preocupações com o treinamento resistido para os jovens. Ele pode prejudicar o sistema esquelético da criança? Que tipo de programa de treinamento com pesos é apropriado para meninos (antes do estirão do crescimento) e meninas pré-púberes (antes da menarca)? Que tipo de programa de treinamento com pesos é apropriado para um púbere e como se diferencia de um programa para pré-púberes? Como o treinamento resistido pode ser adaptado de forma segura para jovens? Todas essas indagações têm respostas com base em pesquisas, embora ainda haja muitos conceitos errados e equívocos.

Quando são avaliadas as informações referentes a lesões, como as musculoesqueléticas, há que se levar em conta a diferença entre o treinamento resistido e esportes como levantamento olímpico de peso, *powerlifting* e fisiculturismo. O treinamento resistido não necessariamente envolve o uso de carga e repetições máximas (1RM) ou algo próximo a isso. Por outro lado, o levantamento de peso olímpico e o *powerlifting*, por sua natureza, envolvem erguer cargas máximas, enquanto o fisiculturismo enfatiza o desenvolvimento de hipertrofia, o que, em crianças, costuma ser menor que o evidenciado por adultos.

Como em toda atividade física, podem ocorrer lesões em razão do treinamento resistido. Entretanto, o risco de lesão em crianças que treinam com pesos pode não ser tão drástico quanto o imaginado (Caine, DiFiori e Maffulli, 2006; Hamil, 1994; Meyer et al., 2009; Meyer et al., 2010). Paradoxalmente, muitas das atividades esportivas competitivas das quais as crianças participam trazem maiores riscos de lesão do que o treinamento resistido. Está claro, atualmente, que os benefícios de um programa de treinamento resistido para crianças, quando apropriadamente elaborado e supervisionado, superam os riscos (Miller, Cheathman e Patel, 2010).

Adaptações ao treinamento

Declarações de posicionamento das organizações antes enumeradas indicam que as crianças podem se beneficiar da participação em programas de treinamento resistido prescritos e supervisionados de forma correta. Os principais benefícios incluem:

- Aumento da força, potência e resistência muscular localizada (isto é, a capacidade de um músculo ou músculos realizar múltiplas repetições contra uma dada resistência)
- Diminuição de risco cardiovascular
- Melhoria no desempenho em esportes e atividades recreativas
- Aumento da proteção a lesões relacionadas aos esportes

Além disso, o treino resistido de jovens melhora o bem-estar psicológico e ajuda a promover e desenvolver hábitos de exercícios por toda a vida. No entanto, esses benefícios somente são alcançados em programas de treino resistido planejados para crianças e devem evoluir de forma apropriada, com ênfase na técnica correta dos exercícios e sob supervisão de um profissional qualificado e competente. Todas essas áreas são importantíssimas para programas seguros e eficientes. Embora o aumento do conhecimento tenha diminuído receios irreais sobre a participação de jovens no treinamento resistido, mais pesquisas são necessárias em relação a todos os seus aspectos.

Ganhos de força

As pesquisas claramente demonstram aumentos significativos na força de crianças em resposta ao treinamento resistido (ver Tabela 10.1) (National Strength and Conditioning Association, 2009). Metanálises demonstram que meninos menores de 13 anos e maiores de 16 anos, bem como meninas menores de 11 anos e maiores de 14 anos (Payne et al., 1997) e meninos e meninas abaixo de 12 e 13 anos, respectivamente, apresentaram ganhos de força significativos após o treinamento resistido (Falk e Tenenbaum, 1996). Além disso, incrementos na força em virtude do treinamento resistido aumentam com a maturidade em crianças pré-púberes e pós-púberes (ver Quadro 10.1). Ganhos de força de até 74% foram mostrados após oito semanas de treinamento resistido progressivo (Faigenbaum et al., 1993), embora ganhos tipicamente observados fiquem em torno de 30%, após programas de treinamento resistido de curta duração (8 a 20 semanas) (National Strength and Conditioning Association, 2009). Ganhos relativos de força (incremento percentual) em pré-púberes são iguais ou maiores que os evidenciados por adolescentes (National Strength and Conditioning Association, 2009). Os aumentos absolutos de força em adolescentes são maiores do que em pré-púberes e, em geral, menores do que em adultos, inexistindo evidências claras de que incrementos na força entre

meninos e meninas pré-adolescentes sejam diferentes (National Strength and Conditioning Association, 2009). É importante salientar que muitos estudos relatam que nenhuma lesão ocorreu em pré-adolescentes em razão de treinamento resistido (National Strength and Conditioning Association, 2009; Sgro et al., 2009).

Algumas pesquisas realizadas há mais tempo demonstraram ausência de ganhos de força em crianças após treinamento com pesos e resultaram na crença de que aumentos de força ou tamanho dos músculos acima do crescimento normal não ocorriam em crianças que faziam treino com pesos devido a um sistema hormonal não completamente desenvolvido (Legwold, 1982; Vrijens, 1978). Em indivíduos destreinados, a testosterona em repouso e os níveis de hormônio do crescimento aumentam em meninos dos 11 aos 18 anos, mas não em meninas (Ramos et al., 1998). Apesar dessa diferença entre os sexos, uma correlação positiva significativa ($r = 0,64$, meninos; $r = 0,46$, meninas) foi observada entre a concentração de testosterona e força muscular absoluta em ambos os sexos, indicando que mudanças hormonais são responsáveis, em parte, pelo aumento da força dos 11 aos 18 anos. Aumentos nas concentrações sanguíneas de hormônios em repouso (testosterona, hormônio do crescimento), indicativos de um ambiente mais anabólico, podem ocorrer devido ao treinamento resistido em meninos pré-púberes (11 a 13 anos) e púberes (14 a 16 anos) (Tsolakis et al., 2000). Além disso, a sensibilidade à insulina aumenta em meninos e meninas adolescentes (15 anos) em resposta a treino resistido de curta duração (12-20 semanas) (Shaibi et al., 2006; Van Der Heijden et al., 2010). Desta forma, embora mais pesquisas sejam, sem dúvida, necessárias, as mudanças nas concentrações hormonais em repouso, em razão do treinamento resistido, podem explicar, em parte, aumentos da força em meninos e meninas pré-púberes e púberes.

O histórico de treinamento também pode ter um papel nas mudanças hormonais e, portanto, nos aumentos da força e da hipertrofia ao longo do tempo, em indivíduos jovens. Levantadores de peso olímpico, com idades entre 14 e 17 anos e com menos de dois anos de experiência de treinamento não apresentaram aumento agudo da testosterona após uma sessão de treino. Entretanto, levantadores com mais de dois anos de experiência em treinamento apresentaram tais aumentos (Kraemer et al., 1992). Isso indica que a experiência de treinamento realizada no passado influencia a resposta a treinamento.

Similar ao que ocorre com as mulheres, crianças pré-púberes não apresentam aumento na concentração de testosterona após uma sessão de exercícios (ver Figura 10.1). Ainda assim, mulheres e crianças pré-púberes podem, sem dúvida, apresentar incrementos na força com treinamento resistido. Fatores neurais e outras mudanças hormonais são responsáveis, em parte, pelo aumento de força e hipertrofia em mulheres (ver Capítulo 9) e também podem desempenhar um papel nos aumentos da força em meninos e meninas pré-púberes (National Strength and Conditioning Association, 2009). Embora os mecanismos exatos que promovem o aumento da força em indivíduos pré-púberes e púberes ainda não estejam completamente elucidados, não há dúvidas de que o treinamento resistido aumenta a capacidade de produção de força de meninos e meninas.

TABELA 10.1 **Estudos representativos de treinamento de força em crianças pré-púberes**

Referência	Idade ou série escolar	Sexo	Tipo de treinamento	Tipo de teste	Duração (semanas)	Descrição do treinamento	Frequência (por semana)	Grupo-controle	Aumento de força
Nielson et al., 1980	7-19	F	Isométrico	Isométrico	5	24 ações máximas	3	Sim	Sim
Blanksby e Gregory, 1981	10-14	M, F	Pesos	Isométrico	3	2 × 8-12RM	3	Sim	Sim
Baumgartner e Wood, 1984	3ª-6ª série	M, F	Calistênicos	Calistênicos	12	1 × até a fadiga	3	Sim	Sim
Pfeiffer e Francis, 1986	8-11	M	Pesos	Isocinético	8	3 × 10, a 50, 75 e 100% 10RM	3	Sim	Sim
Sewall e Micheli, 1986	10-11	M, F	Equipamentos com pesos	Isométrico	9	3 × 10-12, a 50, 80 e 100% 10-12RM	3	Sim	Sim
Weltman et al., 1986	6-11	M	Isocinético	Isocinético	14	3 × 20 s	3	Sim	Sim
Docherty et al., 1987	12,6	M	Isocinético		4-6	2 × 20 s	3	Não	Não
Rains et al., 1987	8,3	M	Hidráulico concêntrico	Hidraúlico concêntrico	14	Máximo número de repetições em 30 s	3	Sim	Sim
Sailors e Berg, 1987	12,6	M	Pesos livres	Pesos livres	8	3 × 5, a 65, 80 e 100% 5RM	3	Sim	Sim
Siegal, Camaione e Manfredi, 1989	8,4	M, F	Pesos e calistênicos	Isométrico, calistênicos	12	30-45 s exercício, descanso 15 s	3	Sim	Sim
Ramsay et al., 1990	9-11	M	Pesos livres e equipamentos	Isométrico, isocinético e pesos livres	20	3 × 10 a 12RM, 1 × até a fadiga	3	Sim	Sim
Fukunaga, Funato e Ikegawa, 1992	1ª, 3ª, 5ª séries	M, F	Isométrico	Isométrico, isocinético	12	Ação isométrica máxima 3 × 10 s, 2 vezes ao dia	3	Sim	Sim
Faigenbaum et al., 1993	10,8	M, F	Pesos	Pesos	8	3 × 10-15	2	Sim	Sim
Ozmun, Mikesky e Surburg, 1994	9,8-11,6	M, F	Pesos livres	Pesos livres, isocinético	8	3 x 7-10RM	3	Sim	Sim
Falk e Mor, 1996	6-8	M	Exercícios calistênicos e com peso	Exercícios com peso corporal	12	3 × 1-15	2	Sim	Sim
Faigenbaum et al., 1996	7-12	M, F	Equipamentos de RECD	Equipamentos de RECD	8	4 semanas: 1 × 10 e 2 × 6; 4 semanas: 3 × 6	2	Sim	Sim
Faigenbaum et al., 2001	8,1	M, F	Equipamentos de RECD	Equipamentos de RECD	8	1 × 6-8RM	2	Sim	Não
Faigenbaum et al., 2001	8,1	M, F	Equipamentos de RECD	Equipamentos de RECD	8	1 × 13-15RM	2	Sim	Sim
Faigenbaum et al., 2002	12,3	M, F	Equipamento	Equipamento	8	1 × 15	2	Sim	Sim
Pikosky et al., 2002	8,6	M, F	RECD	Equipamento RECD	6	1 ou 2 × 10 a 15RM	2	Não	Sim
Fagenbaum et al., 2007	13,9	M			9		2	Não	Sim
Naylor, Watts et al., 2008	12	M, F	Equipamento	Equipamento	8	2 × 8, a 75-90% de 1RM	5	Sim	Sim
McGuigan et al., 2009	9,7	M, F	Equipamento e pesos livres	Equipamento	8	3 × 3 até 12RM	3	Não	Sim

RECD = treinamento dinâmico com resistência externa constante

Adaptada, com permissão, de A. Faigenbaum, 1993, "Strength training: A guide to teachers and coaches." *National Strength and Conditioning Association, Journal* 15(5); 20-29.

QUADRO 10.1 **PESQUISA**

Ganhos máximos em força na puberdade

Geralmente se acredita, e algumas pesquisas apoiam essa crença, que durante a puberdade a força máxima é significativamente incrementada. Entretanto, isso não significa que o treinamento resistido em crianças durante a pós-puberdade resulte em incrementos maiores na força do que o treino de crianças pré-púberes. Uma metanálise indica que a maturidade tanto das crianças pré-púberes quanto das pós-púberes influencia muito os ganhos na força em consequência do treino com pesos (Behringer et al., 2010). No entanto, não há aumentos significativamente maiores de força em decorrência do treino resistido durante a puberdade comparado ao que ocorre na pré-puberdade e pós-puberdade. Essa metanálise ainda concluiu que pesquisas de maior duração e frequência de treinamento influenciam significativamente os incrementos na força. A conclusão de que pesquisas de maior duração resultam em mais ganhos de força sustenta de forma indireta a crença de que a hipertrofia contribui para aumentos na força entre os jovens. Ainda que a conclusão de que o aumento da frequência (como, por exemplo, duas ou três sessões por semana) seja o ideal para ganhos de força, a metanálise também mostrou que esses aumentos têm relação com os incrementos no número de séries realizadas.

Behringer, M., Heede, A., Yue, Z., and Mester, J. 2010. Effects of resistance training in children and adolescents: A meta-analysis. *Pediatrics* 125: 999-1000.

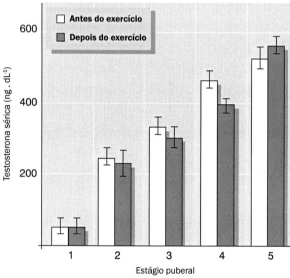

FIGURA 10.1 Níveis de testosterona sérica antes e depois de uma sessão de exercício com crianças na puberdade. Os estágios puberais de 1 a 5 referem-se à maturidade do indivíduo, sendo 1 = imaturo e 5 = totalmente maduro.

Adaptada, com permissão, de T. D. Fahley et al. 1989, "Pubertal stage difference in hormonal and hematological responses to maximal exercise in males," *Journal of Applied Physiology* 46: 825.

Hipertrofia muscular

Em adultos, o treinamento com pesos promove aumentos na força, em parte como resultado das adaptações neurais e morfológicas (hipertrofia). Entretanto, a grande maioria das evidências indica que os ganhos na força em pré-púberes relacionam-se mais aos mecanismos neurais do que à hipertrofia (Blimkie, 1993; National Strength and Conditioning Association, 2009).

Alguns estudos mais antigos mostraram aumentos no tamanho dos músculos em resposta ao treino resisti-do (Fukunaga, Funato e Ikegawa, 1992), embora a maioria varie o período de treinamento de oito a 20 semanas e não mostre aumentos no tamanho muscular em indivíduos pré-adolescentes com treinamento resistido (Blimkie, 1993, Strength and Conditioning Association, 2009, Ramsay et al., 1990). Muitos desses estudos usaram dobras cutâneas para determinar a composição corporal, o que pode não ter sido suficientemente sensível para detectar pequenas alterações na massa livre de gordura, embora importantes. Pesquisas mais recentes utilizaram aparelhos tecnologicamente mais avançados, como o DEXA, e mostraram aumentos pequenos, embora significativos, na massa corporal magra em pré-adolescentes e adolescentes. O treino de meninos e meninas de 8 a 10 anos de idade realizado ao longo de oito a 24 semanas resultou em ganhos significativos na massa corporal magra nas semanas 8, 16 e 24, variando de 5 a 11% (Sgro et al., 2009). O treinamento de meninos e meninas de 9,7 anos (McGuigan et al., 2009) e de 12 anos (Naylor, Watts et al., 2008) durante oito semanas resultou em aumentos significativos na massa corporal magra, de 5 e 2%, respectivamente (Shaibi et al., 2006; Van Der Heijden et al., 2010). Todas essas pesquisas treinaram pré-adolescentes e adolescentes acima do peso ou obesos. Entretanto, há boas razões para se crer que se a massa corporal magra aumentou nessas pessoas também seria esperado o mesmo para jovens que não estão acima do peso. Também é importante observar que o aumento na massa corporal magra (ver Quadro 10.2) pode ser ainda maior do que o observado, devido ao crescimento normal num grupo de crianças que não se exercitam (Naylor, Watts et al., 2008).

Embora ocorra hipertrofia em pessoas mais jovens, as adaptações neurais induzidas pelo treinamento também são importantes para incrementos na força, especialmente quando ocorre hipertrofia mínima ou insignificante. Muitas outras adaptações nos músculos, nos nervos e no tecido conectivo de crianças podem ainda acontecer, como alterações na proteína muscular (isto é, isoformas da miosina), padrões de recrutamento e tecido conectivo, tudo isso podendo contribuir para incrementos na força e no desempenho esportivo, bem como na prevenção de lesões.

Nos homens, a partir da puberdade, a influência da testosterona no tamanho e na força muscular é enorme, mesmo sem qualquer treinamento. A Figura 10.2 apresenta um grupo de variáveis fisiológicas que podem, em última instância, contribuir para a capacidade de produzir força. Progressos notáveis em cada uma das variáveis são observados durante a adolescência, indicando o aumento da força com a idade fisiológica em consequência do crescimento normal. Meninos mais jovens por vezes

invejam os músculos mais bem definidos e maiores dos mais velhos (16 e 17 anos de idade) e podem achar que bastaria erguer pesos para ter os mesmos tamanhos e aparência física muscular em poucos meses. Embora pequenos aumentos na massa muscular, além dos observados pelo crescimento normal, sejam possíveis em crianças mais jovens, a hipertrofia muscular não deve ser uma meta importante de seus programas de treinamento. O incremento na massa muscular, semelhante ao observado em adultos, somente passa a ser realístico após o ingresso na adolescência. Entretanto, devido às diferenças nas taxas de maturidade entre as crianças, deve-se ter cuidado para avaliar essa meta individualmente, sobretudo em meninos e meninas mais jovens.

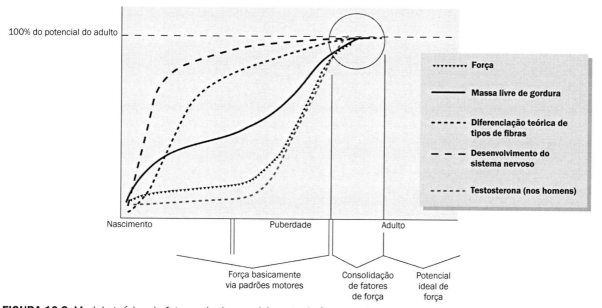

FIGURA 10.2 Modelo teórico de fatores de desenvolvimento da força em homens.

Adaptada, com permissão, de W.J. Kraemer et al., 1993, "Resistance training and youth," *Pediatric Exercise Science* 1(4): 336-350.

(?) QUADRO 10.2 **PERGUNTA PRÁTICA**

Para gerar hipertrofia muscular, o programa de treinamento resistido deve ser exclusivo?

Um programa de treino com pesos não precisa ser exclusivo para acarretar hipertrofia significativa em crianças. Por exemplo, crianças com sobrepeso (IMC pré-treinamento de 32,5) mostraram incrementos significativos na massa magra total de 2% após realizarem oito semanas de treino em circuito composto por um total de dez exercícios realizados em equipamentos de força, separados em dois circuitos de oito repetições por exercício, iniciando com 70% de 1RM e progredindo para 90% de 1RM, com um minuto de descanso entre os exercícios (Naylor, Watts et al., 2008). Esse incremento foi significativamente maior do que a mudança mostrada num grupo de crianças que não realizou exercícios. Aquelas que realizaram treino com pesos mostraram uma redução não significativa na massa adiposa. A combinação de um aumento na massa corporal magra total e uma redução na massa adiposa resultou numa redução significativa do percentual de gordura corporal de 1% (49,6 para 48,5%). Os programas usados em outras pesquisas mostraram um aumento significativo na massa corporal magra e tampouco foram exclusivos na perspectiva de elaboração de programas.

Naylor, N.H., Watts, K., Sharpe, J.A., Jones, T.W., Davis, E.A., Thompson, A., George, K., Ramsay, J.M., O'Driscoll, G., and Green, D.J. 2008. Resistance training and diastolic myocardial tissue velocities in obese children. *Medicine & Science in Sports & Exercise* 40: 2027-2032.

Desempenho motor

Similar à força, o desempenho motor melhora com a idade da criança (ver Quadro 10.3). Entretanto, o treino resistido também pode melhorar o desempenho motor em crianças na puberdade e adolescentes. Treinamento resistido com pesos livres ou em equipamentos de força e treino pliométrico parecem melhorar o desempenho motor (National Strength and Conditioning Association, 2009). Além disso, apenas treino resistido em pré-adolescentes e adolescentes aumentou a capacidade no *sprint*, salto vertical, arremesso da *medicine ball* e na agilidade (Channell e Barfield, 2008; Christou et al., 2006; DiStefano et al., 2010; Gabbett, Johns e Riemann, 2008; McGuigan et al., 2009; Santos et al., 2012, Sgro et al., 2009; Wong, Channari e Wisloff, 2010). Por exemplo, em 48 meninos e meninas (idades de 9,7 anos), a altura do salto com contramovimento aumentou 8% após oito semanas de treino resistido não linear (McGuigan et al., 2009). No entanto, jogadores de futebol com 14 anos de idade que fizeram treino resistido usando periodização linear durante 12 semanas, aumentaram significativamente o salto com contramovimento, a corrida de 30 m e a velocidade de chute da bola em 6, 2 e 5%, respectivamente (Wong, Chamari e Wisloff, 2010). Em todos os casos, esses aumentos foram significativamente maiores que os dos jogadores de futebol que realizaram apenas treino específico do esporte.

O **treinamento pliométrico** também parece melhorar o desempenho motor em pré-adolescentes e adolescentes (Bishop et al., 2009; Kotzamanidis, 2006; Meylan e Malatesta, 2009). Meninos de 11 anos de idade, após dez semanas de treino pliométrico, melhoraram significativamente a corrida de 30 m e a capacidade de salto com contramovimento, 3 e 34% respectivamente (Kotzamanidis, 2006). Meninos e meninas com 13 anos de idade participantes de futebol melhoraram significativamente o salto com contramovimento, a corrida de 10 m e o desempenho num teste de agilidade em 8, 2 e 10%, respectivamente, após realizarem um programa de treino pliométrico de oito semanas durante a temporada (Meylan e Malatesta, 2009). Nessas duas pesquisas, o avanço no desempenho foi significativamente maior do que o de crianças que não fizeram treino pliométrico. Esse tipo de treinamento também melhorou o desempenho de largada em nadadores com 13 anos de idade (Bishop et al., 2009).

Uma combinação de treino resistido tradicional e treino pliométrico também melhorou o desempenho motor. Treino complexo realizado por jovens de 15 anos de idade, que envolveu treino resistido, exercícios de salto pliométrico e arremesso da *medicine ball*, aumentou significativamente a capacidade de salto vertical, salto partindo da posição agachada e arremesso da *medicine ball* (Santos e Janeira, 2008). Embora nem todos os relatos mostrem aumentos significativos no desempenho motor com treino resistido ou pliométrico, está claro que ambos podem melhorar muito o desempenho motor geral e específico do esporte em pré-adolescentes e adolescentes.

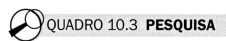 QUADRO 10.3 **PESQUISA**

Incrementos no desempenho motor à medida que a idade da criança aumenta

Alterações no desempenho motor de jogadores adolescentes de futebol indicam que a capacidade de *sprint* melhora nos anos iniciais da adolescência, ao passo que o desempenho no salto vertical melhora a uma taxa mais constante ao longo da adolescência (Williams, Oliver e Faulkner, 2010). É importante observar que essas informações são longitudinais e não transversais, o que as tornam mais confiáveis em termos de incrementos observados de ano a ano. Mesmo que as alterações médias possam ser calculadas, grandes variações individuais são observadas em teste de desempenho motor. O percentual total de incremento no tempo de corrida de 10 m, 30 m e no salto vertical de indivíduos com menos de 12 anos a menos de 16 anos de idade foi 11, 15 e 28%, respectivamente (ver Tabela 10.2).

TABELA 10.2 **Alterações no desempenho motor dos 12 aos 16 anos de idade**

Idade (anos)	Média na corrida de 10 m (s)	% de melhoria na corrida de 10 m em relação ao ano anterior	Média na corrida de 30 m (s)	% de melhoria na corrida de 30 m em relação ao ano anterior	Salto vertical (cm)	% de melhoria no salto vertical em relação ao ano anterior
Menos de 12	1,98	–	5,04	–	44,9	–
Menos de 13	1,97	0	4,97	1	47,9	4
Menos de 14	1,89	4	4,71	5	50,5	5
Menos de 15	1,79	5	4,46	5	53,1	6
Menos de 16	1,77	1	4,29	4	57,3	8

Dados de Williams, Oliver e Faulkner, 2010.

Desenvolvimento ósseo

O treinamento resistido pode causar um efeito favorável na densidade mineral óssea em pré-púberes e adolescentes em ambos os sexos (National Strength and Conditioning Association, 2009; Naughton et al., 2000). Além disso, o treino com pesos não é prejudicial ao crescimento linear em crianças e adolescentes (National Strength and Conditioning Association, 2009; Malina, 2006). Entretanto, nem todas as pesquisas relatam algum efeito na densidade mineral óssea em crianças. Há hipóteses de que a carga mecânica nos ossos tem um limiar que deve ser atingido para a ocorrência de efeitos positivos nos fatores relativos à saúde óssea, como a densidade mineral óssea (Twisk, 2001). Por isso, pesquisas que não relataram efeitos na densidade mineral óssea após o treinamento resistido podem não ter atingido o limiar necessário de carga mecânica para afetá-la. A carga mecânica causada pelo treinamento resistido é resultado das opções de exercícios, séries, repetições por série, carga utilizada e duração do treinamento. Infelizmente, ainda não se sabe a carga mecânica mínima necessária para a ocorrência de mudanças na saúde óssea.

O incremento da densidade óssea por meio do treinamento resistido pode ser um dos principais fatores mediadores envolvidos em observações empíricas de que esse treinamento previne lesões em jovens atletas (Hejna et al., 1982). A pré-puberdade e a adolescência podem ser um momento oportuno para aumentos da densidade mineral óssea e a expansão periosteal do osso cortical (osso compacto) por meio de atividade física (Bass, 2000; Khan et al., 2000; National Strength and Conditioning Association, 2009). Essa é uma consideração importante à saúde óssea a longo prazo, uma vez que aumentos na saúde óssea induzidos pelo treinamento perdem-se com o tempo quando a atividade física é reduzida (National Strength and Conditioning Association, 2009). Atletas que aumentam a densidade mineral óssea na adolescência parecem sofrer menor perda óssea em anos posteriores, apesar da redução na atividade física (Khan et al., 2000; Nordstrom, Olsson e Nordstrom, 2005). Portanto, qualquer aumento na densidade mineral óssea acima do crescimento normal durante os anos da pré-puberdade e adolescência pode ajudar a prevenir uma osteoporose futura.

Destreinamento

A análise do destreinamento em adolescentes e pré-púberes é complicada, pois o processo natural de crescimento resulta em aumento de força e hipertrofia mesmo sem treino resistido. Além disso, algumas pesquisas examinaram o destreinamento em crianças. Tal como nos adultos, o destreinamento em crianças resulta em perda de força de tal modo que ela retorna aos valores iniciais na condição de destreinado (National Strength and Conditioning Association, 2009). Por exemplo, o destreina-mento completo (ausência do treinamento resistido) em crianças 8 semanas após realizarem um programa de treinamento com pesos de 20 semanas resultou em perda de força. Após o período de destreinamento, não houve diferenças significativas na força entre as crianças antes treinadas e as destreinadas (Blimkie, 1993). A velocidade com que essa perda de força ocorre com o destreinamento completo pode variar de acordo com o grupo muscular (Faigenbaum et al., 1996). Durante um período de oito semanas de destreinamento, crianças (idade média de 10,8 anos) demonstraram uma diminuição de 28% na força de extensão de joelhos e 19% na força de supino. A força de extensão de joelhos após o período de destreinamento não foi significativamente diferente daquela observada em crianças do grupo-controle que não realizaram treinamento com pesos, embora a força no supino tenha continuado significativamente maior que a do grupo-controle.

Perdas no desempenho motor durante o destreinamento podem ser mínimas em períodos breves de destreinamento (Santos et al., 2012). Meninos (média de idade de 13,3 anos) após oito semanas treino com pesos evidenciaram aumentos na capacidade de arremesso da *medicine ball* de 1 e 3 kg (por volta de 10%), no salto vertical com contramovimento e salto em distância (por volta de 4%), e no *sprint* de 20 m (11,5%). Todas essas atividades de desempenho motor mostraram reduções pequenas, mas não significativas, num período de treinamento de 12 semanas, quando não foi realizado treino estruturado.

Ainda que haja discordâncias, uma frequência de treinamento de uma ou duas sessões semanais, após períodos breves de destreinamento, parece manter ganhos de força e potência em pré-púberes e adolescentes (DeRenne et al., 1996; National Strength and Conditioning Association, 2009). Portanto, embora as informações sejam limitadas, as respostas das crianças ao destreinamento completo e de volume reduzido parecem similares às de adultos (ver Capítulo 8). Ganhos de força e potência alcançados com treino pliométrico em pré-púberes (Diallo et al., 2001) e adolescentes (Santos e Janeira, 2009), bem como em adolescentes, após treino complexo (Santos e Janeira, 2011), são mantidos (8 ou 16 semanas) por treino normal de futebol e basquete, sem a adição de treino resistido durante este período. Assim, também similar aos adultos, a participação de crianças em treino desportivo mantém ganhos de força e potência por certo tempo.

Em razão do crescimento natural, a vantagem em ganhos de força alcançada pelas crianças com treinamento com pesos somente é mantida com treinamento contínuo. Crianças que antes treinavam e que passaram por um período de três meses de destreinamento se equipararam em força com crianças que não realizaram qualquer treinamento com pesos. (Blimkie, 1992, 1993).

Preocupações acerca das lesões

A possibilidade de ocorrência de lesão em crianças durante o treinamento resistido é menor que 1%, o que é inferior a vários outros esportes, como o futebol norte-americano, o basquete e o futebol (National Strength and Conditioning Association, 2009). O treinamento resistido e o pliométrico, ou uma combinação deles, parece ajudar a prevenir lesões associadas aos esportes em atletas adolescentes, e isso também parece ser válido para atletas na pré-puberdade (Hejna et al., 1982; National Strength and Conditioning Association, 2009). Por exemplo, atletas do ensino médio de ambos os sexos que realizaram treinamento resistido apresentaram um índice de lesão de 26% em comparação com 72% em atletas que não realizaram esse tipo de treinamento (Hejna et al., 1982). Além disso, o tempo de reabilitação requerido pelos lesionados foi de apenas dois dias para atletas que realizaram treinamento resistido em comparação com 4,8 dias para os que não o realizaram. Treino resistido e pliométrico realizados na pré-temporada também parecem reduzir os riscos de lesão de joelho em atletas jovens do sexo feminino, um risco que é muito maior no sexo feminino do que no masculino (National Strength and Conditioning Association, 2009). Atletas mulheres, na adolescência, que fazem treino resistido apresentaram índice de lesão de 14% na comparação com 33% das que não fizeram esse treino; também tiveram menos lesões de joelho e tornozelo (Heidt et al., 2000). De uma forma geral, atletas mais fortes podem ser menos suscetíveis a determinados tipos de lesão (Moslowa e Nicholas, 1989). Logo, a preparação física para o esporte ou atividade física pode ser um objetivo dos programas de treinamento resistido para a criança atleta.

Apesar dos possíveis efeitos positivos do treino resistido na prevenção de lesões, a possibilidade de lesões agudas e crônicas em crianças é uma preocupação válida (Dalton, 1992; Markiewitz e Andrish, 1992; National Strength and Conditioning Association, 2009; Naughton et al., 2000). Um programa de treinamento resistido para crianças não deve se concentrar no levantamento de cargas máximas ou próximas da máxima, pois é com isso que ocorrem muitas lesões. Programas de treino resistido para crianças devem ter foco na técnica correta do exercício, porque muitas das lesões ocorridas nos exercícios usuais de treinamento resistido estão relacionadas a uma técnica imprópria. De fato, muitas lesões do treinamento com pesos em crianças são relacionadas a equipamentos projetados de forma insatisfatória, equipamento não adequado a crianças, uso de carga excessiva, a não supervisão do estado dos equipamentos ou falta de um adulto com qualificação adequada para supervisionar o treinamento.

Como os adultos, as crianças precisam de tempo para se adaptar ao estresse induzido pelo treinamento resistido; por isso, a progressão do treinamento deve ser gradual. Crianças de determinada idade que acham difícil o treino resistido, ou não gostam dele não devem ser obrigadas a participar. O interesse, o crescimento, a maturidade física e psicológica e o entendimento, tudo isso influencia as visões que a criança tem do exercício e a sua adesão e prática de maneira preventiva, adequada e segura. Todos esses fatores devem ser considerados individualmente para que se assegure um programa de treinamento resistido seguro e eficaz.

Lesões agudas

Uma **lesão aguda** refere-se a um trauma único que causa lesão. Lesões agudas ocorrem, de fato, em crianças praticantes de um treinamento resistido; entretanto, lesões no sistema músculoesquelético, como danos à cartilagem de crescimento e fraturas ósseas, são raramente causadas por treinamento com pesos.

Lesões acidentais

As lesões acidentais correspondem 77% de todas as lesões que ocorrem com crianças dos oito aos 13 anos de idade durante uma sessão de treino com pesos (ver Figura 10.3). Dois terços dessas lesões ocorrem nas mãos e nos pés; descrições comuns da causa da lesão incluem "deixar cair" e "beliscar" (Meyer et al., 2009). Esse percentual elevado de lesão acidental em crianças de oito a 13 anos diminui com a idade (8-13 > 14-18 > 19-22 = 23-30 anos). Desta forma, enfatizar a segurança na sala em que se está realizando o treinamento com pesos para crianças é um aspecto de suma importância.

Distensões e torções musculares

Distensões e torções musculares são lesões comuns em todas as faixas etárias (Meyer et al., 2009). Elas correspondem a 18, 44, 60 e 66% de todas as lesões em pessoas de 8 a 13 anos, 14 a 18 anos, 19 a 22 anos e 23 a 30 anos (Meyer et al., 2009). O risco dessas lesões aumenta significativamente com a idade. Distensões e torções podem resultar da falta de aquecimento adequado antes de uma sessão de treino. Os praticantes devem realizar várias séries de um exercício antes de iniciarem as séries com as respectivas cargas-alvo da sessão de treino. Outra causa comum de distensão ou torção muscular é a tentativa de levantar muito peso para um dado número de repetições e a técnica incorreta do exercício. As crianças devem entender que o número de repetições sugeridas é apenas um indicador, e que podem realizar menos repetições do que o prescrito no programa. A incidência desse tipo de lesão, assim como de todas as outras, pode ser reduzida quando são tomadas precauções de segurança apropriadas.

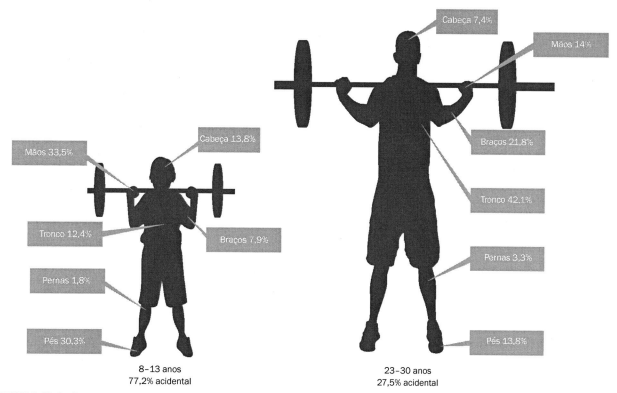

8-13 anos
77,2% acidental

23-30 anos
27,5% acidental

FIGURA 10.3 Percentual de lesões ocorridas em crianças e adultos distribuído nas várias partes do corpo.

Adaptada, com permissão, de G.D. Meyer et al., 2009, "Use versus adult 'weightlifting' injuries presenting to United States emergency rooms: Accidental versus non-accidental injury mechanisms," *Journal of Strength and Conditioning Research* 23: 2054-2060.

Danos à cartilagem de crescimento

Os danos à cartilagem de crescimento representa, historicamente, uma preocupação clássica com crianças que participam de treinamento com pesos. A **cartilagem de crescimento** encontra-se em três locais: nas **placas epifisárias,** ou placas de crescimento, no término dos ossos longos; nas **epífises,** ou cartilagem sobre a superfície articular; e na **inserção da apófise,** ou inserção tendínea (ver Figura 10.4). Os ossos longos do corpo crescem em comprimento a partir das placas epifisárias. Danos nas placas de crescimento, mas não aos outros tipos de cartilagens de crescimento, podem diminuir o crescimento ósseo linear. Normalmente, devido às mudanças hormonais, as placas epifisárias solidificam-se após a puberdade. Após a solidificação, o crescimento dos ossos longos e, portanto, o aumento da estatura, não é mais possível.

A placa epifisária é mais fraca durante as fases de crescimento mais intensas na puberdade (Caine, DiFiori e Maffulli, 2006). Além disso, a mineralização óssea pode ficar atrasada em relação ao crescimento linear, deixando o osso mais suscetível a lesões (Caine, DiFiori e Maffulli, 2006). A cartilagem da epífise atua como um amortecedor de choques entre os ossos que formam uma articulação. Danos a essa cartilagem podem levar a uma característica áspera na superfície articular e, conse-

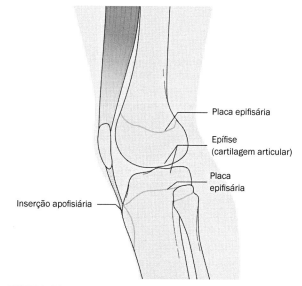

Placa epifisária

Epífise
(cartilagem articular)

Placa
epifisária

Inserção apofisária

FIGURA 10.4 Tipos de cartilagens de crescimento.

quentemente, dor durante o movimento. A cartilagem do crescimento nas inserções apofisárias dos principais tendões assegura uma sólida conexão entre o tendão e o osso. Danos às inserções apofisárias podem causar dor e também aumentar a possibilidade de separação entre o tendão e o osso, resultando numa **fratura de avulsão.**

Foi ainda proposto que, durante o estirão do crescimento, a rigidez do tendão muscular em torno das articulações aumenta, resultando numa diminuição na flexibilidade. Se ocorrer estresse excessivo dos músculos em razão do enfraquecimento da cartilagem de crescimento durante o estirão, lesões à cartilagem podem decorrer (Caine et al., 2005). Esse mecanismo lesivo, no entanto, é controverso.

Fraturas na placa epifisária

A placa epifisária é propensa a fraturas porque ainda não está solidificada. Portanto, não surpreende que fraturas dessa região ocorram em pré-adolescentes e adolescentes que treinam com pesos (Caine, DiFiori e Maffulli, 2006; National Strength and Conditioning Association, 2009). Entretanto, esse tipo de lesão é raro. A maioria de casos de fratura da placa epifisária resulta de levantamento de cargas próximas à máxima, técnica incorreta do exercício ou falta de supervisão qualificada (National Strength and Conditioning Association, 2009). Duas precauções apropriadas para programas de treino resistido para pré-púberes e adolescentes incluem (1) desencorajar o levantamento de cargas máximas ou próximas do máximo (1RM), em especial em locais sem supervisão, e (2) uma vez que a técnica inadequada de execução do exercício é um fator que contribui para o desenvolvimento de muitas lesões, deve ser necessário enfatizar aumentos adequados na carga e técnica correta em todos os exercícios realizados por praticantes jovens de treinamento resistido.

Fraturas

Como a metáfise, ou haste, dos ossos longos é mais elástica em crianças e adolescentes do que em adultos, fraturas da porção imatura (verde), as quais ocorrem pela curvatura da haste, ocorrem mais facilmente em crianças e adolescentes (Naughton et al., 2000). O maior número de incidência de fraturas em meninos se dá entre os 12 e 14 anos e precede a idade em que ocorre o estirão de crescimento (Blimkie, 1993). Parece que o maior percentual de fraturas é causado por uma falha na espessura cortical do osso e na mineralização em relação ao crescimento linear (Blimkie, 1993). Por isso, parece ser importante controlar a carga utilizada durante o treinamento com pesos em meninos com idades entre 12 e 14 anos. A mesma linha de raciocínio pode ser aplicada a meninas entre 10 e 13 anos de idade.

Problemas na região lombar

Traumas agudos podem causar problemas lombares tanto em adultos quanto em pré-púberes e adolescentes. Problemas nessa região, sejam eles agudos ou graves, são o tipo mais frequente de lesão relatada por atletas do ensino médio praticantes de treinamento com pesos (National Strength and Conditioning Association, 2009). A lesão na coluna lombar corresponde a 50% de todas as lesões em levantadores de potência adolescentes (National Strength and Conditioning Association, 2009). Esses problemas podem ser causados por levantamento de cargas máximas ou próximas da máxima, ou por tentativa de realização de repetições acima das estipuladas com determinada carga (ver Figura 10.5). Em muitos casos, a dor nas costas está associada com a forma incorreta do exercício, especialmente nos agachamentos ou nos levantamentos-terra. Quando se realizam esses ou outros exercícios, é essencial o uso da técnica correta, que envolve a manutenção das costas na posição mais vertical possível para minimizar tensão na região lombar.

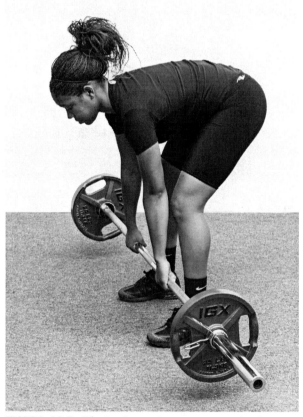

FIGURA 10.5 Técnica incorreta, como o arredondamento da lombar no levantamento-terra, que coloca tensão indevida na porção inferior das costas, pode resultar em lesão.

Lesões crônicas

Os termos lesão crônica e *lesão por uso excessivo* referem-se a lesões causadas por microtraumas repetidos. Dor nas canelas e fraturas por estresse mecânico são exemplos dessas lesões. A realização a longo prazo da técnica incorreta do exercício pode resultar em lesões por uso excessivo (a técnica incorreta de supino, por exemplo, pode causar dor e problemas no ombro).

Danos à cartilagem de crescimento

Estresse físico repetido pode causar dano a todos os três locais da cartilagem do crescimento. Como exemplo, estresses mecânicos repetidos no ombro e no cotovelo devido ao lançamento no beisebol, em razão de outros movimentos de arremesso ou recebimento, como no vôlei e no tênis, resultam em inflamação e irritação dos centros de solidificação do cotovelo e da placa epifisária do úmero. Esse dano causa dor com o movimento do ombro e do cotovelo e é provavelmente a maior causa de dor em pré-púberes e adolescentes lançadores no beisebol (Barnett, 1985; Cayne, DiFiori e Maffulli, 2006; Lyman et al., 2001).

A cartilagem de crescimento na superfície articular das articulações de pré-púberes, especialmente nos tornozelos, joelhos e cotovelos, pode ser mais propensa a lesões do que a das articulações de adultos. O microtraumatismo repetido com os lançamentos parece ser responsável, em parte, pela dor no cotovelo e no ombro de jovens (9 a 12 anos) lançadores (Lyman et al., 2001) e dor no tornozelo de jovens corredores (Conale e Belding, 1980). Em muitos casos, a dor articular em adolescentes e pré-púberes é causada por **osteocondrite** (inflamação da cartilagem de crescimento) ou **osteocondrite dissecante** (condição em que uma parte do osso ou cartilagem, ou ambas, no interior de uma articulação perde o suprimento de sangue e morre, o que resulta, normalmente, na separação de uma parte da superfície articular do osso). Minúsculas avulsões da cartilagem de crescimento na inserção do tendão patelar em direção ao osso podem estar relacionadas à dor associada à doença de Osgood- Schlatter (Caine, DiFiori e Maffulli, 2006; Micheli, 1983). Embora os danos à cartilagem de crescimento sejam uma preocupação, a incidência desse tipo de lesão em decorrência do treinamento com pesos parece ser bastante rara (Blimkie, 1993; Caine, DiFiori e Maffulli, 2006; National Strength and Conditioning Association, 2009).

Problemas na coluna lombar

Assim como em adultos, os problemas na coluna lombar podem ser um dos tipos de lesão mais comuns em adolescentes e pré-púberes que realizam treinamento com pesos. Os problemas na lombar compuseram 50% do número total de lesões relatadas por levantadores de potência adolescentes que, presumivelmente, treinaram com cargas máximas ou próximas da máxima (Brady, Cahill e Bodnar, 1982). Embora esse relato tenha envolvido adolescentes, o potencial para lesões similares em pré-púberes deve ser reconhecido. Os adolescentes podem correr maior risco do que os adultos para espondilite (inflamação de uma ou mais vértebras) e dor associada a estresse. A incidência dessa anormalidade em adolescentes é de 47%; em adultos, de apenas 5% (Micheli e Wood, 1995).

A **lordose** é um desvio anterior da coluna, normalmente acompanhado por anteversão da pelve. Durante o estirão de crescimento, muitas crianças tendem a desenvolver lordose na coluna lombar. Vários fatores contribuem para isso, incluindo o crescimento acentuado da porção anterior dos corpos vertebrais e os músculos isquiotibiais tensionados, que forçam o quadril a assumir uma posição flexionada ou de anteversão pélvica (Micheli, 1983). A lordose pode contribuir para dor na porção inferior das costas. Entretanto, lesões dos tecidos constituintes dessa porção inferior das costas também estão associadas a essa dor (Blimkie, 1993).

Ainda que muitos fatores possam resultar em dor na porção inferior das costas, força e resistência muscular insuficientes, bem como instabilidade dessa região, estão associados a essa dor nos adolescentes (National Strength and Conditioning Association, 2009). A dor nas costas decorrente do treinamento resistido pode ser diminuída com a realização de exercícios que fortaleçam a musculatura abdominal e das costas. O fortalecimento dessas áreas ajuda a manter a técnica correta do exercício, o que reduz a tensão na área da coluna lombar.

Considerações quanto aos programas

O desenvolvimento de programas de treino resistido para pré-púberes ou adolescentes deve seguir as mesmas etapas de um programa para adultos. Ainda que um exame médico não seja um pré-requisito para iniciar esse tipo de programa com crianças aparentemente saudáveis, um exame como este deve ser recomendado aos jovens com sinais e sintomas que sugerem uma doença ou que já apresentam uma doença conhecida (Miller, Cheathman e Patel, 2010; National Strength and Conditioning Association, 2009). As indagações a seguir têm de ser consideradas antes que uma criança ingresse em um programa de treino resistido:

- A criança está, psicológica e fisicamente, pronta para participar de programa de treino com exercícios de força?
- Que tipo de programa de treino resistido a criança deve fazer?
- A criança entende as técnicas corretas de levantamento para cada exercício do programa?
- Os auxiliares entendem as técnicas corretas de segurança e auxílio para cada exercício no programa?
- A criança compreende as preocupações de segurança para cada equipamento usado no programa?
- Os equipamentos para treino resistido podem ser ajustados adequadamente às crianças?
- O programa de treino com exercícios para crianças inclui treinamento aeróbio e de flexibilidade para atender as necessidades totais de condicionamento?
- A criança participa de outros esportes ou atividades além do treino resistido?

Estas duas últimas perguntas têm de ser levadas em conta no contexto do estresse de um treino total a que a criança está exposta. Por exemplo, nos lançadores da categoria infantil do beisebol, treino com pesos durante a temporada está associado a dores no ombro, mas não no cotovelo (Lyman et al., 2001). A quantidade total de fadiga nos arremessos e recepções também está associada a dores no cotovelo e ombro. Isto não indica, necessariamente, que jovens lançadores devam abdicar de fazer treino com pesos durante a temporada, mas que o estresse total do treino imposto nas crianças pode estar associado a alguns tipos de lesões. Tal como ocorre com todos os programas de treino resistido, as diferenças individuais têm de ser levadas em conta na elaboração de um programa de treino.

Diferenças do desenvolvimento

As diferenças no desenvolvimento em crianças de uma mesma idade têm de ser avaliadas ao se elaborar um programa de treino resistido. Pré-adolescentes e adolescentes da mesma idade diferem entre si física e psicologicamente. Algumas crianças são altas para a idade cronológica; outras, baixas; algumas são rápidas em corridas curtas; outras, lentas; e há as que se entristecem quando jogam mal e há quem não pareça preocupado. As diferenças físicas e psicológicas resultam da genética e das taxas de crescimento. Os adultos devem se dar conta de que as crianças não são miniatura deles. Entender alguns princípios básicos do crescimento e desenvolvimento ajudará os adultos a ter expectativas mais realistas em relação às crianças. Essa compreensão também ajudará quando do desenvolvimento de metas e progressões de exercícios para programas de treino resistido.

Há muitos aspectos do crescimento e desenvolvimento das crianças além da estatura. Eles incluem ganhos na massa corporal, no condicionamento, o potencial genético, a alimentação e os padrões de sono. Também incluído nas discussões sobre o desenvolvimento está o aspecto maturacional da criança, definido como progresso para a vida adulta. Maturidade nas crianças envolve:

- Tamanho físico
- Maturidade óssea
- Maturidade reprodutiva
- Maturidade psicológica

Cada uma dessas áreas pode ser avaliada clinicamente, em geral, pelo médico da família. Os médicos reconhecem que cada pessoa tem uma idade cronológica e fisiológica para cada uma das áreas recém-mencionada. Uma vez que a idade fisiológica determina as capacidades funcionais e o desempenho da pessoa, é um fator importante a ser levado em conta ao ser desenvolvido um programa de treino resistido.

Ainda não está claro o momento em que ocorrem aumentos de força em relação ao estirão do crescimento. Meninos e meninas pré-púberes podem apresentar picos de ganho de força no ano após o estirão do crescimento, em consequência do crescimento normal, ou pico de crescimento da estatura (De Ste Croix, Deighan e Armstrong, 2003). Nos meninos pré-púberes, a velocidade dos ganhos de força parece atingir um pico após o estirão do crescimento (Naughton et al., 2000), ao passo que muitas meninas atingem o pico na força antes do estirão, ou durante ele. De todo modo, em geral, as meninas têm o estirão do crescimento e, portanto, pico de aumento de força antes dos meninos. Independentemente do estágio do desenvolvimento em que ocorre o pico de ganho de força, de modo consistente, este é maior nos meninos que nas meninas. A possível diferença na magnitude dos ganhos de força deve ser levada em conta ao serem elaboradas metas de treinamento para meninos e meninas durante a análise das necessidades.

Análise das necessidades

As necessidades de cada criança, assim como as de adultos, são individuais. Adolescentes e pré-púberes devem desenvolver sua saúde e condicionamento totais, o que envolve condicionamento cardiorrespiratório, flexibilidade, composição corporal e habilidades motoras, assim como a força. Um programa de treinamento resistido não deve consumir tanto tempo a ponto de atrapalhar o desenvolvimento desses outros aspectos do condicionamento e interferir no tempo de brincar da criança. Pré-púberes, assim como muitos outros adolescentes, não precisam fazer programas de treino para adultos ou de atletas adultos bem-sucedidos. Para garantir aceitação do programa, os adultos devem permitir que as crianças determinem suas próprias metas e monitorar a tolerância física e psicológica dos programas. Comentários das crianças, como "Não quero fazer isso", "Este programa é muito puxado", "Alguns desses exercícios estão me machucando", "Fico muito cansado depois de uma sessão de treinamento" ou "Que outros exercícios posso aprender?" podem indicar que o programa precisa ser avaliado e receber alterações adequadas.

A maioria dos riscos de um treinamento de força está relacionada a exigências inadequadas de exercícios prescritos ao pré-púbere ou ao adolescente. Embora orientações gerais possam ser oferecidas e devam ser seguidas, é preciso ser sensível às necessidades especiais que surgem em cada criança. O programa deve ser planejado para as necessidades de cada criança, com emprego de técnicas de exercício e considerações de segurança apropriadas. Um programa de treinamento resistido adequadamente planejado e supervisionado traz muitos benefícios físicos e psicológicos. Talvez o resultado mais importante seja o desenvolvimento comportamental de um estilo de vida ativo no pré-púbere ou adolescente. Boas condutas de exercício contribuem para uma saúde melhor e o bem-estar ao longo de toda a vida.

Com o aumento da popularidade dos esportes para jovens, do futebol americano e ginástica ao futebol e atletismo, as crianças precisam de uma melhor preparação física para prevenir lesões relacionadas aos esportes. O American College of Sports Medicine (1993) calculou que 50% das lesões por esforço excessivo diagnosticadas em adolescentes podem ser prevenidas. Com um programa completo de treinamento para condicionamento que inclua treino resistido para preparar a criança para os estresses das competições esportivas, bem como a triagem na pré-participação e visitas regulares aos profissionais da medicina desportiva, há grande possibilidade de ser diminuído o número de lesões atléticas e por uso excessivo.

Outro fator a ser considerado para todas as crianças é a força dos membros superiores do corpo. O declínio recente na força dessa região do corpo em meninos e meninas (Hass, Feigenbaum e Franklin, 2001) representa uma fraqueza significativa nos perfis de condicionamento. A força dos membros superiores limita muitas atividades esportivas específicas, mesmo em nível recreacional. Devido à falta de força dos membros superiores, geralmente observada em muitas crianças pré-púberes e púberes, os exercícios desses grupos precisam ser enfatizados em programas de treinamento resistido para esses grupos.

As metas gerais de todos os programas de treino resistido para jovens podem incluir:

- Condicionamento de todos os componentes da aptidão física (aeróbio, flexibilidade, força)
- Desenvolvimento de exercícios para membros superiores e inferiores do corpo de forma equilibrada (ainda que, à medida que a criança cresce, possam ser adicionados alguns exercícios de esportes específicos)
- Escolha equilibrada de exercícios para agonistas e antagonistas de todos os principais movimentos articulares para a promoção do equilíbrio muscular
- Aumento da força e da potência de grupos musculares específicos
- Aumento da hipertrofia muscular (dependendo da idade)
- Aumento da resistência muscular localizada de grupos musculares específicos
- Aumento do desempenho motor (maior capacidade de saltar, correr ou arremessar)
- Aumento do peso corporal total (dependendo da idade)
- Redução da gordura corporal

Algumas metas de programas de treino resistido, como a hipertrofia muscular, mudam com a idade da criança. Os objetivos do treino também podem ser alterados, dependendo do esporte ou de outras atividades de que a criança participa. A individualização do programa

deve se dar com base no progresso do desenvolvimento da criança, vontade de treinar, outros esportes ou atividades, lesões presentes ou anteriores, tempo de realização do treino resistido e outros fatores. Uma progressão individualizada e apropriada do programa é necessária para promover adaptações fisiológicas necessárias à manutenção dos incrementos no condicionamento.

Progressão do programa

Independentemente do tipo de progressão de programa usado para o treinamento resistido em jovens (isto é, aumentos na carga, no volume de treinamento, escolha de exercícios), ela deve ocorrer lentamente. Progredir devagar ajuda a assegurar segurança, tempo para adaptação ao estresse induzido pelo treino, desenvolvimento de tolerância ao exercício e domínio da técnica de execução dos exercícios. A progressão na escolha dos exercícios, a carga, o volume ou outros fatores usados para uma criança podem ser avançados demais para outra de uma mesma idade ou experiência com treinamento. Portanto, a evolução do programa sempre deve ocorrer tomando-se por base a individualidade do sujeito.

Progressão por faixa etária

Embora o treino resistido seja realizado de forma segura por crianças bem jovens (National Strength and Conditioning Association, 2009), isso não quer dizer que todas as crianças devam ou tenham que fazer treinamento resistido quando pequenas. A maturidade fisiológica e psicológica varia muito em meninos e meninas na mesma faixa etária; portanto, as orientações quanto à progressão apresentadas na Tabela 10.3 precisam ser adaptadas para dar conta de necessidades e situações individuais de treinamento. Qualquer que seja a idade da criança, o programa de treino deve ser realizado numa atmosfera que promova segurança e diversão à criança. O ambiente deve apresentar informações adequadas, na forma de cartazes, gráficos de metas e figuras que reflitam as metas e expectativas do programa de treino resistido.

Progressão da carga ou da intensidade

Intensidade do treino, ou a carga usada na realização de um exercício, deve evoluir em incrementos de 5 a 10% (National Strength and Conditioning Association, 2009). Isso não é difícil com pesos livres, pois pequenas placas de peso são facilmente encontradas. Entretanto, incrementos na carga de alguns equipamentos são grandes demais para permitir uma progressão suave da intensidade à medida que a criança fica mais forte. Muitos suportes de pesos em equipamentos aumentam em incrementos de 4,5 a 9,1 kg. Se uma criança consegue fazer o supino com 13,6 kg, um incremento nesse suporte de 4,5 kg representa um aumento de 30% na carga, o que é grande

TABELA 10.3 **Orientações básicas para progressão de exercícios de força para crianças**

Idade (anos)	Considerações
5-7	Inicie a criança nos exercícios básicos com pouco ou nenhum peso; desenvolva o conceito de uma sessão de treinamento; ensine as técnicas do exercício; progrida de exercícios calistênicos com o peso corporal para exercícios com parceiros e exercícios com cargas leves; mantenha o volume baixo.
8-10	Aumente gradualmente o número de exercícios; pratique a técnica correta de todos os exercícios; inicie o incremento gradual e progressivo da carga de exercícios; mantenha os exercícios simples; aumente o volume lentamente; com cuidado, monitore a tolerância ao estresse induzido pelo exercício.
11-13	Ensine todas as técnicas básicas do exercício; continue progressivamente aumentando a carga de cada exercício; enfatize a técnica; introduza exercícios mais avançados com pouca ou nenhuma carga.
14-15	Progrida para programas de exercício de força mais avançados; inclua componentes específicos de cada esporte; enfatize as técnicas de exercício; aumente o volume gradativamente.
16 ou mais	Inicie no nível do programa para adultos depois que toda a experiência anterior tenha sido obtida.

Se uma criança em determinada faixa etária não tiver experiência anterior com treino com pesos, a progressão deve ser iniciada em níveis anteriores e avançar para níveis mais avançados conforme a tolerância ao exercício, e conforme a técnica e a compreensão permitirem.

Adaptada, com permissão, de W. J. Kraemer e S. J. Fleck, 2005, *Strength training for young athletes* (Champaign, IL: Human Kinetics Publishers), 13.

demais para a evolução segura e suave na intensidade. Este problema pode ser minimizado em alguns equipamentos ao se embutir cargas pequenas neles. Em outros equipamentos, a solução pode ser o uso de pesos, geralmente de 1,1 kg e 2,3 kg, especificamente desenvolvidos para adição e remoção fáceis no suporte de pesos do equipamento. Em equipamento específico para crianças, a carga inicial e os primeiros aumentos na intensidade são apropriados. Usar esses incrementos pequenos na carga não impedirá ganhos de força (ver Técnica do Pequeno Incremento, no Capítulo 6).

Em alguns equipamentos para adultos, a carga inicial é grande demais para que um pré-púbere execute até mesmo uma só repetição. Nesse caso, a criança terá que fazer um exercício alternativo para o mesmo grupo muscular usando ou um peso livre, peso corporal, ou exercício com a resistência oferecida por um parceiro, até estar suficientemente forte para realizar a quantidade desejada de repetições usando o equipamento. Por exemplo, se a criança não consegue fazer o *leg press* no equipamento porque a carga inicial é pesada demais, pode fazer agachamentos com peso corporal e, depois, agachamentos segurando halteres leves em cada mão, até que tenha força suficiente para fazer o *leg press* com a carga inicial do equipamento.

Treinamento pliométrico

O treinamento pliométrico, ou exercícios que enfatizam o treino do ciclo alongamento-encurtamento (ver Capítulo 7), pode ser incluído em programas para pré-adolescentes e adolescentes. Esse tipo de treino é um condicionamento seguro e eficaz, que aumenta a capacidade funcional e reduz lesões específicas de cada esporte em pré-adolescentes e adolescentes (National Strength and Conditioning Association, 2009). Convencionalmente, as crianças fazem com certa regularidade ações pliométricas ao brincar. Exemplos disso incluem jogar ama-

relinha, saltitar, pular e pular corda (ver Figura 10.6). Assim, não surpreende que o treino pliométrico seja um método seguro de treinamento para crianças, quando controlado o volume. Entretanto, há alguns relatos de ocorrência de lesões por excesso desse treinamento, como a rabdomiólise, num menino de 12 anos de idade, após realizar mais de 250 saltos com agachamento numa aula de educação física (Clarkson, 2006).

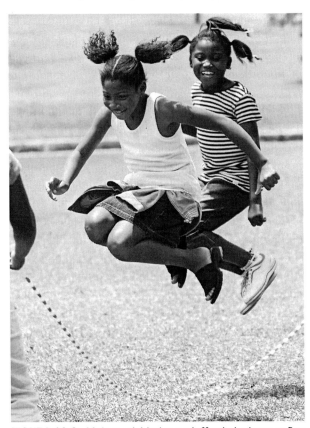

FIGURA 10.6 Muitas atividades na infância incluem ações de tipo pliométrico.

Zuma Press/Icon SMI

Uma revisão bibliográfica concluiu que o treino pliométrico é eficaz em garotos e garotas de 5 a 14 anos de idade como forma de melhorar o *sprint*, a capacidade de saltar, chutar a distância, equilibrar-se e ter agilidade (Johnson, Salzberg e Stevenson, 2012). Orientações para um programa eficiente incluem duas sessões semanais, entre 50 e 60 saltos por sessão e uma duração de, no mínimo, oito semanas (Johnson, Salzberg e Stevenson, 2012). Assim como com todos os tipos de treino resistido para crianças, o volume e a intensidade do treino pliométrico devem ser controlados e ter evolução gradual para que seja uma metodologia de treino segura e eficaz.

Progressão da força e da potência

Força e potência podem evoluir ao longo de um programa mediante o aumento do volume e da intensidade ou por variação dos exercícios usados. No começo, programas com pouco volume e intensidade causam aumentos de condicionamento. Um programa básico de treino para crianças, bem organizado e supervisionado, pode ter apenas 20 minutos por sessão. Durante o período inicial de treinamento, uma frequência de duas sessões se-

manais para crianças (8 a 11 anos) pode proporcionar aumentos significativos na força e alterações na composição corporal (Faigenbaum et al., 1993, 1999). Além disso, durante o período inicial de treinamento, quantidades maiores de repetições (13 a 15) por série podem produzir aumentos maiores na força e na resistência muscular localizada do que comparado à realização de quantidades mais baixas (6 a 8) de repetições por série (Faigenbaum et al., 1999, 2001). Como com adultos, também podem ser observadas alterações significativas na força e na composição corporal de crianças que realizam programas de pouco volume e série única. Portanto, um programa para crianças pode ser composto, inicialmente, por uma única série de cada exercício com aproximadamente 10 a 15 repetições por série e um mínimo de um exercício para todos os principais grupos musculares (ver Quadro 10.4). Como com adultos, as séries não precisam ser executadas até a falha para produzirem ganhos significativos de condicionamento; isso reduz o estresse do treinamento completo ao mesmo tempo em que promove o aprendizado da técnica correta do exercício. Com o crescimento da criança, programas mais avançados, parecidos com os para adultos, podem ser introduzidos lentamente.

 QUADRO 10.4 **PERGUNTA PRÁTICA**

Quais são as recomendações para um programa inicial de treino resistido para adolescentes?

As recomendações para programa de treinamento com pesos para um levantador iniciante adolescente incluem (Miller, Cheathman e Patel, 2010):
- Meta principal do treino: aumentar a força
- Quantidade de séries: de uma a três
- Repetições por série: 10-15, dependendo de experiência prévia com treinamento com pesos
- Intensidade: uma que permita o desempenho da quantidade desejada de repetições por série
- Frequência do treino: duas ou três sessões semanais, em dias não consecutivos
- Exercícios: envolvimento de todos os principais grupos musculares – flexões na barra, supino, puxada dorsal, *leg press*, flexão de joelhos, extensão de joelhos, abdominais, rosca bíceps, extensão de cotovelos, flexão plantar, remadas, estabilidade ou exercícios com bola

Miller, M.G., Cheathman, C.C., and Patel, N.D. 2010. Resistance training for adolescents. *Pediatric Clinics of North America* 57:671-682.

Pode-se observar na Tabela 10.4 uma sugestão de progressão de programas de força para jovens, com a meta de aumento da força máxima. As sugestões incluem exercícios típicos de treino resistido (fases de repetição concêntrica e excêntrica) e progressões para as principais variáveis agudas do programa de treinamento. A definição de novato, intermediário e avançado refere-se a crianças com menos de três meses de experiência com treino resistido, três a 12 meses de experiência com treinamento e mais de 12 meses de experiência com treino resistido, respectivamente.

A realização de variações dos movimentos de levantamentos olímpicos e pliométricos é segura para crianças

(Faigenbaum et al., 2010, 2007; National Strength and Conditioning Association, 2009). Desempenhar esses tipos de exercícios faz parte da progressão de incremento de potência (ver Tabela 10.5). Ao contrário das sugestões para aumento da força, o treino de potência envolve predominantemente exercícios multiarticulares e, em geral, a intensidade é estabelecida a partir de percentuais inferiores de 1RM para permitir velocidades maiores de movimentos e menos repetições por série, para que a fadiga não afete a técnica do exercício ou resulte em desaceleração significativa da velocidade dos movimentos. Séries de exercícios de treino de potência não devem ser feitas até a falha, já que isso pode aumentar o risco de lesão e causar desaceleração significativa da velocidade dos movimentos. Da mesma forma que com todos os tipos de progressão de programas, deve ser dado tempo suficiente para o aprendizado da técnica correta quando feitos exercícios de potência, e aumentos no volume e intensidade de treino devem ser realizados lentamente.

Periodização

A periodização, discutida mais detalhadamente no Capítulo 7, é uma forma popular de variar o volume e a intensidade das sessões de treinamento em atletas adultos e em interessados no condicionamento. Os efeitos da periodização em pré-púberes e adolescentes são menos explorados cientificamente em comparação aos adultos. No entanto, tal como com os adultos, a periodização nas crianças otimiza ganhos prolongados de treinamento e ajuda a reduzir a monotonia e o risco de lesões por uso excessivo (Miller, Cheathman e Patel, 2010; National Strength and Conditioning Association, 2009). A periodização linear e não linear são usadas para treinamento de pré-adolescentes e adolescentes (Faigenbaum et al., 2007; Foschini et al., 2010; McGuigan et al., 2009; Sgro et al., 2009; Stone, O'Bryant e Garhammer, 1981; Seymanski et al., 2004). Esses dois tipos de periodização podem ser variados por meio de:

- Aumento da intensidade de um exercício, aumentando-se o percentual de 1RM ou a carga usada para um número determinado de repetições máximas (RM) ou faixa de RM
- Variação da faixa de treino de RM ou do percentual de 1RM usado
- Variação da quantidade de séries por exercício
- Variação de exercícios para um mesmo grupo muscular
- Inclusão de exercícios de potência

Os programas podem ainda ser variados com base na experiência de levantamento de peso das crianças (ver Tabelas 10.3, 10.4 e 10.5). Tal como com qualquer tipo de progressão de treinamento, a tolerância das crianças ao programa precisa ser monitorada atentamente.

Copiando programas de atletas de elite

Pré-púberes, púberes e jovens adolescentes não devem realizar programas elaborados para atletas universitários ou profissionais, periodizados ou não. A capacidade de atletas mais velhos de incrementar a força e a potência usando esses programas é, em parte, resultado de seus anos de experiência em treinamento resistido. Frequentemente, programas de elite envolvem intensidades e volumes de treino inadequados para crianças, podendo resultar em lesão. Obrigar jovens a realizar programas planejados para atletas maduros e talentosos pode resultar em lesão por uso excessivo ou lesões agudas.

TABELA 10.4 **Diretrizes para desenvolvimento de força**

	Novato	Intermediário	Avançado
Ação muscular	Excêntrica e concêntrica	Excêntrica e concêntrica	Excêntrica e concêntrica
Escolha do exercício	Uniarticular e multiarticular	Uniarticular e multiarticular	Uniarticular e multiarticular
Intensidade	50-70% de 1RM	60-80% de 1RM	70-85% de 1RM
Volume	1 ou 2 séries × 10-15 repetições	2 ou 3 séries × 8-12 repetições	> 3 séries × 6-10 repetições
Intervalos de descanso	1 min	1-2 min	2-3 min
Velocidade	Moderada	Moderada	Moderada
Frequência semanal	2 ou 3	2 ou 3	3 ou 4

Adaptada, com permissão, da National Strength and Conditioning Association, 2009, "Youth resistance training: Updated position statement paper from the National Strength and Conditioning Association," *Journal of Strength and Conditioning Research* 23: S60-S79.

TABELA 10.5 **Diretrizes para desenvolvimento de potência**

	Novato	Intermediário	Avançado
Ação muscular	Excêntrica e concêntrica	Excêntrica e concêntrica	Excêntrica e concêntrica
Escolha do exercício	Multiarticular	Multiarticular	Multiarticular
Intensidade	30-60% de 1RM	30-60% de 1RM velocidade 60-70% de 1RM força	30-60% de 1RM velocidade 70 > 80% de 1RM força
Volume	1 ou 2 séries × 3-6 repetições	2 ou 3 séries × 3-6 repetições	> 3 séries × 1-6 repetições
Intervalos de descanso	1 min	1-2 min	2-3 min
Velocidade	Moderada/rápida	Rápida	Rápida
Frequência semanal	2	2 ou 3	3 ou 4

Adaptada, com permissão, da National Strength and Conditioning Association, 2009, "Youth resistance training: Updated position statement paper from the National Strength and Conditioning Association," *Journal of Strength and Conditioning Research* 23: S60-S79.

Tolerância ao exercício

Independentemente do tipo de programa de treino resistido, a importância da capacidade da criança para tolerar o estresse do exercício deve ser enfatizada ao máximo. Para que um programa funcione de forma ideal, pais, professores e treinadores precisam ouvir dos pré-púberes e adolescentes que estão realizando o programa como eles o estão tolerando. Os adultos devem encorajar a discussão e o *feedback* relativos às preocupações e aos medos das crianças. Mais importante, devem ter cautela na abordagem das preocupações expressas pelas crianças. Os treinadores têm que usar bom senso no oferecimento de variações dos exercícios, períodos ativos de recuperação, repouso total do treino e programas individualizados de treinamento para crianças. Também devem cuidar para não cair na armadilha de achar que treinar mais é sempre melhor.

As orientações gerais para a elaboração de programas oferecidas neste capítulo são apenas sugestões. Não existe um programa ideal. Pré-púberes e adolescentes devem começar com um programa que seja individualmente tolerável, mas que se torne mais avançado conforme eles fiquem mais velhos. Mudanças drásticas na tolerância aos programas de treinamento resistido podem refletir o desenvolvimento maturacional do sujeito que está treinando. No entanto, os treinadores devem ser cautelosos para não superestimar a capacidade da criança de tolerar toda a atividade física que realiza, quer seja treinamento resistido, aeróbio ou a participação num esporte. É melhor iniciar a criança da forma tradicional e conservadora do que superestimar sua tolerância ao exercício, reduzindo sua alegria de continuar engajada no exercício. Usando adequadamente os princípios do treinamento resistido, o treinador pode elaborar um programa que reflita o estágio de desenvolvimento e as necessidades particulares da criança. Todos os adultos vinculados a um programa devem lembrar que não são os alvos do programa; seu trabalho é proporcionar um ambiente positivo que proteja e atenda as necessidades para a participação das crianças. Estas, por sua vez, devem ficar livres para participar ou não de qualquer programa esportivo ou exercício.

Exemplos de sessões

Esta seção descreve dois exemplos de programas. Um deles não envolve o uso de equipamentos para treino com pesos e o outro requer equipamentos para treino resistido, na forma de pesos livres ou equipamentos comuns ao treinamento com pesos. As duas sessões pretendem propiciar exercícios para todo o corpo, podendo ser modificadas para promover variação dos exercícios e aumentos ou diminuições de sua dificuldade ou para uso de equipamento disponível. Além disso, essas sessões podem ser alteradas com base em experiência anterior com levantamento de pesos. Todas as sessões de treino com pesos devem ser antecedidas de aquecimento e seguidas de desaquecimento (Miller, Cheathman e Patel, 2010; National Strength and Conditioning Association, 2009).

Sessões de exercício com pouco equipamento

Esta seção de exercícios usa o peso corporal da criança, a autorresistência utilizando um grupo muscular contra outro, a resistência proporcionada por outra criança ou o peso corporal de outra criança sendo utilizado como uma determinada carga (ver Tabela 10.6). Esse programa pode ser realizado como um circuito, em que é executada uma série de cada exercício, com pequeno intervalo entre eles, ou em modo série-repetição, no qual todas as séries de um exercício são completadas, com um descanso entre elas, antes de passar para o próximo exercício. A carga utilizada em todos os exercícios pode ser aumentada ou reduzida de algum modo. Por exemplo, a dificuldade do exercício de apoio pode ser diminuída realizando-se o apoio com os joelhos no chão ou aumentada ao colocar-se os pés em uma cadeira. Os exercícios com resistência própria e com a resistência de um parceiro devem ser realizados de modo dinâmico, com cada uma das fases concêntrica e excêntrica sendo realizadas em aproximadamente cinco segundos, perfazendo 10 segundos por repetição. Os próprios exercícios também podem ser modificados. Por exemplo, a rosca direta (flexão do cotovelo) com resistência própria pode ser substituída pela rosca com resistência de um ajudante, com o uso de uma toalha. O objetivo é ofere-

TABELA 10.6 **Sessão de treino de força para crianças usando o peso corporal e a própria resistência**

Exercício	Séries x repetições
Apoios	1-3 x 10-20
Abdominais com pernas flexionadas	1-3 x 15-20
Agachamento paralelo	1-3 x 10-20
Rosca bíceps com autorresistência, usando o braço oposto como resistência	1-3 x 10 ações com 6 s de duração
Flexão plantar	1-3 x 20-30
Elevação lateral com ajudante resistindo lateralmente	1-10 repetições de 10 s de duração
Extensão lombar em decúbito dorsal	1-3 x 10-15

cer alguma forma de treinamento de força para todos os principais grupos musculares, recorrendo-se a pouco ou nenhum equipamento.

Sessão usando equipamento

Essa sessão pode ser realizada com uma variedade de exercícios tanto de pesos livres quanto em equipamentos típicos de levantamento de peso, com uso de um circuito ou um protocolo de séries-repetições. Conforme esboçada aqui, a sessão dá ênfase à força e é planejada para uma criança iniciante no levantamento de peso (ver Tabela 10.7). Se equipamentos para adultos forem utilizados, os treinadores devem assegurar-se de que cada criança esteja apropriadamente ajustada ao equipamento para a realização da técnica correta do exercício. Inicialmente, a carga usada para cada exercício deve permitir ao praticante a realização de, pelo menos, o mínimo recomendado de repetições com a execução da técnica correta. Quando a quantidade máxima recomendada de repetições puder ser feita, a carga será aumentada de tal forma que o praticante possa realizar o número mínimo recomendado de repetições por série. As crianças devem realizar todos os exercícios de maneira controlada para prevenir lesões, aprender a técnica correta do exercício e saber como evitar danos ao equipamento. Os treinadores devem salientar continuamente a importância da correção do exercício e das técnicas corretas de auxílio para todos os exercícios.

Modificações nos equipamentos e dificuldades organizacionais

O trabalho com crianças requer mais atenção e ajuda individualizada do que com adultos. Além disso, podem surgir problemas organizacionais com as crianças que não aparecem quando se treina com adultos (o equipamento para adultos, por exemplo, pode ter que ser modificado com almofadas ou blocos para adequação aos corpos pequenos das crianças). Quando halteres ou barras são usados, pode haver necessidade de pesos mais leves para propiciar exercícios alternativos quando um equipamento não pode ser modificado de acordo com o

TABELA 10.7 **Sessão de treinamento de força para crianças usando equipamento**

Exercício	Séries x repetições
Agachamento ou *leg press*	1-3 × 10-15RM
Supino	1-3 × 10-15RM
Flexão de joelhos	1-3 × 10-15RM
Rosca bíceps	1-3 × 10-15RM
Extensão de joelhos	1-3 × 10-15RM
Meio-desenvolvimento pela frente	1-3 × 10-15RM
Abdominais	1-3 × 15-20RM
Extensões lombares	1-3 × 10-15RM

tamanho corporal de uma criança do grupo ou não pode oferecer uma carga adequada. Os treinadores também devem saber que o equipamento poderá requerer modificação com o crescimento da criança. Normalmente, equipamentos para exercícios feitos para adultos necessitam de mais modificações do que exercícios com pesos livres. Se houver disponibilidade de equipamento desenvolvido para crianças, o ajuste não será problema (ver Figura 10.7). Talvez seja preciso verificar a adequação do equipamento mensalmente, em especial durante o estirão do crescimento da criança.

Os problemas organizacionais criados pela necessidade de se adequar às crianças não precisam ser de difícil solução. Duas soluções para esses problemas são anotar na ficha de treinamento de cada criança a modificação necessária ou os ajustes do equipamento para acompanhamento, ou ensinar a própria criança a fazer as modificações ou adaptações no equipamento. Entretanto, os adultos precisam verificar cuidadosamente se as modificações e os ajustes no equipamento foram realizados de forma adequada. Ainda que eficazes, essas soluções podem ser impraticáveis com um grupo grande de crianças. Se forem usadas sessões de treinamento com horário marcado (exercícios específicos com períodos de repouso predeterminados), o tempo necessário para as modificações e os ajustes do equipamento deve ser considerado, especialmente quando muitas crianças estiverem treinando e houver a necessidade de mudanças e ajustes individuais.

Aos elaboradores de programas pode ser recomendável realizar a sessão de treinamento para descobrir o tempo necessário para modificar ou ajustar cada equipamento. Alterações no período de descanso, se necessárias, podem então ser feitas e justificadas pelo tempo utilizado para realizar as mudanças no equipamento. Embora possa ser desejado que se dê um minuto de descanso em uma sessão de treinamento específica, problemas organizacionais como os ajustes de equipamentos podem tornar isto impossível. Nesses casos, a segurança das crianças e a técnica correta do exercício são a prioridade, muito mais do que a manutenção do período de descanso desejado. Os problemas organizacionais devem ser resolvidos sem sacrifício da segurança, da técnica correta do exercício ou da eficácia da sessão de treinamento.

Quando crianças são treinadas, a questão mais importante refere-se ao ajuste correto de cada criança aos equipamentos utilizados. Com exercícios realizados com pesos livres, com o peso do corpo ou com ajuda de assistentes, o ajuste não é necessariamente uma preocupação. Com equipamentos tradicionais para treinamento resistido, entretanto, o ajuste pode ser fundamental. Embora várias empresas produzam equipamentos específicos para crianças, a maioria está voltada aos adultos (ver Figura 10.7). A maior parte dos pré-púberes não tem a estatura e o comprimento de braços e pernas suficientes para o ajuste correto em equipamentos de treino resistido. Quando o equipamento não se ajusta devidamente à criança, a técnica correta e a amplitude completa do movimento são impossíveis. Um perigo crítico de um equipamento mal-ajustado é a probabilidade de um pé ou braço escorregar, saindo do ponto de contato e, consequentemente, resultando em lesão para a criança.

Outro problema comum de ajuste é que o banco do equipamento ou de exercícios de peso livre ser largo demais para permitir movimentos livres dos ombros durante o exercício. Quando as crianças fazem um exercício com técnica inadequada devido ao mau ajuste do equipamento, suas articulações e seus músculos podem ser expostos à tensão indevida, o que pode resultar numa lesão.

Crianças não devem usar equipamentos que não possam ser adequadamente adaptados em condições seguras. Alterações simples, como almofadas de assento adicionais, podem permitir que o praticante utilize os equipamentos de forma segura. Entretanto, o ajuste de um assento pode não ser o bastante. Embora o assento possa estar apropriado, os ajustes podem ser necessários também de modo a permitir a posição correta dos braços ou pernas com pontos de contato no equipamento. Além disso, a elevação da altura do assento pode impossibilitar que os pés da criança alcancem o solo, com comprometimento do equilíbrio. A colocação de blocos sob os pés pode ser útil em casos assim.

A alteração de um equipamento para o ajuste de uma criança não garante que outra criança se adapte da mesma forma a ele. O ajuste individual e correto deve ser verificado antes do equipamento ser usado pela criança. Deve-se tomar cuidado para que as almofadas ou blocos extras não deslizem durante o exercício, o que poderia resultar em lesão. Deslizamentos podem ser evitados em alguns ajustes ao se acoplar materiais antiderrapantes aos blocos inferior e superior e às costas das almofadas que foram adicionadas. A segurança do praticante de exercícios deve ser sempre a prioridade máxima quando se faz qualquer ajuste nos equipamentos.

Filosofia do programa

Programas formais, como os das escolas e academias, devem expressar sua filosofia de forma clara e franca. Cartazes, gráficos e folhetos podem refletir uma atitude positiva acerca do treino com pesos para pré-púberes e adolescentes. Isto é especialmente importante quando adultos e crianças treinam num mesmo espaço. A filosofia do programa pode ser promovida da seguinte maneira:

1. Colocando-se instruções relativas à faixa etária das crianças próximo às orientações para os adultos. Isso pode incluir tanto o programa quanto as instruções para o exercício.

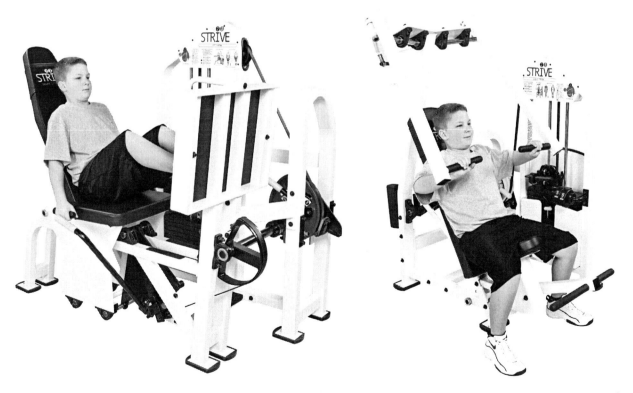

FIGURA 10.7 Algumas empresas fabricam equipamentos de treino resistido que se ajustam a crianças pequenas; eles têm aumentos pequenos de resistência ou carga para permitir uma progressão correta: (a) *leg press* e (b) supino.
Cortesia de Stive Inc., McMurray, PA.

2. Usando-se cartazes e quadros que retratem pré-púberes e adolescentes de ambos os sexos usando técnicas corretas de treinamento resistido.
3. Usando-se gráficos, competições e recompensas para a promoção dos princípios em que pré-púberes e adolescentes tenham que se concentrar (como, por exemplo, para treinar consistência, técnica correta de exercício, condicionamento e aptidão total, progresso em outros aspectos da aptidão física total ([isto é, flexibilidade, resistência]) e metas de preparação antes de uma temporada desportiva).

O ambiente, os programas de exercício e as recompensas devem todos refletir a filosofia do programa. Como pré-púberes e adolescentes aprendem e retêm informações de forma diferente dos adultos, o programa de treinamento com peso deve comunicar as expectativas e a filosofia de todas as maneiras, seja oralmente, por escrito, gravação de áudio, vídeo e gravuras. Todas as formas de comunicação precisam ser claras e apropriadas aos pré-púberes e adolescentes para que não ocorra intimidação, confusão ou malentendido quanto a qualquer aspecto do programa.

Resumo

O treinamento resistido para pré-púberes e adolescentes é cada vez mais aceito e popular, pois podem ocorrer incrementos na força, potência e hipertrofia, o crescimento ósseo pode ser melhorado, bem como pode haver uma prevenção de lesões em outros esportes e atividades físicas através de programas adequados ao desenvolvimento da criança. Os responsáveis pela preparação dos programas devem levar em consideração as diferenças físicas e de desenvolvimento entre as crianças, a tolerância ao exercício e os aspectos de segurança com o objetivo de minimizar a exposição e a ocorrência de lesões agudas e crônicas, bem como a maximização dos benefícios para os participantes.

LEITURAS SELECIONADAS

Bass, S.L. 2000. The prepubertal years: A uniquely opportune stage of growth when the skeleton is most responsive to exercise? *Sports Medicine* 30: 73-70.

Canadian Society for Exercise Physiology. 2008. Position paper: Resistance training in children and adolescents. *Journal of Applied Physiology, Nutrition and Metabolism* 33:547-561.

De Ste Croix, M.B.A., Deighan, M.A., and Armstrong, N. 2003. Assessment and interpretation of isokinetic muscle during growth and maturation. *Sports Medicine* 33: 727-743.

Falk, B, and Tenenbaum, G. 1996. The effectiveness of resistance training in children: A meta-analysis. *Sports Medicine* 22: 176-186.

Hass, C.J., Feigenbaum, M.S., and Franklin, B.A. 2001. Prescription of resistance training for healthy populations. *Sports Medicine* 31: 9539-9564.

Kraemer, W.J., and Fleck, S.J. 2005. *Strength training for young athletes,* 4th ed. Champaign, IL: Human Kinetics.

Malina, R. 2006. Weight training in youth—growth, maturation and safety: An evidence-based review. *Clinical Journal of Sports Medicine* 16: 478-487.

McGuigan, M.R., Tatasciore, M., Newton, R.U., and Pettigrew, S. 2009. Eight weeks of resistance training can significantly alter body composition in children who are overweight or obese. *Journal of Strength and Conditioning Research* 23: 80-85.

Miller, M.G., Cheathman, C.C., and Patel, N.D. 2010. Resistance training for adolescents. *Pediatric Clinics of North America* 57: 671-682.

National Strength and Conditioning Association. 2009. Youth resistance training: Updated position statement paper from the National Strength and Conditioning Association. *Journal of Strength and Conditioning Research* 23: S60-S79.

Naughton, G., Farpour-Lambert, N.J., Carlson, J., Bradney, M., and Van Praagh, E. 2000. Physiological issues surrounding the performance of adolescent athletes. *Sports Medicine* 30: 309-325.

Naylor, N.H., Watts, K., Sharpe, J.A., Jones, T.W., Davis, E.A., Thompson, A., George, K., Ramsay, J.M., O'Driscoll, G., and Green, D.J. 2008. Resistance training and diastolic myocardial tissue velocities in obese children. *Medicine & Science in Sports & Exercise* 40: 2027-2032.

Payne, V.G., Morrow, J.R., Jr., Johnson, L., and Dalton, S.N. 1997. Resistance training in children and youth:A meta-analysis. *Research Quarterly for Exercise and Sport* 68: 80-88.

Twisk, J.W.R. 2001. Physical activity guidelines for children and adolescents: A critical review. *Sports Medicine* 31: 617-627.

Treinamento Resistido para Idosos

Com o avanço da idade, os indivíduos mais velhos passam por várias mudanças em seus corpos, incluindo diminuições nas secreções hormonais, atrofia muscular e reduções na densidade óssea. As alterações que ocorrem com o envelhecimento têm efeitos drásticos, em consequência de perda de função e da independência. Um programa ideal de treinamento resistido pode atenuar as reduções fisiológicas, melhorar o funcionamento e intensificar as capacidades físicas. Para pessoas de todas as idades, a saúde de sistemas, tecidos e células melhora somente quando usados. Para a musculatura esquelética, isso significa que alterações e adaptações associadas ao treinamento ocorrem apenas naquelas unidades motoras empregadas num exercício. Cabe ressaltar que outros sistemas também se beneficiam do recrutamento das unidades motoras (como a tensão cardiovascular reduzida com aumento da força periférica). Idosos de todas as idades podem se beneficiar da realização de programas de treino resistido corretamente elaborados, sendo capazes de colocá-los em prática, inclusive homens e mulheres de idades bastante avançadas (ver Figura 11.1).

A idade é apenas um fator num contexto de uma gama de variáveis, como alimentação e nível de atividade física, que podem ser modificadas de forma a melhorar a capacidade física. Ainda que idade, genótipo e sexo sejam considerados fatores não modificáveis, o exercício é um determinante modificável fundamental da função fisiológica (Kraemer e Spiering, 2006). O treino resistido pode influenciar a função fisiológica, desde as células ao desempenho físico de todo o corpo, conferindo, assim, uma quantidade notável de benefícios aos idosos, mesmo aos que têm doenças crônicas. Um treinamento correto é capaz de melhorar a saúde, **as capacidades funcionais** (capacidade de realizar atividades cotidianas) e levar a uma qualidade de vida melhor. Melhorar o nível da vida normal ou das atividades físicas espontâneas pode ser uma das consequências mais importantes de um treinamento resistido. Esse tipo de treinamento é uma das formas mais eficientes e baratas para a preservação de uma vida independente num amplo segmento da população (Rogers e Evans, 1993).

Quem planeja programas à população idosa deve compreender as alterações fisiológicas que ocorrem com o envelhecimento. Secreções endócrinas de hormônios como a testosterona, o hormônio do crescimento e o estrogênio diminuem com o envelhecimento. Iniciaremos este capítulo descrevendo as alterações hormonais mediante exercícios resistidos. A segunda parte descreve as mudanças na composição corporal que tendem a ocorrer com o passar dos anos, incluindo os aumentos na massa adiposa e reduções na qualidade de músculos e tecido conectivo. Todas essas alterações podem influenciar

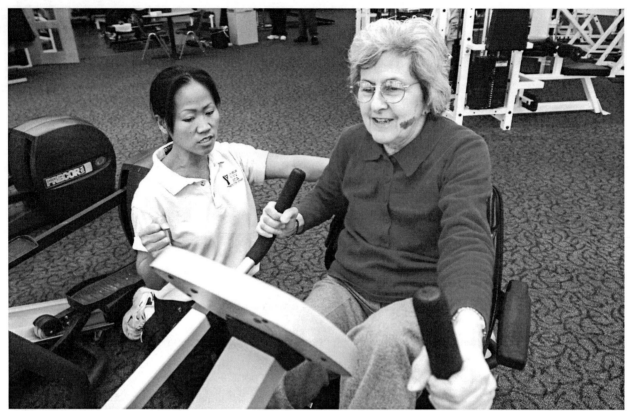

FIGURA 11.1 Até mesmo pessoas com idades avançadas podem se beneficiar da realização de exercícios resistidos.

o desempenho físico com o envelhecimento. Em seguida, discutiremos as alterações no desempenho decorrentes do envelhecimento e como as adaptações ao treino resistido podem reforçar o desempenho e a composição corporal. Finalmente, apresentaremos alguns princípios básicos para a elaboração de programas de treino resistido à população idosa.

Mudanças hormonais com o processo de envelhecimento e em resposta ao treinamento resistido

Está bem estabelecido que a capacidade de secreção hormonal das glândulas endócrinas diminui com o envelhecimento. Como ocorre com qualquer outra estrutura corporal, as glândulas endócrinas também passam por um processo de envelhecimento celular. Exercícios e treinamento resistido podem compensar a magnitude das reduções na estrutura e no funcionamento do sistema endócrino. Isso parece ser mediado pela estimulação das glândulas endócrinas, resultando na síntese e secreção dos hormônios necessários à homeostase metabólica (durante o exercício) e à sinalização anabólica (durante a recuperação).

Apesar do treino com exercícios, quando envelhecemos o sistema endócrino perde sua capacidade de secretar hormônios em resposta aos exercícios; no entanto, na ausência desse treinamento, o processo pode ser mais drástico em razão de doenças. A função glandular comprometida acarreta reduções nas concentrações hormonais em repouso, inclusive em hormônios anabólicos. A ideia de que o sistema endócrino fica comprometido é sustentada por pesquisas mais antigas que investigaram o efeito do envelhecimento sobre a testosterona e o hormônio do crescimento, e foi observada uma menor reação desses hormônios sob os estímulos dos exercícios resistidos em pessoas idosas (Chakravati e Collins, 1976; Häkkinen e Pakarinen, 1993; Hammond et al., 1974; Vermeulen, Rubens e Verdonck, 1972). A Figura 11.2 apresenta uma visão geral das alterações hormonais em resposta aos exercícios resistidos no envelhecimento. Além disso, com o processo de envelhecimento, aumentos nos hormônios catabólicos e citocinas inflamatórias podem ocorrer, aumentando, assim, a quantidade da fragmentação proteica e a inflamação corporal (Roubenoff, 2003). Combinadas, essas mudanças são preocupantes para idosos em razão do comprometimento da capacidade de sinalizar positivamente a síntese proteica e combater os processos inflamatórios. Um programa de treino resistido pode ajudar a compensar a magnitude dessas alterações com o envelhecimento.

Os hormônios anabólicos, como o do crescimento, podem ser estimulados a aumentar durante e após os exercícios resistidos, o que ajuda a sinalizar os vários

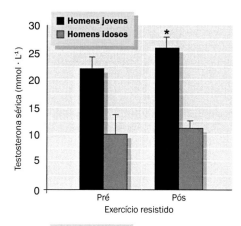

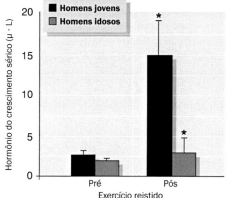

FIGURA 11.2 Alterações hormonais com o envelhecimento.

* = diferença significativa do valor pré-exercício

Dados do Dr. William J. Kraemer, Department of Kinesiology, University of Connecticut, Storrs, CT.

mecanismos fisiológicos e a mediar a remodelagem e o crescimento do tecido muscular. Esta seção do livro aborda as alterações nos vários hormônios com o envelhecimento e como elas interagem com exercícios resistidos e podem ser moduladas por eles.

Testosterona

A testosterona é um sinalizador hormonal fundamental em homens e mulheres para várias funções fisiológicas, crescimento celular e homeostase (ver Capítulo 3). Aumentos agudos estimulam sinais a uma variedade de tecidos-alvo, como músculos e ossos. A quantidade de testosterona ou de qualquer hormônio no sangue tem relação com as quantidades molares que são liberadas, degradadas ou retiradas de circulação ao se agregarem a receptores-alvo. As proteínas aglutinantes alongam a meia-vida de um hormônio em circulação no sangue. As alterações circulatórias são sensíveis a cada um desses fenômenos. Elevações no sangue significam que a produção excedeu a fragmentação e a quantidade ocorrida de ligação aos tecidos-alvo, sendo que ambos reduzem a concentração hormonal no sangue. Aumentos nas concentrações hormonais em repouso dentro das variações

fisiológicas normais costumam comandar pequenas alterações reguladoras na função homeostática normal. Assim como qualquer hormônio, a testosterona é um mensageiro sinalizador aos núcleos celulares para que produzam uma reação genética específica. Desse modo, alterações nas concentrações hormonais em repouso representam uma regulação parcial dos sistemas de *feedback* para determinado hormônio. A maior parte dos pesquisadores examina hormônios como a testosterona em estado de jejum; assim, estão ausentes as interações com os nutrientes no nível celular. Portanto, a interpretação das respostas da testosterona e as adaptações encontradas na maior parte das pesquisas devem ser contextualizadas num estado de jejum, sem as influências disponíveis dos nutrientes (como aminoácidos) para modular os padrões de reação hormonal e a quantidade de ligação aos receptores (Vingren et al., 2010).

As concentrações de testosterona em repouso e a magnitude de sua resposta a uma sessão aguda de exercícios resistidos parecem diminuir com o envelhecimento, especialmente nos homens. Em geral, foi demonstrado que em homens idosos destreinados (62-70 anos) o aumento na concentração livre e total de testosterona no sangue e a magnitude desse aumento são significativamente inferiores que em homens mais jovens (≤ 32 anos) em resposta ao estresse induzido por um exercício de força constituído de cinco ou seis séries de agachamentos ou *leg press*, com uma carga de 10RM e dois a três minutos de descanso entre séries e exercícios, ou quatro séries de 10RM, num exercício de agachamento, com dois minutos de descanso entre séries e exercícios (Häkkinen e Pakarinen, 1995; Häkkinen, Pakarinen et al., 2000; Kraemer, Häkkinen et al., 1998, 1999). Foi demonstrada uma intensificação da magnitude da reação induzida por exercícios de força em homens idosos, ainda que não no nível da de homens mais jovens. Além disso, com curtos períodos de treinamento, não foram observadas alterações nas concentrações de testosterona (Izquierdo et al., 2000; Kraemer, Häkkinen et al., 1999). A ausência de uma alteração nas concentrações em repouso é real, independentemente se exercícios cardiorrespiratórios também tiverem sido realizados concomitantemente ao programa de treinamento (Ahtiainen et al., 2009; Bell et al., 2000).

Um hormônio que não se agrega a uma proteína ligante, o chamado **hormônio livre**, pode se agregar a um receptor. A quantidade de um hormônio livre é governada pela quantidade total de hormônio circulante. Em apenas dez semanas de treino periodizado, a testosterona livre em repouso aumentou em homens com 30 anos de idade; no entanto, conforme antes referido, isto não foi observado em homens com 62 anos de idade (Kraemer, Häkkinen et al., 1999). Após programa de treinamento de seis meses, em que homens de meia-idade (42 anos) e idosos (70 anos) aumentaram a força, não foram observadas alterações na testosterona induzidas pelo exercício ou na testosterona livre em repouso

(Häkkinen, Pakarinen et al., 2000). Assim, ainda não está claro se o treino aumenta a resposta aguda da testosterona em homens idosos, embora as concentrações em repouso não pareçam se alterar com o treino.

Ainda que tenham sido mostrados repetidas vezes aumentos na testosterona total aguda ocorrida em homens jovens destreinados (~ 30 anos) em resposta a exercícios e treino (Häkkinen e Pakarinen, 1995), o momento em que essa resposta é cessada com o processo de envelhecimento nos homens ainda não está claro. Homens na meia-idade até os 50 anos mostram um aumento na testosterona total em resposta a um exercício (Häkkinen e Pakarinen, 1995). Entretanto, outras pesquisas não observaram quaisquer alterações nas concentrações de testosterona em repouso ou induzidas por exercício com até seis meses de treino resistido em homens na meia-idade (~ 40 anos), apesar dos aumentos na força (Häkkinen, Pakarinen et al., 2000). Num estudo de caso, um levantador de peso competitivo de 51 anos de idade e 35 anos de experiência com treinamento apresentou concentrações de testosterona sérica em repouso menores que a dos controles jovens, mas um aumento agudo similar induzido pelo exercício de força (Fry, Kraemer et al., 1995). Assim, a quantidade avassaladora de evidências indica que a função testicular diminui com a idade, comprometendo a síntese metabólica e a liberação da testosterona no sangue, embora a idade em que essa chamada **andropausa** (isto é, redução na produção do hormônio masculino, testosterona) começa nos homens pareça ter relação com múltiplos fatores, inclusive a genética, o histórico de treinamento e a dieta. O momento exato em que ocorre essa andropausa é algo a ser mais pesquisado.

Sabe-se bem que as concentrações de testosterona nas mulheres são entre 20 a 40 vezes menores que nos homens. Nelas, as secreções de testosterona têm origem no córtex adrenal e, em menor quantidade, nos ovários. Não foram demonstrados aumentos com exercícios agudos de força em mulheres com 30 anos de idade ou mais. Entretanto, as mais jovens (~ 22 anos) apresentaram aumentos significativos na testosterona total e testosterona livre após um protocolo de seis séries de agachamentos com 10RM, com dois minutos de descanso entre elas, embora em concentrações absolutas muito baixas na comparação com os homens, conforme antes observado (Nindl, Kraemer, Gotschalk et al., 2001). Portanto, mulheres mais jovens parecem ter uma resposta aguda maior da testosterona a exercícios de força do que as mais velhas, e as mais jovens ainda estimulam uma maior produção de proteínas ligantes com exercícios de força (Vingren et al., 2010).

Evidências recentes mostram que mulheres treinadas apresentam um ciclo de ligação do receptor de androgênio muito rápido para a testosterona, podendo, assim, utilizar rapidamente a testosterona produzida (Vingren et al., 2009). Como nos homens, a idade pode ser o fator predominante nas mulheres, determinando se mostram ou não aumento na testosterona com o treinamento. Não foram observadas alterações após protocolo de seis meses de exercícios de força, durante o qual mulheres de meia-idade (42 anos) e mais velhas (70 anos) mostraram ganhos na força (Häkkinen, Pakarinen et al., 2000). Como nos homens, essa ausência de mudanças é verdadeira, independentemente de execução de exercícios cardiorrespiratórios concomitantes a exercícios de força (Ahtiainen et al., 2009; Bell et al., 2000).

A não ocorrência de alterações na sinalização anabólica diminui muito a resposta do organismo numa variedade de alvos fisiológicos (tais como musculoesquelético, células-satélites e neurônios motores). Assim, o envelhecimento é capaz de reduzir as concentrações de testosterona em repouso e sua resposta a protocolo de exercícios de força. Entretanto, os pequenos incrementos na sinalização parecem beneficiar as mudanças adaptativas nos tecidos necessárias para desacelerar o processo de envelhecimento e a taxa de declínio da estrutura e função celulares ocorridas com o envelhecimento.

Cortisol

Durante o processo de envelhecimento, ocorrem interações complexas entre os processos inflamatórios, o sistema imune e o córtex adrenal. O estresse induzido pelo exercício resulta num processo inflamatório agudo relacionado ao reparo e remodelagem dos tecidos, mais destacadamente no tecido musculoesquelético. À medida que se envelhece, esses processos inflamatórios resultam, em parte, de outras alterações do envelhecimento das células e da função do sistema imune, criando um desafio drástico ao bem-estar fisiológico. O cortisol, hormônio do estresse, tem múltiplos papéis (ver Capítulo 3), desde agir como agente anti-inflamatório até proteger as reservas de glicogênio no corpo. Incrementos nas concentrações de cortisol resultam em outras mudanças que lhe deram a reputação de hormônio catabólico, ou hormônio envolvido na degradação ou fragmentação das proteínas. Uma ampla gama de influências catabólicas são atribuídas ao cortisol, incluindo a inibição dos sinais anabólicos da testosterona no nível dos genes nucleicos, a desativação das células imunológicas necessárias ao reparo de tecidos danificados, o bloqueio dos sistemas sinalizadores posteriores para a síntese proteica (como mTOR) e a promoção da fragmentação das proteínas para poupar o uso do glicogênio. O treinamento resistido é usado para reduzir as concentrações de cortisol em repouso e, em alguns casos, diminuir a reação a estressores, como o próprio estresse induzido pelo exercício e por condições ambientais e psicológicas.

É claro que, com qualquer exercício intenso, como um exercício aeróbio maior que 70% do consumo máximo de oxigênio, ou um protocolo de levantamento envolvendo importantes grupos musculares e múltiplas séries, a concentração sanguínea de cortisol é aumentada. Várias pesquisas mostraram algumas alterações na resposta do cortisol no sangue com exercícios de força, levando a uma melhora na chamada proporção testosterona-cortisol em homens mais velhos, mas não em mulheres (Häkkinen e Pakarinen, 1994; Izquierdo et al., 2001). Foi demonstrado que, com treinamento resistido a curto prazo, as concentrações de cortisol sanguíneo em repouso são reduzidas nos homens idosos (62 anos). Além disso, ainda que ocorram aumentos em resposta ao estresse induzido por exercícios de força, mesmo após o treino, a magnitude da resposta é diminuída, significando que a resposta ao estresse foi reduzida (Kraemer, Häkkinen et al., 1999). Há, ainda, a necessidade de muitas pesquisas para que se entenda melhor a interação da testosterona e do cortisol com as respostas da via sinalizadora anabólica e catabólica que ocorrem no organismo, especialmente com o processo de envelhecimento (Crewther et al., 2011).

Hormônios do crescimento

O hormônio do crescimento tem atraído a atenção do público idoso devido às várias alegações extraordinárias em relação a seu uso em terapias antienvelhecimento. Foi estimado que, em 2005, o uso do hormônio do crescimento recombinante para terapia antienvelhecimento tenha atingido, na América do Norte, cerca de 25 mil adultos, sendo que, hoje em dia, esse número pode ser ainda maior (Perls, Reisman e Olshansky, 2005). Muitos dos benefícios alegados para o uso do hormônio do crescimento são especulativos e carecem de suporte científico, pois aumentos no tecido magro, em alguns casos, podem advir apenas da maior retenção de água (Kraemer et al., 2010). Na verdade, a administração exógena desse hormônio não parece causar maior aumento na massa muscular comparado com treino resistido em pessoas idosas que não recebem administração desse hormônio (Thorner, 2009). Considerados os riscos e os benefícios potencialmente limitados do uso exógeno do hormônio do crescimento, programas de treino resistido devem ser otimizados para tornar as glândulas endócrinas mais eficientes, tanto na produção quanto na secreção dos hormônios, podendo ser o melhor tratamento para a redução dos efeitos do envelhecimento (Thorner, 2009).

Conforme antes abordado, a produção do hormônio do crescimento (GH – *growth hormone*) endógeno tem mais de 100 variantes à parte do monômero 22 kD aminoácido 191 tradicional produzido pelo maquinário de DNA na pituitária anterior (ver o Capítulo 3). Acredita-se que muitas dessas variantes, em especial os agregados de maior peso molecular, tenham funções anabólicas importantes, pois suas concentrações são de 10 a 100 vezes maiores do que as da forma 22 kD. Até o momento, as reações do hormônio bioativo do crescimento não foram pesquisadas nos idosos, mas acredita-se que mesmo essas variantes bioativas do hormônio do crescimento, com maior peso molecular, diminuam em virtude do processo de envelhecimento (dados não publicados do laboratório do Dr. Kraemer). As ações do(s) hormônio(s) do crescimento são complexas. Além disso, as investigações realizadas na população apenas de idosos examinaram a isoforma 22 kD do hormônio do crescimento medida por imunoensaios (ensaios que usam anticorpos), em vez de serem realizadas por isoformas bioativas medidas por outros ensaios bioquímicos (Kraemer et al., 2010). Portanto, todas as reações e adaptações do hormônio do crescimento aqui abordadas se baseiam em pesquisas que apenas conseguiram examinar a resposta desse hormônio primário que é produzida pelo maquinário de DNA nos somatotrofos da pituitária anterior (isto é, a sequência clássica do aminoácido 191) na isoforma 22 kD.

As respostas agudas do hormônio do crescimento a exercícios de força diferem, sem dúvida, com a idade. O hormônio do crescimento aumenta em resposta aguda ao exercício de força de 10RM em homens mais jovens, mas não em homens ou mulheres idosos (Häkkinen e Pakarinen, 1995). Num protocolo de 10RM com quatro séries, quando os níveis de atividade física foram equiparados entre homens idosos e jovens, os dois grupos mostraram maiores níveis de hormônio do crescimento pós-exercício agudo, embora tais aumentos fossem significativamente mais altos no grupo dos mais jovens (30 anos) do que no dos mais velhos (62 anos) (Kraemer, Häkkinen et al., 1998, 1999). No entanto, alterações agudas limitadas foram observadas em homens idosos após oito a dez semanas de treinamento, sugerindo que o treino prolongado pode ser necessário para que alterações sejam observadas (tal como durante seis meses). Além disso, outras variantes do hormônio do crescimento podem mudar em uma linha de tempo notavelmente mais acelerada, mas não serem representadas nas adaptações encontradas na isoforma 22 kD. Há necessidade de mais pesquisas para que se entenda melhor a complexidade das respostas da glândula pituitária anterior. Entretanto, parece que se o trabalho total for aumentado, ou se a resposta glicolítica for maior num protocolo de exercícios de força, uma maior resposta aguda do hormônio do crescimento 22 kD ocorrerá. Portanto, os valores mais elevados do hormônio do crescimento encontrados quando se comparam homens ou mulheres jovens e idosos costumam ocorrer em razão do maior trabalho ou maior capacidade metabólica nas pessoas mais jovens. Mesmo com exercícios isométricos, quando comparados homens jovens (26,5 anos) e idosos (70 anos), as respostas mais altas do hormônio do crescimento são produzidas por homens mais jovens, pois estes são capazes de produzir mais força e quantidades maiores de trabalho total (Häkkinen, Pakarinen et al., 1998).

Nas mulheres, como nos homens, ocorrem poucas mudanças nas concentrações de repouso do hormônio do crescimento com treinamento, e as que acontecem não são tão grandes nas mulheres idosas como são nas mais jovens (Häkkinen, Pakarinen, 2000). Entretanto, a capacidade de aumento das concentrações do hormônio do crescimento em pessoas mais velhas após uma sessão de exercício de força pode ser intensificada com treinamento, embora, geralmente, não num ponto comparável ao que ocorre nas pessoas mais jovens (Häkkinen, Pakarinen, 2001). Sendo assim, parece que o eixo pituitário-hipotalâmico passa por um processo de envelhecimento, o que limita sua capacidade de produzir hormônio(s) do crescimento.

Insulina e fator do crescimento semelhante à insulina tipo 1 (IGF-1)

Em pessoas jovens e idosas, aumentos na gordura corporal podem comprometer a sensibilidade à insulina (Dela e Kjaer, 2006). Exercícios de força melhoram a sensibilidade à insulina em pessoas mais velhas com diabetes ou com comprometimento na sensibilidade à insulina (Strasser e Schobersberger, 2011). A insulina em jejum mostrou uma redução aguda mediante exercícios de força (Kraemer, Häkkinen et al., 1998). Seis meses de treino parecem melhorar a sensibilidade à insulina em pessoas idosas (65-74 anos) resistentes à insulina em consequência de inatividade física e obesidade (Ryan et al., 2004). O treinamento resistido na faixa de 7 a 9RM durante 26 semanas também reduziu os níveis de hemoglobina glicosilada (HbA1c) em homens e mulheres diabéticos com 39 a 70 anos de idade (Sigal et al., 2007). Esses benefícios à **resistência à insulina** e ao controle de açúcar no sangue são especialmente importantes, pois a maioria das pessoas com condições patológicas como a diabetes consegue realizar treinamento resistido.

Com o envelhecimento, as concentrações de IGF-1 diminuem. O IGF-1 foi maior nos homens jovens em todos os momentos no tempo (pré e pós-treino, agudo e em repouso) ao longo de um programa de treinamento de 10 semanas. Além disso, apenas os homens jovens evidenciaram um aumento na proteína 3 aglutinadora do IGF-1 após o treinamento (Kraemer, Häkkinen et al., 1999). Assim como os jovens, os idosos fragilizados também mostram aumentos na coloração de IGF-1 nos músculos após um período de treinamento resistido relacionado ao aumento da hipertrofia muscular de tipo II (Singh et al., 1999). Homens idosos (67-80 anos) que realizam apenas duas séries de 12RM e quatro de 5RM demonstraram incrementos no IGF-1 sanguíneo total e livre imediatamente após e seis horas após uma sessão de exercícios, embora não tenham sido observadas alterações nas proteínas ligantes (Bermon et al., 1999). Com o treinamento, não foram observadas alterações significativas no IGF-1 de repouso e nas proteínas ligantes, indicando que a reação aguda do IGF-1 pode

ser mais importante nas adaptações relativas ao IGF-1 e que a sinalização aguda ao DNA nuclear é a chave para a função endócrina.

Mulheres idosas (~ 68 anos) com baixa densidade mineral óssea participaram de um programa de treino resistido. Antes do treinamento, as concentrações do IGF-1 junto com as proteínas ligantes estavam significativamente mais baixas do que as do grupo de mulheres saudáveis com a mesma idade. O treinamento aumentou as concentrações do IGF-1 em repouso, mas não houve alterações nas proteínas ligantes. Os autores teorizaram que, em mulheres com baixa densidade mineral óssea, a estimulação do IGF-1 com o treino poderia contribuir à melhora da função fisiológica (Parkhouse et al., 2000). Foi mostrado ainda que não houve alteração no IGF-1 de repouso após 21 semanas de treinamento em mulheres com 64 anos de idade, apesar do aumento na força, na potência e no tamanho dos músculos (Häkkinen, Pakarinen et al., 2001).

Estrogênio

Assim como a produção de testosterona diminui nos homens com o envelhecimento, as mulheres também passam por um declínio no hormônio sexual estrogênio com o passar dos anos. Essa redução é característica do que costuma ser chamado de **menopausa**, um período que coincide com a interrupção do ciclo menstrual. Essa diminuição no nível de estrogênio contribui para a perda de força, massa muscular e densidade mineral óssea associada ao envelhecimento nas mulheres (Bemben et al., 2000; Leite et al., 2010). Exercícios de força, especialmente de alta intensidade (~ 80% de 1RM), parecem preservar a densidade mineral óssea em mulheres na pós-menopausa (Bemben et al., 2000; Bocalini et al., 2009; Leite, 2010). Além disso, exercícios resistidos parecem aumentar a força (Prestes, Shiguemoto et al., 2009) e a massa muscular (Leite et al., 2010; Orsatti et al., 2008) em mulheres na pós-menopausa. O treinamento resistido periodizado e que utiliza cargas altas parece importante para otimizar os pontos terminais dos tecidos-alvo do estrogênio nas mulheres.

Implicações das alterações endócrinas com o envelhecimento

A realização crônica de um programa de treino resistido não é capaz de manter a função endócrina, em especial as concentrações endócrinas em repouso de forma total. As respostas agudas a sessões de exercícios de força podem ser mais baixas em homens e mulheres idosos; no entanto, homens e mulheres normalmente exibem melhores respostas pós-exercício com treinamento. Os hormônios corporais são importantes para a regeneração muscular após estresse mecânico em pessoas jovens e idosas (Bamman et al., 2001). As mudanças nas reações agudas a exercício de força facilitam as secreções endócrinas quando elas são mais necessárias (imediatamente após o estímulo mecânico a músculos, tecidos e ossos) e podem, então, contribuir com as alterações na força e nas fibras musculares em idosos.

Uma vez mais, é importante lembrar que programas de treinamento resistido não somente a musculatura esquelética, mas também outros sistemas, tecidos e, em específico, glândulas endócrinas. A estrutura e o funcionamento dessas glândulas só podem ser mantidos na luta contra o envelhecimento e desuso por meio do desafio a suas capacidades funcionais, assim como a musculatura esquelética é desafiada. A implementação e a elaboração ideal de um programa de treinamento resistido (isto é, individualizado, periodizado e de progressão adequada) são fundamentais à criação de um estímulo eficaz ao exercício, ao mesmo tempo em que limitam qualquer potencial lesivo, ou síndromes de *overreaching* ou *overtrainning*.

Uma apreciação das respostas hormonais agudas ao exercício ajuda a compreender as adaptações de músculos, ossos e outros tecidos. Entender as reações hormonais ao treinamento em idosos também auxilia na compreensão das alterações na composição corporal, o que é assunto da próxima seção.

Mudanças na composição corporal dos idosos

Composição corporal constitui o percentual de massa adiposa e vários componentes da massa livre de gordura, incluindo músculos, ossos, tecidos e órgãos do corpo. Com o envelhecimento, todos os elementos da composição corporal tendem a mudar. Este seção representa uma revisão dos efeitos das alterações na composição corporal na taxa metabólica de repouso e inclui uma discussão das mudanças nos ossos, tecidos e músculos com o processo de envelhecimento. Os efeitos de treinamento resistido na taxa metabólica, em ossos, músculos e tendões podem ajudar as pessoas a manterem a funcionalidade durante o envelhecimento. As consequências e implicações gerais de desempenho das alterações relacionadas ao envelhecimento nos músculos e na composição corporal serão abordadas mais no final deste capítulo.

Exercícios de força e a queda na taxa metabólica com o envelhecimento

Um fator capaz de influenciar a composição corporal em homens idosos é a **taxa metabólica de repouso (TMR)**, ou a quantidade total de energia gasta durante o repouso, ou seja, somente para funções fisiológicas vi-

tais, como a frequência cardíaca e a respiração. As taxas metabólicas de repouso são mais baixas em homens e mulheres idosos (> 60 anos) do que em homens e mulheres jovens (20-35 anos), mesmo quando são relativizadas pela massa livre de gordura, massa adiposa e histórico de tabagismo (Frisand et al., 2007; Krems et al., 2005; Woolf et al., 2008). Uma interessante pesquisa demonstrou que mulheres que viveram até 95 anos de idade demonstraram taxas metabólicas de repouso mais baixas quando comparadas a mulheres de meia-idade (Rizzo et al., 2005). Isso pode ter menos a ver com a idade e mais com a saúde geral de mulheres idosas. Numa pesquisa longitudinal, foi observado que a taxa metabólica de repouso diminuiu a cada década por volta de 5% nos homens e 4% nas mulheres (Luhmann et al., 2009). Dados longitudinais também mostram uma redução com o envelhecimento ao longo de cinco anos em pessoas com mais de 73 anos de vida (Rothenberg, Bosaeus e Steen, 2003); a redução é mais rápida nos homens entre 70 e 80 anos do que naqueles entre 40 e 50 anos (Ruggiero et al., 2008).

Um fator que parece coincidir com a menor taxa metabólica é o aumento no depósito de gordura. Depois de um acompanhamento de uma mesma população alemã durante oito anos, a estatura, a proporção cintura-quadril, a massa livre de gordura e o gasto de energia diminuíram, ao passo que o índice de massa corporal e a massa adiposa aumentaram (Luhrmann et al., 2009). Uma vez que menos calorias são queimadas em repouso, em consequência da redução na taxa metabólica, o envelhecimento pode predispor as pessoas a uma maior massa adiposa (ver Quadro 11.1). Conforme abordaremos mais tarde, a taxa metabólica de repouso está correlacionada à massa livre adiposa (Sparti et al., 1997), e o treino resistido pode aumentar ou desacelerar a redução nessa massa. Portanto, o treinamento físico pode ser uma importante intervenção no estilo de vida para compensar parte da diminuição na taxa metabólica em repouso com o envelhecimento.

Um fator correlacionado à taxa metabólica em que o treino resistido pode intervir é a quantidade de massa de tecido magro. A taxa metabólica em repouso é influenciada por uma quantidade de fatores, inclusive a massa muscular e o tecido magro. Reduções na taxa metabólica costumam coincidir com quantidades menores de tecido muscular, que também influenciam as reduções na massa de outros tecidos e órgãos, bem como suas taxas metabólicas específicas (St-Onge e Gallagher, 2010). Numa estimativa (Gallagher et al., 1998), a musculatura esquelética responde por entre 18 e 25% do gasto energético em repouso. Embora a massa muscular possa não se responsabilizar por todas as mudanças no gasto energético, o treinamento resistido pode ajudar a otimizar a taxa metabólica de pessoas idosas.

QUADRO 11.1 PESQUISA

Treinamento resistido e obesidade relacionada à idade

Pode-se perguntar "Será que a obesidade tem relação apenas com a idade, e de que forma o treino resistido pode ajudar?". A obesidade parece aumentar com o processo normal de envelhecimento, de 18% em adultos jovens até um pico de 31% na meia-idade. Numa variação de 45 a 65 anos de idade, a obesidade afeta 9% dos asiático-americanos, 30% de norte-americanos brancos, 35% de hispano-americanos e 41% de norte-americanos negros. Embora o aumento na obesidade até os 65 anos de idade pareça sustentar uma associação entre idade e obesidade, esta, na verdade, cai para 24,7% após os 65 anos (Mendez, 2010). A justificativa para isso não está completamente clara, embora possa ter a ver com uma menor expectativa de vida nos obesos, resultando numa proporção maior de pessoas mais magras que sobreviveram tempo suficiente para serem pesquisadas após os 65 anos de idade. Em não fumantes com obesidade mórbida, a expectativa de vida cai de 81 anos para algo entre 68 e 76 anos em homens brancos e de 75 anos para algo entre 59 e 74 anos em homens negros (Finkelstein et al., 2010). A redução na obesidade acima dos 65 anos de idade pode se dever, também, à desnutrição em pessoas idosas.

A prevalência de obesidade independentemente da idade exige que algo deve ser feito. Em conjunto com intervenções alimentares e exercícios cardiorrespiratórios, o treinamento resistido pode auxiliar no controle do aumento da gordura corporal. A prática de treinamento resistido durante 2 semanas aumentou o gasto de energia total em adultos idosos (61-77 anos), o que contribuiu para uma maior oxidação dos lipídios, (Hunter et al., 2000). O incremento no gasto de energia total e a atividade espontânea nos idosos podem ter relação com o aumento da capacidade aeróbia causado pelo treino resistido (Jubrias et al., 2001). A capacidade oxidativa muscular aumentou 57%, o tamanho dos músculos aumentou 10% e a densidade volumétrica mitocondrial aumentou 31% após seis meses de treino resistido. Assim, juntamente com outros tratamentos, o treinamento resistido pode ajudar a controlar a massa adiposa corporal total em homens idosos.

Finkelstein, E.A., Brown, D.S., Wrage, L.A., Allaire, B.T., and Thomas, J.H. 2010. Individual and aggregate years-of-life-lost associated with overweight and obesity. *Obesity* 18: 333-339.

Hunter, G.R., Wetzstein, C.J., Fields, D.A., Brown, A., and Bamman, M.M. 2000. Resistance training increases total energy expenditure and free-living physical activity in older adults. *Journal of Applied Physiology* 89: 977-984.

Jubrias, S.A., Esselman, P.C., Price, L.B., Cress, M.E., and Conley, K.E. 2001. Large energetic adaptations of elderly muscle to resistance and endurance training. *Journal of Applied Physiology* 90: 1663-1670.

Mendez, E. 2010. In U.S., obesity peaks in middle age. Gallup, Inc. www.gallup.com/poll/142736/obesity-peaks-middle-age.aspx.

É interessante notar que o treino resistido realizado durante 24 semanas aumentou em 9% a taxa metabólica de repouso em homens jovens e idosos, ainda que, surpreendentemente, isso não tenha sido observado em mulheres jovens e idosas (Lemmer et al., 2001). Muito provavelmente, a não alteração metabólica nas mulheres ocorreu em razão da ineficácia do programa de treinamento usado na pesquisa (isto é, uma série para membros superiores e uma ou duas para membros inferiores), e porque os sujeitos realizaram os exercícios com cargas autosselecionadas com equipamento pneumático para treino resistido. Embora o programa tenha melhorado a força, aparentemente por mecanismos neurais, ele não foi suficiente a ponto de estimular a secreção de proteína muscular e aumentar significativamente o tecido magro nas mulheres (ver Capítulo 9).

Exercícios de força e alterações na densidade óssea com o envelhecimento

Como anteriormente descrito, o processo da menopausa está associado a reduções na densidade óssea nas mulheres, embora a osteoporose seja uma séria ameaça para ambos os sexos. Além de fraturas no quadril, as fraturas no punho e nas costelas são preocupantes em idosos. Apenas cerca de metade dos idosos consegue recuperar a independência após uma fratura de quadril (Morrison, Chassin e Siu, 1998). Há relatos de que as taxas de mortalidade em um ano variam entre 15 e 24% após esse tipo de acidente (LaVelle, 2013; Wolinsky, Fitzgerald e Stump, 1997). Embora as fraturas do quadril costumem estar associadas a quedas, surpreendentemente a fratura muitas vezes constitui a causa da queda. Nos idosos, por volta de 90% das quedas por fratura do quadril ocorrem a partir de uma posição relativamente simples, em pé (Baumgaertner e Higgins, 2002). Logo, deve ser tomada uma ação proativa para manter uma densidade óssea saudável antes da ocorrência de fraturas, o que costuma ser o primeiro sinal de osteoporose. No entanto, as fraturas não são a única preocupação articular nos idosos (ver Quadro 11.2).

O treino resistido aumenta a densidade óssea a uma taxa de 1 a 3% anualmente em pessoas idosas, ao passo que os que não realizam exercícios de força perdem em torno de 1 a 3% na densidade óssea no mesmo período (Frost, 1997; Kohrt, Ehsani e Birge, 1997; Layne e Nelson, 1999; Lohman, 2004; Marcus, 2002; Nelson, 1994; Ryan et al., 2004; Smith et al., 1984; Vincent e Braith, 2002; Wartburton e Bredin,

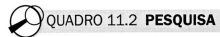

QUADRO 11.2 **PESQUISA**

Quais são os benefícios dos exercícios de força para dor articular?

A osteoartrite (OA) é uma das doenças mais comuns do envelhecimento, frequentemente encontrada por instrutores que trabalham com pessoas idosas. Caracteriza-se por uma perda de cartilagem numa determinada articulação com subsequente supercompensação de crescimento ósseo como reparo dos danos causados por essa perda. Esse crescimento exacerba a questão de perda da cartilagem, causando um problema de dor em toda a articulação (Fransen et al., 2009). A OA é uma doença articular bastante específica com efeitos localizados na articulação afetada (como quadril, joelho, ombro), no local anatômico dessa articulação (média, lateral, anterior, posterior, ou uma combinação delas) e no grau da condição de gravidade (grau 1 é o mais leve; 4, o mais severo). Exercícios de força beneficiam pessoas idosas com OA, pois têm como consequência o aumento da força, a melhoria da funcionalidade e a redução da dor (Latham e Liu, 2010).

Muitas pessoas evitam exercícios quando a dor articular está presente, embora o exercício possa melhorar os sintomas clínicos. Uma metanálise recente examinou o efeito de intervenções por treinamento resistido na OA, na artrite reumatoide e na fibromialgia em pessoas com idade intermediária de mais de 50 anos (Kelley et al., 2011). A metanálise demonstrou melhorias significativas na dor e na funcionalidade, com uma taxa baixa de eventos adversos ao longo das pesquisas. As melhorias também tiveram importância clínica, similares às esperadas pela ação dos agentes analgésicos, como acetaminofeno e fármacos anti-inflamatórios não esteroidais. Assim, intervenções com exercícios de força podem ser um recurso terapêutico importante para a dor articular em idosos.

Fransen, M., McConnell, S., Hernandez-Molina, G., and Reichenbach, S. 2009. Exercise for osteoarthritis of the hip. *Cochrane Database of Systematic Reviews:* CD007912.

Latham, N., and Liu, C. J. 2010. Strength training in older adults: The benefits for osteoarthritis. *Clinics in Geriatric Medicine* 26: 445-459.

Kelley, G.A., Kelley, K.S., Hootman, J.M., and Jones, D.L. 2011. Effects of community deliverable exercise on pain and physicalunction in adults with arthritis and other rheumatic diseases: A meta-analysis. *Arthritis Care & Research* 63: 79-93.

2006). Exercícios de força aumentam os marcadores da formação óssea (Vincent e Braith, 2002) e reduzem os da reabsorção (Whipple et al., 2004), resultando num aumento da formação óssea. Ainda que o treino resistido possa beneficiar o tecido ósseo, é importante que ele seja corretamente prescrito. Os ossos adaptam-se e respondem à tensão que lhes é aplicada, inclusive aquela que os músculos impõem aos ossos durante os exercícios de força. Isso ressalta a importância de utilizar cargas suficientemente elevadas para produzir adaptações. Um exercício deve impor tensão suficiente para promover adaptações ósseas (Frost, 1997; Winters-Stone e Snow, 2006).

É importante observar que a força muscular e a massa corporal magra são os melhores fatores preditores de densidade mineral óssea (Blain et al., 2001; Cussler et al., 2003; Egan, Reilly et al., 2006; Witzke e Snow, 1999). Embora os corredores se envolvam numa atividade que exerce tensão nos ossos dos membros inferiores, eles tendem a demonstrar densidade óssea menor que os sedentários (Bilanin, Blanchard e Russek-Cohen, 1989; Hetland, Haarbo e Christiansen, 1993; Hind, Truscott e Evans, 2006; MacDougall, 1992; MacKelvie et al., 2000), algo que pode ser melhorado com exercícios de força (Smith et al., 1984; Hind, Truscott e Evans, 2006).

Um programa de treinamento resistido não demonstrou mudanças na densidade óssea (avaliada pelo DEXA) em mulheres de meia-idade a idosas (45 a 65 anos), após um programa periodizado linear de 24 semanas, apesar

de ter sido observado aumento na força muscular. Esse resultado indica que um período mais longo de treinamento pode ser necessário para afetar a densidade dos ossos (Humphries et al., 2000). Embora um programa de periodização linear de intensidade moderada a alta realizado durante 24 semanas tenha produzido alterações similares na força muscular em homens e mulheres idosos, os homens pareceram capazes de realizar exercícios com maiores intensidades absolutas de treinamento, o que estimula aumentos na densidade óssea da coluna vertebral, ao passo que o mesmo não foi observado nas mulheres. Isso indica que a intensidade do treinamento tem um papel importante nas adaptações ósseas (Conroy e Earle, 2000). Mulheres idosas revelaram aumentos significativos na densidade óssea femoral e da coluna lombar ao realizarem programas de treino resistido com maior intensidade (como 80% de 1RM para 8-10 repetições), mas pelo menos um ano ou mais de treinamento pode ser necessário para ocorrerem aumentos na densidade óssea (Guadalupe-Grau et al., 2009). Além disso, o treino resistido resultou também numa melhora no equilíbrio, no nível total de atividade física e na massa muscular. Também foi mostrado que um ano de exercícios pliométricos, realizados duas vezes na semana, aumentou a densidade mineral óssea na parte proximal do fêmur e da diáfise da tíbia em mulheres de 50 a 57 anos com menos de cinco anos após o início da menopausa (Cheng et al., 2002). Logo, treino resistido corretamente prescrito tem um efeito positivo na densidade óssea, bem como na maioria dos fatores de risco mais importantes para uma fratura por osteoporose.

Exercícios de força e alterações nos tendões com o envelhecimento

Tendões são os tecidos conjuntivos que unem os múscu-los aos ossos e são responsáveis pela transmissão de for-ça muscular ao esqueleto. O complexo músculo-tendão (CMT)(ver Capítulo 4) descreve a relação entre o mús-culo e o tendão. A rigidez músculo-tendínea é definida como a quantidade de força necessária para alongar um tendão até determinado comprimento. Se for necessária uma maior quantidade de força para alongar um tendão até determinado comprimento, o CMT é considerado mais rígido. As interações das mudanças na arquitetura muscular com as propriedades mecânicas do tendão al-teram-se com a idade. Aumentos na produção de força muscular e nas propriedades mecânicas do tendão po-dem ocorrer em consequência de vários meses de treino resistido. O comprimento de um fascículo de uma fibra muscular e a rigidez tendínea parecem aumentar cerca de 10 e 64%, respectivamente, com apenas 14 semanas de treino resistido (Narici, Maffulli e Maganaris, 2008). Entretanto, esse treino não teve efeito relativo nas pro-priedades comprimento-tensão do músculo, sugerindo que o aumento na rigidez tendínea e o aumento no com-primento fascicular neutralizaram os efeitos recíprocos.

Uma vez que os tendões estão numa série paralela com o músculo, suas propriedades mecânicas, como a rigidez, influenciam a eficiência da transmissão da força e a rela-ção força-comprimento-velocidade da unidade funcional. A rigidez do tendão patelar em idosos (74,3 ± 3,5 anos) au-mentou em resposta a 14 semanas de treino resistido com-parado com o grupo controle de indivíduos sedentários (67,1 ± 2 anos). A rotina de treinamento consistiu em exer-cícios de *leg press* e extensão de joelhos, com duas séries de dez repetições a 80% de 5RM realizadas três vezes por se-mana (Reeves, Maganaris e Narici, 2003). Esses autores concluíram que aumentos na rigidez tendínea podem di-minuir lesões tendíneas e melhorar os tempos de realização de tarefas funcionais. Embora protocolos ideais de treina-mento para força e rigidez tendíneas não estejam totalmen-te esclarecidos, parece que o treinamento resistido pode re-duzir lesões tendíneas, melhorar a rigidez tendínea e, assim, melhorar a transferência de força total em idosos.

A melhor estratégia de tratamento de uma tendino-patia, que consiste numa degeneração comumente assin-tomática do tendão, é a realização de um programa de exercícios excêntricos (Alfredson et al., 1998). Por exem-plo, três séries de dez repetições de exercícios excêntri-cos foram empregados no tendão de Aquiles (Ohberg, Lorentzen e Alfredson, 2004), na patela (Jonsson et al., 2006) e no manguito rotador (Young et al., 2005); o su-

cesso clínico (tal como ausência de dor ao realizar uma atividade e uma estrutura tendínea normal) foi maior em pessoas jovens. Ainda que exercícios de força possam auxiliar no tratamento da tendinopatia, o efeito do trei-namento excêntrico nas populações de idosos não foi pesquisado. Além disso, um programa excêntrico ideal que influencia os tendões ainda não foi esclarecido.

Perda muscular com o avanço da idade

Está bem estabelecido que as propriedades dos múscu-los se alteram com aumento da idade. Diversos estudos mostraram uma redução na massa muscular à medida que as pessoas envelhecem (Berger e Doherty, 2010; Boirie, 2009; Evans e Campbell, 1993; Frontera et al., 1991; Häkkinen e Häkkinen, 1991; Häkkinen, Kallinen e Komi, 1994; Janssen et al., 2000; Pillard et al., 2011). Essa redução na massa muscular associada ao envelhe-cimento, historicamente, foi chamada de **sarcopenia** (Berger e Doherty, 2010; Evans e Campbell, 1993), em-bora atualmente não exista uma definição universal real. Em geral, considera-se que essa perda esteja rela-cionada a uma perda de massa muscular e baixa força ou função muscular. Além disso, uma redução na quali-dade tecidual também foi considerada um componente da sarcopenia (como, por exemplo, a substituição de fi-bras musculares por gordura, como nas seções marmo-readas de branco na carne vermelha), tal como a fibrose, as respostas inflamatórias aumentadas, a obesidade, a sinalização anabólica reduzida e a degradação da junção neuromuscular. Logo, são muitos os fatores que agem numa espécie de constelação de influências catabólicas no envelhecimento muscular. A perda de massa muscu-lar, um dos componentes dessa constelação, é uma con-sequência natural do envelhecimento e da **apoptose** das células musculares (isto é, morte celular programada).

Com o uso de análises de unidades motoras isoladas por EMG computadorizada, Doherty e colaboradores (1993) calcularam uma redução de 47% na quantidade de unidades motoras em indivíduos mais velhos (60-81 anos). Para mulheres na casa dos 70 anos, a área de se-ção transversal do quadríceps femoral foi de 77% das mulheres na casa dos 20 anos de idade (Young, Stokes e Crowe, 1984). A perda na massa muscular parece se de-ver à redução na área de seção transversal de cada fibra muscular, à perda individualizada de fibras musculares ou a ambos (Frontera et al., 1988; Larsson, 1982; Lexell et al., 1983; Lexell, Taylor e Sjostrom, 1988). Embora as pesquisas sobre o fenômeno da sarcopenia continuem, as características antes mencionadas dessa condição cos-tumam ser um pressuposto.

A perda da massa muscular começa a aparecer por vol-ta dos 30 anos de idade, ficando mais acentuada pelos 50 anos (Faulkner et al., 2008; Janssen et al., 2000; Faulkner et al., 2008). Esse efeito na massa muscular independe da localização do músculo (extremidades superiores *versus* inferiores) e de sua função (extensão *versus* flexão) (Frontera et al., 1991). No entanto, reduções maiores de massa muscular nos membros inferiores do que nos membros superiores também foram observadas (Janssen et al., 2000). É importante ressaltar que as fibras musculares perdidas são, subsequentemente, substituídas por gordura ou tecido conectivo fibroso (Taaffe et al., 2009). Não apenas há uma redução na área de seção transversal dos músculos, mas também ocorre um aumento da gordura intramuscular, que é mais pronunciado nas mulheres (Imamura et al., 1993). Idosos têm um aumento duas vezes maior no tecido não contrátil no músculo, comparados a pessoas mais jovens (Kent-Braun, Ng e Young, 2000). Portanto, além de perda de massa muscular, outros fatores que resultam em mudanças nas características musculares também ocorrem.

Em geral, a perda de unidades motoras parece influenciar as fibras que caíram em desuso. Parece haver uma perda preferencial de fibras musculares do tipo II com o envelhecimento, algo que deve afetar negativamente as capacidades de potência (Goodpaster et al., 2006; Korthonen et al., 2006). A quantidade de fibras musculares na parte intermediária do vasto lateral de amostras submetidas a autópsia é mais baixa em homens idosos (idade 70-73), por volta de 23%, na comparação com homens jovens (19-37 anos) (Lexell et al., 1983). O declínio é mais acentuado nas fibras musculares tipo II, que caem de uma média de 60% nos homens jovens sedentários para menos de 30% das fibras totais após os 80 anos de idade (Larsson, 1983). Essa perda preferencial de fibras musculares tipo II causa uma compressão das unidades motoras e das fibras,

em especial do tipo II, disponíveis para recrutamento. A compressão de unidades motoras pode ter consequências negativas na força e na potência. Independentemente se a razão for desuso ou o envelhecimento, a perda preferencial de unidades motoras e fibras do tipo II pode prejudicar a força, a potência, a velocidade e a capacidade funcional.

Uma gama de mecanismos que podem se envolver na perda de fibras musculares ainda está por ser descoberta por uma visão mais global de que a sarcopenia pode ser um tipo de síndrome. A perda de fibras musculares com o envelhecimento pode ser uma consequência da morte de células musculares, denominada apoptose, ou da perda de contato com o sistema nervoso, denominada denervação (Häkkinen, Kallinen e Komi, 1994). Em alguns casos, as fibras musculares podem reobter contato com o sistema nervoso, algo que se denomina reinervação, em consequência de manutenção ou aumento da atividade. A denervação de unidades motoras ocorre com o envelhecimento; portanto, a quantidade de fibras musculares nos idosos pode ficar reduzida pela metade em razão da morte de unidades motoras alfa e suas fibras musculares associadas (Doherty et al., 1993). A perda de fibras musculares compromete a capacidade de cada unidade motora de produzir força e afeta as funções metabólicas básicas de todo o músculo, como uma diminuição da taxa metabólica de repouso em razão da redução da massa muscular. A Figura 11.3 apresenta uma visão geral das alterações básicas das fibras musculares com o envelhecimento. Embora seja possível a hipertrofia das fibras existentes em resposta aos exercícios de força, a perda de unidades motoras é irreversível.

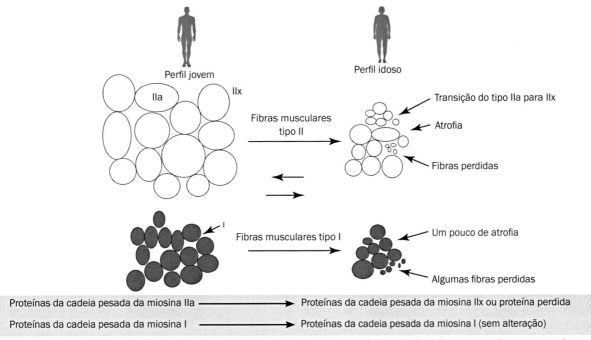

FIGURA 11.3 Teoria das alterações nas fibras musculares e da cadeia pesada da miosina decorrentes do processo de envelhecimento.

Mudanças no desempenho físico com o envelhecimento

As mudanças na composição corporal com o envelhecimento e a perda da musculatura esquelética e, em especial, de unidades motoras tipo II, podem ter diversos efeitos nos desempenhos de força e potência. Nesta seção, caracterizaremos as alterações que se dão no desempenho com o passar dos anos.

Padrões de perda de força com o envelhecimento

Uma pesquisa recente sobre fatores antropométricos preditores do desempenho físico em homens e mulheres idosos demonstrou que a força relativa era o elemento preditivo mais importante do desempenho físico nos homens, mas que o índice de massa corporal (IMC) era um elemento preditivo mais importante para as mulheres (Fragala et al., 2012). Embora a perda de força muscular possa nem sempre ser contribuinte substancial para a redução no desempenho físico, a força permanece um fator importante na manutenção das capacidades funcionais (Brill et al., 2000; Berger e Doherty, 2010). A fraqueza muscular pode progredir com o envelhecimento até um estágio em que o idoso não consegue mais realizar **atividades cotidianas** comuns, como se levantar de uma cadeira, varrer o chão, carregar sacolas de compras ou descartar o lixo. A diminuição da capacidade funcional aumenta a possibilidade de internação em instituições especiais. Por outro lado, quanto maior a força muscular, melhores são os níveis de atividade espontânea tanto em idosos saudáveis quanto idosos frágeis. O treinamento de força é capaz de intensificar a força muscular em pessoas idosas (ver Figura 11.4).

Sob condições normais, a força parece alcançar o pico entre 20 e 30 anos de idade, depois ela permanece relativamente estável ou diminui levemente nos 20 anos subsequentes (Häkkinen, Kallinen e Komi, 1994; Faulkner et al., 2008). Na sexta década de vida, ocorre um decréscimo mais acentuado em homens e mulheres, o que se torna ainda mais pronunciado após os 70 anos, possivelmente mais enfatizado nas mulheres. Mais especificamente, em sujeitos na sétima e oitava décadas de vida, a perda média de força em razão do envelhecimento fica entre 20 e 40%, ao passo que já há relatos de magnitudes de perdas ainda maiores (50% ou além) em pessoas na nona década de vida ou mais (Berger e Doherty, 2010).

A força nos extensores do joelho de um grupo de homens e mulheres saudáveis de 80 anos, pesquisados no Copenhagen City Heart Study (Danneskoild-Samsoe et al,

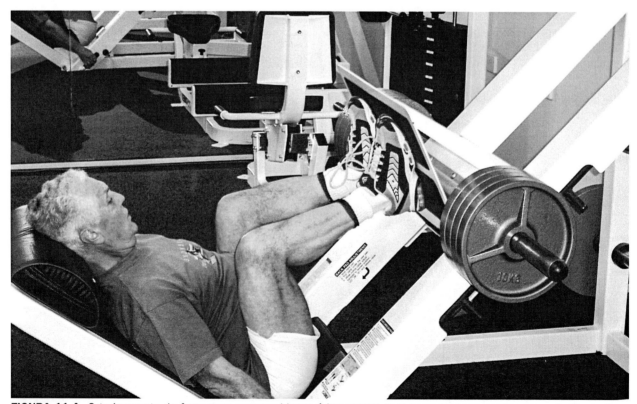

FIGURA 11.4 O treinamento de força para pessoas idosas é importante para compensar as perdas na produção de força muscular com o envelhecimento.

Foto cortesia do Dr. Robert Newton, Edith Cowan University, Perth, Austrália.

1984), mostrou estar 30% menor que a informada num estudo anterior na população (Aniansson e Gustavsson, 1981), com homens e mulheres de 70 anos de idade. Numa comparação de homens (42 anos) de meia-idade e homens idosos (65 anos), foi demonstrado que os mais velhos tinham uma redução de 14% em 1RM de agachamento, de 24% na força isométrica máxima, de 13% na massa muscular do quadríceps femoral e uma concentração reduzida de testosterona livre (Izquierdo et al., 2001). Dados transversais e longitudinais indicam um declínio da força muscular de aproximadamente 15% por década na sexta e sétima décadas de vida e algo em torno de 30% a partir de então (Danneskild-Samsoe et al., 1984; Harries e Bassey, 1990; Larsson, 1978; Murray et al., 1985). A perda de unidades motoras parece ser mais problemática para as mulheres acima de 60 anos, uma vez que seus valores absolutos de massa muscular inicial são inferiores ao dos homens (Carmeli, Coleman e Reznick, 2002; Roubenoff, 2001; Vandervoot e Symons, 2001).

Há relatos conflitantes sobre a magnitude da perda da força. Isso pode advir, em parte, do uso de dados transversais e longitudinais. Pesquisas transversais podem subestimar seriamente a magnitude da perda de força que ocorre com a idade (Bassey e Harries, 1993). Por exemplo, os dados transversais de Bassey e Harries (1993) mostram perda de 2% ao ano na força de preensão manual na terceira idade. Contudo, quando indivíduos foram acompanhados longitudinalmente, essa mesma perda foi de 3% ao ano para homens e cerca de 5% ao ano para mulheres, em um período de quatro anos (Bassey e Harries, 1993). Além disso, as taxas longitudinais de perda de força dos membros inferiores por década são cerca de 60% da perda estimada da força a partir de dados transversais (Hughes et al., 2001).

O envolvimento prolongado com treinamento de força parece compensar a magnitude da perda da força e intensificar as capacidades de força absoluta reais de um indivíduo, ainda que ocorram declínios mesmo em competidores de levantamento de peso (Faulkner et al., 2008; Kraemer, 1992a; Meltzer, 1994; Faulkner et al., 2008). Surpreendentemente, a curva de envelhecimento para condicionamento de "atletas masters" indica que a taxa de declínio do consumo de oxigênio de pico com o envelhecimento não foi diferente daquela observada em pessoas sedentárias, mas que as perdas de força não são lineares, demonstrando platôs em várias idades (Wiswell et al., 2001). Atletas "masters" envolvidos em eventos com pesos e levantamento de peso durante décadas de vida demonstraram que entre a sexta e a sétima décadas de vida tinham desempenhos melhores de força e potência do que com homens destreinados 10 a 20 anos mais jovens (Ojamen, Rauhala e Häkkinen, 2007). Logo, a idade fisiológica e a cronológica podem não ser iguais quando realizado treinamento durante toda a vida. No entanto, é importante notar que o manutenção das capacidades fisiológicas e funcionais em nível mais alto parece algo mediado apenas com a manutenção do treino, já que as capacidades de força e aeróbias declinam mais depressa em indivíduos destreinados, ou quando as pessoas interrompem os treinos ou os exercícios.

A Figura 11.5 representa uma curva teórica geral do envelhecimento relativa à força muscular em indivíduos treinados e destreinados. Contudo, a magnitude do decréscimo na força isocinética dos extensores e flexores de joelho apresenta uma média de 14% e 16%, respectivamente, nos dois sexos (Hughes et al, 2001). Entretanto, as mulheres demonstraram taxas de declínio mais lentas na força de flexores e extensores do cotovelo (cerca de 2% por década) do que os homens (cerca de 12% por década). A perda de força nas extremidades inferiores parece maior do que nas superiores nos dois sexos (Häkkinen, Kallinen e Komi, 1994; Lynch et al., 1999). O pico de torque concêntrico e excêntrico por área de seção transversa, tanto da musculatura do braço como das pernas, declina com a idade, mas há diferenças entre grupos musculares e tipos de ação muscular (Lynch et al, 1999). Portanto, o decréscimo da força ocorrerá com o processo de envelhecimento, mas essa redução pode ser atenuada com o treinamento contínuo, variando conforme o grupo muscular e o sexo.

Causas de redução da força com o envelhecimento

A perda de unidades motoras, mesmo em pessoas saudáveis e ativas, parece ser um dos principais fatores por trás das reduções na força associadas ao envelhecimento (Doherty et al., 1993). Além disso, a perda de força por área de seção transversal nas proteínas contráteis pode

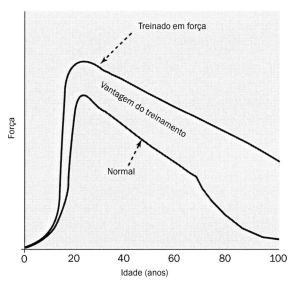

FIGURA 11.5 Curva teórica do envelhecimento para a força muscular. A magnitude da mudança pode variar de acordo com o grupo muscular e o sexo.

ocorrer com o envelhecimento como resultado de algum fator intrínseco desconhecido (Frontera, Suh et al., 2000). O declínio na força com a idade também pode ter relação com fatores distintos nos diferentes grupos musculares. Por exemplo, foi demonstrado que, no caso de atividades com as pernas, outros fatores além do tecido magro têm envolvimento na perda da produção de força, ao passo que nos flexores do cotovelo, a perda de tecido magro explica o declínio funcional na força (Landers et al., 2001).

De fato, inúmeros fatores contribuem potencialmente para a perda de força e potência musculares. O modo como eles interagem reciprocamente e os exatos meca-nismos predominantes sob determinadas condições ou em determinadas idades ainda são especulativos (ver Quadro 11.3). A seguir, estão alguns dos principais fatores associados à fraqueza muscular com o envelhecimento (Berger e Doherty, 2010; Fiatarone e Evans, 1993; Kraemer, 1992b; Berger e Doherty, 2010):

- Alterações musculoesqueléticas naturais que podem ocorrer com o envelhecimento
- Acúmulo de doenças crônicas
- Medicamentos necessários para o tratamento de doenças
- Atrofia por desuso

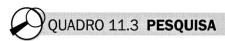 QUADRO 11.3 **PESQUISA**

Desnutrição em pessoas idosas

Ao mesmo tempo em que muita atenção é dada à obesidade, a subnutrição também constitui um tópico importante, sobretudo em idosos socialmente isolados e em desvantagem socioeconômica ou com alguma deficiência física (Lee e Berthelot, 2010). Diferentemente dos países em desenvolvimento, onde a desnutrição costuma ser encontrada nos bebês (de Onis et al., 2004), nos Estados Unidos, entre 2 e 3 mil norte-americanos idosos morrem por desnutrição anualmente (Heron, 2009). A precariedade alimentar afeta 11,4% dos idosos norte-americanos com mais de 60 anos, ou algo em torno de cinco milhões de adultos (Ziliak, Gundersen e Haist et al., 2008) e, ainda, entre 10 e 60% dos idosos hospitalizados sofrem de desnutrição (Chen et al., 2007). O U.S.Centers for Disease Control calculou que, nos Estados Unidos, a desnutrição afeta cerca de uma pessoa a cada 100 mil. Por volta dos 65 anos de idade, esse número sobe para aproximadamente 1,4 pessoa, e depois aumenta de modo altamente variável, em razão da genética inerente, para 20,9 pessoas a cada 100 mil por volta dos 75 anos de idade. Até o momento, as causas dessa subnutrição não estão completamente compreendidas com dados concretos, mas fatores fisiológicos (doença, redução do metabolismo), psicológicos (depressão e outros transtornos cognitivos), sociais (ninguém para cozinhar e acompanhar as refeições), econômicos e comportamentais (estilo sedentário de vida) são potenciais colaboradores. Uma gama de fatores, alterações endócrinas, níveis alterados de atividade física, mudanças no sistema nervoso e atrofia muscular resultam na diminuição da potência e força com o envelhecimento (Porter, Vandervoort e Lexell, 1995). A desnutrição, entretanto, também parece ter papel importante nessa perda de força e potência relacionada ao envelhecimento, via redução na ingestão de proteínas e calorias totais necessárias à manutenção ideal dos tecidos.

Treinadores e instrutores de atividades físicas devem avaliar a possibilidade de trabalhar em conjunto com nutricionistas para levantamento e controle da alimentação de seus clientes. Além disso, chegar até as pessoas idosas que estão isoladas (moradores nas comunidades ou sem poder sair de suas casas) em desvantagem socioeconômica pode fazer uma grande diferença. Os instrutores podem ser úteis e voluntariarem-se para programas de atendimento a idosos, de entrega de refeições em organizações de caridade e religiosas e em outros serviços, dando início a programas de saúde e condicionamento de pessoas idosas, lembrando que o problema nem sempre é de educação, mas sim de recursos, e conferindo com vizinhos, colegas aposentados, parentes e pessoas nas comunidades locais ou religiosas. Em resumo, ainda que uma alimentação adequada possa parecer a maior preocupação, outras intervenções sociais podem ser a melhor abordagem para tratamento da desnutrição nos idosos.

Chen, C.C-H., Bai, Y.Y., Hang, G.H., Tang, S.T. 2007. Revisiting the concept of malnutrition in older people. *Journal of Clinical Nursing* 16: 2015-2026.

de Onis, M., Blössner, M., Borghi, E., Morris, R., Frongillo, E.A. 2004. Methodology for estimating regional and global trends of child malnutrition. *International Journal of Epidemiology* 33: 1260-70.

Heron, M., Hoyert, D., Murphy, S., Xu, J., Kochanek, K., and Tejada-Vera, B. 2009. Deaths: Final data for 2006. *National Vital Statistics Reports* 57: 33-37.

Porter, M.M., Vandervoort, A.A., Lexell, J. 1995. Aging of human muscle: Structure, function and adaptability. *Scandinavian Journal of Medicine and Science in Sports* 5: 129-42.

Ziliak, J.P., Gundersen, C., and Haist, M.P. 2008. The causes, consequences, and future of senior hunger in America. Meals on Wheels Association of America Foundation Technical Report.

- Subnutrição
- Reduções nas secreções hormonais
- Alterações no sistema nervoso
- Alterações na densidade óssea
- Perda de fibras musculares

Embora não haja clareza quanto aos idosos serem capazes ou não de ativar ao máximo os músculos (isto é, recrutar todas as fibras musculares ao máximo), dados de interpolação de contrações indicam que pessoas mais velhas e mais jovens podem conseguir isso (Korhonen et al., 2006; Phillips et al., 1992; Korhonen et al., 2006). Entretanto, também há resultados demonstrando que pessoas com mais idade conseguem ativar totalmente os músculos, embora a ativação para atividades dinâmicas possa diferir da ativação para ações isométricas musculares (Brown, McCartney e Sale, 1990). Até que ponto as reduções dos impulsos neurais voluntários centrais ocorrem com o envelhecimento ainda é tema de especulação. Se o envelhecimento realmente traz uma incapacidade de ativar os músculos, os fatores basicamente responsáveis podem ser mais os mecanismos neuromusculares periféricos (tais como as junções neuromusculares) (Häkkinen, Kallinen e Komi, 1994) do que a redução da capacidade neural para o recrutamento de unidades motoras.

Padrões de perda da potência muscular com o envelhecimento

O decréscimo da capacidade dos músculos de produzir força e relaxar rapidamente, ou decréscimo da produção de potência, pode ser um dos principais fatores que contribuem para uma perda das capacidades funcionais e lesão decorrente de queda nos idosos. A potência muscular e sua possibilidade de treinamento em idosos não foram muito pesquisadas, embora muitas atividades cotidianas como caminhar, subir escadas e levantar objetos requeiram desenvolvimento rápido de força ou certo grau de potência. A potência dos extensores de joelhos em homens (88,5 ± 6 anos) e mulheres idosos (86,5 ± 6 anos) foi significativamente correlacionada com a velocidade de ações como levantar-se de uma cadeira, a velocidade e a potência ao subir escadas e a velocidade de caminhada (Bassey et al., 1992). Correlações entre potência e capacidade funcional foram maiores nas mulheres do que nos homens, mas para os dois sexos a potência foi importante para o desempenho de atividades cotidianas. A capacidade de produzir força muscular com rapidez pode ainda funcionar como mecanismo protetor nas quedas, importante problema de saúde pública, uma das causas mais conhecidas de lesão em idosos e que está associada ao aumento do risco de mortalidade (Wolinsky e Fitzgerald, 1994).

As pesquisas mostram também que a potência muscular é o principal indicador de capacidade e incapacidade funcional para idosos (Keysor e Jette, 2001; Latham et al., 2004). Além disso, a potência muscular com uma carga correspondente a cerca de 40% de 1RM está mais fortemente relacionada com o desempenho funcional do que a força máxima (Doherty, 1993).

As Figuras 11.6 e 11.7 mostram a diferença na taxa de produção de força entre indivíduos idosos e jovens nas forças bilateral (dois membros trabalhando juntos) e unilateral (apenas um membro). A produção de potência em movimentos explosivos diminui radicalmente com a idade e em maior grau do que a força máxima

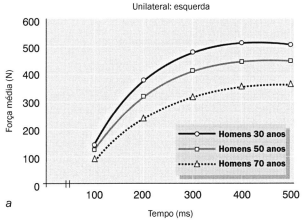

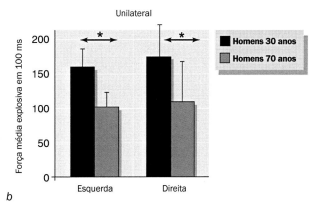

FIGURA 11.6 Desenvolvimento unilateral de força em 100 ms para homens com 30 a 70 anos de idade: (*a*) força média; (*b*) força explosiva.

Figura 11.6a. Com a generosa permissão, de Springer Science+Business *Media: European Journal of Applied Physiology,* "Neuromuscular performance in voluntary bilateral and unilateral contraction and during electrical stimulation in men at different ages," 1995; 518-527, K. Häkkinen et al., figura 3b.

Figura 11.6b. Adaptada, de *Electromyography Clinical Neurophysiology* Vol. 37: K. Häkkinen, W.J. Kraemer, e R. Newton, 1991, "Muscled activation and force production during bilateral and unilateral concentric and isometric contractions of the knee extensors in men and women at different ages," págs. 131-142, copyright 1991, com permissão da Elsevier.

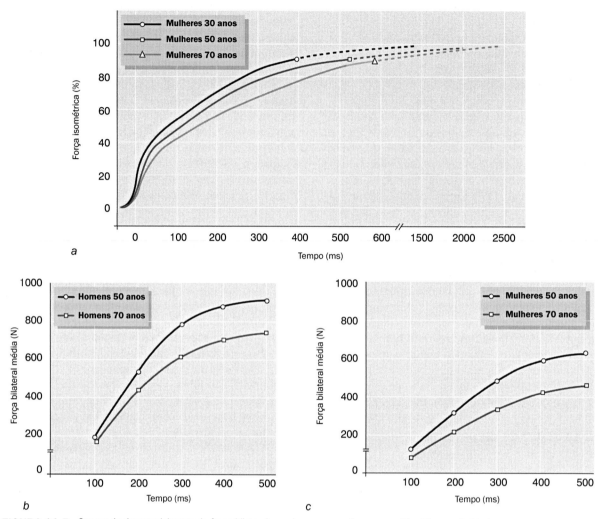

FIGURA 11.7 Curvas de desenvolvimento de força bilateral para homens e mulheres com 50 e 70 anos de idade.

Figura 11.7a. Com a generosa permissão, de Springer Science+Business Media: *European Journal of Applied Physiology*, "Muscle cross-sectional area, force production and relaxation characteristics in women at different ages," 1991, 62: 410-414, K. Häkkinen and A. Häkkinen, figura 6.

Figura 11.7b e c. Adaptadas, com permissão, de K. Häkkinen, W.J. Kraemer, and M. Kallinen et al., 1996, "Bilateral and unilateral neuromuscular function and muscle cross-sectional area in middle-aged and elderly men and women," *Journal of Gerontology and Biological Science* 51A: B21-B29. Copyright © The Gerontological Society of America.

(Häkkinen, Kraemer e Newton, 1997; Paasuke et al., 2000). A partir de pesquisas transversais, foi demonstrado que a capacidade de potência dos membros inferiores pode ser perdida a uma taxa de 3,5% ao ano a partir dos 65 até 85 anos (Young e Skelton, 1994). Nas mulheres, dados transversais indicam uma diminuição da contração voluntária máxima e da velocidade de contração por volta dos 40 anos, ao mesmo tempo em que a velocidade de relaxamento diminui por volta dos 50 anos (Paasuke et al., 2000). O tempo inicial necessário para produção de força isométrica máxima na curva de força-tempo (a 200 ms) foi significativamente menor em mulheres idosas (70 anos) do que em mulheres na meia-idade (50 anos) (Häkkinen e Häkkinen, 1991). Uma pesquisa também mostrou que o pico de potência anaeróbia em atletas de resistência aeróbia e de *powerlifting*

da categoria "master", quando expresso em watts por quilograma de massa corporal, diminuiu linearmente em função da idade, numa taxa de cerca de 1% ao ano (Grassi et al, 1991). Isso significa que um indivíduo com 75 anos de idade tem apenas 50% da potência anaeróbia de um indivíduo com 20 anos de idade. Por isso e em razão da importância das capacidades de potência para a saúde, melhorar a potência muscular deve ser uma meta importante no treino das populações de idosos.

Causas da redução da potência com o envelhecimento

Semelhantes às perdas de força, as de potência podem ter relação com atrofia muscular, perda de massa muscular, perda de fibras musculares do tipo II e reduções na taxa de ativação voluntária. Porém, outros fatores associados à qualidade muscular podem, preferencialmente, influenciar a potência. A velocidade contrátil da actina e da miosina é reduzida em até 25% nos idosos (Hook, Sriramoju e Larsson, 2001; Larsson et al., 1997). As cadeias pesadas de miosina (CPM) mudam para tipos mais lentos com o envelhecimento, o que pode afetar a velocidade do ciclo de pontes cruzadas de actina e miosina durante ações musculares (Sugiura et al., 1992). Isso pode ser melhorado com treino com pesos, pois os idosos (~ 65 anos) têm uma alteração similar na transformação da CPM (CPM IIb para CPM IIa), tal como se dá nos mais jovens com o treinamento (Sharman et al., 2001). A perda de fibras musculares tipo II com o envelhecimento pode significar uma perda de proteínas rápidas da CPM (Fry, Allemeier e Staron, 1994). A atividade da ATPase da miosina também diminui com o envelhecimento (Syrovy e Guttmann, 1970). Assim, a perda de quantidade e qualidade das proteínas nas unidades contráteis do músculo propicia uma base estrutural bioquímica à perda da força e da potência com o envelhecimento.

Outro fator que afeta a perda de potência pode envolver a propriedade elástica do tecido conectivo. Na comparação dos efeitos do envelhecimento de pessoas entre 18 e 73 anos de idade, Bosco e Komi (1980) perceberam uma redução nas alturas do salto vertical com contramovimento em razão do envelhecimento (Bosco e Komi, 1980). Saltar a partir de alturas variadas, para que o ciclo de alongamento-encurtamento possa ser usado, resultou em reduções maiores na capacidade de salto vertical com o passar dos anos. Isso indica que os efeitos do envelhecimento nos componentes contráteis elásticos no músculo (como proteínas não contráteis e tecido conectivo) reduzem a potência.

Adaptações do treinamento resistido em idosos

Uma vez que a sarcopenia (e todos os fatores associados à perda de força e potência) costuma ser uma característica universal associada ao avanço da idade, estratégias para preservar ou aumentar a massa muscular nos idosos devem ser implementadas. As seções a seguir apresentam considerações sobre programas de treinamento para idosos.

Força e hipertrofia

As abordagens de exercícios de força para idosos costumam utilizar intensidades baixas, acreditando-se que essa população esteja fragilizada ou enfraquecida. Embora seja importante adotar precauções razoáveis e sondagens médicas adequadas, idosos não devem ser tratados com paternalismo. Homens *powelifters* da categoria master, com mais de 65 anos, levantaram aproximadamente 82,1 kg em competições, sem o uso de drogas nem

equipamentos auxiliares (como trajes especiais), e fizeram agachamento com mais de 150 kg; os idosos com mais de 70 anos fizeram supino com mais de 113,45 kg. Da mesma maneira, basistas da categoria master do sexo feminino e com mais de 50 anos, na classificação de 90 kg, realizaram o supino e o agachamento com mais de 90,72 kg e 142,9 kg, respectivamente. Esses levantadores demonstraram que pessoas idosas são capazes de manter uma força substancial com treinamento, o que tem sido sustentado por pesquisas.

Mesmo pessoas extremamente idosas, homens e mulheres (87-96 anos) e mulheres (média de idade de 92 anos), com treino resistido realizado durante oito semanas mostraram adaptações ao treino (Fiatarone et al., 1990; Serra-Rexach et al., 2011). Essas pesquisas demonstraram que a capacidade para melhorar a força muscular e aumentar o tamanho dos músculos fica preservada até mesmo em indivíduos com bastante idade. Por exemplo, mulheres muito idosas mostraram um aumento de 17% na capacidade de 6-7RM no *leg press* e uma redução significativa nas quedas (Serra-Rexach et al., 2011). Ganhos substanciais na força (superiores a 200% em 1RM) e hipertrofia muscular também foram demonstrados num grupo de homens idosos sedentários (60-72 anos) que realizaram um programa de treinamento resistido de maior intensidade (três séries de oito repetições a 80% de 1RM, três dias por semana, ao longo de 12 semanas) (Frontera et al., 1988). Novamente, foram observados ganhos de força e hipertrofia em mulheres entre 49 e 74 anos após um programa de treino resistido de 21 semanas, com seis a oito exercícios realizados por sessão, com frequência bissemanal (Sallinen, 2006).

Homens jovens (30 anos) e idosos (62 anos) que treinaram durante dez semanas, três dias por semana, usando um protocolo de treinamento periodizado e não linear, sendo equiparados conforme seus perfis de atividade física antes do treino, mostraram incrementos significativos no tamanho e na força musculares (Kraemer, Häkkinen et al., 1999). Nessa pesquisa, foram observados aumentos na força e na área de seção transversal da coxa, embora os mais jovens tenham evidenciado valores absolutos significativamente mais altos pré e pós-treinamento. Esse resultado indica uma reação mais robusta ao treino resistido nos homens jovens, possivelmente em razão de sistemas fisiológicos mais dinâmicos (tal como o sistema endócrino; ver a discussão anterior).

Em pessoas com mais de 70 anos, seis meses de exercícios de força (três dias por semana) resultaram em aumentos na força de 15% no *leg press*, de 25% no supino e de 30% na remada alta, e num aumento de 6% na carga máxima de trabalho (Strasser et al., 2009). Nessa pesquisa, os sujeitos realizaram séries até a falha voluntária. Entretanto, isso pode não ser aconselhável para pessoas idosas em razão do maior estresse e tensão nas articulações, além de sobrecargas mais elevadas de pressão cardiovascular em consequência da realização da manobra de Valsalva ao término de cada série. Ainda assim, a força e a hipertrofia podem aumentar nos idosos em resposta à realização de treinamento resistido intenso.

Foi observado, a partir de biópsias musculares, que a área de seção transversal de ambos os tipos de fibras musculares (tipos I e II), bem como o tamanho muscular total, podem aumentar em resposta ao treino resistido. Aumentos no tamanho das fibras com treino resistido (biópsias e análises de ressonância magnética de músculos individuais) em homens e mulheres idosos foram confirmados por diversas pesquisas, que realizaram de 12 a 36 semanas de duração de treino (Campbell et al., 1999; Häkkinen, Pakarinen et al., 2001; Hunter et al., 2001; Lemmer et al., 2001). Indivíduos jovens normalmente apresentam maiores fibras musculares e músculos intactos no início de qualquer programa de treino resistido, quando comparados a idosos com histórico similar de treinamento (Aagaard et al., 2010). Embora existam diferenças óbvias na magnitude dos aumentos no tamanho das fibras em consequência da idade, homens e mulheres apresentam incrementos nas fibras musculares do tipo II em resposta ao treinamento resistido de alta intensidade. As alterações que ocorrem com o treinamento dependem da elaboração do programa. Parece que as variáveis-chave para que se observem incrementos na hipertrofia muscular de idosos são a intensidade e o volume dos protocolos de exercícios resistidos realizados (como a realização de séries múltiplas, a 70-80% de 1RM, ou uso de faixas de 3 a 5RM como parte do programa de treino periodizado).

Uma análise dos tipos de fibras musculares mostrou que idosos mantêm a capacidade de aumento do tamanho das fibras musculares tipo II se a intensidade do treinamento resultar no recrutamento das unidades motoras que contêm essas fibras. Foi sugerido que, em homens entre 76 e 80 anos de idade que mantêm uma atividade física, a ocorrência de uma hipertrofia apenas das fibras musculares do tipo I é uma adaptação compensatória à perda inevitável de unidades motoras relacionadas ao processo de envelhecimento (Aniansson, Grimby e Hedberg, 1992). Os percentuais de fibras musculares do tipo I e II não mudam entre as idades de 76 e 80 anos, embora haja uma redução significativa nas fibras do tipo IIx. Isso pode ser interpretado como uma perda de fibras musculares ou, mais provavelmente, uma transição das fibras do tipo IIx para o tipo IIa em razão de atividade física (Hikida et al., 2000). Foi demonstrado a ocorrência de hipertrofia das fibras musculares do tipo I, IIa e IIx em idosos após um período de treinamento resistido (Hikida et al., 2000). No entanto, o percentual de fibras do tipo IIx foi reduzido à medida em que ocorreu uma transição para fibras do tipo IIa como consequência do recrutamento repetido a partir da realização de exercícios de força intensos, o que resulta numa troca para o tipo de fibra IIa. A transição das cadeias pesadas de mio-

sina ocorre da mesma forma em indivíduos idosos e jovens (ver Capítulo 3). Essas observações são apoiadas pelos resultados de outras pesquisas (Häkkinen, Kraemer et al., 2001; Sharman et al., 2001).Uma tendência estatística ($p = 0,07$) de aumento da razão citoplasma-mionúcleo foi observada após idosos terem realizado um período de treinamento resistido (Hikida et al., 2000). Como indicado no Capítulo 3, o número de núcleos deve aumentar à medida que o músculo hipertrofia para manter os domínios nucleares, já que esse é um fator limitante nos aumentos de tamanho das fibras musculares, e tem sido levantada uma preocupação de que estes são menores em indivíduos idosos.

Embora muitas pesquisas sobre treinamento resistido em idosos tenham avaliado as adaptações iniciais, apenas algumas demonstraram alterações na força e na composição corporal durante períodos longos de treino (52 semanas ou mais). Uma pesquisa com 39 mulheres saudáveis ($59 \pm 0,9$ anos) que foram separadas aleatoriamente em um grupo-controle ou em um grupo de treinamento de carga progressiva (três séries de oito repetições, a 80% do 1RM, com exercícios para membros superiores e inferiores), treinando duas vezes por semana durante 12 meses, demonstrou que a força melhorou continuamente no grupo de treinamento, e não foi observada nenhuma evidência de platô desses ganhos ao longo dos 12 meses de treinamento (Morganti et al., 1995). Na puxada dorsal, na extensão do joelho e no *leg press*, as maiores alterações na força foram observadas nos primeiros três meses da pesquisa. Contudo, aumentos menores, porém estatisticamente significativos, foram encontrados no segundo semestre. Esses dados demonstram que os idosos podem ter uma redução na taxa de incremento de força ao longo de um treinamento de longa duração, similar àquela encontrada em indivíduos mais jovens.

Num grupo de pessoas idosas (65-77 anos), as 24 semanas iniciais de protocolo de treino resistido produziram aumentos na força e no tamanho das fibras musculares; com 12 semanas de destreinamento, seguidas de oito semanas de retreinamento, foi observada uma recuperação da força máxima para os mesmos valores após 24 semanas. Entretanto, não foram observadas mudanças significativas no tamanho das fibras musculares (Taaffe e Marcus, 1997). A recuperação da força foi atribuída a mecanismos neurais. Pode ser que um tempo maior de retreinamento seja necessário para recuperar os ganhos das fibras musculares após um período longo de destreinamento. Nesse caso, é importante ressaltar que os três meses de destreinamento foram um período longo demais para a manutenção dos ganhos que possivelmente ocorreram nos mionúcleos, observados no período inicial do treino (Bruusgaard et al., 2010). Essa manutenção do número dos mionúcleos, ao mesmo tempo em que as fibras musculares atrofiaram, tem sido sugerida como um importante motivo para o retreinamento rápido do tamanho das fibras musculares (ver Capítulo 3).

Potência e treinamento

Exercícios de força podem ajudar no desenvolvimento da potência muscular em idosos, sendo recomendados como uma intervenção de baixo custo, capaz de reduzir o risco de quedas nessa população (Caserotti, Aagaard e Puggaard, 2008). O treino de potência não somente beneficia homens e mulheres idosos, mas é seguro e bem tolerado (Caserotti et al., 2008). Foi observado que idosos com idade média de 77 anos, que participaram de um treinamento resistido de alta velocidade de execução, incrementaram significativamente a potência muscular, sobretudo durante o exercício de *leg press* com uso de um percentual da massa muscular relativamente alto (60-70%). Os grandes incrementos na potência foram acompanhados por uma melhora significativa na capacidade de andar, embora somente incrementos pequenos e não significativos no tempo do teste de sentar e levantar tenham sido observados (Earles, Judge e Gunnarsson, 2001). Portanto, o sucesso da transferência de um programa de treinamento para movimentos funcionais pode variar, dependendo dos movimentos.

Doze semanas de treino a 80% de 1RM, com duas séries de oito repetições e uma terceira série até a falha voluntária, mostrou aumentos na potência, mas eles não foram específicos à intensidade de 80% de 1RM usada no treino (Campbell et al., 1999). A potência na extensão de joelhos aumentou significativamente em 20%, 40% e 60% de 1RM, mas não em 80% de 1RM. Enquanto a potência na puxada aumentou significativamente apenas para a intensidade de 20% de 1RM em mulheres idosas (~ 64 anos), um programa de treino de força de 21 semanas mostrou aumentos significativos na força máxima e na taxa de produção de força, evidenciando que é possível incrementar o desenvolvimento de potência a partir do treino resistido em mulheres idosas (Häkkinen, Pakarinen et al., 2001). Incrementos na potência em idosos foram evidentes após 16 semanas de treino resistido, e foram atribuídos a melhorias na força e na velocidade concêntrica, ao passo que em homens e mulheres jovens os incrementos de potência apenas se deveram aos aumentos na força (Patrella et al., 2007). Logo, aumentos na potência em pessoas idosas podem de fato ocorrer, ainda que possam diferir de um grupo muscular para outro, podendo não ser específicos à carga de treinamento ou à velocidade de execução do movimento.

O desenvolvimento da potência em idosos pode depender da duração e do tipo de programa de treino resistido realizado. Dez semanas de treinamento periodizado e não linear resultaram em incrementos significativos de 1RM em homens idosos (61 ± 4 anos) e jovens (29 ± 5 anos), embora a potência não tenha melhorado nos idosos (Häkkinen, Newton et al., 1998), ainda que tenham sido observadas alterações percentuais similares na área de seção transversal da coxa e na força nas duas faixas etárias. Força (1RM), de-

sempenho no salto e velocidade de caminhada foram incrementados em homens e mulheres idosas (63-78 anos) e de meia-idade (37-44 anos) após um treinamento constituído de exercícios de potência explosiva realizados em conjunto com um programa de treino resistido com frequência bissemanal, durante 24 semanas (Häkkinen e Alen, 2003).

Um programa de treinamento resistido com exercícios de resistência pneumática realizado por homens e mulheres idosos (56-66 anos) e jovens (21-30 anos) durante 12 semanas, com frequência bissemanal e intensidade de 80% de 1RM e três séries de cinco exercícios, demonstrou aumentos similares na potência em 40 e 60% de 1RM, respectivamente, embora os homens tenham demonstrado ganhos absolutos significativamente maiores nesses percentuais (Jozsi et al., 1999). O aumento na potência dos extensores de joelho com 80% de 1RM foi similar em todos os grupos. Os homens apresentaram incrementos significativamente maiores do que as mulheres em todos os exercícios, exceto no *leg press* bilateral. Entretanto, a utilização de equipamentos com resistência pneumática permitiu a realização de repetições em alta velocidade, sem haver fase de desaceleração ao término das repetições em todos os exercícios, o que promoveu o desenvolvimento da potência (Jozsi et al., 1999).

O treinamento de potência (isto é, treinamento do componente velocidade da equação de potência) é mais eficiente que o de força (isto é, treino do componente de força máxima da equação de potência) para aumento da potência em razão de sua especificidade, podendo então ser mais benéfico para a melhoria da função física em idosos (Caserotti et al., 2008; Porter, 2006; Caserotti et al., 2008). A realização de movimentos de alta velocidade e baixa intensidade durante um determinado tempo pode melhorar a potência, contribuindo, então, para o fortalecimento do funcionamento do sistema neuromuscular e a otimização da capacidade funcional. Pode ainda causar efeitos secundários em outros sistemas fisiológicos, como no tecido conectivo. A Tabela 11.1 apresenta uma visão geral de algumas respostas de idosos a exercícios de treinamento resistido.

Adaptações neurais

Mesmo nos idosos, o "princípio do tamanho" de recrutamento das unidades motoras é válido (Fling, Knight e Kamen et al., 2009). Sabe-se há muitos anos que as adaptações neurais desenvolvidas com o treinamento resistido agem como um dos principais mecanismos mediadores nos incrementos de força ao longo das semanas iniciais. Isso foi demonstrado em homens e mulheres idosos e fragilizados, que realizaram treino resistido de alta intensidade (80% de 1RM durante 10 semanas), resultando em aumentos significativos na força, sem incrementos significativos no tamanho muscular. Além disso, o aumento na força foi associado a um aumento na velo-

TABELA 11.1 **Adaptações básicas ao treinamento resistido em idosos (60 anos ou mais)**

Variável experimental	Resposta
Força muscular (1RM)	Aumentada
Potência muscular (W)	Aumentada
Tamanho da fibra muscular	Aumentado (nos dois tipos principais)
Pico de torque isocinético 60°/s 240°/s	Aumentado Aumentado, porém menor do que em 60°
Pico de torque isométrico (Nm)	Aumentado
Resistência muscular localizada	Aumentada
Tamanho da AST da muscular da coxa	Aumentado
Densidade mineral óssea localizada	Aumentada
Densidade mineral óssea total (homens)	Sem mudança
Níveis de dor	Diminuídos
Gordura intra-abdominal e subcutânea	Diminuída
Percentual de gordura	Diminuído
Tarefas diárias	Melhoradas
Motilidade gastrintestinal	Melhorada
Flexibilidade	Aumentada
Taxa metabólica basal	Aumentada
Equilíbrio	Aumentada
Capacidade para caminhada	Aumentada
Desempenho funcional, como levantar-se da cadeira, subir escadas	Aumentada
Fatores de risco de quedas	Reduzidos
Força nas costas	Aumentada
Consumo de oxigênio de pico	Aumentado
Pressão arterial/demanda cardiovascular	Diminuída
Densidade capilar	Pode aumentar
Perfil lipídico sanguíneo	Pode melhorar
Resistência à insulina	Reduzida
Capacidade aeróbia submáxima	Aumentada
Fatores psicológicos	Efeitos positivos
Fatores neurais EMG integrada Tempo de meio-relaxamento Taxa de produção de força	Aumentados Aumentada Aumentado Nenhuma mudança ou aumento

cidade da marcha, na potência ao subir escadas, no equilíbrio e em atividades espontâneas gerais (Fiatarone et al., 1994). Numa pesquisa clássica que examinou homens de 72 anos de idade usando um programa de treinamento com duas séries de 10 repetições, utilizando 66% de 1RM para contrações voluntárias máximas dos flexores do cotovelo, realizado três dias por semana durante oito semanas, foram observados aumentos na força, mas não no tamanho dos músculos (Moritani e De-Vries, 1980). Desta forma, durações mais longas nos treinos podem ser necessárias para induzir incrementos no tamanho dos músculos em pessoas idosas. Ainda há necessidade de mais pesquisas para investigar os papéis do volume e da duração de treinamento nas diferentes categorias de idade de idosos. No entanto, intensidades maiores, diversidade nas variações de treino no intuito

de oferecer uma recuperação adequada, bem como exercícios para grandes grupos musculares durante períodos mais longos de treino, possivelmente serão necessários para a otimização da hipertrofia muscular.

Períodos de treino relativamente curtos e intensidades altas parecem ser necessários para que sejam evidenciados ganhos de força e hipertrofia muscular, ainda que pareça improvável atingir a mesma magnitude das adaptações ao treinamento dos indivíduos jovens. Combinando os mesmos níveis de atividade e usando a mesma intensidade relativa em um programa de treino resistido variado, durante dez semanas (Häkkinen, Newton et al., 1998), tanto homens jovens quanto idosos aumentaram a média integral do sinal eletromiográfico (IEMGs) do vasto lateral, e o tamanho muscular (análise por imagem de ressonância magnética) aumentou nos jovens

(~ 30 anos) e idosos (~ 61 anos). Entretanto, a taxa de produção de força isométrica não foi alterada nos indivíduos idosos, indicando desafios ao desenvolvimento de potência induzidos por treino de curta duração. A IEMG do vasto lateral também aumentou significativamente durante o período de seis meses de treino resistido de alta intensidade em homens e mulheres idosos e de meia-idade (40 e 70 anos), o que também foi refletido em aumentos na força (Häkkinen, Pakarinen et al., 2000). Portanto, da mesma forma que em pessoas jovens, os fatores neurais parecem contribuir muito com as melhorias na força, nas fases iniciais do treino, em adultos na meia-idade e em idosos.

Síntese proteica

Bastante esforço vem sendo investido na realização de pesquisas a respeito da resposta de síntese proteica e no metabolismo na população de idosos em consequência de treinamento e ingestão de proteínas (ver Quadro 11.4). O equilíbrio de nitrogênio medido antes e depois de 12 semanas de treinamento resistido de alta intensidade (três séries de oito repetições, 80% de 1RM, exercícios para membros superiores e inferiores) em um grupo de homens e mulheres idosos mostrou que o treinamento resistido aumenta a retenção de nitrogênio (Campbell et al., 1995). Além disso, a infusão constante de leucina-C13 mostrou que o treinamento resultou num aumento significativo na taxa de síntese proteica de todo o corpo. Em outro estudo, foi observado que pessoas idosas (63-66 anos), comparadas a jovens (24 anos), tiveram uma taxa de síntese proteica muscular mais baixa, determinada por meio da mensuração da taxa de incorporação *in vivo* de leucina-C13 infundida de forma intravenosa num misto de proteína muscular, antes e depois de um programa de treino resistido de apenas duas semanas (duas a quatro séries de quatro a dez repetições, com 60 a 90% de 1RM, cinco dias por semana). Entretanto, o treino resistido resultou num aumento significativo na síntese proteica muscular tanto nos indivíduos jovens quanto nos idosos. (Yarasheski, Zachwieja e Bier, 1993). Portanto, a síntese proteica aumenta com o treinamento em idosos.

Danos musculares com treinamento resistido

Danos e fragmentação do tecido muscular seguidos de reparo e remodelagem fazem parte do processo reconstrutor do tecido musculoesquelético. Para examinar os danos ultraestruturais das fibras musculares, pesquisadores contaram com a participação de homens jovens (20-30 anos) e idosos (65 a 75 anos) num programa de treinamento com resistência pneumática de extensão de joelho realizado três dias por semana, durante nove se-

manas (Roth et al., 1999). Apenas um dos membros foi treinado e o outro serviu como controle. Um protocolo de cinco séries de extensão de joelho de cinco a 20 repetições, totalizando 55 repetições, foi realizado com máximo esforço. Foram obtidas biópsias da coxa dos dois membros, e os danos musculares foram quantificados usando-se microscopia eletrônica para determinar os danos estruturais. O aumento de força no membro treinado foi de cerca de 30% nos dois grupos. A análise do músculo antes do treinamento evidenciou não mais que 3% de danos às fibras nos jovens e nos idosos. Após o treinamento, dobrou para algo em torno de 6% e 7% nas coxas treinadas dos jovens e dos idosos, respectivamente. Esse tipo de protocolo de treino com resistência pneumática mostrou que o dano miofibrilar foi mais alto na coxa treinada do que na coxa de controle, embora não tenha havido diferenças entre os homens jovens e idosos. Diferentemente dos achados nos homens, os resultados num estudo investigando este efeito em mulheres, utilizando uma abordagem experimental semelhante, mostrou que as mulheres idosas exibiram níveis maiores de dano muscular do que as jovens (Roth et al., 2000).

Marcadores de dano oxidativo ao DNA em homens e mulheres jovens e mais idosos mostraram dano oxidativo significativamente maior em pessoas mais velhas após exercícios excêntricos. Além disso, os homens idosos demonstraram níveis mais altos de dano oxidativo do que as mulheres desta mesma faixa etária (Fano et al., 2001). Foi observado que nas mulheres idosas o treino resistido proporcionou algum tipo de mecanismo protetor, reduzindo a quantidade de dano muscular a partir de uma série de trabalho excêntrico após o treino. Os danos ao tecido muscular nas mulheres idosas após o treinamento não mostraram diferença significativa quando comparados às mulheres jovens destreinadas, indicando que o treino pode compensar o maior dano causado pelo envelhecimento (Ploutz-Snyder, Giamis e Rosenbaum, 2001). Além disso, ao longo de seis meses, exercícios de força entre 50 e 80% de 1RM reduziram o estresse oxidativo e as concentrações de homocisteína induzidos por exercício em idosos com sobrepeso e obesos (Vincent et al., 2006).

O treinamento resistido resulta, de fato, em dano muscular a indivíduos idosos. Contudo, o dano parece similar àquele observado em indivíduos jovens e, tal como nos mais jovens, pode haver necessidade de ocorrência de adaptações. Porém, dano e dor extremos são, sem dúvida, contraproducentes quanto a possibilitar recuperação e reparo normais. Programas de treinamento para pessoas idosas, como qualquer programa de treino, devem ser monitorados cuidadosamente. Além disso, quem os elabora não pode esquecer que o tecido muscular com mais idade ainda exibe o desenvolvimento de mecanismos de proteção para combate a danos causados por atividade física, inclusive treino resistido intenso.

(?) QUADRO 11.4 **PERGUNTA PRÁTICA**

Qual é a quantidade mínima de proteína necessária para pessoas idosas?

Uma ingestão inadequada de energia pode reduzir a capacidade corporal de remodelar tecidos, sendo um dos principais fatores na redução de massa muscular com o envelhecimento. Além disso, a ingestão insuficiente de proteína inibe a quantidade de acréscimo de proteínas e hipertrofia de fibras musculares que podem ocorrer com treino resistido. Ainda que muitos tenham evidenciado preocupações de que uma ingestão mais alta de proteína possa gerar consequências negativas aos rins, pesquisas demonstram que, exceto por condições médicas específicas, não há contraindicações a uma ingestão proteica maior por pessoas idosas (Wolfe, Miller e Miller et al., 2008). Na verdade, devido as suas maiores necessidades de função imunológica e cicatrização, parece que idosos normalmente ativos exigem até 1 grama de proteína por quilograma de peso corporal ao dia (1 g $\cdot$ kg^{-1} $\cdot$ dia^{-1}), independentemente da condição de treinamento. Com o treino resistido para todo o corpo, eles talvez precisem de mais proteínas que permitam uma disponibilidade adequada de nitrogênio para aumentos no tamanho das fibras musculares (Chernoff, 2004; Evans, 2001). Assim, quando o treinamento e a hipertrofia são levados em consideração, uma ingestão adequada de proteínas pode exceder a porção diária recomendada de 0,8 g $\cdot$ kg^{-1} $\cdot$ dia^{-1} (Campbell e Evans, 1996; Campbell et al., 2001).

Durante uma pesquisa com um período de treino resistido de 12 semanas, os sujeitos que consumiram um suplemento com proteínas, carboidratos, vitaminas, minerais e gordura (respondendo por 8 quilocalorias e 0,33 g de proteínas adicionais por kg de massa corporal ideal por dia) mostraram um aumento maior no tecido muscular do que indivíduos que não receberam suplementação (Meredith et al., 1992). Também foi demonstrado que a suplementação proteica, antes e depois de uma sessão (momento certo dos nutrientes), otimiza a síntese proteica de pessoas jovens e idosas (Esmarck et al., 2001). Seja através de suplemento ou alimentação, a ingestão apropriada de proteínas é um fator importante na saúde e para adaptações ideais do sistema neuromuscular quando idosos realizam treinamento de força.

Campbell, W.W., and Evans, W.J. 1996. Protein requirements of elderly people. *European Journal of Clinical Nutrition* 50 (Suppl.): S180-S183.

Campbell, W.W., Trappe, T.A., Wolfe, R.R., and Evans, W.J. 2001. The recommended dietary allowance for protein may not be adequate for older people to maintain skeletal muscle. *Journal of Gerontology: Biological Medical Sciences* 56: M373-M380.

Campbell, W.W., and Evans, W.J. 1996. Protein requirements of elderly people. *European Journal of Clinical Nutrition* 50 (Suppl): S180-S183.

Chernoff, R. 2004. Protein and older adults. *Journal of the American College of Nutrition* 23: 627S-630S.

Evans, W.J. 2004. Protein nutrition, exercise and aging. *Journal of the American College of Nutrition* 23: 601S-609S.

Esmarck, B., Andersen, J.L., Olsen, S., Richter, E.A., Mizuno, M., and Kjaer M. 2001. Timing of postexercise protein intake is important for muscle hypertrophy with resistance training in elderly humans. *Journal of Physiology* 535 (Pt. 1): 301-311.

Meredith, C.N., Frontera, W.R., O'Reilly, K.P., and Evans, W.J. 1992. Body composition in elderly men: Effect of dietary modification during strength training. *Journal of the American Geriatric Society* 40: 155-162.

Wolfe, R.R., Miller, S.L., and Miller, K.B. 2008. Optimal protein intake in the elderly. *Clinical Nutrition* 27: 675-684.

Desenvolvimento de programas de treinamento resistido para idosos

Os fundamentos e princípios do planejamento de um programa de treinamento resistido são os mesmos, independentemente da idade do indivíduo a ser treinado (ver Capítulo 5). Devido às variações na capacidade funcional de muitas pessoas idosas, o melhor programa de treino é aquele individualizado para atender às necessidades e particularidades clínicas de cada um. Atualmente, o treinamento periodizado é utilizado em várias situações de treino de idosos (Hunter, Wetzstein et al., 2001; Newton et al., 1995). Como com qualquer população que não treina, nas fases iniciais do treino não há necessidade da realização de programas avançados para a produção de resultados positivos. Quando programas de treinamento resistido de longo prazo em idosos têm como objetivo grandes incrementos de

força e hipertrofia muscular, há evidências que sustentam o uso de variação no programa. É importante salientar que a progressão deve ser introduzida pouco a pouco para evitar lesão aguda e dar tempo para adaptações. O modelo de programa deve levar em conta aspectos clínicos dessa população, como problemas cardiovasculares e artrite. Alguns indivíduos idosos podem precisar de certo tempo para alcançar um condicionamento básico antes de iniciarem programas de treinamento mais intensos.

Avaliação do desempenho

Antes da prescrição de exercícios, para determinar a progressão do treino e individualizar o programa para sujeitos idosos, o instrutor deve avaliar a força (no equipamento usado para treinar, se possível), a composição corporal, a capacidade funcional (tal como a capacidade da pessoa de levantar uma cadeira, sair de uma cadeira, etc.), o tamanho dos músculos e as condições médicas preexistentes. O American College of Sports Medicine (ASCM) recomenda que, ao se prescrever e executar um programa de treino de força, os instrutores devem consultar um médico antes do treino para determinar a necessidade ou não de algum outro exame para pessoas na categoria III (ver a discussão mais detalhada adiante). Testes de força e sessões de exercícios de força usando até 75% de 1RM parecem resultar em menores sintomas cardiopulmonares do que comparado aos testes de esforço incrementais realizados em esteira em pacientes cardíacos com boa função ventricular esquerda (Faigenbaum et al., 1990). Além disso, os testes de 1RM demonstram ser uma avaliação segura e eficiente em idosos, desde que eles estejam adequadamente familiarizados com o protocolo (Shaw, McCully e Posner, 1995). É importante observar que o risco de lesão com treino resistido em pessoas idosas é baixo, sendo maior durante os testes (em especial, acima de 80% de 1RM) (Porter, 2006). Em alguns casos, testes submáximos podem ser usados nessa população e, então, realizada a determinação de 1RM prevista para fins de monitoramento da carga de treino.

Uma nota importante que se deve chamar a atenção relativamente aos testes de força e interpretação de dados para fins de pesquisas é que a familiarização adequada com o teste de força é necessária para a obtenção de informações precisas. Idosos (66 ± 5 anos) e jovens (23 ± 4 anos) foram testados repetidas vezes quanto à força determinada pelo teste de 1RM de extensão de joelhos (um exercício relativamente simples, uniarticular). Mulheres idosas precisaram de oito a nove sessões para obter uma medida de força de partida estável e confiável, na comparação com as três ou quatro sessões necessárias por mulheres jovens, apesar de ambos os grupos terem passado pela mesma experiência de treinamento (Ploutz-Snyder e Giamis, 2001). Portanto, há uma necessidade de mais sessões de familiarização com o teste de força máximo na população de idosos. Sem uma familiarização correta, alguns dos elevados incrementos percentuais na força em idosos podem resultar de efeitos do aprendizado de como fazer os exercícios com cargas mais pesadas.

A técnica correta dos exercícios é fundamental à implementação segura de um programa de treinamento resistido. Muitos têm a crença errônea de que os equipamentos são mais seguros que os pesos livres. Entretanto, as pessoas costumam forçar por mais tempo e tensionar mais com uma repetição realizada em equipamento, mesmo quando a técnica falha, ocasionando tensão ou força exagerada nos músculos. Isso, porém, pode ser minimizado com a realização de diversos exercícios com pesos livres, devido à necessidade de equilíbrio e controle postural em múltiplos planos do movimento, evitando, assim, a continuação de um exercício sem a realização da técnica correta. Portanto, o treino da técnica de

exercício e a supervisão podem ser importantes num programa de treino resistido em equipamento e com pesos livres, sendo algumas vezes perdidos no processo de implementação de um programa para os idosos.

Análise de necessidades

As pessoas respondem de forma diferente a determinado programa de treino resistido dependendo da condição atual de treinamento, de experiências anteriores (histórico) de treinamento e do estresse em resposta ao treinamento. O processo de desenvolvimento de um programa de treinamento de força em idosos consiste em pré-teste, determinação de objetivos individuais, elaboração do programa e desenvolvimento de métodos de avaliação. Uma supervisão competente também é importante para otimizar programas de força e condicionamento (nos Estados Unidos, por exemplo, há a certificação de especialista da National Strength and Conditioning Association [NSCA]) (ver Figura 11.8). Atualmente, há também uma certificação da NSCA para Populações Especiais, que inclui o treinamento de idosos, para a identificação de competência mínima considerada prudente aos que trabalham com essa população. Nos idosos, o treinamento resistido deve fazer parte de um estilo de vida ligado ao condicionamento ao longo da vida; desta forma, a contínua reavaliação das metas e dos tipos de programa é necessária para a obtenção de resultados ideais e adesão.

O American College of Sports Medicine (ACSM, 2001) recomendou que pessoas que iniciam um programa de exercícios sejam classificadas em uma dentre três categorias de risco:

- Aparentemente saudável, com menos de um fator de risco coronariano (hipertensão, tabagismo) ou doença metabólica ou cardiopulmonar.
- Em maior risco, com mais de dois fatores de risco coronariano ou sintomas de doença cardiopulmonar ou metabólica.
- Previamente diagnosticado com doenças, como doença cardiovascular, pulmonar ou metabólica.

Conforme observado pelo American College of Sports Medicine em relação à doença vascular coronariana e à doença cardíaca coronariana, além de outros riscos, "a consulta com um médico e o diagnóstico de teste de exercícios devem ser feitos com indicação médica baseada em sinais e sintomas de doenças e de acordo com as recomendações de prática clínica" (ACSM, 2011, p. 1348). E também:

Estratégias eficazes de redução de riscos musculoesqueléticos e de doença cardíaca coronariana decorrente do exercício incluem rastreamento de sinais e sintomas prodrômicos de doença cardiovascular e educação a respeito disso

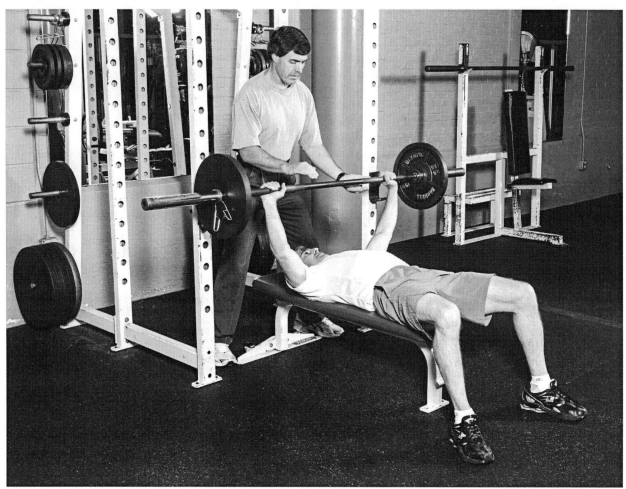

FIGURA 11.8 Uma supervisão correta otimiza a segurança e, potencialmente, os resultados do treinamento resistido para idosos. Competências mínimas, com certificações corretas, ajudam a determinar *personal trainers* eficientes para essa população específica.

junto a praticantes novatos e acostumados aos exercícios, consulta com profissional da saúde e exames diagnósticos que incluem exercícios, conforme indicação médica, bem como atenção a vários elementos da prescrição de exercícios, inclusive aquecimento e relaxamento, uma progressão gra-dual do volume e da intensidade dos exercícios e técnica correta do exercício. A supervisão de um profissional de condicionamento físico experiente pode aumentar a adesão ao exercício e, provavelmente, reduzir o risco oferecido por exercícios a pessoas com mais propensão a eventos cardíacos adversos. Os adultos, em especial, praticantes novatos, pessoas saudáveis ou com deficiências, possivelmente encontram benefícios com uma consulta com profissional de condicionamento físico experiente (ACSM American College of Sports Medicine, 2011, p. 1349)

Frequência

Uma grande preocupação em relação aos idosos é a progressão adequada de treinamento para evitar lesão ou sintomas de *overuse* agudo. Podemos especular que os músculos dos idosos exigem mais tempo de recuperação

entre as sessões de exercício. Portanto, as sessões para essa população devem ser variadas em intensidade e volume, assegurando a recuperação, em especial após sessões em que ocorra dano muscular significativo em virtude de exercícios com cargas mais pesadas ou altos volumes. Há necessidade de cuidados para que não se "exceda o alvo" da capacidade fisiológica de reparo dos tecidos após uma sessão. Como em todas as faixas etárias, a ingestão apropriada de nutrientes e o repouso são necessários para a recuperação.

A realização de treino resistido dois a três dias por semana tem sido recomendada, apesar de que três dias oferecem uma gama maior de opções para a elaboração de programas de treinamento. Quando a quantidade de séries é equacionada, duas sessões semanais de treinamento podem ter a mesma eficiência que três para idosos (Wieser e Habber, 2007). Pesquisas mostram que a periodização do treino resistido é benéfica para essa população (Hunter et al., 2001; Newton et al., 1995). A frequência em que cada tipo de programa se baseia é também importante. Pelo menos uma sessão que inclua alta intensidade (80% de 1RM) (assunto para mais adiante, em carga ou intensidade) deve ser realizada em determinada semana. Considerando-se a importância da produção de potência para as capacidades funcionais, é possível que treino de potência com alta velocidade seja feito pelo menos uma vez por semana, ainda que muitas pesquisas tenham realizado uma frequência semanal de três sessões para esse tipo de treino. Treinamento com ênfase na hipertrofia (em torno de 10 a 12RM) pode ser útil de ser incorporado uma vez por semana para estimular secreções endócrinas para a hipertrofia.

Além dessas formas principais de treino, uma revisão sistemática sugere que o treinamento de equilíbrio é mais bem conduzido com uma alta frequência, ou por volta de três dias por semana, durante dez minutos, ainda que isso não tenha sido pesquisado em pessoas idosas (DiStefano et al., 2009). Isto implica que o treinamento de equilíbrio pode ser importante e deve ser incorporado em todas as sessões de treino.

Escolha do exercício

Deve-se cuidar para auxiliar/orientar os sujeitos, independentemente do tipo de equipamento usado, para que se realize o exercício em amplitude e controle adequado da carga durante toda essa amplitude de movimento. Idosos podem precisar adicionar treinamento de mobilidade articular aos exercícios de força para que melhorem sua amplitude total de movimentos. Porém, quando não há limitações físicas, o leque de exercícios pode não diferir daquele de qualquer outra pessoa (faixa etária), exceto pelo menor volume.

Com o objetivo de manter um baixo volume de treino em sujeitos idosos, é importante focar basicamente em todos os grandes grupos musculares durante uma determinada semana de treino. Dependendo da familiaridade e do nível de habilidade do sujeito, de dois a quatro exercícios para grandes grupos musculares podem ser usados: agachamento ou levantamento-terra; supino ou remada sentado; movimentos funcionais com uma perna (subida de escada, subidas e descidas com sacos de compras) ou exercícios de potência (pliométricos), com dois a quatro exercícios suplementares para pequenos grupos musculares (abdominal, manguito rotador ou escápula, equilíbrio). Movimentos de agachamento, remada sentado e exercícios multiarticulares ou compostos similares foram usados com sucesso para aumento da densidade mineral óssea em mulheres sedentárias na pós-menopausa, entre 45 e 65 anos de idade (Houtkooper, 2007). Assim, é necessária a inclusão desses exercícios em programas para mulheres idosas.

Conforme antes descrito, exercícios para membros superiores e exercícios que estimulam os músculos inseridos em locais ósseos de funções primárias podem ser importantes para o aumento de densidade mineral óssea da coluna vertebral, devendo então fazer parte também de um programa. Com a evolução do programa, a progressão dos exercícios deve ativar o máximo possível a massa musculoesquelética para facilitar a ocorrência das adaptações. Além disso, ainda que cargas altas possam não ser adequadas para movimentos de giro e viradas, exercícios que incorporam esses tipos de movimentos podem auxiliar no desenvolvimento das capacidades funcionais mais do que exercícios com trajetórias de movimentos somente lineares.

O equipamento para os exercícios deve ser ajustado a cada pessoa e à capacidade individual; há equipamentos grandes demais, com muita carga inicial, ou com incrementos inadequados de carga para alguns indivíduos mais velhos. Pesos livres, equipamentos isocinéticos, equipamentos de resistência pneumática e placas para acréscimo de carga são comumente utilizados. Equipamentos isocinéticos, pneumáticos ou hidráulicos podem possibilitar a realização de movimentos mais fáceis nos momentos iniciais do exercício, permitindo uma progressão mais suave da carga em comparação aos equipamentos tradicionais. Programas de treinamento têm usado diversos recursos de carga: latas de alimentos de todos os tamanhos, tubos de borracha, caixas de leite cheias de água e, mais recentemente, dispositivos funcionais, como *medicine balls* e plataformas de estabilidade. Ainda que os exercícios com esses recursos possam ser novidade e significar diversão, é importante que sejam usados como parte de um conjunto maior de equipamentos e sejam testados de forma correta junto ao indivíduo, garantindo que proporcionem a carga apropriada para a ocorrência de adaptações, permitindo uma execução segura dos exercícios.

Treinamento resistido funcional é um termo de uso comum, embora possa confundir, uma vez que a origem está em profissões como a terapia ocupacional e a fisioterapia. Refere-se ao uso das atividades cotidianas, como subir escadas e erguer sacos de compras do chão, ajudando a melhorar a capacidade do idoso para realizar as atividades cotidianas, ao mesmo tempo em que não são usados exercícios convencionais de força em salas de academia com pesos. Entretanto, as adaptações aos exercícios de treino de força têm transferência para as demandas de atividades diárias funcionais, que são melhoradas, e os exercícios de força podem progredir com maior cuidado e com controle minucioso da carga na comparação com as atividades cotidianas. Há pesquisas que mostram que a capacidade de subir escadas em velocidades variadas é melhorada com exercícios de força (Holsgqaard-Larsen et al., 2011), assim como a estabilidade (que tende a piorar com o envelhecimento em razão da maior coativação de músculos antagonistas e aumento na variabilidade na taxa de disparo das unidades motoras). Quatro semanas de treinamento com pesos para os músculos da mão (primeiro interósseo dorsal) resultou em incremento da estabilidade de ações concêntricas e excêntricas, especialmente durante as ações excêntricas (Laidlaw et al., 1999). O treinamento funcional deve mimetizar as capacidades funcionais o máximo possível, a partir da realização de exercícios tais como subida de escadas para melhorar essa capacidade, andar com sacolas cheias para estimular a atividade de carregar as compras ou movimentos de agachamento para ajudar na independência ao erguer-se da posição sentada no vaso sanitário.

A inclusão de treinamento de equilíbrio em protocolos de exercícios de força é eficaz para reduzir a incidência de quedas nos idosos (Granacher et al., 2011). No entanto, é importante observar que entre 30 e 50% das quedas em pessoas que moram em comunidades para idosos são causadas por escorregões e tropeções (Gabell, Simons e Nayak, 1985; Lord et al., 1993; Gabell et al., 1985). Equilibrar-se sobre uma superfície instável, numa postura estática em pé, tem pouca transferência funcional para a maioria dos desafios com que se deparam os idosos. Pesquisas indicam que em vez de técnicas tradicionais, ainda mais benéfico pode ser o treinamento com desafios ao equilíbrio para idosos (**treinamento baseado em perturbações**), como um empurrão suave por trás do indivíduo realizado pelo profissional (Granacher et al, 2011), em especial durante tarefas com desafios cognitivos simultâneos.

Em vários casos, em investigações de comparação do equilíbrio, os protocolos de exercícios de força usados não incluem uma seleção adequada de exercícios. Atividades dinâmicas de equilíbrio (subir e descer, passadas e caminhadas reversas, com e sem carga, com e sem apoio) podem ser mais adequadas em termos de segurança e funcionalidade para pessoas idosas. Quando não há contraindicações, exercícios com pesos livres e de potência, selecionados de forma adequada, podem ser usados por essa população e são excelentes para o desenvolvimento da estabilidade e do equilíbrio, mas há necessidade de mais pesquisas que envolvam esses movimentos. Também é importante lembrar que o treino resistido funcional é um auxiliar importante de uma prática mais ampla de exercícios de força, e um recurso para tal, ainda que não o substitua.

Ordem dos exercícios

A ordem dos exercícios para idosos, em geral, é a mesma que a recomendada para as outras faixas etárias. Após o aquecimento, exercícios para os grandes grupos musculares são normalmente colocados no início da sessão. Com isso, a fadiga é minimizada e as pessoas conseguem realizar exercícios com intensidades/cargas maiores. Uma estimulação ideal dos grandes grupos musculares nas extremidades inferiores (como com o leg press) e na porção superior do corpo (como com o supino ou a remada sentada) deve ser prioridade máxima em programas para

idosos. Exercícios para os grandes grupos musculares são seguidos daqueles para os pequenos grupos musculares e, então, por atividades de desaquecimento. Para sessões nas quais todo o corpo é exercitado, os exercícios podem ser alternados entre membros superiores e inferiores e entre grupos musculares antagonistas.

Carga ou intensidade

A faixa mais comum de percentual examinada é a de 50 a 85% de 1RM, ou uma faixa de seis a 12 RM (12RM ou mais pesadas têm sido usadas em pesquisas mais eficazes). Cargas mais leves (30% e mais pesadas) são recomendadas para os movimentos de potência de alta velocidade. O nível inicial de condicionamento de força pode ser mínimo em idosos com fragilidades, com uma capacidade máxima de força de apenas 1,3 kg. Em alguns casos, instrutores e elaboradores de programas devem cuidar ao escolher o equipamento apropriado que permita manipulações da carga em incrementos menores que 0,5 kg. Por outro lado, mesmo homens e mulheres frágeis conseguem, com segurança, realizar e se adaptar a exercícios com intensidades de 80% de 1RM (Fiatarone et al., 1994; Fiatarone e Evans, 1993). É importante observar que, embora baixo, o risco de lesão é mais alto acima de 80% de 1RM em relação a treinamento com exercícios de menor intensidade (20% ou 50% de 1RM) em homens e mulheres idosos saudáveis (Porter, 2006).

Cargas próximas a 80% são importantes para a otimização das adaptações ao treino, inclusive as ósseas. O uso de cordões elásticos leves para treinamento parece ineficaz para se obter a mesma magnitude de adaptações na força muscular e nas fibras musculares do que com uso de pesos livres, mesmo em homens e mulheres jovens (Hostler, Schwirian et al., 2001). Isso é sustentado em pessoas idosas (68 anos), nas quais não foram mostrados efeitos benéficos com o uso de pesos de mão leves (Engelles et al., 1998). Além disso, os idosos mostraram uma manutenção maior de ganhos de hipertrofia durante o destreinamento quando foram usadas cargas mais pesadas de treino comparado a cargas mais leves (Bickel, Cross e Bamman et al., 2011). Portanto, cargas mais pesadas são importantes para a ativação muscular ideal e para as adaptações consequentes ao treino resistido. Porém, isso não implica que cargas moderadas não resultem em incrementos significativos de condicionamento em pessoas na meia-idade e idosos, embora a magnitude das adaptações sejam inferiores. Foram observados aumentos significativos na força e na área de seção transversal dos músculos em mulheres com 45 anos de idade após um treinamento que usou três séries com aproximadamente 50% de 1RM (Takarada e Ishii, 2002).

É preciso ter cuidado para não se enfatizar demais uma única faixa de treinamento (isto é, %RM ou faixa

RM-alvo) com exclusão de outras. Ainda assim, a maior parte das pesquisas com resultados sem êxito em termos de densidade óssea, força, potência, reações endócrinas e hipertrofia usou cargas mais pesadas que 70% de 1RM, ou menos de 11RM (exceto nos dias de potência). Importa ainda lembrar que, conforme abordado na seção a seguir, controlar o volume é tão importante quanto o controlar a carga para a prevenção de lesões.

Alguns dados indicam que a aplicação da intensidade deve ser controlada com cautela para não iniciar uma síndrome de *overtraining* nos idosos. Cargas pesadas não devem ser usadas em todas as sessões de treino, uma vez que treinar três dias por semana com 80% de 1RM a cada sessão, ou treinar com 80%, 65% e 59% de 1RM a cada sessão semanal, resultou em aumentos significativos e similares na força e na massa livre de gordura de homens e mulheres idosos (61-77 anos). O grupo que treinou com cargas variadas mostrou um decréscimo significativo na dificuldade do teste de transporte de objeto comparado ao grupo que treinou com apenas 80% de 1RM. Esses resultados indicam que cargas pesadas podem somente ser necessárias durante uma a cada três sessões de treino na semana para resultarem em aumentos de força, e que variar a carga tem um resultado positivo em sujeitos idosos. Uma pesquisa demonstrou que o treino com cargas leves (50-60% de 1RM) poderia resultar em aumentos maiores em 1RM em mulheres idosas (Hunter e Treuth, 1995). A partir desses resultados, contrastados com os de Hunter e colaboradores (2001), pode-se concluir que uma abordagem periodizada não linear que usa intensidades baixas e altas seria ideal para sujeitos idosos.

Repetições

Não há dúvidas de que com cargas mais pesadas, o número de repetições realizadas decresce. Incrementos na resistência muscular localizada (melhorada através de treino em circuito e programas de alto número de repetições, pouco descanso e cargas moderadas nas populações mais jovens) podem levar ao fortalecimento da capacidade de realização de trabalho submáximo e atividades recreativas. É importante se tomar determinados cuidados ao serem empregados esses protocolos; embora muitos receiem a alta intensidade para pessoas idosas, um alto número de repetições com cargas mais leves também pode causar problemas, da mesma forma que o repouso inadequado entre séries e exercícios. Qualquer que seja a quantidade de repetições realizadas, uma série precisa terminar quando houver uma interrupção na técnica correta do exercício.

A quantidade de repetições também precisa ser analisada com cautela por razões de segurança, tendo em vista a elevada prevalência de problemas e riscos cardiovasculares em idosos. A realização de uma série até a falha concêntrica resulta em elevação da pressão arterial e

da frequência cardíaca, comparada a uma série não realizada até a falha (ver Capítulo 3). Além disso, a realização de séries até a falha concêntrica utilizando cargas na faixa de 70 a 90% de 1RM resulta em pressões arteriais levemente mais altas do que as resultantes de séries até a falha realizadas abaixo e acima dessa faixa. As maiores pressões arteriais e frequências cardíacas costumam ocorrer nas últimas repetições de uma série. Logo, recomenda-se que idosos não realizem séries até a falha concêntrica, em especial aqueles com problemas ou riscos cardiovasculares e particularmente na faixa de 70 a 90% de 1RM. Essa recomendação é possivelmente mais importante no início de um programa. A realização da manobra de Valsalva (isto é, supressão da respiração), comum nas séries até a falha, aumenta a pressão arterial, devendo também ser desencorajada nessa população.

Velocidade de execução

Velocidades moderadas de levantamento voluntário são recomendadas para treinamento de força e hipertrofia. Quando um dos objetivos do treinamento é o incremento ou ganho de potência, cargas leves com velocidades mais rápidas de levantamento são recomendadas. O uso de equipamento apropriado para treino de potência (tal como de resistência pneumática) e exercícios de potência (movimentos estilo olímpico, como *hang pulls* e pliométricos com *medicine ball*) também são fundamentais para desenvolver a potência.

Número de séries

Tem sido recomendado que pelo menos uma série por exercício deve ser utilizada para novatos. A progressão pode seguir de uma a três séries ao longo do tempo (dependendo do número de exercícios realizados). É importante observar que a tolerância à realização de três séries foi demonstrada mesmo em idosos frágeis. A quantidade de séries tem a ver com o volume de exercícios. No começo, alguns indivíduos idosos conseguem tolerar somente um volume baixo de exercício, e programas de série única representam o ponto de partida mais simples. Usando-se o princípio de treino resistido progressivo, o volume pode ser aumentado com incrementos na quantidade de séries ou nas repetições por série como forma de auxiliar a pessoa a tolerar a realização de um volume maior de exercícios. Programas para idosos não costumam envolver mais de três séries de determinado exercício. Quando o grupo muscular precisa de mais estímulo, outro exercício para esse grupo pode ser adicionado ao programa (como remadas ou puxada). Além disso, muitos programas para essa população devem usar uma série de aquecimento com uma carga muito mais leve que a zona-alvo de RM ou que a carga a ser usada para as séries de trabalho. Essa série de aquecimento permite à pessoa ter uma sensação do movimento durante o exercício e a percepção de qualquer coisa que esteja fora do comum (como dor articular ou muscular) antes do uso de uma carga de treino mais pesada.

Repouso entre séries e exercícios

O descanso entre séries e exercícios determina a intensidade metabólica de uma sessão de treino resistido. A tolerância à condições anaeróbias ácidas (isto é, pH baixo), em idosos é menor do que em jovens (como no teste anaeróbio Wingate) (ver Figura 11.9). Geralmente, períodos de descanso de dois e três minutos podem ser utilizados entre séries e exercícios. A pessoa deve ser monitorada com atenção em relação a sintomas (como náusea, tontura), e o programa deve ser mudado imediatamente se eles ocorrerem. A tolerância à sessão de exercícios é essencial para um treinamento ideal. Períodos de repouso muito curtos também podem produzir uma redução drástica na carga usada em séries sucessivas, quando a recuperação não é suficiente antes da próxima série começar. Intervalos curtos de descanso são usados para intensificar a resistência muscular localizada e melhorar a condição ácido-básica, que fica comprometida com o envelhecimento.

Uma vez que a ativação muscular tem relação com a carga e a quantidade total de trabalho realizado, a duração dos períodos de descanso deve ser coerente com os objetivos do programa. Períodos mais breves podem ser usados em programas de circuito. O descanso deve ser mais longo se forem usadas cargas pesadas, e mais curto à medida que aumentar a tolerância ao exercício. A quantidade de descanso também pode ser determinada pela condição clínica ou física da pessoa. Em alguns adultos idosos (como os com diabetes tipo 1), os ganhos na força são a meta principal; assim, é preciso cuidar para que o controle da duração do descanso entre séries e exercícios seja correto, para que não seja criado estresse metabólico severo ou intolerável. A tolerância à sessão de exercícios, no contexto da progressão em direção a objetivos específicos, é o elemento central da otimização da qualidade da sessão, e a duração do descanso tem um papel fundamental nesse processo de elaboração de programas de treinamento.

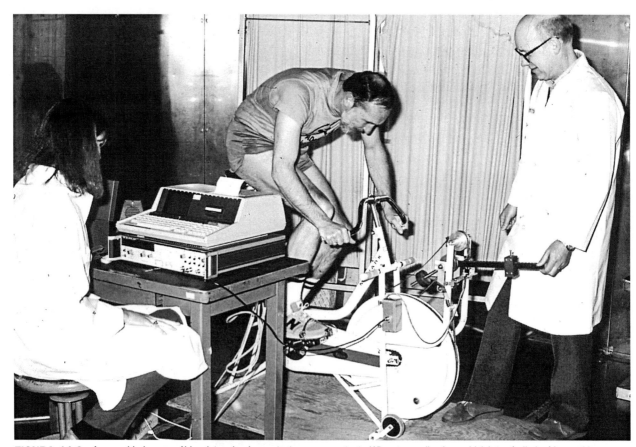

FIGURA 11.9 A capacidade anaeróbia, determinada em testes, como o teste Wingate, realizado na bicicleta, é diminuída em idosos, em consequência de uma menor tolerância a reduções no pH e aumentos em íons H+ no sangue. As sessões de treino resistido que usam períodos de descanso mais curtos devem progredir com cautela, e os sintomas devem ser monitorados de modo a não exceder a capacidade fisiológica de tamponamento.

Foto cortesia do Dr. Howard Knuttgen, um dos verdadeiros pioneiros da fisiologia do exercício e da pesquisa do metabolismo, mostrado aqui na bicicleta ergométrica.

Resumo

O treinamento resistido pode ser implementado de forma segura e exitosa nas populações de idosos. Mesmo idosos fragilizados e muito doentes podem se beneficiar de ganhos que provavelmente afetarão sua qualidade de vida. Força e potência musculares transferem-se para a melhoria das atividades cotidianas e da qualidade de vida, tendo uma adaptação positiva numa enorme lista de características fisiológicas, em especial músculos, ossos e tecido conectivo. Alguns achados deste capítulo desafiam crenças comuns de que treinamento de potência e treinamento resistido tradicional são inadequados para as pessoas idosas. O treino resistido clássico e o de potência para essa faixa etária são eficazes, desde que o programa seja elaborado de maneira correta, bem supervisionado, dando conta adequada das características individuais, como condições clínicas e considerações sociais, psicológicas e econômicas. O treinamento resistido para idosos tem tudo para ser uma modalidade aceita na luta contra o processo de envelhecimento e na melhoria das funções fisiológicas e do desempenho dessa população.

LEITURAS SELECIONADAS

Carmeli, E., Coleman, R., and Reznick, A.Z. 2002. The biochemistry of aging muscle. *Experimental Gerontology* 37: 477-489.

Doherty, T.J., Vandervoot, A.A., Taylor, A.W., and Brown, W.F. 1993. Effects of motor unit losses on strength in older men and women. *Journal of Applied Physiology* 74: 868-874.

Fiatarone, M.A., O'Neill, E.F., Ryan, N.D., Clements, K.M., Solares, G.R., Nelson, M.E., Roberts, S.B., Kehayias, J.J., Lipsitz, L.A., and Evans, W.J. 1994. Exercise training and nutritional supplementation for physical frailty in very elderly people. *The New England Journal of Medicine* 330:1769-1775.

Gavrilov, L.A., and Gavrilova, N.S. 2001. The reliability theory of aging and longevity. *Journal of Theoretical Biology* 213: 527-545.

Hurley, B.F., Hanson, E.D., and Sheaff, A.K. 2011. Strength training as a countermeasure to aging muscle and chronic disease. *Sports Medicine* 41: 289-306.

Liu, C.K., and Fielding, R.A. 2011. Exercise as an intervention for frailty. *Clinical Geriatric Medicine* 27 (1): 101-110.

Meredith, C.N., Frontera, W.R., O'Reilly, K.P., and Evans, W.J. 1992. Body composition in elderly men: Effect of dietary modification during strength training. *Journal of the American Geriatric Society* 40: 155-162.

Nelson, M.E., Fiatarone, M.A., Morganti, C.M., Trice, I., Greenberg, R.A., and Evans, W.J. 1994. Effects of high-intensity strength training on multiple risk factors for osteoporotic fractures. *Journal of the American Medical Association* 272: 1909-1914.

Peterson, M.D., Rhea, M.R., Sen, A., and Gordon, P.M. 2010. Resistance exercise for muscular strength in older adults: A meta-analysis. *Ageing Research Review* 9: 226-237.

Peterson, M.D., Sen, A., and Gordon, P.M. 2011. Influence of resistance exercise on lean body mass in aging adults: A meta-analysis. *Medicine & Science in Sports & Exercise* 43: 249-258.

Roth, S.M., Martel G.F., Ivey, F.M., Lemmer, J.T., Tracy, B.L., Metter, E.J., Hurley, B.F., and Rogers, M.A. 2001. Skeletal muscle satellite cell characteristics in young and older men and women after heavy resistance strength training. *Journal of Gerontology: A Biological Sciences Medical Sciences* 56: B240-B247.

Strasser, B., Siebert, U., and Schobersberger, W. 2010. Resistance training in the treatment of the metabolic syndrome: A systematic review and meta-analysis of the effect of resistance training on metabolic clustering in patients with abnormal glucose metabolism. *Sports Medicine* 40: 397-415.

Sundell, J. 2011. Resistance training is an effective tool against metabolic and frailty syndromes. *Advances in Preventive Medicine* 2011:984683.

Tschopp, M., Sattelmayer, M.K., and Hilfiker, R. 2011. Is power training or conventional resistance training better for function in elderly persons? A meta-analysis. *Age Ageing* 40: 549-56.

Glossário

Ação muscular concêntrica – o encurtamento de um músculo enquanto ele gera força.

Ação muscular excêntrica – o alongamento controlado de um músculo ao mesmo tempo em que gera força.

Ação muscular isométrica – uma ação muscular em que o o comprimento do músculo não se altera enquanto gera força.

Ação muscular voluntária máxima – desenvolvimento voluntário da força máxima que o atual nível de fadiga de um músculo permite; logo, tanto o levantamento da máxima carga possível para uma repetição quanto a última repetição numa série até a falha são ações musculares voluntárias máximas, mesmo que um músculo possa desenvolver mais força quando não fatigado.

Aceleração compensatória – levantamento da carga num exercício o mais rápido possível ao longo da amplitude de movimento, para otimizar a força e a potência.

Aeróbio – termo usado para a produção de ATP (adenosina trifosfato) que exige oxigênio.

Alongamento balístico – movimento dinâmico rápido por toda a amplitude de movimento que termina num alongamento.

Alongamento com movimento lento – movimentos dinâmicos de partes do corpo, de uma forma lenta e controlada (p.ex., rotações de pescoço).

Alongamento dinâmico – exercício de flexibilidade que envolve movimento durante o alongamento, resultando em movimento ao longo de toda a amplitude de movimento da(s) articulação(ões) envolvida(s).

Alongamento estático – exercício de flexibilidade que exige que a pessoa, voluntariamente, relaxe o músculo, ao mesmo tempo em que o alonga, para então manter o músculo numa posição alongada até um ponto de leve desconforto muscular.

Amenorreia secundária – ausência de menstruação durante 180 dias ou mais em mulheres que menstruavam regularmente.

Amplitude total de movimento – a maior amplitude de movimento possível ditada pela posição do exercício e pelas articulações envolvidas.

Anaeróbio – termo usado para produção de ATP (adenosina trifosfato) que não exige oxigênio.

Análise de necessidades – uma avaliação das demandas metabólicas de um programa de treinamento; a biomecânica dos movimentos necessários para que o programa tenha êxito e o perfil de lesões do praticante, do esporte ou da atividade.

Andropausa – uma redução na produção do hormônio masculino testosterona, que ocorre com o envelhecimento.

Ângulo de penação – o ângulo em que uma fibra muscular se agrega a seu tendão em relação à direção ao seu estiramento.

Ângulo Q – o ângulo entre uma linha que liga a crista ilíaca ântero-superior e o ponto médio da patela e uma linha que liga o ponto médio da patela e o tubérculo tibial.

Apoio externo – medida de segurança realizada por pessoas que não o levantador, para garantir sua segurança.

Apoptose – programa inerente a cada célula, que envolve um conjunto de vias sinalizadoras que levam à morte celular; há quem o chame de relógio biológico do organismo.

Atividades cotidianas – atividades que as pessoas podem esperar encontrar como parte da vida diária, como levantar de uma cadeira, varrer o chão, usar o vaso sanitário ou levar o lixo para a rua.

Atleta com retração muscular – um atleta que, por meio de treino resistido e práticas alimentares, ganhou quantidades substanciais de peso corporal na carreira atlética.

Bainha do tecido conectivo – tecido que envolve uma fibra muscular.

Bioenergética – o estudo da bioquímica que tem a ver com o fluxo de energia pelos sistemas vivos.

Biópsia muscular – procedimento médico em que é usada uma agulha para a retirada de pequena amostra de músculo esquelético.

Capacidade funcional – o nível máximo de intensidade do exercício em que não estão presentes sintomas ou reações anormais.

Carga de contraste – realização de exercício de força, como o agachamento, e, em seguida, após um período curto de descanso, fazer um exercício de potência, como o salto vertical. A meta do treino é aumentar o débito de potência máxima. Termo sinônimo seria *treinamento complexo*.

Cartilagem do crescimento – um tecido conectivo localizado na placa de crescimento óssea, a epífise, ou inserção epifisária.

Células-satélites – células pequenas sem citoplasma, encontradas no músculo esquelético, entre a membrana mais fundamental e o sarcolema, ou membrana celular, da fibra muscular.

Ciclo alongamento-encurtamento – sequência de ações musculares que consistem numa ação excêntrica, uma breve ação isométrica e uma ação concêntrica, tudo em rápida sucessão.

Ciclo curto de alongamento-encurtamento – ação tipo pliométrica que tem um tempo de contato com o solo de menos de 250 ms (p.ex., salto em que se faz uma tentativa de minimizar o tempo de contato com o solo, e tiro de corrida).

Ciclo longo de alongamento-encurtamento – um tipo de ação pliométrica em que o tempo de contato com o solo é maior que 250 ms, como um salto com contramovimento e um salto de bloqueio no vôlei.

Compatibilidade de exercícios – até que ponto dois tipos de exercício afetam positiva ou negativamente as adaptações a cada tipo.

Complexo músculo-tendão – interação do músculo e do tendão quando realizada uma atividade.

Composição corporal – o percentual de massa adiposa e vários componentes de massa livre de gordura (incluindo músculos, ossos, tecidos e órgãos) no corpo.

Condicionamento aeróbio – execício usado para melhorar o consumo máximo ou de pico de oxigênio e as funções cardiovasculares associadas que apoiam o desempenho da tolerância (resistência).

Condicionamento de tolerância cardiorrespiratória – capacidade do coração, dos pulmões e vasos sanguíneos de levar oxigênio a músculos e tecidos que se exercitam, bem como a capacidade desses músculos e tecidos de usar esse oxigênio.

Cortisol – hormônio esteroidal secretado pelo córtex adrenal.

Curva comprimento-tensão (força) – a curva que retrata a relação entre o comprimento de um músculo ou sarcômero e a capacidade de produzir força.

Curva de força-tempo – uma curva que descreve a quantidade de força que pode ser produzida em determinado período de tempo.

Curva de força-velocidade – uma curva que descreve capacidades máximas de força com alterações na velocidade.

Déficit bilateral – a diferença entre a soma da força desenvolvida pelos braços ou pernas de forma independente e pelos dois membros simultaneamente.

Destreinamento – um processo que ocorre quando o treino é reduzido ou cessa totalmente; o desempenho fica afetado devido à capacidade fisiológica diminuída.

Destreinamento na temporada – perdas de desempenho ou força que ocorrem quando as pessoas interrompem completamente ou reduzem o volume do treinamento resistido, ao mesmo tempo em que realizam outro treino desportivo.

Dismenorreia – menstruação com dor.

Domínio mionuclear – a área de uma fibra muscular controlada por um núcleo.

Dor muscular de início tardio (DMIT) – dor e desconforto após uma sessão de exercício que costuma ser mais severa por volta de um ou dois dias após essa sessão.

Eixo muscular – receptor encontrado na soma de todas as fibras musculares num determinado músculo (*muscle belly*) que monitora o alongamento e o encurtamento do músculo.

Epífise – cartilagem na superfície articular.

Escolha de exercício – uma das variáveis agudas do programa que envolve a escolha dos exercícios a serem feitos.

Especificidade – o conceito de que ganhos relativos a treinamento serão específicos das condições exatas usadas no programa de exercícios.

Especificidade da ação muscular – conceito de que aumentos na força muscular em razão de treinamento são maiores quando medidos usando-se o tipo de ação muscular realizada durante o treino.

Especificidade da fonte de energia – o conceito de que o treinamento físico causa adaptações dos sistemas metabólicos predominantemente utilizados para fornecimento da energia necessária pelos músculos, para a realização de determinada atividade física.

Especificidade da velocidade – o conceito de que ganhos de força ou potência são maiores quando medidos na velocidade do movimento usado durante o treino, ou próximo a ela.

Especificidade de contração – o fato de que aumentos na força e na potência em razão de treinamento são maiores diante de determinação de uso do tipo de ação muscular realizada durante o treino.

Especificidade de teste – o conceito de que aumentos na força e potência musculares em razão de treinamento são mais altos quando testados com uso de um exercício ou ação muscular feita durante o treino.

Especificidade de transferência – o grau em que um programa de exercícios resulta em alterações no desempenho de uma atividade ou esporte específico.

Especificidade do ângulo articular – o conceito de que ganhos de força, em razão de treinamento de determinado ângulo articular, são maiores nesse ângulo, e diminuem muito a partir da força do ângulo articular treinado em que há a medição.

Especificidade do exercício – o conceito de que as adaptações têm relação com as demandas específicas impostas pelo protocolo de exercício.

Especificidade do grupo muscular – aumentos na força, hipertrofia ou tolerância muscular localizada, ou qualquer outra consequência de um treinamento que ocorre somente nos músculos treinados.

Exercício com múltiplos grupos musculares – exercício que envolve o uso de mais de um grupo muscular; termos sinônimos incluem *exercício estrutural* e *exercício pluriarticular*.

Exercício estrutural – exercício que envolve movimento em múltiplas articulações e múltiplos grupos musculares. Termos sinônimos são *exercício multiarticular* e *exercício com múltiplos grupos musculares*.

Exercício monoarticular – exercício que envolve movimento predominantemente em uma articulação; termos sinônimos são *exercício para uma parte do corpo* e *exercício para um único grupo muscular*.

Exercício para parte do corpo – exercício que envolve predominantemente movimento numa articulação ou grupo muscular; sinônimo de *exercício monoarticular* e *exercício para um único grupo muscular*.

Exercício para um único grupo muscular – exercício que predominantemente envolve um único grupo de músculos; termos sinônimos são *exercício monoarticular* e *exercício para parte do corpo*.

Exercício pluriarticular – exercício que envolve movimentos em mais de uma articulação; termos sinônimos incluem *exercício estrutural* e *exercício com múltiplos grupos musculares*.

Exercícios primários – exercícios que treinam os principais movimentadores em determinado movimento e que costumam envolver exercícios com os grandes grupos de músculos.

Facilitação neuromuscular proprioceptiva (FNP) – uma série de técnicas de alongamento que usa vários protocolos de alongamento-contração-relaxamento.

Fase de desaceleração – ritmo mais lento na parte final da fase concêntrica de uma repetição, mesmo que haja uma tentativa de aumento ou manutenção da velocidade do movimento.

Fatores do crescimento insulina-símile – hormônios peptídeos que são liberados por várias células e tecidos (p.ex., músculo, fígado).

Fibra musculoesquelética – as células individuais que compõem um músculo esquelético intacto.

Fibras musculares tipo I (contração lenta) – fibras musculares que são caracterizadas por níveis superiores de características oxidativas ou capacidade de tolerância, e capacidades mais baixas de produção de força; costumam ser menores que as fibras musculares tipo II.

Fibras musculares tipo II (contração rápida) – fibras musculares caracterizadas por níveis mais baixos de características oxidativas, ou capacidade de resistência, e capacidades mais altas de produção de força; são normalmente maiores que as fibras musculares tipo I.

Força absoluta – a quantidade máxima de força ou energia (i.e., 1RM) gerada num movimento ou exercício, sem ajuste de altura, peso ou composição corporal.

Força máxima – a máxima força possível num exercício, ou gerada por um músculo numa velocidade específica de movimento para um exercício. 1RM costuma ser usada como uma medida de força máxima.

Força relativa – força absoluta dividida pelo peso total do corpo ou pela massa livre de gordura, ou expressa em relação a eles.

Fratura por avulsão – a separação de um tendão do osso; em muitos casos, uma porção pequena do osso continua presa ao tendão.

Habilidades funcionais – habilidades com fins de duplicação ou estimulação próxima dos movimentos físicos reais com que nos deparamos como parte da vida diária, competições atléticas ou vida profissional.

Hiperplasia – um aumento na quantidade de células.

Hipertrofia – um aumento no tamanho das células.

Hipotensão pós-exercício – redução na pressão arterial sistólica ou diastólica logo após uma sessão de exercícios.

Histerese – a quantidade de energia térmica perdida pelo complexo músculo-tendão durante o recolhimento de um alongamento.

Histerese tendínea – ver *histeresia*.

Hormônio – uma molécula secretada por uma glândula no sangue, que a transporta para uma célula-alvo onde ela se aglutina a um receptor que transmite um sinal à célula.

Hormônio do crescimento – um hormônio polipeptídeo secretado pela glândula pituitária anterior.

Hormônio livre – um hormônio que não está preso a uma proteína aglutinante na circulação.

Inserção apofisária – local em que um tendão se agrega ao osso.

Insulina – hormônio peptídeo secretado pelo pâncreas.

Intensidade (do treinamento) – uma medida da dificuldade do treino; no caso de treino com pesos, um percentual do peso mais pesado para uma repetição completa é usado para a determinação da intensidade.

Isocinético – exercício em que é mantida constante a velocidade do movimento.

Isoinércia – exercício em que o peso ou resistência usado é mantido constante; um termo sinônimo é *resistência externa dinâmica constante*.

Isotônico – ações em que os músculos exercem uma tensão constante; não costuma ocorrer porque a força gerada por um músculo se altera ao longo do movimento de um exercício.

Janela de adaptação – potencial de melhoria ou alterações positivas num determinado desempenho ou variável fisiológica;

quanto mais perto de um potencial genético está um praticante, menor é a possibilidade de mais ganhos.

Junção neuromuscular – a interface entre um neurônio motor alfa e o músculo esquelético.

Lei do tudo ou nada – a lei que afirma que, quando uma unidade motora é ativada pelo sistema nervoso, todas as fibras musculares associadas se contraem.

Lesão aguda – uma lesão que resulta de um trauma isolado.

Lesão crônica – uma lesão que resulta de microtraumas repetidos.

Lordose – curvatura anterior da coluna; costuma estar acompanhada de flexão da pélvis.

Manobra de Valsalva – segurar a própria respiração ao mesmo tempo em que tenta expirar com a glote fechada.

Máximo de repetições (RM) – a carga que permite uma quantidade específica de repetições, embora não mais que aquela quantidade de repetições num exercício.

Menopausa – estágio nas mulheres de meia-idade que coincide com o término de sua capacidade reprodutiva; caracterizada por uma diminuição no estrogênio e interrupção do ciclo menstrual.

Método de coloração da ATPase miosina – ensaio histoquímico usado para caracterizar os tipos de fibras musculares.

Musculatura central – o esqueleto axial e todos os músculos, ligamentos e outros tecidos moles com uma ligação com origem no esqueleto axial, independentemente de o tecido terminar no esqueleto axial ou apendicular (braço ou perna).

Oligomenorreia – ciclo menstrual irregular (mais de 36 dias entre os fluxos), em mulheres que antes tinham um padrão ou ciclo menstrual normal.

Ordem alternada de grupo muscular – realização de exercícios para o mesmo grupo muscular em sucessão; sinônimo de *ordem de "empilhamento" de exercícios*.

Ordem de empilhamento de exercícios – realização de exercícios para o mesmo grupo muscular sucessivamente; sinônimo de *ordem alternada de grupo muscular*.

Órgão do tendão de Golgi – um receptor proprioceptivo encontrado nos tendões, que monitora o desenvolvimento da força.

Osteocondrite – inflamação da cartilagem do crescimento.

Osteocondrite dissecante – condição em que uma parte do osso ou da cartilagem (ou ambos), numa articulação, perde o suprimento de sangue e morre.

Periodização – variação planejada no treino para otimizar os resultados e evitar platôs de treinamento.

Periodização clássica de força e potência – treinamento que segue uma tendência geral de reduzir volume e aumentar intensidade à medida que o treino evolui; termos sinônimos seriam *periodização linear* e *periodização gradual*.

Periodização diária não linear – treinamento em que a intensidade e o volume variam mediante o uso de várias zonas de RM ou próximas de RM, alteradas em sessões sucessivas de treino.

Periodização em etapas – treinamento que segue uma tendência geral de redução de volume e aumento da intensidade à medida que o treino evolui; sinônimos são *periodização clássica de força e potência* e *periodização linear*.

Periodização linear – treinamento que acompanha uma tendência geral de redução de volume e aumento de intensidade à medida que o treino evolui; termos sinônimos seriam *periodização clássica de força e potência* e *periodização por etapas*.

Periodização linear reversa – treinamento que evolui de volume baixo e intensidade alta para volume alto e intensidade baixa, ou no padrão oposto à periodização linear.

Periodização não linear – treinamento em que intensidade e volume são variados pelo uso de várias zonas de treino RM ou próximas de RM, alteradas com frequência (p.ex., em sessões sucessivas de treino ou semanalmente).

Periodização não linear diária flexível – uma forma de periodização não linear diária que envolve alteração da zona de treino, com base na prontidão do praticante para atuar em determinada zona de treinamento.

Período longo de destreinamento – período de destreinamento com duração de meses ou anos.

Períodos de descanso – tempo de recuperação permitido entre séries e exercícios, numa sessão de treinamento.

Placas epifisárias – placas de crescimento no final dos ossos longos.

Pliometria – treino de potência envolvendo o ciclo alongamento-encurtamento, geralmente com a ideia de realização de exercícios de salto com peso do corpo e arremesso de uma *medicine ball*.

Potência – a taxa de realização de trabalho calculada como força vezes distância dividido pelo tempo.

Potenciação pós-ativação – desempenho aumentado ou débito de potência logo após a realização de um exercício de força; geralmente atribuída a uma acomodação neural que resulta em aumento da capacidade de recrutar fibras musculares ou em inibição dos mecanismos protetores neurais.

Pré-exaustão – realização de um exercício com grupo muscular pequeno antes da realização de um exercício com grande grupo muscular, envolvendo o grupo muscular usado no exercício com o pequeno grupo para causar fadiga no grupo muscular usado nos dois exercícios.

Pré-habilitação – programa de exercícios que pretende prevenir lesões.

Princípio do tamanho – princípio que enuncia que o recrutamento de unidades motoras baseia-se nas demandas externas de força e tamanho (p.ex., quantidade de fibras, tamanho das fibras musculares); unidades motoras são recrutadas a partir daquelas com baixo limiar elétrico de ativação para aquelas com elevado limiar elétrico de ativação.

Programa de condicionamento total – programa que combina uma variedade de protocolos de exercício para melhorar o condicionamento físico ou esportivo, ou a saúde (ou ambos); geralmente trata de força, potência, tolerância muscular localizada, tolerância cardiorrespiratória e flexibilidade.

Programa na temporada – treino resistido durante a parte competitiva do ano para aumentar mais ainda, ou, no mínimo, manter a força, a potência e o desempenho motor, durante a temporada de competições.

Progressão – processo de realizar mudanças num programa de exercícios ao longo do tempo para causar os resultados desejados do treinamento.

Projeto de programa – processo sistemático que usa uma compreensão sólida dos princípios básicos de treinamento resistido para atender às necessidades de cada praticante.

Proprioceptores – receptores especializados que percebem o comprimento, a força e a movimentação de tendões e músculo esquelético.

Repetição – um movimento completo de um exercício, geralmente incluindo uma ação muscular concêntrica e uma excêntrica.

Resistência à insulina – capacidade diminuída das células (p.ex., musculoesqueléticas) para reagirem à ação da insulina no transporte de glicose da corrente sanguínea para as células.

Resistência progressiva – similar à sobrecarga progressiva, exceto por se aplicar especificamente ao treino com pesos; o método mais comum de aumento da tensão do treinamento é aumentando a resistência erguida para uma quantidade específica de repetições.

Resistência variável – equipamento com alavanca, mecanismo de rotação ou arranjo com polia, que varia a resistência durante a amplitude de movimento do exercício.

Resistência duplamente variável – um tipo de equipamento de resistência variável que permite ajustes na curva de resistência do exercício, ou alterações nessa curva.

Rigidez tendínea – a relação entre as forças aplicadas ao complexo músculo-tendão e a alteração no comprimento da unidade.

Sarcômero – o menor segmento contrátil de um músculo esquelético.

Sarcopenia – a redução na massa muscular associada ao envelhecimento.

Série – quantidade específica de repetições de um exercício feitas em sucessão, geralmente sem descanso entre as repetições.

Sistema autócrino – refere-se a um hormônio liberado de uma célula para interagir com a mesma célula.

Sistema de múltiplas séries – sistema em que os praticantes fazem mais de uma série do mesmo exercício durante uma sessão de treinamento.

Sistema de pirâmide – sistema que envolve o desempenho de várias séries do mesmo exercício, iniciando com resistências leves e quantidades elevadas de repetições por série e evoluindo para várias repetições por série, com resistências pesadas, seguidas de quantidades maiores de repetições por série, com resistências progressivamente mais leves; termo sinônimo seria *sistema de triângulo*.

Sistema de série única – sistema que envolve a realização de apenas uma série de cada exercício durante uma sessão de treino.

Sistema de triângulo – sistema que envolve a realização de várias séries do mesmo exercício, começando com resistências leves e quantidades altas de repetições por série, progredindo para apenas várias repetições por série com resistências pesadas seguidas de aumento nas quantidades de repetições por série, com resistências progressivamente mais altas; um sinônimo é *sistema de pirâmide*.

Sistema parácrino – refere-se a um hormônio liberado de uma célula e que se aglutina ao receptor de outra.

Sobrecarga progressiva – aumento ininterrupto da tensão sobre o corpo à medida que aumenta a força, a potência ou a tolerância com o treino.

Taxa de desenvolvimento de força – a quantidade de alteração por unidade de tempo na força.

Taxa metabólica em repouso (TMR) – a quantidade de energia gasta em repouso.

Teoria do filamento deslizante – a teoria de que a contração muscular resulta do filamento de actina que interage e desliza sobre filamentos estacionados de miosina para a produção de força.

Testosterona – hormônio esteroide liberado pelos testículos nos homens e, em concentrações muito menores, pelo ovário e pelo córtex adrenal das mulheres.

Treinamento acentuado negativo – ver *treinamento excêntrico acentuado*.

Treinamento baseado em perturbação – uma forma de treino de equilíbrio que enfatiza perturbações no centro de massa do praticante às quais ele deve reagir e tentar manter o equilíbrio.

Treinamento com implemento – treino que usa uma variedade de objetos como a carga a ser levantada ou movimentada, como bastão do beisebol com pesos, halteres com água, barris com água, bola de ferro com alça ou um pneu.

Treinamento com séries emparelhadas – treino que envolve a realização de séries de um exercício para um agonista, imediatamente seguida de séries de um exercício para um antagonista, de forma alternada.

Treinamento complexo – realização de um exercício de força, tal como agachamento, e, em seguida, após um período curto de descanso, realização de um exercício de potência, como salto vertical. A meta do treino é aumentar o débito de potência máxima. Termo sinônimo seria *carga de contraste.*

Treinamento concomitante – realização de dois ou mais tipos de exercício, como de força e de resistência, durante um ciclo de treinamento.

Treinamento de espectro de velocidade – treino que envolve a realização de várias séries de um exercício em várias velocidades, normalmente referindo-se a treino isocinético.

Treinamento de flexibilidade – exercício para melhorar a amplitude absoluta de movimento numa articulação ou série de articulações.

Treinamento em superfície instável – treino que envolve a realização de exercícios sobre uma superfície instável, como a bola suíça, um disco inflável ou uma prancha bamboleante.

Treinamento excêntrico – treinamento com apenas a fase excêntrica, ou de alongamento, do músculo numa repetição, ou realização da fase excêntrica com repetição maior que a normal máxima isolada (1RM).

Treinamento excêntrico acentuado – treinamento que envolve a realização de uma repetição completa, embora com uso de mais carga na fase excêntrica do que na concêntrica. Também chamado de *treinamento acentuado negativo.*

Treinamento funcional – treino para aumentar o desempenho em algum tipo de tarefa funcional, como as atividades cotidianas ou testes relacionados ao desempenho atlético.

Treinamento intervalado – um protocolo de treinamento com exercícios que envolve alternância entre exercício e fases de descanso com durações diferentes, definido pela proporção entre exercício (trabalho) e descanso.

Treinamento isométrico – treino que envolve ações musculares em que não ocorre alteração no comprimento do músculo.

Treinamento negativo – treino que envolve a realização da parte excêntrica das repetições com mais de 1RM para uma repetição completa.

Treinamento resistido balístico – exercícios em que há necessidade de uma alta taxa de desenvolvimento de força e em que a massa acelerada, como a massa corporal ou o peso externo, pode ser projetada no ar.

Treino dinâmico com resistência externa constante – exercício em que o peso ou a carga usada é mantida constante; sinônimo de *isoinércia.*

Treino vibratório – aplicação de vibração a uma parte do corpo ou ao corpo todo, ao mesmo tempo em que é realizado treino resistido; o tipo mais popular de vibração de todo o corpo ocorre estando-se em pé, sobre plataforma oscilante.

Unidade motora – o neurônio motor alfa e suas fibras musculares associadas.

Variáveis agudas do programa – um grupo de variáveis que podem ser usadas para descrever uma sessão de treino resistido que inclui a quantidade de séries, a quantidade de repetições por série, os exercícios, o descanso entre as séries e a velocidade das repetições.

Velocidade de repetição – a velocidade em que se dá um movimento num exercício.

Volume de treinamento – uma medida da quantidade total de trabalho realizada durante um treinamento.

Zona de treinamento com o máximo de repetições (zona de treinamento RM) – uma zona de treinamento que resulta numa falha momentânea, quando a quantidade mais alta de repetições numa zona de treino por série de um exercício é realizada, como quando feitas seis repetições por série numa zona de treinamento de 4 a 6RM.

Zona de treino por frequência cardíaca – uma variação quantificada da frequência cardíaca usada para determinar a intensidade de um exercício.

Zona-alvo do máximo de repetições (zona-alvo RM) – uma carga que, geralmente, possibilita uma faixa de três repetições a serem realizadas (3 a 5RM, 8 a 10RM).

Referências

Aagaard, P., and Andersen, J.L. 2010. Effects of strength training on endurance capacity in top-level endurance athletes. *Scandinavian Journal of Medicine & Science in Sports* 20 (Suppl.) 2: 39-47.

Aagaard, P., Andersen, J.L., Bennekou, M., Larsson, B., Olsen, J.L., Crameri, R., Magnusson, S.P., and Kjaer, M. 2011. Effects of resistance training on endurance capacity and muscle fiber composition in young top-level cyclists. *Scandinavian Journal of Medicine & Science in Sports* 21: 298-307.

Aagaard, P., Andersen, J.L., Poulsen, P.D., Leffers, A.M., Wagner, A., Magnusson, S.P., Kristensen, J.H., and Simonsen, J. 2001. A mechanism for increased contractile strength of human pennate muscles in response to strength training: Changes in muscle architecture. *Journal of Physiology* 534: 613-623.

Abe, T., Bechue, W.F., Fujita, S., and Brown, J.R. 1998. Gender differences in FFM accumulation and architectural characteristics of muscle. *Medicine & Science in Sports & Exercise* 30: 1066-1070.

Abe, T., Brown, J.B., and Brechue, W.F. 1999. Architectural characteristics of skeletal muscle in black and white college football players. *Medicine & Science in Sports & Exercise* 31: 1448-1452.

Abe, T., Kearns, C., and Sato, Y. 2006. Muscle size and strength are increased following walk training with restricted venous blood flow from the leg muscle, kaatsu-walk training. *Journal of Applied Physiology* 100: 1460-1466.

Abernathy, P.J., Thayer, R., and Taylor, A.W. 1990. Acute and chronic responses of skeletal muscle to endurance and sprint exercise: A review. *Sports Medicine* 10: 365-389.

Abraham, S.F., Beumont, P.J., Fraser, I.S., and Llewellyn- Jones, D. 1982. Body weight, exercise and menstrual status among ballet dancers in training. *British Journal of Obstetrics and Gynecology* 89: 507-510.

Adams, G. 1998. Role of insulin-like growth factor-I in the regulation of skeletal muscle adaptation to increased loading. *Exercise and Sports Science Reviews* 26: 31-60.

Adams, G., Hather, B.M., Baldwin, K.M., and Dudley, G.A. 1993. Skeletal muscle myosin heavy chain composition and resistance training. *Journal of Applied Physiology* 74: 911-915.

Adams, G., and McCue, S. 1998. Localized infusion of IGF-I results in skeletal muscle hypertrophy in rats. *Journal of Applied Physiology* 84: 1716-1722.

Adams, J.B., Edwards, D., Servirettee, D., Bedient, A.M., Huntsman, E., Jacobs, K.A., Del Rossi, G., Roos, B.A., and Signorile, J.F. 2009. Optimal frequency, displacement, duration, and recovery patterns to maximize power output following acute whole-body vibration. *Journal of Strength and Conditioning Research* 3: 237-245.

Adams, K., O'Shea, J.P., O'Shea, K.L., and Climstein, M. 1992. The effect of six weeks of squat, plyometric and squat-plyometric training on power production. *Journal of Applied Sport Science Research* 6: 36-41.

Ades, P.A., Savage, P.D., Brochu, M., Tischler, M.D., Lee, N.M., and Poehlman, E.T. 2005. Resistance training increases total daily energy expenditure in disabled older women with coronary heart disease. *Journal of Applied Physiology* 98: 1280-1285.

Adler, Y., Fisman, E.Z., Koren-Morag, N., Tanne, D., Shemesh, J., Lasry, E. and Tenenbaum, A. 2008. Left ventricular diastolic function in trained male weight lifters at rest and during isometric exercise. *American Journal of Cardiology* 102: 97-101.

Aguilar, A.J., DiStefano, L.J., Brown, C.N., Herman, D.C., Guskiewicz, K.M., and Padua, D.A. 2012. A dynamic warm-up model increases quadriceps strength and hamstring flexibility. *Journal of Strength and Conditioning Research* 26: 1130-1141.

Ahtiainen, J.P., and Häkkinen, K. 2009. Strength athletes are capable to produce greater muscle activation and general fatigue during high-intensity resistance exercise than nonathletes. *Journal of Strength and Conditioning Research* 23: 1129-1134.

Ahtiainen, J.P., Hulmi, J.J., Kraemer, W.J., Lehti, M., Nyman, K., Selänne, H., Alen, M., Pakarinen, A., Komulainen, J., Kovanen, V., Mero, A.A., and Häkkinen, K. 2011. Heavy resistance exercise training and skeletal muscle androgen receptor expression in younger and older men. *Steroids* 76: 183-192.

Ahtiainen, J.P., Hulmi, J.J., Kraemer, W.J., Lehti, M., Pakarinen, A., Mero, A.A., Karavirta, L., Sillanpää, E., Selänne, H., Alen, M., Komulainen, J., Kovanen, V., Nyman, K., and Häkkinen, K. 2009. Strength, endurance or combined training elicit diverse skeletal muscle myosin heavy chain isoform proportion but unaltered androgen receptor concentration in older men. *International Journal of Sports Medicine* 30: 879-887.

Ahtiainen, J.P., Pakarinen, A., Alen, M., Kraemer, W.J., and Häkkinen, K. 2005. Short vs. long rest period between the sets in hypertrophic resistance training: Influence on muscle strength, size, and hormonal adaptations in trained men. *Journal of Strength and Conditioning Research* 19: 572-582.

Akima, H., Takahashi, H., Kuno, S., Masuda, K., Masuda, T., Shimojo, H., Anno, I., Ital, Y., and Katsuta, S. 1999. Early phase adaptations of muscle use and strength to isokinetic training. *Medicine & Science in Sports & Exercise* 31: 588-594.

Alcaraz, P.E., Sanchez-Lorente, J., and Blazevich, A.J. 2008. Physical performance and cardiovascular responses to an acute bout of heavy resistance circuit training versus traditional strength training. *Journal of Strength and Conditioning Research* 22: 667-671.

Alegre, L.M., Lara, A.J., Elvira J.L., and Aguado, X. 2009. Muscle morphology and jump performance: Gender and intermuscular variability. *Journal of Sports Medicine and Physical Fitness* 49: 320-360.

Alen, M., Pakarinen, A., Häkkinen, K., and Komi, P.B. 1988. Responses of serum androgenic-anabolic and catabolic hormones to prolonged strength training. *International Journal of Sports Medicine* 9: 229-233.

Alfredson, H., Pietila, T., Jonsson, P., and Lorentzon, R. 1998. Heavy-load eccentric calf muscle training for the treatment of chronic Achilles tendinosis. *American Journal of Sports Medicine* 26: 360-366.

Allen, T.E., Byrd, R.J., and Smith, D.P. 1976. Hemodynamic consequences of circuit weight training. *Research Quarterly* 47: 299-307.

Allsen, P.E., Parsons, P., and Bryce, G.R. 1977. Effect of menstrual cycle on maximum oxygen uptake. *The Physician and Sportsmedicine* 5: 52-55.

Aloia, J.F., Vaswani, A., Ma, R., and Flaster, E. 1995. To what extent is bone mass determined by fat-free for fat mass? *American Journal of Clinical Nutrition* 61: 1110-1114.

Alter, M.J. 1998. *Sports stretch*. Champaign, IL: Human Kinetics.

Alway, S.E. 1994. Characteristics of the elbow flexors in women bodybuilders using androgenic-anabolic steroids. *Journal of Strength and Conditioning Research* 8: 161-169.

Alway, S.E., Grumbt, W.H., Gonyea, W.J, and Stary-Gundersen, J. 1989. Contrast in muscle and myofibers of elite male and female bodybuilders. *Journal of Applied Physiology* 67: 24-31.

Alway, S.E., Grumbt, W.H., Stary-Gundersen, J., and Gonyea, W.J. 1992. Effects of resistance training on elbow flexors of highly competitive bodybuilders. *Journal of Applied Physiology* 72: 1512-1521.

Alway, S.E., MacDougall, J.D., and Sale, D.G. 1989. Contractile adaptations in the human triceps surae after isometric exercise. *Journal of Applied Physiology* 66: 2725-2732.

Alway, S.E., MacDougall, J.D., Sale, D.G., Sutton, J.R., and McComas, A.J. 1988. Functional and structural adaptations in skeletal muscle of trained athletes. *Journal of Applied Physiology* 64: 1114-1120.

Alway, S.E., Sale, D.G., and MacDougall, J.D. 1990. Twitch contractile adaptations are not dependent on the intensity of isometric exercise in the human triceps surae. *European Journal of Applied Physiology* 60: 346-352.

Alway, S.E., Winchester, P.K., Davies, M.E., and Gonyea, W.J. 1989. Regionalized adaptations and muscle fiber proliferation in stretch-induced enlargement. *Journal of Applied Physiology* 66: 771- 781.

American Academy of Pediatrics. 2008. Strength training by children and adolescents. *Pediatrics* 121: 835-840.

American College of Sports Medicine. 1993. The prevention of sport injuries of children and adolescents. *Medicine & Science in Sports & Exercise* 25 (8 Suppl.): 1-7.

American College of Sports Medicine. 2001. Resource manual. *ACSM guidelines for exercise testing and prescription*, 4th ed. Baltimore: Lippincott Williams & Wilkins.

American College of Sports Medicine. 2002. Position stand. Progression models in resistance training for healthy adults. *Medicine & Science in Sports & Exercise* 34: 364-380.

American College of Sports Medicine. 2008. Selected issues for the adolescent athlete and team physician: Consensus statement. *Medicine & Science in Sports & Exercise* 40: 1997-2012.

American College of Sports Medicine. 2009. Progression models in resistance training for healthy adults. *Medicine & Science in Sports & Exercise* 41: 687-708.

American College of Sports Medicine. 2011. Quantity and quality of exercise for developing and maintaining cardiorespiratory, musculoskeletal, and neuromotor fitness in apparently healthy adults: Guidance for prescribing exercise. *Medicine & Science in Sports & Exercise* 43: 1334-1359.

American Orthopedic Society for Sports Medicine. 1988. *Proceedings of the conference on strength training and the prepubescent*. Chicago: American Orthopedic Society for Sports Medicine.

Amusa, L.O., and Obajuluwa, V.A. 1986. Static versus dynamic training programs for muscular strength using the knee-extensors in healthy young men. *Journal of Orthopaedic and Sports Physical Therapy* 8: 243-247.

Andersen, J.L., and Aagaard, P. 2000. Myosin heavy chain IIX overshoot in human skeletal muscle. *Muscle and Nerve* 23: 1095-1104.

Andersen, L.L., Andersen, J.L., Magnusson, S.P., and Aagaard, P. 2005. Neuromuscular adaptations to detraining following resistance training in previously untrained subjects. *European Journal of Applied Physiology* 93: 511-518.

Anderson, B. 2010. *Stretching*. Bolinas, CA: Shelter Publications.

Anderson, C.E., Sforzo, G.A., and Sigg, J.A. 2008. The effects of combining elastic and free weight resistance on strength and power in athletes. *Journal of Strength and Conditioning Research* 22: 567-574.

Anderson, T., and Kearney, J.T. 1982. Muscular strength and absolute and relative endurance. *Research Quarterly for Exercise and Sport* 53: 1-7.

Aniansson, A., Grimby, G., and Hedberg, M. 1992. Compensatory muscle fiber hypertrophy in elderly men. *Journal of Applied Physiology* 73: 812-816.

Aniansson, A., and Gustavsson, E. 1981. Physical training in elderly men with specific reference to quadriceps muscle strength and morphology. *Clinical Physiology* 1: 87-98.

Annino, G., Padua, E., Castagna, C., Di Salvo, V., Minichella, S., Tsarpela, O., Manzi, V., and D'Ottavio, S. 2007. Effect of whole body vibration training on lower limb performance in selected high-level ballet students. *Journal of Strength and Conditioning Research* 24: 1072-1076.

Antonio, J., and Gonyea, W.J. 1994. Muscle fiber splitting in stretch-enlarged avian muscle. *Medicine and Science in Sports and Exercise* 26: 973-977.

Ariel, G. 1977. Barbell vs. dynamic variable resistance. *U.S. Sports Association News* 1: 7.

Atha, J. 1981. Strengthening muscle. *Exercise and Sport Sciences Reviews* 9: 1-73.

Augustsson, J., Esko, A., Thomee, R., and Svantesson, U. 1998. Weight training of the thigh muscles using closed vs. open kinetic chain exercises: A comparison of performance enhancement. *Journal of Orthopedic and Sports Physical Therapy* 27: 3-8.

Augustsson, J., Thomeé, R., Hörnstedt, P., Lindblom, J., Karlsson J., and Grimby G. 2003. Effect of pre-exhaustion exercise on lower-extremity muscle activation during a leg press exercise. *Journal of Strength and Conditioning Research* 17: 411-416.

Aura, O., and Komi, P.V. 1986. The mechanical efficiency of locomotion in men and women with special emphasis on stretch-shortening exercises. *European Journal of Applied Physiology* 55: 37-43.

Australian Strength and Conditioning Association. 2007. Resistance training for children and youth: A position stand from the Australian Strength and Conditioning Association. Disponível em: www.strengthandconditioning.org.

Baar, K. 2006. Training for endurance and strength: Lessons from cell signaling. *Medicine & Science in Sports & Exercise* 38: 1939-1944.

Baar, K., and Esser K. 1999. Phosphorylation of p70S6k correlates with increased skeletal muscle mass following resistance exercise. *American Journal of Physiology (Cell Physiology)* 276: C120-C127.

Babault, N., Maffiuletti, N.A., and Pousson, M. 2008. Postactivation potentiation in human knee extensors during dynamic passive movements. *Medicine & Science in Sports & Exercise* 40: 735-743.

Baechle, T.R., Earle, R.W., and Wathen, D. 2000. Resistance training. In *Essentials of strength training and conditioning*, edited by T.R. Baechle and R.W. Earle, 2nd ed., 395-425. Champaign, IL: Human Kinetics.

Baker, D. 2001a. A series of studies on the training of high-intensity muscle power and rugby league football players. *Journal of Strength and Conditioning Research* 15: 198-209.

Baker, D. 2001b. Acute and long-term power responses to power training: Observations on the training of an elite power athlete. *Strength and Conditioning Journal* 23: 47-56.

Baker, D. 2001c. Comparison of upper-body strength and power between professional and college-aged rugby league players. *Journal of Strength and Conditioning Research* 15: 30-35.

Baker, D., Nance, S., and Moore M. 2001a. The load that maximizes the average mechanical power output during explosive bench press throws in highly trained athletes. *Journal of Strength and Conditioning Research* 15: 20-24.

Baker, D., Nance, S., and Moore M. 2001b. The load that maximizes the average mechanical power output during jump squats in power-trained athletes. *Journal of Strength and Conditioning Research* 15: 92-97.

Baker, D.G., and Newton, R.U. 2005. Methods to increase the effectiveness of maximla power training for the upper body. *Strength and Conditioning Journal* 27: 24-32.

Baker, D.G., and Newton, R.U. 2009. Effect of kinetically altering a repetition via the use of chain resistance on velocity during the bench press. *Journal of Strength and Conditioning Research* 23: 1941-1946.

Baker, D., Wilson, G., and Carlyon, R. 1994a. Generality versus specificity: A comparison of dynamic and isometric measures of strength and speedstrength. *European Journal of Applied Physiology* 68: 350-355.

Baker, D., Wilson, G., and Carlyon, R. 1994b. Periodization: The effect on strength of manipulating volume and intensity. *Journal of Strength and Conditioning Research* 8: 235-242.

Bakhitary, A., Safavi-Farokhi, Z., and Aminian-Fra, A. 2006. Influence of vibration on delayed onset muscle soreness following eccentric exercise. *British Journal of Sports Medicine* 41: 145-148.

Ballor, D.L., Becque, M.D., and Katch, V.L. 1987. Metabolic responses during hydraulic resistance exercise. *Medicine & Science in Sports & Exercise* 19: 363-367.

Bamman, M.M., Hunger, G.R., Newton, L.E., Roney, R.K., and Khaled, M.A. 1993. Changes in body composition, diet, and strength of body builders during the 12 weeks prior to competition. *Journal of Sports Medicine and Physical Fitness* 33: 383-391.

Bamman, M.M., Shipp, J.R., Jiang, J., Gower, B.A., Hunter, G.R., Goodman, A., McLafferty, C.L., Jr., and Urban, R.J. 2001. Mechanical load increases muscle IGF-I and androgen receptor mRNA concentrations in humans. *American Journal of Physiology: Endocrinology and Metabolism* 280: E383-E390.

Barbosa, A.R., Santarem, J.M., Filho, W.J., Marucci, M.D.N. 2002. Effects of resistance training on the sit-and-reach test in elderly women. *Journal of Strength and Conditioning Research* 16: 14-18.

Barker, M., Wyatt, T.J., Johnson, R.L., Stone, M.H., O'Bryant, H.S., Poe, C., and Kent, M. 1993. Performance factors, psychological assessment, physical characteristics, and football playing ability. *Journal of Strength and Conditioning Research* 7: 224-233.

Barnekow-Bergkvist, M., Hedberg, G., Janlert, U., and Jansson, E. 1996. Physical activity pattern in men and women at the ages of 16 and 34 and development of physical activity from adolescence to adulthood. *Scandinavian Journal of Medicine & Science in Sports* 6: 359-370.

Barnett, L.S. 1985. Little league shoulder syndrome: Proximal humeral epiphyseolysis in adolescent baseball pictures. *Journal of Bone and Joint Surgery* 7A: 495-496.

Bartholomeu, S.A. 1985. Plyometrics and vertical jump training. Master's thesis, University of North Carolina, Chapel Hill.

Bass, A., Mackova, E., and Vitek, V. 1973. Activity of some enzymes of energy supplying metabolism in rat soleus after tenotomy of synergistic muscles and in contralateral control muscle. *Physiologica Bohemoslovaca* 22: 613-621.

Bass, S.L. 2000. The prepubertal years: A unique opportune stage of growth when the skeleton is most responsive to exercise? *Sports Medicine* 30: 73-70.

Bassey, E.J., Fiatarone, M.A., O'Neil, E.F., Kelly, M., Evans, W.J., and Lipsitz, L.A. 1992. Leg extensor power and functional performance in very old men and women. *Clinical Science* 82: 321-327.

Bassey, E.J., and Harries, U.J. 1993. Normal values for handgrip strength in 920 men and women aged over 65 years, and longitudinal changes over 4 years in 620 survivors. *Clinical Science* 84: 331-337.

Bastiaans, J.J., van Diemen, A.B., Veneberg, T., and Jeukendrup, A.E. 2001. The effects of replacing a portion of endurance training by explosive strength training on performance in trained cyclists. *European Journal of Applied Physiology* 86: 79-84.

Batista, M.A.B., Ugrinowitsch, C., Roschell, H., Lotufo, R., Ricard, M.D., and Tricoli, V.A.A. 2007. Intermittent exercise as a conditioning activity to induce postactivation potentiation. *Journal of Strength and Conditioning Research* 21: 837-840.

Baty, J.J., Hwang, H., Ding, Z., Bernard, J.R., Wang, B., Kwon, B., and Ivy, J.L. 2007. The effect of a carbohydrate and protein supplement on resistance exercise performance, hormonal response, and muscle damage. *Journal of Strength and Conditioning Research.* 21: 321-329.

Bauer, J.A., Fry, A., and Carter, C. 1999. The use of lumbar-supporting weight belts while performing squats: Erector spinae electromyographic activity. *Journal of Strength Conditioning Research* 13: 384-388.

Bauer, T., Thayer, R.E., and Baras, G. 1990. Comparison of training modalities for power development in the lower extremity. *Journal of Applied Sport Science Research* 4: 115-121.

Baumann, G. 1991a. Growth hormone heterogeneity: Genes, iso-hormones, variants, and binding proteins. *Endocrine Reviews* 12: 424-443.

Baumann, G. 1991b. Metabolism of growth hormone (GH) and different molecular forms of GH in biological fluids. *Hormone Research Supplement* 36: 5-10.

Baumgaertner, M.R., and Higgins, T.F. 2002. Femoral neck fractures. In Rockwood and Green's Fractures in Adults, edited by R.W. Buchholz and J.D. Heckman, 5th ed. Philadelphia, PA: Lippincott Williams and Wilkins; 2001.

Baumgartner, T., and Wood, S. 1984. Development of shoulder-girdle strength-endurance in elementary children. *Research Quarterly for Exercise and Sport* 55: 169-171.

Bazett-Jones, D.M., Gibson, M.H., and McBride, J.M. 2008. Sprint and vertical jump performances are not affected by six weeks of static hamstring stretching. *Journal of Strength and Conditioning Research* 22: 25-31.

Beck, T.W., Housh, T.J., Johnson, G.O., Weir, J.P., Cramer, J.T., Coburn, J.W., Malek, M.H., and Mielke, M. 2007. Effects of two days of isokinetic training on strength electromyographic amplitude in the agonist and antagonist muscles. *Journal of Strength and Conditioning Research* 21: 757-762.

Beedle, B., Jesse, C., and Stone, M.H. 1991. Flexibility characteristics among athletes who weight train. *Journal of Applied Sport Science Research* 5: 150-154.

Behm, D.G., Button, D.C., and Butt, J.C. 2001. Factors affecting force loss with prolonged stretching. *Canadian Journal of Applied Physiology* 26: 261-272.

Behm, D.G., and Chaouachi, A. 2011. A review of the acute effects of static and dynamic stretching on performance. *European Journal of Applied Physiology* 111: 2633-2651.

Behm, D.G., Drinkwater, E.J., Willardson, J.M., and Cowley, P.M. 2010. Canadian Society for Exercise Physiology positions stand: The use of instability to train the core in athletic and nonathletic conditioning. *Applied Physiology, Nutrition and Metabolism* 35: 109-112.

Behm, D.G., and Sale, D.G. 1993. Velocity specificity of resistance training. *Sports Medicine* 15: 374-388.

Behm, D.G., Wahl, M.J., Button, D.C., Power, K.E., and Anderson, K.G. 2005. Relationship between hockey skating speed and select performance measures. *Journal of Strength and Conditioning Research* 19: 326-331.

Behringer, M., Heede, A., Yue, Z., and Mester, J. 2010. Effects of resistance training in children and adolescents: A meta-analysis. *Pediatrics* 125: 999-1000.

Belanger, A., and McComas, A.J. 1981. Extent of motor unit activation during effort. *Journal of Applied Physiology* 51: 1131-1135.

Bell, G.J., Petersen, S.R., Maclean I., Reid, D.C., and Quinney, H.A. 1992. Effect of high velocity resistance training on peak torque, cross sectional area and myofibrillar ATPase activity. *Journal of Sports Medicine and Physical Fitness* 32: 10-17.

Bell, G.J., Petersen, S.R., Wessel, J., Bagnall, K., and Quinney, H.A. 1991a. Adaptations to endurance and low velocity resistance training performed in a sequence. *Canadian Journal of Sport Science* 16: 186-192.

Bell, G.J., Petersen, S.R., Wessel, J., Bagnall, K., and Quinney, H.A. 1991b. Physiological adaptations to concurrent endurance training and low velocity resistance training. *International Journal of Sports Medicine* 12: 384-390.

Bell, G.J., Snydmiller, G.D., Neary, J.P., and Quinney, H.A. 1989. The effect of high and low velocity resistance training on anaerobic power output in cyclists. *Journal of Human Movement Studies* 16: 173-181.

Bell, G.J., Syrotuik, D.G., Attwood, K., and Quinney, H.A. 1993. Maintenance of strength gains while performing endurance training in oarswomen. *Journal of Applied Physiology* 18: 104-115.

Bell, G.J., Syrotuik, D., Martin, T.P., Burnham, R., and Quinney, H.A. 2000. Effect of concurrent strength and endurance training on skeletal muscle properties and hormone concentrations in humans. *European Journal of Applied Physiology* 81: 418-427.

Bell, G., Syrotuik, D., Socha, T., MacLean, I., and Quinney, H.A. 1997. Effects of strength training and concurrent strength and endurance training on strength, testosterone, and cortisol. *Journal of Strength and Conditioning Research* 11: 57-64.

Bellar, D.M., Muller, M.D., Barkley, J.E., Kim, C-H., Ida, K., Ryan, E.J., Bliss, M.V., and Glickman, E.L. 2011. The effects of combined elastic-and freeweight tension vs. free weight tension on one-repetition maximum strength in the bench press. *Journal of Strength and Conditioning Research* 25: 459-463.

Bemben, D.A., Fetters, N.L., Bemben, M.G., Nabavi, N., and Koh, E.T. 2000. Musculoskeletal responses to high-and low-intensity resistance training in early postmenopausal women. *Medicine & Science in Sports & Exercise* 32: 1949-1957.

Bender, J., and Kaplan, H. 1963. The multiple angle testing method for the evaluation of muscle strength. *Journal of Bone and Joint Surgery* 45A: 135-140.

Bennett, S. 2008. Using strongman exercises and training. *Strength and Conditioning Journal* 30 (3): 42-43.

Ben Sira, D., Amir, R., Amir, O., Yamin, C., Eynon, N., Meckel, Y., Sagiv, M., and Sagiv, M. 2010. Effect of different sprint training regimes on the oxygen delivery-extraction in elite sprinters. *Journal of Sports Medicine and Physical Fitness* 50: 121-125.

Benson, A.C., Torode, M.E., and Fiatarone-Singh, M.A. 2008. The effect of high-intensity progressive resistance training on adiposity in children: A randomized controlled trial. *International Journal of Obesity* 32: 1016-1027.

Benton, M.J., Kasper, M.J., Raab, S.A., Waggener, G.T., Swan, P.D. 2011. Short-term effects of resistance training frequency on body composition and strength in middle-aged wo-men. *Journal of Strength and Conditioning Research* 25: 3142-3149.

Bera, S.G., Brown, L.E., Zinder, S.M., Noffal, G.J., Murray, D.P., and Garrett, N.M. 2007. The effects of velocity-spectrum training on the ability to rapidly step. *Journal of Strength and Conditioning Research* 21: 1101-1107.

Berger, M.J., and Doherty, T.J. 2010. Sarcopenia: Prevalence, mechanisms, and functional consequences. *Interdisciplinary Topics in Gerontology* 37: 94-114.

Berger, R.A. 1962a. Effect of varied weight training programs on strength. *Research Quarterly* 33: 168-181.

Berger, R.A. 1962b. Optimum repetitions for the development of strength. *Research Quarterly* 33: 334-338.

Berger, R.A. 1962c. Comparison of static and dynamic strength increases. *Research Quarterly* 33: 329-333.

Berger, R.A. 1963a. Comparative effects of three weight training programs. *Research Quarterly* 34: 396-398.

Berger, R.A. 1963b. Comparison between static training and various dynamic training programs. *Research Quarterly* 34: 131-135.

Berger, R.A. 1963c. Effects of dynamic and static training on vertical jump ability. *Research Quarterly* 34: 419-424.

Berger, R.A. 1963d. Comparison of the effect of various weight training loads on strength. *Research Quarterly* 36: 141-146.

Berger, R.A., and Hardage, B. 1967. Effect of maximum loads for each of ten repetitions on strength improvement. *Research Quarterly* 38: 715-718.

Bergeron, M.F., Nindl, B.C., Deuster, P.A., Baumgartner, N., Kane, S., Kraemer, W.J., Sexauer, L.R., Thompson, W.R., and O'Connor, F.G. 2011. Consortium for Health and Military Performance and American College of Sports Medicine consensus paper on extreme conditioning programs. *Current Sports Medicine Reports* 10: 383-389.

Bermon, S., Ferrari, P., Bernard, P., Altare, S., and Dolisi, C. 1999. Responses of total and free insulin- like growth factor-1 and insulin-like growth factor binding protein-3 after resistance exercise and training in elderly subjects. *Acta Physiologica Scandinavica* 165: 51-56.

Berning, J.M., Adams, K.J., DeBeliso, M., Sevene-Adams, P.G., Harris, C., and Stamford, B.A. 2010. Effect of functional isometric squats on vertical jump in trained and untrained men. *Journal of Strength and Conditioning Research* 24: 2285-2289.

Berning, J.M., Coker, C.A., and Briggs, D. 2008. The biomechanical and perceptual influence of chain resistance on the performance of the Olympic clean. *Journal of Strength and Conditioning Research* 22: 390-395.

Berryman, N., Maurel, D., and Bosquet, L. 2010. Effect of plyometric vs. dynamic weight training on the energy cost of running. *Journal of Strength and Conditioning Research* 24: 1818-1825.

Bickel, C.S., Cross, J.M., and Bamman, M.M. 2011. Exercise dosing to retain resistance training adaptations in young and older adults. *Medicine & Science in Sports & Exercise* 43: 1177-1187.

Biewener, A.A., and Roberts, T.J. 2000. Muscle and tendon contributions to force, work, and elastic energy savings: A comparative perspective. *Exercise and Sport Sciences Reviews* 28: 99-107.

Bilanin, J.E., Blanchard, M.S., and Russek-Cohen, E. 1989. Lower vertebral bone density in male long distance runners. *Medicine & Science in Sports & Exercise* 21: 66-70.

Billeter, R., Jostarndt-Fogen, K., Gunthor, W., and Hoppeler, H. 2003. Fiber type characteristics and myosin light chain expression in a world champion shot putter. *International Journal of Sports Medicine* 4: 203-207.

Biolo, G., Fleming, R.Y., Maggi, S.P., and Wolfe, R.R. 1995. Transmembrane transport and intracellular kinetics of amino acids in human skeletal muscle. *American Journal of Physiology* 268: E75-E84.

Biolo, G., Tipton, K.D., Klein, S., and Wolfe, R.R. 1997. An abundant supply of amino acids enhances the metabolic effect of exercise on muscle protein. *American Journal of Physiology* 36: E122-E129.

Biolo, G., Williams, B.D., Fleming, R.Y., and Wolfe, R.R. 1999. Insulin action on muscle protein kinetics and amino acid transport during recovery after resistance exercise. *Diabetes* 48: 949-957.

Bishop, D., Girard, O., and Mendez-Villanueva, A. 2011. Repeated-sprint ability-part II: Recommendations for training. *Sports Medicine* 41: 741-756.

Bishop, D.C., Smith, R.J., Smith, M.F., and Rigby, H.E. 2009. Effect of plyometric training on swimming block start performance in adolescents. *Journal of Strength and Conditioning Research* 23: 2137-2143.

Bishop, P., Cureton, K., and Collins, M. 1987. Sex difference in muscular strength in equally trained men and women. *Ergonomics* 30: 675-687.

Black, C.D., and McCully, K.K. 2008. Muscle injury after repeated bouts of voluntary and electrically stimulated exercise. *Medicine & Science in Sports & Exercise* 40: 1605-1615.

Blackey, J.B., and Southard, D. 1987. The combined effects of weight training and plyometrics on dynamic leg strength and leg power. *Journal of Applied Sport Science Research* 1: 14-16.

Blain, H., Vuillemin, A., Teissier, A., Hanesse, B., Guillemin, F., and Jeandel, C. 2001. Influence of muscle strength and body weight and composition on regional bone mineral density in healthy women aged 60 years and over. *Gerontology* 47: 207-212.

Bland, R. 2000. Steroid hormone receptor expression and action in bone. *Clinical Science* 98: 217- 240.

Blattner, S.E., and Noble, L. 1979. Relative effects of isokinetic and plyometric training on vertical jumping performance. *Research Quarterly* 50: 583-588.

Blazevich, A.J. 2006. Effects of physical training and the training, mobilization, growth and aging on human fascicle geometry. *Sports Medicine* 36: 1003-1017.

Blazevich, A.J., Cannavan, D., Coleman, D.R., and Horne, S. 2007. Influence of concentric and eccentric resistance training on architectural adaptation in human quadriceps muscles. *Journal of Applied Physiology* 103: 1565-1575.

Blessing, D., Stone, M., Byrd, R., Wilson, D., Rozenek, R., Pushparani, D., and Lipner, H. 1987. Blood lipid and hormonal changes from jogging and weight training in middle-aged men. *Journal of Applied Sport Science Research* 1: 25-29.

Blimkie, C.J.R. 1992. Resistance training during pre- and early puberty: Efficacy, trainability, mechanisms, and persistence. *Canadian Journal of Sport Sciences* 17: 264-279.

Blimkie, C.J.R. 1993. Resistance training during preadolescence issues and controversies. *Sports Medicine* 15: 389-407.

Blimkie, C.J.R., Ramsay, J., Sale, D., MacDougall, D., Smith, K., and Garner, S. 1989. Effects of 10 weeks resistance training on strength development in pre-pubertal boys. In *Children and exercise XIII*, edited by S. Oseid and K.H. Carlsen, 183-197. Champaign, IL: Human Kinetics.

Blanksby, B., and Gregory, J. 1981. Anthropometric, strength, and physiological changes in male and female swimmers with progressive resistance training. *Australian Journal of Sport Science* 1: 3-6.

Blossner, M., and de Onis, M. 2005. Malnutrition: Quantifying the health impact at national and local levels. World Health Organization, *WHO Environmental Burdens of Disease Series*, No. 12. Geneva.

Bocalini, D.S., Serra, A.J., dos Santos, L., Murad, N., and Levy, R.F. 2009. Strength training preserves the bone mineral density of postmenopausal women without hormone replacement therapy. *Journal of Aging and Health* 21: 519-527.

Boirie, Y. 2009. Physiopathological mechanism of sarcopenia. *The Journal of Nutrition, Health & Aging* 13: 717-723.

Bond, V., Jr., Wang, P., Adams, R.G., Johnson, A.T., Vaccaro, P., Tearney, R.J., Millis, R.M., Franks, B.D., and Bassett, D.R. Jr. 1996. Lower leg high-intensity resistance training and peripheral hemodynamic adaptations. *Canadian Journal of Physiology* 21: 209-217.

Bonde-Peterson, F. 1960. Muscle training by static, concentric and eccentric contractions. *Acta Physiologica Scandinavica* 48: 406-416.

Bonde-Peterson, F., and Knuttgen, H.G. 1971. Effect of training with eccentric muscle contractions on human skeletal muscle metabolites. *Acta Physiologica Scandinavica* 80: 16A-17A.

Bonde-Peterson, F., Knuttgen, H.G., and Henriksson, J. 1972. Muscle metabolism during exercise with concentric and eccentric contractions. *Journal of Applied Physiology* 33: 792-795.

Bonde-Peterson, F., Mork, A.L., and Nielsen, E. 1975. Local muscle blood flow and sustained contractions of human arms and back muscles. *European Journal of Applied Physiology and Occupational Physiology* 34: 43-50.

Borst, S.E., De Hoyos, D.V., Garzarella, L., Vincent, K., Pollock, B.H., Lowenthal, D.T., and Pollock, M.L. 2001. Effects of resistance training on insulin-like growth factor-I and IGF binding proteins. *Medicine and Science in Sports and Exercise* 33: 648-653.

Bosco, C., Colli, R., Bonomi, R., von Duvillard, S.P., and Viru, A. 2000. Monitoring strength training: Neuromuscular and hormonal profile. *Medicine & Science in Sports & Exercise* 32: 202-208.

Bosco, C., and Komi, P.V. 1980. Influence of aging on the mechanical behavior of leg extensor muscles. *European Journal of Applied Physiology* 45: 209-219.

Bosco, C., Montanari, G., Ribacchi, R., Giovenali, P., Latteri, F., Iachelli, G., Faina, M., Coli, R., Dal Monte, A., La Rosa, M., Cortili, G., and Saibene, F. 1987. Relationship between the efficiency of muscular work during jumping and the energetics of running. *European Journal of Applied Physiology* 56: 138-143.

Bosco, C., and Pittera, C. 1982. Zur trainings Wirkung neuentwicker Sprungubungen auf die Explosivkraft. *Leistungssport* 12: 36-39.

Bosco, C., Tarkka, I., and Komi, P.V. 1982. Effects of elastic energy and myoelectrical potentiation of triceps surae during stretch-shortening cycle exercises. *Sports Medicine* 3: 137-140.

Boyer, B.T. 1990. A comparison of the effects of three strength training programs on women. *Journal of Applied Sport Science Research* 4: 88-94.

Brady, T., Cahill, B., and Bodnar, L. 1982. Weight training related injuries in the high school athlete. *American Journal of Sports Medicine* 10: 1-5.

Braith, R.W., Graves, J.E., Leggett, S.H., and Pollock, M.L. 1993. Effect of training on the relationship between maximal and submaximal strength. *Medicine & Science in Sports & Exercise* 25: 132-138.

Braith, R.W., and Stewart, K.J. 2006. Resistance exercise training: Its role in the prevention of cardiovascular disease. *Circulation* 113: 2642-2650.

Brandenburg, J.P. 2005. Acute effects of prior dynamic resistance exercise using different loads on subsequent upper-body explosive performance in resistance-trained men. *Journal of Strength and Conditioning Research* 19: 427-432.

Brandenburg, J.P., and Docherty, D. 2002. The effects of accentuated eccentric loading on strength, muscle hypertrophy, and neural adaptations in trained individuals. *Journal of Strength and Conditioning Research* 16: 25-32.

Brandy, W.D., Irion, J.M., and Briggler, M. 1997. The effect of time and frequency of static stretching on flexibility of the hamstring muscles. *Physical Therapy* 77: 1090-1096.

Brandy, W.D., Irion, J.M., and Briggler, M. 1998. The effect of static stretch and dynamic range of motion training on the flexibility of the hamstring muscles. *Journal of Orthopedic Sports Physical Therapy* 27: 295-300.

Brazell-Roberts, J.V., and Thomas, L.E. 1989. Effects of weight training frequency on the self-concept of college females. *Journal of Applied Sports Science Research* 3: 40-43.

Brechue, W.F., and Abe, T. 2002. The role of FFM accumulation and skeletal muscle architecture in powerlifting performance. *European Journal of Applied Physiology* 84 (4): 327-336.

Brechue, W.F., and Mayhew, J.L. 2009. Upper-body work capacity and 1 RM prediction are unaltered by increasing muscular strength in college football players. *Journal of Strength and Conditioning Research* 23: 2477-2486.

Brechue, W.F., and Mayhew, J.L. 2012. Lower-body work capacity and one-repetition maximum squat prediction in college football players. *Journal of Strength and Conditioning Research* 26: 364-372.

Brennecke, A., Guimarães, T.M., Leone, R., Cadarci, M., Mochizuki, L., Simão, R., Amadio, A.C., and Serrato, J.C. 2009. Neuromuscular activity during bench press exercise performed with and without the preexhaustion method. *Journal of Strength and Conditioning Research* 23: 1933-1940.

Brentano, M.A., Cadore, E.L., Da Silva, E.M., Ambrosini, A.B., Coertjens, M., Petkowicz, R., Viero, I., and Kruel, L.F. 2008. Physiological adaptations to strength and circuit training in postmenopausal women with bone loss. *Journal of Strength and Conditioning Research* 22: 1816-1825.

Bricourt, V.A., Germain, P.S., Serrurier, B.D., and Guezeennec, C.Y. 1994. Changes in testosterone muscle receptors: Effects of an androgen treatment on physically trained rats. *Cellular and Molecular Biology* 40: 291-294.

Brill, P.A., Macera, C.A., Davis, D.R., Blair, S.N., and Gordon, N. 2000. Muscular strength and physical function. *Medicine & Science in Sports & Exercise* 32: 412-416.

British Association of Exercise and Sport Sciences. 2004. BASES position statement on guidelines for resistance training and young people. *Journal of Sport Sciences* 22: 283-390.

Brockett, C.L., Morgan, D.L., and Proske, U. 2001. Human hamstring muscles adapt to eccentric exercise by changing optimal length. *Medicine & Science in Sports & Exercise* 33: 783-790.

Brooks, G.A. 2010. What does glycolysis make and why is it important? *Journal of Applied Physiology* 108: 1450-1451.

Brooks, G.A., Butterfield, G.E., Wolfe, R.R., Groves, B.M., Mazzeo, R.S., Sutton, J.R., Wolfel, E.E., and Reeves, J.T. 1991. Decreased reliance on lactate during exercise after acclimatization to 4,300 m. *Journal of Applied Physiology* 71: 333-341.

Brooks, G.A., and Fahey, T.D. 1984. *Exercise physiology: Human bioenergetics and its applications.* New York: Wiley & Son.

Brooks, N., Layne, J.E., Gordon, P.L., Roubenoff, R., Nelson, M.E., and Castaneda-Sceppa, C. 2007. Strength training improves muscle quality and insulin sensitivity in Hispanic older adults with type 2 diabetes. *International Journal of Medical Sciences*, 4: 19-27.

Brooks-Gunn, J., and Rubb, D.N. 1983. The experience of menarche from a developmental perspective. In *Girls at puberty:*

Biological and psychosocial perspectives, edited by J. Brooks-Gunn and A.C. Peterson, 155-177. New York: Plenum Press.

Brown, A.B., McCartney, N., and Sale, D.G. 1990. Positive adaptations to weight-lifting training in the elderly. *Journal of Applied Physiology* 69: 1725-1733.

Brown, B.S., Gorman, D.R., DiBrezzom, R., and Fort, I. 1988. Anaerobic power changes following short term, task specific, dynamic and static overload training. *Journal of Applied Sport Science Research* 2: 35-38.

Brown, C.H., and Wilmore, J.H. 1974. The effects of maximal resistance training on the strength and body composition of women athletes. *Medicine and Science in Sports & Exercise* 6: 174-177.

Brown, L.E., Whitehurst, M., Findley, B.W., Gilbert, R., Groo, D.R., and Jimenez, J.A. 1998. Effect of repetitions and gender on acceleration range of motion during knee extension on an isokinetic device. *Journal of Strength and Conditioning Research* 12: 222-225.

Brown, S., Byrd, R., Jayasinghe, M.D., and Jones, D. 1983. Echocardiographic characteristics of competitive and recreational weight lifters. *Journal of Cardiovascular Ultrasonography* 2: 163-165.

Brughelli, M., and Cronin, J. 2007. Altering the length-tension relationship with eccentric exercise implications for performance and injury. *Sports Medicine* 37: 807-826.

Bruusgaard, J.C., Johansen, I.B., Egner, I.M., Rana, Z.A., and Gundersen, K. 2010. Myonuclei acquired by overload exercise precede hypertrophy and are not lost on detraining. *Proceedings of the National Academy of Sciences* 107: 15111-15116.

Buchanan, P.A., and Vardaxis, V.G. 2009. Lower-extremity strength profiles and gender-based classification of basketball players ages 9-22 years. *Journal of Strength and Conditioning Research* 23: 406-419.

Buford, T.W., Rossi, S.J., Smith, D.B., and Warren, A.J. 2007. A comparison of periodization models during nine weeks of equated volume and intensity for strength. *Journal of Strength and Conditioning Research* 21: 1245-1250.

Bullock, N., Martin, D.T., Ross, A., Rosemond, C.D., Jordan, M.J., and Marino, F.E. 2008. Acute effect of whole-body vibration on sprint and jumping performance in elite skeleton athletes. *Journal of Strength and Conditioning Research* 22: 1371-1374.

Burgess, K.E., Connick, M.J., Graham-Smith, P., and Pearson, S.J. 2007. Plyometric vs. isometric training influences on tendon properties and muscle output. *Journal of Strength and Conditioning Research* 21: 986-989.

Burgess, K.E., Pearson, S.J., and Onambélé, G.L. 2010. Patellar tendon properties with fluctuating menstrual cycle hormones. *Journal of Strength and Conditioning Research* 24: 2088-2095.

Burgomaster, K.A., Moore, D.R., Schofield, L.M., Phillips, S.M., Sale, D.G., and Gibala, M.J. 2003. Resistance training with vascular occlusion: Metabolic adaptations in human muscle. *Medicine and Science and Sports and Exercise* 35: 1203-1208.

Burke, R.E., Levine, D.N., Salcman, M., and Tsairis, P. 1974. Motor units in cat soleus muscle: Physiological, histochemical and morphological characteristics. *Journal of Applied Physiology* 238: 503-514.

Bush, J.A., Kraemer, W.J., Mastro, A.M., Triplett-Mc- Bride, N.T., Volek, J.S., Putukian, M., Sebastianelli, W.J., and Knuttgen, H.G.

1999. Exercise and recovery responses of adrenal medullary neurohormones to heavy resistance exercise. *Medicine & Science in Sports & Exercise* 31: 554-559.

Butts, N.K., and Price, S. 1994. Effects of a 12-week weight training program on the body composition of women over 30 years of age. *Journal of Strength and Conditioning Research* 8: 265-269.

Byrd, S.K. 1992. Alterations in the sarcoplasmic reticulum: A possible link to exercise-induced muscle damage. *Medicine & Science in Sports & Exercise* 24: 531-536.

Byrne, C., Twist, C., and Eston, R. 2004. Neuromuscular function after exercise-induced muscle damage: Theoretical and practical implications. *Sports Medicine* 34: 149-169.

Byrne, H.K., and Wilmore, J.H. 2000. The effects of resistance training on resting blood pressure in women. *Journal of Strength and Conditioning Research* 14: 411-418.

Byrne, S., and McLean, N. 2002. Elite athletes: Effects of the pressure to be thin. *Journal of Science and Medicine in Sport* 5: 80-94.

Cabell, L., and Zebras, C.J. 1999. Resistive torque validation of the Nautilus multi-biceps machine. *Journal of Strength and Conditioning Research* 13: 20-23.

Cacchio, A., Don, R., Ranavolo, A., Guerra, E., McCaw, S.T., Procaccianti, R., Camerota, F., Frascarell, M., and Santilli, V. 2008. Effects of 8-week strength training with two models of chest press machines on muscular activity pattern and strength. *Electromyography and Kinesiology* 18: 618-627.

Cadore, E.L., Pinto, R.S., Lhullier, F.L., Correa, C.S., Alberton, C.L., Pinto, S.S., Almeida, A.P., Tartaruga, M.P., Silva, E.M., and Kruel, L.F. 2010. Physiological effects of concurrent training in elderly men. *International Journal of Sports Medicine* 31: 689-697.

Cadore, E.L., Pinto, R.S., Pinto, S.S., Alberton, C.L., Correa, C.S., Tartaruga, M.P., Silva, E.M., Almeida, A.P., Trindade, G.T., and Kruel, L.F. 2011. Effects of strength, endurance, and concurrent training on aerobic power and dynamic neuromuscular economy in elderly men. *Journal of Strength and Conditioning Research* 25: 758-766.

Caine, D., DiFiori, J., and Maffulli, N. 2006. Physeal injuries and children's and youth sports: Reasons for concern? *British Journal of Sports Medicine* 40: 749-760.

Caiozzo, V.J., Laird, T., Chow, K., Prietto, C.A., and McMaster, W.C. 1983. The use of precontractions to enhance the in-vivo force velocity relationship. *Medicine & Science in Sports & Exercise* 14: 162.

Caiozzo, V.J., Perrine, J.J., and Edgerton, V.R. 1981. Training-induced alterations of the in vivo force-velocity relationship of human muscle. *Journal of Applied Physiology: Respiratory, Environmental and Exercise Physiology* 51: 750-754.

Calder, A.W., Chilibeck, P.D., Webber, C.E., and Sale, D.G. 1994. Comparison of whole and split weight training routines in young women. *Canadian Journal of Applied Physiology* 19: 185-199.

Callister, R., Shealy, M.J., Fleck, S.J., and Dudley, G.A. 1988. Performance adaptations to sprint, endurance and both modes of training. *Journal of Applied Physiology* 2: 46-51.

Camargo, M.D., Stein, R., Ribeiro, J.P., Schvartzman, P.R., Rizzatti, M.O., and Schaan, B.D. 2008. Circuit weight training and cardiac morphology: A trial with magnetic resonance imaging. *British Journal of Sports Medicine* 42: 141-145.

Cameron, K.R., Wark, J.D., and Telford, R.D. 1992. Stress fractures and bone loss: The skeletal cost of intense athleticism. *Excel* 8: 39-55.

Campbell, R.C. 1962. Effects of supplemental weight training on the physical fitness of athletic squads. *Research Quarterly* 33: 343-348.

Campbell, W.W., Crim, M.C., Young, V.R., Joseph, L.J., and Evans, W.J. 1995. Effects of resistance training and dietary protein intake on protein metabolism in older adults. *American Journal of Applied Physiology* 268: E1143-E1153.

Campbell, W.W., and Evans, W.J. 1996. Protein requirements of elderly people. *European Journal of Clinical Nutrition* 50 (Suppl.): S180-S183.

Campbell, W.W., Joseph, L.J.O., Davey, S.L., Cyr-Campbell, D., Anderson, R.A., and Evans, W.J. 1999. Effects of resistance training and chromium picolinate on body composition and skeletal muscle in older men. *Journal of Applied Physiology* 86: 29-39.

Campbell, W.W., Trappe, T.A., Wolfe, R.R., and Evans, W.J. 2001. The recommended dietary allowance for protein may not be adequate for older people to maintain skeletal muscle. *Journal of Gerontology: Biological Medical Sciences* 56: M373-M380.

Campos, G.E.R., Luecke, T.J., Wendeln, H.K., Toma, K., Hagerman, F.C., Murray, T.F., Ragg, K.E., Ratamess, N.A., Kraemer, W.J., and Staron, R.S. 2002. Muscular adaptations in response to three different resistance-training regimens: Specificity of repetition maximum training zones. *European Journal of Applied Physiology* 88: 50-60.

Canadian Society for Exercise Physiology. 2008. Position paper: Resistance training in children and adolescents. *Journal of Applied Physiology, Nutrition and Metabolism* 33: 547-561.

Candow, D.G., and Burke, D.G. 2007. Effect of shortterm equal-volume resistance training with different workout frequency on muscle mass and strength in untrained men and women. *Journal of Strength and Conditioning Research* 21: 204-207.

Cann, C.E., Martin, M.C., Genant, H.K., and Jaffe, R. 1984. Decreased spinal mineral content in amenorrheic females. *Journal of the American Medical Association* 251: 626-629.

Cannon, R., and Cafarelli, E. 1987. Neuromuscular adaptations to training. *Journal of Applied Physiology* 63: 2396-2402.

Capen, E.K. 1950. The effect of systematic weight training on power, strength and endurance. *Research Quarterly* 21: 83-93.

Capen, E.K., Bright, J.A., and Line, P.Q. 1961. The effects of weight training on strength, power, muscular endurance and anthropometric measurements on a select group of college women. *Journal of the Association for Physical and Mental Rehabilitation* 15: 169-173.

Carmeli, E., Coleman, R., and Reznick, A.Z. 2002. The biochemistry of aging muscle. *Experimental Gerontology* 37: 477-489.

Carolyn, B., and Cafarelli, E.1992. Adaptations in coactivation after isometric resistance training. *Journal of Applied Physiology* 73: 911-917.

Carpinelli, R.N., and Gutin, B. 1991. Effects of miometric and pliometric muscle actions on delayed muscle soreness. *Journal of Applied Sport Science Research* 5: 66-70.

Carroll, T.J., Riek, S., and Carson, R.G. 2001. Neural adaptations to resistance training implications for movement control. *Sports Medicine* 31: 829-840.

Carroll, T.J., Selvanayagam, V.S., Riek, S., and Semmler, J.G. 2011. Neural adaptations to strength training: Moving beyond transcranial magnetic stimulation and reflex studies. *Acta Physiologica* (Oxford) 202: 119-140.

Caruso, J.F., Coday, M.A., Ramsey, C.A., Griswold, S.H., Polanski, D.W., Drumond, J.L., and Walker, R.H. 2008. Leg and calf press training modes and their impact on jump performance adaptations. *Journal of Strength and Conditioning Research* 22: 766-772.

Caruso, J.F., Signorile, J.F., Perry, A.C., Clark, M., and Bamman, M.M. 1997. Time course changes in contractile strength resulting from isokinetic exercise and b2 agonist administration. *Journal of Strength and Conditioning Research* 11: 8-13.

Casa, D.J., Guskiewicz, K.M., Anderson, S.A., Courson, R.W., Heck, J.F., Jimenez, C.C., McDermott, B.P., Miller, M.G., Stearns, R.L., Swartz, E., and Walsh, K.M. 2012. National Athletic Trainers' Association position statement: Preventing sudden death in sports. *Journal of Athletic Training* 47: 96-118.

Caserotti, P., Aagaard, P., Larsen, J.B., and Puggaard, L. 2008. Explosive heavy-resistance training in old and very old adults: Changes in rapid muscle force, strength and power. *Scandinavian Journal of Medicine & Science in Sports* 18: 773-782.

Caserotti, P., Aagaard, P., and Puggaard, L. 2008. Changes in power and force generation during coupled eccentric-concentric versus concentric muscle contraction with training and aging. *European Journal of Applied Physiology* 103: 151-161.

Castro, M.J., McCann, D.J., Shaffrath, J.D., and Adams, W.C. 1995. Peak torque per unit cross-sectional area differs between strength-trained and untrained young adults. *Medicine & Science in Sports & Exercise* 27: 397-403.

Chakravati, S., and Collins, W. 1976. Hormonal profiles after menopause. *British Medical Journal* 2: 782-787.

Chapman, D.W., Newton, M.J., McGuigan, M.R., and Nosaka, K. 2011. Effect of slow-velocity lengthening contractions on muscle damage induced by fast-velocity lengthening contractions. *Journal of Strength and Conditioning Research* 25: 211-219.

Chalmers, G.R. 2008. Can fast-twitch muscle fibres be selectively recruited during lengthening contractions? Review and applications to sport movements. *Sports Biomechanics.* 7: 137-157.

Chandler, R.M., Byrne, H.K., Patterson, J.G., and Ivy, J.L. 1994. Dietary supplements affect the anabolic hormones after weight-training exercise. *Journal of Applied Physiology* 76: 839-845.

Chang, D.E., Buschbacker, L.P., and Edlich, R.F. 1988. Limited mobility in power lifters. *The American Journal of Sports Medicine* 16: 280-284.

Channell, B.T., and Barfield, J.P. 2008. Effect of Olympic and traditional resistance training on vertical jump improvement in high school boys. *Journal of Strength and Conditioning Research* 22: 1522-1527.

Charette, S.L., McEvoy, L., Pyka, G., Snow-Harter, C., Guido, D., Wiswell, R.A., and Marcus, R. 1991. Muscle hypertrophy response to resistance training in older women. *Journal of Applied Physiology* 70: 1912-1916.

Chatzinikolaou, A., Fatouros, I.G., Gourgoulis, V., Avloniti, A., Jamurtas, A.Z., Nikolaidis, M.G., Douroudos, I., Michailidis, Y., Beneka, A., Malliou, P., Tofas, T., Georgiadis, I., Mandalidis, D., and Taxildaris, K. 2010. Time course of changes in performance and inflammatory responses after acute plyometric exercise. *Journal of Strength and Conditioning Research* 24: 1389-1398.

Chen, C.C.-H., Bai, Y.-Y., Huang, G.-H., and Tang, S.T. 2007. Revisiting the concept of malnutrition in older people. *Journal of Clinical Nursing* 16: 2015-2026.

Chen, H.L., Nosaka, K., and Chen, T.C. 2012. Muscle damage protection by low-intensity eccentric contractions remains for 2 weeks but not 3 weeks. *European Journal of Applied Physiology* 112: 555-565.

Chen, T.C., Chen, H.-L., Lin, C.-J., Wu, C.-J., and Nosaka, K. 2010. Potent protective effect conferred by four bouts of low-intensity eccentric exercise. *Medicine & Science in Sports & Exercise* 42: 1004-1012.

Chen, T.C., and Nosaka, K. 2006. Response of elbow flexors to two strenuously eccentric exercise bouts separated by three days. *Journal of Strength and Conditioning Research* 20: 108-116.

Cheng, S., Sipilä, S., Taaffe, D.R., Puolakka, J., and Suominen, H. 2002. Change in bone mass distribution induced by hormone replacement therapy and high-impact physical exercise in post-menopausal women. *Bone* 31: 126-135.

Chernoff, R. 2004. Protein and older adults. *Journal of the American College of Nutrition* 23: 627S-630S.

Chesley, A., MacDougall, J.D., Tarnopolsky, M.A., Atkinson, S.A., and Smith, K. 1992. Changes in human muscle protein synthesis after resistance exercise. *Journal of Applied Physiology* 73: 1383-1388.

Cheung, K., Hume, P.A., and Maxwell, L. 2003. Delayed onset muscle soreness treatment strategies and performance factors. *Sports Medicine* 33: 145-164.

Chevan, J. 2008. Demographic determinants of participation in strength training activities among U.S. adults. *Journal of Strength and Conditioning Research* 22: 553-558.

Chilibeck, P.D., Calder, A.W., Sale, D.G., and Webber, C.E. 1998. A comparison of strength and muscle mass increases during resistance training in young women. *European Journal of Applied Physiology* 77: 170-175.

Chilibeck, P.D., Sale, D.G., and Webber, C.E. 1995. Exercise and bone mineral density. *Sports Medicine* 19: 103-122.

Chilibeck, P.D., Syrotuik, D.G., and Bell, G.J. 1999. The effect of strength training on estimates of mitochondrial density and distribution throughout muscle fibers. *European Journal of Applied Physiology* 80: 604-609.

Chilibeck, P.D., Syrotuik, D.G., and Bell, G.J. 2002. The effect of concurrent endurance and strength training on quantitative estimates of subsarcolemmal and intermyofibrillar mitochondria. *International Journal of Sports Medicine* 23: 33-39.

Chow, J.W.M. 2000. Role of nitrate oxide and prostaglandins in the bone formation response to mechanical loading. *Exercise and Sport Sciences Reviews* 28: 185-188.

Chow, R.S., Medri, M.K., Martin, D.C., Leekam, R.N., Agur, A.M., and McKee, N.H. 2000. Sonographic studies of human soleus and gastrocnemius muscle architecture: Gender variability. *European Journal of Applied Physiology* 82: 236-244.

Christou, M., Smilios, I., Sotiropoulos, K., Volakis, K., Pilianidis, T., and Tokmakidis, S.P. 2006. Effects of resistance training on the physical capacities of adolescent soccer players. *Journal of Strength and Conditioning Research* 20: 783-791.

Chromiak, J.A., and Mulvaney, D.R. 1990. A review: The effects of combined strength and endurance training on strength development. *Journal of Applied Sport Science Research* 4: 55-60.

Chu, E. 1950. The effect of systematic weight training on athletic power. *Research Quarterly* 21: 188-194.

Church, J.B., Wiggins, M.S., Moode, F.M., and Crist, R. 2001. Effect of warm-up and flexibility treatments on vertical jump performance. *Journal of Strength and Conditioning Research* 15: 332-336.

Cirello, V.M., Holden, W.C., and Evans, W.J. 1983. The effects of two isokinetic training regimens on muscle strength and fiber composition. In *Biochemistry of exercise*, edited by H.G. Knuttgen, J.A. Vogel, and S. Poortmans, 787-793. Champaign, IL: Human Kinetics.

Claassen, H., Gerber, C., Hoppeler, H., Luthi, J.M., and Vock, P. 1989. Muscle filament spacing and short-term heavy-resistance exercise in humans. *Journal of Physiology* 409: 491-495.

Claflin, D.R., Larkin, L.M., Cederna, P.S., Horowitz, J.F., Alexander, N.B., Cole, N.M., Galecki, A.T., Chen, S., Nyquist, L.V., Carlson, B.M., Faulkner, J.A., and Ashton-Miller, J.A. 2011. Effects of high- and low-velocity resistance training on the contractile properties of skeletal muscle fibers from young and older humans. *Journal of Applied Physiology* 111: 1021-1030.

Clarke, D.H. 1973. Adaptations in strength and muscular endurance resulting from exercise. *Exercise and Sport Sciences Reviews* 1: 73-102.

Clarkson, P. 2006. Case report of exertional rhabdomyolysis in a 12-year-old boy. *Medicine & Science in Sports & Exercise* 38: 197-200.

Clarkson, P.M., Devaney, J.M., Gordish-Dressman, H., Thompson, P.D., Hubal, M.J., Urso, M., Price, T.B., Angelopoulos, T.J., Gordon, P.M., Moyna, N.M., Pescatello, L.S., Visich, P.S., Zoeller, R.F., Seip, R.L., and Hoffman, E.P. 2005. ACTN3 genotype is associated with increases in muscle strength in response to resistance training in women. *Journal of Applied Physiology* 99: 154-163.

Clarkson, P.M., Nosaka, K., and Braun, B. 1992. Muscle function after exercise-induced muscle damage and rapid adaptation. *Medicine & Science in Sports & Exercise* 24: 512-520.

Clarkson, P.M., and Tremblay, I. 1988. Exercise-induced muscle damage, repair and adaptation in humans. *Journal of Applied Physiology* 65: 1-6.

Clutch, D., Wilson, C., McGown, C., and Bryce, G.R. 1983. The effect of depth jumps and weight training on leg strength and vertical jump. *Research Quarterly* 54: 5-10.

Coburn, J.W., Housh, T.J., Malek, M.H., Weir, J.P., Cramer, J.T., Beck, T.W., and Johnson, G.O. 2006. Neuromuscular res-ponses to three days of velocity- specific isokinetic training. *Journal of Strength and Conditioning Research* 20: 892-890.

Cochrane, D.J., and Hawke, E.J. 2007. Effects of acute upper-body vibration on strength and power variables in climbers. *Journal of Strength and Conditioning Research* 21: 527-531.

Cochrane, D.J., and Stannard, S.R. 2005. Acute whole body vibration training increases vertical jump and flexibility performance in elite field hockey players. *British Journal Sports Medicine* 39: 860-865.

Coker, C.A., Berning, J.M., and Briggs, D.L. 2006. A preliminary investigation of the biomechanical and perceptual influence of chain resistance on the performance of the snatch. *Journal of Strength and Conditioning Research* 20: 887-891.

Colan, S., Sanders, S.P., and Borrow, K.M. 1987. Physiologic hypertrophy: Effects on left ventricular systolic mechanisms in athletes. *Journal of the American College of Cardiology* 9: 776-783.

Colan, S., Sanders, S.P., McPherson, D., and Borrow, K.M. 1985. Left ventricular diastolic function in elite athletes with physiologic cardiac hypertrophy. *Journal of the American College of Cardiology* 6: 545-549.

Colduck, C.T., and Abernathy, P.J. 1997. Changes and surface EMG of biceps brachii with increasing velocity of eccentric contraction in women. *Journal of Strength and Conditioning Research* 11: 50-56.

Coleman, A.E. 1977. Nautilus vs. Universal gym strength training in adult males. *American Corrective Therapy Journal* 31: 103-107.

Collett-Solberg, P.F., and Cohen, P. 1996. The role of the insulin-like growth factor binding proteins and the IGFBP proteases in modulating IGF action. *Endocrinology and Metabolism Clinics of North America* 25: 591-614.

Colliander, E.B., and Tesch, P. 1988. Blood pressure in resistance-trained athletes. *Canadian Journal of Sports Science* 13: 31-34.

Colliander, E.B., and Tesch, P.A. 1989. Bilateral eccentric and concentric torque of quadriceps and hamstring in females and males. *European Journal of Applied Physiology* 59: 227-232.

Colliander, E.B., and Tesch, P.A. 1990a. Effects of eccentric and concentric muscle actions in resistance training. *Acta Physiologica Scandinavica* 140: 31-39.

Colliander, E.B., and Tesch, P.A. 1990b. Responses to eccentric and concentric resistance training in females and males. *Acta Physiologica Scandinavica* 141: 149-156.

Comfort, P., Haigh, A., and Matthews, M.J. 2012. Are changes in maximal squat strength during preseason training reflected in changes in sprint performance in rugby athletes? *Journal of Strength and Conditioning* 26: 772-776.

Comyns, T.M., Harrison, A.J., Hennessy, L.K., and Jensen, R.L. 2006. The optimal complex training rest interval for athletes from anaerobic sports. *Journal of Strength and Conditioning Research* 20: 471-476.

Conale, S.T., and Belding, R.H. 1980. Osteochondral lesions of the talus. *Journal of Bone and Joint Surgery* 62A: 97-102.

Conley, M.S., Stone, M.H., Nimmons, M., and Dudley, G.A. 1997. Resistance training and human cervical muscle recruitment plasticity. *Journal of Applied Physiology* 83: 2105-2111.

Conroy, B., and Earle, R.W. 2000. Bone, muscle, and connective tissue adaptations to physical activity. In *Essentials of strength training and conditioning,* edited by T. Baechle and R.W. Earle, 2nd ed. Champaign, IL: Human Kinetics.

Conroy, B.P., Kraemer, W.J., Maresh, C.M., and Dalsky, G.P. 1992. Adaptive responses of bone to physical activity. *Medicine, Exercise, Nutrition, and Health* 1: 64-74.

Conroy, B.P., Kraemer, W.J., Maresh, C.M., Dalsky, G.P., Fleck, S.J., Stone, M.H., Miller, P., and Fry, A.C. 1993. Bone mineral density in elite junior weightlifters. *Medicine & Science in Sports & Exercise* 25: 1103-1109.

Consitt, L.A., Copeland, J.L., and Tremblay, M.S. 2001. Hormone responses to resistance vs. endurance exercise in premenopausal females. *Canadian Journal of Applied Physiology* 26: 574-587.

Constantini, N.W. 1994. Clinical consequences of athletic amenorrheic. *Sports Medicine* 17: 213-223.

Cook, G., Burton, L., and Hoogenboom, B. 2006. The use of fundamental movements as an assessment of function—part 1. *North American Journal of Physical Therapy* 1: 62-72.

Cook, G., Burton, L., and Hoogenboom, B. 2006. The use of fundamental movements as an assessment of function—part 2. *North American Journal of Physical Therapy* 1: 132-139.

Corder, K.P., Potteiger, J.A., Nau, K.L., Feigoni, S.E., and Hershberger, S.L. 2000. Effects of active and passive recovery conditions on blood lactate, rating of perceived exertion, and performance during resistance exercise. *Journal of Strength and Conditioning Research* 14: 151-156.

Cordova, M.L., Ingersoll, C.D., Kovaleski, J.E., and Knight, K.L. 1995. A comparison of isokinetic and isotonic predictions of a functional task. *Journal of Athletic Training* 30: 319-322.

Cormie, P., Deane, R.S., Triplett, N.T., and McBride, J.M. 2006. Acute effects of whole-body vibration on muscle activity, strength, and power. *Journal of Strength and Conditioning Research* 20: 257-261.

Cormie, P., McGuigan, M.R., and Newton, R.U. 2010a. Influence of strength and magnitude and mechanisms of adaptation to power training. *Medicine & Science in Sports & Exercise* 42: 1566-1581.

Cormie, P., McGuigan, M.R., and Newton, R.U. 2010b. Adaptations in athletic performance after ballistic power versus strength training. *Medicine & Science in Sports & Exercise* 42: 1582-1598.

Cornelissen, V.A., and Fagard, R.H. 2005. Effect of resistance training on resting blood pressure: A meta-analysis of randomized controlled trials. *Journal of Hypertension* 23: 251-259.

Cornu, C., Almeida Silveira, M.I., and Goubel, F. 1997. Influence of plyometric training on the mechanical impedance of the human ankle joint. *European Journal of Applied Physiology* 76: 282-288.

Costill, D.L., Coyle, E.F., Fink, W.F., Lesmes, G.R., and Witzmann, F.A. 1979. Adaptations in skeletal muscle following strength training. *Journal of Applied Physiology: Respiratory, Environmental and Exercise Physiology* 46: 96-99.

Cote, C., Simoneau, J.A., Lagasse, P., Boulay, M., Thibault, M.C., Marcotte, M., and Bouchard, C. 1988. Isokinetic strength training protocols: Do they induce skeletal muscle fiber hypertrophy? *Archives of Physical Medicine and Rehabilitation* 69: 281-285.

Coutts, A.J., Murphy, A.J., and Dascombe, B.J. 2004. Effect of direct supervision of a strength coach on measures of muscular strength and power in young rugby league players. *Journal of Strength and Conditioning Research* 18: 316-323.

Coviello, A.D., Zhuang, W.V., Lunetta, K.L., Bhasin, S., Ulloor, J., Zhang, A., Karasik, D., Kiel, D.P., Vasan, R.S., and Murabito, J.M. 2011. Circulating testosterone and SHBG concentrations are her itable in women: The Framingham Heart Study. *Journal of Clinical Endocrinology and Metabolism* 96: E1491-1495.

Coyle, E.F., Feiring, D.C., Rotkis, T.C., Cote, R.W., Roby, F.B., Lee, W., and Wilmore, J.H. 1981. Specificity of power improvements through slow and fast isokinetic training. *Journal of Applied Physiology* 51: 1437-1442.

Craig, B.W., and Kang, H. 1994. Growth hormone release following single versus multiple sets of back squats: Total work versus power. *Journal of Strength and Conditioning Research* 8: 270-275.

Cramer, J.T., Housh, T.J., Coburn, J.W., Beck, T.W., and Johnson, G.O. 2006. Acute effects of static stretching on maximal eccentric torque production in women. *Journal of Strength and Conditioning Research* 20: 354-358

Cramer, J.T., Stout, J.R., Culbertson, J.Y., and Egan, A.D. 2007. Effects of creatine supplementation and three days of resistance training on muscle strength, power output, and neuromuscular function. *Journal of Strength and Conditioning Research* 21: 668-677.

Cressey, E.M., West, C.A., Tiberio, D.P., Kraemer, W.J., and Maresh, C.M. 2007. The effects of ten weeks of lower-body unstable surface training on markers of athletic performance. *Journal of Strength and Conditioning Research* 21: 561-567.

Crewther, B.T., and Christian, C. 2010. Relationships between salivary testosterone and cortisol concentrations and trai-ning performance in Olympic weightlifters. *Journal of Sports Medicine and Physical Fitness* 50: 371-375.

Crewther, B.T., Cook, C., Cardinale, M., Weatherby, R.P, and Lowe, T. 2011 Two emerging concepts for elite athletes: The short-term effects of testosterone and cortisol on the neuromuscular system and the dose-response training role of these endogenous hormones. *Sports Medicine* 41: 103-123.

Crewther, B., Cronin, J., and Keogh, J. 2005. Possible stimuli for strength and power adaptation acute mechanical responses. *Sports Medicine* 35: 967-989.

Crist, D.M., Peake, G.T., Egan, P.A., and Waters, D.L. 1988. Body composition responses to exogenous GH during training in highly conditioned adults. *Journal of Applied Physiology* 65: 579-584.

Cronin, J., and Sleivert, G. 2005. Challenges in understanding the influence of maximal power training on improving athletic performance. *Sports Medicine* 35: 213-234.

Crowley, M.A., and Matt, K.S. 1996. Hormonal regulation of skeletal muscle hypertrophy in rats: The testosterone to cortisol ratio. *European Journal of Applied Physiology* 73: 66-72.

Cumming, D.C., Wall, S.R., Galbraith, M.A., and Belcastro, A.N. 1987 Reproductive hormone responses to resistance exercise. *Medicine and Science in Sports and Exercise* 19:234-238.

Cuneo, R.C., Salomon, F., Wiles, C.M., Hesp, R., and Sonksen, P.H. 1991. Growth hormone treatment in growth hormone-deficient adults. I. Effects on muscle mass and strength. *Journal of Applied Physiology* 70: 688-694.

Cureton, K.J., Collins, M.A., Hill, D.W., and McElhannon, F.M. 1988. Muscle hypertrophy in men and women. *Medicine & Science in Sports & Exercise* 20: 338-344.

Cussler, E.C., Lohman, T.G., Going, S.B., Houtkooper, L.B., Metcalfe, L.L., Flint-Wagner, H.G., Harris, R.B., and Teixeira, P.J. 2003. Weight lifted in strength training predicts bone change in postmenopausal women. *Medicine & Science in Sports & Exercise* 35: 10-17.

Dale, E., Gerlach, D., and Wilhite, A. 1979. Menstrual dysfunction in distance runners. *Obstetrics and Gynecology* 54: 47-53.

Dalsky, G.P., Stocke, K.S., Ehasani, A.A., Slatpolsky, E., Lee, W.C., and Birge, S. 1988. Weight-bearing exercise training and lumbar bone mineral content in post menopausal female. *Annuals of Internal Medicine* 108: 824-828.

Dalton, S.E. 1992. Overuse injuries and adolescent athletes. *Sports Medicine* 13: 58-70.

D'Andrea, A., Cocchia, R., Riegler, L., Scarafile, R., Salerno, G., Gravino, R., Golia, E., Pezzullo, E., Citro, R., Limongelli, G., Pacilco, G., Cuomo, S., Caso, P., Giovana, M., Bossone, E., and Calabrò, R. 2010. Left ventricular myocardial velocities and deformation indexes in top-level athletes. *Journal of the American Society of Echocardiography* 23: 1281- 1288.

D'Andrea, A., Riegler, L., Cocchia, R., Scarafile, R., Salerno, G., Gravino, R., Golia, E., Vriz, O., Citro, R., Limongelli, G., Calabro, P., Di Salvo, G., Caso, P., Russo, M.G., Bossone, E., and Calabro, R.. 2010. Left atrial volume index in highly trained athletes. *American Heart Journal* 159: 1155-1161.

Dannelly, B.D., Othey, S.C., Croy, T., Harrison, B., Rynders, C.A., Hertel, J.N., and Weltman, A. 2011. The effectiveness of traditional and sling exercise strength training in women. *Journal of Strength and Conditioning Research* 25: 464-471.

Danneskoild-Samsoe, B., Kofod, V., Munter, J., Grimby, G., and Schnohr, P. 1984. Muscle strength and functional capacity in 77-81-year-old men and women. *European Journal of Applied Physiology* 52: 123-135.

Darden, E. 1973. Weight training systems in the U.S.A. *Journal of Physical Education* 44: 72-80.

DaSilva-Grigoletto, M.E., Vaamonde, D.M., Castillo, E., Poblador, M.S., Gracia-Manso, J.M., and Lancho, J.L. 2009. Acute and cumulative effects of different times of recovery from whole body vibration exposure on muscle performance. *Journal of Strength and Conditioning Research* 23: 2073-2082.

Davies, A.H. 1977. Chronic effects of isokinetic and allokinetic training on muscle force, endurance, and muscular hypertrophy. *Dissertation Abstracts International* 38: 153A.

Davies, B.N., Greenwood, E.J., and Jones, S.R. 1988. Gender differences in the relationship of performance in the handgrip and standing long jump tests to lean limb volume in young adults. *European Journal of Applied Physiology* 58: 315-320.

Davies, C.T.M., and Young, K. 1983. Effects of training at 30 and 100% maximal isometric force on the contractile properties of the triceps surae of man. *Journal of Physiology* 36: 22-23.

Davies, J., Parker, D.F., Rutherford, O.M., and Jones, D.A. 1988. Changes in strength and cross sectional area of the elbow flexors as a result of isometric strength training. *European Journal of Applied Physiology* 57: 667-670.

Davis, W.J., Wood, D.T., Andrews, RG., Elkind, L.M., and Davis, W.B. 2008. Concurrent training enhances athletes' strength, muscle endurance, and other measures. *Journal of Strength and Conditioning Research* 22: 1487-1502.

Dawood, M.Y. 1983. Dysmenorrhea. *Clinical Obstetrics and Gynecology* 26: 719-727.

Dawson, B., Goodman, C., Lawrence, S., Preen, D., Polglaze, T., Fitzsimons, M., and Fourier, P. 1997. Muscle phosphocreatine repletion following single and repeated short sprint efforts. *Scandinavian Journal of Medicine & Science in Sports* 7: 206-213.

Deane, R.S., Chow, J.W., Tillman, M.D., and Fournier, K.A. 2005. Effects of hip flexor training on sprint, shuttle run, and vertical jump performance. *Journal of Strength and Conditioning Research* 19: 615-621.

DeBeliso, M., Harris, C., Spitzer-Gibson, T., and Adams, K.J. 2005. A comparison of periodized and fixed repetition training protocol on strength in older adults. *Journal of Science and Medicine in Sport* 8: 190-199.

Decoster, L.C., Cleland, J., Altieri, C., and Russell, P. 2005. The effects of hamstring stretching on range of motion: A systematic review of the literature. *Journal of Orthopedic and Sports Physical Therapy* 35: 377-387.

DeCree, C., Vermeulen, A., and Ostyn, M. 1991. Are high-performance young women athletes doomed to become low-performance old wives? A reconsideration of the increased risk of osteoporosis in amenorrheic women. *Journal of Sports Medicine and Physical Fitness* 31: 108-114.

DeKoning, F.L., Binkhorst, R.A., Vissers, A.C.A., and Vos, J.A. 1982. Influence of static strength training on the force-velocity relationship of the arm flexors. *International Journal of Sports Medicine* 3: 25-28.

Dela, F., and Kjaer, M. 2006. Resistance training, insulin sensitivity and muscle function in the elderly. *Essays in Biochemistry* 42: 75-88.

Deligiannis, A., Zahopoulou, E., and Mandroukas, K. 1988. Echocardiographic study of cardiac dimensions and function in weight lifters and body builders. *International Journal of Sports Cardiology* 5: 24-32.

Delecluse, C., Coppenolle, H.V., Willems, E., Van Leemputte, M., Diles, R., and Goris, M. 1995. Influence of high-resistance and high velocity training on sprint performance. *Medicine & Science in Sports & Exercise* 27: 1203-1209.

Delorme, T.L., Ferris, B.G., and Gallagher, J.R. 1952. Effect of progressive exercise on muscular contraction time. *Archives of Physical Medicine* 33: 86-97.

Delorme, T.L., and Watkins, A.L. 1948. Techniques of progressive resistance exercise. *Archives of Physical Medicine* 29: 263-273.

DeLuca, C.J., Lefever, R.S., McCue, M.P., and Xenakis, A.P. 1982. Behavior of human motor units in different muscles during linearly varying contractions. *Journal of Physiology* 329: 113-128.

DeMeyts, P., Wallach, B., Christoffersen, C.T., Ursø, B., Grønskov, K., Latus, L.J., Yakushiji, F., Ilondo, M.M., and Shym-ko, R.M. 1994. The insulin-like growth factor-I receptor. *Hormone Research* 42: 152-169.

DeMichele, P.D., Pollock, M.L., Graves, J.E., Foster, D.N., Carpenter, D., Garzarella, L., Brehue, W., and Fulton, M. 1997. Isometric dorsal rotations strength: Effective training frequency on its development. *Archives of Physiology and Medical Rehabilitation* 78: 64-69.

Deminice, R., Sicchieri, T., Mialich, M., Milani, F., Ovidio, P., and Jordao, A.A. 2011. Acute session of hypertrophy-resistance traditional interval training and circuit training. *Journal of Strength and Conditioning Research* 25: 798-804.

de Onis, M., Blössner, M., Borghi, E., Morris, R., and Frongillo, E.A. 2004. Methodology for estimating regional and global trends of child malnutrition. *International Journal of Epidemiology* 33: 1260-1270.

Depino, G.M., Webright, W.G., and Arnold, B.L. 2000. Duration of maintained hamstring flexibility after cessation of an acute static stretching protocol. *Journal of Athletic Training* 35: 56-59.

DeRenne, C., Hetzler, R.K., Buxton, B.P., and Ho, K.W. 1996. Effects of training frequency on strength maintenance in pubescent baseball players. *Journal of Strength and Conditioning Research* 10: 8-14.

de Salles, B.F., Maior, A.S., Polito, M., Alexander, J., Rhea, M., and Simão, R. 2010. Influence of rest interval lengths on hypotensive response after strength training sessions performed by older men. *Journal of Strength and Conditioning Research* 24: 3049-3054.

de Salles, B.F., Simão, R., Miranda, F., Novaes J, S., Lemos, A., and Willardson, J.M. 2009. Rest interval between sets in strength training. *Sports Medicine* 39: 765-777.

Deschenes, M.R., Judelson, D.A., Kraemer, W.J., Meskaitis, V.J., Volek, J.S., Nindl, B.C., Harman, F.S., and Deaver, D.R. 2000. Effects of resistance training on neuromuscular junction morphology. *Muscle Nerve* 10: 1576-1581.

Deschenes, M.R., Maresh, C.M., Armstrong, L.E., Covault, J., Kraemer, W.J., and Crivello J.F. 1994. Endurance and resistance exercise induce muscle fiber type specific responses in androgen binding capacity. *Journal of Steroid Biochemistry and Molecular Biology* 50: 175-179.

Deschenes, M.R., Maresh, C.M., Crivello, J.F., Armstrong, L.E., Kraemer, W.J., and Covault, J. 1993. The effects of exercise training of different intensities on neuromuscular junction morphology. *Journal of Neurocytology* 22: 603-615.

Deschenes, M.R., Roby, M.A., and Glass, E.K. 2011. Aging influences adaptations of the neuromuscular junction to endurance training. *Neuroscience* 190: 56-66.

Deschenes, M.R., Tenny, K., Eason, M.K., and Gordon, S.E. 2007. Moderate aging does not modulate morphological responsiveness of the neuromuscular system to chronic overload in Fischer 344 rats. *Neuroscience* 148: 970-977.

Desmedt, J.E. 1981. The size principle of motorneuron recruitment in ballistic or ramp-voluntary contractions in man. In *Progress in clinical neurophysiology*, vol. 9, *Motor unit types, recruitment and plasticity in health and disease*, edited by J.E. Desmedt, 250-304. Basel: Karger.

Desmedt, J.E., and Godaux, E. 1977. Ballistic contractions in man: Characteristic recruitment pattern of single motor units of the tibialis muscle. *Journal of Physiology* 264: 673-694.

DeSouza, M.J., Hontscharuk, R., Olmsted, M., Kerr, G., and Williams, N.I. 2007. Drive for thinness score is a proxy indicator of energy deficiency in exercising women. *Appetite* 48: 359-367.

DeSouza, M.J., and Metzger, D.A. 1991. Reproductive dysfunction in amenorrheic athletes and anorexia patients: A review. *Medicine & Science in Sports & Exercise* 23: 995-1007.

DeSouza, M.J., Miller, B.E., Loucks, A.B., Luciano, A.A., Pescatello, L.S., Campbell, C.G., and Lasley, B.L. 1998. High frequency of luteal phase deficiency and anovulation in recreational women runners: Blunted elevation in follicle-stimulating hormone observed during luteal-follicular transition. *Journal of Clinical Endocrinology and Metabolism* 83: 4220-4232.

De Ste Croix, M.B.A., Deighan, M.A., and Armstrong, N. 2003. Assessment and interpretation of isokinetic muscle during growth and maturation. *Sports Medicine* 33: 727-743.

De Van, A.E., Anton, M.M., Cook, J.N., Neidre, D.B., Cortez-Cooper, M.Y., and Tanaka, H. 2005. Acute effects of resistance exercise on arterial compliance. *Journal of Applied Physiology* 98: 2287-2291.

Diallo, O., Dore, E., Duche, P., and Van Praagh, E. 2001. Effects of plyometric training followed by a reduced training programme on physical performance in prepubescent soccer players. *Journal of Sports Medicine and Physical Fitness* 41: 342-348.

Dickerman, R.D., Pertusi, R., and Smith, G.H. 2000. The upper range of lumbar spine bench bone mineral density? An examination of the current world record holder in the squat lift. *International Journal of Sports Medicine* 21: 469-470.

Dickhuth, H.H., Simon, G., Kindermann, W., Wildberg, A., and Keul, J. 1979. Echocardiographic studies on athletes of various sport-types and non-athletic persons. *Zeitschrift für Kardiologie* 68: 449-453.

DiPrampero, P.E., and Margaria, R. 1978. Relationship between O2 consumption, high energy phosphates and the kinetics of the O2 debt in exercise. *Pflugers Archives* 304: 11-19.

DiStefano, L.J., Clark, M.A., and Padua, D.A. 2009. Evidence supporting balance training in healthy individuals: A systematic review. *Journal of Strength and Conditioning Research* 23: 2718-2731.

DiStefano, L.J., Padua, D.A., Blackburn, J.T., Garrett, W.E., Guskiewicz, K.M., and Marshall, S.W. 2010. Integrated injury prevention program improves balance and vertical jump height and children. *Journal of Strength and Conditioning Research* 24: 332-342.

DiStefano, L.J., Padua, D.A., DiStefano, M.J., and Marshall, S.W. 2009. Influence of age, sex, technique, and exercise program on movement patterns after an anterior cruciate ligament injury prevention program in youth soccer players. *American Journal of Sports Medicine* 37: 495-505.

Dixon, P.G., Kraemer, W.J., Volek, J.S., Howard, R.L., Gomez, A.L., Comstock, B.A., Dunn-Lewis, C., Fragala, M.S., Hooper, D.R., Häkkinen, K., and Maresh, C.M. 2010. The impact of cold-water immersion on power production in the vertical jump and the benefits of a dynamic exercise warm-up. *Journal of Strength and Conditioning Research* 24: 3313-3317.

Doan, B.K., Newton, R.U., Marsit, J.L., Triplett-Mc- Bride, N.T., Kozaris, L.P., Fry, A.C., and Kraemer, W.J. 2002. The effects of increased eccentric loading on bench press. *Journal of Strength and Conditioning Research* 16: 9-13.

Docherty, D., Wenger, H.A., Collis, M.L., and Quinney, H.A. 1987. The effects of variable speed resistance training on strength development in prepubertal boys. *Journal of Human Movement Studies* 13: 377-382.

Dodd, D.J., and Alvar, B.A. 2007. Analysis of acute explosive training modalities to improve lower- body power in baseball players. *Journal of Strength and Conditioning Research* 21: 1177-1182.

Doherty, T.J., Vandervoort, A.A., Taylor, A.W., and Brown, W.F. 1993. Effects of motor unit losses on strength in older men and women. *Journal of Applied Physiology* 74: 868-874.

Dohm, G.L., Williams, R.T., Kasperek, G.J., and Van, R.J. 1982. Increased excretion of urea and N tanmethylhistidine by rats and humans after a bout of exercise. *Journal of Applied Physiology* 64: 350-353.

Donnelly, A.E., Clarkson, P.M., and Maughan, R.J. 1992. Exercise-induced muscle damage: Effects of light exercise on damaged muscle. *European Journal of Applied Physiology* 64: 350-353.

Doolittle, R.L., and Engebretsen, J. 1972. Performance variations during the menstrual cycle. *Journal of Sports Medicine and Physical Fitness* 12: 54-58.

Dornemann, T.M., McMurray, R.G., Renner, J.B., and Anderson, J.J.B. 1997. Effects of high-intensity resistance exercise on bone mineral density and muscle strength of 40 to 50-year-old women. *Journal of Sports Medicine and Physical Fitness* 37: 246-251.

Drinkwater, B.L. 1984. Women and exercise: Physiological aspects. In *Exercise and sport science reviews,* edited by R.L. Terjung, 21-52. Lexington, KY: MAL Callamore Press.

Drinkwater, B.L., Bruemmer, B., and Chestnut, C.H. III. 1990. Menstrual history as determinant of current bone density in young athletes. *Journal of the American Medical Association* 263: 545-548.

Drinkwater, E.J., Lawton, T.W., McKenna, M.J., Lindsell, R.P., Hunt, P.H., and Pyne, D.B. 2007. Increased number of forced repetitions does not enhance strength development with resistance training. *Journal of Strength and Conditioning Research* 21: 841-847.

Duchateau J., and Enoka, R.M. 2011. Human motor unit recordings: Origins and insight into the integrated motor system. *Brain Research* 1409: 42-61.

Duchateau, J., and Hainaut, K. 1984. Isometric and dynamic training: Differential effects on mechanical properties of a human muscle. *Journal of Applied Physiology* 56: 296-301.

Duchateau, J., Semmler, J.G., and Enoka, R.M. 2006. Training adaptations in the behavior of human motor units. *Journal of Applied Physiology* 101: 1766- 1775.

Ducher, G., Turner, A.I., Kukuljan, S., Pantano, K.J., Carlson, J.L., Williams, N.I., and De Souza, M.J. 2011. Obstacles in the optimization of bone health outcomes in the female athlete triad. *Sports Medicine* 41: 587-607.

Dudley, G.A., and Djamil, R. 1985. Incompatibility of endurance and strength training modes of exercise. *Journal of Applied Physiology* 59: 1446-1451.

Dudley, G.A., and Fleck, S.J. 1987. Strength and endurance training: Are they mutually exclusive? *Sports Medicine* 4: 79-85.

Dudley, G.A., Harris, R.T., Duvoisin, M.R., Hather, B.M., and Buchanan, P. 1990. Effect of voluntary vs. artificial activation on the relationship of muscle torque to speed. *Journal of Applied Physiology* 69: 2215-2221.

Dudley, G.A., Tesch, P.A., Miller, B.J., and Buchannan, P. 1991. Importance of eccentric actions in performance adaptations to resistance training. *Aviation, Space, and Environmental Medicine* 62: 543-550.

Duehring, M.D., Feldmann, C.R., and Ebben, W.P. 2009. Strength and conditioning practices of United States high school strength and conditioning coaches. *Journal of Strength and Conditioning Research* 23: 2188-2203.

Duffey, M.J., and Challis, J.H. 2007. The key effects on bar kinematics during the benchpress. *Journal of Strength and Conditioning Research* 21: 556-560.

Earles, D.R., Judge, J.O., and Gunnarsson, O.T. 2001. Velocity training induces power-specific adaptations in highly functioning older adults. *Archives of Physical Medicine and Rehabilitation* 82: 872-878.

Ebbeling, C.B., and Clarkson, P.M. 1989. Exercise-induced muscle damage and adaptation. *Sports Medicine* 7: 207-234.

Ebbeling, C.B., and Clarkson, P.M. 1990. Muscle adaptation prior to recovery following eccentric exercise. *European Journal of Applied Physiology* 60: 26-31.

Ebben, W.P. 2006. A brief review of concurrent activation potentiation: Theoretical and practical constructs. *Journal of Strength and Conditioning Research* 20: 985-991.

Ebben, W.P., and Blackard, D.O. 2001. Strength and conditioning practices of national football league strength and conditioning coaches. *Journal of Strength and Conditioning Research* 15: 48-58.

Ebben, W.P., Feldman, C.R., VanderZanden, T.L., Fauth, M.L., and Petushek, E.J. 2010. Periodized plyometric training is effective for women, and performance is not influenced by the length of post-training recovery. *Journal of Strength and Conditioning Research* 24: 1-7.

Ebben, W.P., Hintz, M.J., and Simenz, C.J. 2005. Strength and conditioning practices of major league baseball strength and conditioning coaches. *Journal of Strength and Conditioning Research* 19: 538-546.

Ebben, W.P., and Jensen, R.L. 2002. Electromyographic and kinetic analysis of traditional, chain, and elastic band squats. *Journal of Strength and Conditioning Research* 16: 547-550.

Ebben, W.P., Kindler, A.G., Chirdon, K.A., Jenkins, N.C., Polichnowski, A.J., and Ng, A.V. 2004. The effect of high-low vs high-repetition training on endurance performance. *Journal of Strength and Conditioning Research* 18: 513-517.

Edgerton, V.R. 1978. Mammalian muscle fiber types and their adaptability. *American Physiology* 60: 26-31.

Edwards, R.H.T., Hill, D.K., and McDonnell, M.N. 1972. Monothermal and intramuscular pressure measurements during isometric contractions of the human quadriceps muscle. *Journal of Physiology* 224: 58-59.

Effron, M.B. 1989. Effects of resistance training on left ventricular function. *Medicine & Science in Sports & Exercise* 21: 694-697.

Egan, A.D., Cramer, J.T., Massey, L.L., and Marek, S.M. 2006. Acute effects of static stretching on peak torque and mean power output in National Collegiate Athletic Association Division I women's basketball players. *Journal of Strength and Conditioning Research*. 20: 778-782.

Egan, E., Reilly, T., Giacomoni, M., Redmond, L., and Turner, C. 2006. Bone mineral density among female sports participants. *Bone* 38: 227-233.

Ellenbecker, T.S., Davies, G.J., and Rowinski, M.J. 1988. Concentric versus eccentric isokinetic strengthening of the rotator cuff. *The American Journal of Sports Medicine* 16: 64-69.

Ellias, B.A., Berg, K.E., Latin, R.W., Mellion, M.B., and Hofschire, P.J. 1991. Cardiac structure and function in weight trainers, runners, and runner/ weight trainers. *Research Quarterly for Exercise and Sport* 62: 326-332.

Elliot, B.C., Wilson, G.J., and Kerr, G.K. 1989. A biomechanical analysis of the sticking region in the bench press. *Medicine & Science in Sports & Exercise* 21: 450-462.

Elliot, D.L., and Goldberg, L. 1983. Weight lifting and amenorrhea. *Journal of the American Medical Association* 249: 354.

Elliott, K.J., Sale, C., and Cable, N.T. 2002. Effects of resistance training and detraining on muscle strength and blood lipid profiles in postmenopausal women. *British Journal of Sport Medicine* 36: 340-345.

Eloranta, V., and Komi, P.V. 1980. Function of the quadriceps femoris muscle under maximal concentric and eccentric contraction. *EMG and Clinical Neurophysiology* 20: 159-174.

Emeterio, C.A., Antuñano, N.P., López-Sobaler, A.M., and González-Badillo, J.J. 2011. Effect of strength training and the practice of alpine skiing on bone mass density, growth, body composition, and the strength and power of the legs of adolescent skiers. *Journal of Strength and Conditioning Research* 25: 2879-2890.

Enea, C., Boisseau, N., Ottavy, M., Mulliez, J., Millet, C., Ingrand, I., Diaz, V., and Dugué, B. 2009. Effects of menstrual cycle, oral contraception, and training on exercise-induced changes in circulating DHEA-sulphate and testosterone in young women. *European Journal of Applied Physiology* 106: 365-373.

Engels, H.J., Drouin, J., Zhu, W., and Kazmierski, J.F. 1998. Effects of low-impact, moderate-intensity exercise training with and without wrist weights on functional capacities and mood states in older adults. *Gerontology* 44: 239-244.

Epley, B. 1985. *Dynamic strength training for athletes.* Lincoln, NE: William C. Brown.

Erskine, R.M., Jones, D.A., Maffulli, N., Williams, A.G., Stewart, C.E., and Degens, H. 2011. What causes in vivo muscle specific tension to increase following resistance training? *Experimental Physiology* 96: 145-155.

Erskine, R.M., Jones, D.A., Williams, A.G., Stewart, C.E., and Degens, H. 2010. Resistance training increases in vivo quadriceps femoris muscle specific tension in young men. *Acta Physiologica* (Oxford) 199: 83-89.

Escamilla, R.F., Fleisig, G.S., Zheng, N., Lander, J.E., Barrentine, S.W., Andrews, J.R., Bergemann, B.W., and Moorman, C.T. III. 2001. Effects of technique variations on knee biomechanics during the squat and leg press. *Medicine & Science in Sports & Exercise* 33: 1552-1566.

Esformes, J.I., Keenan, M., Moody, J., and Bampouras, T.M. 2011. Effect of different types of conditioning contraction on upper body post-activation potentiation. *Journal of Strength and Conditioning Research* 25: 143-148.

Esmarck, B., Andersen, J.L., Olsen, S., Richter, E.A., Mizuno, M., and Kjaer, M. 2001. Timing of postexercise protein intake is important for muscle hypertrophy with resistance exercise in elderly humans. *Journal of Physiology* 535: 301-311.

Essen, B., Jansson, E., Henriksson, J., Taylor, A.W., and Saltin, B. 1975. Metabolic characteristics of fiber types in human skeletal muscle. *Acta Physiologica Scandinavica* 95: 153-165.

Evans, W.J. 2004. Protein nutrition, exercise and aging. *Journal of the American College of Nutrition* 23: 601S-609S.

Evans, W.J., and Campbell, W.W. 1993. Sarcopenia and age-related changes in body composition and functional capacity. In: Symposium: Aging and body composition: Technological advances and physiological interrelationships. *Journal of Nutrition* 123: 465-468.

Ewing, J.L., Wolfe, D.R., Rogers, M.A., Amundson, M.L., and Stull, G.A. 1990. Effects of velocity of isokinetic training on strength, power, and quadriceps muscle fibre characteristics. *European Journal of Applied Physiology* 61: 159-162.

Exner, G.U., Staudte, H.W., and Pette, D. 1973. Isometric training of rats: Effects upon fats and slow muscle and modification by an anabolic hormone in female rats. *Pflugers Archives* 345: 1-4.

Fagard, R. 2006. Exercise is good for your blood pressure: Effects of endurance training in resistance training. *Clinical and Experimental Pharmacology and Physiology* 33: 853-856.

Fagard, R.H. 1996. Athlete's heart: A meta-analysis of the echocardiographic experience. *International Journal of Sports Medicine* 17 Suppl 3:S140-S144.

Fahey, T.D., Akka, L., and Rolph, R. 1975. Body composition and V . O2max of exceptional weight trained athletes. *Journal of Applied Physiology* 39: 559-561.

Fahey, T.D., and Brown, H. 1973. The effects of an anabolic steroid on the strength, body composition, and endurance of college males when accompanied by a weight training program. *Medicine and Science in Sports* 5: 272-276.

Fahey, T.D., Rolph, R., Moungmee, P., Nagel, J., and Mortara, S. 1976. Serum testosterone, body composition and strength of young adults. *Medicine and Science in Sports* 8: 31-34.

Faigenbaum, A.D., Larosa Loud, R., O'Connell, J., Glover, S., O'Connell, J., and Westscott, W.L. 2001. Effects of different resistance training protocols on upper-body strength and endurance development in children. *Journal of Strength and Conditioning Research* 15: 459-465.

Faigenbaum, A.D., McFarland, J.E., Buchanan, E., Ratamess, N.A., Kang, J., and Hoffman, J.R. 2010. After-school fitness performance is not altered after physical education lessons in adolescent athletes. *Journal of Strength and Conditioning Research* 24: 765-770.

Faigenbaum, A.D., McFarland, J.E., Johnson, L., Kang, J., Bloom, J., Ratamess, N.A., and Hoffman, J.R. 2007. Preliminary evaluation of an after school resistance training program for improving physical fitness in middle school age boys. *Perceptual Motor Skills* 104: 407-415.

Faigenbaum, A.D., Milliken, L.A., Loud, R.L., Burak, B.T., Doherty, C.L., and Westcott, W.L. 2002. Comparison of 1 and 2 days per week of strength training in children. *Research Quarterly for Exercise and Sport* 73: 416-424.

Faigenbaum, A.D., Skrinar, G.S., Cesare, W.F., Kraemer, W.J., and Thomas, H.E. 1990. Physiologic and symptomatic responses of cardiac patients to resistance exercise. *Archives of Physical Medicine and Rehabilitation* 71: 395-398.

Faigenbaum, A.D., Westcott, W.L., La-Rosa Loud, R., and Long, C. 1999. The effects of different resistance training protocols on muscular strength and endurance development in children. *Pediatrics* 104: 1-7.

Faigenbaum, A.D., Westcott, W.L., Micheli, L.J., Outerbridge, A.R., Long, C.J., La-Rosa Loud, R., and Zaichkowsky, L.D. 1996. The effects of strength training and detraining on children. *Journal of Strength and Conditioning Research* 10: 109-114.

Faigenbaum, A.D., Zaichkowsky, L., Westcott, W., Micheli, L., and Fehandt, A. 1993. The effects of a twice per week strength training program on children. *Pediatrics Exercise Science* 5: 339-346.

Faigenbaum, M.S., and Pollock, M.L. 1997. Strength training: Rationale for current guidelines for adult fitness programs. *Physician and Sportsmedicine* 25: 44-64.

Falk, B., and Mor, G. 1996. The effects of resistance and martial arts training in total 6- to 8-year-oldboys. *Pediatrics Exercise Science* 8: 48-56.

Falk, B., and Tenenbaum, G. 1996. The effectiveness of resistance training in children: A meta-analysis. *Sports Medicine* 22: 176-186.

Falkel, J.E., Fleck, S.J., and Murray, T.F. 1992. Comparison of central hemodynamics between powerlifters and body builders during exercise. *Journal of Applied Sport Science Research* 6: 24-35.

Fano, G., Mecocci, P., Vecchiet, J., Belia, S., Fulle, S., Polidori, M.C., Felzani, G., Senin, U., Vecchiet, L., and Beal, M.F. 2001. Age and sex influence on oxidative damage and functional status in human skeletal muscle. *Journal of Muscle Research Cell Motility* 22: 345-351.

Fardy, P.S., Maresh, C.M., Abbott, R., and Kristiansen, T. 1976. An assessment of the influence of habitual physical activity, prior sport participation, smoking habits and aging upon indices of cardiovascular fitness: Preliminary report of a cross-section and retrospective study. *Journal of Sports Medicine and Physical Fitness* 16: 77-90.

Farley, C.T., Blickhan, R., Saito, J., and Taylor, C.R. 1991. Hopping frequency in humans: A test of how springs set stride frequency in bouncing gaits. *Journal of Applied Physiology* 71: 2127-2132.

Farrell, P.A., Hernandez, J.M., Fedele, M.J., Vary, T.C., Kimball, S.R., and Jefferson, L.S. 2000. Eukaryotic initiation factors and protein synthesis after resistance exercise in rats. *Journal of Applied Physiology* 88: 1036-1042.

Farthing, J.P., and Chilibeck, P.D. 2003. The effects of eccentric and concentric training at different velocities on muscle hypertrophy. *European Journal of Applied Physiology* 89: 578-586.

Fath, F., Blazevich, A.J., Waugh, C.M., Miller, S.C., and Korff, T. 2010. Direct comparison of in vivo Achilles tendon moment arms obtained from ultrasound and MR scans. *Journal of Applied Physiology* 109: 1644-1652.

Fatouros, I.G., Jamurtas, A.Z., Leontsini, D., Taxildaris, K., Kostopoulos, N., and Buckenmeyer, P. 2000. Evaluation of plyometric exercise training, weight training, and their combination on vertical jump in performance and leg strength. *Journal of Strength and Conditioning Research* 14: 470-476.

Fatouros, I.G., Kambas, A., Katrabasas, I., Leontsini, D., Chatzinikolaou, A., Jamurta, A.Z., Douroudos, I., Aggelousis, N., and Taxildaris, K. 2006. Resistance training and detraining effects on flexibility performance in the elderly are intensity-dependent. *Journal of Strength and Conditioning Research* 20: 634-642.

Fatouros, I.G., Taxildaris, K., Tokmakidis, S.P., Kalapotharakos, V., Aggelousis, N., Athanasopoulos, S., Zeeris, I., and Katrabasas, I. 2002. The effects of strength training, cardiovascular training and their combination on flexibility of inactive older adults. *International Journal of Sports Medicine* 23: 112-119.

Faulkner, J.A., Davis, C.S., Mendias, C.L., and Brooks, S.V. 2008. The aging of elite male athletes: Age-related changes in performance and skeletal muscle structure and function. *Clinical Journal of Sport Medicine* 18: 501-507.

Felici, F., Rosponi, A., Sbriccoli, P., Filligoi, G.C., Fattorini, L., and Marchetti, M. 2001. Linear and non-linear analysis of surface electromyograms in weightlifters. *European Journal of Applied Physiology* 84: 337-342.

Fernandez-Rio, J., Terrados, N., Fernandez-Garcia, B., and Suman, O.E. 2010. Effects of vibration training on force production in female basketball players. *Journal of Strength and Conditioning Research* 24: 1373-1380.

Fiatarone, M.A., and Evans, W.J. 1993. The etiology and reversibility of muscle function in the aged. *Journal of Gerontology* 48: 77-83.

Fiatarone, M.A., Marks, E.C., Ryan, N.D., Meredith, C.N., Lipsitz, L.A., and Evans, W.J. 1990. High-intensity strength training in nonagenarians. Effects on skeletal muscle. *Journal of the American Medical Association* 263: 3029-3034.

Fiatarone, M.A., O'Neill, E.F., Ryan, N.D., Clements, K.M., Solares, G.R., Nelson, M.E., Roberts, S.B., Kehayias, J.J., Lipsitz, L.A., and Evans, W.J. 1994. Exercise training and nutritional supplementation for physical frailty in very elderly people. *The New England Journal of Medicine* 330: 1769-1775.

Finkelstein, E.A., Brown, D.S., Wrage, L.A., Allaire, B.T., and Thomas, J.H. 2010. Individual and aggregate years-of-life-lost associated with overweight and obesity. *Obesity* 18: 333-339.

Finni, T. 2006. Structural and functional features of human muscle tendon unit. *Scandinavian Journal of Medicine & Science in Sports* 16: 147-158.

Finni, T., Ikegawa, S., and Komi, P.V. 2001. Concentric force enhancement during human movement. *Acta Physiologica Scandinavica* 173: 369-377.

Finnie, S.B., Wheeldon, T.J., Hensrud, D.D., Dahm, D.L., and Smith, J. 2003. Weight lifting belt use patterns among a population of health club members. *Journal of Strength and Conditioning Research* 17: 498-502.

Fitts, R. 1996. Cellular, molecular, and metabolic basis of muscle fatigue. In *Handbook of physiology exercise: Regulation and integration of multiple systems*, 1151-1183. Besthesda, MD: American Physiological Society.

Fleck, S.J. 1983. Bridging the gap: Interval training physiological basis. *NSCA Journal* 5: 40, 57-62.

Fleck, S.J. 1988. Cardiovascular adaptations to resistance training. *Medicine & Science in Sports & Exercise* 20: S146-S151.

Fleck, S.J. 1998. *Successful long-term weight training*. Chicago: NTP/Contemporary Publishing Group.

Fleck, S.J. 1999. Periodized strength training: A critical review. *Journal of Strength and Conditioning Research* 13: 82-89.

Fleck, S.J. 2002. Cardiovascular responses to strength training. In *Strength and power in sport*, edited by P.V. Komi, 387-406. Oxford: Blackwell Science.

Fleck, S.J., Bartels, R., Fox, E.L., and Kraemer, W. 1982. Isokinetic total work increases and peak force training cut-off points. *National Strength and Conditioning Association Journal* 4 (2): 20-21.

Fleck, S.J., Bennett, J.B. III, Kraemer, W.J., and Baechle, T.R. 1989. Left ventricular hypertrophy in highly strength trained males. *Sports Cardiology 2nd International Conference Volume Two*, pp. 303-311.

Fleck, S.J., and Dean, L.S. 1987. Previous resistance-training experience and the pressor response during resistance exercise. *Journal of Applied Physiology* 63: 116-120.

Fleck, S.J., Henke, C., and Wilson, W. 1989. Cardiac MRI of elite junior Olympic weight lifters. *International Journal of Sports Medicine* 10: 329-333.

Fleck, S.J., and Kontor, K. 1986. Complex training. *National Strength and Conditioning Association Journal* 8: 66-69.

Fleck, S.J., Mattie, C., and Martensen H.C. III. 2006. Effect of resistance and aerobic training on regional body composition in previously recreationally trained middle-aged women. *Applied Physiology, Nutrition and Metabolism* 31: 261-270.

Fleck, S.J., and Schutt, R.C. 1985. Types of strength training. *Clinics in Sports Medicine* 4: 159-169.

Fling, B.W., Knight, C.A., and Kamen, G. 2009. Relationships between motor unit size and recruitment threshold in older adults: Implications for size principle. *Experimental Brain Research*, 197: 125-133.

Florini, J.R. 1987. Hormonal control of muscle growth. *Muscle and Nerve* 10: 577-598.

Florini, J.R., Ewton, D.Z., and Coolican, S.A. 1996. Growth hormone and the insulin-like growth factor system in myogenesis. *Endocrine Reviews* 17: 481-517.

Florini, J.R., Samuel, D.S., Ewton, D.Z., Kirk, C., and Sklar, R.M. 1996. Stimulation of myogenic differentiation by a neuregulin, glial growth factor 2. Are neuregulins the long-sought muscle trophic factors secreted by nerves? *Journal of Biological Chemistry* 27: 12699-12702.

Focht, B.C., and Koltyn, K.F. 1998. Influence of resistance exercise of different intensities on state anxiety and blood pressure. *Medicine & Science in Sports & Exercise* 31: 456-463.

Fogelholm, M., Kaprio, J., and Sarna, S. 1994. Healthy lifestyles of former Finnish world class athletes. *Medicine & Science in Sports & Exercise* 26: 224-229.

Folland, J.P., Hawker, K., Leach, B., Little, T., and Jones, D.A. 2005. Strength training: Isometric training at a range of joint angles versus dynamic training. *Journal Sports Science* 23: 817-824.

Folland, J., and Morris, B. 2008. Variable-cam resistance training machines: Do they match the angletorque relationship in humans? *Journal of Sports Science* 26: 163-169.

Folland, J.P., and Williams, A.G. 2007. The adaptations to strength training: Morphological and neurological contributions to increased strength *Sports Medicine* 37: 145-168.

Ford, H.T., Puckett, J.R., Drummond, J.P., Sawyer, K., Gantt, K., and Fussell, C. 1983. Effects of three combinations of plyometric and weight training programs on selected physical fitness test items. *Perceptual and Motor Skills* 56: 919-922.

Foschini, D., Araujo, R.C., Bacurau, R.F.B., De Piano, A., De Almeida, S.S., Carnier, J., Rosa, T.D.S., Tufik, S., and Damaso, A.R. 2010. Treatment of obese adolescents: The influence of periodization models and ace genotype. *Obesity* 18: 766-772.

Fowles, J.R., MacDougall, J.D., Tarnopolsky, M.A., Sale, D.G., Roy, B.D., and Yarasheski, K.E. 2000. The effects of acute passive stretch on muscle protein synthesis in humans. *Canadian Journal of Applied Physiology* 25: 165-180. Fox, E.L. 1979. *Sports physiology*. Philadelphia: Saunders.

Fradkin, A.J., Zazryn, T.R., and Smoliga, J.M. 2010. Effects of warming-up on physical performance: A systematic review with meta-analysis. *Journal of Strength and Conditioning Research* 24: 140-148.

Fragala, M.S., Clark, M.H., Walsh, S.J., Kleppinger, A., Judge, J.O., Kuchel, G.A., and Kenny, A.M. 2012. Gender differences in anthropometric predictors of physical performance in older adults. *Gender Medicine* 9: 445-56.

Fragala, M.S., Kraemer, W.J., Denegar, C.R., Maresh, C.M., Mastro, A.M., and Volek, J.S. 2011a. Neuroendocrine- immune interactions and responses to exercise. *Sports Medicine* 41: 621-639.

Fragala, M.S., Kraemer, W.J., Mastro, A.M., Denegar, C.R., Volek, J.S., Häkkinen, K., Anderson, J.M., Lee, E.C., and Maresh, C.M. 2011b. Leukocyte 2-adrenergic receptor expression in response to resistance exercise. *Medicine & Science in Sports & Exercise* 43: 1422-1432.

Fragala, M.S., Kraemer, W.J., Mastro, A.M., Denegar, C.R., Volek, J.S., Kupchak, B.R., Häkkinen, K., Anderson, J.M., and Maresh, C.M. 2011c. Glucocorticoid receptor expression on human B cells in response to acute heavy resistance exercise. *Neuroimmunomodulation* 18: 156-164.

Freedson, P.S., Micheuic, P.M., Loucks, A.B., and Birandola, R.M. 1983. Physique, body composition, and psychological characteristics of competitive female body builders. *Physician and Sportsmedicine* 11: 85-93.

Frisard, M.I., Broussard, A., Davies, S.S., Roberts, L.J., Rood, J., de Jonge, L., Fang, X., Jazwinski, S.M., Deutsch, W.A., and Ravussin, E. 2007. Aging, resting metabolic rate, and oxidative damage: Results from the Louisiana Healthy Aging Study. *Journals of Gerontology Series A: Biological Sciences and Medical Sciences* 62: 752-759.

Frisch, R.E., and McArthur, J.W. 1974. Menstrual cycles: Fatness as a determinant of minimum weight and height necessary for their onset. *Science* 185: 949-951.

Frontera, W.R., Hughes, V.A., Fielding, R.A., Fiatarone, M.A., Evans, W.J., and Roubenoff, R. 2000. Aging of skeletal muscle: A 12-yr longitudinal study. *Journal of Applied Physiology* 88: 1321-1326.

Frontera, W.R., Hughes, V.A., Lutz, K.J., and Evans, W.J. 1991. A cross-sectional study of muscle strength and mass in 45- to 78-year-old men and women. *Journal of Applied Physiology* 71: 644-650.

Frontera, W.R., Meredith, C.N., O'Reilly, K.P., Knuttgen, H.G., and Evans, W.J. 1988. Strength conditioning in older men: Skeletal muscle hypertrophy and improved function. *Journal of Applied Physiology* 64: 1038-1044.

Frontera, W.R., Suh, D., Krivickas, L.S., Hughes, V.A., Goldstein, R., and Roubenoff, R. 2000. Skeletal muscle fiber quality in older men and women. *American Journal Physiology Cell Physiology* 279: C611-C618.

Frost, H.M. 1997.Why do marathon runners have less bone than weight lifters? A vital-biomechanical view and explanation. *Bone* 20: 183-189.

Frost, R.A., and Lang, C.H. 1999. Differential effects of insulin-like growth factor I (IGF-I) and IGF-binding protein-1 on protein metabolism in human skeletal muscle cells. *Endocrinology* 140: 3962-3970.

Fry, A.C. 2004. The role of resistance exercise intensity on muscle fibre adaptations. *Sports Medicine* 34: 663-679.

Fry, A.C., Allemeier, C.A., and Staron, R.S. 1994. Correlation between percentage of fiber type area and myosin heavy chain content in human skeletal muscle. *European Journal of Applied Physiology and Occupational Physiology* 68: 246-251.

Fry, A.C., Ciroslan, D., Fry, M.D., LeRoux, C.D., Schilling, B.K., and Chiu, L.Z. 2006. Anthropometric and performance variables discriminating elite American junior men weightlifters. *Journal of Strength and Conditioning Research* 20: 861-866.

Fry, A.C., and Kraemer, W.J. 1991. Physical performance characteristics of American collegiate football players. *Journal of Applied Sport Science Research* 5: 126-138.

Fry, A.C., and Kraemer, W.J. 1997. Resistance exercise overtraining and overreaching. Neuroendocrine responses. *Sports Medicine* 23: 106-129.

Fry, A.C., Kraemer, W.J., Stone, M.H., Warren, B.J., Fleck, S.J., Kearney, J.T., and Gordon, S.E. 1994. Endocrine responses to overreaching before and after 1 year of weightlifting. *Canadian Journal of Applied Physiology* 19: 400-410.

Fry, A.C., Kraemer, W.J., Stone, M.J., Fleck, S.J., Kearney, J.T., Triplett, N.T., and Gordon, S.E. 1995. Acute endocrine responses with long-term weightlifting in a 51-year old male weightlifter. *Journal of Strength and Conditioning Research* 9: 193 (abstract).

Fry, A.C., Kraemer, W.J., van Borselen, F., Lynch, J.M., Marsit, J.L, Roy, E.P., Triplett, N.T., and Knuttgen, H.G. 1994. Performance decrements with high-intensity resistance exercise overtraining. *Medicine & Science in Sports & Exercise* 26: 1165-1173.

Fry, A.C., Stone, M.H., Thrush, J.T., and Fleck, S.J. 1995. Precompetition training sessions enhance competitive performance of high anxiety junior weightlifters. *Journal of Strength and Conditioning Research* 9: 37-42.

Fryburg, D.A. 1994. Insulin-like growth factor I exerts growth hormone- and insulin-like actions on human muscle protein metabolism. *American Journal of Physiology* 267: E331-E336.

Fryburg, D.A. 1996. NG-monomethyl-L-arginine inhibits the blood flow but not the insulin-like response of forearm muscle to IGF-I: Possible role of nitric oxide in muscle protein synthesis. *Journal of Clinical Investigation* 97: 1319-1328.

Fryburg, D.A., and Barrett, E.J. 1995. Insulin, growth hormone and IGF-I regulation of protein metabolism. *Diabetes Reviews* 3: 93-112.

Fryburg, D.A., Jahn, L.A., Hill, S.A., Oliveras, D.M., and Barrett, E.J. 1995. Insulin and insulin-like growth factor-I enhance human skeletal muscle protein anabolism during hyperaminoacidemia by different mechanisms. *Journal of Clinical Investigation* 96: 722-729.

Fukashiro, S., Hay, D.C., and Nagano, A. 2006. Biomechanical behavior of muscle-tendon complex during dynamic human movements. *Journal of Applied Biomechanics* 22: 131-147.

Fukunaga, T., Funato, K., and Ikegawa, S. 1992. The effects of resistance training on muscle area and strength in prepubescent age. *Annals of Physiology and Anthropology* 11: 357-364.

Fulco, C.S., Rock, P.B., Muza, S.R., Lammi, E., Cymerman, A., Butterfield, G., Moore, L.G., Braun, B., and Lewis, S.F. 1999. Slower fatigue and faster recovery of the adductor pollicis muscle in women matched for strength with men. *Acta Physiologica Scandinavica* 167: 233-239.

Gabbett, T.J., Johns, J., and Riemann, M. 2008. Performance changes following training in junior rugby league players. *Journal of Strength and Conditioning Research* 22: 910-917.

Gabell, A., Simons, M.A., and Nayak, U.S. 1985. Falls in the healthy elderly: Predisposing causes. *Ergonomics* 28: 965-975.

Gaja, B. 1965. The new revolutionary phase or sequence system of training. *Iron Man* 26: 14-17.

Gallagher, D., Belmonte, D., Deurenberg, P., Wang, Z., Krasnow, N., Pi-Sunyer, F.X., and Heymsfield, S.B. 1998. Organ-tissue mass measurement allows modeling of REE and metabolically active tissue mass. *American Journal of Physiology — Endocrinology and Metabolism* 275: E249-258.

Galvão, D.A., and Taaffe, D.R. 2005. Resistance exercise dosage in older adults: Single- versus multiset effects on physical performance and body composition. *Journal of American Geriatrics Society* 53: 2090-2097.

Garber, C.E., Blissmer, B., Deschenes, M.R., Franklin, B.A., Lamonte, M.J., Lee, I.M., Nieman, D.C., and Swain, D.P. 2011. Quantity and quality of exercise for developing and maintaining cardiorespiratory, musculoskeletal, and neuromotor fitness in apparently healthy adults: Guidance for prescribing exercise. *Medicine & Science in Sports & Exercise* 43: 1334-1359.

García-Pallarés, J., and Izquierdo, M. 2011. Strategies to optimize concurrent training of strength and aerobic fitness for rowing and canoeing. *Sports Medicine* 41: 329-343.

Gardner, G. 1963. Specificity of strength changes of the exercised and nonexercised limb following isometric training. *Research Quarterly* 34: 98-101.

Garfinkel, S., and Cafarelli, E. 1992. Relative changes in maximal force, EMG, and muscle cross-sectional area after isometric training. *Medicine & Science in Sports & Exercise* 24: 1220-1227.

Garhammer, J., and Takano, B. 1992. Training for weightlifting. *Strength and Power in Sports* 5: 357- 381.

Gasier, H.G., Fluckey, J.D., Preivs, S.F., Wiggs, M.P., and Riechman, S.E. 2012. Acute resistance exercise augments integrative myofibrillar protein synthesis. *Metabolism* 61: 153-156.

Gehri, D.J., Ricard, M.D., Kleiner, D.M., and Kirkendall, D.T. 1998. A comparison of plyometric training techniques for improving vertical jump ability and energy production. *Journal of Strength and Conditioning Research* 12: 85-89.

Gellish, R.I., Goslin, B.R., Olson, R.E., McDonald, A., Russi, G.D., and Moudgil, V.K. 2007. Longitudinal modeling of the relationship between age and maximal heart rate. *Medicine & Science in Sports & Exercise* 39: 822-829.

Gentil, P., and Bottaro, M. 2010. Influence of supervision ratio on muscle adaptations to resistance training in nontrained subjects. *Journal of Strength and Conditioning Research* 24: 639-643.

George, K.P., Wolfe, L.A., Burggraf, G.W., and Norman, R. 1995. Electrocardiographic and echocardiographic characteristics of female athletes. *Medicine & Science in Sports & Exercise* 27: 1362-1370.

Gergley, J.C. 2009. Comparison of two lower-body modes of endurance training on lower-body strength development while concurrently training. *Journal of Strength and Conditioning Research* 23: 979-987.

Gettman, L.R., and Ayers, J.J. 1978. Aerobic changes through 10 weeks of slow and fast speed isokinetic training. *Medicine and Science in Sports* 10: 47.

Gettman, L.R., Ayres, J.J., Pollock, M.L., Durstine, J.C., and Grantham, W. 1979. Physiological effects on adult men of circuit strength training and jogging. *Archives of Physical Medicine and Rehabilitation* 60: 115-120.

Gettman, L.R., Ayres, J.J., Pollock, M.L., and Jackson, A. 1978. The effect of circuit weight training on strength, cardiorespiratory function and body composition of adult men. *Medicine and Science in Sports* 10: 171-176.

Gettman, L.R., Culter, L.A., and Strathman, T. 1980. Physiological changes after 20 weeks of isotonic vs. isokinetic circuit training. *Journal of Sports Medicine and Physical Fitness* 20: 265-274.

Gettman, L.R., and Pollock, M.L. 1981. Circuit weight training: A critical review of its physiological benefits. *The Physician and Sportsmedicine* 9: 44-60.

Ghigiarelli, J.J., Nagle, E.F., Gross, F.L., Robertson, R.J., Irrgang, J.J., and Myslinski, T. 2009. The effects of a 7-week heavy elastic band and weight chain program on upper-body strength and upper-body power and a sample of division 1-AA football players. *Journal of Strength and Conditioning Research* 23: 756-764.

Gibala, M.J., Interisano, S.A., Tarnopolsky, M.A., Roy, B.D., MacDonald, J.R., Yarasheski, K.E., and MacDougall, J.D. 2000. Myofibrillar disruption following acute concentric and eccentric resistance exercise in strength-trained men. *Canadian Journal of Physiology and Pharmacology* 78: 656-661.

Gillam, G.M. 1981. Effects of frequency of weight training on muscle strength enhancement. *Journal of Sports Medicine* 21: 432-436.

Gillies, E.M., Putman, C.T., and Bell, G.J. 2006. The effect of varying the time of concentric and eccentric muscle actions during resistance training on skeletal muscle adaptations in women. *European Journal of Applied Physiology* 97: 443-453.

Giorgi, A., Wilson, G.J., Weatherby, R.P., and Murphy, A. 1998. Functional isometric weight training: Its effects on the development of muscular function and the endocrine system over an 8-week training period. *Journal of Strength and Conditioning Research* 12: 18-25.

Girouard, C.K., and Hurley, B.F. 1995. Does strength training inhibit gains in range of motion from flexibility training in older adults? *Medicine & Science in Sports & Exercise* 27: 1444-1449.

Gjøvaag, T.P., and Dahl, H.A. 2009. Effect of training and detraining with different mechanical loadings on MyHC and GLUT4 changes. *Medicine & Science in Sports & Exercise* 41: 129-136.

Gladden, L.B., and Colacino, D. 1978. Characteristics of volleyball players and success in a national tournament. *Journal of Sports Medicine and Physical Fitness* 18: 57-64.

Glowacki, S.P., Martin, S.E., Maurer, A., Baek, W., Green, J.S., and Crouse, S.F. 2004. Effects of resistance, endurance, and concurrent exercise on training outcomes in men. *Medicine & Science in Sports & Exercise* 36: 2119-2127.

Godard, M.P., Wygand, J.W., Carpinelli, R.N., Catalano, S., and Otto, R.M. 1998. Effects of accentuated eccentric resistance training on concentric knee extensor strength. *Journal of Strength and Conditioning Research* 12: 26-29.

Goldberg, L., Elliot, D.L., and Kuehl, K.S. 1994. A comparison of the cardiovascular effects of running and weight training. *Journal of Strength and Conditioning Research* 8: 219-224.

Goldberg, L., Elliot, D.L., and Kuehl, K.S. 1988. Assessment of exercise intensity formulas by use of ventilatory threshold. *Chest* 94: 95-98.

Golden, C.L., and Dudley, G.A. 1992. Strength after bouts of eccentric or concentric actions. *Medicine & Science in Sports & Exercise* 24: 926-933.

Goldspink, G. 1992. Cellular and molecular aspects of adaptation in skeletal muscle. In *Strength and power in sport*, edited by P.V. Komi, 211-229. Oxford: Blackwell Scientific.

Goldspink, G. 1998. Cellular and molecular aspects of muscle growth, adaptation and aging. *Gerontology* 15: 35-43.

Goldspink, G. 1999. Changes in muscle mass and phenotype and the expression of autocrine and systemic growth factors by muscle in response to stretch and overload. *Journal of Anatomy* 194: 323- 334.

Goldspink, G., Wessner, B., and Bachl, N. 2008. Growth factors, muscle function, and doping. *Current Opinions in Pharmacology* 8: 352-357.

Goldspink, G., and Yang, S.Y. 2001. Effects of activity on growth factor expression. *International Journal of Sport Nutrition and Exercise Metabolism* 11: S21-S27.

Gollhofer, A. 1987. Innervation characteristics of m. gastrocnemius during landing on different surfaces. In *Biomechanics X-B*, edited by B. Johnson, 701-706. Champaign, IL: Human Kinetics.

Gollnick, P.D., Timson, B.F., Moore, R.L., and Riedy, M. 1981. Muscular enlargement and number of fibers in skeletal muscles of rats. *Journal of Applied Physiology: Respiratory, Environmental and Exercise Physiology* 50: 936-943.

Gomides, R.S., Costa, L.A.R., Souza, D.R., Queiroz, A.C.C., Fernandes, J.R.C., Ortega, K.C., Junior, D.M., Tinucci, T., and Forjaz, C.L.M. 2010. Atenolol blunts blood pressure increase during dynamic resistance exercise in hypertensives. *British Journal of Clinical Pharmacology* 70:664-673.

Gomides, R.S., Dias, R.M., Souza, D.R., Costa, L.A., Ortega, K.C., Mion, D., Jr., Tinucci, T., de Moraes, and Forjaz, C.L. 2010. Finger blood pressure during leg resistance exercise. *International Journal of Sports Medicine* 31: 590-595.

Gonyea, W.J. 1980. Role of exercise in inducing increases in skeletal muscle fiber number. *Journal of Applied Physiology: Respiratory, Environmental and Exercise Physiology* 48: 421-426.

Gonyea, W.J., and Sale, D. 1982. Physiology of weight-lifting exercise. *Archives of Physical Medicine and Rehabilitation* 63: 235-237.

Gonyea, W.J., Sale, D., Gonyea, F., and Mikesky, A. 1986. Exercise induced increases in muscle fiber number. *European Journal of Applied Physiology* 55: 137-141.

Gonzalez-Camarena, R., Carrasco-Sosa, S., Roman-Ramos, R., Gaitan-Gonzalez, M.J., Medina-Banuelos, V., and Azpiroz-Leehan, J. 2000. Effect of static and dynamic exercise on heart rate and blood pressure variabilities. *Medicine & Science in Sports & Exercise* 32: 1719-1728.

Goodman, C.A., Pearce, A.J., Nicholes, C.J., Gatt, B.M., and Fairweather, I.H. 2008. No difference in 1 RM strength and muscle activation during the barbell chest press on a stable and unstable surface. *Journal of Strength and Conditioning Research* 22: 288-294.

Goodpaster, B.H., Park, S.W., Harris, T.B., Kritchevsky, S.B., Nevitt, M., Schwartz, A.V., Simonsick, E.M., Tylavsky, F.A., Visser, M., and Newman, A.B. 2006. The loss of skeletal muscle strength, mass, and quality in older adults: The health, aging and body composition study. *Journal of Gerontology A Biological Science Medical Science* 61: 1059-64.

Gordon, S.E., Kraemer, W.J., and Pedro, J.G. 1991. Increased acid-base buffering capacity via dietary supplementation: Anaerobic exercise implications. *Journal of Applied Nutrition* 43: 40-48.

Gordon, S.E., Kraemer, W.J., Vos, N.H., Lynch, J.M., and Knuttgen, H.G. 1994. Effect of acid base balance on the growth hormone response to acute, high-intensity cycle exercise. *Journal of Applied Physiology* 76: 821-829.

Gordon, S.E., Lake, J.A., Westerkamp, C.M., and Thomson, D.M. 2008. Does AMP-activated protein kinase negatively mediate aged fast-twitch skeletal muscle mass? *Exercise and Sport Science Reviews* 36: 179-186.

Gotshalk, L.A., Loebel, C.C., Nindl, B.C., Putukian, M., Sebastianelli, W.J., Newton, R.U., Häkkinen, K., and Kraemer, W.J. 1997. Hormonal responses to multiset versus single-set heavy-resistance exercise protocols. *Canadian Journal of Applied Physiology* 22: 244-255.

Gotshall, R.W., Gootman, J., Byrnes, W.C., Fleck, S.J., and Volovich, T.C. 1999. Noninvasive characterization of the blood pressure response to the double- leg press exercise. *Journal of Exercise Physiology online* 2, www.css.edu/users/tboone2.

Granacher, U., Muehlbauer T., Zahner, L., Gollhofer, A., and Kressig, R. 2011. Comparison of traditional and recent approaches in the promotion of balance and strength in older adults. *Sports Medicine* 41: 377-400.

Grassi, B., Cerretelli, P., Narici, M.V., and Marconi, C. 1991. Peak anaerobic power in master athletes. *European Journal of Applied Physiology* 62: 394-399.

Gravelle, B.L. and Blessing, D.L. 2000. Physiological adaptation in women concurrently training for strength and endurance. *Journal of Strength and Conditioning Research* 14: 5-13.

Graves, J.E., and James, R.J. 1990. Concurrent augmented feedback and isometric force generation during familiar and unfamiliar muscle movements. *Research Quarterly for Exercise and Sport* 61: 75-79.

Graves, J.E., Pollock, M.L., Foster, D.N., Leggett, S.H., Carpenter, D.M., Vuoso, R., and Jones, A. 1990. Effects of training frequency and specificity on isometric lumbar extension strength. *Spine* 15: 504-509.

Graves, J.E., Pollock, M.L., Jones, A.E., Colvin, A.B., and Leggett, S.H. 1989. Specificity of limited range of motion variable resistance training. *Medicine & Science in Sports & Exercise* 21: 84-89.

Graves, J.E., Pollock, M.L., Leggett, S.H., Braith, R.W., Carpenter, D.M., and Bishop, L.E. 1988. Effect of reduced frequency on muscular strength. *International Journal of Sports Medicine* 9: 316-319.

Graves, J.E., Pollock, M.I., Leggett, S.H., Carpenter, D.M., Fix, C.R., and Fulton, M.N. 1992. Limited range-of-motion lumbar extension strength training. *Medicine & Science in Sports & Exercise* 24: 128-133.

Gray, D.P., and Dale, E. 1984. Variables associated with secondary amenorrhea in women runners. *Journal of Sports Sciences* 1: 55-67.

Green, H., Dahly, A., Shoemaker, K., Goreham, C., Bombardier, E., and Ball-Burnett, M. 1999. Serial effects of high-resistance and prolonged endurance training on Na+-K+ pump concentration and enzymatic activities in human vastus lateralis. *Acta Physiologica Scandinavica* 165: 177-184.

Green, H., Goreham, C., Ouyang, J., Ball-Burnett, M., and Ranney, D. 1998. Regulation of fiber size, oxidative potential, and capillarization in human muscle by resistance exercise. *American Journal of Physiology* 276: R591-R596.

Green, H., Grange, F., Chin, C., Goreham, C., and Ranney, D. 1998. Exercise-induced decreases in sarcoplasmic reticulum Ca2+-ATPase activity attenuated by high-resistance training. *Acta Physiologica Scandinavica* 164: 141-146.

Greenspan, F.S. 1994. The thyroid gland. In *Basic and clinical endocrinology*, edited by F.S. Greenspan, and J.D. Baxter, 4th ed., 160-226. Norwalk, CT: Appleton and Lange.

Griffin, J., Tooms, R., Vander Zwaag, R., Bertorini, T., and O'Toole, M. 1993. Eccentric muscle performance of elbow and knee muscle groups and untrained men and women. *Medicine & Science in Sports & Exercise* 25: 936-944.

Grimby, G., Bjorntorp, P., Fahlen, M., Hoskins, T.A., Hook, O., Oxhof, H., and Saltin, B. 1973. Metabolic effects of isometric training. *Scandinavian Journal of Chemical Laboratory Investigation* 31: 301-305.

Grimby, G., and Hannerz, J. 1977. Firing rate and recruitment order of toe extensor motor units in different modes of voluntary contraction. *Journal of Physiology (London)* 264: 867-879.

Grimby, G., Hannerz, J., and Hedman, B. 1981. The fatigue and voluntary discharge properties of single motor units in man. *Journal of Physiology* 36: 545-554.

Guezennec, Y., Leger., L., Lhoste, F., Aymonod, M., and Pesquies, P.C. 1986. Hormone and metabolite response to weight-training sessions. *International Journal of Sports Medicine* 7: 100-105.

Guggenheimer, J.D., Dickin, D.C., Reyes, G.F., and Dolny, D.G. 2009. The effects of specific preconditioning activities on acute sprint performance. *Journal of Strength and Conditioning Research* 23: 1135-1139.

Guglielmo, L.G., Greco, C.C., and Denadai, B.S. 2009. Effects of strength training on running economy. *International Journal of Sports Medicine* 30: 27-32.

Gundersen, K. 2011. Excitation-transcription coupling in skeletal muscle: The molecular pathways of exercise. *Biological Reviews of the Cambridge Philosophical Society* (London) 86: 564-600.

Gur, H., Cakfin, N., Akova, B., Okay, E., and Kuchkoglu, S. 2002. Concentric versus combined concentric-eccentric isokinetic training: Effects on functional capacity and syndromes in patients with osteoarthritis of the knee. *Archives of Physical Medicine and Rehabilitation* 83: 308-316.

Guyton, A.C. 1991. *Textbook of medical physiology*, 8th ed. Philadelphia: W.B. Saunders.

Haennel, R., Teo, K.K., Quinney, A., and Kappagoda, T. 1989. Effects of hydraulic circuit training on cardiovascular function. *Medicine & Science in Sports & Exercise* 21: 605-612.

Haggmark, T., Jansson, E., and Eriksson, E. 1982. Fiber type area and metabolic potential of the thigh muscle in man after knee surgery and immobilization. *International Journal of Sports Medicine* 2: 12-17.

Haggmark, T., Jansson, E., and Svane, B. 1978. Cross-sectional area of the thigh muscle in man measured by computed tomography. *Scandinavian Journal of Clinical and Laboratory Investigation* 38: 354-360.

Häkkinen, K. 1985. Factors influencing trainability of muscular strength during short term and prolonged training. *National Strength and Conditioning Association Journal* 7: 32-37.

Häkkinen, K. 1987. Force production characteristics of leg extensor, trunk flexor and extensor muscles in male and female basketball players. *Journal of Sports Medicine and Physical Fitness* 31: 325-331.

Häkkinen, K. 1989. Neuromuscular and hormonal adaptations during strength and power training. *Journal of Sports Medicine* 29: 9-26.

Häkkinen, K. 1992. Neuromuscular responses in male and female athletes to two successive strength training sessions in one day. *Journal of Sports Medicine and Physical Fitness* 32: 234-242.

Häkkinen, K. 1993. Changes in physical fitness profile in female basketball players during the competitive season including explosive strength training. *Journal of Sports Medicine and Physical Fitness* 33: 19-26.

Häkkinen, K., Alen, M., Kallinen, M., Newton, R.U., and Kraemer, W.J. 2002. Neuromuscular adaptation during prolonged strength training, detraining and re-strength training in middle aged and elderly people. *European Journal of Applied Physiology* 83: 51-62.

Häkkinen, K., Alen, M., Kraemer, W.J., Gorostiaga, E., Izquierdo, M., Rusko, H., Mikkola, J., Häkkinen, A., Valkeinen, H., Kaarakainen, E., Romu, S., Erola, V., Ahtiainen, J., and Paavolainen, L. 2003. Neuromuscular adaptations during concurrent strength and endurance training versus strength training. *European Journal of Applied Physiology* 89: 42-52.

Häkkinen, K., Alen, M., and Komi, P.V. 1985. Changes in isometric force- and relaxation-time, electromyographic and muscle fibre characteristics of human skeletal muscle du-ring strength training and detraining. *Acta Physiologica Scandinavica* 125: 573-585.

Häkkinen, K., and Häkkinen, A. 1991. Muscle cross-sectional area, force production and relaxation characteristics in women at different ages. *European Journal of Applied Physiology* 62: 410-414.

Häkkinen, K., and Kallinen, M. 1994. Distribution of strength training volume into one or two daily sessions on muscular adaptations in female athletes. *Electromyography and Clinical Neurophysiology* 34: 117-124.

Häkkinen, K., Kallinen, M., and Komi, P.V. 1994. Neuromuscular adaptations in strength athletes during strength training distributed into one or two daily sessions. *European Journal of Applied Physiology* 68: 269-270.

Häkkinen, K., and Komi, P. 1981. Effect of different combined concentric and eccentric muscle work on maximal strength development. *Journal of Human Movement Studies* 7: 33-44.

Häkkinen, K., and Komi, P.V. 1983. Changes in neuromuscular performance in voluntary and reflex contraction during strength training in man. *International Journal of Sports Medicine* 4: 282-288.

Häkkinen, K., and Komi, P.V. 1985a. Changes in electrical and mechanical behavior of leg extensor muscles during heavy resistance strength training. *Scandinavian Journal of Sports Science* 7: 55-64.

Häkkinen, K., and Komi, P.V. 1985b. Effect of explosive type strength training on electromyographic and force production characteristics of leg extensor muscles during concentric and various stretch-shortening cycle exercises. *Scandinavian Journal of Sports Science* 7: 65-76.

Häkkinen, K., and Komi, P.V. 1985c. Changes in electrical and mechanical behavior of leg extensor muscles during heavy resistance strength training. *Scandinavian Journal of Sports Science* 7: 55-64.

Häkkinen, K., and Komi, P.V. 1986. Effects of fatigue and recovery on electromyographic and isometric force- and relaxation-time characteristics of human skeletal muscle. *European Journal of Applied Physiology* 55: 588-596.

Häkkinen, K., Komi, P.V., and Alen, M. 1985. Effect of explosive type strength training on isometric force- and relaxation-time, electromyographic and muscle fibre characteristics of leg extensor muscles. *Acta Physiologica Scandinavica* 125: 587-600.

Häkkinen, K., Komi, P.V., Alen, M., and Kauhanen, H. 1987. EMG, muscle fibre and force production characteristics during a 1 year training period in elite weightlifters. *European Journal of Applied Physiology* 56: 419-427.

Häkkinen, K., Komi, P.V., and Tesch, P.A. 1981. Effect of combined concentric and eccentric strength training and detraining on force-time, muscle fiber and metabolic characteristics of leg extensor muscles. *Scandinavian Journal of Sports Science* 3: 50-58.

Häkkinen, K., Kraemer, W.J., and Newton, R. 1997. Muscle activation and force production during bilateral and unilateral concentric and isometric contractions of the knee extensors in men and women at different ages. *Electromyography Cli-nical Neurophysiology* 37: 131-142.

Häkkinen, K., Kraemer, W.J., Newton, R.U., and Alen, M. 2001. Changes in electromyographic activity, muscle fibre and force production characteristics during heavy resistance/power strength training in middle-aged and older men and women. *Acta Physiologica Scandinavica* 141: 51-62.

Häkkinen, K., Newton, R.U., Gordon, S.E., McCormick, M., Volek, J.S., Nindl, B.C., Gotshalk, L.A., Campbell, W.W., Evans, W.J., Häkkinen, A., Humphries, B., and Kraemer, W.J. 1998. Changes in muscle morphology, electromyographic activity, and force production characteristics during progressive strength training in young and older men. *Journal of Gerontology: Biological Medical Sciences* 53: 415-423.

Häkkinen, K., and Pakarinen, A. 1991. Serum hormones in male strength athletes during intensive short term strength training. *European Journal of Applied Physiology* 63: 194-199.

Häkkinen, K., and Pakarinen, A. 1993. Muscle strength and serum testosterone, cortisol and SHBG concentrations in middle-aged and elderly men and women. *Acta Physiologica Scandinavica* 148:199-207.

Häkkinen, K., and Pakarinen, A. 1994 Serum hormones and strength development during strength training in middle-aged and elderly males and females. *Acta Physiologica Scandinavia* 150: 211-219.

Häkkinen, K., and Pakarinen, A. 1995. Acute hormonal responses to heavy resistance exercise in men and women at different ages. *International Journal of Sports Medicine* 16: 507-513.

Häkkinen, K., Pakarinen, A., Alen, M., Kauhanen, H., and Komi, P.V. 1987. Relationships between training volume, physical performance capacity, and serum hormone concentration during prolonged training in elite weight lifters. *International Journal of Sports Medicine* 8: 61-65.

Häkkinen, K., Pakarinen, A., Alen, M., Kauhanen, H., and Komi, P.V. 1988a. Neuromuscular and hormonal responses in elite athletes to two successive strength training sessions in one day. *European Journal of Applied Physiology* 57: 133-139.

Häkkinen, K., Pakarinen, A., Alen, M., Kauhanen, H., and Komi, P.V. 1988b. Daily hormonal and neuromuscular responses to intensive strength training in 1 week. *International Journal of Sports Medicine* 9: 422-428.

Häkkinen, K., Pakarinen, A., Alen, M., Kauhanen, H., and Komi, P.V. 1988c. Neuromuscular and hormonal adaptations in athletes to strength training in two years. *Journal of Applied Physiology* 65: 2406-2412.

Häkkinen, K., Pakarinen, A., Alen, M., and Komi, P.V. 1985. Serum hormones during prolonged training of neuromuscular performance. *European Journal of Applied Physiology* 53: 287-293.

Häkkinen, K., Pakarinen, A., and Kallinen, M. 1992. Neuromuscular adaptations and serum hormones in women during short-term intensive strength training. *European Journal of Applied Physiology* 64: 106-111.

Häkkinen, K., Pakarinen, A., Komi, P.V., Ryushi, T., and Kauhanen, H. 1989. Neuromuscular adaptations and hormone balance in strength athletes, physically active males, and females during intensive strength training. In *Proceedings of the XII International Congress of Biomechanics*, no. 8, edited by R.J. Gregor, R.F. Zernicke, and W.C. Whiting, 889-894. Champaign, IL: Human Kinetics.

Häkkinen, K., Pakarinen, A., Kraemer, W.J., Häkkinen, A., Valkeinen, H., and Alen, M. 2001. Selective muscle hypertrophy, changes in EMG and force, and serum hormones during strength training in older women. *Journal of Applied Physiology* 91: 569-580.

Häkkinen, K., Pakarinen, A., Kraemer, W.J., Newton, R.U., and Alen, M. 2000. Basal concentrations and acute responses of serum hormones and strength development during heavy resistance training in middle-aged and elderly men and women. *Journal of Gerontology: Biological Sciences, Medical Sciences* 55: B95-B105.

Häkkinen, K., Pakarinen, A., Kyrolainen, H., Cheng, S., Kim, D.H., and Komi, P.V. 1990. Neuromuscular adaptations and serum hormones in females during prolonged power training. *International Journal of Sports Medicine* 11: 91-98.

Häkkinen, K., Pakarinen, A., Newton, R.U., and Kraemer, W.J. 1998. Acute hormone responses to heavy resistance lower and upper extremity exercise in young versus old men. *European Journal of Applied Physiology* 77: 312-319.

Hall, Z.W., and Ralston, E. 1989. Nuclear domains in muscle cells. *Cell* 59: 771-772.

Hamada, T., Sale, D.G., MacDougall, J.D., and Tarnopolsky, M.A. 2000. Postactivation potentiation, fiber type, and twitch contraction time in human knee extensor muscles. *Journal of Applied Physiology* 88: 2131-2137.

Hamil, B.P. 1994. Relative safety of weightlifting and weight training. *Journal of Strength and Conditioning Research* 8: 53-57.

Hamilton, W.F., Woodbury, R.A., and Harper, H.T. 1943. Arterial, cerebrospinal, and venous pressures in man during cough and strain. *American Journal of Physiology* 141: 42-50.

Hamlin, M.J., and Quigley, B.M. 2001. Quadriceps concentric and eccentric exercise 2: Differences in muscle strength, fatigue and EMG activity in eccentrically-exercised sore and non-sore muscles. *Journal of Science and Medicine in Sport* 4: 104-115.

Hammond, G.L., Kontturi, M., Vihko, P., and Vihko, R. 1974. Serum steroids in normal males and patients with prostatic diseases. *Clinical Endocrinology* 9: 113-121.

Hansen, K.T., Cronin, J.B., and Newton, M.J. 2011. The effect of cluster loading of force, velocity, and power during ballistic jump squat training. *International Journal of Sports Physiology and Performance* 6: 455-468.

Hansen, K.T., Cronin, J.B., Pickering, S.L., and Newton, M.J. 2011. Does cluster loading enhance lower body power development in preseason preparation of elite rugby union players? *Journal of Strength and Conditioning Research* 25: 2118-2126.

Hanson, E.D., Leigh, S., and Mynark, R.G. 2007. Acute effects of heavy-and light-load squat exercise on the kinetic measures of vertical jumping. *Journal of Strength and Conditio-ning Research* 21: 1012-1017.

Hardee, J.P., Triplett, N.T., Utter, A.C., Zwetsloot, K.A., and McBride, J.M. 2012. Effect of interpretation rest on power output in the power clean. *Journal of Strength and Conditioning Research* 26: 883-889.

Hardy, D.O., and Tucker, L.A. 1998. The effects of a single bout of strength training on ambulatory blood pressure levels in 24 mildly hypertensive men. *American Journal of Health Promotion* 13: 69-72.

Harman, E. 1983. Resistive torque analysis of 5 Nautilus exercise machines. *Medicine & Science in Sports & Exercise* 15: 113.

Harman, E.A., Rosenstein, R., Frykman, P., and Nigro, G. 1989. Effects of a belt on intra-abdominal pressure during weight lifting. *Medicine & Science in Sports & Exercise* 21: 186-190.

Harries, U.J., and Bassey, E.J. 1990. Torque-velocity relationships for the knee extensors in women in their 3rd and 7th decades. *European Journal of Applied Physiology* 60: 87-190.

Harris, N.K., Cronn, J.B., Hopkins, W.G., and Hansen, K.T. 2008. Squat jump training at maximal power low versus heavy loads: Effect on sprint ability. *Journal of Strength and Conditioning Research* 22: 1742-1749.

Harr Romey, B.M., Denier Van Der Gon, J.J., and Gielen, C.C. 1982. Changes in recruitment order of motor units in the human biceps muscle. *Experimental Neurology* 78: 360-368.

Hartmann, H., Bob, A., Wirth, K., and Schmidtbleicher, D. 2009. Effects of different periodization models on rate of force development and power ability of the upper extremity. *Journal of Strength and Conditioning Research* 23: 1921-1932.

Hass, C.J., Feigenbaum, M.S., and Franklin, B.A. 2001. Prescription of resistance training for healthy populations. *Sports Medicine* 31: 953-964.

Hass, C.J., Garzarella, L., de Hoyos, D., and Pollock, M.L. 2000. Single versus multiple sets in long-term recreational weightlifters. *Medicine & Science in Sports & Exercise* 32: 235-242.

Hatfield, D.L., Kraemer, W.J., Spiering, B.A. Häkkinen, K., Volek, J.S., Shimano, T., Spreuwenberg, L.P.B., Silvestre, R., Vingren, J.L., Fragala, M.S., Gómez, A.L., Fleck, S.J., Newton, R.U., and Maresh, C.M. 2006. The impact of velocity of movement on performance factors in resistance exercise. *Journal of Strength and Conditioning Research* 20: 760-766.

Hatfield, F.C. 1989. *Power: A scientific approach.* Chicago: Contemporary Books.

Hatfield, F.C., and Krotee, M.L. 1978. *Personalized weight training for fitness and athletics from theory and practice.* Dubuque, IA: Kendall/Hunt.

Hather, B.M., Mason, C.E., and Dudley, G.A. 1991. Histoche-mical demonstration of skeletal muscle fiber types and capillaries on the same transverse section. *Clinical Physiology* (Oxford) 11: 127-134.

Hather, B.M., Tesch, P.A., Buchanan, P., and Dudley, G.A. 1991. Influence of eccentric actions on skeletal muscle adaptations to resistance training. *Acta Physiologica Scandinavica* 143: 177-185.

Hatta, H., Atomi, Y., Yamamoto, Y., Shinohara, S., and Yamada, S. 1989. Incorporation of blood lactate and glucose into tissues in rats after short-duration strenuous exercise. *International Journal of Sports Medicine* 10: 272-278.

Hawke, T.J., and Garry, D.J. 2001. Myogenic satellite cells: Physiology to molecular biology. *Journal of Applied Physiology* 91: 534-551.

Hawkins, S.A., Schroeder, E.T., Wiswell, R.A., Jaque, S.V., Marcell, T.J., and Costa, K. 1999. Eccentric muscle action increases site-specific osteogenic response. *Medicine & Science in Sports & Exercise* 31: 1287-1292.

Hawkins, S.B., Doyle, T.L.A., and McGuigan, M.R. 2009. The effect of different training programs on eccentric energy utilization and college-aged males. *Journal of Strength and Conditioning Research* 23: 1996-2002.

Haykowsky, M.J., Quinney, H.A., Gillis, R., and Thompson, C.R. 2000. Left ventricular morphology in junior and master resistance trained athletes. *Medicine & Science in Sports & Exercise* 32: 349-352.

Hedrick, A. 2003. Using uncommon implements in the training of athletes. *Strength and Conditioning Journal* 25 (4): 18-24.

Heidt, R.S. Jr., Sweeterman, L.M., Carlonas, R.L., Traub, J.A., and Tekulve, F.X. 2000. Avoidance of soccer injuries with preseason conditioning. *American Journal of Sports Medicine* 28: 659-662.

Heinonen, A., Sievanen, H., Kannus, P., Oja, P., and Vuori, I. 1996. Effects of unilateral strength training and detraining on bone mineral mass and estimated mechanical characteristics of upper limb bones in young women. *Journal of Bone Mineral Research* 11: 490-501.

Hejna, W.F., Rosenberg, A., Buturusis, D.J., and Krieger, A. 1982. The prevention of sports injuries in high school students through strength training. *National Strength and Conditioning Association Journal* 4: 28-31.

Helgerud, J., Rodas, G., Kemi, O.J., and Hoff, J. 2011. Strength and endurance in elite football players. *International Journal of Sports Medicine* 32: 677-682.

Helzberg, J.H., Camilo, J., Waeckerle, J.F., and O'Keefe, J.H. 2010. Review of cardiometabolic risk factors among current professional football and professional baseball players. *Physician and Sportsmedicine.* 38: 77-83.

Henneman, E., Somjen, G., and Carpenter, D.O. 1985. Functional significance of cell size in spinal motorneurons. *Journal of Neurophysiology* 28: 560- 580.

Hennessy, L., and Kilty, J. 2001. Relationship of the stretch-shortening cycle to sprint performance and trained female athletes. *Journal of Strength and Conditioning Research* 15: 326-331.

Hennessy, L.C., and Watson, A.W.S. 1994. The interference effects of training for strength and endurance simultaneously. *Journal of Strength and Conditioning Research* 8: 12-19.

Henriksson-Larsen, K. 1985. Distribution, number, and size of different types of fibers in whole cross-sections of female m. tibialis anterior. An enzyme histochemical study. *Acta Physiologica Scandinavica* 123: 229-235.

Henwood, T.R., Riek, S., and Taaffe, D.R. 2008. Strength versus muscle power-specific resistance training in community-dwelling older adults. *Journal of Gerontology: Medical Sciences* 63A: 83-91.

Herbert, R.D., de Noronha, M., and Kamper, S.J. 2011. Stretching to prevent or reduce muscle soreness after exercise. *Cochrane Database Systematic Reviews* 6: CD004577.

Herman, J.R. 2009. Muscular adaptations to slowspeed versus traditional resistance training protocols. PhD dissertation, Ohio University.

Herman, K., Barton, C., Malliaras, P., and Morrissey, D. 2012. The effectiveness of neuromuscular warm-up strategies that require no additional equipment, for preventing lower limb injuries during sports participation: A systematic review. *BMC Medicine* 1075. doi: 10.1186/1741-7015-10-75.

Hermansen, L., Machlum, S., Pruett, E.R., Vaage, O., Waldrum, H., and Wessel-Aas, T. 1976. Lactate removal at rest and during exercise. In *Metabolic adaptation to prolonged physical exercise*, edited by H. Howard and J.R. Pootsmans, 101-105. Basel: Birhauser Verlag.

Heron, M., Hoyert, D., Murphy, S., Xu, J., Kochanek, K., and Tejada-Vera, B. 2009. Deaths: Final data for 2006. *National Vital Statistics Reports* 57: 33-37.

Herrero, A.J., Martin, J., Abadla, O., Fernandez, B., and Garcia-Lopez, D. 2010a. Short-term effect of strength training with and without superimposed electrical stimulation on muscle strength and anaerobic performance. A randomized controlled trial. Part I. *Journal of Strength and Conditioning Research* 24: 1609-1615.

Herrero, A.J., Martin, J., Abadla, O., Fernandez, B., and Garcia-Lopez, D. 2010b. Short-term effect of plyometrics and strength training with and without superimposed electrical stimulation on muscle strength and anaerobic performance: A randomized controlled trial. Part II. *Journal of Strength and Conditioning Research* 24: 1616-1622.

Herrick, A.B., and Stone, W.J. 1996. The effects of periodization versus progressive resistance exercise on upper and lower body strength in women. *Journal of Strength and Conditioning Re-search* 10: 72-76.

Hetland, M.L., Haarbo, J., and Christiansen, C.1993. Low bone mass and high bone turnover in male long distance runners. *Journal of Clinical Endocrinology and Metabolism* 77: 770-775.

Hettinger, R. 1961. *Physiology of strength.* Springfield, IL: Charles C. Thomas.

Hettinger, R., and Muller, E. 1953. Muskelleistung und muskeltraining. *Arbeits Physiology* 15: 111-126.

Hetzler, R.K., Schroeder, B.L., Wages, J.J, Stickley, C.D., and Kimura, I.F. 2010. Anthropometry increases 1 repetition maximum predictive ability of NFL-225 test for Division IA college football players. *Journal of Strength and Conditioning Research* 24: 1429-39.

Hewett, T.E. 2000. Neuromuscular and hormonal factors associated with knee injuries in female athletes' strategies for intervention. *Sports Medicine* 29: 313-327.

Hewett, T.E., Lindenfeld, T.N., Riccobene, J.V., and Noyes, F.R. 1999. The effect of neuromuscular training on the incidence of knee injury in female athletes: A prospective study. *American Journal of Sports Medicine* 27: 699-706.

Heyward, V.H., and Wagner, D.R. 2004. *Applied body composition assessment,* 2nd ed. Champaign, IL: Human Kinetics.

Hibbs, A.E., Thompson, K.G., French, D., Wrigley, A., and Spears, I. 2008. Optimizing performance by improving core stability and core strength. *Sports Medicine* 38: 1995-2008.

Hickson, R.C. 1980. Interference of strength development by simultaneously training for strength and endurance. *European Journal of Applied Physiology* 45: 255-269.

Hickson, R.C., Dvorak, B.A., Gorostiaga, E.M., Kurowski, T.T., and Foster, C. 1988. Potential for strength and endurance training to amplify endurance performance. *Journal of Applied Physiology* 65: 2285-2290.

Hickson, R.C., Hidaka, K., and Foster, C. 1994. Skeletal muscle fiber type, resistance training, and strength-related performance. *Medicine & Science in Sports & Exercise* 26: 593-598.

Hickson, R.C., Hidaka, K., Foster, C., Falduto, M.T., and Chatterton, R.T. 1994. Successive time courses of strength development and steroid hormone responses to heavy-resistance training. *Journal of Applied Physiology* 76: 663-670.

Hickson, R.C., and Marone, J.R. 1993. Exercise and inhibition of glucocorticoid-induced muscle atrophy. *Exercise and Sports Sciences Reviews* 21: 135-167.

Hickson, R.C., Rosenkoetter, M.A., and Brown, M.M. 1980. Strength training effects on aerobic power and short-term endurance. *Medicine & Science in Sports & Exercise* 12: 336-339.

Higbie, E.J., Cureton, K.J., Warren, G.I., and Prior, B.M. 1996. Effects of concentric and eccentric training on muscle strength, cross-sectional area, and neural activation. *Journal of Applied Physiology* 81: 2173-2181.

Higgs, F., and Winter, S.L. 2009. The effect of a fourweek proprioceptive neuromuscular facilitation stretching program on isokinetic torque production.*Journal of Strength and Conditioning Research* 23: 1442-1447.

Hikida, R.S., Staron, R.S., Hagerman, F.C., Walsh, S., Kaiser, E., Shell, S., and Hervey, S. 2000. Effects of high-intensity resistance training on untrained older men. II. Muscle fiber characteristics and nucleo-cytoplasmic relationships. *Journal of Gerontology: A Biological Sciences Medical Sciences* 55: B347-B354.

Hikida, R.S., Van Nostran, S., Murray, J.D., Staron, R.S., Gordon, S.E., and Kraemer, W.J. 1997. Myonuclear loss in atrophied soleus muscle fibers. *Anatomical Record* 247: 350-354.

Hildebrandt, W., Schutze, H., and Stegemann, J. 1992. Cardiovascular limitations of active recovery from strenuous exercise. *European Journal of Applied Physiology and Occupational Physiology* 64: 250-257.

Hill-Hass, S., Bishop, D., Dawson, B., Goodman, C., and Edge, J. 2007. Effects of rest interval during high-repetition resistance training on strength, aerobic fitness, and repeated sprint ability. *Journal of Sports Sciences* 25: 619-628.

Hill, D.W., and Butler, S.D. 1991. Hemodynamic responses to weightlifting exercise. *Sports Medicine* 12: 1-7.

Hind, K., Truscott, J.G., and Evans, J.A. 2006. Low lumbar spine bone mineral density in both male and female endurance runners. *Bone* 39: 880-885.

Ho, K.W., Roy, R.R., Tweedle, C.D., Heusner, W.W., Van Huss, W.D., and Carrow, R. 1980. Skeletal muscle fiber splitting with weight-lifting exercise in rats. *American Journal of Anatomy* 157: 433-440.

Ho, R.C., Alcazar, O., and Goodyear, L.J. 2005. Exercise regulation of insulin action in skeletal muscle. In: *The endocrine system in sports and exercise,* edited by W.J. Kraemer and A.D. Rogol, 388-407. Oxford, UK: Blackwell.

Hodson-Tole, E.F., and Wakeling, J.M. 2009. Motor unit recruitment for dynamic tasks: Current understanding and future directions. *Journal of Comparative Physiology B: Biochemical, Systemic, and Environmental Physiology* 179: 57-66.

Hoeger, W.W.K., Barette, S.L., Hale, D.F., and Hopkins, D.R. 1987. Relationship between repetitions and selected percentages of one repetition maximum. *Journal of Applied Sport Science Research* 1: 11-13.

Hoeger, W.W.K., Hopkins, D.R., Barette, S.L. and Hale, D.F. 1990. Relationship between repetitions and selected percentages of one repetition maximum: A comparison between untrained and trained males and females. *Journal of Applied Sport Science Research* 4: 47-54.

Hoffman, J.R., Fry, A.C., Howard, R., Maresh, C.M., and Kraemer, W.J. 1991. Strength, speed and endurance changes during the course of a division I basketball season. *Journal of Applied Sport Science Research* 3: 144-149.

Hoffman, J.R., and Kalfeld, S. 1998. The effect of resistance training on injury rate and performance in a self-defense instructors course for women. *Journal of Strength and Conditioning Research* 12: 52-56.

Hoffman, J.R., Kraemer, W.J., Fry, A.C., Deschenes, M., Kemp, M. 1990. The effects of self-selection for frequency of training in a winter conditioning program for football. *Journal of Applied Sport Science Research* 4: 76-82.

Hoffman, J.R., Ratamess, N.A., Klatt, M., Faigenbaum, A.D., Ross, R.E., Tranchina, N.M., McCurry, R.C., Kang, J., and Kraemer, W.J. 2009. Comparison between different off-season resistance training programs in division III American college football players. *Journal of Strength and Conditioning Research* 23: 11-19.

Hoffman, T., Stauffer, R.W., and Jackson, A.S. 1979. Sex difference in strength. *American Journal of Sports Medicine* 7: 265-267.

Hogan, M.C., Gladden, L.B., Kurdak, S.S., and Poole, D.C. 1995. Increased (lactate) in working dog muscle reduces tension development independent of pH. *Medicine & Science in Sports & Exercise* 27: 371-377.

Hoge, K.M., Ryan, E.D., Costa, P.B., Herda, T.J., Walter, A.A., Stout, J.R., and Cramer, J.T. 2010. Gender differences in musculotendinous stiffness and range of motion after an acute bout of stretching. *Journal of Strength and Conditioning Research* 24: 2618-2626.

Holcomb, W.R., Rubley, M.D., Lee, H.J., and Guadagnoli, M.A. 2007. Effect of hamstring-emphasized resistance training on hamstrings: Quadriceps strength ratios. *Journal of Strength and Conditioning Research* 21: 41-47.

Hollander, D.B., Kraemer, R.R., Kilpatrick, M.W., Ramadan, Z.G., Reeves, G.V., Francois, M.F., Hebert, E.P., and Tryniecki, J.L. 2007. Maximal eccentric and concentric strength discrepancies between young men and women for dynamic resistance exercise. *Journal of Strength and Conditioning Research* 21: 34-40.

Holmdahl, D.C., and Ingelmark, R.E. 1948. Der Bau des Gelenknorpels unter verschiedenen funktionellen Verhältnissen. *Acta Anatomica* 6: 113-116.

Holsgaard-Larsen, A., Caserotti, P., Puggaard, L., and Aagaard, P. 2011. Stair-ascent performance in elderly women: Effect of explosive strength training. *Journal of Aging and Physical Activity* 19: 117-136.

Hook, P., Sriramoju, V., and Larsson, L. 2001. Effects of aging on actin sliding speed on myosin from single skeletal muscle cells of mice, rats, and humans. *American Journal of Cell Physiology* 280: C782-C788.

Hopkins, T., Pak, J.O., Robertshaw, A.E., Feland, J.B., Hunter, I., and Gage, M. 2008. Whole body vibration and dynamic restraint. *International Journal of Sports Medicine* 29: 424-428.

Hori, N., Newton, R.U., Kawamori, N., McGuigan, M.R., Andrews, W.A., Chapman, D.W., and Nosaka, K. 2008. Comparison of weighted jump squat training with and without eccentric braking. *Journal of Strength and Conditioning Research* 22: 54-65.

Hortobagyi, T., Devita, P., Money, J., and Barrier, J. 2001. Effects of standard and eccentric overload strength training in young women. *Medicine & Science in Sports & Exercise* 33: 1206-1212.

Hortobagyi, T., Hill, J.P., Houmard, J.A., Fraser, D.D., Lambert, N.J., and Israel, R.G. 1996. Adaptive responses to muscle lengthening and shortening in humans. *Journal of Applied Physiology* 80: 765-772.

Hortobagyi, T., Houmard, J.A., Stevenson, J.R., Fraser, D.D., Johns, R.A., and Israel, R.G. 1993. The effects of detraining on power athletes. *Medicine & Science in Sports & Exercise* 25: 929-935.

Hortobagyi, T., Katch, F.I., and LaChance, P.F. 1991. Effects of simultaneous training for strength and endurance on upper and lower body strength and running performance. *Journal of Sports Medicine and Physical Fitness* 31: 20-30.

Hostler, D., Crill, M.T., Hagerman, F.C., and Staron, R.S. 2001. The effectiveness of 0.5-lb. increments in progressive resistance exercise. *Journal of Strength and Conditioning Research* 15: 86-91.

Hostler, D., Schwirian, C.I., Campos, G., Toma, K., Crill, M.T., Hagerman, G.R., Hagerman, F.C., and Staron, R.S. 2001. Skeletal muscle adaptations in elastic resistance-trained young men and women. *European Journal of Applied Physiology* 86: 112-118.

Housh, D.J., Housh, T.J., Johnson, G.O., and Chu, W.K. 1992. Hypertrophic response to unilateral concentric isokinetic training. *Journal of Applied Physiology* 73: 65-70.

Housh, D.J., Housh, T.J., Weir, J.P., Weir, L.L., Evetovich, T.K., and Dolin, P.E. 1998. Effects of unilateral eccentric-only dynamic constant external resistance training on quadriceps femoris cross-sectional area. *Journal of Strength and Conditioning Research* 12: 192-198.

Houston, M.E., Froese, E.A., Valeriote, S.P., Green, H.J., and Ramey, D.A. 1983. Muscle performance, morphology and metabolic capacity during strength training and detraining: A one leg model. *European Journal of Applied Physiology and Occupational Physiology* 51: 25-35.

Houston, M.E., Norman, R.W., and Froese, E.A. 1988. Mechanical measures during maximal velocity knee extension exercise and their relation to fiber composition of the human vastus lateralis muscle. *European Journal of Applied Physiology* 58: 1-7.

Houtkooper, L.B., Stanford, V.A., Metcalfe, L.L., Lohman, T.G., and Going, S.B. 2007. Preventing osteoporosis the Bone Estrogen Strength Training way. *ACSM's Health & Fitness Journal* 11: 21-27.

Howatson, G., and van Someren, K.A. 2008. The prevention and treatment of exercise-induced muscle damage. *Sports Medicine* 38: 483-503.

Howe, T.E., Shea, B., Dawson, L.J., Downie, F., Murray, A., Ross, C., Harbour, R.T., Caldwell, L.M., and Creed, G. 2011. Exercise for preventing and treating osteoporosis in postmenopausal women. *Cochrane Database of Systematic Reviews* 6: CD000333.

Howald, H. 1982. Training induced morphological and functional changes in skeletal muscle. *International Journal of Sports Medicine* 3: 1-12.

Hrysomallis, C. 2011. Balance ability and athletic performance. *Sports Medicine* 41: 221-232.

Huang, J.S., Pietrosimone, B.G., Ingersoll, C.D., Weltman, A.L., and Saliba, S.A. 2011. Sling exercise in traditional warm-up have similar effects on the velocity and accuracy of throwing. *Journal of Strength and Conditioning Research* 25: 1673-1679.

Hubal, M.J., Rubinstein, S.R., and Clarkson, P.M. 2007. Mechanisms of variability in strength loss after muscle-lengthening actions. *Medicine & Science in Sports & Exercise* 39: 461-468.

Hubal, M.J., Rubinstein, S.R., and Clarkson, P.M. 2008. Muscle function in men and women during maximal eccentric exercise. *Journal of Strength and Conditioning Research* 22: 1332-1338.

Hughes, V.A., Frontera, W.R., Dallal, G.E., Lutz, K.J., Fisher, E.C., and Evans, W.J. 1995. Muscle strength and body composition: Associations with bone density in older subjects. *Medicine & Science in Sports & Exercise* 27: 967-974.

Hughes, V.A., Frontera, W.R., Weed, M., Evans, W.J., Dallal, G.E., Roubenoff, R., and Fiatarone, M.A. 2001. Longitudinal muscle strength changes in older adults: Influence of muscle mass, physical activity, and health. *Journal of Gerontology: Biological Sciences, Medical Sciences* 56: B209-B217.

Hulmi, J.J., Lockwood, C.M., and Stout, J.R. 2010. Effect of protein/essential amino acids and resistance training on skeletal muscle hypertrophy: A case for whey protein. *Nutrition and Metabolism (London)* 17: 7-15.

Hulsey, C.R., Soto, D.T., Koch, A.J., and Mayhew, J.L. 2012. Comparison of kettlebell swings and treadmill running equivalent rating of perceived exertion values. *Journal of Strength and Conditioning Research* 26: 1203-1207.

Hultman, E., Bergstrom, J., and Anderson, N.M. 1967. Breakdown and resynthesis of phosphorylcreatine and adenosine triphosphate in connection with muscular work in man. *Scandinavian Journal of Clinical Investigation* 19: 56-66.

Humburg, H., Baas, H., Schroder, J., Reer, R., and Braumann, K-M. 2007. 1-set vs. 3-set resistance training: A crossover study. *Journal of Strength and Conditioning Research* 21: 578-582.

Humphries, B., Newton, R.U., Bronks, R., Marshall, S., McBride, J., Triplett-McBride, T., Häkkinen, K., Kraemer, W.J., and Humphries, N. 2000. Effect of exercise intensity on bone density, strength, and calcium turnover in older women. *Medicine & Science in Sports & Exercise* 32: 1043-1050.

Hunter, G.R. 1985. Changes in body composition, body build and performance associated with different weight training frequencies in males and females. *National Strength and Conditioning Association Journal* 7: 26-28.

Hunter, G.R., and Culpepper, M.I. 1995. Joint angle specificity of fixed mass versus hydraulic resistance knee flexion training. *Journal of Strength and Conditioning Research* 9: 13-16.

Hunter, G.R., Demment, R., and Miller, D. 1987. Development of strength and maximum oxygen uptake during simultaneous training for strength and endurance. *Journal of Sports Medicine and Physical Fitness* 27: 269-275.

Hunter, G.R., McGuirk, J., Mitrano, N., Pearman, P., Thomas, B., and Arrington, R. 1989. The effects of a weight training belt on blood pressure during exercise. *Journal of Applied Strength and Conditioning Research* 3: 13-18.

Hunter, G.R., Seelhorst, D., and Snyder, S. 2003. Comparison of metabolic and heart rate responses to super slow versus traditional resistance training. *Journal of Strength and Conditioning Research* 17: 76-81.

Hunter, G.R., and Treuth, M.S. 1995. Relative training intensity and increases in strength in older women. *Journal of Strength and Conditioning Research* 9: 188- 191.

Hunter, G.R., Wetzstein, C.J., Fields, D.A., Brown, A., and Bamman, M.M. 2000. Resistance training increases total energy expenditure and free-living physical activity in older adults. *Journal of Applied Physiology* 89: 977-984.

Hunter, G.R., Wetzstein, C.J., McLafferty, C.L., Jr., Zuckerman, P.A., Landers, K.A., and Bamman, M.M. 2001. High-resistance versus variable-resistance training in older adults. *Medicine & Science in Sports & Exercise* 33: 1759-1764.

Hunter, J.P., and Marshall, R.N. 2002. Effects of power and flexibility training on vertical jump technique. *Medicine & Science in Sports & Exercise* 34: 470-486.

Hunter, S.K., Thompson, M.W., Ruell, P.A., Harmer, A.R., Thom, J.M., Gwinn, T.H., and Adams, R.D. 1999. Human skeletal sarcoplasmic reticulum Ca2+ uptake and muscle function with aging and strength training. *Journal of Applied Physiology* 86: 1858-1865.

Hurley, B.F. 1989. Effects of resistance training on lipoprotein-lipid profiles: A comparison to aerobic exercise training. *Medicine & Science in Sports & Exercise* 21: 689-693.

Hurley, B.F., Hagberg, J.M., Seals, D.R., Ehsani, A.A., Goldberg, A.P., and Holloszy, J.O. 1987. Glucose tolerance and lipid-lipoprotein levels in middle-age powerlifters. *Clinical Physiology* 7: 11-19.

Hurley, B.F., Seals, D.R., Ehsani, A.A., Cartier, L.J., Dalsky, G.P., Hagberg, J.M., and Holloszy, J.O. 1984. Effects of high-intensity strength training on cardiovascular function. *Medicine & Science in Sports & Exercise* 16: 483-488.

Hurley, B.F., Seals, D.R., Hagberg, J.M., Goldberg, A.C., Ostrove, S.M., Holloszy, J.O., Wiest, W.G., and Goldberg, A.P. 1984. High-density-lipoprotein cholesterol in bodybuilders vs. powerlifters. *Journal of the American Medical Association* 252: 507-513.

Huston, L.J., and Wojtys, E.M. 1996. Neuromuscular performance characteristics in elite female athletes. *American Journal of Sports Medicine* 24: 427-436.

Hutton, R.S., and Atwater, S.W. 1992. Acute and chronic adaptations of muscle proprioceptors in response to increased use. *Sports Medicine* 14: 406- 421.

Huxley A.F. 2000. Cross-bridge action: Present views, prospects, and unknowns. *Journal of Biomechanics* 33: 1189-1195.

Huxley, A.F., and Niedergerke, R. 1954. Structural changes in muscle during contraction. *Nature* 173: 971-972.

Huxley, H.E., and Hanson, E.J. 1954. Changes in cross-striations of muscle during contraction and stretch and their structural interpretation. *Nature* 173: 973-976.

Hyatt, J.-P.K., and Clarkson, P.M. 1998. Creatine kinase release and clearance using mm variants following repeated bouts of eccentric exercise. *Medicine & Science in Sports & Exercise* 30: 1059-1065.

Hymer, W.C., Kirshnan, K., Kraemer, W.J., Welsch, J., and Lanham, W. 2000. Mammalian pituitary growth hormone: Applications of free flow electrophoresis. *Electrophoresis* 21: 311-317.

Hymer, W.C., Kraemer, W.J., Nindl, B.C., Marx, J.O., Benson, D.E., Welsch, J.R., Mazzetti, S.A., Volek, J.S., and Deaver, D.R. 2001. Characteristics of circulating growth hormone in women following acute heavy resistance exercise. *American Journal of Physiology: Endocrinology and Metabolism* 281: E878-E887.

Ibañez, J., Izquierdo, M., Argüelles, I., Forga, L., Larrión, J.L., García-Unciti, M., Idoate, F., and Gorostiaga, E.M. 2005. Twice-weekly progressive resistance training decreases abdominal fat and improves insulin sensitivity in older men with type 2 diabetes. *Diabetes Care* 28: 662-667.

Ichinose, Y., Kanehisa, H., Ito, M., Kawakami, Y., and Fukunaga, T. 1998. Relationship between muscle fiber pennation and force capability in Olympic athletes. *International Journal of Sports Medicine* 19: 541-546.

Iellamo, F., Legramante, J.M., Raimondi, G., Castrucci, F., Damiani, C., Foti, C., Peruzzi, G., and Caruso, I. 1997. Effects of isokinetic, isotonic and isometric submaximal exercise on heart rate and blood pressure. *European Journal of Applied Physiology* 75: 89-96.

Ikai, M., and Fukunaga, T. 1970. A study on training effect on strength per unit cross-sectional area of muscle by means of ultrasonic measurement. *European Journal of Applied Physiology* 28: 173-180.

Ikai, M., and Steinhaus, A.H. 1961. Some factors modifying the expression of human strength. *Journal of Applied Physiology* 16: 157-163.

Ikegawa, S., Funato, K., Tsunoda, N., Kanehisa, H., Fukunaga, T., and Kawakami, Y. 2008. Muscle force per cross-sectional area is inversely related with pennation angle in strength trained athletes. *Journal of Strength and Conditioning Research* 22: 128-131.

Imamura, K., Ashida, H., Ishikawa, T., and Fujii, M. 1983. Human major psoas muscle and sacrospinalis muscle in relation to age: A study by computed tomography. *Journal of Gerontology* 38: 678-681.

Ingelmark, B.E., and Elsholm, R. 1948. A study on variations in the thickness of the articular cartilage in association with rest and periodical load. *Uppsala Lakaretorenings Foxhandlinger* 53: 61-64.

Ingjer, F. 1969. Effects of endurance training on muscle fiber ATPase activity, capillary supply and mitochondrial content in man. *Journal of Physiology* 294: 419-432.

Ingle, L., Sleap, M., and Tolfrey, K. 2006. The effects of a complex training and detraining programme on selected strength and power variables in early pubertal boys. *Journal of Sports Sciences* 24: 987-997.

International Federation of Sports Medicine (FIMIS). 1998. Resistance training for children and adolescents. In *Sports and Children*, edited by K. Chan and L. Micheli, 265-270. Hong Kong: Lippincott Williams & Wilkins.

International Olympic Committee. 2008. Consensus statement. Training the elite young athlete. *Clinical Journal of Sport Medicine* 18: 122-123.

Ishida, K., Moritani, T., and Itoh, K. 1990. Changes in voluntary and electrically induced contractions during strength training and detraining. *European Journal of Applied Phy-siology* 60: 244-248.

Ivey, F.M., Tracy, B.L., Lemmer, J.T., NessAiver, M., Metter, E.J., Fozard, J.L., and Hurley, B.F. 2000. Effects of strength training and detraining on muscle quality: Age and gender comparisons. *Journal of Gerontology. Series A Biological Science Medicine Science* 55: B152-B157.

Izquierdo, M., Häkkinen, K., Ibanez, J., Garrues, M., Anton, A., Zuniga, A., Larrión, J.L., and Gorostiaga, E.M. 2001. Effects of strength training on muscle power and serum hormones in middle aged and older men. *Journal of Applied Physiology* 90: 1497-1507.

Izquierdo, M., Häkkinen, K., Ibanez, J., Kraemer, W.J., and Gorostiage, E.M. 2005. Effects of combined resistance and cardiovascular training on strength, power, muscle cross-sectional area, and endurance markers in middle-aged men. *European Journal of Applied Physiology* 94: 70-75.

Izquierdo, M., Ibanez, J., Gonzalez-Badillo, J.J., Häkkinen, K., Ratamess, N.A., Kraemer, W.J., French, D.N., Eslava, J., Altadill, A., Asiain, X., and Gorostiaga, E.M. 2006. Different effects of strength training leading to failure versus not to failure of hormonal responses, strength, and muscle power games. *Journal of Applied Physiology* 100: 1647-1656.

Izquierdo, M., Ibanez, J., Gonzalez-Badillo, J.J., Ratamess, N.A., Kraemer, W.J., Häkkinen, K., Granados, C., French, D.N., and Gorostilaga, E.M. 2007. Detraining and tapering effects of hormonal responses and strength performance. *Journal of Strength and Conditioning Research* 1: 768-775.

Izquierdo, M., Ibañez, J., Häkkinen, K., Kraemer, W.J., Larrión, J.L., and Gorostiaga, E.M. 2004. Once weekly combined resistance and cardiovascular training in healthy older men. *Medicine & Science in Sports & Exercise* 36: 435-443.

Izquierdo-Gabarren, M., Gonzalez De Txabarri Exposito, R., Gracia-Pallares, J., Sanchez-Medina, L., De Villarreal, G., and Izquierdo, M. 2010. Concurrent endurance and strength training not to failure optimizes performance gains. *Medicine & Science in Sports & Exercise* 42: 1191-1199.

Jackson, A., Jackson, T., Hnatek, J., and West, J. 1985. Strength development: Using functional isometric in isotonic strength training program. *Research Quarterly for Exercise and Sport* 56: 324-337.

Jacobson, B.H. 1986. A comparison of two progressive weight training techniques on knee extensor strength. *Athletic Training* 21: 315-318, 390.

Jacobson, P.C., Bever, W., Brubb, S.A., Taft, T.N., and Talmage, R.V. 1984. Bone density in female: College athletes and older athletic female. *Journal of Orthopaedic Research* 2: 328-332.

Jakobi, J.M., and Chilibeck, P.D. 2001. Bilateral and unilateral contractions: Possible differences in maximal voluntary force. *Canadian Journal of Applied Physiology* 26: 12-33.

Janssen, I., Heymsfield, S.B., Wang, Z., and Ross, R. 2000. Skeletal muscle mass and distribution in 468 men and women aged 18-80 yr. *Journal of Applied Physiology* 89: 81-88.

Jefferson, L.S., and Kimball, S.R. 2001. Translational control of protein synthesis: Implications for understanding changes in skeletal muscle mass. *International Journal of Sport Nutrition and Exercise Metabolism* 11: S143-S149.

Jenkins, W.L., Thackaberry, M., and Killian, C. 1984. Speed-specific isokinetic training. *Journal of Orthopaedic and Sports Physical Therapy* 6: 181-183.

Jensen, C., and Fisher, G. 1979. *Scientific basis of athletic conditioning*. Philadelphia: Lea and Febiger.

Johnson, B.A., Salzberg, C.L., and Stevenson, D.A. 2012. Effects of a plyometric training program for 3 children with neurofibromatosis type 1. *Pediatric Physical Therapy* 24: 199-208.

Johnson, B.L., Adamczy, K.J.W., Tennoe, K.O., and Stromme, S.B. 1976. A comparison of concentric and eccentric muscle training. *Medicine & Science in Sports & Exercise* 8: 35-38.

Johnson, C.C., Stone, M.H., Lopez, S.A., Hebert, J.A., Kilgore, L.T., and Byrd, R.J. 1982. Diet and exercise in middle-age men. *Journal of the American Dietetic Association* 81: 695-701.

Johnson, J.H., Colodny, S., and Jackson, D. 1990. Human torque capability versus machine resistive torque for four eagle resistance machines. *Journal of Applied Sport Science Research* 4: 83-87.

Jones, A. 1973. The best kind of exercise. *Ironman* 32: 36-38.

Jones, D.A., and Rutherford, O.M. 1987. Human muscle strength training: The effects of three different regimes and the nature of the resultant changes. *Journal of Physiology* 391: 1-11.

Jones, K., Hunter, G., Fleisig, G., Escamilla, R., and Lemak, L. 1999. The effects of compensatory acceleration on upper-body strength and power in collegiate football players. *Journal of Strength and Conditioning Research* 13: 99-105.

Jonsson, P., Wahlström, P., Ohberg, L., and Alfredson, H. 2006. Eccentric training in chronic painful impingement syndrome of the shoulder: Results of a pilot study. *Knee Survey Sports Traumatology Arthroscopy* 14: 76-81.

Joseph, M.F., Lillie, K.R., Bergeron, D.J., and Denegar, C.R. 2012. Measuring Achilles tendon mechanical properties: A reliable, noninvasive method. *Journal of Strength and Conditioning Research* 26: 2017-2020.

Jozsi, A.C., Campbell, W.W., Joseph, L., Davey, S.L., and Evans, W.J. 1999. Changes in power with resistance training in older and younger men and women. *Journal of Gerontology: Biological Sciences* 54: M591-M596.

Jubrias, S.A., Esselman, P.C., Price, L.B., Cress, M.E., and Conley, K.E. 2001. Large energetic adaptations of elderly muscle to resistance and endurance training. *Journal of Applied Physiology* 90: 1663- 1670.

Kadi F., Bonnerud, P., Eriksson, A., and Thornell, L.E. 2000. The expression of androgen receptors in human neck and limb muscles: Effects of training and self-administration of androgenic-anabolic steroids. *Histochemistry and Cell Bio-logy* 113: 25-29.

Kadi, F., Charifi, N., Denis, C., Lexell, J., Andersen, J.L., Schjerling, P., Olsen, S., and Kjaer, M. 2005. The behaviour of satellite cells in response to exercise: What have we learned from human studies? *Pflugers Archive* 451: 319-327.

Kadi, F., Eriksson, A., Holmner, S., Butler-Browne, G.S., and Thornell, L.E. 1999. Cellular adaptation of the trapezius muscle in strength-trained athletes. *Histochemistry and Cell Biology* 111: 189-195.

Kadi, F., Schjerling, P., Andersen, L.L., Charifi, N., Madsen, J.L., Christensen, L.R., and Andersen, J.L. 2004. The effects of heavy resistance training and detraining on satellite cells in human skeletal muscles. *Journal of Physiology* 558: 1005-1012.

Kadi, F., and Thornell, L.E. 2000. Concomitant increases in myonuclear and satellite cell content in female trapezius muscle following strength training. *Histochemistry and Cell Biology* 113: 99-103.

Kahn, J.F., Kapitaniak, B., and Monod, H. 1985. Comparisons of two modalities when exerting isometric contractions. *European Journal of Applied Physiology* 54: 331-335.

Kalapotharakos, V., Smilios, I., Parlavatzas, A., and Tokmakidis, S.P. 2007. The effect of moderate resistance srength training and detraining on muscle strength and power in older men. *Journal of Geriatric Physical Therapy* 30: 109-113.

Kale, M., Asci, A., Bayrak, C., and Acikada, C. 2009. Relationships among jumping performance and sprint parameters during maximum speed phase in sprinters. *Journal of Strength and Conditioning Research* 23: 2272-2279.

Kalra, P.S., Sahu, A., and Kalra, S.P. 1990. Interleukin-1 inhibits the ovarian steroid-induced luteinizing hormone surge and release of hypothalamic luteinizing hormone-releasing hormone in rats. *Endocrinology* 126: 2145-2152.

Kamen, G., Kroll, W., and Ziagon, S.T. 1984. Exercise effects upon reflex time components in weight lifters and distance runners. *Medicine & Science in Sports & Exercise* 13: 198-204.

Kamen, G., and Roy A. 2000. Motor unit synchronization in young and elderly adults. *European Journal of Applied Physio-logy* 81: 403-410.

Kanakis, C., and Hickson, C. 1980. Left ventricular responses to a program of lower-limb strength training. *Chest* 78: 618-621.

Kanehisa, H., Ikegawa, S., and Fukunaga, T. 1998. Body composition and cross-sectional areas of limb lean tissues in Olympic weight lifters. *Scandinavian Journal of Medicine & Science in Sports* 8: 271-278.

Kanehisa, H., Ikegawa, S., Tsunoda, N., and Fukunaga, T. 1994. Strength and cross-sectional area of knee extension muscles in children. *European Journal of Applied Physiology* 68: 402-405.

Kanehisa, H., and Miyashita, M. 1983a. Effect of isometric and isokinetic muscle training on static strength and dynamic power. *European Journal of Applied Physiology* 50: 365-371.

Kanehisa, H., and Miyashita, M. 1983b. Specificity of velocity in strength training. *European Journal of Applied Physiology* 52: 104-106.

Kanehisa, H., Nagareda, H., Kawakami, Y., Akima, H., Masani, K., Kouzaki, M., and Fukanaga, T. 2002. Effects of equivolume isometric training programs comprising medium or high resistance on muscle size and strength. *European Journal of Applied Physiology* 87: 112-119.

Kanehisa, H., Okuyama, H., Ikegawa, S., and Fukunga, T. 1996. Sex difference in force generation capacity during repeated maximal knee extensions. *European Journal of Applied Physiology* 73: 557-562.

Kaneko, M., Fuchimoto, T., Toji, H., and Suei, K. 1983. Training effect of different loads on the force-velocity relationship and mechanical power output in human muscle. *Scandinavian Journal of Sports Science* 5: 50-55.

Kang, J., Hoffman, J.R., Im, J., Spiering, B.A., Ratamess, N.A., Rundell, K.W., Nioka, S., Cooper, J., and Chance, B. 2005. Evaluation of physiological responses during recovery following three resistance exercise programs. *Journal of Strength and Conditioning Research* 19: 305-309.

Karavirta, L., Tulppo, M.P., Laaksonen, D.E., Nyman, K., Laukkanen, R.T., Kinnunen, H., Häkkinen, A., and Häkkinen, K. 2009. Heart rate dynamics after combined endurance and strength training in older men. *Medicine & Science in Sports & Exercise* 41: 1436-1443.

Karlsson, J., Bonde-Petersen, F., Henriksson, J., and Knuttgen, H.G. 1975. Effects of previous exercise with arms or legs on metabolism and performance in exhaustive exercise. *Journal of Applied Physiology* 38: 208-211.

Karp, J.R. 2000. Interval training for the fitness professional. *Journal of Strength and Conditioning Research* 22: 64-69.

Katch, U.L., Katch, F.I., Moffatt, R., and Gittleson, M. 1980. Muscular development and lean body weight in body builders and weight lifters. *Medicine & Science in Sports & Exercise* 12: 340-344.

Katz, B. 1939. The relationship between force and speed in muscular contraction. *Journal of Physiology* 96: 45-64.

Kauhanen, H., and Häkkinen, K. 1989. Short term effects of voluminous heavy resistance training and recovery on the snatch technique in weightlifting. In *Proceedings of the XII International Congress of Biomechanics,* edited by R.J. Gregor, R.F. Zernicke, and W.C. Whitting. Abstract, 31.

Kawakami, Y., Abe T., and Fukunaga T. 1993. Muscle- fiber pennation angles are greater in hypertrophied than in normal muscles. *Journal of Applied Physiology* 74: 2740-2744.

Kawakami, Y., Abe, T., Kuno, S., and Fukunaga, T. 1995. Training induced changes in muscle architecture and specific tension. *European Journal of Applied Physiology* 72: 37-43.

Kawamori, N., Rossi, S.J., Justice, B.D., Haff, E.E., Pistili, E.E., O'Bryant, H.S., Stone, M.H., and Haff, G.G. 2006. Peak force and rate of force development during isometric and dynamic midthigh clean pulls performed at various intensities. *Journal of Strength and Conditioning Research* 20: 483-491.

Kawano, H., Tanaka, H., and Miyachi, M. 2006. Resistance training and arterial compliance: Keeping the benefits while minimizing the stiffness. *Journal of Hypertension* 24: 1753-1759.

Kearns, C.F., Abe, T., and Brechue, W.F. 2000. Muscle enlargement in sumo wrestlers includes increased muscle fascicle length. *European Journal of Applied Physiology* 83: 289-296.

Keeler, L.K., Finkelstein, L.H., Miller, W., and Fernhall, B. 2001. Early-phase adaptations of traditional speed vs. superslow resistance training on strength and aerobic capacity in sedentary individuals. *Journal of Strength and Conditioning Research* 15: 309-314.

Kell, R.T. 2011. The influence of periodized resistance training on strength changes in men and women. *Journal of Strength and Conditioning Research* 25: 735-744.

Kelleher, A.R., Hackney, K.J., Keslacy, S., and Ploutz-Snyder, L.L. 2010. The metabolic costs of reciprocal supersets vs. traditional resistance exercise in young recreational active adults. *Journal of Strength and Conditioning Research* 24: 1043-1049.

Kelley, G. 1997. Dynamic resistance exercise and resting blood pressure in adults: A meta-analysis. *Journal of Applied Physiology* 82: 1559-1565.

Kelley, G.A., and Kelley, K.S. 2000. Progressive resistance exercise and resting blood pressure: A meta-analysis of randomized controlled trials. *Hypertension* 35: 838-843.

Kelley, G.A. and Kelley, K.S. 2009a. Impact of progressive resistance training on lipids and lipoproteins in adults: A meta-analysis of randomized controlled trials. *Preventative Medicine* 48: 9-19.

Kelley, G.A., and Kelley, K.S. 2009b. Impact of progressive resistance training on lipids and lipoproteins in adults: Another look at a meta-analysis using prediction intervals. *Preventative Medicine* 49: 473-475.

Kelley, G.A., Kelley, K.S., Hootman, J.M., and Jones, D.L. 2011. Effects of community-deliverable exercise on pain and physical function in adults with arthritis and other rheumatic diseases: A meta-analysis. *Arthritis Care & Research* 63: 79-93.

Kelley, G.A., Kelley, K.S., and Tran, Z.V. 2000. Exercise and bone mineral density in men: A meta-analysis. *Journal of Applied Physiology* 88: 1730-1736.

Kelley G.A., Kelley, K.S., and Tran, Z.V. 2001. Resistance training and bone mineral density in women: A meta-analysis of controlled trials. *American Journal of Physical Medicine and Rehabilitation* 80: 65-77.

Kellis, E., and Baltzopoulos, V. 1995. Isokinetic eccentric exercise. *Sports Medicine* 19: 202-222.

Kelly, S.B., Brown, L.E., Coburn, J.W., Zinder, S.M., Gardner, L.M., and Nguyen, D. 2007. The effect of single versus multiple sets on strength. *Journal of Strength and Conditioning Research* 21: 1003-1006.

Kemertzis, M.A., Lythgo, N.D., Morgan, D.L., and Galea, M.P. 2008. Ankle flexors produce peak torque at longer muscle lengths after whole-body vibration. *Medicine & Science in Sports & Exercise* 40: 1977-1983.

Kemmler, W.K., Lauber, D., Engelke, K., and Weineck, J. 2004. Effects of single- vs. multiple-set resistance training on maximum strength and body composition in trained postmenopausal women. *Journal of Strength and Conditioning Research* 18: 689-694.

Kent-Braun, J.A., Ng, A.V., and Young, K. 2000. Skeletal muscle contractile and noncontractile components in young and older women and men. *Journal of Applied Physiology* 88: 662-668.

Keogh, J.W.L., Payne, A.L., Anderson, B.B., and Atkins, P.J. 2010. A brief description of the biomechanics and physiology of a strongman event: The tire flip. *Journal of Strength and Conditioning Research* 24: 1223-1228.

Keogh, J.W.L., Wilson, G.J., and Weatherby, R.P. 1999. A cross-sectional comparison of different resistance training techniques in the bench press. *Journal of Strength and Conditioning Research* 13: 247-258.

Kerksick, C.M., Wilborn, C.D., Campbell, B.I., Roberts, M.D., Rasmussen, C.J., Greenwood, M., and Kreider, R.B. 2009. Early-phase adaptations to a split-body, linear periodization resistance training program in college-aged in middle-aged men. *Journal of Strength and Conditioning Research* 23: 962-1971.

Kerr, D., Ackland, T., Maslen, B., Morton, A., and Prince, R. 2001. Resistance training over 2 years increases bone mass in postmenopausal women. *Journal of Bone and Mineral Research* 16: 175-181.

Kesidis, N., Metaxas, T.I., Vrabas, I.S., Stefanidis, P., Vamvakoudis, E., Christoulas, K., Mandroukas, A., Balasas, D., and Mandroukas, K. 2008. Myosin heavy chain isoform distribution in single fibres of bodybuilders. *European Journal of Applied Physiology* 10: 579-583.

Keul, J., Haralambei, G., Bruder, M., and Gottstein, H.J. 1978. The effect of weight lifting exercise on heart rate and metabolism in experienced lifters. *Medicine & Science in Sports & Exercise* 10: 13-15.

Keysor, J.J., and Jette, A.M. 2001. Have we oversold the benefits of late-life exercise? *Journal of Gerontology* 56: M412-423.

Khamoui, A.V., Brown, L.E., Nguyen, D., Uribe, B.P., Coburn, J.W., Noffal, G.J., and Tran, T. 2011. Relationship between force-time and velocity-time characteristics of dynamic isometric muscle actions. *Journal of Strength and Conditioning Research* 25: 198-204.

Khan, K., McKay, H.A., Haapasalo, H., Bennell, K.L., Forwood, M.R., Kannus, P., and Wark, J.D. 2000. Does childhood and adolescence provide a unique opportunity for exercise to strengthen the skeleton? *Journal of Science and Medicine in Sport* 3: 150-164.

Kilduff, L.P., Bevan, H.R., Kingsley, M.I.C., Owen, N.J., Bennett, M.A., Bunce, P.J., Hore, A.M., Maw, J.R., and Cunningham, D.J. 2007. Postactivation potentiation in professional rugby players: Optimal recovery. *Journal of Strength and Conditioning Research* 21: 1134-1138.

Kilinc, F. 2008. An intensive combined training program modulates physical, physiological, biomotoric, and technical parameters in women basketball players. *Journal of Strength and Conditioning Research* 22: 1769-1778.

Kim, E., Dear, A., Ferguson, S.L., Seo, D., and Bemben, M.G. 2011. Effects of 4 weeks of traditional resistance training vs. superslow strength training on early phase adaptations in strength, flexibility, and aerobic capacity in college-aged women. *Journal of Strength and Conditioning Research* 25: 3006-3013.

Kimball, S.R. 2006. Interaction between the AMP-activated protein kinase and mTOR signaling pathways. *Medicine & Science in Sports & Exercise* 38: 1958-1964.

Kin-Isler, A., Acikada, C., and Artian, S. 2006. Effects of vibration on maximal isometric muscle contraction at different joint angles. *Isokinetics and Exercise Science* 14: 213-220.

Kinser, A.M., Ramsey, M.W., O'Bryant, H.S., Ayres, C.A., Sands, W.A., and Stone, M.H. 2008. Vibration and stretching effects on flexibility and explosive strength in young gymnasts. *Medicine & Science in Sports & Exercise* 40: 133-140.

Kistler B.M., Walsh, M.S., Horn, T.S., and Cox, R.H. 2010. The acute effects of static stretching on the sprint performance of collegiate men in the 60- and 100-m dash after a dynamic warm-up. *Journal of Strength and Conditioning Research* 24: 2280-2284.

Kitai, T.A., and Sale, D.G. 1989. Specificity of joint angle in isometric training. *European Journal of Applied Physiology* 58: 744-748.

Kjaer, M., and Secher, N.H. 1992. Neural influences on cardiovascular and endocrine responses to static exercise in humans. *Sports Medicine* 13: 303-319.

Kleiner, D.M., Blessing, D.L., Davis, W.R., and Mitchell, J.W. 1996. Acute cardiovascular responses to various forms of resistance exercise. *Journal of Strength and Conditioning Research* 10: 56-61.

Kleiner, D.M., Blessing, D.L., Mitchell, J.W., and Davis, W.R. 1999. A description of the acute cardiovascular responses to isokinetic resistance at three different speeds. *Journal of Strength and Conditioning Research* 13: 360-366.

Kleiner, S.M., Bazzarre, T.L., and Ainsworth, B.E. 1994. Nutritional status of nationally ranked elite bodybuilders. *International Journal of Sports Medicine* 4: 54-69.

Klitgaard, H., Ausoni, S., and Damiani, E. 1989. Sarcoplasmic reticulum of human skeletal muscle: Age-related changes and effect of training. *Acta Physiologica Scandinavica* 137: 23-31.

Klitgaard, H., Mantoni, M., Schiaffino, S., Ausoni, S., Gorza, L., Laurent-Winter, C., Schnohr, P., and Saltin, B. 1990. Function, morphology and protein expression of ageing skeletal muscle: A cross-sectional study of elderly men with different training backgrounds. *Acta Physiologica Scandinavica* 140: 41-54.

Knapik, J.J., Mawdsley, R.H., and Ramos, M.U. 1983. Angular specificity and test mode specificity of isometric and isokinetic strength training. *Journal of Orthopedic Sports Physical Therapy* 5: 58-65.

Knapik, J.J., Wright, J.E., Kowal, D.M., and Vogel, J.A. 1980. The influence of U.S. Army basic initial entry training on the muscular strength of men and women. *Aviation, Space and Environmental Medicine* 51: 1086-1090.

Knuttgen, H.G., and Kraemer, W.J. 1987. Terminology and measurement in exercise performance. *Journal of Applied Sport Science Research* 1: 1-10.

Kohler, J.M., Flanagan, S.P., and Whitting, W.C. 2010. Muscle activation patterns while lifting stable and unstable loads on unstable and unstable surfaces. *Journal of Strength and Conditioning Research* 24: 313-321.

Kohrt, W.M., Ehsani, A.A., and Birge, S.J. 1997. Effects of exercise involving predominately either joint-reaction or ground-reaction forces on bone mineral density in older women. *Journal of Bone and Mineral Research* 12: 1253-1261.

Kok, L.-Y., Hamer, P.W., and Bishop, D.J. 2009. Enhancing muscular qualities in untrained women: Linear versus undulating periodization. *Medicine & Science in Sports & Exercise* 41: 1797-1807.

Kokkonen, J., Bangerter, B., Roundy, E., and Nelson, A. 1988. Improved performance through digit strength gains. *Research Quarterly for Exercise and Sport* 59: 57-63.

Kokkonen, J., Nelson, A.G., Eldredge, C., and Winchester, J.B. 2007. Chronic static stretching improves exercise performance. *Medicine & Science in Sports & Exercise* 39: 1825-1831.

Kolber, M.J., Beekhuizen, K.S., Cheng, M.S., and Hellman, M.A. 2010. Shoulder injuries attributed to resistance training: A brief review. *Journal of Strength and Conditioning Research* 24: 1696-1704.

Komi, P.V. 1979. Neuromuscular performance: Factors influencing force and speed production. *Scandinavian Journal of Sports Sciences* 1: 2-15.

Komi, P.V., and Buskirk, E.R. 1972. Effect of eccentric and concentric muscle conditioning on tension and electrical activity of human muscle. *Ergonomics* 15: 417-434.

Komi, P.V., and Häkkinen, K. 1988. Strength and power. In *The Olympic book of sports medicine*, edited by A. Dirix, H.G. Knuttgen, and K. Tittel, 183. Boston: Blackwell Scientific.

Komi, P.V., Kaneko, M., and Aura, O. 1987. EMG activity of the leg extensor muscles with special reference to mechanical efficiency in concentric and eccentric exercise. *International Journal of Sports Medicine* 8: 22-29.

Komi, P.V., and Karlsson, J. 1978. Skeletal muscle fiber types, enzyme activities and physical performance in young males and females. *Acta Physiologica Scandinavica* 103: 210-218.

Komi, P.V., Linnamo, V., Ventoinen, P., and Sillanpaa, M. 2000. Force and EMG power spectrum during eccentric and concentric actions. *Medicine & Science in Sports & Exercise* 32: 1757-1762.

Komi, P.V., Suominen, H., Heikkinen, E., Karlsson, J., and Tesch, P. 1982. Effects of heavy resistance and explosive-type strength training methods on mechanical, functional, and metabolic aspects of performance. In *Exercise and sport biology*, edited by P.V. Komi, 90-102. Champaign, IL: Human Kinetics.

Kongsgaard, M., Reitelseder, S., Pedersen, T.G., Holm, L., Aagaard, P., Kjaer, M., and Magnusson, S.P. 2007. Region specific patellar tendon hypertrophy in humans following resistance training. *Acta Physiologica* (Oxford) 191: 111-1121.

Kopp-Woodroffe, S.A., Manore, M.M., Dueck, C.A., Skinner, J.S., and Matt, K.S. 1999. Energy and nutrient status of amenorrheic athletes participating in a diet and exercise training intervention program. *International Journal of Sport Nutrition* 9: 70-88.

Korhonen, M.T., Cristea, A., Alen, M., Häkkinen, K., Sipila, S., Mero, A., Viitasalo, J.T., Larsson, L., and Suominen, H. 2006. Aging, muscle fiber type, and contractile function in sprint-trained athletes. *Journal of Applied Physiology* 101: 906-917.

Kosek, D.J., and Bamman, M.M. 2008. Modulation of the dystrophin-associated protein complex in response to resistance training in young and older men. *Journal of Applied Physiology* 104: 1476-1484.

Kotzamanidis, C. 2006. Effect of plyometric training on running performance and vertical jumping in prepubertal boys. *Journal of Strength and Conditioning Research* 20: 441-445.

Koutedakis, Y., Boreham, C., Kabitsis, C., and Sharp, N.C.C. 1992. Seasonal deterioration of selected physiological variables in elite male skiers. *International Journal of Sports Medicine* 13: 548-551.

Kovaleski, J.E., and Heitman, R.J. 1993a. Effects of isokinetic velocity spectrum exercise on torque production. *Sports Medicine, Training and Rehabilitation* 4: 67-71.

Kovaleski, J.E., and Heitman, R.J. 1993b. Interaction of velocity and progression order during isokinetic velocity spectrum exercise. *Isokinetics and Exercise Science* 3: 118-122.

Kovaleski, J.E., Heitman, R.J., Scaffidi, F.M., and Fondren, F.B. 1992. Effects of isokinetic velocity spectrum exercise on average power and total work. *Journal of Athletic Training* 27: 54-56.

Kovaleski, J.E., Heitman, R.H., Trundle, T.L., and Gilley, W.F. 1995. Isotonic preload versus isokinetic knee extension resistance training. *Medicine & Science in Sports & Exercise* 27: 895-899.

Kowalchuk, J.M., Heigenhauser, F.J.F., Lininger, M.I., Obminski, G., Sutton, J.R., and Jones, N.L. 1988. Role of lungs and inactive muscle in acid-base control after maximal exercise. *Journal of Applied Physiology* 65: 2090-2096.

Koziris, L.P., Hickson, R.C., Chatterton, R.T., Groseth, R.T., Christie, J.M., Goldflies, D.G., and Unterman, T.G. 1999. Serum levels of total and free IGF-1 and IGFBP-3 are increased and maintained in long-term training. *Journal of Applied Physiology* 86: 1436-1442.

Koziris, L.P., Kraemer, W.J., Patton, J.F., Triplett, N.T., Fry, A.C., Gordon, S.E., and Knuttgen, H.G. 1996. Relationship of aerobic power to anaerobic performance indices. *Journal of Strength and Conditioning Research* 10: 35-39.

Kraemer, W.J. 1983a. Detraining the "bulked-up" athlete: Prospects for lifetime health and fitness. *National Strength and Conditioning Association Journal* 5: 10-12.

Kraemer, W.J. 1983b. Exercise prescription in weight training: A needs analysis. *National Strength and Conditioning Association Journal* 5: 64-65.

Kraemer, W.J. 1983c. Exercise prescription in weight training: Manipulating program variables. *National Strength and Conditioning Association Journal* 5: 58-59.

Kraemer, W.J. 1988. Endocrine responses to resistance exercise. *Medicine & Science in Sports & Exercise* 20 (Suppl.): S152-S157.

Kraemer, W.J. 1992a. Endocrine responses and adaptations to strength training. In *Strength and power in sports*, edited by P.V. Komi, 291-304. Boston: Blackwell Scientific.

Kraemer, W.J. 1992b. Hormonal mechanisms related to the expression of muscular strength and power. In *Strength and power in sports*, edited by P.V. Komi, 64-76. Boston: Blackwell Scientific.

Kraemer, W.J. 1994. Neuroendocrine responses to resistance exercise. In *Essentials of strength and conditioning*, edited by T.R. Baechle, 86-107. Champaign, IL: Human Kinetics.

Kraemer, W.J. 1997. A series of studies: The physiological basis for strength training in American football: Fact over philosophy. *Journal of Strength and Conditioning Research* 11: 131-142.

Kraemer, W.J., Aguilera, B.A., Terada, M., Newton, R.U., Lynch, J.M., Rosendaal, G., McBride, J.M., Gordon, S.E., and Häkkinen, K. 1995. Responses of IGF-I to endogenous increases in growth hormone after heavy-resistance exercise. *Journal of Applied Physiology* 77: 206-211.

Kraemer, W.J., Clemson, A., Triplett, N.T., Bush, J.A., Newton, R.U., and Lynch, J.M. 1996. The effects of plasma cortisol evaluation on total and differential leukocyte counts in response to heavy-resistance exercise. *European Journal of Applied Physiology* 73 (1-2): 93-97.

Kraemer, W.J., Deschenes, M.R., and Fleck, S.J. 1988. Physiological adaptations to resistance exercise implications for athletic conditioning. *Sports Medicine* 6: 246-256.

Kraemer, W.J., Dudley, G.A., Tesch, P.A., Gordon, S.E., Hather, B.M., Volek, J.S., and Ratamess, N.A. 2001. The influence of muscle action on the acute growth hormone response to resistance exercise and short-term detraining. *Growth Hormone and IGF Research* 11: 75-83.

Kraemer, W.J., Dunn-Lewis, C., Comstock, B.A., Thomas, G.A., Clark, J.E., and Nindl, B.C. 2010. Growth hormone, exercise, and athletic performance: A continued evolution of complexity. *Current Sports Medicine Reports* 9: 242-252.

Kraemer, W.J., Dziados, J.E., Marchitelli, L.J., Gordon, S.E., Harman, E.A., Mello, R., Fleck, S.J., Frykman, P.N., and Triplett, N.T. 1993. Effects of different heavy-resistance exercise protocols on plasma B-endorphin concentrations. *Journal of Applied Physiology* 74: 450-459.

Kraemer, W.J., and Fleck, S.J. 2007. *Optimizing strength training designing nonlinear periodization workouts*, Human Kinetics.

Kraemer, W.J., and Fleck S.J. 2005. *Strength training for young athletes*, 2nd ed. Champaign, IL: Human Kinetics.

Kraemer, W.J., Fleck, S.J., and Deschenes, M. 2012. *Exercise physiology integrating theory and application*. Lippincott, Williams and Wilkins, Baltmore, Maryland.

Kraemer, W.J., Fleck, S.J., Dziados, J.E., Harman, E., Marchitelli, L.J., Gordon, S.E., Mello, R., Frykman, P.N., Koziris, L.P., and Triplett, N.T. 1993. Changes in hormonal concentrations following different heavy resistance exercise protocols in women. *Journal of Applied Physiology* 75: 594-604.

Kraemer, W.J., Fleck, S.J., and Evans, W.J. 1996. Strength and power training: Physiological mechanisms of adaptation. In *Exercise and sport sciences reviews*, edited by J.O. Holoszy, 363-398. Baltimore: Williams & Wilkins.

Kraemer, W.J., Fleck, S.J., Maresh, C.M., Ratamess, N.A., Gordon, S.E., Goetz, K.L., Harman, E.A., Frykman, P.N., Volek, J., Mazzetti, S.A., Fry, A.C., Marchitelli, L.J., and Patton, J.F. 1999. Acute hormonal responses to a single bout of heavy resistance exercise in trained power lifters and untrained men. *Canadian Journal of Applied Physiology* 24: 524-537.

Kraemer, W.J., and Fry, A.C. 1995. Strength testing: Development and evaluation of methodology. In *Physiological assessment of human fitness*, edited by P. Maud and C. Foster. Champaign, IL: Human Kinetics.

Kraemer, W.J., Fry, A.C., Rubin, M.R., Triplett-McBride, T., Gordon, S.E., Koziris, L.P., Lynch, J.M., Volek, J.S., Meuffels, D.E., Newton, R.U., and Fleck, S.J. 2001. Physiological and performance responses to tournament wrestling. *Medicine & Science in Sports & Exercise* 33: 1367-1378.

Kraemer, W.J., Fry, A.C., Warren, B.J., Stone, M.H., Fleck, S.J., Kearney, J.T., Conroy, B.P., Maresh, C.M., Weseman, C.A., Triplett, N.T., and Gordon, S.E. 1992. Acute hormonal responses of elite junior weightlifters. *International Journal of Sports Medicine* 12: 228-235.

Kraemer, W.J., Gordon, S.E., Fleck, S.J., Marchitelli, L.J., Mello, R., Dziados, J.E., Friedl, K., Harman, E., Maresh, C., and Fry, A.C. 1991. Endogenous anabolic hormonal and growth factor responses to heavy resistance exercise in males and females. *International Journal of Sports Medicine* 12: 228-235.

Kraemer, W.J., and Gotshalk, L.A. 2000. Physiology of American football. In *Exercise and sport science,* edited by W.E. Garrett and D.T. Kirkendall, 798-813. Philadelphia: Lippincott Williams & Wilkins.

Kraemer, W.J., Häkkinen, K., Newton, R.U., McCormick, M., Nindl, B.C., Volek, J.S., Gotshalk, L.A., Fleck, S.J., Campbell, W.W., Gordon, S.E., Farrell, P.A., and Evans, W.J. 1998. Acute hormonal responses to heavy resistance exercise in younger and older men. *European Journal of Applied Physiology* 77: 206-211.

Kraemer, W.J., Häkkinen, K., Newton, R.U., Nindl, B.C., Volek, J.S., McCormick, M., Gotshalk, L.A., Gordon, S.E., Fleck, S.J., Campbell, W.W., Putukian, M., and Evans, W.J. 1999. Effects of heavy-resistance training on hormonal response patterns in younger vs. older men. *Journal of Applied Physiology* 87: 982-992.

Kraemer, W.J., Häkkinen, K., Triplett-McBride, N.T., Fry, A.C., Koziris, L.P., Ratamess, N.A., Bauer, J.E., Volek, J.S., McConnell, T., Newton, R.U., Gordon, S.E., Cummings, D., Hauth, J., Pullo, F., Lynch, J.M., Fleck, S.J., Mazzetti, S.A., and Knuttgen, H.G. 2003. Physiological changes with pe-riodized resistance training in women tennis players. *Medicine & Science in Sports & Exercise* 35: 157-168.

Kraemer, W.J., Hatfield, D.L., Volek, J.S., Fragala, M.S., Vingren, J.L., Anderson, J.M., Spiering, B.A., Thomas, G.A., Ho, J.Y., Quann, E.E., Izquierdo, M., Häkkinen, K., and Maresh, C.M. 2009. Effects of amino acids supplement on physiological adaptations to resistance training. *Medicine & Science in Sports & Exercise* 41: 1111-1121.

Kraemer, R.R., Heleniak, R.J, Tryniecki, J.L, Kraemer, G.R, Okazaki, N.J., and Castracane, V.D. 1995. Follicular and luteal phase hormonal responses to low-volume resistive exercise. *Medicine & Science in Sports & Exercise* 27: 809-817.

Kraemer, W.J., Keuning, M., Ratamess, N.A., Volek, J.S., McCormick, M., Bush, J.A., Nindl, B.C., Gordon, S.E., Mazzetti, S.A., Newton, R.U., Gomez, A.L., Wickham, R.B., Rubin, M.R., and Häkkinen, K. 2001. Resistance training combined with bench-stepping enhances women's health profile. *Medicine & Science in Sports & Exercise* 33: 259-269.

Kraemer, W.J., and Koziris, L.P. 1992. Muscle strength training: Techniques and considerations. *Physical Therapy Practice* 2: 54-68.

Kraemer, W.J. and Koziris, L.P. 1994. Olympic weightlifting and power lifting. In *Physiology and Nutrition for Competitive Sport,* edited by D.R. Lamb, H.G. Knuttgen, and R. Murray 1-54. Cooper Publishing Group, Carmel, IN.

Kraemer, W.J., Koziris, L.P., Ratamess, N.A., Häkkinen, K., Triplett-McBride, N.T., Fry, A.C., Gordon, S.E., Volek, J.S., French, D.N., Rubin, M.R., Gomez, A.L., Sharman, M.J., Lynch, J.M., Izquierdo, M., and Fleck, S.J. 2002. Detraining produces minimal changes in physical performance and hormonal variables in recreationally strength-trained men. *Journal of Strength and Conditioning Research* 16: 373-382.

Kraemer, W.J., Loebel, C.C., Volek, J.S., Ratamess, N.A., Newton, R.U., Wickham, R.B., Gotshalk, L.A., Duncan, N.D., Mazzetti, S.A., Gomez, A.L., Rubin, M.R., Nindl, B.C., and Häkkinen, K. 2001. The effect of heavy resistance exercise on the circadian rhythm of salivary testosterone in men. *European Journal of Applied Physiology* 84: 13-18.

Kraemer, W.J., Marchitelli, L., McCurry, D., Mello, R., Dziados, J.E., Harman, E., Frykman, P., Gordon, S.E., and Fleck, S.J. 1990. Hormonal and growth factor responses to heavy resistance exercise. *Journal of Applied Physiology* 69: 1442-1450.

Kraemer, W.J., Mazzetti, S.A., Nindl, B.C., Gotshalk, L.A., Volek, J.S., Bush, J.A., Marx, J.O., Dohi, K., Gomez, A.L., Miles, M., Fleck, S.J., Newton, R.U., and Häkkinen, K. 2001. Effect of resistance training on women's strength/power and occupational performances. *Medicine & Science in Sports & Exercise* 33: 1011-1025.

Kraemer, W.J., and Newton, R.U. 2000. Training for muscular power. *Physical and Medical Rehabilitation Clinics of North America* 11: 341-368.

Kraemer, W.J., Nindl, B.C., Marx, J.O., Gotshalk, L.A., Bush, J.A., Welsch, J.R., Volek, J.S., Spiering, B.A., Maresh, C.M., Mastro, A.M., and Hymer, W.C. 2006. Chronic resistance training in women potentiates growth hormone in vivo bioactivity: Characterization of molecular mass variants. *American Journal of Physiology: Endocrinology and Metabolism* 291: E1177-E1187.

Kraemer, W.J., Nindl, B.C., Ratamess, N.A., Gotshalk, L.A., Volek, J.S., Fleck, S.J., Newton, R.U., and Häkkinen, K. 2004. Changes in muscle hypertrophy in women with periodized resistance training. *Medicine & Science in Sports & Exercise* 36: 697-708.

Kraemer, W.J., Noble, B., Culver, B., and Lewis, R.V. 1985. Changes in plasma proenkephalin peptide F and catecholamine levels during graded exercise in men. *Proceedings of the National Academy of Sciences U S A.* 82: 6349-6351.

Kraemer, W.J., Noble, B.J., Culver, B.W., and Clark, M.J. 1987. Physiologic responses to heavy-resistance exercise with very short rest periods. *International Journal of Sports Medicine* 8: 247-252.

Kraemer, W.J., Patton, J., Gordon, S.E., Harman, E.A., Deschenes, M.R., Reynolds, K., Newton, R.U., Triplett, N.T., and Dziados, J.E. 1995. Compatibility of high intensity strength and endurance training on hormonal and skeletal muscle adaptations. *Journal of Applied Physiology* 78: 976-989.

Kraemer, W.J., and Ratamess, N.A. 2000. Physiology of resistance training: Current issues. In *Orthopaedic physical therapy clinics of North America: Exercise technologies* 9: 467-513. Philadelphia: W.B. Saunders.

Kraemer, W.J., and Ratamess, N.A. 2005. Hormonal responses and adaptations resistance exercise and training. *Sports Medicine* 35: 540-561.

Kraemer, W.J., and Ratamess, N.A. 2004. Fundamentals of resistance training: Progression and exercise prescription. *Medicine & Science in Sports & Exercise* 36: 674-678.

Kraemer, W.J., and Ratamess, N.A. 2005. Hormonal responses and adaptations to resistance exercise and training. *Sports Medicine* 35: 339-361.

Kraemer, W.J., Ratamess, N.A., Fry, A.C., and French, D.N. 2006. Strength training: Development and evaluation of methodology. In *Physiological assessment of human fitness,* edited by P.J. Maud and C. Foster, 119-150. Champaign, IL: Human Kinetics.

Kraemer, W.J., Ratamess, N., Fry, A.C., Triplett-Mc- Bride, T., Koziris, L.P., Bauer, J.A., Lynch, J.M., and Fleck, S.J. 2000. Influence of resistance training volume and periodization on physiological and performance adaptations in collegiate women tennis players. *American Journal of Sports Medicine* 28: 626-633.

Kraemer, W.J., Rubin, M.R., Häkkinen, K., Nindl, B.C., Marx, J.O., Volek, J.S., French, D.N., Gómez, A.L., Sharman, M.J., Scheett, T., Ratamess, N.A., Miles, M.P., Mastro, A., VanHeest, J., Maresh, C.M., Welsch, J.R., and Hymer, W.C. 2003. Influence of muscle strength and total work on exercise-induced plasma growth hormone isoforms in women. *Journal of Science and Medicine in Sport* 6: 295-306.

Kraemer, W.J., and Spiering, B.A. 2006. Skeletal muscle physiology: Plasticity and responses to exercise. *Hormone Research* 66: 2-16.

Kraemer, W.J., Spiering, B.A., Volek, J.S., Ratamess, N.A., Sharman, M.J., Rubin, M.R., French, D.N., Silvestre, R., Hatfield, D.L., Van Heest, J.L., Vingren, J.L., Judelson, D.A., Deschenes, M.R., and Maresh, C.M. 2006. Androgenic res-ponses to resistance exercise: Effects of feeding and L-car-nitine. *Medicine & Science in Sports & Exercise* 38: 1288-1296.

Kraemer, W.J., Staron, R.S., Hagerman, F.C., Hikida, R.S., Fry, A.C., Gordon, S.E., Nindl, B.C., Gotshalk, L.A., Volek, J.S., Marx, J.O., Newton, R.U., and Häkkinen, K. 1998. The effects of short-term resistance training on endocrine function in men and women. *European Journal of Applied Physiology* 78: 69-76.

Kraemer, W.J., Vingren, J.L., Schuenke, M.D., Kopchick, J.J., Volek, J.S., Fragala, M.S., Häkkinen, K., Jen-Ho, Thomas, G.A., and Staron, R.S. 2009. Effect of circulating growth hormone on muscle IGF-I protein concentration in female mice with growth hormone receptor gene disruption. *Growth Hormone and IGF Research* 19: 242-244.

Kraemer, W.J., Vogel, J.A., Patton, J.F., Dziados, J.E., and Reynolds, K.L. 1987. The effects of various physical training programs on short duration high intensity load bearing performance and the Army physical fitness test. *USARIEM Technical Report*, 30/87 August.

Kraemer, W.J., Volek, J.S., Bush, J.A., Putukian, M., and Sebas-tianelli, W.J. 1998. Hormonal responses to consecutive days of heavy-resistance exercise with or without nutritional supple-mentation. *Journal of Applied Physiology* 85: 1544-1555.

Kramer, J.B., Stone, M.H., O'Bryant, H.S., Conley, M.S., Johnson, R.L., Nieman, D.C., Honeycutt, D.R., and Hoke, T.P. 1997. Ef-fects of single vs. multiple sets of weight training: Impact of volume, intensity, and variation. *Journal of Strength and Condi-tioning Research* 11: 143-147.

Krems, C., Luhrmann, P.M., Strassburg, A., Hartmann, B., and Neu-hauser-Berthold, M. 2005. Lower resting metabolic rate in the el-derly may not be entirely due to changes in body composition. *Eu-ropean Journal of Clinical Nutrition* 59: 255-262.

Krieger, J.W. 2009. Single versus multiple sets of resistance exer-cise: A meta-regression. *Journal of Strength and Conditioning Research* 23: 1890-1901.

Krieger, J.W. 2010. Single vs. multiple sets of resistance exercise for muscle hypertrophy: A meta-analysis. *Journal of Strength and Conditioning Research* 24: 1150-1159.

Kubiak, E.N., Klugman, J.A., and Bosco, J.A. 2006. Hand injuries in rock climbers. *Bulletin of the NYU Hospital for Joint Diseases* 64: 172-177.

Kubo, K., Ikebukuro, T., Maki, A., Yata, H., and Tsunoda, N. 2012. Time course of changes in the human Achilles tendon proper-ties and metabolism during training and detraining in vivo. *Eu-ropean Journal of Applied Physiology* 12: 2679-2691.

Kubo, K., Ikebukro, I., Yata, H., Tsnoda, N., and Kanehisa, H. 2010. Time course of changes in muscle properties during strength training and detraining. *Journal of Strength and Conditioning Research* 24: 322-331.

Kubo, K., Kanehisa, H., Azuma, K., Ishizu, M., Kuno, S.Y., Okada, M., and Fukunaga, T. 2003. Muscle architectural characteristics in young and elderly men and women. *International Journal of Sports Medicine* 24: 125-130.

Kubo, K., Kanehisa, H., Ito, M., and Fukunaga, T. 2001. Effects of isometric training on the elasticity of human tendon structures in vivo. *Journal of Applied Physiology* 91: 26-32.

Kubo, K., Kanehisa, H., and Fukunaga, T. 2002. Effects of resis-tance and stretching training programmes on the viscoelastic properties of human tendon structures *in vivo*. *Journal of Phy-siology* 538: 219-226.

Kujala, U.M., Sarna, S., Kaprio, J., Tikkanen, H.O., and Koskenvuo, M. 2000. Natural selection to sports, later physical activity hab-its, and coronary heart disease. *British Journal of Sports Medi-cine* 34: 445-449.

Kumagai, K., Abe, T., Brechue, W.F., Ryushi, T., Takano, S., and Mi-zuno, M. 2000. Sprint performance is related to muscle fascicle length in male 100-m sprinters. *Journal of Applied Physiology* 88: 811-816.

Kusintz, I., and Kenney, C. 1958. Effects of progressive weight training on health and physical fitness of adolescent boys. *Re-search Quarterly* 29: 295-301.

Kvorning, T., Andersen, M., Brixen, K., and Madsen, K. 2006. Sup-pression of endogenous testosterone production attenuates the response to strength training: A randomized, placebo-con-trolled, and blinded intervention study. *American Journal of Physiology: Endocrinology and Metabolism* 291: E1325-E1332.

Kvorning, T., Andersen, M., Brixen, K., Schjerlin, P., Suetta, C., and Madsen, K. 2007. Suppression of testosterone does not blunt mRNA expression of myoD, myogenin, IGF, myostatin or an-drogen receptor post strength training in humans. *Journal of Physiology* 578: 579-593.

Kvorning, T., Bagger, M., Caserotti, P., and Madsen, K. 2006. Ef-fects of vibration and resistance training on neural muscular and hormonal measures. *European Journal of Applied Physiolo-gy* 96: 615-625.

Lacerte, M., deLateur, B.J., Alquist, A.D., and Questad, K.A. 1992. Concentric versus combined concentric-eccentric isokinetic training programs: Effect on peak torque of human quadriceps femoris muscle. *Archives of Physical Medicine and Rehabilita-tion* 73: 1059-1062.

LaChance, P.F., and Hortobagyi, T. 1994. Influence of cadence on muscular performance during push-up and pull-up exercises. *Journal of Strength and Conditioning Research* 8: 76-79.

Laidlaw, D.H., Kornatz, K.W., Keen, D.A., Suzuki, S., and Enoka, R.M. 1999. Strength training improves the steadiness of slow lengthening contractions performed by old adults. *Journal of Applied Physiology* 87: 1786-1795.

Lamont, H.S., Cramer, J.T., Bemben, D.A., Shehab, R.L., Anderson, M.A., and Bemben, M.G. 2008. Effects of 6 weeks of periodized squat training with or without whole-body vibration on short-term adaptations in job performance within recreationally re-sistance trained men. *Journal of Strength and Conditioning Re-search* 22: 1882-1893.

Lamont, H.S., Cramer, J.T., Bemben, D.A., Shehab, R.L., Anderson, M.A., and Bemben, M.G. 2009. Effects of a 6-week periodized squat training program with or without whole-body vibration on jump height and power output following acute vibration exposure. *Journal of Strength and Conditioning Research* 23: 2317-2325.

Lamont, H.S., Cramer, J.T., Bemben, D.A., Shehab, R.L., Anderson, M.A., and Bemben, M.G. 2010. Effects of adding whole body vibra-tion to squat training isometric force/time characteristics. *Journal of Strength and Conditioning Research* 24: 171-183.

Lander, J.E., Bates, B.T., Sawhill, J.A., and Hamill, J.A. 1985. Comparison between free-weight and isokinetic bench pressing. *Medicine & Science in Sports & Exercise* 17: 344-353.

Lander, J.E., Hundley, J.R., and Simonton, R.L. 1992. The effectiveness of weight-belts during multiple repetitions of the squat exercise. *Medicine & Science in Sports & Exercise* 24: 603-609.

Lander, J.E., Simonton, R., and Giacobbe, J. 1990. The effectiveness of weight-belts during the squat exercise. *Medicine & Science in Sports & Exercise* 22: 117-126.

Landers, K.A., Hunter, G.R., Wetzstein, C.J., Bamman, M.M., and Weisier, R.L. 2001. The interrelationship among muscle mass, strength, and the ability to perform physical tasks of daily living in younger and older women. *Journal of Gerontology: Biological Sciences, Medical Sciences* 56: B443-B448.

LaRoche, D.P., Lussier, M.V., and Roy, S.J. 2008. Chronic stretching and voluntary muscle force. *Journal of Strength and Conditioning Research* 22: 589-596.

Larsson, L. 1978. Morphological and functional characteristics of the aging skeletal muscle in man. *Acta Physiological Scandinavica* 457 (Suppl.): 1-36.

Larsson, L. 1982. Physical training effects on muscle morphology in sedentary males at different ages. *Medicine & Science in Sports & Exercise* 14: 203-206.

Larsson, L. 1983. Histochemical characteristics of human skeletal muscle during aging. *Acta Physiologica Scandinavica* 117: 469-471.

Larsson, L., Li, X., Yu, F., and Degens, H. 1997. Age-related changes in contractile properties and expression of myosin isoforms in single skeletal muscle cells. *Muscle Nerve* (Suppl.) 5: S74-S78.

Latham, N., Bennett, D., Stretton, C., and Anderson, C.S. 2004. Systematic review of progressive resistance strength training in older adults. *Journal of Gerontology* 59: M48-61.

Latham, N., and Liu, C.J. 2010. Strength training in older adults: The benefits for osteoarthritis. *Clinics in Geriatric Medicine* 26: 445-459.

Lathinghouse, L.H., and Trimble, M.H. 2000. Effects of isometric quadriceps activation on the q-angle in women before and after quadriceps exercise. *Journal of Orthopaedic and Sports Physical Therapy* 30: 211-216.

Laubach, L.L. 1976. Comparative muscular strength of men and women: A review of the literature. *Aviation, Space and Environmental Medicine* 47: 534-542.

Laurent, D., Reutenauer, H., Payen, J.F., Favre-Javin, A., Eterradossi, J., Lekas, J.F., and Rossi, A. 1992. Muscle bioenergetics in skiers: Studies using NMR. *International Journal of Sports Medicine* 13 (Suppl. 1): S150-S152.

Laurent, G.J., Sparrow, M.P., Bates, P.C., and Millward, D.J. 1978. Collagen content and turnover in cardiac and skeletal muscles of the adult fowl and the changes during stretch induced growth. *Biochemistry Journal* 176: 419-427.

Laurentino, G., Ugrinowitsch, C., Aihara, A.Y., Fernandes, A.R., Parcell, A.C., Ricard, M., and Tricoli, V. 2008. Effects of strength training and vascular occlusion. *International Journal of Sports Medicine* 29: 664-667.

Laurentino, G.C., Ugrinowitsch, C., Roschel, H., Aoki, M.S., Soares, A.G., Neves, M., Aihara, A.Y., Da Rocha Correa Fernandes, A., and Tricoli, V. 2012. Strength training with blood flow restriction diminishes myostatin gene expression. *Medicine & Science in Sports & Exercise* 44: 406-412.

Laursen, P.B., and Jenkins, D.G. 2002. The scientific basis for high-intensity interval training: Optimizing training programs and maximizing performance in highly trained endurance athletes. *Sports Medicine* 32: 53-73.

LaVelle, D.G. 2003. Fractures of hip. In *Campbell's operative orthopaedics*, edited by S.T. Canale, 10th ed., 2873. Philadelphia: Mosby.

Lawton, T.W., Cronin, J.B., Drinkwater, E., Lindsell, R., and Pyne, D. 2004. The effect of continuous repetition training and intra-set rest training on bench press strength and power. *Journal of Sports Medicine and Physical Fitness* 44: 361-367.

Lawton, T.W., Cronin, J.B., and Lindsell, R.P. 2006. Effect of interrepetition rest period on weight training repetition power output. *Journal of Strength and Conditioning Research* 20: 172-176.

Laycoe, R.R., and Marteniuk, R.G. 1971. Leaning and tension as factors in strength gains produced by static and eccentric training. *Research Quarterly* 42: 299-305.

Layne, J.E., and Nelson, M.E. 1999. The effects of progressive resistance training on bone density: A review. *Medicine & Science in Sports & Exercise* 31: 25-30.

Lebenstedt, M., Platte, P., and Pirke, K.M. 1999. Reduced resting metabolic rate in athletes with menstrual disorders. *Medicine & Science in Sports & Exercise* 31: 1250-1256.

LeBrasseur, N.K., Walsh, K., and Arany, Z. 2011. Metabolic benefits of resistance training and fast glycolytic skeletal muscle. *American Journal of Physiology, Endocrinology and Metabolism* 300: E3-E10.

Lebrun, C.M. 1994. The effect of the phase of the menstrual cycle and the birth control pill on athletic performance. *Clinics in Sports Medicine* 13: 419-441.

Lee, A., Craig, B.W., Lucas, J., Pohlman, R., and Stelling, H. 1990. The effect of endurance training, weight training and a combination of endurance and weight training on blood lipid profile of young males subjects. *Journal of Applied Sport Science Research* 4: 68-75.

Lee, M.R., and Berthelot, E.R. 2010. Community covariates of malnutrition based mortality among older adults. *Annals of Epidemiology* 20: 371-379.

Legwold, G. 1982. Does lifting weights harm a prepubescent athlete? *Physician and Sportsmedicine* 10: 141-144.

Leiger, A.B., and Milner, T.E. 2001. Muscle function at the wrist after eccentric exercise. *Medicine & Science in Sports & Exercise* 33: 612-620.

Leighton, J. 1955. Instrument and technique for measurement of range of joint motion. *Archives of Physical Medicine and Rehabilitation* 38: 24-28.

Leighton, J. 1957. Flexibility characteristics of three specialized skill groups of champion athletes. *Archives of Physical Medicine and Rehabilitation* 38: 580-583.

Leighton, J.R., Holmes, D., Benson, J., Wooten, B., and Schmerer, R. 1967. A study of the effectiveness of ten different methods of progressive resistance exercise on the development of strength, flexibility, girth and body weight. *Journal of the Association of Physical and Mental Rehabilitation* 21: 78-81.

Leite, R.D., Prestes, J., Pereira, G.B., Shiguemoto, G.E., and Perez, S.E. 2010. Menopause: Highlighting the effects of resistance training. *International Journal of Sports Medicine* 31: 761-767.

Lemmer, J.T., Hurlbut, D.E., Martel, G.F., Tracy, B.L., Ivey, F.M., Metter, E.J., Fozard, J.L., Fleg, J.L., and Hurley, B.F. 2000. Age and gender responses to strength training and detraining. *Medicine & Science in Sports & Exercise* 32: 1505-1512.

Lemmer, J.T., Ivey, F.M., Ryan, A.S., Martel, G.F., Hurlbut, D.E., Metter, J.E., Fozard, J.L., Fleg, J.L., and Hurley, B.F. 2001. Effect of strength training on resting metabolic rate and physical activity: Age and gender comparisons. *Medicine & Science in Sports & Exercise* 33: 532-541.

Lemmer, J.T., Martel, G.F., Hurlbut, D.E., and Hurley, B.F. 2007. Age and sex differentially affect regional changes in one repetition maximum strength. *Journal of Strength and Conditioning Research* 21: 731-737.

Lemon, P.W., and Mullin, J.P. 1980. Effect of initial muscle glycogen levels on protein catabolism during exercise. *Journal of Applied Physiology: Respiratory, Environmental and Exercise Physiology* 48: 624-629.

LeMura, L.M., von Duvillard, S.P., Andreacci, J., Klebez, J.M., Chelland, S.A., and Russo, J. 2000. Lipid and lipoprotein profiles, cardiovascular fitness, body composition, and diet during and after resistance, aerobic and combination training in young women. *European Journal of Applied Physiology* 82: 451-458.

Lepley, A.S., Gribble, P.A., and Pietrosimone, B.G. 2011. Effects of electromyographic biofeedback on quadriceps strength: A systematic review. *Journal of Strength and Conditioning* 26: 873-882.

Lesmes, G.R., Costill, D.L., Coyle, E.F., and Fink, W.J. 1978. Muscle strength and power changes during maximal isokinetic training. *Medicine & Science in Sports & Exercise* 4: 266-269.

Levin, G.T., McGuigan, M.R., and Laursen, P.B. 2009. Effect of concurrent resistance and endurance training on physiologic and performance parameters of well-trained endurance cyclists. *Journal of Strength and Conditioning Research* 23: 2280-2286.

Lewis, S., Nygaard, E., Sanchez, J., Egelbald, H., and Saltin, B. 1984. Static contraction of the quadriceps muscle in man: Cardiovascular control and responses to one-legged strength training. *Acta Physiologica Scandinavica* 122: 341-353.

Lexell, J., Hendriksson-Larsen, K., Winblad, B., and Sjostrom, M. 1983. Distribution of different fiber types in human skeletal muscles: Effects of aging studied in whole muscle cross section. *Muscle Nerve* 6: 588-595.

Lexell, J., Taylor, C.C., and Sjostrom, M. 1988. What is the cause of the ageing atrophy? Total number, size and proportion of different fiber types studied in whole vastus lateralis muscle from 15- to 83-year-old men. *Journal of Neurological Sciences* 84: 275-294.

Liederman, E. 1925. *Secrets of strength*. New York: Earle Liederman. Li, R.C., Maffulli, N., Hsu, T.C., and Chan, K.M. 1996. Isokinetic strength of the quadriceps and hamstrings and functional ability of anterior cruciate deficient knees in recreation athletes. *British Journal of Sports Medicine* 30: 161-164.

Lind, A.R., and Petrofsky, J.S. 1978. Isometric tension from rotary stimulation of fast and slow cat muscles. *Muscle and Nerve* 1: 213-218.

Lindh, M. 1979. Increase of muscle strength from isometric quadriceps exercises at different knee angles. *Scandinavian Journal of Rehabilitation Medicine* 11: 33-36.

Linnamo, V., Pakarinen, A., Komi, P.V., Kraemer, W.J., and Häkkinen, K. 2005. Acute hormonal responses to submaximal and maximal heavy resistance and explosive exercises in men and women. *Journal of Strength and Conditioning Research* 19: 566-571.

Linsenbardt, S.T., Thomas, T.R., and Madsen, R.W. 1992. Effect of breathing technique on blood pressure response to resistance exercise. *British Journal of Sports Medicine* 26: 97-100.

Lithinghouse, L.H., and Trimble, M.H. 2000. Effects of isometric quadriceps activation on the q-angle in women before and after quadriceps exercise. *Journal of Orthopedic and Sports Physical Therapy* 20: 211-230.

Liu, H., Liu, P., and Qin, X. 1987. *Investigation of menstrual cycle and female weightlifters.* Beijing: Department of Exercise Physiology, National Institute of Sports Science.

Lo, M.S., Lin, L.L.C., Yao, W-J., and Ma, M-C. 2011 Training and detraining effects of the resistance vs. endurance program on body composition, body size, and physical performance in young men. *Journal of Strength and Conditioning Research* 25: 2246-2254.

Lockie, R.G., Murphy, A.J., Schultz, A.B., Knight, T.J., and Janse de Jonge, X.A.K. 2012. The effects of different speed training protocols on sprint acceleration kinematics and muscle strength and power in feel sport athletes. *Journal of Strength and Conditioning Research* 26: 1539-1550.

Loenneke, J.P., Wilson, J.M., Wilson, G.J., Pujol, T.J., and Bemben, M.G. 2011. Potential safety issues with blood flow restriction training. *Scandinavian Journal of Medicine & Science in Sports* 21: 510-518.

Lohman, T. 2004. The BEST exercise program for osteoporosis prevention. DSW Fitness. www.dswfitness.com.

Lloyd, T., Buchanan, J.R., Bitzer, S., Waldman, C.J., Myers, C., and Ford, B.G. 1987. Interrelationship of diet, athletic activity, menstrual status and bone density in collegiate women. *American Journal of Clinical Nutrition* 46: 681-684.

Lombardi, V.P., and Troxel, R.K. 1999. Weight training injuries and deaths in the U.S. *Medicine & Science in Sports & Exercise* 31: S93.

Lord, S.R., Ward, J.A., Williams, P., and Anstey, K.J. 1993. An epidemiological study of falls in older community-dwelling women: The Randwick falls and fractures study. *Australian and New Zealand Journal of Public Health* 17: 240-245.

Losnegard, T., Mikkelsen, K., Rønnestad, B.R., Hallén, J., Rud, B., and Raastad, T. 2011. The effect of heavy strength training on muscle mass and physical performance in elite cross country skiers. *Scandinavian Journal of Medicine & Science in Sports* 21: 389-401.

Loucks, A.B., and Horvath, S.M. 1985. Athletic amenorrhea: A review. *Medicine & Science in Sports & Exercise* 17: 56-72.

Loucks, A.B., Kiens, B., and Wright, H.H. 2011. Energy availability in athletes. *Journal of Sports Science* 29: S7-15.

Ludbrook, J., Faris, I.B., Iannos, J., Jamieson, G.G., and Russel, W.J. 1978. Lack of effect of isometric handgrip exercise on the responses of the carotid sinus baroreceptor reflex in man. *Clinical Science and Molecular Medicine* 55: 189-194.

Luhrmann, P.M., Bender, R., Edelmann-Schafer, B., and Neuhauser-Berthold, M. 2009. Longitudinal changes in energy expenditure in an elderly German population: A 12-year follow-up. *European Journal of Clinical Nutrition* 63: 986-992.

Lund, H., Vestergaard-Poulsen, P., Kanstrup, I.-L., and Sejrsen, P. 1998. The effect of passive stretching on delayed onset muscle soreness, and other detrimental effects following eccentric exercise. *Scandinavian Journal of Medicine & Science in Sports* 8: 216-221.

Lundberg, T.R., Fernandez-Gonzalo, R., Gustafsson, T., and Tesch, P.A. 2012. Aerobic exercise alters skeletal muscle molecular responses to resistance exercise. *Medicine & Science in Sports & Exercise* 44:1680-1688.

Lusiani, L., Ronsisvalle, G., Bonanome, A., Castellani, V., Macchia, C., and Pagan, A. 1986. Echocardiographic evaluation of the dimensions and systolic properties of the left ventricle in freshman athletes during physical training. *European Heart Journal* 7: 196-203.

Lusk, S.J., Hale, B.D., and Russell, D.M. 2010. Grip width and forearm orientation effects on muscle activity during the lat pull-down. *Journal of Strength and Conditioning Research*. 16: 539-546.

Luthi, J.M., Howald, H., Claassen, H., Rosler, K., Vock, P., and Hoppler, H. 1986. Structural changes in skeletal muscle tissue with heavy-resistance exercise. *International Journal of Sports Medicine* 7: 123-127.

Lyle, N., and Rutherford, O.M. 1998. A comparison of voluntary versus stimulated strength training of the human abductor pollicis muscle. *Journal Sports Sciences* 16: 267-270.

Lyman, S., Fleisig, G.S., Waterbor, J.W., Funkhouser, E.M., Pulley, L., Andrews, J.R., Osiniki, E.D., and Roseman, J.M. 2001. Longitudinal study of elbow and shoulder pain in youth baseball pitchers. *Medicine & Science in Sports & Exercise* 33: 1803-1810.

Lynch, N.A., Metter, E.J., Lindle, R.S., Fozard, J.L., Tobin, J.D., Roy, T.A., Fleg, J.L., and Hurley, B.F. 1999. Muscle quality. I. Age associated differences between arm and leg muscle groups. *Journal of Applied Physiology* 86: 188-194.

Macaluso, A., De Vitto, G., Felici, F., and Nimmo, M.A. 2000. Electromyogram changes during sustained contraction after resistance training in women in their 3rd and 8th decades. *European Journal of Applied Physiology* 82: 418-424.

MacDonald, C.J., Lamont, H.S., and Garner, J.C. 2012. A comparison of the effects of 6 weeks of traditional resistance training, biometric training, and complex training on measures of strength and anthropometrics. *Journal of Strength and Conditioning Research* 26: 422-431.

MacDonald, J.R. 2002. Potential causes, mechanisms, and implications of post exercise hypotension. *Journal of Human Hypertension* 16: 225-236.

MacDougall, J.D. 1986. Adaptability of muscle to strength training—A cellular approach. In *Biochemistry of exercise 6th ed.* 501-513. Champaign, IL: Human Kinetics.

MacDougall, J.D. 1992. Hypertrophy or hyperplasia. In *Strength and power in sport*, edited by P.V. Komi, 230-238. Oxford: Blackwell Scientific.

MacDougall, J.D., Gibala, M.J., Tarnopolsky, M.A., MacDonald, J.R., Interisano, S.A., and Yarasheski, K.E. 1995. The time course for elevated muscle protein synthesis following heavy resistance exercise. *Canadian Journal of Applied Physiology* 20: 480-486.

MacDougall, J.D., Sale, D.G., Alway, S.E., and Sutton, J.R. 1984. Muscle fiber number in biceps brachii in bodybuilders and control subjects. *Journal of Applied Physiology* 57: 1399-1403.

MacDougall, J.D., Sale, D.G., Elder, G.C.B., and Sutton, J.R. 1982. Muscle ultrastructural characteristics of elite powerlifters and bodybuilders. *European Journal of Applied Phy-siology* 48: 117-126.

MacDougall, J.D., Sale, D.G., Moroz, J.R., Elder, G.C.B., Sutton, J.R., and Howald, H. 1979. Mitochondrial volume density in human skeletal muscle following heavy resistance training. *Medicine & Science in Sports & Exercise* 11: 164-166.

MacDougall, J.D., Tarnopolsky, M.A., Chesley, A., and Atkinson, S.A. 1992. Changes in muscle protein synthesis following heavy resistance exercise in humans: A pilot study. *Acta Physiologica Scandinavica* 146: 403-404.

MacDougall, J.D., Tuxen, D., Sale, D.G., Moroz, J.R., and Sutton, J.R. 1985. Arterial blood pressure response to heavy resistance exercise. *Journal of Applied Physiology* 58: 785-790.

MacDougall, J.D., Ward, G.R., Sale, D.G., and Sutton, J.R. 1977. Biochemical adaptations of human skeletal muscle to heavy resistance training and immobilization. *Journal of Applied Physiology* 43: 700-703.

MacKelvie, K.J., Taunton, J.E., McKay, H.A., and Khan, K.M. 2000. Bone mineral density and serum testosterone in chronically trained, high mileage 40- 55-year-old male runners. *British Journal of Sports Medicine* 34: 273-278.

Madsen, N., and McLaughlin, T. 1984. Kinematic factors influencing performance and injury risk in the bench press exercise. *Medicine & Science in Sports & Exercise* 16: 429-437.

Maestu, J., Eliakim, A., Jurima, J., Valter, I., and Jurima, T. 2010. Anabolic and catabolic hormones and energy balance of the male bodybuilders during the preparation for competition. *Journal of Strength and Conditioning Research* 24: 1074-1081.

Maffiuletti, N.A., and Martin, A. 2001. Progressive versus rapid rate of contraction during 7 wk of isometric resistance training. *Medicine & Science in Sports & Exercise* 33: 1220-1227.

Magnusson, S.P. 1998. Passive properties of human skeletal muscle during stretch maneuvers: A review. *Scandinavian Journal of Medicine & Science in Sports* 8: 65-77.

Magnusson, S.P., Aagaard, P., and Nielson, J.J. 2000. Passive energy return after repeated stretches on the hamstring muscle-tendon unit. *Medicine & Science in Sports & Exercise* 32: 1160-1164.

Magnusson, S.P., Hansen, M., Langberg, H., Miller, B., Haraldsson, B., Westh, E.K., Koskinen, S., Aagaard, P., and Kjaer, M. 2007. The adaptability of tendon to loading differs in men and women. *International Journal of Experimental Pathology* 88: 237-240.

Magnusson, S.P., Narici, M.V., Maganaris, C.N., and Kjaer, M. 2008. Human tendon behaviour and adaptation, in vivo. *Journal of Physiology* 586: 71-81.

Maguire, M.S., Gabaree, C.L., and Hoffman, J.R. 1992. Oxygen consumption following exercise of moderate intensity and duration. *European Journal of Applied Physiology* 65: 421-426.

Mahieu, N.N., McNair, P., De Muynck, M., Stevens, V., Blanckaert, I., Smits, N., and Witvrouw, E. 2007. Effect of static and ballistic stretching on the muscle- tendon tissue properties. *Medicine & Science in Sports & Exercise* 39: 494-501.

Mair, J., Mayr, M., Muller, E., Koller, A., Haid, C., Artner-Dworzak, E., Calzolari, C., Larue, C., and Puschendorf, B. 1995. Rapid adaptation to eccentric exercise-induced muscle damage. *International Journal of Sports Medicine* 16: 352-356.

Malina, R. 2006. Weight training in youth—growth, maturation and safety: An evidence-based review. *Clinical Journal of Sports Medicine* 16: 478-487.

Manal, K., Roberts, D.P., and Buchanan, T.S. 2008. Can pennation angles be predicted from EMGs for the primary ankle plantar and dorsi flexors during isometric contractions? *Journal of Biomechanics* 41: 2492-2497.

Mangine, G.T., Ratamess, N.A., Hoffman, J.R., Faigenbaum, A.D., Kang, J., and Chilakos, A. 2008. The effects of combined ballistic and heavy resistance training on maximal lower- and upper-body strength in recreationally trained men. *Journal of Strength and Conditioning Research* 22: 132-139.

Mangus, B.C., Takahashi, M., Mercer, J.A., Holcomb, W.R., McWhorter, J.W., and Sanchez, R. 2006. Investigation of vertical jump performance after completing heavy squat exercises. *Journal of Strength and Conditioning Research* 20: 597-600.

Manni, T.M., and Clark, B.C. 2009. Blood flow restricted exercise and skeletal muscle health. *Exercise and Sport Sciences Reviews* 37: 78-85.

Manning, R.J., Graves, J.E., Carpenter, D.M., Leggett, S.H., and Pollock, M.L. 1990. Constant vs. variable resistance knee extension training. *Medicine & Science in Sports & Exercise* 22: 397-401.

Mannion, A.F., Jakeman, P.M., and Willan, P.L.T. 1992. Effect of isokinetic training of the knee extensors on isokinetic strength and peak power output during cycling. *European Journal of Applied Physiology* 65: 370-375.

Manore, M.M., Thompson, J., and Russo, M. 1993. Diet and exercise strategies of a world-class bodybuilder. *International Journal of Sports Medicine* 3: 76-86.

Marcinek, D.J., Kushmerick, M.J., and Conley, K.E. 2010. Lactic acidosis in vivo: Testing the link between lactate generation and H+ accumulation in ischemic mouse muscle. *Journal of Applied Physiology* 108: 1479-1486.

Marcinik, E.J., Potts, J., Schlabach, G., Will, S., Dawson, P., and Hurley, B.F. 1991. Effects of strength training on lactate threshold and endurance performance. *Medicine & Science in Sports & Exercise* 23: 739-743.

Marcus, R. 2002. Mechanisms of exercise effects on bone. *In Principles of bone biology*, edited by J.P. Bilezikian et al., 2nd ed., 1477-1488. San Diego, CA: Academic Press.

Markovic, G. 2007. Does plyometric training improve vertical jump height? A meta-analytical review. *British Journal of Sports Medicine* 41: 349-355.

Maresh, C.M., Abraham, A., DeSouza, M.J., Deschenes, M.R., Kraemer, W.J., Armstrong, L.E., Maresh, C.M., Allison, T.G., Noble, B.J., Drash, A., and Kraemer, W.J. 1989. Substrate and endocrine responses to race-intensity exercise following a marathon run. *International Journal of Sports Medicine* 10: 101-106.

Marin, P.J., and Rhea, M.R. 2010. Effects of vibration training on muscle strength: A meta-analysis. *Journal of Strength and Conditioning Research* 24: 548-556.

Markiewitz, A.D., and Andrish, J.T. 1992. Hand and wrist injuries in the preadolescent athlete. *Clinics in Sports Medicine* 11: 203-225.

Markovic, G., Simek, S., and Bradic, A. 2008. Are acute effects of maximal dynamic contractions on upper-body ballistic performance load specific? *Journal of Strength and Conditioning Research* 22: 1811-1815.

Marques, M.C., and Gonzalez-Badillo, J.J. 2006. In-season resistance training and detraining in professional team handball players. *Journal of Strength and Conditioning Research* 20: 563-571.

Marshall, P.W.M., and Desai, I. 2010. Electromyographic analysis of upper body, lower body, and abdominal muscles during advanced Swiss ball exercises. *Journal of Strength and Conditioning Research* 24: 1537-1545.

Marshall, P.W., McEwen, M., and Robbins, D.W. 2011. Strength and neuromuscular adaptation following one, four, and eight sets of high intensity resistance exercise in trained males. *European Journal of Applied Physiology* 111: 3007-3016.

Marshall, P.W.M., and Murphy, B.A. 2006. Increased deltoid and abdominal muscle activity during Swiss ball bench press. *Journal of Strength and Conditioning Research* 20: 745-750.

Martin, A., Martin, I., and Morlon, B. 1995. Changes induced by eccentric training on force-velocity relationships of the elbow flexor muscles. *European Journal of Applied Physiology* 72: 183-185.

Martyn-St. James, M., and Carroll, S. 2010. Effects of different impact exercise modalities on bone mineral density in premenopausal women: A meta-analysis. *Journal of Bone Mineral Metabolism* 28: 251-267.

Marx, J.O., Ratamess, N.A., Nindl, B.C., Gotshalk, L.A., Volek, J.S., Dohi, K., Bush, J.A., Gomez, A.L., Mazzetti, S.A., Fleck, S.J., Häkkinen, K., Newton, R.U., and Kraemer, W.J. 2001. Low-vo-lume circuit versus high-volume periodized resistance training in women. *Medicine & Science in Sports & Exercise* 33: 635-643.

Massey, B.H., and Chaudet, N.L. 1956. Effects of heavy resistance exercise on range of joint movement in young male adults. *Research Quarterly* 27: 41-51.

Massey, C.D., Vincent, J., Maneval, M., Moore, M., and Johnson, J.T. 2004. An analysis of full range of motion vs. partial range of motion training into development of strength in untrained men. *Journal of Strength and Conditioning Research* 18: 518-521.

Massey, C.D., Vincent, J., Maneval, M., Moore, M., and Johnson, J.T. 2005. Influence of range of motion in resistance training in women: Early phase adaptations. *Journal of Strength and Conditioning Research* 19: 409-411.

Masterson, G. 1999. The impact of menstrual phases on anaerobic power performance in collegiate women. *Journal of Strength and Conditioning Research* 13: 325-329.

Masterson, G.L., and Brown, S.P. 1993. Effects of weighted rope jump training on power performance tests in collegians. *Journal of Strength and Conditioning Research* 7: 108-114.

Masuda, K., Choi, J.Y., Shimojo, H., and Katsuta, S. 1999. Maintenance of myoglobin concentration in human skeletal muscle after heavy resistance training. *European Journal of Applied Physiology* 79: 347-352.

Matavulj, D., Kukolj, M., Ugarkovic, D., Tihanyi, J., and Jaric, S. 2001. Effects of plyometric training on jumping performance in junior basketball players. *Journal of Sports Medicine and Physical Fitness* 41: 159-164.

Matheny, R.W., Jr., Nindl, B.C., and Adamo, M.L. 2010. Minireview: Mechano-growth factor: A putative product of IGF-I gene expression involved in tissue repair and regeneration. *Endocrinology* 151: 865-875.

Matheson, J.W., Kernozek, T.W., Fater, D.C., and Davies, G.J. 2001. Electromyographic activity and applied load during seated quadriceps exercises. *Medicine & Science in Sports & Exercise* 33: 1713-1725.

Matsakas, A., and Patel, K. 2009. Intracellular signaling pathways regulating the adaptation of skeletal muscle to exercise and nutritional changes. *Histology and Histopathology* 24: 209-222.

Maud, R.J., and Shultz, B.B. 1986. Gender comparisons and anaerobic power and anaerobic capacity tests. *British Journal of Sports Medicine* 20: 51-54.

Maughan, R.J., Harmon, M., Leiper, J.B., Sale, D., and Delman, A. 1986. Endurance capacity of untrained males and females in isometric and dynamic muscular contractions. *European Journal of Applied Physiology* 55: 395-400.

Mayhew, J.L., Ball, T.E., and Bowen, J.C. 1992. Prediction of bench press ability from submaximal repetitions before and after training. *Sports Medicine Training and Rehabilitation* 3: 195-201.

Mayhew, J., Bemben, M., Rohrs, D., et al. 1994. Specificity among anaerobic power tests in college female athletes. *Journal of Strength and Conditioning Research* 8: 43-47.

Mayhew, J.L., and Gross, P.M. 1974. Body composition changes in young women with high intensity weight training. *Research Quarterly* 45: 433-440.

Mayhew, J.L., and Salm, P.C. 1990. Gender differences and anaerobic power tests. *European Journal of Applied Physiology* 60: 133-138.

Maynard, J., and Ebben, W.P. 2003. The effects of antagonist prefatigue on agonist torque and electromyography. *Journal of Strength and Conditioning Research* 17: 469-474.

Mazzetti, S.A., Kraemer, W.J., Volek, J.S., Duncan, N.D., Ratamess, N.A., Gómez, A.L., Newton, R.U., Häkkinen, K., and Fleck, S.J. 2000. The influence of direct supervision of resistance training on strength performance. *Medicine & Science in Sports & Exercise* 32: 1043-1050.

Mazzetti, S.A., Ratamess, N.A., and Kraemer, W.J. 2000. Pumping down: After years of bulking up, when they graduate, strength-trained athletes must be shown how to safely detrain. *Training and Conditioning* 10: 10-13.

McBride, J.M., Larkin, T.R., Dayne, A.M., Haines, T.L., and Kirby, T.J. 2010. Effect of absolute and relative loading on muscle activity during stable and unstable squatting. *International Journal Sports Physiology and Performance* 5: 177-183.

McBride, J.M., Nuzzo, J.L., Dayne, A.M., Israetel, M.A., Nieman, D.C., and Triplett, N.T. 2010. Effect of an acute bout of whole body vibration exercise on muscle force output and motor neuron excitability. *Journal of Strength and Conditioning Research* 24:184-189.

McBride, J.M., Triplett-McBride, T., Davie, A., and Newton, R.U. 1999. A comparison of strength and power characteristics between power lifters, Olympic lifters, and sprinters. *Journal of Strength and Conditioning Research* 13: 58-66.

McBride, J.M., Triplett-McBride, T., Davie, A., and Newton, R.U. 2002. The effect of heavy- vs lightload jump squats on the development of strength, power, and speed. *Journal of Strength and Conditioning Research* 16: 75-82.

McCall, G.E., Byrnes, W.C., Dickinson, A., Pattany, P.M., and Fleck, S.J. 1996. Muscle fiber hypertrophy, hyperplasia, and capillary density in college men after resistance training. *Journal of Applied Physiology* 81: 2004-2012.

McCall, G.E., Byrnes, W.C., Fleck, S.J., Dickinson, A., and Kraemer, W.J. 1999. Acute and chronic hormonal respon-ses to resistance training designed to promote muscle hypertrophy. *Canadian Journal of Applied Physiology* 24: 96-107.

McCall, G.E., Grindeland, R.E., Roy, R.R., and Edgerton, V.R. 2000. Muscle afferent activity modulates bioassayable growth hormone in human plasma. *Journal of Applied Physiology* 89: 1137-1141.

McCann, M.R., and Flanagan, S.P. 2010. The effects of exercise selection and rest interval on postactivation potentiation of vertical jump performance. *Journal of Strength and Conditioning Research* 25: 1285-1291.

McCarrick, M.J., and Kemp, J.G. 2000. The effect of strength training and reduced training on rotator cuff musculature. *Clinical Biomechanics* 15 (Suppl. 1): S42-S45.

McCarthy, J.P., Agre, J.C., Graf, B.K., Poziniak, M.A., and Vailas, A.C. 1995. Compatibility of adaptive responses with combining strength and endurance training. *Medicine & Science in Sports & Exercise* 27: 429-436.

McCartney, N., McKelvie, R.S., Martin, J., Sale, D.G., and MacDougall, J.D. 1993. Weight-training induced attenuation of the circulatory response of older males to weight lifting. *Journal of Applied Physiology* 74: 1056-1060.

McCurdy, K., Langford, G., Jenkerson, D., and Doscher, M. 2008. The validity and reliability of the one RM bench press using chain-loaded resistance. *Journal of Strength and Conditioning Research* 22: 678-683.

McDonagh, M.J.N., and Davies, C.T.M. 1984. Adaptive response of mammalian skeletal muscle to exercise with high loads. *European Journal of Applied Physiology* 52: 139-155.

McDonagh, M.J.N., Hayward, C.M., and Davies, C.T.M. 1983. Isometric training in human elbow flexor muscles. *Journal of Bone and Joint Surgery* 65: 355-358.

McDowell, M.A., Fryar, C.D., Ogden, C.L., and Flegal, K.M. 2008. Anthropometric reference data for children and adults: United States, 2003-2006. *National Health Statistics Reports* 10: 1-44.

McGee, D., Jessee, T.C., Stone, M.H., and Blessing, D. 1992. Leg and hip endurance adaptations to three weight-training programs. *Journal of Applied Sports Science Research* 6: 92-95.

McGuigan, M.R., Tatasciore, M., Newton, R.U., and Pettigrew, S. 2009. Eight weeks of resistance training can significantly alter body composition in children who are overweight or obese. *Journal of Strength and Conditioning Research* 23: 80-85.

McHugh, M.P., and Cosgrave, C.H. 2010. To stretch or not to stretch: The role of stretching in injury prevention and performance. *Scandinavian Journal of Medicine & Science in Sports* 20: 169-181.

McHugh, M.P., Tyler, T.F., Greenberg, S.C., and Gleim, G. 2002. Differences in activation patterns between eccentric and concentric quadriceps contractions. *Journal of Sports Sciences* 20: 83-91.

McKenna, M.J., Harmer, A.R., Fraser, S.F., and Li, J.L. 1996. Effects of training on potassium, calcium and hydrogen ion regulation in skeletal muscle and blood during exercise. *Acta Physiologica Scandinavica* 156: 335-346.

McLellan, C.P., Lovell, D.I., and Gass, G.C., 2011. Markers of post-match fatigue in professional Rugby League players. *Journal of Strength and Conditioning Research* 25: 1030-1039.

McLaughlin, P., McCaffrey, N., and Moynihan, J.B. 1991. Gentle exercise with previously inactive muscle group hastens the decline of blood lactate concentration after strenuous exercise. *European Journal of Applied Physiology* 62: 274-278.

McLaughlin, T.M., Dillman, C.J., and Lardner, T.J. 1977. A kinematic model of performance of the parallel squat. *Medicine and Science in Sports* 9: 128-133.

McLester, J.R., Bishop, P., and Guilliams, M.E. 2000. Comparison of 1 day and 3 days per week of equal volume resistance training in experienced subjects. *Journal of Strength and Conditioning Research* 14: 273-281.

McMorris, R.O., and Elkins, E.C. 1954. A study of production and evaluation of muscular hypertrophy. *Archives of Physical Medicine and Revocation* 35: 420-426.

McNair, P.J., Dombroski, E.W., Hewson, D.J., and Stanley, S.N. 2001. Stretching at the ankle joint: Viscoelastic response to holds and continuous passive motion. *Medicine & Science in Sports & Exercise* 33: 354-358.

McNamara, J.M., and Stearne, D.J. 2010. Flexible nonlinear periodization and beginner college weight training class. *Journal of Strength and Conditioning Research* 24: 17-22.

Melo, C.M., Alencar-Filho, A.C., Tinucci, T., Mion, J.D., and Forjaz, C.L.M. 2006. Postexercise hypotension induced by low-intensity resistance exercise in hypertensive women receiving captopril. *Blood Pressure Monitoring* 11: 183-189.

Meltzer, D.E. 1994. Age dependence of Olympic weightlifting ability. *Medicine & Science in Sports & Exercise* 26: 1053-1067.

Mendelsohn, F.A., and Warren, M.P. 2010. Anorexia, bulimia, and the female athlete triad: Evaluation and management. *Endocrinology & Metabolism Clinics of North America* 39: 155-167.

Mendez, E. 2010, December 6. In U.S., obesity peaks in middle age. Gallup, Inc. www.gallup.com/ poll/142736/obesity-peaks-middle-age.aspx.

Meredith, C.N., Frontera, W.R., O'Reilly, K.P., and Evans, W.J. 1992. Body composition in elderly men: Effect of dietary modification during strength training. *Journal of the American Geriatric Society* 40: 155-162.

Mero, A. 1988. Blood lactate production and recovery from anaerobic exercise in trained and untrained boys. *European Journal of Applied Physiology* 57: 660-666.

Mero, A., Luthtanen, P., Vitasalo, J.T., and Komi, P.V. 1981. Relationship between maximal running velocity, muscle fiber characteristics, force production and force relaxation of sprinters. *Scandinavian Journal of Sport Science* 3: 16-22.

Messier, S.P., and Dill, M.E. 1985. Alterations in strength and maximal oxygen uptake consequent to Nautilus circuit weight training. *Research Quarterly in Exercise and Sport* 56: 345-351.

Metcalf, B.S., Voss, L.D., Hosking, J., Jeffery, A.N., and Wilkin, T.J. 2008. Physical activity at the government-recommended level and obesity-related health outcomes: A longitudinal study (Early Bird 37). *Archives of Disease in Childhood* 93: 772-777.

Meyer, G.D., Quatman, C.E., Khoury, J., Wall, E.J., and Hewett, T.E. 2009. Youth versus adult "weightlifting" injuries presenting to United States emergency rooms: Accidental versus non-accidental injury mechanisms. *Journal of Strength and Conditioning Research* 3: 2054-2060.

Meyer, R.A., and Terjung, R.L. 1979. Differences in ammonia and adenylate metabolism in contracting fast and slow muscle. *American Journal of Physiology* 237: C11-C18.

Meyers, C.R. 1967. Effect of two isometric routines on strength, size and endurance in exercised and non-exercised arms. *Research Quarterly* 38: 430-440.

Meylan, C., and Malatesta, D. 2009. Effects in-season plyometric training within soccer practice on explosive actions of young players. *Journal of Strength and Conditioning Research* 23: 2605-2613.

Micheli, L.J. 1983. Overuse injuries and children's sports: The growth factor. *Orthopedic Clinics of North America* 14: 337-360.

Micheli, L.J., and Wood, R. 1995. Back pain in young athletes: Significant differences from adults in causes and patterns. *Archives of Pediatric and Adolescent Medicine* 149: 15-18.

Migiano, M.J., Vingren, J.L., Volek, J.S., Maresh, C.M., Fragala, M.S., Ho, J-Y., Thomas, G.A., Hatfield, D.L., Häkkinen, K., Ahtiainen, J., Earp, J.E., and Kraemer, W.J. 2010. Endocrine responses patterns to acute unilateral and bilateral resistance exercise in men. *Journal of Strength and Conditioning Research* 24: 128-134.

Mihalik, J.P., Libby, J.J., Battaglini, C.L., and McMurray, R.G. 2008. Comparing short-term complex and compound training programs on vertical jump height and power output. *Journal of Strength and Conditioning Research* 22: 47-53.

Mikkola, J., Rusko, H., Izquierdo, M., Gorostiaga, E.M., and Häkkinen, K. 2012. Neuromuscular and cardiovascular adaptations during concurrent strength and endurance training in untrained men. *International Journal of Sports Medicine* 33: 702-709.

Mikkola, J., Rusko, H., Nummela, A., Pollari, T., and Häkkinen, K. 2007. Concurrent endurance and explosive type strength training improves neuromuscular and anaerobic characteristics in young distance runners. *International Journal of Sports Medicine* 28: 602-611.

Miles, D.S., Owens, J.J., Golden, J.C., and Gotshall, R.W. 1987. Central and peripheral hemodynamics during maximal leg extension exercise. *European Journal of Applied Physiology* 56: 12-17.

Mileva, K.N., Naleem, A.A., Biswas, S.K., Marwood, S., and Bowtell, J.L. 2006. Acute effects of a vibration-like stimulus during extension exercise. *Medicine & Science in Sports & Exercise* 38: 1317-1328.

Miller, A.E.J., MacDougall, J.D., Tarnopolsky, M.A., and Sale, D.G. 1992. Gender differences in strength and muscle fiber characteristics. *European Journal of Applied Physiology* 66: 254-262.

Miller, B.P. 1982. The effects of plyometric training on the vertical jump performance of adult female subjects. *British Journal of Sports Medicine* 16: 113-115.

Miller, L.E., Pierson, L.M., Nickols-Richardson, S.M., Wooten, D.F., Selmon, S.S., Ramp, W.K., and Herbert, W.G. 2006. Knee extensor and flexor torque development with concentric and eccentric isokinetic training. *Research Quarterly for Exercise and Sport* 77: 158-163.

Miller, M.G., Cheathman, C.C., and Patel, N.D. 2010. Resistance training for adolescents. *Pediatric Clinics of North America* 57: 671-682.

Miller, T.A., White, E.D., Kinley, K.A., Congleton, J.J., and Clark, M.J. 2002. The effects of training history, player position, and body composition on exercise performance in collegiate football players. *Journal of Strength and Conditioning Association* 16: 44-49.

Miller, W.J., Sherman, W.M., and Ivy, J.L. 1984. Effect of strength training on glucose tolerance and post-glucose insulin response. *Medicine & Science in Sports & Exercise* 16: 539-543.

Millet, G.P., Jaouen, B., Borrani, F., and Candau, R. 2002. Effects of concurrent endurance and strength training on running economy and VO2 kinetics. *Medicine & Science in Sports & Exercise* 34: 1351- 1359.

Milner-Brown, H.S., Stein, R.B., and Yemin, R. 1973. The orderly recruitment of human motor units during voluntary contractions. *Journal of Physiology* 230: 359-370.

Miranda, H., Fleck, S.J., Simão, R., Barreto, A.C., Dantas, E.H.M., and Novaes, J. 2007. Effect of two different rest period lengths on the number of repetitions performed du-ring resistance training. *Journal of Strength and Conditio-ning Research* 21: 1032-1036.

Miranda, H., Simão, R., dos Santos Vigário, P., de Salles, B.F., Pacheco, M.T.T., and Willardson, J.M. 2010. Exercise order interacts with different rest interval length during upper-body resistance exercise. *Journal of Strength and Conditio-ning Research* 24: 1573-1577.

Misner, S.E., Broileau, R.A., Massey, B.H., and Mayhew, J. 1974. Alterations in the body composition of adult men during selected physical training. *Journal of the American Geriatrics Society* 22: 33-38.

Miyamoto, N., Kanehisa, H., Fukunaga, T., and Yasuo, Y. 2011. Effect of post-activation potentiation on the maximal voluntary isokinetic concentric torque in humans. *Journal of Strength and Conditioning Research* 25: 186-192.

Moeckel-Cole, S.A., and Clarkson, P.M. 2009. Rhabdomyolysis in a collegiate football player. *Journal of Strength and Conditioning Research* 23: 1055-1059.

Moffroid, M.T., and Whipple, R.H. 1970. Specificity of speed of exercise. *Physical Therapy* 50: 1693-1699.

Moffroid, M.T., Whipple, R.H., Hofkosh, J., Lowman, E., and Thistle, H. 1969. A study of isokinetic exercise. *Physical Therapy* 49: 735-747.

Mohr, K.J., Pink, N.M., Elsner, C., and Kvitne, R.S. 1998. Electro-myographic investigation of stretching: The effect of warm-up. *Clinical Journal of Sports Medicine* 8: 215-220.

Moldoveanu, A.I., Shephard, R.J., and Shek, P.N. 2001. The cytokine response to physical activity and training. *Sports Medicine* 31: 115-144.

Mont, M.A., Cohen, D.B., Campbell, K.R., Gravare, K., and Mathur, S.K. 1994. Isokinetic concentric versus eccentric training of shoulder rotators with functional evaluation of performance enhancement in elite tennis players. *American Journal of Sports Medicine* 22: 513-517.

Monteiro, A.G., Aoki, M.S., Evangelista, A.L., Alveno, D.A., Monteiro, G.A., Picarro, I.D.C., and Ugrinowitsch, C. 2009. Nonlinear periodization maximizes strength gains in split resistance training routines. *Journal of Strength and Conditioning Research* 23: 1321-1326.

Monteiro, W.D., Simão, R., Polito, M.D., Santana, C.A., Chaves, R.B., Bezerra, E. and Fleck, S.J. 2008. Influence of strength training on adult women's flexibility. *Journal of Strength and Conditioning Research* 22: 672-677.

Mookerjee, S., and Ratamess, N.A. 1999. Comparison of strength differences and joint action durations between full and partial range-of-motion bench press exercise. *Journal of Strength Conditioning Research* 13: 76-81.

Moore, C.A., and Fry, A.C. 2007. Nonfunctional overreaching during off-season training for skill position players in collegiate American football. *Journal of Strength and Conditio-ning Research* 21: 793-800.

Moore, C.A., Weiss, L.W., Schilling, B.K., Fry, A.C., and Li, Y. 2007. Acute effects of augmented eccentric loading on jump squat performance. *Journal of Strength and Conditioning Research* 21: 372-377.

Moore, D.R., Burgomaster, K.A., Schofield, L.M., Gibala, M.J., Sale, D.G., and Phillips, S.M. 2004. Neuromuscular adaptations in human muscle following low intensity resistance training with vascular occlusion. *European Journal of Applied Physiology* 92: 399-406.

Moore, M.A., and Hutton, R.S. 1980. Electromyographic investigation of muscle stretching techniques. *Medicine & Science in Sports & Exercise* 12: 322-329.

Morales, J., and Sobonya, S. 1996. Use of submaximal repetition tests for predicting 1-rm strength in class athletes. *Journal of Strength and Conditioning Research* 10: 186-189.

Moran, K.A., Clarke, M., Reilly, F., Wallace, E.S., Brabazon, D., and Marshall, B. 2009. Does endurance fatigue increase the risk of injury when performing drop jumps? *Journal of Strength and Conditioning Research* 23: 1448-1455.

Moran, K., McNamara, B., and Luo, J. 2007. Effect of vibration training in maximal effort (70% 1 RM) dynamic bicep curls. *Medicine & Science in Sports & Exercise* 39: 526-533.

Morehouse, C. 1967. Development and maintenance of isometric strength of subjects with diverse initial strengths. *Research Quarterly* 38: 449-456.

Morganti, C.M., Nelson, M.E., Fiatarone, M.A., Dallal, G.E., Economos, C.D., Crawford, B.M., and Evans, W.J. 1995. Strength improvements with 1 yr of progressive resistance training in older women. *Medicine & Science in Sports & Exercise* 27: 906-912.

Moritani, T. 1992. Time course of adaptations during strength and power training. In *Strength and power in sport,* edited by P.V. Komi, 226-278. Oxford: Blackwell.

Moritani, T., and DeVries, H.A. 1979. Neural factors versus hypertrophy in the time course of muscle strength gain. *American Journal of Physical Medicine* 82: 521-524.

Moritani, T., and DeVries, H.A. 1980. Potential for gross hypertrophy in older men. *Journal of Gerontology* 35: 672-682.

Morrey, M.A., and Hensrud, D.D. 1999. Risk of medical events in a supervised health and fitness facility. *Medicine & Science in Sports & Exercise* 31: 1233-1236.

Morris, C.J., Tolfroy, K., and Coppack, R.J. 2001. Effects of short-term isokinetic training on standing long-jump performance in untrained men. *Journal of Strength and Conditioning Research* 15: 498-502.

Morrissey, M.C., Harman, E.A., Frykman, P.N., and Han, K.H. 1998. Early phase differential effects of slow and fast barbell squat training. *American Journal of Sports Medicine* 26: 221-230.

Morrison, R.S., Chassin, M.R., and Siu, A.L. 1998. The medical consultant's role in caring for patients with hip fracture. *Annals of Internal Medicine* 128: 1010.

Morton, S.K., Whitehead, J.R., Brinkert, R.H., and Caine, D.J. 2011. Resistance training vs. static stretching: Effects on flexibility and strength. *Journal of Strength and Conditioning Research* 25: 3391-3398.

Mosher, P.E., Underwood, S.A., Ferguson, M.A., and Arnold, R.O. 1994. Effects of 12 weeks of aerobic circuit weight training on anaerobic capacity, muscular strength, and body composition in college-age women. *Journal of Strength and Conditioning Research* 8: 144-148.

Moskwa, C.A., and Nicholas, J.A. 1989. Musculoskeletal risk factors in the young athlete. *Physician and Sportsmedicine* 17: 45-59.

Moss, B.M., Refsnes, P.E., Abildgaard, A., Nicolaysen, K., and Jensen, J. 1997. Effects of maximal effort strength training with different loads on dynamic strength, cross-sectional area, load-power, and load-velocity relationships. *European Journal of Applied Physiology* 75: 193-199.

Mujika, I., and Padilla, S. 2001. Muscular characteristics of detraining in humans. *Medicine & Science in Sports & Exercise* 33: 1297-1303.

Mulligan, S.E., Fleck, S.J., Gordon, S.E., Koziris, L.P., Triplett-McBride, N.T., and Kraemer, W.J. 1996. Influence of resistance exercise volume on serum growth hormone and cortisol concentrations in women. *Journal of Strength and Conditioning Research* 10: 256-262.

Murphy, A.J., Wilson, G.J., Pryor, J.F., and Newton, R.U. 1995. Isometric assessment of muscular function: The effect of joint angle. *Journal of Applied Biomechanics* 11: 205-215.

Murray, M.P., Duthie, E.H., Gambert, S.T., Sepic, S.B., and Mollinger, L.A. 1985. Age-related differences in knee muscle strength in normal women. *Journal of Gerontology* 40: 275-280.

Nader, G.A. 2006. Concurrent strength and endurance training from molecules to man. *Medicine & Science in Sports & Exercise* 38: 1965-1970.

Nakamura, Y., Aizawa, K., Imai, T., Kono, I., and Mesaki, N. 2011. Hormonal responses to resistance exercise during different menstrual cycle states. *Medicine & Science in Sports & Exercise* 43: 967-973.

Nakamaru, Y., and Schwartz, A. 1972. The influence of hydrogen ion concentration on calcium binding and release by skeletal muscle sarcoplasmic reticulum. *Journal of General Physiology* 59: 22-32.

Nakao, M., Inoue, Y., and Murakami, H. 1995. Longitudinal study of the effect of high-intensity weight training on aerobic capacity. *European Journal of Applied Physiology* 70: 20-25.

Narici, M.V., Maffulli, N., and Maganaris, C.M. 2008. Aging of human muscles and tendons. *Disability and Rehabilitation* 30: 1548-1554.

Narici, M.V., Roi, G.S., Landoni, L., Minetti, A.E., and Cerretelli, P. 1989. Changes in force, cross-sectional area and neural activation during strength training and detraining of the human quadriceps. *European Journal of Applied Physiology* 59: 310-319.

Narin, P.D., Bunker, D., Rhea, M.R., and Ayllon, F.N. 2009. Neuromuscular activity during whole-body vibration of different amplitudes and footwear conditions: Implications for prescription of vibratory stimulation. *Journal of Strength and Conditioning Research* 23: 2311-2316.

National Association for Sport and Physical Education. 2008. *Strength training for children and adolescence.* Reston, VA. National Strength and Conditioning Association. 2009. Youth resistance training: Updated position statement paper from the National Strength and Conditioning Association. *Journal of Strength and Conditioning Research* 23: S60-S79.

Nattiv, A., Agonstini, R., Drinkwater, B., and Yeager, K.K. 1994. The female athlete triad: The inter-relatedness of disorder eating, amenorrhea, and osteoporosis. *Clinics in Sports Medicine* 13: 405-418.

Nattiv, A., Loucks, A.B., Manore, M.M., Sanborn, C.F., Sundgot-Borgen, J., and Warren, M.P. 2007. American College of Sports Medicine position stand. The female athlete triad. *Medicine & Science in Sports & Exercise* 39: 1867-1882.

Naughton, G., Farpour-Lambert, N.J., Carlson, J., Bradney, M., and Van Praagh, E. 2000. Physiological issues surrounding the performance of adolescent athletes. *Sports Medicine* 30: 309-325.

Naylor, L.H., George, K., O'Driscoll, G., and Green, D.J. 2008. The athlete's heart: A contemporary appraisal of the "Morganroth hypothesis." *Sports Medicine* 38: 69-90.

Naylor, N.H., Watts, K., Sharpe, J.A., Jones, T.W., Davis, E.A., Thompson, A., George, K., Ramsay, J.M., O'Driscoll, G., and Green, D.J. 2008. Resistance training and diastolic myocardial tissue velocities in obese children. *Medicine & Science in Sports & Exercise* 40: 2027-2032.

Neder, J.A., Luiz, E.N., Shinzato, G.T., Andrade, M.S., Peres, C., and Silva, A.C. 1999. Reference values for concentric knee isokinetic strength and power in nonathletic men and women from both 20 to 80 years old. *Journal of Orthopedic and Sports Physical Therapy* 29: 116-126.

Neely, K.R., Terry, J.G., and Morris, M.J. 2010. A mechanical comparison of linear and double- looped on a supplemental heavy chain resistance to the back squat: A case study. *Journal of Strength and Conditioning Research* 24: 278-281.

Neils, C.M., Udermann, B.E., Brice, G.A., Winchester, J.B., and McGuigan, M.R. 2005. Influence of contraction velocity in untrained individuals over the initial early phase of resistance training. *Journal of Strength and Conditioning Research* 19: 883-887.

Nelson, A.G., Allen, J.D., Cornwell, C., and Kookonen, J. 2001. Inhibition of maximal voluntary isometric torque production by acute stretching is joint-angle specific. *Research Quarterly for Exercise and Sport* 72: 68-70.

Nelson, A.G., Guillory, I.K., Cornwell, C., and Kookonen, J. 2001. Inhibition of maximal voluntary isokinetic torque production following stretching is velocity specific. *Journal of Strength and Conditioning Research* 15: 241-246.

Nelson, G.A., Arnall, D.A., Loy, S.F., Silvester, L.J., and Conlee, R.K. 1990. Consequences of combining strength and endu-race training regimens. *Physical Therapy* 70: 287-294.

Nelson, M.E., Fiatarone, M.A., Morganti, C.M., Trice, I., Greenberg, R.A., and Evans, W.J. 1994. Effects of high-intensity strength training on multiple risk factors for osteoporotic fractures. *Journal of the American Medical Association* 272: 1909-1914.

Nemoto, E.M., Hoff, J.T., and Sereringhaus, W.J. 1974. Lactate uptake and metabolism by brain during hyperlactacidemia and hypoglycemia. *Stroke* 5: 353-359.

Newton, R.U., Häkkinen, K., Kraemer, W.J., McCormick, M., Volek, J., Gordon, S.E., Campbell, W.W., and Evans, W.J. 1995. Resistance training and the development of muscle strength and power in young versus older men. In *XV Congress of the International Society of Biomechanics*, University of Jyväskylä, Finland, pp. 672-673.

Newton, R.U., and Kraemer, W.J. 1994. Developing explosive muscular power: Implications for a mixed methods training strategy. *Journal of Strength and Conditioning Research* 16: 20-31.

Newton, R.U., Kraemer, W.J., and Häkkinen, K. 1999. Effects of ballistic training on preseason preparation of elite volleyball players. *Medicine & Science in Sports & Exercise* 31: 323-330.

Newton, R.U., Kraemer, W.J., Häkkinen, K., Humphries, B.J., and Murphy, A.J. 1996. Kinematics, kinetics, and muscle activation during explosive upper body movements: Implications for power development. *Journal of Applied Biomechanics* 12: 31-43.

Newton, R.U., and Wilson, G.J. 1993a. The kinetics and kinematics of powerful upper body movements: The effects of load. Abstracts of the International Society of Biomechanics XIVth Congress, Paris, 4-8 July, p. 1510.

Newton, R.U., and Wilson, G.J. 1993b. Reducing the risk of injury during plyometric training: The effect of dampeners. *Sports Medicine, Training and Rehabilitation* 4: 1-7.

Nichols, D.L., Sanborn, C.F., Bonnick, S.L., Gench, B., and DiMarco, N. 1995. Relationship of regional body composition to bone mineral density in college females. *Medicine & Science in Sports & Exercise* 27: 178-182.

Nichols, D.L., Sanborn, C.F., and Essery, E.V. 2007. Bone density and young athletic women. An update. *Sports Medicine* 37: 1001-1014.

Nichols, D.L., Sanborn, C.F., and Love, A.M. 2001. Resistance training and bone mineral density in adolescent females. *Journal of Pediatrics* 139: 494- 499.

Nichols, J.F., Hitzelberger, L.M., Sherman, J.G., and Patterson, P. 1995. Effects of resistance training on muscular strength and functional abilities of community- dwelling older adults. *Journal of Aging and Physical Activity* 3: 238-250.

Nicol, C., Avela, J., and Komi, P.V. 2006. The stretch-shortening cycle a model for studying naturally occurring neuromuscular fatigue. *Sports Medicine* 36: 977-999.

Nindl, B.C., Alemany, J.A., Tuckow, A.P., Rarick, K.R., Staab, J.S., Kraemer, W.J., Maresh, C.M., Spiering, B.A., Hatfield, D.L., Flyvbjerg, A., and Frystyk, J. 2010. Circulating bioactive and immunoreactive IGF-I remain stable in women, despite physical fitness improvements after 8 weeks of resistance, aerobic, and combined exercise training. *Journal of Applied Physiology* 109: 112-120.

Nindl, B.C., Harman, E.A., Marx, J.O., Gotshalk, L.A., Frykman, P.N., Lammi, E., Palmer, C., and Kraemer, W.J. 2000. Regional body composition changes in women after 6 months periodized physical training. *Journal of Applied Physiology* 88: 2251-2259.

Nindl, B.C., Hymer, W.C., Deaver, D.R., and Kraemer, W.J. 2001. Growth hormone pulsability profile characteristics following acute heavy resistance exercise. *Journal of Applied Physiology* 91: 163-172.

Nindl, B.C., Kraemer, W.J., Gotshalk, L.A., Marx, J.O., Volek, J.S., Bush, J.A., Häkkinen, K., Newton, R.U., and Fleck, S.J. 2001. Testosterone responses after acute resistance exercise in women: Effects of regional fat distribution. *International Journal of Sports Nutrition and Metabolism* 11: 451-465.

Nindl, B.C., Kraemer, W.J., Marx, J.O., Arciero, P.J., Dohi, K., Kellogg, M.D., and Loomis, G.A. 2001. Overnight responses of the circulating IGF-1 system after acute heavy-resistance exercise. *Journal of Applied Physiology* 90: 1319-1326.

Nindl, B.C., Kraemer, W.J., Marx, J.O., Tuckow, A.P., and Hymer, W.C. 2003. Growth hormone molecular heterogeneity and exercise. *Exercise and Sport Science Reviews* 31: 161-166.

Nindl, B.C., and Pierce, J.R. 2010. Insulin-like growth factor I as a biomarker of health, fitness, and training status. *Medicine & Science in Sports & Exercise* 42: 39-49.

Nordstrom, A., Olsson, T., and Nordstrom, P. 2005. Bone gained from physical activity and lost through detraining: A longitudinal study in young males. *Osteoporosis International* 16: 835-841.

Norris, D.O. 1980. *Vertebrate endocrinology*. Philadelphia: Lea and Febiger.

Norwood, J.T., Anderson, G.S., Gaetz, M.B., and Twist, P.W. 2007. Electromyographic activity of the trunk stabilizers during stable and unstable bench press. *Journal of Strength and Conditioning Research* 21: 343-347.

Nosaka, K., and Clarkson, P.M. 1995. Muscle damage following repeated bouts of high force eccentric exercise. *Medicine & Science in Sports & Exercise* 27: 1263-1269.

Nosaka, K., Clarkson, P.M., McGuiggin, M.E., and Byrne, J.M. 1991. Time course of muscle damage after high force eccentric exercise. *European Journal of Applied Physiology* 63: 70-76.

Nosaka, K., and Newton, M. 2002. Difference in the magnitude of muscle damage between maximal and submaximal eccentric loading. *Journal of Strength and Conditioning Research* 16: 202-208.

Nozaki, D. 2009. Torque interaction among adjacent joints to the action of biarticular muscles. *Medicine & Science in Sports & Exercise* 41: 205-209.

Nunes, J.A., Crewther, B.T., Ugrinowitsch, C., Tricoli, V., Viveiros, L., de Rose, D. Jr., and Aoki, M.S. 2011. Salivary hormone and immune responses to three resistance exercise schemes in elite female athletes. *Journal of Strength and Conditioning Re-search* 25: 2322-2327.

Nyburgh, K.H., Bachrach, L.K., Lewis, B., Kent, K., and Marcus, R. 1993. Low bone mineral density at axial and appendicular sites in amenorrheic athletes. *Medicine & Science in Sports & Exercise* 25: 1197-1202.

O'Bryant, H.S., Byrd, R., and Stone, M.H. 1988. Cycle ergometer performance and maximum leg and hip strength adaptations to two different methods of weight training. *Journal of Applied Sport Science Research* 2: 27-30.

O'Connor, P.J., Bryant, C.X., Veltri, J.P., and Gebhardt, S.M. 1993. State anxiety and ambulatory blood pressure following resistance exercise in females. *Medicine & Science in Sports & Exercise* 25: 516-521.

O'Hagan, F.T., Sale, D.G., MacDougall, J.D., and Garner, S.H. 1995a. Comparative effectiveness of accommodating and weight resistance training modes. *Medicine & Science in Sports & Exercise* 27: 1210-1219.

O'Hagan, F.T., Sale, D.G., MacDougal, J.D., and Garner, S.H. 1995b. Response to resistance training in young women and men. *International Journal of Sports Medicine* 16: 314-321.

Ohberg, L., Lorentzen, R., and Alfredson, H. 2004. Eccentric training in patients with chronic Achilles tendinosis: Normalized tendon structure and decreased thickness at follow up. *British Journal of Sports Medicine* 38: 8-11.

Ohtsuki, T. 1981. Decrease in grip strength induced by simultaneous bilateral exertion with reference to finger strength. *Ergonomics* 24: 37-48.

Ojanen, T., Rauhala, T., and Häkkinen, K. 2007. Strength and power profiles of the lower and upper extremities in master throwers at different ages. *Journal of Strength and Conditioning Research* 21: 216-222.

Ojastro, T., and Hakkinen, K. 2009. Effects of different accentuated eccentric load levels in eccentric- concentric actions on acute neural muscular, maximal force and power responses. *Journal of Strength and Conditioning Research* 23: 996-1004.

Oliver, G.D., and Di Brezzo, R.D. 2009. Functional balance training in collegiate women athletes. *Journal of Strength and Conditioning Research* 23: 2124-2129.

Orsatti, F.L., Nahas, E.A., Maesta, N., Nahas-Neto, J., and Burini, R.C. 2008. Plasma hormones, muscle mass and strength in resistance-trained postmenopausal women. *Maturitas* 59: 394-404.

Ortego, A.R., Dantzler, D.K., Zaloudek, A., Tanner, J., Khan, T., Panwar, R., Hollander, D.B., and Kraemer, R.R. 2009. Effects of gender on physiological responses to strenuous circuit resistance exercise and recovery. *Journal of Strength and Conditioning Research* 23: 932-938.

O'Shea, K.L., and O'Shea, J.P. 1989. Functional isometric weight training: Its effects on dynamic and static strength. *Journal of Applied Sport Science Research* 3: 30-33.

O'Shea, P. 1966. Effects of selected weight training programs on the development of strength and muscle hypertrophy. *Research Quarterly* 37: 95-102.

Osternig, L.R., Robertson, R.N., Troxel, R.K., and Hansen, P. 1990. Differential responses to proprioceptive neuromuscular facilitation (PNF) stretch techniques. *Medicine & Science in Sports & Exercise* 22: 106-111.

Ostrowski, K., Wilson, G.J., Weatherby, R., Murphy, P.W., and Lyttle, A.D. 1997. The effect of weight training volume on hormonal output and muscular size and function. *Journal of Strength and Conditioning Research* 11: 148-154.

Oteghen, S.L. 1975. Two speeds of isokinetic exercise as related to the vertical jump performance of women. *Research Quarterly* 46: 78-84.

Otto, W.H., Coburn, J.W., Brown, L.E., and Spiering, B.A. 2012. Effects of weightlifting vs. kettlebell training on vertical jump, strength, and body composition. *Journal of Strength and Conditioning Research* 26: 1199-1202.

Ozmun, J.C., Mikesky, A.E., and Surburg, P.R. 1994. Neuromuscular adaptations following prepubescent strength training. *Medicine & Science in Sports & Exercise* 26: 510-514.

Paasuke, M., Ereline, J., Gapeyeva, H., Sirkel, S., and Sander, P. 2000. Age-related differences in twitch contractile properties of plantarflexor muscles in women. *Acta Physiologica Scandinavica* 170: 51-57.

Paasuke, M., Saapar, L., Ereline, J., Gapeyeva, H., Requena, B., and Oopik, V. 2007. Postactivation potentiation of knee extensor muscles in power-and endurance-trained, and untrained women. *European Journal of Applied Physiology* 101: 577-585.

Paavolainen, L., Häkkinen, K., Hamalainen, I., Nummela, A., and Rusko, H. 1999. Explosive-strength training improves 5-km running time by improving running economy and muscle power. *Journal of Applied Physiology* 86: 1527-1533.

Pacak, K., Palkovits, M., Yadid, G., Kvetnansky, R., Kopin, I.J., and Goldstein, D.S. 1998. Heterogeneous neurochemical responses to different stressors: A test of Selye's doctrine of nonspecificity. *American Journal of Physiology* 275: R1247-R1255.

Paddon-Jones, D., and Abernathy, P.J. 2001. Acute adaptation to low-volume eccentric exercise. *Medicine & Science in Sports & Exercise* 33: 1213-1219.

Padua, D.A., DiStefano, L.J., Marshall, S.W., Beutler, A.I., de la Motte, S.J., and DiStefano, M.J. 2012. Retention of movement pattern changes after a lower extremity injury prevention program is affected by program duration. *American Journal of Sports Medicine* 40: 300-306.

Paffenbarger, R.S., Hyde, R.T., Wing, A.L., and Steinmetz, C.H. 1984. A natural history of athleticism and cardiovascular health. *Journal of the American Medical Association* 252: 491-495.

Parkhouse, W.S., Coupland, D.C., Li, C., and Vanderhoek, K.J. 2000. IGF-1 bioavailability is increased by resistance training in older women with low bone mineral density. *Mechanisms of Aging Development* 113: 75-83.

Path, G., Bornstein, S.R., Ehrhart-Bornstein, M., and Scher-baum, W.A. 1997. Interleukin-6 and the interleukin-6 receptor in the human adrenal gland: Expression and effects on steroidogenesis. *Journal of Clinical Endocrinology and Metabolism* 82: 2343-2349.

Patton, J.F., Kraemer, W.J., Knuttgen, H.G., and Harman, E.A. 1990. Factors in maximal power production and in exercise endurance relative to maximal power. *European Journal of Applied Physiology* 60: 222-227.

Paulsen, G., Myklestad, D., and Raastad, T. 2003. The influence of volume of exercise on early adaptations to strength training. *Journal of Strength and Conditioning Research.* 17: 115-120.

Pavlath, G.K., Rich, K., Webster, S.G., and Blau, H.M. 1989. Localization of muscle gene products in nuclear domains. *Nature* 337: 570-573.

Payne, V.G., Morrow, J.R., Jr., Johnson, L., and Dalton, S.N. 1997. Resistance training in children and youth: A meta-analysis. *Research Quarterly for Exercise and Sport* 68: 80-88.

Pearson, A.C., Schiff, M., Mrosek, D., Labovitz, A.J., and Williams, G.A. 1986. Left ventricular diastolic function in weight lifters. *American Journal of Cardiology* 58: 1254-1259.

Pearson, D.R., and Costill, D.L. 1988. The effects of constant external resistance exercise and isokinetic exercise training on work-induced hypertrophy. *Journal of Applied Sport Science Research* 3: 39-41.

Peng, H-E. 2011. Changes in biomechanical properties during drop drops of incremental height. *Journal of Strength and Conditioning Research* 25: 2510-2518.

Perls, T.H., Reisman, N.R., and Olshansky, S.J. 2005. Provision or distribution of growth hormone for "Antiaging." *Journal of the American Medical Association* 294: 2086-2090.

Perrault, H., and Turcotte, R.A. 1994. Exercise-induced cardiac hypertrophy fact or fallacy? *Sports Medicine* 17: 288-308.

Perrone, C.E., Fenwick-Smith, D., and Vandenburgh, H.H. 1995. Collagen and stretch modulate autocrine secretion of insulin-like growth factor-1 and insulin-like growth factor binding proteins from differentiated skeletal muscle cells. *Biological Chemistry* 270: 2099-106.

Pesta, D.H., Hoppel, F., Macek, C., Messner, H., Faulhaber, M., Kobel, C., Parson, W., Burtscher, M., Schocke, M.F., and Gnaiger, E. 2011. Similar qualitative and quantitative chan-ges of mitochondrial respiration following strength and endurance training in normoxia and hypoxia in sedentary humans. *American Journal of Physiology, Regulatory, Integrative and Comparative Physiology* 301: R1078-R1087.

Petersen, S., Wessel, J., Bagnall, K., Wilkens, H., Quinney, A., and Wenger, H. 1990. Influence of concentric resistance training on concentric and eccentric strength. *Archives of Physical Medicine and Rehabilitation* 71: 101-105.

Petersen, S.R., Miller, G.D., Quinney, H.A., and Wenger, H.A. 1987. The effectiveness of a mini-cycle on velocity-specific strength acquisition. *Journal of Orthopaedic and Sports Physical Therapy* 9: 156-159.

Peterson, J.A. 1975. Total conditioning: A case study. *Athletic Journal* 56: 40-55.

Peterson, M.D., Rhea, M.R., and Alvar, B.A. 2004. Maximizing strength development and athletes: A meta-analysis to determine the dose-response relationship. *Journal of Strength and Conditioning Research* 18: 377-382.

Petit, M.A., Prior, J.C., and Barr, S.L. 1999. Running and ovulation positively change cancellous bone in premenopausal women. *Medicine & Science in Sports & Exercise* 31: 780-787.

Petrella, J.K., Kim, J.S., Mayhew, D.L., Cross, J.M., and Bamman, M.M. 2008. Potent myofiber hypertrophy during resistance training in humans is associated with satellite cell-mediated myonuclear addition: A cluster analysis. *Journal of Applied Physiology* 104: 1736-1742.

Petrella, J.K., Kim, J.S., Tuggle, S.C., and Bamman, M.M. 2007. Contributions of force and velocity to improved power with progressive resistance training in young and older adults. *European Journal of Applied Physiology* 99: 343-351.

Pette, D., and Staron, R.S. 1990. Cellular and molecular diversities of mammalian skeletal muscle fibers. *Review of Phy-siology, Biochemistry and Pharmacology* 116: 2-75.

Pette, D., and Staron, R.S. 1997. Mammalian skeletal muscle fiber type transitions. *International Review of Cytology* 170: 143-223.

Pette, D., and Staron, R.S. 2001. Transitions of muscle fiber phenotypic profiles. *Histochemistry and Cell Biology* 115: 359-372.

Pfeiffer, R., and Francis, R. 1986. Effects of strength training on muscle development in prepubescent, pubescent and postpubescent males. *Physician and Sportsmedicine* 14: 134-143.

Phillips, S.K., Bruce, S.A., Newton, D., and Woledge, R.C. 1992. The weakness of old age is not due to failure of muscle activation. *Journal of Gerontology: Medical Sciences* 47: 45-49.

Phillips, S.M., Tipton, K.D., Aarsland, A., Wolf, S.E., and Wolfe, R.R. 1997. Mixed muscle protein synthesis and breakdown after resistance exercise in humans. *American Journal of Physiology* 273: E99-E107.

Phillips, S.M., Tipton, K.D., Ferrando, A.A., and Wolfe, R.R. 1999. Resistance training reduces the acute exercise-induced increase in muscle protein turnover. *American Journal of Physiology* 276: E118- E124.

Pichon, C.E., Hunter, G.R., Morris, M., Bond, R.L., and Metz, J. 1996. Blood pressure and heart rate response and metabolic cost of circuit versus traditional weight training. *Journal of Strength and Conditioning Research* 10: 153-156.

Pierce, K., Rozenek, R., and Stone, M.H. 1993. Effects of high volume weight training on lactate, heart rate, and perceived exertion. *Journal of Strength and Conditioning Research* 7: 211-215.

Piirainen, J.M., Tanskanen, M., Nissila, J., Kaarela, J., Vaarala, A., Sippola, N., and Linnamo, V. 2011. Effects of a heart rate-based recovery period on hormonal, neuromuscular, and aerobic performance responses during 7 weeks of strength training in men. *Journal of Strength and Conditio-ning Research* 25: 2265-2273.

Pikosky, M., Faigenbaum, A., Westcott, W., and Rodriguez, N. 2002. Effect of resistance training on protein utilization in healthy children. *Medicine & Science in Sports & Exercise* 34: 820-827.

Pillard, F., Laoudj-Chenivesse, D., Carnac, G., Mercier, J., Rami, J., Riviere, D., and Rolland, Y. 2011. Physical activity and sarcopenia. *Clinics in Geriatric Medicine* 27: 449-470.

Pincivero, D.M., Campy, R.M., and Karunakara, R.G. 2004. The effects of rest interval and resistance training on qua-driceps femoris muscle. Part II: EMG and perceived exertion. *Journal of Sports Medicine and Physical Fitness* 44: 224-232.

Pincivero, D.M., Gear, W.S., Sterner, R.L., and Karunakara, R.G. 2000. Gender differences in the relationship between quadriceps work and fatigue during high-intensity exercise. *Journal of Strength and Conditioning Research* 14: 202-206.

Pincivero, D.M., Lephart, S.M., and Karunakara, R.G. 1997. Effects of rest interval on isokinetic strength and functional performance after short term high intensity training. *British Journal of Sports Medicine* 31: 229-234.

Pipes, T.V. 1978. Variable resistance versus constant resistance strength training in adult males. *European Journal of Applied Physiology* 39: 27-35.

Pipes, T.V. 1979. Physiological characteristics of elite body builders. *Physician and Sportsmedicine* 7: 116-126.

Pizzimenti, M.A. 1992. Mechanical analysis of the Nautilus leg curl machine. *Canadian Journal of Sport Science* 17: 41-48.

Ploutz, L.L., Tesch, P.A., Biro, R.L., and Dudley, G.A. 1994. Effect of resistance training on muscle use during exercise. *Journal of Applied Physiology* 76: 1675-1681.

Ploutz-Snyder, L.L., and Giamis, E.L. 2001. Orientation and familiarization to 1 RM strength testing in old and young women. *Journal of Strength and Conditioning Research* 15: 519-523.

Ploutz-Snyder, L.L., Giamis, E.L., and Rosenbaum, A.E. 2001. Resistance training reduces susceptibility to eccentric exercise-induced muscle dysfunction in older women. *Journal of Gerontology: Biological Sciences, Medical Sciences* 56: B384-B390.

Pluim, B.M., Zwinderman, A.H., van der Laarse, A., and van der Wall, E.E. 1999. The athlete's heart: A meta-analysis of cardiac structure and function. *Circulation* 100: 336-344.

Polhemus, R., Burkhart, E., Osina, M., and Patterson, M. 1981. The effects of plyometric training with ankle and vest weights on conventional weight training programs for men and women. *National Strength Coaches Association Journal* 2: 13-15.

Pollock, M.H., Graves, J.E., Bamman, M.M., Leggett, S.H., Carpenter, D.M., Carr, C., Cirulli, J., Makozich, J., and Fulton, M. 1993. Frequency and volume of resistance training: Effect on cervical extension strength. *Archives of Physical Medicine and Rehabilitation* 74: 1080-1086.

Poole, H. 1964. Multi-poundage sets. *Muscle Builder* 14: 20-21.

Pope, R.P., Herbert, R.D., Kirwan, J.D., and Graham, B.J. 2000. A randomized trial of preexercise stretching for prevention of lower-limb injury. *Medicine & Science in Sports & Exercise* 32: 271-277.

Porter, M.M. 2006. Power training for older adults. *Applied Physiology, Nutrition, and Metabolism* 31: 87-94.

Porter, M.M., Vandervoort, A.A., and Lexell, J. 1995. Aging of human muscle: Structure, function and adaptability. *Scandinavian Journal of Medicine & Science in Sports* 5: 129-142.

Poston, B., Holcomb, W.R., Guadagnoli, M.A., and Linn, L.L. 2007. The acute effects of mechanical vibration on power output in the bench press. *Journal of Strength and Conditioning Research* 21: 199-203.

Potteiger, J.A., Lockwood, R.H., Haub, M.D., Dolezal, B.A., Almuzaini, K.S., Schroeder, J.M., and Zebras, C.J. 1999. Muscle power and fiber characteristics following 8 weeks of plyometric training. *Journal of Strength and Conditioning Research* 13: 275-279.

Powers, W.E., Browning, F.M., and Groves, B.R. 1978. The super overload: The new method for improving muscular strength. *Journal of Physical Education* (March/April): 10-12.

Prestes, J., De Lima, C., Frollini, A.B., Donatto, F.F., and Conte, M. 2009. Comparison of linear and reverse linear periodization effects on maximal strength and body composition. *Journal of Strength and Conditioning Research* 23: 266-274.

Prestes, J., Frollini, A.B., De Lima, C., Donatto, F.F., Foschini, D., DeCassia Marqueti, R., Figueira, A., Jr., and Fleck, S.J. 2009. Comparison between linear and daily undulating periodized resistance training to increase strength. *Journal of Strength and Conditioning Research* 23: 2437-2442.

Prestes, J., Shiguemoto, G., Botero, J.P., Frollini, A., Dias, R., Leite, R., Pereira, G., Magosso, R., Baldissera, V., Cavaglieri, C., and Perez, S. 2009. Effects of resistance training on resistin, leptin, cytokines, and muscle force in elderly post-menopausal women. *Journal of Sports Sciences* 27: 1607-1615.

Prior, J.C., Vigna, Y.M., and McKay, D.W. 1992. Reproduction for the athletic female: New understandings of physiology and management. *Sports Medicine* 14: 190-199.

Prokopy, M.P., Ingersoll, C.D., Nordenschild, E., Katch, F.I., Gaesser, G.A., and Weltman, A. 2008. Closed-kinetic chain upper-body training improves throwing performance of NCAA division I softball players. *Journal of Strength and Conditioning Research* 22: 1790-1798.

Pruit, L.A., Jackson, R.D., Bartels, R.L., and Lehnard, H.J. 1992. Weight-training effects on bone mineral density in early post-menopausal women. *Journal of Bone Mineral Research* 7: 179-185.

Pyka, G., Wiswell, R.A., and Marcus, R. 1992. Age-dependent effect of resistance exercise on growth hormone secretion in people. *Journal of Clinical Endocrinology and Metabolism* 75: 404-407.

Quaedackers, M.E., Van Den Brink, C.E., Wissink, S., Schreurs, R.H., Gustafsson, J.K., Van Der, J.A., Saag, P.T., and Van Der Burg, B.B. 2001. 4-hydroxytamoxifen trans-represses nuclear factor-kappa B activity in human osteoblastic U2-OS cells through estrogen receptor (ER) alpha, not through ER beta. *Endocrinology* 142: 1156-1166.

Quatman, C.E., Myer, G.D., Khoury. J., Wall, E.J., and Hewett, T.E. 2009. Sex differences in "weightlifting" injuries presen-ting to United States emergency rooms. *Journal of Strength and Conditioning Research* 23: 2061-2067.

Queiroz, A.C.C., Gagliardi, J.F.L., Forjaz, C.L.M., and Rezk, C.C. 2009. Clinic and ambulatory blood pressure responses after resistance exercise. *Journal of Strength and Conditioning Research* 23: 571-578.

Raastad, T., Bjoro, T., and Hallen, J. 2000. Hormonal responses to high-and moderate-intensity strength exercise. *European Journal of Applied Physiology* 82: 121-128.

Rack, D.M.H., and Westbury, D.R. 1969. The effects of length and stimulus rate on isometric tension in the cat soleus. *Journal of Physiology* 204: 443-460.

Rahimi, R., Qaderi, M., Faraji, H., and Boroujerdi, SS. 2010. Effects of very short rest periods on hormonal responses to resistance

exercise in men. *Journal of Strength and Conditioning Research* 24: 1851-1859.

Rains, C.B., Weltman, A.W., Cahil, B.R., Janney, C.A., Tippett, S.R., and Katch, F.I. 1987. Strength training for prepubescent males: Is it safe? *American Journal Sports Medicine* 15: 483-489.

Ramos, E., Frontera, W.R., Llopart, A., and Feliciano, D. 1998. Muscle strength and hormonal levels and adolescents: Gender related differences. *International Journal of Sports Medicine* 19: 526-531.

Ramsay, J.A., Blimkie, C.J.R., Smith, K., Garner, S., MacDougall, J.D., and Sale, D.G. 1990. Strength training effects and prepubescent boys. *Medicine & Science in Sports & Exercise* 22: 605-614.

Rana, S.R., Chleboun, G.S., Gilders, R.M., Hagerman, F.C., Herman, J.R., Hikida, R.S., Kushnick, M.R., Staron, R.S., and Toma, K. 2008. Comparison of early phase adaptations for traditional strength and endurance, and low velocity resistance training programs in college-aged women. *Journal of Strength and Conditioning Research* 22: 119-127.

Rarick, G.L., and Larson, G.L. 1958. Observations on frequency and intensity of isometric muscular effort in developing static muscular strength in post-pubescent males. *Research Quarterly* 29: 333-341.

Rasch, P., and Morehouse, L. 1957. Effect of static and dynamic exercises on muscular strength and hypertrophy. *Journal of Applied Physiology* 11: 29-34.

Rasch, P.J., and Pierson, W.R. 1964. One position versus multiple positions in isometric exercise. *American Journal of Physical Medicine* 43: 10-12.

Rasch, P.J., Preston, W.R., and Logan, G.A. 1961. The effect of isometric exercise upon the strength of antagonistic muscles. *Internationale Zeitschrift für Angewandte Physiologie Einschliesslich Arbeitsphysiologie* 19: 18-22.

Ratamess, N.A., Faigenbaum, A.D., Hoffman, J.R., and Kang, J. 2008. Self-selected resistance training intensity in healthy women: The influence of a personal trainer. *Journal of Strength and Conditioning Research* 22: 103-111.

Ratamess, N.A., Kraemer, W.J., Volek, J.S., Maresh, C.M., Vanheest, J.L., Sharman, M.J., Rubin, M.R., French, D.N., Vescovi, J.D., Silvestre, R., Hatfield, D.L., Fleck, S.J., and Deschenes, M.R. 2005. Androgen receptor content following heavy resistance exercise in men. *Journal of Steroid Biochemistry and Molecular Biology* 93: 35-42.

Rawson, E.S., and Volek, J.S. 2003. Effects of creatine supplementation and resistance training on muscle strength and weightlifting performance. *Journal of Strength and Conditioning Research* 17: 822-831.

Read, M.M., and Cisar, C. 2001. The influence of varied rest interval lengths on depth jump performance. *Journal of Strength and Conditioning Research* 15: 279-283.

Reeves, N.D., Maganaris, C.N., Longo, S., and Narici, M.V. 2009. Differential adaptations to eccentric versus conventional resistance training and older humans. *Experimental Physiology* 94: 825-833.

Reeves, N.D., Maganaris, C.N., and Narici, M.V. 2003. Effect of strength training on human patella tendon mechanical properties of older individuals. *Journal of Physiology* 548: 971-981.

Rehn, B., Lidstrom, J., Skoglund, J., and Lindstrom, B. 2007. Effects on leg muscular performance from whole-body vibration exercise: A systematic review. *Scandinavian Journal of Medicine & Science in Sports* 17: 2-11.

Reis, E., Frick, U., and Schmidbleicher, D. 1995. Frequency variations of strength training sessions triggered by the phases of the menstrual cycle. *International Journal of Sportsmedicine* 16: 545-550.

Reyes, G.F., and Doly, D. 2009. Acute effects of various weighted bat warm-up protocols on bat velocity. *Journal of Strength and Conditioning Research* 23: 2114-2118.

Rhea, M.R., 2004. Synthesizing strength and conditioning research: The meta-analysis. *Journal of Strength and Conditioning Research* 18: 921-923.

Rhea, M.R., and Alderman, B.L. 2004. A meta-analysis of periodized versus nonperiodized strengthen and power trai-ning programs. *Research Quarterly for Exercise and Sport* 75: 413-422.

Rhea, M.R., Alvar, B.A., and Burkett, L.N. 2002. Single versus multiple sets for strength: A meta-analysis to address the controversy. *Research Quarterly for Exercise and Sport* 73: 485-488.

Rhea, M.R., Alvar, B.A., Burkett, L.N., and Ball, S.D. 2003. A meta-analysis to determine the dose response for strength development. *Medicine & Science in Sports & Exercise* 35: 456-464.

Rhea, M.R., Ball, S.D., Phillips, W.T., and Burkett, L.N. 2002. A comparison of linear and daily undulating periodized programs with equated volume and intensity for strength. *Journal of Strength and Conditioning Research* 16: 250-255.

Rhea, M.R., Phillips, W.T., Burkett, L.N., Stone, W.J., Ball, S.D., Alvar, B.A., and Thomas, A.B. 2003. A comparison of linear and daily undulating periodized programs with equated volume and intensity for local muscular endurance. *Journal of Strength and Conditioning Research* 17: 82-87.

Richford, C. 1966. *Principles of successful body building.* Alliance, NE: Iron Man Industries.

Rico, H., Gonzalez-Riola, J., Revilla, L.F., Gomez-Castresana, F., and Escribano, J. 1994. Cortical versus trabecular bone mass: Influence of activity on both bone components. *Calcified Tissue International* 37: 325-330.

Rimmer, E., and Sleivert, G. 2000. Effects of a plyometrics intervention program on sprint performance. *Journal of Strength and Conditioning Research* 14: 295-301.

Rixon, K.P., Lamont, H.S., and Bemben, M.G. 2007. Influence of type of muscle contraction, gender, and lifting experience on postactivation potentiation performance. *Journal of Strength and Conditioning Research* 21: 500-505.

Rizzo, M.R., Mari, D., Barbieri, M., Ragno, E., Grella, R., Provenzano, R., Villa, I., Esposito, K., Giugliano, D., and Paolisso, G. 2005. Resting metabolic rate and respiratory quotient in human longevity. *Journal of Clinical Endocrinology and Metabolism* 90: 409-413.

Robbins, D.W. 2005. Postactivation potentiation and its practical applicability: A brief review. 2005. *Journal of Strength and Conditioning Research* 19: 453-458.

Robbins, D.W., Young, W.B., and Behm, D.G. 2010. The effect of an upper-body agonist-antagonist resistance training protocol on volume load and efficiency. *Journal of Strength and Conditioning Research* 24: 2632-2640.

Robbins, D.W., Young, W.B., Behm, D.G., and Payne, W.R. 2010a. Agonist–antagonist paired set resistance training: A brief re-view. *Journal of Strength and Conditioning Research.* 24: 2873-2882.

Robbins, D.W., Young, W.B., Behm, D.G., and Payne, W.R. 2010b. The effect of a complex agonist and antagonist trai-ning protocol on volume load, power output, electromyographic respons-es, and efficiency. *Journal of Strength and Conditioning Research* 24: 1782-1789.

Robbins, D.W., Young, W.B., Behm, D.G., Payne, W.R., and Klimstra, M.D. 2010c. Physical performance and electromyographic responses to an acute bout of paired set strength training versus traditional strength training. *Journal of Strength and Conditioning Research* 24: 1237-1245.

Robergs, R.A., Ghiasvand, F., and Parker, D. 2004. Biochemistry of exercise-induced metabolic acidosis. *American Journal of Physiology Regulatory Integrative and Comparative Physiology* 287: R502-R516.

Roberts, J.M., and Wilson, K. 1999. Effect of stretching duration on active and passive range of motion in the lower extremity. *British Journal of Sports Medicine* 33: 259-263.

Robinson, J.M., Stone, M.H., Johnson, R.L., Penland, C.M., Warren, B.J., and Lewis, R.D. 1995. Effects of different weight training exercise/rest intervals on strength, power, and high intensity exercise endurance. *Journal of Strength and Conditioning Research* 9: 216-221.

Roelants, M., Verschuern, S.M.P., Delecluse, C., Levin, O., and Stijnen, V. 2006. Whole-body-vibration-induced increase in leg muscle electricity during different squat exercises. *Journal of Strength and Conditioning Research* 20: 124-129.

Rogers, M.A., and Evans, W.J. 1993. Changes in skeletal muscle with aging: Effects of exercise training. In *Exercise and sport sciences reviews*, vol. 21, edited by J.O. Holloszy. Baltimore: Williams & Wilkins.

Roltsch, M.H., Mendez, T., Wilund, K.R., and Hagberg, J.M. 2001. Acute resistive exercise does not affect ambulatory blood pressure in young men and women. *Medicine & Science in Sports & Exercise* 33: 881- 886.

Rønnestad, B.R., Egeland, W., Kvamme, N.H., Refsnes, P.E., Kadi, F., and Raastad, T. 2007. Dissimilar effects of one-and three-set strength training on strength and muscle mass gains in upper and lower body in untrained subjects. *Journal of Strength and Conditioning Research* 21: 157-163.

Rønnestad, B.R., Hansen, E.A., and Raastad, T. 2012a. Strength training affects tendon cross-sectional area and freely chosen cadence differently in noncyclists and well-trained cyclists. *Journal of Strength and Conditioning Research* 26: 158-166.

Rønnestad, B.R., Hansen, E.A., Raastad, T. 2012b. High volume of endurance training impairs adaptations to 12 weeks of strength training in well-trained endurance athletes. *European Journal of Applied Physiology* 112: 1457-1466.

Rønnestad, B.R., Nygaard, H., and Raastad, T. 2011. Physiological elevation of endogenous hormones results in superior strength training adaptation. *European Journal of Applied Physiology* 111: 2249- 2259.

Rønnestad, B.R., Nymark, B.S., and Raastad, T. 2011. Effects of in-season strength maintenance training frequency in professional soccer players. *Journal of Strength and Conditioning Research* 25: 2653-2660.

Rooney, K.J., Herbert, R.D., and Balwave, R.J. 1994. Fatigue contributes to the strength training stimulus. *Medicine & Science in Sports & Exercise* 26: 1160-1164.

Rooyackers, O.E., and Nair, K.S. 1997. Hormonal regulation of human muscle protein metabolism. *Annual Reviews in Nutrition* 17: 457-485.

Roth, D.A., Stanley, W.C., and Brooks, G.A. 1988. Induced lactacidemia does not affect postexercise O2 consumption. *Journal of Applied Physiology* 65: 1045-1049.

Roth, S.M., Martel, G.F., Ivey, F.M., Lemmer, J.T., Tracy, B.L., Hurlbut, D.E., Metter, E.J., Hurley, B.F., and Rogers, M.A. 1999. Ultrastructural muscle damage in young vs. older men after high-volume, heavy resistance strength training. *Journal of Applied Physiology* 86: 1833-1840.

Roth, S.M., Martel, G.F., Ivey, F.M., Lemmer, J.T., Tracy, B.L., Hurlbut, D.E., Metter, E.J., Hurley, B.F., and Rogers, M.A. 2000. High-volume, heavy-resistance strength training and muscle damage in young and older women. *Journal of Applied Physiology* 86: 1112-1118.

Rothenberg, E.M., Bosaeus, I.G., and Steen, B.C. 2003. Energy expenditure at age 73 and 78—a five year follow-up. *Acta Diabetologica* 40 (Suppl. 1): S134-138.

Roubenoff, R. 2001. Origins and clinical relevance of sarcopenia. *Canadian Journal of Applied Physiology* 26: 78-89.

Roubenoff, R. 2003. Sarcopenis: Effects on body composition and function. *Journal of Gerontology* 58A: 1012-1017.

Roupas, N.D., and Georgopoulos, N.A. 2011. Menstrual function in sports. *Hormones* (Athens) 10: 104-116.

Rowell, L.B., Kranning, K.K., Evans, T.O., Kennedy, J.W., Blackman, J.R., and Kusumi, F. 1966. Splanchnic removal of lactate and pyruvate during prolonged exercise in man. *Journal of Applied Physiology* 21: 1773-1783.

Rowland, T., and Fernhall, B. 2007. Cardiovascular responses to static exercise: A re-appraisal. *International Journal of Sports Medicine* 28: 905-908.

Rowlinson, S.W., Waters, M.J., Lewis, U.J., and Barnard, R. 1996. Human growth hormone fragments 1-43 and 44-191: In vitro somatogenic activity and receptor binding characteristics in human and nonprimate systems. *Endocrinology* 137: 90-95.

Roy, B.D., Tarnopolsky, M.A., MacDougall, J.D., Fowles, J., and Yarasheski, K.E. 1997. Effect of glucose supplement timing on protein metabolism after resistance training. *Journal of Applied Physiology* 82: 1882-1888.

Rubin, M.R., Kraemer, W.J., Maresh, C.M., Volek, J.S., Ratamess, N.A., Vanheest, J.L., Silvestre, R., French, D.N., Sharman, M.J., Judelson, D.A., Gómez, A.L., Vescovi, J.D., and Hymer, W.C. 2005. High-affinity growth hormone binding protein and acute heavy resistance exercise. *Medicine & Science in Sports & Exercise* 37: 395-403.

Ruggiero, C., Metter, E.J., Melenovsky, V., Cherubini, A., Najjer, S.S., Ble, A., Senin, U., Longo, D.L., and Ferrucci, L. 2008. High basal metabolic rate is a risk factor for mortality: The Baltimore Longitudinal Study of Aging. *Journals of Gerontology Series A: Biological Sciences and Medical Sciences* 63: 698-706.

Ruiz, J.R., Moran, M., Arenas, J., and Lucia, A. 2011. Strenuous endurance exercise improves life expectancy: It's in our genes. *British Journal of Sports Medicine* 45: 159-161.

Ruiz, J.R., Sui, X., Lobelo, F., Morrow, J.R., Jackson, A.W., Sjostrom, M. and Blair, S.N. 2008. Association V. muscular strength and mortality in men: Prospective cohort study. *British Medical Journal* 337: 92-95.

Ruiz, R.J., Simão, R., Sacomani, M.G., Casonatto, J., Alexander, J.L., Rhea, M., and Polito, M.D. 2011. Isolated and combined effects of aerobic and strength exercise on post-exercise blood pressure and cardiac vagal reactivation in normotensive men. *Journal of Strength and Conditioning Research* 25: 640-645.

Russell-Jones, D.L., Umpleby, A., Hennessey, T., Bowes, S., Shojaee-Moradies, F., Hopkins, K., Jackson, N., Kelly, J., Jones, R., and Sonksen, P. 1994. Use of leucine clamp to demonstrate that IGF-I actively stimulates protein synthesis in normal humans. *American Journal of Physiology* 267: E591- 598.

Ryan, A.S., Ivey, F.M., Hurlbut, D.E., Martel, G.F., Lemmer, J.T., Sorkin, J.D., Metter, E.J., Fleg, J.L., and Hurley, B.F. 2004. Regional bone mineral density after resistive training in young and older men and women. *Scandinavian Journal of Medicine and Science in Sports* 14: 16-23.

Ryan, E.D., Beck, T.W., Herda, T.J., Hull, H.R., Hartman, M.J., Costa, P.B, Defreitas, J.M., Stout, J.R., and Cramer, J.T. 2008. The time course of musculotendinous stiffness responses following different durations of passive stretching. *Journal of Orthopedic and Sports Physical Therapy* 38: 632-639.

Ryushi, T., Häkkinen, K., Kauhanen, H., and Komi, P.V. 1988. Muscle fiber characteristics, muscle cross-sectional area and force production in strength athletes, physically active males and females. *Scandinavian Journal of Sports Science* 10: 7-15.

Sadamoto, T., Bonde-Peterson, F., and Suzuki, Y. 1983. Skeletal muscle tension, flow pressure and EMG during sustained isometric contractions in humans. *European Journal of Applied Physiology* 51: 395-408.

Saeterbakken, A.H., van den Tillaar, R., and Seiler, S. 2011. Effect of core stability training and throwing velocity in female handball players. *Journal of Strength and Conditioning Research* 25: 712-718.

Saez Saez de Villarreal, E., Gonzalez-Badillo, J.J., and Izquierdo, M. 2007. Optimal warm-up stimuli of muscle activation to enhance short and long-term acute jumping performance. *European Journal of Applied Physiology* 100: 393-401.

Saez Saez de Villarreal, E., Gonzalez-Badillo, J.J., and Izquierdo, M. 2008. Low and moderate plyometric training frequency produces greater jumping and spending gains compared with high frequency. *Journal of Strength and Conditioning Research* 22: 715-725.

Saez Saez de Villarreal, E., Kellis, E., Kraemer, W.J., and Izquierdo, M. 2009. Determining variables of plyometric training for improving vertical jump height performance: A meta-analysis. *Journal of Strength and Conditioning Research* 23: 495-506.

Sahlin, K., and Ren, J.M. 1989. Relationship of contraction capacity to metabolic changes during recovery from a fatiguing contraction. *Journal of Applied Physiology* 67: 648-654.

Sailors, M., and Berg, K. 1987. Comparison of responses to weight training in pubescent boys and men. *Journal of Sports Medicine* 27: 30-37.

Sale, D.G. 1992. Neural adaptations to strength training. In *Strength and power in sport*, edited by P.V. Komi, 249-265. Boston: Blackwell Scientific.

Sale, D.G., MacDougall, J.D., Alway, S.E., and Sutton, J.R. 1987. Voluntary strength and muscle characteristics in untrained men and women and male bodybuilders. *Journal of Applied Physiology* 62: 1786-1793.

Sale, D.G., MacDougall, J.D., Jacobs, I., and Garner, S. 1990. Interaction between concurrent strength and endurance training. *Journal of Applied Physiology* 68: 260-270.

Sale, D.G., MacDougall, J.D., Upton, A.R.M., and McComas, A.J. 1983. Effect of strength training upon motoneuron excitability in man. *Medicine & Science in Sports & Exercise* 15: 57-62.

Sale, D.G., Moroz, D.E., McKelvie, R.S., MacDougall, J.D., and McCartney, N. 1993. Comparison of blood pressure response to isokinetic and weight-lifting exercise. *European Journal of Applied Physiology* 67: 115-120.

Sale, D.G., Moroz, D.E., McKelvie, R.S., MacDougall, J.D., and McCartney, N. 1994. Effect of training on the blood pressure response to weight lifting. *Canadian Journal of Applied Physiology* 19: 60-74.

Sallinen, J., Fogelholm, M., Pakarinen, A., Juvonen, T., Volek, J.S., Kraemer, W.J., Alen, M., and Häkkinen, K. 2005. Effects of strength training and nutritional counseling metabolic health indicators and aging women. *Canadian Journal of Applied Physiology* 30: 690-707.

Sallinen, J., Fogelholm, M., Volek, J.S., Kraemer, W.J., Alen, M., and Häkkinen, K. 2007. Effects of strength training and reduced training on functional performance and metabolic health indicators in middle-aged men. *International Journal of Sports Medicine* 28: 815-822.

Sallinen, J., Pakarinen, A., Fogelholm, M., Sillanpaa, E., Alen, M., Volek, J.S., Kraemer, W.J., and Häkkinen, K. 2006. Serum basal hormone concentrations and muscle mass in aging women: Effects of strength training and diet. *International Journal of Sport Nutrition and Exercise Metabolism* 16: 316-331.

Saltin, B., and Astrand, P.O. 1967. Maximal oxygen uptake in athletes. *Journal of Applied Physiology* 23: 353-358.

Sanborn, K., Boros, R., Hruby, J., Schilling, B., O'Bryant, H., Johnson, R., Hoke, T., Stone, M., and Stone, M.H. 2000. Performance effects of weight training with multiple sets not to failure versus a single set to failure in women. *Journal of Strength and Conditioning Research* 14: 328-331.

Sanchez-Medina, L., and Gonzalez-Badillo, J.J. 2011. Velocity loss as an indicator of neuromuscular fatigue during resistance training. *Medicine in Science in Sports and Exercise* 43: 1725-1734.

Sandberg, J.B., Wagner, D.R., Willardson, J.M., and Smith, G.A. 2012. Acute effects of antagonist stretching on jump height, torque, and electromyography of agonist musculature *Journal of Strength and Conditioning Research* 26: 1249-1256.

Sands, W.A., McNeal, J.R., Stone, Haff, G.G., and Kinser, A.M. 2008. Effect of vibration on forward split flexibility and pain perception in young male gymnasts. *International Journal of Physiology and Performance* 3: 469-481.

Sands, W.A., McNeal, J.R., Stone, M.H., Russell, E.M., and Jemni, M. 2006. Flexibility enhancement with vibration: Acute and long-term. *Medicine & Science in Sports & Exercise* 38: 720-725.

Santos, A.P., Marinho, D.A., Costa, A.M., Izquierdo, M., and Marques, M.C. 2012. The effects of concurrent resistance and endurance training follow a detraining period in elementary school students. Musculature. *Journal of Strength and Conditioning Research* 26: 1708-1716.

Santos, E., Rhea, M.R., Simão, R., Dias, I., de Salles, B.F., Novaes, J., Leite, T., Blair, J.C., and Bunker, D.J. 2010. Influence of moderately intense strength training on flexibility in sedentary young women. *Journal of Strength and Conditioning Research* 24: 3144-3149.

Santos, E.J.A.M., and Janeira, M.A.A.S. 2008. Effects of complex training on explosive strength in adolescent male basketball players. *Journal of Strength and Conditioning Research* 22: 903-909.

Santos, E.J.A.M., and Janeira, M.A.A.S. 2009. Effects of reduced training and detraining on upper and lower body explosive strength in adolescent male basketball players. *Journal of Strength and Conditioning Research* 23: 1737-1744.

Santos, E.J.A.M., and Janeira, M.A.A.S. 2011. The effects of plyometric training the effects of plyo metric training followed by detraining and reduced training periods explosive in adolescent male basketball players. *Journal of Strength and Conditioning Research* 25: 441-452.

Sapolsky, R.M., Romero, L.M., and Munck, A.U. 2000. How do glucocorticoids influence stress responses? Integrating permissive, suppressive, stimulatory, and preparative actions. *Endocrine Reviews* 21: 55-89.

Sarna S., Sahi T., Koskenvuo M., and Kaprio, J. 1993. Increased life expectancy of world class male athletes. *Medicine & Science in Sports & Exercise* 25: 237-244.

Saxton, J.M., Clarkson, P.M., James, R., Miles, M., Westerfer, M., Clark, S., and Donnelly, A.E. 1995. Neuromuscular dysfunction following eccentric exercise. *Medicine & Science in Sports & Exercise* 27: 1185-1193.

Saxton, J.M., and Donnelly, A.E. 1995. Light concentric exercise during recovery from exercise-induced muscle damage. *International Journal of Sports Medicine* 16: 347-351.

Sayers, S.P., and Clarkson, P.M. 2001. Force recovery after eccentric exercise in males and females. *European Journal of Applied Physiology* 84: 122-126.

Sayers, S.P., Clarkson, P.M., Rouzier, P.A., and Kamen, G. 1999. Adverse events associated with eccentric exercise protocols: Six case studies. *Medicine & Science in Sports & Exercise* 31: 1697-1702.

Sayers, S.P., Guralnik, J.M., Thombs, L.A., and Fielding, R.A. 2005. Impact of leg muscle contraction velocity on functional performance in older men and women. *Journal of the American Geriatric Society* 53: 467-471.

Schantz, P. 1982. Capillary supply in hypertrophied human skeletal muscle. *Acta Physiologica Scandinavica* 114: 635-637.

Schantz, P., Randall-Fox, E., Hutchinson, W., Tyden, A., and Astrand, P.O. 1983. Muscle fibre type distribution, muscle cross-sectional area and maximal voluntary strength in humans. *Acta Physiologica Scandinavica* 117: 219-226.

Schantz, P., Randall-Fox, E., Norgen, P., and Tyden, A. 1981. The relationship between the mean muscle fibre area and the muscle cross-sectional area of the thigh in subjects with large differences in thigh girth. *Physiologica Scandinavica* 113: 537-539.

Scharf, H.-P., Eckhardt, R., Maurus, M., and Puhl, W. 1994. Metabolic and hemodynamic changes during isokinetic muscle training. *International Journal of Sports Medicine* 15: S56-S59.

Scher, J.M.L., Ferriolli, E., Moriguti, J.C., Scher, R., and Lima, N.K.C. 2011. The effect of different volumes of acute resistance exercise on elderly individuals with treated hypertension. *Journal of Strength and Conditioning Research* 25: 1016-1023.

Schilling, B.K., Falvo, M.J., Karlage, R.E., Weiss, L.W., Lohnes, C.A., and Chiu, L.Z.F. 2009. Effects of unstable surface training on measures of balance in older adults. *Journal of Strength and Conditioning Research* 23: 1211-1216.

Schiotz, M.K., Potteiger, J.A., Huntsinger, P.G., and Denmark, D.C. 1998. The short-term effects of periodized and constant-intensity training on body composition, strength, and performance. *Journal of Strength and Conditioning Research* 12: 173-178.

Schlumberger, A., Stec, J., and Schmidtbleicher, D. 2001. Single- vs. multiple-set strength training in women. *Journal of Strength and Conditioning Research* 15: 284-289.

Schmidtbleicher, D. 1994. Training for power events. In *Strength and power and sport,* edited by P.V. Komi, 381-395. London: Blackwell Scientific.

Schmidtbleicher, D., and Gollhofer, A. 1982. Neuromuskulare Untersuchungen zur Bestimmung individueller Belatungsgrossen für ein Tiefsprungtraining. *Leistungssport* 12: 298-307.

Schmidtbleicher, D., Gollhofer, A., and Frick, U. 1988. Effects of stretch-shortening type training on the performance capability and innervation characteristics of leg extensor muscles. In *Biomechanics XI-A,* edited by G. deGroot, A. Hollander, P. Huijing, and G. van Ingen Schenau, vol. 7-A, 185-189. Amsterdam: Free University Press.

Schneider, V., Arnold, B., Martin, K., Bell, D., and Crocker, P. 1998. Detraining effects in college football players during the competitive season. *Journal of Strength and Conditio-ning Research* 12: 42-45.

Schnoebelen-Combes, S., Louveau, I., Postel-Vinay, M.C., and Bonneau, M. 1996. Ontogeny of GH receptor and GH-binding protein in the pig. *Journal of Endocrinology* 148: 249-255.

Schoenfeld, B.J. 2010. The mechanisms of muscle hypertrophy and their application to resistance training. *Journal of Strength and Conditioning Research* 24: 2857-2872.

Schott, J., McCully, K., and Rutherford, O.M. 1995. The role of metabolites in strength training II. Short versus long isometric contractions. *European Journal of Applied Physiology* 71: 337-341.

Schroeder, E.T., Hawkins, S.A., and Jaque, S.V. 2004. Musculoskeletal adaptations 16 weeks of eccentric progressive resistance training in young women. *Journal of Strength and Conditioning Research* 18: 227-235.

Schuenke, M.D., Herman, J.R., Gliders, R.M., Hagerman, F.C., Hikida, R.S., Rana, S.R., Ragg, K.E., and Staron, R.S. 2012. Early-phase muscular adaptations in response to slow-speed versus traditional resistance- training regimens. *European Journal of Applied Physiology* 112: 3585-3595.

Schuenke, M.D., Herman, J., and Staron, R.S. 2013. Preponderance of evidence proves "big" weights optimize hypertrophic and strength adaptations. *European Journal of Applied Physiology* 113: 269-271.

Schultz, R.W. 1967. Effect of direct practice and repetitive sprinting and weight training on selected motor performance tasks. *Research Quarterly* 38: 108-118.

Schwab, R., Johnson, G.O., Housh, T.J., Kinder, J.E., and Weir, J.P. 1993. Acute effects of different intensities of weight lifting on serum testosterone. *Medicine & Science in Sports & Exercise* 25: 1381-1385.

Schweizer, A., Schneider, A., and Goehner, K. 2007. Dynamic eccentric-concentric strength training of the finger flexors to improve rock climbing performance. *Isokinetics and Exercise Science* 15: 131-136.

Scofield, D.E., McClung, H.L., McClung, J.P., Kraemer, W.J., Rarick, K.R., Pierce, J.R., Cloutier, G.J., Fielding, R.A., Matheny, R.W., Jr., Young, A.J., and Nindl, B.C. 2011. A novel, noninvasive transdermal fluid sampling methodology: IGF-I measurement following exercise. *American Journal of Physiology Regulatory Integrative and Comparative Physiology* 300: R1326-R1332.

Scoles, G. 1978. Depth jumping! Does it really work? *Athletic Journal* 58: 48-75.

Seaborne, D., and Taylor, A.W. 1984. The effect of speed of isokinetic exercise on training transfer to isometric strength in the quadriceps. *Journal of Sports Medicine* 24: 183-188.

Seals, D.R. 1993. Influence of active muscle size on sympathetic nerve discharge during isometric contractions in humans. *Journal of Applied Physiology* 75: 1426-1431.

Secher, N.H. 1975. Isometric rowing strength of experienced and inexperienced oarsmen. *Medicine & Science in Sports & Exercise* 7: 280-283.

Secher, N.H., Rorsgaard, S., and Secher, O. 1978. Contralateral influence on recruitment of curarized muscle fibers during maximal voluntary extension of the legs. *Acta Physiologica Scandinavica* 130: 455- 462.

Sedano Campo, S., Vaeyens, R., Philippaerts, R.M., Redondo, J.C., De Benito, A.M., and Cuadrado, G. 2009. Effects of lower-limb plyometric training on body composition, explosive strength, and kicking speed in female soccer players. *Journal of Strength and Conditioning Research* 23: 1714-1722.

Seger, J.Y., Arvidsson, B., and Thorstensson, A. 1998. Specific effects of eccentric and concentric training on muscle strength and morphology in humans. *European Journal of Applied Physiology* 79: 49-57.

Selye, H. 1936. A syndrome produced by diverse nocuous agents. *Nature* 138: 32.

Serra-Rexach, J.A., Bustamante-Ara, N., Villarán, M.H., Gil, P.G., Sanz Ibáñez, M.J., Blanco Sanz, N., Ortega Santamaría, V., Gutiérrez Sanz, N., Marín Prada, A.B., Gallardo, C., Rodríguez Romo, G., Ruiz, J.R., and Lucia, A. 2011. Short-term, light-moderate intensity exercise training improves leg muscle strength in the oldest old: A randomized controlled trial. *Journal of the American Geriatric Society* 59: 594-602.

Serresse, O., Lortie, G., Bouchard, C., and Boulay, M.R. 1988. Estimation of the contribution of the various energy systems during maximal work of short duration. *International Journal of Sports Medicine* 9: 456-460.

Sewall, L., and Micheli, L. 1986. Strength training for children. *Journal of Pediatric Orthopedics* 6: 143-146.

Sewright, K.A., Hubal, M.J., Kearns, A., Holbrook, M.T., and Clarkson, P.M. 2008. Sex differences in response to maximal eccentric exercise. *Medicine & Science in Sports & Exercise* 40: 242-251.

Sforzo, G.A., and Touey, P.R. 1996. Manipulating exercise order affects muscular performance during a resistance exercise training session. *Journal of Strength and Conditioning Research* 10: 20-24.

Sgro, M., McGuigan, M.R., Pettigrew, S., and Newton, R.U. 2009. The effect of duration of resistance training interventions in children who are overweight or obese. *Medicine & Science in Sports & Exercise* 23: 1263-1270.

Shaharudin, S., Ghosh, A.K., and Ismail, A.A. 2011. Anaerobic capacity of physically active eumenorrheic females at mid-luteal and mid-follicular phases of ovarian cycle. *Journal of Sports Medicine and Physical Fitness* 51: 576-582.

Shaibi, G.Q., Cruz, M.L., Ball, G.D., Weigensberg, M.J., Salem, G.J., Crespo, N.C., and Goran, M.I. 2006. Effects of resistance training on insulin sensitivity in overweight Latino adolescent males. *Medicine & Science in Sports & Exercise* 38: 1208-1215.

Sharman, M.J., Newton, R.U., Triplett-McBride, T., McGuigan, M.R., McBride, J.M., Häkkinen, A., Häkkinen, K., and Kraemer, W.J. 2001. Changes in myosin heavy chain composition with heavy resistance training in 60- to 70-year-old men and women. *European Journal of Applied Physiology* 84 (1-2): 127-132.

Sharp, M.A. 1994. Physical fitness and occupational performance of women in the U.S. Army. *Work* 2: 80-92.

Shaw, B.S., Shaw, I., and Brown, G.A. 2009. Comparison of resistance and concurrent resistance and endurance training regimes in the development of strength. *Journal of Strength and Conditioning Research* 23: 2507-2514.

Shaw, C.E., McCully, K.K., and Posner, J.D. 1995. Injuries during the one repetition maximum assessment in the elderly. *Journal of Cardiopulmonary Rehabilitation* 15: 283-287.

Shellock, F.G., and Prentice, W.E. 1985. Warming-up and stretching for improved physical performance and prevention of sports related injuries. *Sports Medicine* 2: 267-278.

Shephard, R.J. 2000a. Exercise and training in women, part I: Influence of gender on exercise and training responses. *Canadian Journal of Applied Physiology* 25: 19-34.

Shephard, R.J. 2000b. Exercise and training in women, part II: Influence of menstrual cycle and pregnancy on exercise responses. *Canadian Journal of Applied Physiology* 25: 35-54.

Shepstone, T.N., Tang, J.E., Dallaire, S., Schuenke, M.D., Staron, R.S., and Phillips, S.M. 2005. Shortterm high- vs low-velocity isokinetic lengthening training results in greater hypertrophy of the elbow in young men. *Journal of Applied Physiology* 98: 1768-1776.

Shimano, T., Kraemer, W.J., Spiering, B.A., Volek, J.S., Hatfield, D.L., Silvestre, R., Vingren, J.L., Fragala, M.S., Maresh, C.M., Fleck, S.J., Newton, R.U., Spreuwenberg, L.P., and Häkkinen, K. 2006. Relationship between the number of repetitions and selected percentages of one repetition maximum in free weight exercises in trained and untrained men. *Journal of Strength and Conditioning Research* 20: 819-823.

Shinohara, M., Kouzaki, M., Yoshihisa, T., and Fukunaga, T. 1998. Efficacy of tourniquet ischemia for strength training with low resistance. *European Journal of Applied Physiology* 77: 189-191.

Shultz, S.J., Schmitz, R.J., Kong, Y., Dudley, W.N., Beynnon, B.D., Nguyen, A-D., Kim, H., and Montgomery, M.M. 2012. Cyclic variations in multiplanar knee laxity influence landing biomechanics. *Medicine & Science in Sports & Exercise* 44: 900-909.

Siegal, J., Camaione, D., and Manfredi, T. 1989. The effects of upper body resistance training in prepubescent children. *Pediatrics Exercise Science* 1: 145-154.

Siewe, J., Rudat, J., Röllinghoff, M., Schlegel, U.J., Eysel, P., and Michael, J.W. 2011. Injuries and overuse syndromes in powerlifting. *International Journal of Sports Medicine*. 32: 703-711.

Sigal, R.J., Kenny, G.P., Boulé, N.G., Wells, G.A., Prud'homme, D., Fortier, M., Reid, R.D., Tulloch, H., Coyle, D., Phillips, P., Jennings, A., and Jaffey, J. 2007. Effects of aerobic training, resistance training, or both on glycemic control in type 2 diabetes: A randomized trial. *Annals of Internal Medicine* 147: 357-369.

Sillanpaa, E., Laaksonen, D.E., Häkkinen, A., Karavirta, L., Jensen, B., Kraemer, W.J., Nyman, K., and Häkkinen, K. 2009. Body composition, fitness, and metabolic health during strength and endurance training and their combination in middle-aged and older women. *European Journal of Applied Physiology* 106: 286-296.

Silva, H.R., Couto, B.P., and Szmuchrowski, L.A. 2008. Effects of mechanical vibration applied in the opposite direction of muscle shortening on maximal isometric strength. *Journal of Strength and Conditioning Research* 22: 1031-1036.

Silva, R.F., Cadore, E.L., Kothe, G., Guedes, M., Alberton, C.L., Pinto, S.S., Pinto, R.S., Trindade, G., and Kruel, L.F. 2012. Concurrent training with different aerobic exercises. *International Journal of Sports Medicine* 33: 627-634.

Silvester, L.J., Stiggins, C., McGown, C., and Bryce, G. 1984. The effect of variable resistance and freeweight training programs on strength and vertical jump. *National Strength and Conditioning Association Journal* 5: 30-33.

Silvestre, R., Kraemer, W.J., West, C., Judelson, D.A., Spiering, B.A., Vingren, J.L., Hatfield, D.L., Anderson, J.M., and Maresh, C.M. 2006. Body composition and physical performance during a national collegiate athletic association division I men's soccer season. *Journal of Strength and Conditioning Research* 20: 962-970.

Simão, R., Farinatti Pde., T., Polito, M.D., Viveiros, L., and Fleck, S.J. 2007. Influence of exercise order on the number of repetitions performed and perceived exertion during resistance exercise in women. *Journal of Strength and Conditioning Research* 21: 23-28.

Simão, R., Fleck, S.J., Polito, M., Monteiro, W., and Farinatti, P.T.V. 2005. Effects of resistance training intensity, volume, and session format on the post exercise hypotensive res-ponse. *Journal of Strength and Conditioning Research* 19: 853- 858.

Simão, R., Spineti, J., Freitas de Salles, B., Matta, T., Fernandes, L.,Fleck, S.J., Rhea, M.R., and Strom-Olsen, H.E. 2012. Comparison between inear and nonlinear periodized resistance training: Strength and muscle thickness effects. *Journal of Strength and Conditioning Research* 26: 1389-1395.

Simenz, C.J., Dugan, C.A., and Ebben, W.P. 2005. Strength and conditioning practices of National Basketball Association strength and conditioning coaches. *Journal of Strength and Conditioning Research* 19: 1495-1504.

Singh, M.A., Ding, W., Manfredi, T.J., Solares, G.S., O'Neill, E.F., Clements, K.M., Ryan, N.D., Kehayias, J.J., Fielding, R.A., and Evans, W.J. 1999. Insulin-like growth factor I in skeletal muscle after weight-lifting exercise in frail elders. *American Journal of Physiology* 277: E135-E143.

Sinnett, A.M., Berg, K., Latin, R.W., and Noble, J.M. 2001. The relationship between field tests of anaerobic power and 10-km run performance. *Journal of Strength and Conditioning Research* 15: 405-412.

Sinning, W.E. 1974. Body composition assessment of college wrestlers. *Medicine and Science in Sports* 6: 139-145.

Skinner, J.S., Jaskólski, A., Jaskólska, A., Krasnoff, J., Gagnon, J., Leon, A.S., Rao, D.C., Wilmore, J.H., and Bouchard, C. 2001. Age, sex, race, initial fitness, and response to training: The HERITAGE Family Study. *Journal of Applied Physiology* 90: 1770-1776.

Skutek, M., van Griensven, M., Zeichen, J., Brawer, N., and Bosch, U. 2001. Cyclic mechanical stretching modulates secretion pattern of growth factors in human tendon fibroblasts. *European Journal of Applied Physiology* 86: 48-52.

Smith, E.L., Smith, P.E., Ensign, C.J., and Shea, M.M. 1984. Bone involution decrease in exercising middle-aged wo-men. *Calcified Tissue International* 36 (Suppl.): S129-S138.

Smith, J.C., and Fry, A.C. 2007. Effects of a ten-second maximum voluntary contraction on regulatory myosin light-chain phosphorylation and dynamic performance measures. *Journal of Strength and Conditioning Research* 21: 73-76.

Smith, K., Winegard, K., Hicks, A.L., and McCartney, N. 2003. Two years of resistance training in older men and women: The effects of three years of detraining on the retention of dynamic strength. *Canadian Journal of Applied Physiology* 28: 462-474.

Smith, L.L. 2000. Cytokine hypothesis of overtraining: A physiological adaptation to excessive stress? *Medicine & Science in Sports & Exercise* 32: 317-331.

Smith, M.J., and Melton, P. 1981. Isokinetic versus isotonic variable resistance training. *American Journal of Sports Medicine* 9: 275-279.

Smith, M.L., and Raven, B.P. 1986. Cardiovascular responses to lower body negative pressure in endurance and static exercise trained men. *Medicine & Science in Sports & Exercise* 18: 545-550.

Smith, R.C., and Rutherford, O.M. 1995. The role of metabolites in strength training I. A comparison of eccentric and concentric contractions. *European Journal of Applied Phys-iology* 71: 332-336.

Snoecky, L.H.E.H., Abeling, H.F.M., Lambrets, J.A.C., Schmitz, J.J.F., Verstappen, F.T.J., and Reneman, R.S. 1982. Echocardiographic dimensions in athletes in relation to their training programs. *Medicine & Science in Sports & Exercise* 14: 42-54.

Snow, C.M., Rosen, C.J., and Robinson, T.L. 2000. Serum IGF-I is higher in gymnasts than runners and predicts bone and lean mass. *Medicine & Science in Sports & Exercise* 32: 1902-1907.

Snow, C.M., Williams, D.P., LaRiviere, J., Fuchs, R.K., and Robinson, T.L. 2001. Bone gains and losses follow seasonal training and detraining in gymnasts. *Calcified Tissue International* 60: 7-12.

Sorichter, S., Mair, J., Koller, A., Secnik, P., Parrak, V., Haid, C., Muller, E., and Puschendorf, B. 1997. Muscular adaptation and strength during the early phase of eccentric training: Influence of the training frequency. *Medicine & Science in Sports & Exercise* 29: 1646-1652.

Sparti, A., DeLany, J.P., de la Bretonne, J.A., Sander, G.E, and Bray, G.A. 1997. Relationship between resting metabolic rate and the composition of the fat-free mass. *Metabolism* 46: 1225-1230.

Spataro, A., Pellicca, A., Proschan, M.A., Granata, M., Spataro, A., Bellone, P., Caselli, G., Biffi, A., Vecchio, C., and Maron, B.J. 1994. Morphology of the "athlete's heart" assessed by echocardiography in 947 elite athletes representing 27 sports. *American Journal of Cardiology* 74: 802-806.

Spence, A.L., Carter, H.H., Murray, C.P., Oxborough, D., Naylor, L.H., George, K.P., and Green, D.J. 2013. Magnetic resonance imaging-derived right ventricular adaptations to endurance versus resistance training. *Medicine and Science in Sports and Exercise* 45: 534-541.

Spencer, M., Bishop, D., Dawson, B., and Goodman, C. 2005. Physiological and metabolic responses of repeated-sprint activities specific to field-based team sports. *Sports Medicine* 35: 1025-1044.

Speroff, L., and Redwine, D.B. 1980. Exercise and menstrual function. *Physician and Sportsmedicine* 8: 42-48.

Spiering, B.A., Kraemer W.J., Anderson, J.M., Armstrong, L.E., Nindl, B.C., Volek, J.S., Judelson, D.A., Joseph, M., Vingren, J.L., Hatfield, D.L., Fragala, M.S., Ho, J.Y., and Maresh, C.M. 2008a. Effects of elevated circulating hormones on resistance exercise- induced Akt signaling. *Medicine & Science in Sports & Exercise* 40: 1039-1048.

Spiering, B.A., Kraemer, W.J., Anderson, J.M., Armstrong, L.E., Nindl, B.C., Volek, J.S., and Maresh, C.M. 2008b. Resistance exercise biology: Manipulation of resistance exercise programme variables determines the responses of cellular and molecular signaling pathways. *Sports Medicine* 38: 527-540.

Spiering, B.A., Kraemer, W.J., Vingren, J.L., Ratamess, N.A., Anderson, J.M., Armstrong, L.E., Nindl, B.C., Volek, J.S., Häkkinen, K., and Maresh, C.M. 2009. Elevated endogenous testoste-rone concentrations potentiate muscle androgen receptor responses to resistance exercise. *Journal of Steroid Biochemistry and Molecular Biology* 114: 195-199.

Spitzer, J.J. 1974. Effect of lactate infusion on canine myocardial free fatty acid metabolism in vivo. *American Journal of Physiology* 22: 213-217.

Spreuwenberg, L.P.B., Kraemer, W.J., Spiering, B.A., Volek, J.S., Hatfield, D.L., Silvestre, R., Vingren, J.L., Fragala, M.S., Häkkinen, K., Newton, R.U., Maresh, C.M., and Fleck, S.J. 2006. Influence of exercise order in a resistance-training exercise session. *Journal of Strength and Conditioning Research* 20: 141-144.

Sprynarova, S., and Parizkova, J. 1971. Functional capacity and body composition in top weight lifters, swimmers, runners, and skiers. *Internationale Zeitschrift für Angewandte Physiologie* 29: 184-194.

Spurrs, R.W., Murphy, A.J., and Watsford, M.L. 2003. The effect of plyometric training on distance running performance. *European Journal of Applied Physiology* 89: 1-7.

Staff, P.H. 1982. The effect of physical activity on joints, cartilage, tendons and ligaments. *Scandinavian Journal of Social Medicine* 290 (Suppl.): 59-63.

Stanforth, P.R., Painter, T.L., and Wilmore, J.H. 1992. Alteration in concentric strength consequent to powercise and universal gym circuit training. *Journal of Applied Sport Science Research* 6: 152-157.

Stanley, W.C. 1991. Myocardial lactate metabolism during exercise. *Medicine & Science in Sports & Exercise* 23: 920-924.

Stanton, R., Reaburn, P.R., and Humphries, B. 2004. The effect of short-term Swiss ball training on core stability and running economy. *Journal of Strength and Conditioning Research* 18: 522-528.

Starkey, D.B., Pollock, M.L., Ishida, Y., Welsch, M.A., Brechue, W.F., Graves, J.E., and Feigenbaum, M.S. 1996. Effect of resistance training volume on strength and muscle thickness. *Medicine & Science in Sports & Exercise* 28: 1311-1320.

Staron, R.S., Hagerman, F.C., and Hikida, R.S. 1981. The effects of detraining on an elite power lifter. *Journal of Neurological Sciences* 51: 247-257.

Staron, R.S., Hagerman, F.C., Hikida, R.S., Murray, T.F., Hostler, D.P., Crill, M.T., Ragg, K.E., and Toma, K. 2000. Fiber type composition of the vastus lateralis muscle of young men and women. *Journal of Histochemistry and Cytochemistry* 48: 623-629.

Staron, R.S., and Hikida, R.S. 2001. Muscular responses to exercise and training. In *Exercise and Sport Science*, edited by W.E. Garrett Jr. and D.T. Kirkendall. Philadelphia: Lippincott Williams & Wilkins.

Staron, R.S., Hikida, R.S., and Hagerman, F.C. 1983. Reevaluation of human muscle fast-twitch subtypes: Evidence for a continuum. *Histochemistry* 78: 33-39.

Staron, R.S., and Johnson, P. 1993. Myosin polymorphism and differential expression in adult human skeletal muscle. *Comparative Biochemical Physiology* 106B: 463-475.

Staron, R.S., Karapondo, D.L., Kraemer, W.J., Fry, A.C., Gordon, S.E., Falkel, J.E., Hagerman, F.C., and Hikida, R.S. 1994. Skeletal muscle adaptations during the early phase of heavy-resistance training in men and women. *Journal of Applied Physiology* 76: 1247-1255.

Staron, R.S., Leonardi, M.J., Karapondo, D.L., Malicky, E.S., Falkel, J.E., Hagerman, F.C., and Hikida, R.S. 1991. Strength and skeletal muscle adaptations in heavy-resistance-trained women after detraining and retraining. *Journal of Applied Physiology* 70: 631-640.

Staron, R.S., Malicky, E.S., Leonardi, M.J., Falkel, J.E., Hagerman, F.C., and Dudley, G.A. 1989. Muscle hypertrophy and fast fiber type conversions in heavy resistance-trained women. *European Journal of Applied Physiology* 60: 71-79.

Stauber, W.T., Clarkson, P.M., Fritz, V.K., and Evans, W.J. 1990. Extracellular matrix disruption and pain after eccentric muscle action. *Journal of Applied Physiology* 69: 868-874.

Steben, R.E., and Steben, A.H. 1981. The validity of the stretch-shortening cycle in selected jumping events. *Journal of Sports Medicine* 21: 28-37.

Steinhaus, A.H. 1954. Some selected facts from physiology and the physiology of exercise applicable to physical rehabilitation. Paper presented to the study group on body mechanics, Washington, DC.

Stoessel, L., Stone, M.H., Keith, R., Marple, D., and Johnson, R. 1991. Selected physiological, psychological and performance characteristics of national- caliber United States women weightlifters. *Journal of Strength and Conditioning Research* 5: 87-95.

Stojanovic, M.D., and Ostojic, S.M. 2011. Stretching and injury prevention in football: Current perspectives. *Research in Sports Medicine* 19: 73-91.

Stone, M.H. 1992. Connective tissue and bone response to strength training. In *Strength and power training in sport*, edited by P.V. Komi, 279-290. Oxford: Blackwell Scientific.

Stone, M.H., Fleck, S.J., Triplett, N.R., and Kraemer, W.J. 1991. Physiological adaptations to resistance training exercise. *Sports Medicine* 11: 210-231.

Stone, M.H., Johnson, R.C., and Carter, D.R. 1979. A short term comparison of two different methods of resistance training on leg strength and power. *Athletic Training* 14: 158-160.

Stone, M.H., Nelson, J.K., Nader, S., and Carter, D. 1983. Short-term weight training effects on resting and recovery heart rates. *Athletic Training*, Spring: 69-71.

Stone, M.H., O'Bryant, H., and Garhammer, J.G. 1981. A hypothetical model for strength training. *Journal of Sports Medicine and Physical Fitness* 21: 342-351.

Stone, M.H., Plisk, S.S., Stone, M.E., Schilling, B.K., O'Bryant, H.S., and Pierce, K.C. 1998. Athletic performance development: Volume load—1 set vs. multiple sets, training velocity and training variation. *Strength and Conditioning* 20: 22-31.

Stone, M.H., Potteiger, J.A., Pierce, K.C., Proulx, C.M., O'Bryant, H.S., Johnson, R.L., and Stone, M.E. 2000. Comparison of the effects of three different weight-training programs on the one repetition maximum squat. *Journal of Strength and Conditioning Research* 14: 332-337.

Stone, M.H., Sands, W.A., Pierce, K.C., Ramsey,. M.W., and Haff, G.G. 2008. Power and power potentiation among strength-power athletes: Preliminary study. *International Journal of Sports Physiology and Performance* 3: 55-67.

Stone, M.H., Wilson, G.D., Blessing, D., and Rozenek, R. 1983. Cardiovascular responses to short-term Olympic style weight-training in young men. *Canadian Journal of Applied Sport Science* 8: 134-139.

Stone, W.J., and Coulter, S.P. 1994. Strength/endurance effects from three resistance training protocols with women. *Journal of Strength and Conditioning Research* 8: 231-234.

St-Onge, M-P., and Gallagher, D. 2010. Body composition changes with aging: The cause or the result of alterations in metabolic rate and macronutrient oxidation? *Nutrition* 26: 152-155.

Stowers, T., McMillian, J., Scala, D., Davis, V., Wilson, D., and Stone, M. 1983. The short-term effects of three different strength-power training methods. *National Strength and Conditioning Association Journal* 5: 24-27.

Strasburger, C.J., Wu, Z., Pfaulm, C., and Dressendorfer, R.A. 1996. Immunofunctional assay of human growth hormone (hGH) in serum: A possible consensus of quantitative hGH measurement. *Journal of Clinical Endocrinology and Metabolism* 81: 2613-2620.

Strasser, B., Keinrad, M., Haber, P., and Schobersberger, W. 2009. Efficacy of systematic endurance and resistance training on muscle strength and endurance performance in elderly adults—a randomized controlled trial. *Wiener Klinische Wochenschrift* 121: 757-764.

Strasser, B. and Schobersberger, W. 2011. Evidence for resistance training as a treatment therapy in obesity. *Journal of Obesity* pii: 482564.

Sugiura, T., Matoba, H., Miyata, H., Kawai, Y., and Murakami, N. 1992. Myosin heavy chain isoform transition in aging fast and slow muscles of the rat. *Acta Physiological Scandinavica* 144: 419-423.

Sullivan, M.K., Dejulia, J.J., and Worrell, T.W. 1992. Effect of pelvic position and stretching method on hamstring muscle flexibility. *Medicine & Science in Sports & Exercise* 24: 1383-1389.

Sumide, T., Sakuraba, K., Sawaki, K., Ohmura, H., and Tamura, Y. 2009. Effect of resistance exercise training combined with relatively low vascular occlusion. *Journal of Science and Medicine in Sport* 12: 107-112.

Swanson, S.C., and Caldwell, G.E. 2000. An integrated biomechanical analysis of high speed incline and level treadmill running. *Medicine & Science in Sports & Exercise* 32: 1146-1155.

Swinton, P.A., Lloyd, R., Agouris, I., and Stewart, A. 2009. Contemporary training practices in elite British powerlifters: Survey results from an international competition. *Journal of Strength and Conditioning Research* 23: 380-384.

Swinton, P.A., Stewart, A.D., Keogh, J.W.L., and Agouris, I. 2011. Kinematic and kinetic analysis of maximal velocity deadlifts performed with and without the inclusion of chain resistance. *Journal of Strength and Conditioning Research* 25: 3163-3174.

Syrovy, I., and Gutmann, E. 1970. Changes in speed of contraction and ATPase activity in striated muscle during old age. *Experimental Gerontology* 5: 31-35.

Szanberg, E., Jefferson, L.S., Lundholm, K., and Kimball, S.R. 1997. Postprandial stimulation of muscle protein synthesis is independent of changes in insulin. *American Journal of Physiology* 272: E841-847.

Szczypaczewska, M., Nazar, K., and Kaciuba-Uscilko, H. 1989. Glucose tolerance and insulin response to glucose load in body builders. *International Journal of Sports Medicine* 10: 34-37.

Szymanski, D.J., Beiser, E.J., Bassett, K.E., Till, M.E., Medlin, G.L., Beam, J.R., and DeRenne, C. 2011. Effect of warm-up devices on bat velocity of intercollegiate baseball players. *Journal of Strength and Conditioning Research* 25: 287-292.

Szymanski, D.J., DeRenne, C., and Spaniol, F.J. 2009. Contributing factors for increased bat swing velocity. *Journal of Strength and Conditioning Research* 23: 1338-1352.

Szymanski, D.J., Szymanski, J.M., Bradford, T.J., Schade, R.L., and Pascoe, D.D. 2007. Effect of twelve weeks of medicine ball training on high school baseball players. *Journal of Strength and Conditioning Research* 21: 894-901.

Szymanski, D.J., Szymanski, J.M., Molloy, J.M., and Pascoe, D.D. 2004. Effects of 12-weeks of wrist and forearm training on high school baseball players. *Journal of Strength and Conditioning Research* 18: 432-440.

Taaffe, D.R., Henwood, T.R., Nalls, M.A., Walker, D.G., Lang, T.F., and Harris, T.B. 2009. Alterations in muscle attenuation following detraining and retraining in resistance-trained older adults. *Gerontology* 55: 217-223.

Taaffe, D.R., and Marcus, R. 1997. Dynamic muscle strength alterations to detraining and retraining in elderly men. *Clinical Physiology* 17: 311-324.

Takarada, Y., and Ishii, N. 2002. Effects of low-intensity resistance exercise with short interset rest period on muscular function in middle-aged women. *Journal of Strength and Conditioning Research* 16: 123-128.

Takarada, Y., Nakamura, Y., Aruga, S., Onda, T., Miyazaki, S., and Ishi, N. 2000. Rapid increase in plasma growth hormone after low-intensity resistance exercise with vascular reclusion. *Journal of Applied Physiology* 88: 61-65.

Takarada, Y., Sato, Y., and Ishii, N. 2002. Effects of resistance exercise combined with vascular occlusion on muscle function and athletes. *European Journal of Applied Physiology* 86: 308-314.

Takarada, Y., Takazawa, H., Sato, Y., Takebayashi, S., Tanaka, Y., and Ishii, Y. 2000. Effects of resistance exercise combined with moderate vascular occlusion on muscular function in humans. *Journal of Applied Physiology* 88: 2097-2106.

Talag, T.S. 1973. Residual muscular soreness as influenced concentric, eccentric, and static contractions. *Research Quarterly* 44: 458-461.

Tanasescu, M., Leitzmann, M.F., Rimm, E.B., Willett, M.C., Stampfer, M.J., and Hu, F.B. 2002. Exercise type and intensity in relation to coronary heart disease in men. *Journal of the American Medical Association* 288: 1994-2000.

Tanner, J.M. 1964. *The physique of the Olympic athlete*. London: Allen and Unwin.

Tarnopolsky, M.A., Atkinson, S.A., MacDougall, J.D., Senor, B.B., Lemon, P.W., and Schwarcz, H. 1991. Whole body leucine metabolism during and after resistance exercise in fed humans. *Medicine & Science in Sports & Exercise* 23: 326-333.

Tarnopolsky, M.A., MacDougall, J.D., and Atkinson, S.A. 1988. Influence of protein intake and training status on nitrogen

balance and lean body mass. *Journal of Applied Physiology* 64: 187-193.

Tatro, D.L., Dudley, G.A., and Convertino, V.A. 1992. Carotid cardiac baroreflex response and LBNP tolerance following resistance training. *Medicine & Science in Sports & Exercise* 24: 789-796.

Taube, W., Kullmann, N., Leukel, C., Kurz, O., Amtage, F., and Gollhofer, A. 2007. Differential reflex adaptations following sensorimotor and strengths training in young elite athletes. *International Journal of Sports Medicine* 28: 999-1005.

Taylor, A.C., McCartney, N., Kamath, M.V., and Wiley, R.L. 2003. Isometric training lowers resting blood pressure and modulates autonomic control. *Medicine & Science in Sports & Exercise* 35: 251-256.

Taylor, J.M., Thompson, H.S., Clarkson, P.M., Miles, M.P., and DeSouza, M.J. 2000. Growth hormone response to an acute bout of resistance exercise in weight-trained and non-weight-trained women. *Journal of Strength and Conditioning Research* 14: 220-227.

Terzis, G., Stratkos, G., Manta, P., and Georgiadis, G. 2008. Throwing performance after resistance training and detraining. *Journal of Strength and Conditioning Research* 22: 1198-1204.

Tesch, P.A. 1987. Acute and long-term metabolic changes consequent to heavy-resistance exercise. *Medicine & Science in Sports & Exercise* 26: 67-89.

Tesch, P.A. 1992. Short- and long-term histochemical and biochemical adaptations in muscle. In *Strength and power in sport*, edited by P.V. Komi, 239-248. Oxford: Blackwell Scientific.

Tesch, P.A., and Dudley, G.A. 1994. *Muscle meets magnet*. Published by P.A. Tesch, Stockholm, Sweden. Distributed by BookMaster, Inc., Mansfield, OH.

Tesch, P.A., Dudley, G.A., Duvoisin, M.R., Hather, B.M., and Harris, R.T. 1990. Force and EMG signal patterns during repeated bouts of concentric or eccentric muscle actions. *Acta Physiologica Scandinavica* 138: 263-271.

Tesch, P.A., Hjort, H., and Balldin, U.I. 1983. Effects of strength training on G tolerance. *Aviation, Space, and Environmental Medicine* 54: 691-695.

Tesch, P.A., Komi, P.V., and Häkkinen, K. 1987. Enzymatic adaptations consequent to long-term strength training. *International Journal of Sports Medicine* 8 (Suppl.): 66-69.

Tesch, P.A., and Larsson, L. 1982. Muscle hypertrophy in bodybuilders. *European Journal of Applied Physiology* 49: 301-306.

Tesch, P.A., Thorsson, A., and Colliander, E.B. 1990. Effects of eccentric and concentric resistance training on skeletal muscle substrates, enzyme activities and capillary supply. *Acta Physiologica Scandinavica* 140: 575-580.

Tesch, P.A., Thorsson, A., and Essen-Gustavsson, B. 1989. Enzyme activities of FT and ST muscle fibers in heavy-resistance trained athletes. *Journal of Applied Physiology* 67: 83-87.

Tesch, P.A., Thorsson, A., and Kaiser, P. 1984. Muscle capillary supply and fiber type characteristics in weight and power lifters. *Journal of Applied Physiology* 56: 35-38.

Tesch, P.A., Wright, J.E., Vogel, J.A., Daniels, W.L., Sharp, D.S., and Sjodin, B. 1985. The influence of muscle metabolic characteristics on physical performance. *European Journal of Applied Physiology* 54: 237-243.

Thacker, S.B., Gilchrist, J., Stroup, D.F., and Kimsey, C.D. Jr. 2004. The impact of stretching on sports injury risk: A systematic review of the literature. *Medicine & Science in Sports & Exercise* 36: 371-378.

Tharion, W.J., Rausch, T.M., Harman, E.A., and Kraemer, W.J. 1991. Effects of different resistance exercise protocols on mood states. *Journal of Applied Sport Science Research* 5: 60-65.

Thepaut-Mathieu, C., Van Hoecke, J., and Martin, B. 1988. Myoelectrical and mechanical changes linked to length specificity during isometric training. *Journal of Applied Physiology* 64: 1500-1505.

Thissen, J.P., Ketelslegers, J.M., and Underwood, L.E. 1994. Nutritional regulation of the insulin-like growth factors. *Endocrine Reviews* 15: 80-101.

Thistle, H.G., Hislop, H.J., Moffroid, M., and Lowman, E.W. 1967. Isokinetic contraction: A new concept in resistive exercise. *Archives of Physical Medicine and Rehabilitation* 48: 279-282.

Thomas, G.A., Kraemer, W.J., Kennett, M.J., Comstock, B.A., Maresh, C.M., Denegar, C.R., Volek, J.S., and Hymer, W.C. 2011. Immunoreactive and bioactive growth hormone responses to resistance exercise in men who are lean or obese. *Journal of Applied Physiology* 111: 465-472.

Thomas, G.A., Kraemer, W.J., Spiering, B.A., Volek, J.S., Anderson, J.M., and Maresh, C.M. 2007. Maximal power at different percentages of one repetition maximum: Influence of resistance and gender. *Journal of Strength and Conditioning Research* 21: 336-342.

Thompson, C.W., and Martin, E.T. 1965. Weight training and baseball throwing speed. *Journal of the Association of Physical and Mental Rehabilitation* 19: 194-196.

Thompson, D.B., and Chapman, A.E. 1988. The mechanical response of active human muscle during and after stretch. *European Journal of Applied Physiology* 57: 691-697.

Thorner, M.O. 2009. Statement by the Growth Hormone Research Society on the GH/IGF-I axis in extending health span. *Journals of Gerontology Series A: Biological Sciences and Medical Sciences* 64A: 1039-1044.

Thorstensson, A. 1977. Observations on strength training and detraining. *Acta Physiologica Scandinavica* 100: 491-493.

Thorstensson, A., Hulten, B., von Dolben, W., and Karlsson, J. 1976. Effect of strength training on enzyme activities and fibre characteristics in human skeletal muscles. *Acta Physiologica Scandinavica* 96: 392-398.

Thorstensson, A., Karlsson, J., Viitasalo, J., Luhtanen, P., and Komi, P. 1976. Effect of strength training on EMG of human skeletal muscle. *Acta Physiologica Scandinavica* 98: 232-236.

Thrash, K., and Kelly, B. 1987. Flexibility and strength training. *Journal of Applied Sports Science Research* 1: 74-75.

Tikkanen, H.O., Naveri, H., and Harkonen, M. 1996. Skeletal muscle fiber distribution influences serum high-density lipoprotein cholesterol level. *Atherosclerosis* 120: 1-5.

Tillin, N.A., and Bishop, D. 2009. Factors modulating post-activation potentiation and its effect on performance of subsequent explosive activities. *Sports Medicine* 39: 147-166.

Timiras, P.S., ed. 2003. *Physiological basis of aging and geriatrics*, 3rd ed. Boca Raton, FL: CRC Press.

Timmons, J.A. 2011. Variability in training-induced skeletal muscle adaptation. *Journal of Applied Physiology* 110: 846-853.

Timonen, S., and Procope, B.J. 1971. Premenstrual syndrome and physical exercise. *Acta Obstetrica et Gynaecologica Scandinavica* 50: 331-337.

Timson, B.F., Bowlin, B.K., Dudenhoeffer, G.A., and George, J.B. 1985. Fiber number, area, and composition of mouse soleus muscle following enlargement. *Journal of Applied Physiology: Respiratory, Environmental and Exercise Physiology* 58: 619-624.

Tipton, C.M., Matthes, R.D., Maynard, J.A., and Carey, R.A. 1975. The influence of physical activity on ligaments and tendons. *Medicine and Science in Sports* 7: 34-41.

Tipton, K.D., Rasmussen, B.B., Miller, S.L., Wolf, S.E., Owens-Stovall, S.K., Petrini, B.E., and Wolfe, R.R. 2001. Timing of amino acid-carbohydrate ingestion alters anabolic response of muscle to resistance exercise. *American Journal of Physiology* 281: E197-206.

Tipton, K.D., and Wolfe, R.R. 1998. Exercise-induced changes in protein metabolism. *Acta Physiologica Scandinavica* 162: 377-387.

Todd, T. 1985. The myth of the muscle-bound lifter. *National Strength and Conditioning Association Journal* 7: 37-41.

Toji, H., and Kaneko, M. 2004. Effect of the multiple- load training on the force-velocity relationship. *Journal of Strength and Conditioning Research* 18: 792-795.

Tomberline, J.P., Basford, J.R., Schwen, E.E., Orte, P.A., Scott, S.C., Laughman, R.K., and Ilstrud, D.M. 1991. Comparative study of isokinetic eccentric and concentric quadriceps training. *Journal of Orthopaedic and Sports Physical Therapy* 14: 31-36.

Tomlin, D.L., and Wenger, H.A. 2001. The relationship between aerobic fitness and recovery from high intensity intermittent exercise. *Sports Medicine* 31: 1-11.

Tomten, S.E., Falch, J.A., Birkenland, K.I., Hemmersbach, P., and Hostmark, A.T. 1998. Bone mineral density and menstrual irregularities. A comparative study on cortical and trabecular bone structures in runners with alleged normal eating behavior. *International Journal of Sportsmedicine* 19: 92-97.

Too, D., Wakatama, E.J., Locati, L.L., and Landwer, G.E. 1998. Effect of precompetition bodybuilding diet and training regime on body composition and blood chemistry. *Journal of Sports Medicine and Physical Fitness* 238: 45-52.

Torres, E.M., Kraemer, W.J., Vingren, J.L., Volek, J.S., Hatfield, D.L., Spiering, B.A., Ho, J.Y., Fragala, M.S., Thomas, G.A., Anderson, J.M., Häkkinen, K., and Maresh, C.M. 2008. Effects of stretching on upperbody muscular performance. *Journal of Strength and Conditioning Research* 22: 1279-1285.

Trebs, A.A., Brandenburg, J.P., and Pitney, W.A. 2010. An electromyography analysis of 3 muscles surrounding the shoulder joint during the performance of a chest press exercise at several angles. *Journal of Strength and Conditioning Research* 24: 1925-1930.

Trivedi, B., and Dansforth, W.H. 1966. Effect of pH on the kinetics of frog muscle phosphofructokinase. *Journal of Biology Chemistry* 241: 4110-4112.

Tsolakis, C., Messinis, D., Stergiolas, A., and Dessypris, A. 2000. Hormonal responses after strength training and detraining in prepubertal and pubertal boys. *Journal of Strength and Conditioning Research* 14: 399-404.

Tsolakis, C.K., Vagenas, G.K., and Dessypris, A.G. 2004. Strength adaptations and hormonal responses to resistance training and detraining in preadolescent males. *Journal of Strength and Conditioning Research* 18: 65-69.

Tsuzuku, S., Ikegami, Y., and Yabe, K. 1998. Effects of high-intensity resistance training on bone mineral density in young male powerlifters. *Calcification Tissue International* 63: 283-286.

Tsuzuku, S., Shimokata, H., Ikegami, Y., Yabe, K., and Wasnich, R.D. 2001. Effects of high versus low-intensity resistance training on bone mineral density in young males. *Calcification Tissue International* 68: 342-347.

Tucci, J.T., Carpenter, D.M., Pollock, M.L., Graves, J.E., and Leggett, S.H. 1992. Effect of reduced frequency of training and detraining on lumbar extension strength. *Spine* 17: 1497-1501.

Turner, A.P., Sanderson, M.F., and Attwood, L.A. 2011. The acute effect of different frequencies of wholebody vibration comfort performance. *Journal of Strength and Conditioning Research* 25: 1592-1597.

Turto, H., Lindy, S., and Halme, J. 1974. Protocollagen proline hydroxylase activity in work-induced hypertrophy of rat muscle. *American Journal of Physiology* 226: 63-65.

Twisk, J.W.R. 2001. Physical activity guidelines for children and adolescents: A critical review. *Sports Medicine* 31: 617-627.

Twisk, J.W.R., Kemper, H.C.G., and van Mechelen, W. 2000. Tracking of activity and fitness and the relationship with cardiovascular disease risk factors. *Medicine & Science in Sports & Exercise* 32: 1455-1461.

Ugarkovic, D., Matavuji, D., Kukoji, M., and Jaric, S. 2002. Standard anthropometric, body composition, and strength variables as predictors of jumping performance in elite junior athletes. *Journal of Strength and Conditioning Ressearch* 16: 227-230.

Ullrich, B., Kleinoder, H., and Bruggemann, P. 2010. Influence of length-restricted strength training on athlete's power-load curves of knee extensors and flexors. *Journal of Strength and Conditioning Research* 24: 668-678.

Urhausen, A., and Kindermann, W. 1992. Echocardiographic findings in strength- and endurance- trained athletes. *Sports Medicine* 13: 270-284.

Van Der Heijden, G., Wang, Z.J., Chu, Z., Toffolo, G., Manesso, E., Sauer, P.J.J., and Sunehag, A.L. 2010. Strength exercise improves strength exercise improves muscle mass insulin sensitivity in obese youth. *Medicine & Science in Sports & Exercise* 42: 1973-1980.

Van der Ploeg, G.E., Brooks, A.G., Withers, R.T., Dollman, J., Leaney, F., and Chatterton, B.E. 2001. Body composition changes in female bodybuilders during preparation for competition. *European Journal of Clinical Nutrition* 55: 268-277.

Vandervoort, A.A. 2009. Potential benefits of warm-up for neuromuscular performance of older athletes. *Exercise and Sport Sciences Reviews* 37: 60-65.

Vandervoot, A.A., Sale, D.G., and Moroz, J. 1984. Comparison of motor unit activation during unilateral and bilateral leg extensions. *Journal of Applied Physiology: Respiratory, Environmental and Exercise Physiology* 56: 46-51.

Vandervoot, A.A., and Symons, T.B. 2001. Functional and metabolic consequences of sarcopenia. *Canadian Journal of Applied Physiology* 26: 90-101.

Vanhelder, W.P., Radomski, M.W., and Goode, R.C. 1984. Growth hormone responses during intermittent weight lifting exercise in men. *European Journal of Applied Physiology and Occupational Physiology* 53: 31-34.

Vardar, S.A., Tezel, S., Ozturk, L., and Kaya, O. 2007. The relationship between body composition and anaerobic performance of elite young wrestlers. *Journal of Sport Science and Medicine* 6: 34-38.

Verhoshanski, V. 1967. Are depth jumps useful? *Track and Field* 12: 9.

Vermeulen, A., Rubens, R., and Verdonck, L. 1972. Testosterone secretion and metabolism in male senescence. *Journal of Clinical Endocrinology* 34: 730-735.

Vikne, H., Refsnes, P.E., Ekmark, M., Medbo, J.I., Gundersen, V., and Gundersen, K. 2006. Muscular performance after concentric and eccentric exercise in trained men. *Medicine & Science in Sports & Exercise* 38: 1770-1781.

Vincent, H.K., Bourguignon, C., and Vincent, K.R. 2006. Resistance training lowers exercise-induced oxidative stress and homocysteine levels in over weight and obese older adults. *Obesity (Silver Spring)*14: 1921-1930.

Vincent, K.R., and Braith, R.W. 2002. Resistance exercise and bone turnover in elderly men and women. *Medicine & Science in Sports & Exercise* 34: 17-23.

Vingren, J.L., Kraemer, W.J., Hatfield, D.L., Volek, J.S., Ratamess, N.A., Anderson, J.M., Häkkinen, K., Ahtiainen, J., Fragala, M.S., Thomas, G.A., Ho, J.Y., and Maresh, C.M. 2009. Effect of resistance exercise on muscle steroid receptor protein content in strength-trained men and women. *Steroids* 74: 1033-1039.

Vingren, J.L., Kraemer, W.J., Ratamess, N.A., Anderson, J.M., Volek, J.S., and Maresh, C.M. 2010. Testosterone physiology in resistance exercise and training: The up-stream regulatory elements. *Sports Medicine* 40: 1037-1053.

Vitcenda, M., Hanson, P., Folts, J., and Besozzi, M. 1990. Impairment of left ventricular function during maximal isometric dead lifting. *Journal of Applied Physiology* 691: 2062-2066.

Volek, J.S. 2004. Influence of nutrition on responses to resistance training. *Medicine & Science in Sports & Exercise* 36: 689-696.

Volek, J.S., Duncan, N.D., Mazzetti, S.A., Staron, R.S., Putukian, M.P., Gomez, A.L., Pearson, D.R., Fink, W.J., and Kraemer, W.J. 1999. Performance and muscle fiber adaptations to creatine supplementation and heavy resistance training. *Medicine & Science in Sports & Exercise* 31: 1147-1156.

Volek, J.S., and Kraemer, W.J. 1996. Creatine supplementation: Its effect on human muscular performance and body composition. *Journal of Strength and Conditioning Research* 10: 200-210.

Volek, J.S., Kraemer, W.J., Bush, J.A., Incledon, T., and Boetes, M. 1997. Testosterone and cortisol in relationship to dietary nutrients and resistance exercise. *Journal of Applied Physiology* 82: 49-54.

Vorobyev, A.N. 1988. Part 12: Musculo-skeletal and circulatory effects of weightlifting. *Soviet Sports Review* 23: 144-148.

Vossen, J.E., Kramer, J.E., Burke, D.G., and Vossen, D.P. 2000. Comparison of dynamic push-up training and plyometric push-up training on upper-body power and strength. *Journal of Strength and Conditioning Research* 14: 248-253.

Vrijens, J. 1978. Muscle strength development in the pre- and post-pubescent age. *Medicine and Sports* (Basel) 11: 152-158.

Wagner, D.R., and Kocak, M.S. 1997. A multivariate approach to assessing anaerobic power following a plyometric training program. *Journal of Strength and Conditioning Research* 11: 251-255.

Wahl, M.J., and Behm, D.G. 2008. Not all instability training devices enhance muscle activation in highly resistance-trained individuals. *Journal of Strength and Conditioning Research* 22: 1360-1370.

Walberg, J.L., and Johnston, C.S. 1991. Menstrual function and eating behavior in female recreational weight lifters and competitive body builders. *Medicine & Science in Sports & Exercise* 23: 30-36.

Walberg-Rankin, J., Edmonds, C.E., and Gwazdauskas, F.C. 1993. Diet and weight changes of female bodybuilders before and after competition. *International Journal of Sports Medicine* 3: 87-102.

Walberg-Rankin, J., Franke, W.D., and Gwazdauskas, F.C. 1992. Response of beta-endorphin and estradiol to resistance exercise in females during energy balance and energy restriction. *International Journal of Sports Medicine* 13: 542-547.

Waldman, R., and Stull, G. 1969. Effects of various periods of inactivity on retention of newly acquired levels of muscular endurance. *Research Quarterly* 40: 393-401.

Walker, D.K., Dickinson, J.M., Timmerman, K.L., Drummond, M.J., Reidy, P.T., Fry, C.S., Gundermann, D.M., and Rasmussen, B.B. 2011. Exercise, amino acids, and aging in the control of human muscle protein synthesis. *Medicine & Science in Sports & Exercise* 43: 2249-2258.

Walker, P.M., Brunotte, F., Rouhier-Marcer, I., Cottin, Y., Casillas, J.M., Gras, P., and Didier, J.P. 1998. Nuclear magnetic resonance evidence of different muscular adaptations after resistance training. *Archives of Physical Medicine and Rehabilitation* 79: 1391-1398.

Wall, C., Byrnes, W., Starek, J., and Fleck, S.J. 2004. Prediction of performance in female rock climbers. *Journal of Strength and Conditioning Research* 18: 77-83.

Wallace, B.J., Kernozek, T.W., White, J.M., Kline, D.E., Wright, G.A., Peng, H-T, and Huang, C-F. 2010. Quantification of vertical ground reaction forces of popular bilateral plyometric exercise. *Journal of Strength and Conditioning Research* 24: 207-212.

Wallace, J.D., Cuneo, R.C., Bidlingmaier, M., Lundberg, P.A., Carlsson, L., Luiz, C., Boguszewski, C.L., Hay, J., Healy, M.L., Napoli, R., Dall, R., Rosén, T., and Strasburger, C.J. 2001. The response of molecular isoforms of growth hormone to acute exercise in trained adult males. *Journal of Clinical Endocrinology and Metabolism* 86: 200-206.

Wallace, M.B., Moffatt, R.J., Haymes, E.M., and Green, N.R. 1991. Acute effects of resistance exercise on parameters of lipoprotein metabolism. *Medicine & Science in Sports & Exercise* 23: 199-204.

Walters, P.H., Jezequel, J.J., and Grove, M.B. 2012. Case study: Bone mineral density of two elite senior female powerlifters. *Journal of Strength and Conditioning Research* 26: 867-972.

Wang, N., Hikida, R.S., Staron, R.S., and Simoneau, J.-A. 1993. Muscle fiber types of women after resistance training-quantitative ultrastructure and enzyme activity. *Pflugers Archives* 424: 494-502.

Warburton, D.E.R., and Bredin, S.S.D. 2006. Health benefits of physical activity: The evidence. *Canadian Medical Association Journal* 174: 801-809.

Ward, J., and Fisk, G.H. 1964. The difference in response of the quadriceps and biceps brachii muscles to isometric and isotonic exercise. *Archives of Physical Medicine and Rehabilitation* 45: 612-620.

Ware, J.S., Clemens, C.T., Mayhew, J.L., and Johnston, T.J. 1995. Muscular endurance repetitions to predict bench press and squat strength in college football players. *Journal of Strength and Conditioning Research* 9: 99-103.

Warren, B.J., Stone, M.H., Kearney, J.T., Fleck, S.J., Johnson, R.L., Wilson, G.D., and Kraemer, W.J. 1992. Performance measures, blood lactate and plasma ammonia as indicators of overwork in elite junior weightlifters. *International Journal of Sports Medicine* 13: 372-376.

Warren, G.L., Hermann, K.M., Ingallis, C.P., Masselli, M.A., and Armstrong, R.B. 2000. Decreased EMG median frequency during a second bout of eccentric contractions. *Medicine & Science in Sports & Exercise* 32: 820-829.

Wasserman, D.H., Connely, C.C., and Pagliassotti, M.J. 1991. Regulation of hepatic lactate balance during exercise. *Medicine & Science in Sports & Exercise* 23: 912-919.

Weaver, C.M., Teegarden, D., Lyle, R.M., McCabe, G.P., McCabe, L.D., Proullx, W., Kern, M., Sedlock, D., Anderson, D.D., Hillberry, B.M., Peacock, M., and Johnston, C.C. 2001. Impact of exercise on bone health and contraindication of oral contraceptive use in young women. *Medicine & Science in Sports & Exercise* 33: 873-880.

Weber, K.R., Brown, L.E., Coburn, J.W., and Zinder, S.M. 2008. Acute effects of heavy-load squats on consecutive squat jump performance. *Journal of Strength and Conditioning Research* 22: 726-730.

Weider, J. 1954. Cheating exercises build the biggest muscles. *Muscle Builder* 3: 60-61.

Weir, J.P., Housh, D.J., Housh, T.J., and Weir, L.L. 1997. The effect of unilateral concentric weight training and detraining on joint angle specificity, cross-training, and the bilateral deficit. *Journal of Orthopedic Sports Physical Therapy* 25: 264-270.

Weir, J.P., Housh, T.J., and Weir, L.L. 1994. Electromyographic evaluation of joint angle specificity and cross-training after isometric training. *Journal of Applied Physiology* 77: 197-201.

Weir, J.P., Housh, T.J., Weir, L.L., and Johnson, G.O. 1995. Effects of unilateral isometric strength training and joint angle specificity and cross training. *European Journal of Applied Physiology* 70: 337-343.

Weiss, L.W., Coney, H.D., and Clark, F.C. 1999. Differential functional adaptations to short-term low-, moderate-, and high-repetition weight training. *Journal of Strength and Conditioning Research* 13: 236-241.

Weiss, L.W., Cureton, K.J., and Thompson, F.N. 1983. Comparison of serum testosterone and androstenedione responses to weight lifting in men and women. *European Journal of Applied Physiology* 50: 413-419.

Wells, J.B., Jokl, E., and Bohanen, J. 1973. The effects of intense physical training upon body composition of adolescent girls. *Journal of the Association for Physical and Mental Rehabilitation* 17: 63-72.

Wernbom, M., Augustsson, J., and Thomee, R. 2007. The influence of frequency, intensity, volume and mode of strength training on whole muscle cross-sectional area in humans. *Sports Medicine* 37: 225-264.

West, D.J., Cunningham, D.J., Bracken, R.M., Bevan, H.R., Crewther, B.T., Cook, C.J., and Kilduff, L.P. 2013. Effects of resisted sprint training on acceleration in professional rugby union players. *Journal of Strength and Conditioning Research* 27: 1014-1018.

Westcott, W. 1994. High-intensity training. *Nautilus* 4: 5-8.

Westcott, W. 1995. High intensity strength training. *IDEA Personal Trainer* 6: 9.

Westcott, W.L., Winett, R.A., Anderson, E.S., Wojcik, J.R., Loud, R.L.R., Cleggett, E., and Glover, S. 2001. Effects of regular and slow speed resistance training on muscle strength. *Journal of Sports Medicine and Physical Fitness* 41: 154-158.

Whipple, T.J., Le, B.H., Demers, L.H., Chinchilli, V.M., Petit, M.A., Sharkey, N., and Williams, N.I. 2004. Acute effects of moderate intensity resistance exercise on bone cell activity. *International Journal of Sports Medicine* 25: 496-501.

Wickiewicz, T.L., Roy, R.R., Powell, P.L., Perrine, J.J., and Edgerton, B.R. 1984. Muscle architecture and force-velocity relationships in humans. *Journal of Applied Physiology: Respiratory, Environmental and Exercise Physiology* 57: 435-443.

Wickwire, P.J., McLester, J.R., Green, J.M., and Crews, T.R. 2009. Acute heart rate, blood pressure, and RPE responses during super slow versus traditional machine resistance training protocols using small muscle group exercises. *Journal of Strength and Conditioning Research* 23: 72-79.

Widholm, O. 1979. Dysmenorrhea during adolescence. *Acta Obstetricia et Gynecologica Scandinavica* 87: 61-66.

Wiemann, K., and Hahn, K. 1997. Influences of strength, stretching, and circulatory exercises on flexibility parameters of the human hamstrings. *International Journal of Sports Medicine* 18: 340-346.

Wieser, M., and Haber, P. 2007. The effects of systematic resistance training in the elderly. *International Journal of Sports Medicine* 28: 59-65.

Wilkinson, S.B., Phillips, S.M., Atherton, P.J., Patel, R., Yarasheski, K.E., Tarnapolsky, M.A., and Rennie, M.J. 2008. Differential effects of resistance and endurance exercise in the fed state on signaling molecule phosphorylation and protein synthesis in human muscle. *Journal of Physiology* 586: 3701-3717.

Willardson, J.M. 2006. A brief review: Factors affecting the length of the rest interval between resistance exercise sets. *Journal of Strength and Conditioning Research* 20: 978-984.

Willardson, J.M. 2007a. The application of training to failure in periodized multi-set resistance exercise programs. *Journal of Strength and Conditioning Research* 21: 628-631.

Willardson, J.M. 2007b. Core stability training: Applications to sports conditioning programs. *Journal of Strength and Conditioning Research* 21: 979-985.

Willardson, J.M., and Burkett, L.N. 2005. A comparison of three different rest intervals on the exercise volume completed during a workout. *Journal of Strength and Conditioning Research* 19: 23-26.

Willardson, J.M., and Burkett, L.N. 2006. The effect of rest interval length on the sustainability of squat and bench press repetitions. *Journal of Strength and Conditioning Research* 20: 396-399.

Willardson, J.M., Emmett, J., Oliver, J.A., and Bressel, E. 2008. Effect of short-term failure versus nonfailure training lower body muscular endurance. *International Journal of Sports Physiology and Performance* 3: 279-293.

Willardson, J.M., Kattenbraker, M.S., Khairallah, M., and Fontana, F.E. 2010. Research note: Effect of load reductions over consecutive sets on repetition performance. *Journal of Strength and Conditioning Research* 24: 879-884.

Willett, G.M., Hyde, J.E., Uhrlaub, M.B., Wendl, C.L., and Karst, G.M. 2001. Relative activity of abdominal muscles during commonly prescribed strengthening exercises. *Journal of Strength and Conditioning Research* 15: 480-485.

Williams, A.G., Ismail, A.N., Sharma, A., and Jones, D.A. 2002. Effects of resistance exercise volume and nutritional supplementation on anabolic and catabolic hormones. *European Journal of Applied Physiology* 86 (4): 315-321.

Williams, C.A., Oliver, J.L., and Faulkner, J. 2010. Seasonal monitoring of strength and jump performance in a soccer youth academy. *International Journal of Sports Physiology and Performance* 6: 264-275.

Williams, M.A., Haskell, W.L., Ades, P.A. Amsterdam, E.A., Bittner, V., Franklin, B.A., Gulanick, M., Laing, S.T., and Stewart, K.J. 2007. Resistance exercise in individuals with and without cardiovascular disease: 2007 update: A scientific statement from the American Heart Association Council on Clinical Cardiology and Council on Nutrition, Physical Activity, and Metabolism. *Circulation* 116: 572-584.

Williams, M., and Stutzman, L. 1959. Strength variation throughout the range of joint motion. *Physical Therapy Review* 39: 145-152.

Williams, N.I., Young, J.C., McArthur, J.W., Bullen, B., Skrinar, G.S., and Turnbull, B. 1995. Strenuous exercise with caloric restriction: Effect on luteinizing hormone secretion. *Medicine & Science in Sports & Exercise* 27: 1390-1398.

Williams, P.T., Stefanick, M.L., Vranizan, K.M., and Wood, P.D. 1994. The effects of weight loss of exercise or by dieting on plasma high-density lipoprotein (HDL) levels in man with low, intermediate, and normal- to-high HDL at baseline. *Metabolism* 43: 917-924.

Willoughby, D.S. 1992. A comparison of three selected weight training programs on the upper and lower body strength of trained males. *Annual Journal Applied Research in Coaching Athletics* March: 124-146.

Willoughby, D.S. 1993. The effects of meso-cyclelength weight training programs involving periodization and partially equated volumes on upper and lower body strength. *Journal of Strength and Conditioning Research* 7: 2-8.

Willy, R.M., Kyle, B.A., Moore, S.A., and Chileboun, G.S. 2001. Effect of cessation and resumption of static hamstring muscle stretching on joint range of motion. *Journal of Orthopedic Sports Physical Therapy* 31: 138-144.

Wilmore, J.H. 1974. Alterations in strength, body composition, and anthropometric measurements consequent to a 10-week weight training program. *Medicine and Science in Sports* 6: 133-138.

Wilmore, J.H., Parr, R.B., Girandola, R.N., Ward, P., Vodak, P.A., Barstow, T.J., Pipes, T.V., Romero, G.T., and Leslie, P. 1978. Physiological alterations consequent to circuit weight training. *Medicine and Science in Sports* 10: 79-84.

Wilson, G.J. 1994. Strength and power in sport. In *Applied anatomy and biomechanics in sport*, edited by J. Bloomfield, T.R. Aukland, and B.C. Elliott, 110- 208. Boston: Blackwell Scientific.

Wilson, G.J., and Murphy, A.J. 1996. The use of isometric tests of muscular function in athletic assessment. *Sports Medicine* 22: 19-37.

Wilson, G.J., Murphy, A.J., and Walshe, A.D. 1997. Performance benefits from weight and plyometric training: Effects of initial strength level. *Coaching and Sport Science Journal* 2 (1): 3-8.

Wilson, G.J., Newton, R.U., Murphy, A.J., and Humphries, B.J. 1993. The optimal training load for the development of dynamic athletic performance. *Medicine & Science in Sports & Exercise* 25: 1279- 1286.

Wilson, J.M., Marin, P.J., Rhea, M.R., Wilson, S.M., Loenneke, J.P., and Anderson, J.C. 2012. Concurrent training: A meta-analysis examining interference of aerobic and resistance exercise. *Journal of Strength and Conditioning Research* 26: 2293-2307.

Winchester, J.B., Nelson, A.G., Landin, D., Young, M.A., and Schexnayder, I.C. 2008. Static stretching impairs sprint performance in collegiate track and field athletes. *Journal of Strength and Conditioning Research* 22: 13-19.

Winters, K.M., and Snow, C.M. 2000. Detraining reverses positive effects of exercise on the musculoskeletal system in premenopausal women. *Journal of Bone and Mineral Research* 15: 2495-2503.

Winters-Stone, K.M., and Snow, C.M. 2006. Site-specific response of bone to exercise in premenopausal women. *Bone* 39: 1203-1209.

Winwood, P.W., Keogh, J.W.L., and Harris, N.K. 2011. The strength and conditioning practices of strongmen competitors. *Journal of Strength and Conditioning Research* 25: 3118-3128.

Wiswell, R.A., Hawkins, S.A., Jaque, S.V., Hyslop, D., Constantino, N., Tarpenning, K., Marcell, T., and Schroeder, E.T. 2001. Relationship between physiological loss, performance decrement, and age in master athletes. *Journal of Gerontology: Biological Sciences, Medical Sciences* 56: M618-M626.

Withers, R.T. 1970. Effect of varied weight-training loads on the strength of university freshmen. *Research Quarterly* 41: 110-114.

Withers, R.T., Noell, C.J., Whittingham, N.O., Chatterton, B.E., Schultz, C.G., and Keeves, J.P. 1997. Body composition changes in elite male bodybuilders during preparation for competition. *Australian Journal of Science and Medicine in Sport* 29: 11-16.

Witzke, K.A., and Snow, C.M. 1999. Lean body mass and leg power best predict bone mineral density in adolescent girls. *Medicine & Science in Sports & Exercise* 31: 1558-1563.

Wolfe, L.A., Cunningham, D.A., and Boughner, D.R. 1986. Physical conditioning effects on cardiac dimensions: A review of echocardiographic studies. *Canadian Journal of Applied Sport Science* 11: 66-79.

Wolfe, B.L., LeMura, L.M., and Cole, P.J. 2004. Quantitative analysis of single- vs. multiple-set programs in resistance training. *Journal of Strength and Conditioning Research* 18: 35-47.

Wolfe, R.R. 2000. Effects of insulin on muscle tissue. *Current Opinion in Clinical Nutrition and Metabolic Care* 3: 67-71.

Wolfe, R.R., Miller, S.L., and Miller, K.B. 2008. Optimal protein intake in the elderly. *Clinical Nutrition* 27: 675-684.

Wolinsky, F.D., and Fitzgerald, J.F. 1994. Subsequent hip fracture among older adults. *American Journal of Public Health* 84: 1316-1318.

Wolinsky, F.D., Fitzgerald, J.F., and Stump, T.E. 1997. The effect of hip fracture on mortality, hospitalization, and functional status: A prospective study. *American Journal of Public Health* 87: 398-403.

Wong, P-L., Chamari, K., and Wisloff, U. 2010. Effects of 12 week on-field combined strength and power training on physical performance among U-14 young soccer players. *Journal of Strength and Conditioning Research* 24: 644-652.

Wood, R.H., Reyes, R., Welsch, M.A., Favarolo-Sabatier, J., Sabatier, M., Lee, C.M., Johnson, L.G., and Hooper, P.F. 2001. Concurrent cardiovascular and resistance training in healthy older adults. *Medicine & Science in Sports & Exercise* 33: 1751-1758.

Woolf, K., Reese, C.E., Mason, M.P., Beaird, L.C., Tudor-Locke, C., and Vaughan, L.A. 2008. Physical activity is associated with risk factors for chronic disease across adult women's life cycle. *Journal of the American Dietetic Association* 108: 948-959.

Wright, J.E. 1980. Anabolic steroids and athletics. In *Exercise and sport sciences reviews,* edited by R.S. Hutton and D.I. Miller, 149-202. The Franklin Institute: Philadelphia, PA.

Wright, J.R., McCloskey, D.I., and Fitzpatrick, R.C. 2000. Effects of systemic arterial blood pressure on the contractile force of a human hand muscle. *Journal of Applied Physiology* 88: 1390-1396.

Yao, W., Fuglevand, R.J., and Enoka, R.M. 2000. Motor-unit synchronization increases EMG amplitude and decreases force steadiness of simulated contractions. *Journal of Neurophysiology* 83: 441-452.

Yarasheski, K.E., Zachwieja, J.J., and Bier, D.M. 1993. Acute effects of resistance exercise on muscle protein synthesis rate in young and elderly men and women. *American Journal of Applied Physiology* 265: 210-214.

Yarrow, J.F., Borsa, P.A., Borst, S.E., Sitren, H.S., Stevens, B.R., and White, L.J. 2008. Early-phase neurendocrine responses and strength adaptations following eccentric-enhanced resistance training. *Journal of Strength and Conditioning Research* 22: 1205-1214.

Yasuda, T., Fujita, S., Ogasawara, R., Sato, Y., and Abe, T. 2010. Effects of low-intensity bench press training with restricted arm muscle blood flow on chest muscle hypertrophy: A pilot study. *Clinical Physiology and Functional Imaging* 30: 338-343.

Yates, J.W., and Kamon, E. 1983. A comparison of peak and constant angle torque-velocity curves in fast and slow twitch populations. *European Journal of Applied Physiology* 51: 67-74.

Yoshioka, S., Nagano, A., Hay, D.C., and Fukashiro, S. 2010. The effect of bilateral asymmetry of muscle strength on jumping height of the countermovement jump: A computer simulation study. *Journal of Sports Sciences* 28: 209-218.

Yoshioka, S., Nagano, A., Hay, D.C., and Fukashiro, S. 2011. The effect of bilateral asymmetry of muscle strength on the height of a squat jump: A computer simulation study. *Journal of Sports Sciences* 29: 867- 877.

Young, A., and Skelton, D.A. 1994. Applied physiology of strength and power in old age. *International Journal of Sports Medicine* 15: 149-151.

Young, A., Stokes, M., and Crowe, M. 1984. Size and strength of the quadriceps muscles of old and young women. *European Journal of Clinical Investigation* 14: 282-287.

Young, M.A., Cook, J.L., Purdam, C.R., Kiss, Z.S., and Alfredson, H. 2005. Eccentric decline squat protocol offers superior results at 12 months compared with traditional eccentric protocol for patellar tendinopathy in volleyball players. *British Journal of Sports Medicine* 39: 102-105.

Young, N., Formica, C., Szmukler, G., and Seeman, E. 1994. Bone density at weight-bearing and nonweight- bearing sites in ballet dancers: The effects of exercise, hypogonadism, and body weight. *Journal of Endocrinology Metabolism* 78: 449-454.

Young W., and Elliott, S. 2001. Acute effects of static stretching, proprioceptive neuromuscular facilitation stretching, and maximum voluntary contractions on explosive force production and jumping performance. *Research Quarterly Exercise and Sport* 72: 273-279.

Young, W.B., and Bilby, G.E. 1993. The effect of voluntary effort to influence speed of contraction on strength, muscular power, and hypertrophy development. *Journal of Strength and Conditioning Research* 7: 172-178.

Young W.B., McDowell, M.H., and Scarlett, B.J. 2001. Specificity of sprint and agility training methods. *Journal of Strength and Conditioning Research* 15: 315-319.

Young, W.B., and Rath, D.A. 2011. Enhancing foot velocity in soccer kicking: The role of strength training. *Journal of Strength and Conditioning Research* 25: 561-566.

Yudkin, J., and Cohen, R.D. 1974. The contribution of the kidney to the removal of a lactic acid load under normal and acidotic conditions in the conscious rat. *Clinical Science and Molecular Medicine* 46: 9.

Zapf, J. 1997. Total and free IGF serum levels. *European Journal of Endocrinology* 136: 146-147.

Zatsiorsky, V. 1995. *Science and practice of strength training*. Champaign, IL: Human Kinetics.

Zemper, E.D. 1990. Four year study of weight room injuries in national sample of college football teams. *National Strength and Conditioning Association Journal* 12: 32-34.

Zernicke, R.F., and Loitz, B.J. 1992. Exercise related adaptations in connective tissue. In *Strength and power in sport*, edited by P.V. Komi, 77-95. Oxford: Blackwell Scientific.

Ziliak, J.P., Gundersen, C., and Haist, M.P. 2008. The causes, consequences, and future of senior hunger in America. Meals on Wheels Association of America Foundation Technical Report.

Zinovieff, A. 1951. Heavy resistance exercise: The Oxford technique. *British Journal of Physical Medicine* 14: 129-132.

Zrubak, A. 1972. Body composition and muscle strength of body builders. *Acta Facultatis Rerum Naturalium Universitatis Comenianae Anthropologia* 11: 135-144.

Zupan, M.F., Arata, A.W., Dawson, L.H., Wile, A.L., Payn, T.L., and Hannon, M.E. 2009. Wingate anaerobic test peak power and anaerobic capacity classifications for men and women intercollegiate athletes. *Journal of Strength and Conditioning Research* 23: 2598-2604.

Índice

Obs.: As letras *f* e *t*, em itálico, após os números de páginas, referem-se a figuras e tabelas, respectivamente.